AF331535

11108

CONGRÈS

PÉRIODIQUE INTERNATIONAL

DES

SCIENCES MÉDICALES.

8me SESSION — COPENHAGUE 1884.

COMPTE-RENDU

PUBLIÉ AU NOM DU BUREAU

PAR

C. LANGE

SECRÉTAIRE-GÉNÉRAL.

TOME I.

COPENHAGUE.

LIBRAIRIE GYLDENDAL (F. HEGEL & FILS).

1886.

CONGRES PÉRIODIQUE INTERNATIONAL

DES

SCIENCES MÉDICALES.

8ᴹᴱ SESSION

COPENHAGUE 10—16 AOÛT 1884.

1414

CONGRES

PÉRIODIQUE INTERNATIONAL

DES

SCIENCES MÉDICALES.

8me SESSION — COPENHAGUE 1884.

COMPTE-RENDU

PUBLIÉ AU NOM DU BUREAU

PAR

C. LANGE

SECRÉTAIRE-GÉNÉRAL.

TOME I.

COPENHAGUE.

LIBRAIRIE GYLDENDAL (F. HEGEL & FILS).

1886.

Imprimerie de I. Cohen. Copenhague.

A

LA MÉMOIRE

du Professeur **P. L. PANUM,**
président de la 8me session du congrès;

du Docteur **V. HOLMER,**
président du comité d'organisation de la section de chirurgie;

du Docteur **N. SALOMON,**
président de la section de médecine militaire.

Préface.

La publication du Compte rendu des travaux de la 8me session
du Congrès international médical a été fort retardée contre ma
volonté, et, je le crains, au regret des membres du Congrès. Ce
retard déplorable n'est pas dû à un manque de zèle, ni de la part
de mes collaborateurs, ni de la mienne; il faut en accuser l'étendue
des travaux; l'absence de la grande majorité des auteurs du lieu de
l'impression; la rédaction du rapport dans des langues étrangères
aux rédacteurs; des manuscrits très souvent difficiles à déchiffrer
et qui ont nécessité une correspondance étendue dans tous les
pays du monde; enfin, les efforts de notre part pour obéir à toutes
les demandes et à tous les désirs des auteurs.

Encore y-a-t-il des causes plus regrettables qui ont contribué
à rendre difficile la tache de la rédaction. La mort inopinée du
Président de la session de Copenhague, M. le professeur Panum,
nous a privés non seulement d'un ami et d'un maître, mais aussi
d'un collaborateur devoué et infatigable, tant pour l'œuvre entière
que pour la Section de physiologie. Nous pouvons en dire autant
de la mort prématurée de M. le Dr. Salomon, inspecteur en chef

du service sanitaire de l'armée danoise et président de la Section
de médecine militaire, qui embrassa jusqu'à sa mort les travaux du
Congrès avec un zèle infatigable.

On m'approuvera quand je dédie ces volumes à la mémoire de
ces deux maîtres et collègues qui ont tant contribué à la réussite
de la 8me session du Congrès, et à celle du Dr. HOLMER qui avait
préparé les travaux de la Section de chirurgie, auxquels il aurait
pris une part active et fructueuse, si la mort ne l'eût pas frappé
quelques semaines avant l'ouverture de la session.

C. Lange.

Table des matières.

Partie générale.

Section d'Anatomie.

Section de Physiologie.

Section d'Anatomie pathologique et de Pathologie générale.

PROTECTEUR:

Sa Majesté le Roi de Danemark.

Comité d'organisation.

Mr. le Prof. P. L. Panum, Président,
  »   »   C. Lange, Secrétaire général,
  »   Dr. O. Bloch,
  »   »   J. C. Möller, } Secrétaires,
  »   »   C. Salomonsen,
  » Prof. J. Chievitz,
  »   »   C. Reisz,
  »   »   F. Trier,
  »   »   P. Plum,
  »   »   A. Stadfeldt,
  »   »   F. Howitz,
  »   »   E. Hansen Grut,
  »   »   Hirschsprung,
  »   »   Haslund,
  »   »   Steenberg,
  » Dr. V. Meyer,
  »   »   E. Hornemann,
  »   »   Salomon.

Comité de réception.

Mr. le Dr. H. V. Berg,
»   Dr. G. Borch,
»   Fussing, Architect,
»   Prof. E. Hansen Grut,
»   J. Holmblad, Consul général,
»   L. N. Hvidt, Assureur,
»   Prof. E. Ipsen,
»   Dr. C. Jacobsen, Propriétaire de la brasserie de Carlsberg,
»   Kayser, Président du conseil municipal de Copenhague,
»   Prof. C. Lange, *Président*,
»   Dr. C. Lunding,
»   C. Möller, Fabricant,
»   Dr. A. Paulsen, *Secrétaire*,
»   Ricard, Chef de Département,
»   V. Rode, Avocat,
»   Prof. Studsgaard,
»   C. F. Tietgen, Directeur de la banque privée de Copenhague,
»   Dr. L. F. Toft.

Règlement.

ART. 1. La 8me session du Congrès périodique international des sciences médicales s'ouvrira à Copenhague le dimanche 10 août 1884 et sera close le 16 du même mois.

ART. 2. Les médecins approuvés qui se seront fait inscrire et auront retiré leur carte d'inscription, feront partie du Congrès comme membres ordinaires. D'autres savants s'intéressant aux travaux du Congrès, pourront y être admis en qualité de membres extraordinaires.

Au moment de leur inscription, les membres du Congrès verseront une somme de 20 couronnes*), en échange de laquelle ils recevront un exemplaire du compte-rendu des travaux de la session.

On pourra se faire inscrire au bureau du Congrès (bâtiment de l'Université) le 9 août, de 9 à 10 heures, le 10 août, de 9 à 11 heures du matin, et les jours suivants, de 8 à 9 heures du matin. On est également admis à se faire inscrire d'avance en envoyant sa cotisation au secrétaire général avec l'indication de ses noms, profession et domicile.

ART. 3. Les travaux du congrès auront un caractère exclusivement scientifique.

ART. 4. Les travaux du Congrès seront répartis en 14 sections. Au moment de leur inscription, MM. les membres indiqueront la section, ou les sections, dont ils désirent faire partie de préférence.

ART. 5. A la séance d'ouverture du Congrès, le Comité d'organisation fera procéder à la nomination du bureau définitif, qui comprendra: un président et trois vice-président effectifs, un nombre indéterminé de présidents honoraires, et des secrétaires.

De même, chaque section, à sa 1ère séance, élira un président et un nombre indéterminé de présidents honoraires qui dirigeront les débats alternativement avec le président effectif.

Eu égard à la diversité des langues, on nommera aussi des secrétaires étrangers en nombre convenable. Les fonctions de ces secrétaires étrangers sont restreintes aux séances du Congrès.

Après la clôture du Congrès, le compte-rendu de ses travaux sera rédigé par le secrétaire général avec le concours du Comité d'organisation.

ART. 6. Le Congrès se réunira tous les jours en sections et en séances générales.

Les séances des sections auront lieu de 10 heures du matin à midi et de 1 à 3 heures de l'après-midi.

Pour la discussion des sujets similaires ou indentiques figurant aux programmes de sections différentes, ces sections pourront se réunir en séance commune après entente préalable.

Les séances générales se tiendront de 4 à 5 h.$^{1/2}$ de l'après-midi.

Quelques réunions extraordinaires consacrées à des conférences sur des sujets d'un intérêt général auront lieu de 8 à 9 h.$^{1/2}$ du soir.

ART. 7. Les séances générales seront consacrées:

---

*) 27 Fr. 80 Ctms.

1.   A des discussions sur l'œuvre et les intérêts du Congrès en général.

2.   A des discours et à des communications d'un intérêt général.

ART. 8.   Dans les sections, les questions et sujets déterminés par le Comité d'organisation seront exposés par des rapporteurs qui ont bien voulu accepter cette mission sur l'invitation du Comité.

Les conclusions des rapporteurs seront discutées conjointement avec les communications annoncées sur le même sujet ou des sujets connexes. En outre, des communications sur d'autres sujets, annoncées par des membres de la section et acceptées par le comité d'organisation, pourront être mises en discussion, si le temps le permet. Le bureau de la section décidera de l'admission et du rang d'inscription à l'ordre du jour des propositions dont il s'agit.

ART. 9.   Les conférences à faire dans les séances générales ou dans les réunions extraordinaires du soir sont réservées aux membres qui y seront invités par le Comité d'organisation. — Les propositions concernant les futurs travaux du Congrès devront être déposées avant le 1 juin 1884. Le Comité prononcera sur leur opportunité.

ART. 10.   Tous les travaux lus dans les séances générales ou dans les sections devront être déposés sur le bureau avant la levée de la séance. Le Comité d'organisation décidera de leur insertion totale ou partielle ou de leur élimination du compte-rendu officiel.

Quant aux discussions, elles seront reproduites dans le compte-rendu, à la condition que les membres qui y auront pris part remettront, avant la fin du jour, un résumé de leur discours à MM. les secrétaires.

ART. 11.   Le français, l'allemand et l'anglais sont les langues officielles du Congrès. Les règlements, programmes et résumés des rapports qui paraîtront avant l'ouverture de la session seront publiés en ces trois langues.

Les communications du Comité qui ne pourraient être faites dans les trois langues, auront lieu en français.

Les débats, dans les séances générales et les sections, seront dirigés dans une des trois langues officielles. Les membres pourront se servir d'autres langues pour formuler des remarques très courtes, à la condition qu'un des membres présents pourra rendre sommairement le sens de leurs paroles dans une des langues officielles.

ART. 12.   Dans les sections, la durée de chaque communication sera ordinairement limitée à un maximum de 20 minutes. Dans les discussions, les orateurs ne pourront garder la parole pendant plus de 10 minutes consécutives.

ART. 13.   Le président qui occupera le fauteuil dirigera les débats conformément aux règles généralement adoptées dans les assemblées délibérantes.

ART. 14.   Les étudiants en médecine et les personnes, dames ou messieurs, qui, sans faire partie du corps médical, s'intéressent aux travaux de quelque séance, pourront être invitées ou admises, sur leur demande, par le bureau de la séance en question, à prendre part en qualité d'auditeurs.

ART. 15.   Les communications ou demandes de renseignements relatives aux travaux des différentes sections, devront être adressées au président du comité d'organisation de la section qu'elles concernent. Toute autre communication ou question doit être adressée au secrétaire général du Congrès, M. le professeur *Lange*, Kronprinsessegade 22, à Copenhague.

Délégués.

—

Sur la demande du Comité d'organisation, le ministère danois des affaires étrangères a bien voulu s'adresser aux gouvernements étrangers pour les inviter à faire représenter leurs pays au Congrès par des délégués.

Par suite de cet appel, la session a été honorée par la présence d'un nombre de délégués officiels de différents pays, à savoir:

de *l'Autriche:* M. le prof. SCHNITZLER, délégué du gouvernement; M. le prof. SOYKA, délégué du ministère de l'instruction publique;

de la *Belgique:* M. le prof. CROQ, M. le Dr. SCHŒNFELDT, M. le Dr. VALLEZ, délégués du gouvernement;

du *Brésil:* M. le Dr. THÉRÉSOPOLIS, délégué du gouvernement;

du *Chili:* M. le Dr. AGUION, délégué du gouvernement;

de *l'État de la Californie:* M. le Dr. ROBINSON;

des *États-Unis de la Colombie:* M. le Dr. GUTIERREZ PONCE, délégué du gouvernement;

de la *France:* M. le prof. VALLIN, délégué des ministères de la guerre et du commerce;

de la *Grèce:* M. le Dr. SOUTZOS et M. le Dr. VENIZELOS, délégués du gouvernement;

de la *Hollande:* M. le Dr. RAMAER, délégué du gouvernement;

du *Japon:* M. NAGAI et M. le Dr. OGATA, délégués du gouvernement;

de la *Russie:* M. le Dr. PÖHL, délégué du gouvernement; M. le Dr. HIRSCHHORN et M. le Dr. LEVSHINE, délégués du ministère de l'instruction publique; M. le Dr. AFANASSIFF, délégué de l'administration en chef de le médecine militaire;

de la *Confédération Suisse:* M. le Prof. PREVOST, délégué du gouvernement;

de la *Turquie:* M. le Dr. ZOÉROS BEY, délégué du gouvernement.

En outre, plusieurs sociétés savantes et associations scientifiques de différents pays ont désiré être représentées à la séance par des délégués spéciaux. Ainsi on a eu le plaisir de recevoir comme représentants

du *Royal College of Surgeons*, Angleterre : M. le prof. MARSHALL ;

de *l'American Medical Association*, U. S. : MM. le Dr. J. S. BILLINGS, Dr. BROWN, Dr. CAMPBELL, Dr. DIDAMA, Dr. ENGELMANN, prof. A. FLINT, Dr. HAYS, prof. CHR. JOHNSON, Dr. MARCY, Dr. NELSON, prof. L. SAYRE, Dr. SHOEMAKER ;

de la *Faculté de médecine de Lille* : M. le prof. BAUDRY ;

de *l'Académie de Douai* : M. le prof. PAQUET ;

du *Medical College of Chicago*, U. S. : M. le prof. JONES ;

de la *Medical Faculty of the State of Maryland*, U. S. : M. le prof. CHRISTOPHER JOHNSTON ; M. le Dr. CHRISTOPHER JOHNSTON jun. ;

de la *Berliner medicinische Gesellschaft* : MM. les professeurs FRAENCKEL, HENOCH, KÜSTER, VIRCHOW ;

de *l'Association médicale Néerlandaise*, Amsterdam : M. le prof. KUHN ; M. le Dr. HUIZINGA ;

de la *Société médico-chirurgicale d'Amsterdam* : M. le prof. TILANUS ;

de la *Société polonaise des amis des sciences*, à Posen : M. le Dr. WICKERKIEWICZ ;

de la *Verein der Ärzte Ober-Schlesiens* : M. le Dr. FELSMANN ;

de la *Medical Society of Inverness* : M. le Dr. OGILVIE GRANT :

de la *Midland Branch of the British medical Association* : M. le Dr. THIMBLEBY ;

de *l'Institut ophthalmologique de Gand* : M. le Dr. LEBBRECHT ;

du *Collective Investigation Committee*, Angleterre : M. le Dr. ISEMBARD OWEN ;

du *Board of Health of New-York*, U. S. : MM. le Dr. CARROLL, Dr. JOHNSON, Dr. MOORE ;

de la *Medical Society of the State of New-York* : MM. le Dr. VAN DERVEER, Prof. JACOBI, Dr. van der POEL, Dr. THRADY ;

de *l'American Public Health Association* : M. le Dr. GIRARD ;

de la *Medico-chirurgical Society of Montreal*, Canada : M. le Dr. HOWARD ;

de la *Mississippi Valley Medical Society* : M. l. Dr. EDW. BORCH ;

de la *San Francisco Medical Society* : M. le Dr. CALLANDREAU ;

de la *Kentucky State medical Society* : M. le Dr. FINCK ;

de la *Medical Society of Victoria*, Melbourne : M. le Dr. FITZGERALD.

Liste générale

des

Membres du Congrès.

ABADIE, Dr. Paris.
ABEGG, H. Dr. Danzig.
ABRAHAM I. Dr. Copenhague.
ACEBAL, ENRIQUE, Avocat, Buenos Ayres.
ACEBAL, JUAN, Rentier, Buenos Ayres.
ACLAND, Sir HENRY, Bart. Oxford.
ACLAND, HENRY, Esq. Oxford.
ACLAND, JUN., TH. Dr. Londres.
ADAMKIEWICZ, Prof. Dr. Cracovie.
ADAMS, WM. Esq. Londres.
ADSERSEN, H. Dr. Copenhague.
AGUION, MANUEL F. Dr. Chile.
ALBRETSEN, C. S. Dr. Haugesund, (Norvège).
ALLBUTT, HENRY ARTHUR, Dr. Leeds.
ALBRECHT, PAUL, Prof. Bruxelles.
ALMSTRÖM, S. Dr. Lindesberg (Suède).
AMMITZBÖLL, J. Dr. Christianstad (Suède).
AMMUNDSEN, Dr. Kolding (Danemark).
AMTSBERG, Dr. Hamburg.
ANDERSEN, A. A. V. Dr. Aarhus (Danemark).
APOSTOLI, GEORGES, Dr. Paris.
APPELGREN, J. Dr. Helsingborg (Suède).
AQUIL, Dr. Chile.
ARAGO, LUIS CARRERAS, Dr. Barcelona.
ARENDRUP, H. Dr. Copenhague.
ARENTZ, F. Dr. Söndmöre (Norvège).
ARFFMANN, A. T. Dr. Faaborg (Danemark).
ARNTZ, S. Dr. Copenhague.
ASK, C. J. Prof. Dr. Lund.
ASP, G. Prof. Dr. Helsingfors.
ASP, CARL, Dr. Malmö (Suède).
AUGIER, Prof. Dr. Lille.

BACHENOW, Dr. Moscou.
BAGGE, Dr. Copenhague.
BAGGE, S. H. O. Prof. Copenhague.
BAGINSKY, A. Dr. Berlin.
BAGINSKY, B. Dr. Berlin.
BALESTRERI, J. M. Dr. Gênes.
BALL, BENJ. Prof. Paris.
BALLE, J. Dr. Gudhjem (Danemark.)
BANG, B. Prof. Copenhague.
BAR, PAUL, Dr. Paris.
BARADUC, H. Dr. Paris.
BARD, Dr. Lyon.
BARDE, A. Dr. Genève.
BARFOD, H. P. Dr. Copenhague.
BARRS, ALFRED GEO. Dr. Leeds.
BARTHÉLEMY, Dr. Paris.
BAUDET, H. PH. Dr. Amsterdam.
BAUDRY, S. Prof. Lille.
BAY, N. H. Dr. Randers (Danemark).
BAYARD, Prof. Paris.
BAYER, L. Dr. Bruxelles.
BAYER, RUDOLPH, Dr. Cologne.
BEALE, E. CLIFFORD, Dr. Londres.
BECK, A. Dr. Copenhague.
BECKSTRÖM, Pharmacien, Neu-Strelitz (Allemagne).
BEEVOR, CHARLES EDWD. Dr. Londres.
BEHNCKE, GEORG, Dr. Aakirkeby (Danemark).
BEHR, Dr. Mitau.
BEHREND, G. Dr. Berlin.
BEJERSDORFF, Pharmacien, Hamburg.
BEKKER, Dr. Nakskov (Danemark).
BELL, JOHN HY. Dr. Bradford (Angleterre).
BENDZ, V. Dr. Copenhague.
BENNETT, Sir RISDON, Londres.
BENNETT, EDWD. H. Prof. Dublin.
BENNI, Dr. Varsovie.
BENSON, ARTHUR HY. Dr. Dublin.
BENTSEN, ATKE, Dr. Copenhague.
BENTSEN, J. Dr. Viborg (Danemark).
BENTZEN, Dr. Copenhague.
BENZON, VILH. Dr. Copenhague.
BERENDT, E. Dr. Copenhague.
BERG, Dr. St. Petersbourg.
BERG, H. V. Dr. Copenhague.
BERG, JOHN, Docent, Stockholm.
BERGH, RUD. Dr. Prof. Copenhague.
BERGMAN, F. A. G. Docent, Upsala.
BERGMAN, J. C. Dr. Wexiö (Suède).
BERGSTRAND, A. Dr. Malmö (Suède).
BERKHAN, Dr. Braunschweig.
BERLÈME, Dr. Copenhague.
BERLIN, MAGNUS, Dr. Stockholm.

BERNHARDT, M. Prof. Berlin.
BERRY, GEORGE, Dr. Edinburgh.
BERTELS, E. Dr. St. Petersbourg.
BESCHORNER, O. Dr. Dresde.
BEYER, PETRUS. Dr. Copenhague.
BIERING, F. Dr. Copenhague.
BIERMER, A. Prof. Dr. Breslau.
BIERRING, Dr. Roskilde (Danemark).
BILLINGS, JOHN S. Dr. Washington.
BILSTED, E. Dr. Copenhague.
BINZER, Dr. Copenhague.
BISHOP, WASH. IRV. Thought-reader. Boston.
BJERING, F. Dr. Copenhague.
BJERRUM, J. Dr. Copenhague
BLAKE, CHARLES PAGET, Dr. Plymouth.
BLOCH, O. Dr. Copenhague.
BLOM, RICHARD, Dr. Copenhague.
BLOMBERG, O. Dr. Christianstad (Suède).
BOCKELMANN, F. Dr. Jena.
BODÉN, Dr. Nikolajstad (Finland).
BOECK, V. Dr. Ousted (Danemark).
BOHR, CHR. Dr. Copenhague.
BOHR, H. Ingenieur, Copenhague.
BOKKENHEUSER, J. V. Dr. Copenhague.
BOJSEN, O. Dr. Aalborg (Danemark).
BONDESEN, P. J. Dr. Copenhague.
BONNAIRE, E. Dr. Paris.
BORBERG, N. C. Dr. Copenhague.
BORCH, G. Dr. Copenhague
BORCH, S. Dr Copenhague.
BORCK, EDW. Dr. St. Louis.
BORNEMANN, A. C. Dr. Copenhague.
BORRE, Dr. Faxe (Danemark).
BORRIES, Dr. Kjöge (Danemark).
BARRS, Dr. Leeds.
BORTHEN, LYDER, Dr. Trondhjem (Norvège).
BOS, Dr. Amsterdam.
BOSTRÖM, C. J. Dr. Sölvesborg (Suède).
BOSTRÖM, J. W. Dr. Stockholm.
BOSWORTH, F. H. Dr. New York.
BOUCHARD, Prof. Paris.
BOUCHERON, Dr. Paris.
BOUDET DE PARIS, M. Dr. Paris.
BOURNONVILLE, E. Dr. Hudikswall (Suède).
BRAILEY, W. Dr. Londres.
BRANDBERG, Jos. Dr. Landskrona (Suède).
BRANDES, L. J. Prof. Copenhague.
BRANNER, V. Dr. Copenhague.
BRAUNE, W. Prof. Dr. Leipzig.
BRAUNS, P. Dr. Wiesbaden.
BREISKY, A. Prof. Dr. Prague.
BRENDEL, C. Dr. Montevideo.

BREMER, V. Dr. Copenhague.
BRESGEN, MAX, Dr. Frankfurt s. M.
BRIBOSIA, E. Dr. Charleroy.
BROBERG, Consul, Copenhague.
BROOKE, HY. AMB. G. Dr. Manchester.
BROWN, E. Jos. Dr. Washington.
BROWN, Dr. Philadelphia.
BRUNN, Prof. Dr. Rostock.
BRUUN, O. Dr. Esbjerg (Danemark).
BRUUN, Dr. Fuglebjerg (Danemark).
BRUUN, O. Dr. Copenhague.
BRUUN, F. C. Conseiller de légation, Copenhague.
BRYANT, THOS. Esq. Londres.
BRÜNNICHE, A. Prof. Dr. Copenhague.
BRÖNDSTED, CHR. Dr. Copenhague.
BRÖNDSTED, P. O. Dr. Aarhus (Danemark).
BUCHANAN, GEORGE, Prof. Glasgow.
BUCHHOLZ, JEROME, Dr. Hadeland (Norvège).
BUCQUOY, J. Dr. Paris.
BUDDE, V. Dr. Copenhague.
BUDGE, A. Prof. Dr. Greifswald.
BULL, W. Dr. Rome.
BULL, J. R. Dr. Christiania.
BULL, EDW. Dr. Christiania.
BULL, O. Dr. Christiania.
BUNTZEN, J. Dr. Copenhague.
BURKART, JHS. Dr. Bonn.
BURROUGH, Pharmacien, Londres.
BUSCH, Dr. Crefeld.
BUSCHMANN, Freiherr v. Vienne.
BUSEY, Dr. Washington.
BYBERG, H. Dr. Aarhus (Danemark).
BYLUND, C. J. N. Dr. Wenersborg (Suède).
BÜNGER, CHR. Dr. Aarhus (Danemark).
BÜTTNER, Dr. Langeland (Danemark).
BÖCHER, Dr. Jægerspris (Danemark).
BÖCKER, Dr. Berlin
BÖHM, G. Dr. Tarnowics.
BÖLLING, D. Dr. Ringsted (Danemark).
BÖGH, Dr. Tönset (Norvège).

CAHNHEIM, O. Dr. Dresde.
CALAIS, Dr. Hamburg.
CALLANDREAU, J. Dr. Cradour sur Vayres, Vienne, France.
CAMERON, HECTOR C. Dr. Glasgow.
CARLANDER, O. J. Dr. Göteborg.
CAROE, K. Dr. Copenhague.
CATTI, GEORG, Dr. Fiume (Hongrie).
CHAMPIONNIÈRE, JUST. Dr. Paris.
CHASLAIN, PH. Dr. Paris.
CHAUVEAU, Prof. Lyon.
CHÉNIEUX, Prof. Limoges.

CHIARI, O. Docent, Dr. Vienne.
CHIBRET, PAUL, Dr. Clermont Ferrand.
CHIENE, JOHN, Prof. Edinburgh.
CHIEVITZ, J. Prof. Copenhague
CHRISTENSEN, C. N. Dr. Copenhague.
CHRISTENSEN, JUL. Dr. Sandefjord (Norvège).
CHRISTIERNSSON, A. RUD. Dr. Wimmerby (Suède).
CLAESSON, J. L. Dr. Söderhamn (Suède).
CLAUDI, F. L. C. Dr. Copenhague.
CLARKE, ROBT. A W. Esp. Farnworth.
CLEMENSEN, EMIL, Dr. Nyborg (Danemark).
CLEMENZ, FERD. Dr. St. Petersbourg.
COHEN, SOLIS, Dr. Philadelphia.
COLAN, Th. Dr. Dep. Insp. général. Londres.
COLD, D. H. O. Dr. Copenhague.
COLLVIN, H. E. Dr. Skara (Suède).
CONRADI, G. Dr. Christiania.
COPPEZ, J. Dr. Bruxelles.
CORDES, A. Dr. Genève.
CORNIL, V. Prof. Paris.
COUSINS, E. R. Esq. Londres.
COWELL, GEORGE, Dr. Londres.
CROCQ, J. Prof. Dr. Bruxelles.
CRUDELI, TOMMASI, Prof. Dr. Rome.
CZARDA, Dr. Prague.

DAENHARDT, C. Dr. Kiel.
DAHL, L. Dr. Directeur général. Christiania.
DAHL, F. Dr. Copenhague.
DAHLERUP, S. V. T. Dr. Nyborg (Danemark).
DAHLERUP, O. Dr. Copenhague.
DALY, W. H. Dr. Pittsburgh.
DAMBRILL-DAVIES, W. R. Dr. Manchester.
DANILLO, S. F. Dr. St. Petersbourg.
DAREMBERG, G. Dr. Menton.
DASTRE, A. Dr. Paris.
DEHN, MAX. Dr. Hamburg.
DEHIO, K. Dr. Dorpat.
DELAVAN, BRYSON, Dr. NewYork.
DESERT, Dr. Paris.
DESPINE, Dr. Genève.
DETHLEFSEN, Dr. Copenhague.
DIANOUX, Prof. Dr. Nantes.
DIDAMA, H. D. Dr. New-York.
DITZEL, P. V. H. Dr. Hammel (Danemark).
DJÖRUP, F. Dr. Copenhague.
DJÖRUP, L. C. Dr. Copenhague.
DITLEVSEN, J. G. Dr. Lyngby (Danemark).
DIXSON, TH. Dr. Sidney.
DOBROWOLSKY, W. Prof. St. Petersbourg.
DOGIEL, J. Prof. Kasan.
DOHNBERG, H. Dr. St. Petersbourg.

DOLAN, THOS. M. Esq. Halifax.
DONATH, Prof. Buda-Pesth.
DORMAGEN, Dr. Cologne.
DOR, Dr. Lyon.
DOSS, JACOB, Dr. Copenhague.
DOUTRELEPONT, Prof. Dr. Bonn.
DOWNAROWICZ, J. de Dr. St. Petersbourg.
DOYER, D. Prof. Leyde.
DRACHMANN, A. G. Prof. Copenhague.
DRIEBEIN, C. V. Dr. Copenhague.
DUFFEY, GEORGE F. Dr. Dublin.
DURANDIN, Négociant, France.
DUTRIEUX-BEY, Prof. Dr. Alexandria.
DUUS, A. Dr. Apenrade (Slesvig).
DUYSE, VAN, Dr. Gand.

EBERLIN, P. Dr. Copenhague.
EBNER, V. Ritter v. Prof. Dr. Graz.
EDEL, Directeur, Stettin.
EDHOLM, E. Dr. Inspect. général Stockholm.
EDLEFSEN, Prof. Dr. Kiel.
EEMANN, E. W. Dr. Gand.
EGER, CHR. Dr. Lofoten (Norvège).
EGGERS, F. Vétérinaire, Copenhague.
EGGERS, O, Vétérinaire, Copenhague.
EHNHUS, Dr. Odense (Danemark).
EKEROTH, C. C. Dr. Malmö (Suède).
ELLERMANN, P. T. II. Dr. Copenhague.
ENGEL, cand. med. Berlin.
ENGELMANN, Th. W. Prof. Utrecht.
ENGELMANN, GEO. J. Dr. St. Louis.
ENGELSTED, S. Dr. Copenhague.
ERÖSS, Dr. Buda-Pesth.
ESMARCH, Prof. Dr. Kiel.
ETLINGER, Dr. St. Petersbourg.
EULENBURG, A. Prof. Dr. Berlin.
EUSTACHE, G. Prof. Lille.
EWALD, C. A. Prof. Dr. Berlin.
EWART, JOS. Prof. Brighton.

FALCK, A. Dr. Malmö (Suède).
FALKENBERG, JOH. Dr. Hell (Norvège).
FALKMANN, Journaliste, Copenhague.
FANGEL, Dr. Copenhague.
FARKAS, LADISLAS de Dr. Buda-Pesth.
FAYE, LUDVIG, Dr. Christiania
FEDDERSEN, Dr. Copenhague.
FEDERSPIEL, Dr. Copenhague.
FEILBERG, L. Dr. Copenhague.
FELSMANN, Dr. Breslau.
FENGER, CHR. Dr. Copenhague.
FENGER, I. Dr. Copenhague.
FICK, L. E. Dr. Lund.
FIEBIG, A. Dr. Copenhague.

FIENHOVEN, Dr. P. G. van,
FINCK, T. D. Dr. Louisville (U. S.)
FINSEN, JON, Dr. Nykjöbing p. F. (Danemark).
FISCHER, G. Dr. Hannover.
FITZGERALD, Dr. Melbourne.
FLEMMING, W. Prof. Dr. Kiel.
FLINDT, NIK. Dr. Holbæk (Danemark).
FLINT, AUSTIN, Prof. New York.
FLIESS, Dr. Berlin.
FLÖYSTRUP, A. Dr. Copenhague.
FOGMAN, E. Dr. Stockholm.
FONTENAY, O. E. Dr. Copenhague.
FORSSBERG, E. A. Dr. Stockholm.
FOSTER, Dr. Bradford.
FOX, WEBSTER, Dr. Philadelphia.
FRAENKEL, B. Prof. Dr. Berlin.
FRAENKEL, EUG. Dr. Hamburg.
FRANCOTTE, XAV. Dr. Liège.
FRENCH, TR. Dr. Brooklyn.
FREUND, H. Dr. Berlin.
FRICKINGER, K. Dr. Nördlingen.
FRIEDENREICH, A. Dr. Copenhague.
FRIDERICHSEN, C. Dr. Copenhague.
FRIEDRICH, Dr. Washington.
FRIES, R. Dr. Göteborg.
FRIIS, S. Dr. Copenhague.
FRIIS, C. Dr. Skjelskör (Danemark).
FRIIS, G. M. Dr. Tönder (Slesvig).
FRISAK, H. Dr. Grimstad (Norvège).
FRÖST, O. L. O. Dr. Ystad (Suède).
FRYCKMAN, J. G. Dr. Carlshamn (Suède).
FUGLEDE, Dr. Falster (Danemark).
FUNCK, Dr. Posen.
FÜRST, M. Dr. Karlskrona (Suède).
FÜRST, Dr. Leipzig.
FÜRSTE, TH. Dr. Oringe (Danemark).
FÜRSTNER, Prof. Heidelberg.

GAARN, J. Dr. Copenhague.
GABRIEL, Dr. Piqua (Ohio U. S.)
GAD, ADOLPH, Dr. St. Paul (Brésil).
GADDE, O. Dr. Lund.
GALLAHER, Prof. Pittsburgh.
GALTUNG, J. Dr. Moss (Norvège).
GAMÉL, ARNOLD, Dr. Copenhague.
GAMÉL, AUGUSTIN, Négociant, Copenhague.
GAMGEE, J. SAMPSON Esq. Birmingham.
GASKELL, Walter H. Dr. Cambridge.
GAYET, A. Prof. Lyon.
GIACOMINI, Prof. Turin.
GIELLERUP, F. Dr. Ans (Danemark).
GIRARD, CH. Dr. Privatdocent, Berne.
GIRARD, A. C. Captain surgeon, U. S. Army, Washington.

GOERICKE, Dr. A. W. T. Copenhague.
GOLDSCHEIDER, ALFR. Dr. Neisse (Prusse).
GOLDSCHMIDT, J. Dr. Lyngby (Danemark).
GOLDSCHMIDT, FELIX. Dr. Hamburg.
GORDON, S. Dr. Portland (Maine U. S.)
GOSTYNSKI, Dr. Lemberg.
GOTTLIEB, Dr. Hillröd (Danemark).
GOTTSTEIN, I. Dr. Breslau.
GRAAH, Dr. Skanderborg (Danemark).
GRAM, CHR. Dr. Copenhague.
GRAM, N. Dr. Copenhague.
GRANCHER, J. Prof. Paris.
GRANT BEY, Dr. Caire.
GRANT, OGILVIE, Dr. Inverness.
GRAPE, AD. Dr. Gefle (Suède).
GRAUER, CHR. Dr. Elseneur (Danemark).
GRETZ, Dr. Neu Strelitz (Allemagne).
GRIFFITH, W. S. A. Dr. Londres.
GROSS, S. W. Prof. Philadelphia.
GROTH, E. O. Dr. Copenhague.
GRUNDBERG, L. Dr. Venersborg (Suède).
GRUT, EDMUND HANSEN, Prof. Copenhague.
GRÜNFELD, Fr. Dr. Copenhague.
GRÜNFELD, Dr. Vienne.
GRÜNHAGEN, Prof. Dr. Königsberg.
GRÜNEWALDT, O. v. Dr. St. Petersbourg.
GRÖNBECH, Dr. Copenhague.
GULDBERG, O. HÖEGH, Dr. Aarhus (Danemark).
GULDBERG, C. Dr. Copenhague.
GULDBERG, F. Dr. Copenhague.
GULDBRAND, JOH. Dr. Carlstad (Suède).
GULL, Sir WILLIAM, Bart. Londres.
GULSTAD, P. L. S. Dr. Odense (Danemark).
GULSTAD, Dr. Holbæk (Danemark).
GURLT, E. Prof. Dr. Berlin.
GUSSEROW, A. Prof. Dr. Berlin.
GUTTMANN, PAUL, Dr. Berlin.
GUZMAN, F. Dr. Chile.
GÜNTHER, Dr. Dresde.
GÆDECKE, Consul, Königsberg.
GÆDEKEN, C. G. Prof. Copenhague.
GÖPEL, Dr. Frankfurt s. O.
GÖTHLIN, G. W. Dr. Wadstena (Suède).

HAAK, C. A. Dr. Carlstad (Suède).
HAKANSSON, N. A. Dr. Stockholm.
HADDEN, W. B. Dr. Londres.
HAENSELL, Dr. Paris.
HAERÉN, M. Dr. Trosa (Suède).
HAFSTRÖM, J. Dr. Helsingborg (Suède).
HAGEMANN, Fabricant, Copenhague.
HÄGGSTRÖM, C. Dr. Stockholm.

HALBERSTADT, Dr. Hamburg.
HALBERSTMA, T. Prof. Dr. Utrecht.
HALBERSTMA, S. S. Dr. Rotterdam.
HALLAGER, Fr. Dr. Viborg (Danemark).
HALLIN, O. F. Dr. Stockholm.
HAMMARSTEN, O. Prof. Upsala.
HAMMERICH, Dr. Lübeck.
HANBURY, Sir Jas. A. Surg.-Gen. Londres.
HÄNEL, S. Dr. Dresde.
HANKEN, J. H. Amsterdam.
HANNOVER, A. Prof. Copenhague.
HANSEN, ARMAUER, Dr. Bergen (Norvège).
HANSEN, C. Dr. Randers (Danemark).
HANSEN, CLAUS, Dr. Bergen (Norvège).
HANSEN, C. Dr. Nysted (Danemark).
HANSEN, C. Dr. Hörsholm (Danemark).
HANSEN, F. Dr. Roskilde (Danemark).
HANSEN, EILER, Dr. Copenhague.
HANSEN, M. P. Dr. Copenhague.
HANSEN, P. E. Dr. Copenhague.
HANSEN-SYLOW, Dr. Genève.
HANSEN, TAGE, Dr. Aarhus (Danemark).
HANSEN, TH. B. Dr. Copenhague.
HARPÖTH, Dr. Snertinge (Danemark).
HARRISON, REGINALD, Esq. Liverpool.
HARTEN, H. C. v. Dr. Copenhague.
HARTMAN, CHR. Dr. Königsberg.
HARTVIGSON, S. Dr. Copenhague.
HASLUND, A. Prof. Copenhague.
HASLUND, V. Dr. Odense (Danemark).
HASSE, Prof. Dr. Breslau.
HASSERT, H. C. Dr. Copenhague.
HASSING, Dr. Copenhague.
HAUROWITZ, Dr. Horsens (Danemark).
HAUSCHULTZ, C. L. T. Dr. Copenhague.
HAVELBURG, Dr. Santos (Brésil).
HAVELBURG, W. Dr. Berlin.
HAYCRAFT, J. B. Prof. Birmingham.
HEATON, J. H. Dr. Sydney.
HECKER, Dr. Dresde.
HECKSCHER, V. Dr. Copenhague.
HECQUET, C. F. A. Dr. Copenhague.
HEDLEY, JOHN, Dr. Middlesborough, York (England).
HEGAR, A. Prof. Dr. Fribourg i. B.
HEIBERG, V. Dr. Copenhague.
HEIBERG, P. V. Dr. Viborg (Danemark).
HEIBERG, H. Prof. Christiania.
HEIBERG, JAC. Prof. Christiania.
HEIBERG, T. E. Dr. Aalborg (Danemark).
HEIKEL, ROSINA, Dr. Helsingfors.
HEILMANN, Dr. Copenhague.
HELLER, Prof. Dr. Kiel.

HELMS, Dr. Maribo (Danemark).
HELVEG, Dr. Aarhus (Danemark).
HEMME, N. Dr. Copenhague.
HEMPEL, J. Dr. Copenhague.
HENIE, C. Dr. Hamar (Norvège).
HENKING, Dr. Braunschweig.
HENRIQUES, M. Courtier, Copenhague.
HENSCHELL, Dr. Berlin.
HENSCHEN, S. E. Prof. Upsala.
HENSEN, Prof. Dr. Kiel.
HENSENBERG, Dr. Allemagne.
HERING, T. Dr. Varsovie.
HERING, Prof. Dr. Prague.
HERRENSCHMIDT, E. Dr. Strasbourg.
HERSCHEND, Dr. Kallundborg (Danemark).
HERTEL, A. Dr. Copenhague.
HERTEL, J. L. Dr. Copenhague.
HERTHER, Dr. Berlin.
HEUSINGER, O. v. Docent Dr. Marburg.
HERTZ, P. Dr. Copenhague.
HEYMAN, E. Prof. Stockholm.
HEYN, A. Dr. Saxköbing (Danemark).
HICGUET, I. Dr. Bruxelles.
HICYNET, Dr. Bruxelles.
HILDEBRANDT, H. A. Dr. Fredericia (Danemark).
HIPPEL, Prof. Dr. Giessen.
HIRSCHFELD, Dr. Paris.
HIRSCHHORN, A. Prof. St. Petersbourg.
HIRSCHSPRUNG, H. Prof. Copenhague.
HIS, W. Prof. Dr. Leipzig.
HJERTSTRÖM, E. Dr. Hernösand (Suède).
HJORT, J. Prof. Christiania.
HOGGAN, F. E. Dr. Londres.
HOGGAN, Geo. Dr. Londres.
HOISHOLT, A. W. Dr. St. Francisco.
HOLBECH, J. Inspect. général des écoles municip. Copenhague
HOLM, D. K. Dr. Bergen (Norvège).
HOLM, Dr. Eckernförde (Slesvig).
HOLM, J. H. T. Dr. Copenhague.
HOLM, F. P. Consul général, Copenhague.
HOLM, N. Dr. Copenhague.
HOLMBLAD, JUL. Consul général, Copenhague.
HOLMBLAD, L. P. Négociant, Copenhague.
HOLMBO, J. M. Dr. Tromsö (Norvège).
HOLMGREN, F. Prof. Upsala.
HOLMER, A. Dr. Copenhague.
HOLMER, CHR. Dr. Copenhague.
HOLST, E. Dr. Ringköbing (Danemark).
HOLST, Dr. Æbeltoft (Danemark).
HOLSTAD, C, A. Dr. Arendal (Norvège).
HOLSTEIN, A. Dr. Copenhague.
HOLTERMAN, Dr. Frederiksstad (Norvège)

HOMÉN, E. A. Dr. Helsingfors.
HONUM, R. Dr. Copenhague.
HOOPER, Dr. Boston.
HORNEMANN, E. Dr. Copenhague.
HORNEMANN, W. Dr. Inspect. général, Copenhague.
HORNEMANN, W. Dr. Copenhague.
HOSKJÆR, Colonel, Copenhague.
HOWE, J. Dr. New York.
HOWITZ, F. Prof. Copenhague.
HUIZINGA, Prof. Dr. Groeningen.
HUIZINGA, J. MENNO, Dr. Haarlingen (Pays-Bas).
HUNT, E. M. Dr. New York.
HUNTER, Dr. Scotland.
HUSTED, N. C. Dr. New York.
HVIDT, L. N. Négociant, Copenhague.
HYGOM, F. C. Dr. Copenhague.
HÖRRING, A. Dr. Copenhague.

JACOBSEN, Prof. Dr. Königsberg.
JACOBSEN, J. Dr. Hals (Danemark).
JACOBSEN, C. Dr. phil. Brasseur, Valby (Danemark).
JACOBSEN, jun. C. Brasseur, Valby (Danemark).
JACOBSEN, L. Dr. Copenhague.
JACOBSEN, N. Dr. Copenhague.
JACOBI, A. Prof. New York.
JACOBY, E. Dr. Copenhague.
JACCOUD, S. Prof. Paris.
JACUBOWSKY, Prof. Dr. Cracovie.
IÄDERHOLM, A. O. G. Prof. Stockholm.
JAMIESON, R. A. Dr. Shanghai.
JAMIESON, W. ALLAN, Dr. Edinburgh.
JAHN, K. Dr. Copenhague.
JANICKE, C. Dr. Breslau.
JANOVSKY, VICTOR, Prof. Dr. Prague.
JANSEN, TROCK, Dr. Copenhague.
JANY, L. Dr. Breslau.
JATZOW, R. Dr. Lübeck.
JENNINGS, C. E. Mr. Londres.
JENSEN, K. Dr. Horsens (Danemark).
JESPERSEN, O. Dr. Copenhague.
JESSEN, ERNST, Dr. Horsens (Danemark).
JESSEN, JULIUS, Dr. Copenhague.
JESSEN, Dr. Kiel.
JESSEN, V. E. Courtier, Copenhague.
JESSEN, W. Dr. Asile St. Hans (Danemark).
JNGALS. E. FLETCHER. Dr. Chicago.
INGERSLEV, E. Dr. Copenhague.
JOHANNESEN, AXEL, Dr. Bærum (Norvège).
JOHNSEN, E. Dr. Copenhague.
JOHNSON, E. G. Dr. Stockholm.
JOHNSON, W. Consul général, Copenhague.
JOHNSTON, C. Prof. Baltimore.

JOHNSTON, JUN. C. Dr. Baltimore.
JONES, J. S. Prof. Chicago.
JONG, IVAN BALGEYNDE, Dr. Utrecht.
IPSEN, E. Prof. Copenhague.
ISRAEL, E. Dr. Copenhague.
ISRAEL, J. H. Dr. Copenhague.
JUDA, Dr. Amsterdam.
JULER, H. E. Esq. Londres.
JUNTO, Prof. Berlin.
JÖRGENSEN, CHR. Dr. Copenhague.
JÖRGENSEN, Négociant, Bordeaux.
JUUL, M. C. C. Dr. Aarhus (Danemark).
JUUL, L. C. J. Dr. Copenhague.
IVERSEN, A. Dr. Copenhague.
IWANOWSKY, N. Dr. St. Petersbourg.
JÖRGENSEN, J. P. Dr. Elseneur (Danemark).
JÖRGENSEN, S. M. E. Dr. Copenhague.

KAARSBERG, HANS, Dr. Skjelby (Danemark).
KAARSBERG, J. Dr. Copenhague.
KALTENBACH, R. Prof. Dr. Giessen.
KAPOSI. M. Prof. Dr. Vienne.
KAPTEYN, H. P. Dr. Abcoude.
KARG, Dr. Leipzig.
KARIS, Dr. Vienne.
KARSTRÖM, A. W. Dr. Vexiö (Suède).
KASHIMURA, KIJONORI Prof. Japon.
KASTRUP, G. Dr. Copenhague.
KELLER, C. Dr. Copenhague.
KERNIG, WALD. Dr. St. Petersbourg.
KEY, A. Prof. Stockholm.
KEYSER, F. G. Dr. Stockholm.
KHACKROFFSKY, Dr. Russie.
KIER, JOHAN. Dr. Copenhague.
KING, J. V. Dr. New York.
KING, Dr. Inverness.
KITTEL, FRED. Dr. Arendal (Norvège).
KLER, Dr. Ribe (Danemark).
KIÖNIG, C. I. Dr. Christiania.
KJELLBERG, N. G. Prof. Upsala.
KLAPPROTH, Dr. Braunschweig.
KLEEN, E. Dr. Stockholm.
KLEM, S. C. Dr. Vejle (Danemark).
KLINGEMANN, E. Dr. Copenhague.
KNUDSEN, P. Dr. Næstved (Danemark).
KNUTSEN, Dr. Solör (Norvège).
KOCH, P. D. Dr. Copenhague.
KOEBERLÉ, E. Prof. Dr. Strasbourg.
KOEHLER, Dr. Colditz (Saxe).
KOELLIKER, A. v. Prof. Dr. Würzburg.
KOELLIKER, TH. Dr. Leipzig.
KOLLMANN, Prof. Dr. Bâle.

KOLLOCK, Dr. Philadelphia.
KOPP, Dr. Fredrikshavn (Danemark).
KORANYI, Prof. Dr. Buda-Pest.
KORVER, J. M. Dr. Pays-Bas.
KOSINSKI, I. Prof. Dr. Varsovie.
KRABBE, H. Prof. Dr. Copenhague.
KRAG, M. Dr. Assens (Danemark).
KRARUP, O. Dr. Copenhague.
KRARUP, V. Dr. Odense (Danemark).
KRARUP, TH. Dr. Viksö (Danemark).
KRARUP, C. Dr. Amager (Danemark).
KRAUSE, H. Dr. Berlin.
KRAUSE, Dr. Borsigwerk (Silésie).
KRETZ, Mr. Copenhague.
KROENLEIN, Prof. Dr. Zürich.
KROMANN, C. Dr. Marstal (Danemark).
KRONECKER, Prof. Dr. Berlin.
KRÜGER, Dr. Frankfurt s. M.
KUGELMANN, Dr. Hannover.
KUHN, C. H. Prof. Dr. Amsterdam.
KULL, C. A. W. Dr. Christianstad (Suède).
KÜHL, J. W. Dr. Copenhague.
KÜSTER, E. Prof. Dr. Berlin.
KÜSTNER, O. Prof. Dr. Jena.
KÜTHE, F. PH. Dr. Tiel (Pays-Bas).
KÖBKE, O. Dr. Valby (Danemark).
KÖSTER, S. Dr. Copenhague.

LAACHE, S. Dr. Christiania.
LACHARRIÈRE, LADREIT DE, Dr. Paris.
LAEHR, H. Dr. Zehlendorf près Berlin.
LAMBERG, C. Dr. Göteborg.
LAMM, AXEL, Dr. Stockholm.
LANDOUZY, Dr. Paris.
LANG, E. Prof. Dr. Innsbruck.
LANGE, C. Prof. Copenhague.
LANGE, V. Dr. Copenhague.
LANGE, P. Dr. Copenhague.
LANGE, FR. Dr. Oringe (Danemark).
LANGGAARD DE JR. Dr. Copenhague.
LARSEN, S. E. Dr. Copenhague.
LARSEN, C. G. Dr. Copenhague.
LARSEN, MICH. Dr. Copenhague.
LARSEN, C. A. Dr. Varde (Danemark).
LASSEN, F. Dr. Copenhague.
LASSEN, O. V. Dr. Randers (Danemark).
LASSEN, P. Dr. Copenhague.
LAUB, H. Dr. Copenhague.
LAUENSTEIN, C. Dr. Hamburg.
LAURITZEN, Dr. Copenhague.
LAWRENCE, JAMES, Dr. Darlington.
LAZAREWITCH, J. Prof. Kharkoff.

LEFFERTS, G. M. Prof. New York.
LEGROUX, Prof. Paris.
LEHMANN, H. Prof. Dr. Copenhague.
LEHMANN, J. C. Dr. Copenhague.
LELOIR, Prof. Lille.
LEMOS, MAGALHAES DE, Dr. Paris.
LEMVIGH, Dr. Alkestrup (Danemark).
LEOPOLD, G. Prof. Dr. Dresde.
LEROI, Dr. Lille.
LÉPINE, R. Prof. Lyon.
LEUNBACH, S. v., Journaliste, Copenhague.
LEVISON, F. Dr. Copenhague.
LEVINSOHN, C. Dr. Copenhague.
LEVSHINE, LEON, Prof. Kasan.
LEVY, FRITZ, Dr. Copenhague.
LEVY, SIEGFRIED, Dr. Copenhague.
LEVY, A. Dr. Copenhague.
LEWANDOWSKI, GUSTAVE, Dr. Wilna.
LIBBRECHT, Dr. Gand.
LICHTENBERG, CARNÉL, Dr. Buda-Pesth.
LIEBERMEISTER, C. Prof. Dr. Tübingen.
LIEBREICH, O. Prof. Dr. Berlin.
LIFFERTS, GEO. M. Dr. Londres.
LIMBECK, Dr.
LIND, R. C. Dr. Copenhague.
LINDBOE, H. Directeur, Christiania.
LINDEGAARD, Dr. Usseröd (Danemark).
LINDEMAN, H. Dr. (Norvège).
LINDFORS, O. Dr. Lund.
LINDGREN, H. O. Prof. Lund.
LINROTH K. M. Dr. Insp. génér. du service de fanté, Stockholm.
LIISBERG, J. Dr. Copenhague.
LIPP, EICHENERZ, Prof. Graz.
LITH, I. P. V. DER, Prof. Utrecht.
LOGAN, TH. Dr. Bradford (Angleterre).
LOIR, ADRIEN, Dr. Paris.
LOMBARD, W. P. Dr. Boston.
LOMMER, Médecin général, Magdeburg.
LORCK, L. Dr. Næstved (Danemark).
LORD, RICH. Dr. Londres.
LORENT, ED. Dr. Bremen.
LORENTZEN, L. R. Dr. Aalborg (Danemark).
LORENZ, A. Dr. Vienne.
LORENZEN, P. Dr. Copenhague.
LORK, JÖRGEN, Dr. Copenhague.
LORTET, L. Prof. Lyon.
LOUGHMAN, Dr. Paris.
LOVÉN, C. Dr. Stockholm.
LUCÆ, A. Prof. Dr. Berlin.
LUND, O. Dr. Copenhague.
LUND, M. Dr. Copenhague.
LUND, R. C. Dr. Copenhague.

LUNDIN, V. Dr. Stockholm.
LUNDING, C. Dr. Copenhague.
LUNIER, L. Dr. Inspect. génér. Paris.
LUSTGARTEN, SIGMUND, Dr. Vienne.
LYKKE, J. G. Dr. Copenhague.
LÖFFLER, Dr. Berlin.
LÖWEGREN, M. K. Prof. Lund.

MAAG, H. Dr. Næstved (Danemark).
MAC BRIDE, Dr. Edinburgh.
MAC CORMAC, Sir WM. Londres.
MAC EWEN, WM. Dr. Glasgow.
MAC GILL, A. F. Dr. Leeds.
MAC GILLIVRAY, C. W. Dr. Edinburgh.
MAC GREGOR, Prof. Copenhague.
MACK, Dr. Braunschweig.
MACKENZIE, MORELL, Dr. Londres.
MACKISSER, FRANCIS, Dr. Edinburgh.
MADSEN, H. P. Pharmacien, Copenhague.
MADSEN, E. Dr. Copenhague.
MAGAWLY, J. COMTE, Dr. St. Petersbourg.
MAGNAN, Dr. Paris.
MAGNUS, H. Dr. Hobro (Danemark).
MAHOMED, F. A. Dr. Londres.
MAKINS, G. H. Esq. Londres.
MALHERBE, A. Prof. Nantes.
MALLEZ, Dr. Paris.
MALMGREN, KL. P. Dr. Kuopio (Finland).
MALTHE, A. Dr. Christiania.
MANNHEIMER, J. Négociant, Copenhague.
MANSVELD, VAN, Prof. Dr. La Haye.
MANTELS, Dr. Hamburg.
MARCET, A. Dr. Paris.
MARCY, HENRY O. Dr. Boston.
MARGARY, F. Dr. Turin.
MARSHALL, JOHN, Prof. Londres.
MARTEL, E. Dr. Paris.
MARTIN, GEORGES, Dr. Bordeaux.
MARTIN, A. Prof. Berlin.
MARTINEAU, L. Dr. Paris.
MARTINI, Prof. Rome.
MASSMANN, Dr. St. Petersbourg.
MATHIASEN Dr. Horsens (Danemark).
MATHIESEN, A. J. Dr. Skanderborg (Danemark).
MATTHIESEN, H. J. Dr. Kiöge (Danemark).
MATTERSTOCK, Dr. Würzburg.
MATTHIESEN, F. C. Dr. Copenhague.
MAUGHS, Dr. St. Louis.
MAURANS, G. de, Dr. Paris.
MAURION, ABEL, Dr. Paris.
MEDIN, OSCAR, Prof. Stockholm.
MEINERT, Dr. Dresde.

MELCHIOR, Dr. Copenhague.
MELCHIOR, M. G. Négociant, Copenhague.
MELSKENS, I. F. Dr. Viborg (Danemark).
MERKEL, FR. Prof. Dr. Königsberg.
MEYER, ADOLPH, Dr. Florence.
MEYER, F. Dr. Paris.
MEYER, HERMAN v. Prof. Dr. Zürich.
MEYER, JOSEPH, Prof. Dr. Berlin.
MEYER, LEOPOLD, Dr. Copenhague.
MEYER, SOPHUS, Dr. Copenhague.
MEYER, W. Dr. Copenhague.
MICHAEL, J. Dr. Hamburg.
MICHAELIS, AD. Dr. Berlin
MICHAELIS, Dr. Innsbruck.
MICHEL, Prof. Dr. Würzburg.
MICHELSEN, F. Dr. Præstö (Danemark).
MICHELSEN, Dr. Königsberg.
MIKULICZ, J. Prof. Dr. Cracovie.
MOBECK, E. E. Dr. Jönköping (Suède).
MOLDENHAWER, Directeur de l'institut des aveugles, Copenhague.
MOLLERUP, Dr. Copenhague.
MONTAN, E. W. Prof. Stockholm.
MOORE, E. M. Prof. New York.
MOORE, J. W. Dr. Dublin.
MOOREN, A. Dr. Düsseldorf.
MOORHOF, MOSETIG VON, Prof. Dr. Vienne.
MORDHORST, C. Dr. Wiesbaden.
MORELL, Dr. Hammel (Danemark).
MORESCO, A. Négociant, Copenhague.
MORESCO, J. Négociant, Copenhague.
MORRIS, H. Dr. Londres.
MORRIS, R. Dr. New York.
MOSSO, A. Prof. Turin.
MOURE, E. I. Dr. Bordeaux.
MUNDT, C. Dr. Copenhague.
MUNK, Négociant, Copenhague.
MUNK, H. Prof. Dr. Berlin.
MURRI, Prof. Bologne.
MYGGE, I. Dr. Copenhague.
MYGIND, H. Dr. Copenhague,
MYGIND, N. Dr. Slagelse (Danemark).
MÜLLER, Dr. Blankenburg.
MÜLLER, A. D. Dr. Copenhague.
MÜLLER, T. Dr. Graz.
MÜLLER, P. Prof. Dr. Berne.
MÜNSTER, C. Dr. Copenhague.
MÖBIUS, P. J. Dr. Leipzig.
MÖLLER, W. Dr. Christiania.
MÖLLER, Dr. Aarhus (Danemark).
MÖLLER, Dr. Sönderhoe (Danemark).
MÖLLER, A. Dr. Copenhague.
MÖLLER, A. Dr. Stubbeköbing (Danemark).

MÖLLER, E. Dr. Copenhague.
MÖLLER, J. C. Dr. Copenhague.
MÖLLER, L. Dr. Vejle (Danemark).
MÖLLER, M. Dr. Röraas (Norvège).
MÖLLER, M. Dr. Copenhague.
MÖLLER, O. L. Dr. Aalborg (Danemark).
MÖLLER, P. C. Dr. Randers (Danemark).
MÖLLER, P. K. Dr. Odense (Danemark).
MÖRCH, A. H. A. Dr. Odense (Danemark).
MÖRCH, CHR. Dr. Farum (Danemark).

NAGAÏ, K. Dr. Japon.
NAUMANN, G. Dr. Helsingborg (Suède).
NEBELONG, C. Prof. Copenhague.
NEISSER, A. Prof. Dr. Breslau.
NELSON, Sam. N. Dr. Boston.
NEVILLE, THOS. Dr. Londres.
NEUDÖRFER, Dr. Vienne.
NEUMANN, CHR. Dr. Copenhague.
NICAISE, Prof. Paris.
NICOL, Dr. Hannover.
NIEDEN, A. Dr. Bochum (Prusse).
NIELSEN. J. F. Dr. Copenhague.
NIELSEN, P. Dr. Falster (Danemark).
NIELSEN, H. A. Dr. Odense (Danemark).
NIELSEN, R. Dr. Vemmetofte (Danemark).
NIELSEN, N. P. Dr. Copenhague.
NIESE, Dr. Altona.
NISSEN, H. C. Dr. Copenhague.
NIX, BERLÈME, Dr. Rude (Danemark).
NORRIE, G. Dr. Copenhague.
NORRIS, RICHARD, Prof. Birmingham.
NORSTEDT, OSSIAN, Dr. Grangärde (Suède).
NORTHRUP, W. Dr. New York.
NOYES, H. D. Dr. New-York.
NYLANDER, CLAËS, Dr. Engelholm (Suède).
NYROP, F. Dr. Copenhague.
NÆSER, ALB. Négociant, Copenhague.

OBERSTEINER, H. Prof. Dr. Vienne.
O'CONNOR, JACOB, Dr. Southsea (Angleterre).
ODENIUS, M. V. Prof. Lund.
OGATA, Asanori M. Dr. Japon.
OGSTON, A. Prof. Aberdeen.
OLIVARIUS, Dr. Holbæk (Danemark).
OLLIER, L. Prof. Lyon.
OLRIK, CHR. Dr. Fredriksværk (Danemark).
OLSHAUSEN, Rob. Prof. Dr. Halle.
OPENCHOWSKI, TH. Dr. Dorpat.
OPPENHEIM, Dr. Berlin.
ORTMANN, Dr. Copenhague.
OTTO, JAC. G. Dr. Christiania.

OTTO, V. Dr. Copenhague.
OWEN, ISAMBARD, Dr. Londres.

PAASCHE, Dr. Bergen (Norvège).
PAETZ, Dr. Alt-Scherbitz (Allemagne).
PAGET, Rev. Londres.
PAGET, Sir JAMES, Bart. Londres.
PALMGREN, K. E. Directeur d'école, Stockholm.
PANUM, P. L. Prof. Copenhague.
PANUM, P. Dr. Copenhague.
PAPILLON, Prof. Lille.
PAQUELIN, Dr. St. Seine l'Abbaye, Côte-d'or.
PAQUET, A. Prof. Lille.
PASTEUR, Secrétaire de légation, Copenhague.
PASTEUR, L. Prof. Paris.
PAUL, CONSTANTIN. Prof. Paris.
PAUL, G. Dr. Prague.
PAULLI, R. Dr. Copenhague.
PAULSEN, A. Dr. Copenhague.
PAULSEN, E. Docent Dr. Kiel.
PEKELHARING, C. A. Prof. Dr. Utrecht.
PERROUX, Dr. Lyon.
PETERSEN, ANGELO, Dr. Svendborg (Danemark).
PETERSEN. C. Dr. Glostrup (Danemark).
PETERSEN. E. Dr. Copenhague.
PETERSEN, J. Dr. Copenhague.
PETERSEN, OTTO, Dr. Copenhague.
PETERSEN. P. Dr. Copenhague.
PETERSEN, TH. Dr. Gentofte (Danemark).
PETERSON, E. Dr. Copenhague.
PETIT, E. Dr. Copenhague.
PETIT, L. H. Dr. Paris.
PETRÆUS. P. M. Dr. Nibe (Danemark).
PFALER, E. Dr. Wasa (Finlande).
PHELPS, A. M. Dr. New York.
PHILIPSEN, H. Dr. Copenhague.
PICK. F. J. Prof. Dr. Prague.
PIPPINGKÖLD, J. Prof. Helsingfors.
PLUGGE, P. C. Prof. Groeningen.
PLUM. P. Prof. Copenhague.
POEL, V. D. S. OAKLEY, Dr. New York.
POEHL. ALEX. Prof. St. Petersbourg.
PONCE, J. GUTIÉRREZ, Dr. Paris.
PONIKLO, ST. Prof. Cracovie.
PONTOPPIDAN, E. Dr. Copenhague.
PONTOPPIDAN, K. Dr. Copenhague.
POORE, G. VIVIAN, Prof. Londres.
POPPER, Dr. Vienne.
POULSEN, V. Dr. Taastrup (Danemark).
POULSEN, B. H. Dr. Rönne (Danemark).
POULSEN, CHR. Dr. Copenhague.
POULSEN, FR. Dr. Taps (Danemark).

POULSEN, J. P. Dr. Copenhague.
POUZET, Dr. Privat.
POZZI, SAM. Prof. Paris.
PRAHL, P. Dr. Slagelse (Danemark).
PRENTISS, W. Dr. Washington.
PREVOST, J. L. Prof. Genève.
PRIBRAM, A. Prof. Dr. Prague.
PRIESTLEY, W. Dr. Londres.
PRINCE, D. Dr. St. Louis.
PRIOR, AXEL, Négociant, Copenhague.
PROSCHOWSKY, H. Dr. Copenhague.
PRUDDEN, MITCHELL, Dr. New York.
PUFAHL, Dr. Stettin.

QUINLAN, FRANCIS, Prof. Dublin.

RAASCHOU, C. E. Dr. Copenhague.
RABE, R. A. Dr. Göteborg.
RADOT, R. Vallery, Mr. Paris.
RAEHLMANN, Prof. Dr. Dorpat.
RAHLFF, J. G. H. Dr. Copenhague.
RAMAER, I. N. Dr. Directeur, La Haye.
RANKIN, D. N. Dr. Alleghany (U. S.)
RASMUSSEN, A. Fabricant d'instruments, Copenhague.
RASMUSSEN, A. FR. Dr. Copenhague.
RASMUSSEN, F. Dr. Copenhague.
RASMUSSEN, H. Dr. Fjerritslev (Danemark).
RATTRAY, J. M. Dr. Frome (Angleterre).
RAUCHFUSS, C. Dr. St. Petersbourg.
RAVN, E. Dr. Copenhague.
RAVN, N. E. Dr. Copenhague.
RAYMOND, Prof. Turin.
RAYMONDAUD, Prof. Limoges.
REDART, Dr. Paris.
REHN, H. Dr. Frankfurt s. M.
REICHERT, Dr. Rostock.
REIERSEN, A. Dr. Ordrup (Danemark).
REIMANN, Dr. Kiew.
REISZ, C. Prof. Copenhague.
REITSMA, Dr. Groeningen.
REMAK, E. Dr. Docent, Berlin.
RENDTORFF, Dr. Balling (Danemark).
RENTON, WM. M. Dr. Durham.
RETZIUS, G. Prof. Stockholm.
REYHER, C. Dr. St. Petersbourg.
REVERDIN, A. Dr. Genève.
RIBBING, S. Prof. Lund.
RIEBE, Dr. Posen.
RIEDEL, Dr. Berlin.
RING, Dr. Norvège.
RINNE, Prof. Dr. Greifswald.
RISOM, J. Dr. Copenhague.

ROBIN, V. Dr. Lyon.
ROBINSON, L. Dr. California.
RODE, L. Dr. Vallö (Danemark).
ROE, J. O. Dr. Rochefter (New York).
ROEMER, Dr. Berlin.
ROGGE, H. Dr. Fredrikshald (Norvège).
ROHMELL, C. Dr. Asile St. Hans (Danemark).
ROSEN, J. C. C. Dr. Storeheddinge (Danemark).
ROSENBACH, Dr. St. Petersbourg.
ROSENSTEIN, Prof. Dr. Leyde.
ROSSANDER, C. J. Prof. Stockholm.
ROSSEN, J. Dr. Ulstrup (Danemark).
ROTH, WLADIMIR, Dr. Moscou.
ROTHE, C. G. Dr. Altenburg.
ROVSING, A. Dr. Fredensborg (Danemark).
RUDBERG, A. Dr. Karlskrona (Suède).
RUMBOLD, TH. Dr. St. Louis.
RUNEBERG, J. W. Prof. Helsingfors.
RUPPRECHT, P. Dr. Dresde.
RUSACK, Dr.

SALANDER, B. H. Dr. Stockholm.
SALÉN, E. J. R. Dr. Stockholm.
SALOMON, N. Dr. Inspect général, Copenhague.
SALOMONSEN, C. Dr. Copenhague.
SALOMONSEN, L. Dr. Copenhague.
SALOMONSEN, M. Dr. Copenhague.
SAMBERG, J. M. Dr. Lund.
SAMELSOHN, Dr. Cologne.
SAMUELSON, N. G. Dr. Ramlösa (Suède).
SANCLIS, CESARE DE, Paris.
SANDAHL, Osc. Prof. Stockholm.
SANDBERG, J. Dr. Bergen (Norvège).
SANDHOLT, P. Dr. Copenhague.
SANGALLI, Prof. Padoue.
SÄNGER, M. Dr. Leipzig.
SANTESSON, G. Étudiant, Stockholm.
SANTESSON, C. Prof. Stockholm.
SASAKI, M. Prof. Japon.
SATTLER, Prof. Erlangen.
SAYRE, L. A. Prof. New York.
SAYRE, R. H. Dr. New York.
SAXILD, H. V. Dr. Copenhague.
SAXTORPH, S. Dr. Copenhague.
SCHADE, I. C. L. Dr. Copenhague.
SCHADOW, Dr. Crefeld.
SCHÄFFER, MAX, Dr. Bremen.
SCHEDE, M. Dr. Hamburg.
SCHELKELY, W. Dr. Heidelberg.
SCHEPELERN, Dr. Refsnæs (Danemark).
SCHIEBYE, W. Dr. Kiew.
SCHIERBECK, Dr. Copenhague.

SCHIERBECK, H. J. G. Dr. Reikiavik (Island).
SCHIFF, E. Dr. Berlin.
SCHJÖDT, O. Dr. Silkeborg (Danemark).
SCHLEISNER, P. A. Dr. Copenhague.
SCHLESINGER, Dr. Berlin.
SCHLOTFELD, J. T. Dr. Rönnede (Danemark).
SCHLÖSSER, Dr. Münich.
SCHMIDT, Dr. Berlin.
SCHMIDT, C. Dr. Lahr (Allemande).
SCHMIDT, TH. Dr. Stettin.
SCHMIDT RIMPLER, H. Prof. Dr. Marburg.
SCHMIEGELOW, E. Dr. Copenhague.
SCHMIEGELOW, H. Dr. Aarhus (Danemark).
SCHMULEVITSCH, J. Dr. St. Petersbourg.
SCHNITZLER, JOH. Prof. Dr. Vienne.
SCHOENFELD, H. Dr. Bruxelles.
SCHOLDEFELD, CH. DE CHARLESROI, Dr. Bruxelles.
SCHOU, J. Dr. Copenhague.
SCHOU, TH. Dr. Copenhague.
SCHOUBOE, C. Dr. Kallundborg (Danemark).
SCHULER, Dr. Schwytz.
SCHULL, Dr. Cologne.
SCHULTZ, Rob. Dr. Upsala.
SCHULTZE, Dr. Stettin.
SCHWABACH, Dr. Berlin.
SCHWARTZ, Dr. Hamburg.
SCHWARTZE, H. Prof. Dr. Halle.
SCHÖNBORN, C. Prof. Dr. Königsberg.
SECHER, O. Dr. Copenhague.
SEGGEL, Dr. Münich.
SEIDELIN, P. Dr. Roskilde (Danemark).
SEIDELIN, Négociant, Kiel.
SEIFFERT, O. Docent, Dr. Wurzburg.
SELL, Dr. Terslöse (Danemark).
SELMER, H. Dr. Copenhague.
SEMON, Felix Dr. Londres.
SEMPLE, Dr. Edinburgh.
SEPP, C. C. Dr. Amsterdam.
SERCK, J. Dr. St. Petersbourg.
SETTERBLAD, S. G. T. Dr. Stockholm.
SEYDEL, Dr. Korsör (Danemark).
SHOEMAKER, JOHN. V. Dr. Philadelphia.
SICK, O. D. Dr. Vejle (Danemark).
SIEMSEN, Dr. Copenhague.
SIMPSON, A. Prof. Edinburgh.
SJÖBLOM, M. A. Dr. Nysätra (Suède).
SKLIFOSSOWSKI, M. Prof. Moscou.
SLUYS, V. D. Dr. Leyde.
SMITH, R. SHINGLETON, Dr. Bristol.
SMIRNOFF, G. Dr. Helsingfors.
SNELLEN, Prof. Pays-Bas.
SNELLMAN, Dr. Wasa (Finlande).

SOMMER, B. Dr. Buenos Ayres.
SOMMERFELDT, A. Dr. Copenhague.
SOMMERFELDT, O. Dr. Copenhague.
SONDÉN, M. Dr. Stockholm.
SOUTZO, PERIKLES, Dr. Athènes.
SPARREVOHN, J. A. Dr. Korsör (Danemark).
SPOLERT, E. Dr. Kongsvinger (Norvège).
STABELL, FR. Dr. Christiania.
STADELMANN, Dr. Leipzig.
STADFELDT, A. Prof. Copenhague.
STAGE, G. G. Dr. Copenhague.
STAGE, J. A. G. Dr. Copenhague.
STARP, V. D. Dr. Maasluis.
STEENBERG, V. Prof. Directeur de l'Asile St. Hans (Danemark)
STEENSTRUP, J. J. S. Prof. Dr. Copenhague.
STIBOLT, E. Dr. Copenhague.
STIEDA, Prof. Dr. Dorpat.
STOCKFLETH, W. P. T. Dr. Copenhague.
STOKES, WM. Prof. Dublin.
STOKES, Prof. Londres.
STORCH, O. Dr. Copenhague.
STORM, Dr. Herning (Danemark).
STRANDGAARD, N. J. Dr. Copenhague.
STRICKER, J. Dr. Copenhague.
STRUCKMANN, Dr. Nyköbing p. F. (Danemark).
STRÜMPELL, Prof. Dr. Leipzig.
STRÖM, Hans, Dr. Norvège.
STRÖM, H. Dr. Malmö (Suède).
STRÖMBERG, G. Dr. Finspang (Suède).
STUDSGAARD, C. Prof. Copenhague.
STYBE, C. W. Dr. Taarbæk (Danemark).
SUSINI, T. Prof. Buenos Ayres.
SVANBERG, C. J. A. Dr. Stockholm.
SVENDSEN, S. Dr. Hönefos (Norvège).
SWENDSEN, W. Dr. Copenhague.
SYLVÉN, O. H. Dr. Sköfde (Suède).
SYMONDS, M. H. P. Oxford.
SÄLAN, Th. Dr. Directeur d'asile d'aliénés, Helsingfors.
SÖDERBAUM, O. A. Dr. Sundswall (Suède).
SÖDERBAUM, P. Dr. Falum (Suède).
SÖDERMARK, A. Dr. Boras (Suède).
SÖDERWALL, P. E. Dr. Lund.
SÖRENSEN, S. Dr. Copenhague.

TALMA, Prof. Utrecht.
TAUFFER, W. Prof. Buda-Pesth.
TEGNER, Pharmacien, Copenhague.
TENHOFF, Dr. Cologne.
TESCH, J. F. Dr. Vuldum (Danemark).
THAARUP, S. Dr. Copenhague.
THANE, G. D. Prof. Londres.
THAULOW, C. Dr. Christiania.

THAULOW, F. Dr. Christiania.
THESTRUP, Dr. Karise (Danemark).
THIJSSEN, E. H. M. Dr. Amsterdam.
THIMBLEBY, JOHN, Dr. Spilsby (Angleterre).
THIN, Dr. Londres.
THOMAS, J. Dr. Swansea (Angleterre).
THOMPSEN, R. Dr. Berlin.
THOMPSON, Dr. Londres.
THOMSEN, A. Dr. Copenhague.
THOMSEN, JUL. Prof. Copenhague.
THOMSEN, Dr. Berlin.
THOMSON, Dr. Londres.
THOMÆUS, E. A. Dr. Stockholm.
THORENS, H. Dr. Paris.
THORNTON, J. KNOWSLEY, Dr. Londres.
THRUE, M. A. Dr. Thirstrup (Danemark).
THYSENIUS, L. J. Dr. Helsingborg (Suède).
TIEDEMAND, Dr. Stavanger (Norvège).
TIEMROTH, Dr. Nyköbing p. F. (Danemark).
TIENHOVEN VAN, Dr. La Haye.
TIETGEN, C. F. Directeur de la banque privée, Copenhague.
TILANUS, J. V. R. Prof. Amsterdam.
TILANUS, C. B. Dr. Amsterdam.
TILLEY, R. Dr. Chicago.
TILLMAN, G. T. Dr. Halmstad (Suède).
TIMMERMANN, V. Dr. Copenhague.
TOFT, L. Dr Copenhague.
TOLDERLUND, C. E. Dr. Holbæk (Danemark).
TOLMATSCHEFF, N. Prof. Kasan.
TOMKINS, Dr. Manchester.
TOURETTE, GILLES DE LA, Dr. Paris.
TRAUTMANN, Dr. Berlin.
TRAUTNER, T. M. Dr. Odense (Danemark).
TRÉLAT, U. Prof. Paris.
TRÉLAT, Mr. Paris.
TRIER, F. Prof. Copenhague.
TRIER, J. Dr. Copenhague.
TRIER, M. Dr. Copenhague.
TRIER, MARTIN, Dr. Copenhague.
TRIER, S. Dr. Copenhague.
TROISFONTAINES, Dr. Liège.
TRYDE, C. Dr. Copenhague.
TRYON, I. R. Dr. Washington.
TRÄGARD, Prof. Lund.
TSCHERNING, E. Dr. Copenhague.
TSCHERNING, M. Dr. Copenhague.

UDAONDO, Dr. Buenos Ayres.
ULRIK, F. Dr. Copenhague.
ULRIK, AXEL, Dr. Copenhague.
UNNA, P. G. Dr. Hamburg.
USSING, CONRAD, Dr. Frederikssund (Danemark).

VAHL, M. Dr. Jægerspris (Danemark).
VAILLANT, Dr. Schiedam.
VAJDA, Dr. v. Vienne.
VALCOURT, Th. DE, Dr. Cannes.
VALENTIN, M. Consul général, Copenhague.
VALENTINER, G. Dr. Kjöge (Danemark).
VALLEZ, Dr. Tournai (Belgique).
VALLIN, EM. Prof. Paris.
VANDERVEER, A. M. D. Dr. Londres.
VANDERVEER, Dr. Albany (New York).
VAUMUND, I. A. Dr. Siljord (Norvège).
VEDEL, M. Dr. Copenhague.
VEHMER, RICHARD, Dr. Frankfurt s. O.
VELANDER, F. E. Dr. Jönköping (Suède).
VEMMESTAD, J. Dr. Stavanger (Norvège).
VENIZELOS, MILTIADES, Prof. Othènes.
VERNEUIL, A. Prof. Paris.
VETLESEN, H. I. Dr. Hamar (Norvège).
VIRCHOW, R. Prof. Dr. Berlin.
VOGEL, G. Dr. St. Petersbourg.
VOGELIUS, L. S. Dr. Fredericia (Danemark).
VOLKMANN, R. Prof. Dr. Halle.
VOOGT, Dr. Pau.
VOSE, RAYMOND HUNTING, Dr. Londres.
VÖHTZ, I. C. Dr. Aarhus (Danemark).

WAHL, E. v. Prof. Dr. Dorpat.
WALDAU, C. Dr. Treptow. (Allemagne).
WALDAU, F. Dr. Güstrow (Allemagne).
WALDEYER, W. Prof. Dr. Berlin.
WALDHAUER, Dr. Mitau.
WALLER, Aug. Dr. Londres.
WALLIN, A. Dr. Göteborg.
WANSBELT, Dr. La Haye.
WANSCHER, O. Dr. Copenhague.
WARFWINGE, F. W. Dr. Stockholm.
WARMING, P. H. Dr. Copenhague.
WARNCKE, T. S. Prof. Copenhague.
WASSMER, SM. Dr. Kiel.
WEBER, Dr. Kiel.
WEHMER, RICH. Dr. Frankfurt s. O.
WEIGERT, Prof. Dr. Leipzig.
WEIHE, Dr. Copenhague.
WELLS, Sir T. SPENCER, Bart. Londres.
WENCK, Dr. Pinneberg.
WERTH, RICH. Prof. Dr. Kiel.
WESTERBERG, A. P. Dr. Falköping (Suède).
WESTMANN, A. H. Dr. Göteborg (Suède).
WETTERGREN, C. Dr. Arboga (Suède).
WEYL, THEODOR, Dr. Berlin.
WHITSON, JAMES, Dr. Glasgow.
WHITTAKER, JAS. Prof. Dr. Cincinnati.

WIBORGH, N. C. A. Dr. Eksjö (Suède).
WICHERKIEWICZ, Dr. Posen.
WICHMANN, I. W. Dr. Copenhague.
WIEDOW, A. V. Dr. Freiburg i. B.
WIESENER, I. Dr. Bergen (Norvège).
WIINSTEDT, W. Dr. Copenhague.
WILLE, I. Dr. Trondhjem (Norvège).
WILLETT, A. Dr. England.
WINGE, E. Prof. Christiania.
WINTER, G. Dr. Inspect. génér. Helsingfors.
WITH, C. Prof. Dr. Copenhague.
WOAKES, EDWD. Dr. Londres.
WOLFF, Dr. Strasbourg.
WOLFFBERG, L. Dr. Erlangen.
WOLFRAM, Dr. Magdeburg.
WOLTERS, N. Dr. Amager (Danemark).
WOODHEAD, G. SIMS, Dr. Edinburgh.
WROBLEWSKY, J. Dr. Copenhague.
WULFF, J. Dr. Copenhague.
WUNSCH-ZDEBORSKY, Dr. Prague.

ZABLUDOWSKY, J. Dr. Berlin.
ZACHARIÆ, G. J. Dr. Copenhague.
ZACHRISSON, F. Dr. Vordingborg (Danemark).
ZAHLMANN, C. V. E. Dr. Copenhague.
ZAMBACO, Dr. Constantinople.
ZEDERBAUM, ADOLPH, Dr. Berlin.
ZENKER, Dr. Stettin.
ZIDELIUS, Dr. Japon.
ZIEGEL, I. C. Dr. Stettin.
ZIEMSSEN, OSWALD, Dr. Wiesbaden.
ZoËROS BEY, A. Prof. Dr. Constantinople.

ÅBERG, ESRNT, Dr. Stockholm.

ÖDMAN, S. Prof. Directeur de l'asile d'aliénés, Lund.
ÖDMANSSON, Prof. Stockholm.
ÖRTENBLAD, R. Dr. Falkenberg (Suède).
ÖRUM, H. P. Dr. Copenhague.

Abrégé de l'histoire de la 8me session du Congrès international médical.

L'ouverture solennelle de la session eut lieu dimanche le 10 août á 1 h. de l'après-midi au palais d'industrie.

Les différentes sections s'assemblèrent pour la première fois lundi le 11 août à 10 h. du matin, les unes à l'Université, d'autres à l'École technique, d'autres à l'Académie de chirurgie. Les séances des sections se continuèrent tous les jours, mercredi excepté, de 10 à 12 heures du matin et de 1 à 3 heures de l'après-midi, de manière que le nombre total de ces séances montait à cent vingt-quatre.

Les séances générales eurent lieu également tous les jours, mercredi excepté, à la salle des solennités de l'Université; le nombre en était donc cinq.

En outre, mercredi le 13 et jeudi le 14 août, M. le prof. ESMARCH, de Kiel, tint, devant un grand auditoire des membres du Congrès et d'invités, des discours fort applaudis sur *l'œuvre des Associations Samaritaines*.

Quant au programme des récréations et divertissements, nous nous bornerons aux indications suivantes, avec omission de toute fête d'un caractère plus ou moins privé.

Samedi le 9 août. Pour offrir un accueil préalable aux membres étrangers, déjà arrivés, les membres des comités les avaient invités, pour 9 heures du soir, à une réunion sans cérémonie dans la salle de concert de l'établissement de Tivoli.

Dimanche le 10 août, à 6 heures fut offert, au nom des comités, par M. le président du Comité d'organisation, dans l'hôtel d'Angleterre, un banquet à un aussi grand nombre des membres que les vastes salles de l'hôtel pouvaient contenir.

Lundi le 11 août, les membres danois des comités d'organisation de la plupart des sections avaient arrangé des diners sémi-officiels auxquels étaient conviés les membres étrangers des sections en question.

Mardi le 12 août était reservé à l'hospitalité privée.

Mercredi le 13 août le comité d'organisation avait arrangé, pour les membres du congrès et leurs dames, une excursion à Kronborg, vieux château fort, situé pittoresquement sur l'angle N.-E. de Sélande à l'entrée du Sund.

A dix heures du matin on partit de Copenhague sur cinq grands bateaux à vapeur, mis gratuitément à la disposition du comité par la Société de navigation à vapeur de Copenhague. Un temps splendide favorisait le trajet de Copenhague à Elseneur, le long du côté riant de Sélande, et l'on arriva au lieu de destination à une heure de l'après-midi. Du port d'Elseneur on se rendit immédiatement au vieux château, dont les appartements, ordinairement vides et lugubres, étaient transformés, pour un instant, en salles à manger pleines de bruit et de gaieté. L'animation générale était encore rehaussée par des nombreux toasts: au Roi qui avait mis le château à disposition du comité; au Commandant qui avait prodigué ses services au comité; aux hôtes étrangers, aux dames etc. Après le déjeuner on prit le café sur les bastions du rempart, d'où on jouit d'une vue admirable sur le confluent du Kattegat et du Sund, parsemés d'innombrables navires, et sur la côte de la Scanie. Sur le haut du rempart un photographe entreprenant s'était établi pour fixer le tableau varié des membres étendus sur l'herbe ou assis sur les canons ou arrangés dans des attitudes plus ou moins pittoresques pour se faire faire le portrait le plus avantageusement possible.

Le départ d'Elseneur, par le chemin de fer, n'étant fixé qu'à 4 heures, beaucoup de membres profitèrent des moments qui leur restèrent, les uns pour descendre dans les vastes casemates souterraines du château, où, dit-on, réside le génie tutélaire du Danemark, le vaillant Ogier le Danois, jadis un des paladins de Charlemagne: — les autres pour prendre un bain de mer à l'établissement de bains de Marienlyst, situé tout près d'Elseneur. A 4 heures précises, deux trains spéciaux conduisirent les membres du Congrès à Copenhague, en tant qu'ils ne préféraient pas de profiter de l'occasion pour visiter quelques-uns des sites pittoresques que touche le chemin de fer, surtout le vieux château de Frederiksborg avec ses riches collections historiques, ou le château de Fredensborg, résidence actuelle de la cour royale danoise.

Jeudi le 14 août. La municipalité de Copenhague, qui de diverses manières avait donné des preuves de son intérêt pour le Congrès, avait bien voulu en inviter les membres à un diner solennel, jeudi le 14 août à 5 heures de l'après-midi. Comme on avait désiré de réunir dans cette invitation tous les membres du Congrès, et qu'on ne put trouver dans la ville des localités assez vastes pour donner place à un tel diner monstre, de 1200 à 1500 couverts, on s'était resolument mis à construire, dans ce but, une salle provisoire pour laquelle on choisit comme emplacement le terrain voisin de l'entrée du port, ainsi qu'on avait, pendant le festin, par les fenêtres de la salle, la vue mouvementée des steamers et des navires arrivant et sortant sans cesse.

Quand les convives étaient placés, M. FINSEN, préfet de la ville de Copenhague, porta le toast au Roi. S'ensuivirent une infinité de toasts: par M. BILLE, ancien ministre de Danemark à Washington, aux hôtes; par MM. PASTEUR, PAGET, VIRCHOW, TRÉLAT etc. etc. Les brefs intervalles étaient remplis par de la musique et des chants, exécutés par des solistes de l'opéra.

Pour la soirée, on avait accepté une invitation de l'établissement de Tivoli. Il fallut donc finir le diner de bonne heure. A 8 heures et demie trois ou quatre grands bateaux à vapeur vinrent aborder quasiment sous les fenêtres de la salle, pour embarquer les convives et les porter, à travers le port, à Tivoli, situé presque à l'autre extrémité de la ville. Pendant ce court trajet, MM. les étrangers eurent l'occasion de recevoir la bienvenue de la population de la métropole dont ils vinrent d'être les hôtes. Une foule immense se pressait sur tous les quais pour voir passer les steamers pavoisés, portant les membres du Congrès; on se lançait à leur rencontre dans des barques et des canots innombrables; on brulait du feu de Bengale et des fusées; on saluait les passants avec des hourrahs et des chants où s'intermêlèrent les mélodies du »Kong Christian« et du »Vift stolt paa Kodans Bölge«, hymnes nationaux danois, avec celles du »God save the queen« et de la »Marseillaise«; bref, c'était plus qu'une bienvenue, c'était une ovation de la part des habitants de la métropole danoise aux promoteurs de la science la plus humanitaire et la plus salutaire.

Vendredi le 15 août. Sa Majesté le Roi de Danemark, qui avait daigné accepter le protectorat du Congrès, voulut encore lui manifester ses bonnes dispositions en invitant les membres à une soirée au palais de Christiansborg, vendredi le 15 août à 9 heures du soir.

Le Roi et la Reine reçurent eux-mêmes leurs hôtes et restèrent avec eux toute la soirée, ainsi que le Roi et la Reine des Hellènes, le Prince et la Princesse héréditaires et toute la famille royale danoise. Elle se mêla sans cérémonie avec la foule des invités et se fit présenter un grand nombre des membres les plus célèbres et les plus distingués. Plus tard les membres prirent part à un souper splendide arrangé dans les salles d'honneur du palais

Personne de ceux qui assistèrent à cette fête brillante ne se douta qu'elle serait la dernière célébrée au château royal de Christiansborg. Six semaines plus tard, ce vaste palais, un des plus grands de l'Europe, fut mis en cendres, dans l'espace d'une nuit, par une incendie funeste qui n'en laissa que les murs noircis. On apprit à cette occasion que l'hospitalité royale dont avait joui le Congrès, n'était pas oubliée de ses membres; plusieurs associations médicales, surtout de l'Angleterre et de la France, envoyèrent au Roi ou à leurs collègues danois des adresses de condolation, exprimant leur regret de l'accident malheureux qui avait frappé également la maison royale et toute la nation danoise.

Samedi le 11 août à 9 heures du soir, fête d'adieux offerte aux membres étrangers et aux dames par les comités, dans l'Établissement National.

Les invités furent reçus au son de chants nationaux scandinaves executés par la société philharmonique des étudiants. Puis, le *Secrétaire Général* du Congrès, dans une brève allocution, remercia les hôtes étrangers de leur présence et exprima l'espoir qu'ils remporteraient de leur séjour à Copenhague l'impression d'avoir été les bienvenus non-seulement de leurs collègues danois; mais de toute la population de Copenhague.

M. *Dahl*, directeur du service médical de la Norvège, se fit interprète, en termes éloquents et chaleureux, des sentiments des membres étrangers à leur départ de Copenhague.

La réunion était empreinte de la plus grande animation et la plus parfaite cordialité. Les dames s'étaient rendues à la fête en toilettes de bal; on y voyait une invitation que ne surent refuser ni les jeunes médecins ni même, parfois, les savants d'un âge mûr. Après le souper on dansait donc jusqu'à une heure bien avancée en dépit des chaleurs d'une nuit d'été et des localités encombrées.

Séance d'ouverture,

Dimanche 10 Août 1884 à 1 heure.

La séance a eu lieu dans la grande salle du Palais de l'Industrie, en présence du haut protecteur de la Session, S. M. le Roi de Danemark, de S. M. le Roi des Hellènes et des familles Royales de Danemark et de Grèce.

La séance était honorée également de la présence de M. le président du ministère danois, de M. le ministre de l'instruction publique, des membres du magistrat et du conseil municipal de Copenhague.

La solennité a été inaugurée par une cantate dont les paroles étaient de M. Bergsöe et qui a été chantée par la société philharmonique des étudiants. Là-dessus M. le prof. Panum, président du Comité d'organisation de la session, a prononcé le discours suivant:

Sires, Altesses royales, Mesdames et Messieurs!

Ayant l'honneur d'ouvrir le 8me Congrès international des sciences médicales, mon premier devoir est de remercier au nom de mes collègues Sa Majesté le Roi de la grâce qu'elle nous a faite en daignant être le protecteur de notre Congrès.

J'ai en même temps le bonheur de remercier toute la haute famille royale et spécialement Sa Majesté le roi de Grèce, de nous avoir fait la grâce d'honorer de leur présence cette séance inaugurale.

Cette protection et cette présence sont pour nous les meilleurs auspices d'une heureuse réunion internationale. Que le chef de cette auguste famille qui a su réunir en belle harmonie, par des liens intimes et gracieux, les nationalités les plus différentes de l'Europe, soit pour nous le symbole du principe international qui doit caractériser notre science et notre assemblée! Espérons que les membres de notre Congrès seront réunis par des sentiments aussi fraternels et aussi élevés au-dessus des bornes des nationalités spéciales que le sont les illustres membres de la haute famille royale de Danemark!

Mais cela ne doit pas être difficile pour nous qui nous sommes réunis dans un but aussi international que celui de la science médicale. N'est-ce pas que nous allons combattre par notre Congrès les ennemis de toute l'humanité: les maladies de l'homme et les causes de ces maladies? Ce noble but doit bien nous inspirer à nous tous des sentiments fraternels!

J'ai encore le devoir de remercier, au nom de tous mes collègues, Messieurs les Ministres, les Représentants des Chambres, le Magistrat, les Représentants de notre ville et tous ceux de nos concitoyens qui ont favorisé et protégé notre Congrès, et qui ont bien voulu assister à cette séance inaugurale.

M'adressant à vous, chers et très honorés collègues des pays étrangers, à vous qui avez bravé les fatigues et les ennuis d'un long voyage pour assister et participer à ce Congrès, même malgré les alarmes paniques universelles occasionnées par le choléra, je vous souhaite une bienvenue cordiale, non seulement au nom de mes collègues, mais aussi au nom de tous mes concitoyens.

Je dois cependant vous avouer que nous n'avons accepté cet honneur qu'avec timidité et non sans quelque hésitation. Le succès éclatant, éblouissant et incomparable du Congrès de Londres, les grands efforts qu'on y avait faits, les ressources énormes de la ville la plus grande et la plus riche du monde, augmentées encore de celles de tout le vaste empire Britannique, tout cela devait bien nous intimider.

Je ne connais pas au juste les motifs de la résolution prise à la dernière séance du Congrès de Londres: de désirer que le prochain Congrès eût lieu dans une des capitales des pays scandinaves, soit à Stockholm, soit à Copenhague ou à Christiania; mais je sais bien que mes collègues danois, suédois et norvégiens ont été bien émus de l'honneur que le Comité du Congrès de Londres leur avait fait en désignant une de ces villes comme le siège du 8me Congrès international des sciences médicales.

La modestie aurait défendu aux Danois de disputer la préférence à Stockholm, cette capitale d'un pays plus grand que le nôtre et dont la situation est plus pittoresque que celle de Copenhague. Mais Stockholm ne pouvait accepter cet honneur à cause de circonstances temporaires, et Christiania ne l'osait pas, craignant que les locaux n'y fussent pas suffisants.

Les hésitations qui nous furent inspirées par un sentiment de modestie, certainement bien justifié, durent cependant disparaître lorsque le Comité de Londres exprima formellement le désir que Copenhague fût le siège du 8me Congrès international des sciences médicales. Je suppose qu'on a donné la préférence à notre ville surtout à cause de sa situation moins périphérique, et plus commode pour les étrangers des autres pays que celle de Stockholm et de Christiania. — Dès ce moment, la proposition du Comité de Londres fut acceptée et embrassée avec empressement par les médecins de Copenhague, et nous avons fait tout ce que nous avons jugé possible pour assurer le succès du Congrès. Nous ne savons cependant que trop bien que nous avons mille raisons de faire appel à votre indulgence.

C'est donc au Comité de Londres que nous devons l'honneur que Copenhague est devenu le siège du 8me Congrès international des sciences médicales. Je suis heureux de pouvoir, au nom de mes collègues danois, adresser nos remercîments personnels à l'illustre Président du Comité de Londres, Sir James Paget, et à l'éminent Secrétaire-général de ce Comité, Sir William Mac-Cormac, et de pouvoir, au nom de tous les membres de notre Congrès, exprimer notre joie profonde de les voir ici.

Cependant c'eût été sans doute une imprudence des médecins danois d'accepter le Congrès, si nous n'avions pu compter sur l'assistance de nos collègues des autres pays scandinaves. Mais nous étions bien sûrs de votre assistance, chers collègues de Suède, de Norvège et de Finlande. Unis à nous par une langue commune, qui ne présente que des différences assez légères de dialectes, nous avons déjà, depuis longtemps, travaillé ensemble aux Congrès des médecins et des naturalistes scandinaves et collaboré dans des journaux communs. Au nom des médecins danois, je vous

remercie, chers collègues des pays frères, vous qui avez bien voulu nous
fournir votre assistance pour les travaux d'organisation des différentes sections, ou qui êtes simplement arrivés comme membres du Congrès. Vous n'êtes
pas étrangers ici, vous êtes chez vous, et je suis convaincu que les
étrangers des autres pays vous regardent comme des nôtres, parce qu'ils
ont fixé d'abord le siège du Congrès aussi bien chez vous que chez nous.

Vous autres, chers et très honorés collègues des autres pays de
langues et de nationalités différentes, de l'Allemagne et de l'Autriche
aussi bien que de la France et de la Belgique, de l'Angleterre et de
l'Amérique du Nord, de la Russie comme de la Suisse, de la Hollande,
de l'Italie et de tous les autres pays des deux hémisphères, vous êtes
tous également les bienvenus, de l'Est comme de l'Ouest, du Sud comme
du Nord. Vous venez tous comme alliés, comme combattants contre nos
ennemis communs, qui ne reconnaissent aucune nationalité, et vous allez
apporter à l'arsenal de la science des armes nouvelles qui appartiennent
également à toutes les nations, et qui resteront toujours la propriété de
l'humanité tout entière.

La nationalité ne compte pour rien dans notre science, elle n'a rien
à faire avec notre Congrès. Nous n'aurons pas à discuter ici des questions ni des problèmes nationaux ou politiques. Au contraire, toute
discussion sur ces matières doit évidemment être interdite à cette occasion.
Toute manifestation d'amour-propre national ou d'une prédilection pour
quelque nationalité particulière serait ici une offense pour les membres des
autres nationalités, lesquels, eux aussi, ont le droit d'être fiers de leur
nation et le devoir d'aimer leur patrie. Il va sans dire que nous tous
nous conserverons toujours ces sentiments patriotiques au fond du cœur.

Il faudra pourtant se servir d'une langue qui appartienne à l'une ou
à l'autre de ces nationalités, car la langue ancienne, le latin, n'est plus
praticable aujourd'hui pour notre science. Je serais heureux, Messieurs,
de pouvoir vous adresser la parole dans toutes vos langues et même dans
toutes vos langues à la fois, mais cela n'étant pas possible, j'avoue que
j'ai été assez embarrassé pour faire un choix.

Comme Danois, le plus commode pour moi, eût été de me servir de la
langue danoise, mais cette langue n'aurait pas été comprise par la plupart des
étrangers des pays non-scandinaves. Il m'eût encore été bien facile de
me servir de la langue allemande, dans laquelle j'ai professé ma science
pendant une série d'années. Mais j'ai cru, à cette occasion, devoir pré-
férer la langue française, parce qu'elle divise le moins, parce qu'elle est
reconnue dans notre pays comme la langue la plus courtoise et enfin
parce que, dans la plupart de ces Congrès, elle a été choisie de préférence
pour langue officielle.

A notre Congrès, il ne faut pas se servir des langues comme de
drapeaux ou de pavillons de nationalité, mais comme de voiles, à l'aide
desquelles les hommes des différentes nations s'abordent pour échanger
les trésors de la science, pour les demander ou pour les offrir de bon cœur.

Comme symbole d'une nationalité, la langue doit certainement être
pure et non entachée de fautes grammaticales ou d'une prononciation
étrangère; mais, comme moyen de se faire comprendre, la grammaire et
la prononciation ont seulement une valeur réelle en tant qu'elles sont
nécessaires pour rendre et faire bien comprendre le sens de la pensée.
Peu importe à un navire que les voiles soient blanches, rouges, noires ou
maculées, pourvu qu'elles soient assez fortes pour le faire avancer.

Vous autres, qui avez l'heureux privilège de vous servir de votre langue maternelle, française, anglaise ou allemande, vous aurez sans doute la bonté de nous accorder en compensation celui de pécher quelquefois un peu contre la grammaire de vos idiomes, et j'espère que vous profiterez vous mêmes quelquefois de ce modeste privilège que nous réclamons pour nous, en daignant parler, à votre tour, quelque langue étrangère recommandée par les circonstances. Mais, en tout cas, en parlant votre langue maternelle, vous aurez, je l'espère, par égard pour les autres étrangers, la complaisance de parler lentement et distinctement, — sans cela ceux qui se servent de leur langue maternelle auront peut-être moins de chance d'être bien compris par tout le monde, que ceux qui parlent tant bien que mal une langue étrangère. —

J'ai dû faire ces observations, parce que je suis convaincu que le succès de ce Congrès et des Congrès internationaux suivants dépendra toujours de la bonne harmonie et de la coopération bien organisée des hommes de science de tous les pays, de toutes les nations et de toutes les langues. Quelles que soient les raisons des différentes nations pour se combattre, elles doivent toujours se réunir comme des frères pour tout ce qui concerne l'avancement de la science, et la lutte engagée aussi bien contre les forces brutes qui sont hostiles à l'humanité, que contre les ennemis de notre science, qui aiment à la mettre en parallèle avec la construction de la tour de Babel.

Messieurs, la tour fabuleuse de Babel doit évidemment avoir été quelque chose de bien différent de notre science; car celle-ci est, vous le savez bien, d'origine céleste, elle a produit des oeuvres éternelles et utiles à tout le monde, et elle demande des travailleurs dévoués et modestes, tandis que l'ambition frivole, l'orgueil, la vanité, l'égoïsme et la rivalité des hommes et des nations n'ont jamais produit que quelque tour de Babel, bientôt détruite par les mêmes forces. Espérons que les résultats de notre Congrès seront dignes de cette réunion des médecins les plus célèbres de notre époque, qui ont bien voulu venir ici pour nous communiquer les trésors de leurs observations et de leurs recherches! *(Applaudissements unanimes.)*

Sir JAMES PAGET:

May it please your Majesties, your Royal Highnesses, and Gentlemen,

I owe the honour of speaking in this great and distinguished meeting to my having been the President of the last International Medical Congress in London. The honour there conferred on me was very great, and it is now enhanced, especially because I have to speak before your Majesties, from whom I have received many marks af favour and to whom my country owes a debt which cannot be repaid or told in any terms but those of constant gratitude. For, from the Royal Family of Denmark England received the Princess of Wales who as a daughter, wife, mother and most gracious Princess has been the model for all to study and admire.

I shall not attempt to anticipate any of the work which will be done in this Congress or to suggest anything for its chief objects. It may be enough if I wish for the Congress a complete succes. And the wish is none the less sincere because of there are many signs that it is likely to be fulfilled. For, no Congress has begun under brighter auspices than this; and already the number of its foreign members exceedes that of any preceding it: and among those whom I see around me there are so many of the highest renown in all the sections of Medical Science that the Congress has the aspect of a great International Council, able to discuss and even to decide the gravest questions that will be brought before it.

Speaking for my countrymen as well as for myself, we hope that this Congress will have as full success and as happy consequences as we believe the last had. I think that till we in England had seen the work of an International Medical Congress in our own land we had very imperfect notions of its value. Perhaps, it was due to our insular position — a position naturally encouraging self-reliance — that we thought too little of the value of collecting personal evidence and personal opinions on scientific questions from the widest possible rangs. The Congress left us in no doubt of this; it showed that however great may be the value of work done in isolation and in the study or the laboratory, there is much that may be done better in the freest discussion and in the meetings of those who are usually wide apart in speech and modes of thought. Indeed, as the objects of our science are various and manifold so must be its methods of study and consideration. There is work enough to be done to justify the encouragement of all reasonable modes of doing it; and no mode has a wider influence than that of a Congress such as this.

Many good results may be traced from the Congress in London; one of them is before us; the result, I mean, of the suggestion made at the closing meeting that the next Congress might very properly be held in one of the great Scandinavian cities. Evidently, that suggestion was judicious: and so was the selection of Copenhagen. For, we must not pretend that our gatherings are for nothing but the mere business of a Congress; this is our holiday-time; and we look for change and recreation as well as for the advancement of science. And few places could offer such attraction as Denmark and its Metropolis, rich as they are in historic interest, renowned for the cultivation of every branch of science, with a marvellous wealth of museums and a people celebrated everywhere for energy and intellectual culture and hospitability.

With all these sources of happiness around us we cannot doubt that the whole purpose of the Congress will be fulfilled: already we feel deep in dept and deeply gratefull to those who have so well provided for us. *(Applaudissements.)*

Prof. Rud. Virchow:

Die grosse Ehre bei dieser feierlichen Gelegenheit Namens meiner Landsleute den internationalen Congress begrüssen zu dürfen verdanke ich vor Allem der guten Meinung unseres verehrten Präsidenten, des ältesten Freundes, den ich in diesem Lande besitze. Das starke Band herzlicher Achtung, welches uns seit länger als einem Menschenalter verbindet, hat so viele äussere Verhältnisse überdauert, dass es sicherlich auch für unsere fernere Lebenszeit aushalten wird. Panum ist für mich der Repräsentant der moderner Entwickelung in diesem Lande. Nicht äussere Umstände sind es, welche ihn an diese hohe Stelle gebracht haben, sondern treue, beharrliche Arbeit, vornehmlich im Dienste der experimentirenden Biologie, welcher er zuerst hier Anerkennung uud selbständige Bedeutung verschafft hat. Erst durch die Einführung des Experiments hat die Pathologie angefangen sich zu einer exacten Wissenschaft umzugestalten.

Ich weiss nicht, ob die Hetzerei gegen die Vivisection in diesem Lande jemals eine solche Stärke erreicht hat, dass daraus eine wirkliche Gefahr für die Fortführung der wissenschaftlichen Forschung erwachsen ist, aber ich muss doch von diesem Platze aus wiederholen was ich in London unter allgemeiner Zustimmung der Aertzte aus der ganzen Welt ausgeführt habe, dass das Leben nicht durch blosse Betrachtung des Lebendigen ergründet werden kann. Die Biologie ist eine Art von Prüfstein für die wissenschaftliche Entwickelung der Nationen, denn es ist die grösste Kunst die Natur zu zwingen, die geheimnissvollen Probleme des Lebens zu enthüllen.

Wir haben heute die Ehre, den Herscher des Volkes unter uns zu sehen aus welchem unsere Wissenschaft einst hervorgegangen ist. Mit Stolz schauen wir auf die zwei Jahrtausende einer zusammenhängenden Entwickelung, welche die Medicin seit Hippokrates zurückgelegt hat. Aber die hippokratische Methode, welche noch unsere Lehrer so sehr priesen, gilt der jetzigen Generation nicht mehr als die vorzüglichste Quelle der Erkenntniss: Sie verlangt neben der Beobachtung des Krankheitsverlaufes die äusserte Verfeinerung der Analyse, controllirt durch die anatomische Untersuchung und das Experiment am Lebenden. So hat sich in kurzer Zeit ein Umschwung vollzogen der das ganze Aussehen der Medicin verändert hat.

Der skandinavische Norden hat an diesem Umschwunge mit Bewusstsein theilgenommen. Wenn wir heute um uns schauen, so erblicken wir nicht bloss Collegen im herkömmlichen Sinne des Wortes, sondern Männer, mit denen wir uns verstehen, welche auch ihre Sprache sein mag. Denn die Wissenschaft ist nicht mehr an eine Sprache gebunden. Mein Vorredner hat bemerkt, dass weder Nationalität noch Rasse uns scheidet. Das ist richtig. Aber ich möchte doch einen Vorbehalt machen.

Es ist gewiss kein blosser Zufall, dass die Entwickelung der Medicin seit ihrem Anfange in den kleinasiatischen Priesterschulen wesentlich an die arische Rasse geknüpft war. Die anderen Rassen haben nur so weit an den Fortschritten der Medicin mitgewirkt, als sie diese arische Bewegung in sich aufnahmen. So begrüssen wir auch heute unter uns jugendliche Vertreter aus dem fernsten Asien, aber sie sind zu uns gekommen um zu lernen wie sie an unserer Arbeit theilnehmen können. Lassen Sie uns nicht vergessen, dass wir einen werthvollen Theil der arischen Cultur bewahren und mit dieser Cultur gegen feindliche Elemente vertheidigen müssen, nicht als ein ausschliessliches Erbe, sondern als eine der Bürgschaften der allgemeinen humanen Entwickelung. Gerade die internationalen Congresse sind dazu berufen das Verständniss dieser Aufgaben zu verallgemeinern.

Ich will nicht verhehlen, dass wir Deutschen lange in Zweifel gewesen sind, ob internationale Congresse bei der grossen Zersplitterung der praktischen Medicin das geeignete Mittel zu einer solchen Verständigung seien. Ab wir haben uns in Amsterdam und noch mehr in London überzeugt, dass solche Congresse in hohem Maasse befruchtend wirken können, und wir sind in grösserer Zahl hier erschienen, um Zeugniss dafür abzulegen, einen wie grossen Werth wir darauf legen, mit unseren auswärtigen Collegen nicht bloss wissenschaftlich uns zu verständigen sondern auch die persönlichen Beziehungen zu ihnen zu vertiefen. Und so begrüssen wir den beginnenden Congress mit herzlicher Sympathie und in der Hoffnung einiges dazu beitragen zu können, dass seine Verhandlungen von allgemeinem Nutzen sein werden. (*Applaudissements.*)

Mr. le prof. PASTEUR:

Majestés, Altesses royales, Mesdames, Messieurs.

Au nom de la France, je remercie M. le président de ses paroles de bienvenue. J'applaudis aux sentiments qu'il vient d'exprimer.

Par notre présence dans ce Congrès, nous affirmons la neutralité de la science.

La science n'a pas de patrie, ou plutôt la patrie de la science embrasse l'humanité tout entière. Cette vérité n'est-elle pas consacrée par le spectacle que nous donnent aujourd'hui le roi de Danemark et le roi de Grèce, se faisant honneur de saluer une assemblée de savants venus de tous les points du monde?

Mais, Messieurs, si la science n'a pas de patrie, l'homme de science doit avoir la préoccupation de tout ce qui peut faire la gloire de sa patrie. Dans tout grand savant, vous trouverez toujours un grand patriote. La pensée d'ajouter à l'honneur de son pays le soutient dans les longs efforts; l'ambition tenace de voir la nation à laquelle il appartient prendre ou garder son rang, le jette dans les difficiles, mais glorieuses entreprises du savoir, qui amènent les vraies et durables conquêtes.

L'humanité profite alors de ces travaux qui lui arrivent de tous côtés, elle compare, elle choisit, elle s'empare avec orgueil de toutes les gloires nationales.

Vous, Messieurs, qui représentez cette connaissance humaine si ardue, et si délicate qu'elle est tout à la fois une science et un art; vous qui venez apporter au patrimoine commun de l'univers ce que vous avez laborieusement acquis; vous dont le nom est un honneur pour votre patrie, vous pouvez être fiers de constater qu'en travaillant pour elle, vous avez bien mérité du genre humain. (*Applaudissements.*)

Là-dessus le Secrétaire général, M. le prof. LANGE, prend la parole pour donner un rapport sur l'organisation de la séance actuelle:

En ma qualité de Secrétaire général, j'ai à vous rendre compte de ce qui s'est passé à l'égard du Congrès depuis la dernière session, celle de Londres en 1881, et des préparatifs qu'on a faits afin que la session actuelle ne fût pas, quant à la richesse du programme et aux soins portés à l'arrangement, trop au-dessous de ses devanciers. Vous me rendrez grâce, si je fais ce rapport en aussi peu de mots que possible.

Quand nous avons reçu, par l'intermédiaire de ceux de nos compatriotes qui avaient assisté au Congrès de Londres, la proposition honorifique de recevoir à Copenhague la session prochaine, quelques-uns de nos collègues ont reculé un moment devant une tentative si grande et apparemment si mal proportionnée à l'exiguïté de nos ressources. Mais l'hésitation n'a duré qu'un instant. Dans une réunion de tous les médecins de Copenhague et de ses environs, en novbr. 1881, on a résolu, presque à l'unanimité, d'accepter la glorieuse proposition qui nous était venue de Londres.

Quoi donc! N'aurait-on pas tenu compte des immenses difficultés que nous suscitait cette résolution téméraire? Aurait-on perdu de vue que notre pays est le plus petit et peut-être le plus pauvre de l'Europe? Que nous n'avons qu'une seule université et par conséquent bien peu de forces scientifiques? Que nous aurons à lutter dans votre mémoire avec la session la plus brillante du Congrès dans la ville la plus grande et la plus splendide du monde? non MM., on a eu les yeux ouverts pour toutes ces difficultés. Et quand on a osé, nonobstant la modestie que nous impose notre pauvreté, vous inviter à notre capitale, c'est que nous étions bien sûrs que ce que vous cherchiez ici, ce n'était ni la splendeur ni le luxe, que vous pardonneriez volontiers notre infériorité sous ces rapports, si vous trouviez chez nous le dévouement et l'amour de notre tâche commune, et la cordialité et la sincérité dans nos sentiments, — et à ces égards nous ne le cédons à personne.

Et peut-être même était-ce pour nous une pensée séduisante que d'avoir une telle occasion de prouver à un cercle d'élite, composé d'hommes éminents de tous des pays civilisés, que notre patrie chérie, quoique peu connue, petite et démembrée, a encore le droit de vivre et d'occuper une place dans les rangs des nations, si l'on acquiert ce droit par un travail consciencieux au service de la civilisation, de la science et de l'humanité.

——— ———

La résolution prise, il s'agissait avant tout de fixer le temps de la prochaine session. Comme vous le savez, dans les derniers temps l'intervalle entre les séances avait toujours été de deux ans. Pourtant il s'était parfois élevé des voix contre des intervalles si courts, et on s'était demandé si des sessions si rapprochées ne perdraient pas peu à peu quelque chose de leur intérêt et de leur attraction.

Quoi qu'il en soit, pour ne pas assumer toute la responsabilité d'une innovation, nous avons à cet égard demandé l'avis d'un grand nombre de nos collègues étrangers, surtout parmi les habitués du Congrès, et c'est seulement après avoir reçu le conseil unanime d'ajourner la session, que nous avons résolu de fixer l'intervalle cette fois à 3 ans. L'affluence inespérée dont nous avons le bonheur de nous réjouir ajourd'hui semble déjà avoir justifié cette démarche.

Quant aux préparatifs qu'on a faits pour créer un programme riche et qui portât une empreinte d'actualité, je n'ai que peu de mots à ajouter. Sous ce rapport, on a suivi l'exemple qui nous était transmis des sessions antérieures. Après avoir constitué un comité d'organisation, dont la présidence est revenue naturellement à notre éminent collègue M. le Prof. Panum, on s'est occupé de l'œuvre importante de créer un programme scientifique pour la session. Pour ne pas livrer trop au hasard le contenu de ce programme, on a résolu, comme à Amsterdam, comme à Londres, de fixer d'avance, comme matières de discussion, un certain nombre de sujets choisis parmi les questions les plus actuelles dans les diverses branches de

la science médicale.   Nous avons eu, à ce propos, à nous réjouir de la
précieuse assistance de nos voisins et parents scandinaves; mais en outre
on a cru devoir consulter les hommes les plus compétents de tous les
pays, et dans ce but nous avons envoyé, il y a déjà un an et demi, un
programme tout provisoire à un très grand nombre, environ quatre mille,
de nos collègues étrangers, avec la prière de nous dire leur opinion
sur nos propositions.   Cet appel a trouvé le plus gracieux accueil, de
manière que nous pouvons justement affirmer que notre liste des communications prévues est le résultat d'une collaboration vraiment internationale.   La liste de ces communications, avec un grand supplément des
communications annoncées, a été publiée dans le mois de mai. L'apparition du programme définitif, avec les conclusions de beaucoup de communications et enrichi d'un nouveau supplément, a malheureusement été
retardée par des raisons auxquelles je ne peux rien, mais aura lieu demain.

Presque à la fin des préparatifs, un incident fâcheux a menacé un
moment de compromettre la session de cette année.   L'apparition du
Choléra dans quelques villes du Midi de la France a paru à un certain
nombre de nos confrères étrangers un évènement assez grave pour motiver
ou même pour nécessiter la prorogation de la session à l'année prochaine.
On nous a envoyé à ce propos des sommations assez impératives de
diverses contrées.   Pourtant il nous a paru que ce n'était pas à nous de
reculer devant un péril si lointain, et que nous devions attendre ou
l'extension plus générale de l'épidémie ou une déroute générale de nos
adhérents.   Heureusement ni l'un ni l'autre n'est arrivé, et l'épidémie,
apparemment localisée à une petite région, ne nous a privé que de deux ou
trois de nos membres annoncés qui ont cru ne pas devoir quitter leurs
foyers trop rapprochés des régions menacées.

Avant de finir, il me reste le devoir agréable de porter les remerciments des Comités du Congrès à tous ceux, tant aux autorités qu'aux
personnes privées, qui ont bien voulu, de diverses manières, contribuer à la
réussite et à la splendeur de cette session.

Je puis déclarer avec satisfaction qu'à cet égard il y a eu une vraie
concurrence partout où nous nous sommes adressés; et non seulement tout
le monde s'est empressé de remplir nos voeux, même les plus hardis,
mais en maintes occasions on a, de sa propre initiative, offert aux Comités
ses bons offices.

Impossible donc de nommer tous ceux à qui nous devons notre
gratitude.   Je suis forcé de me borner ici à la mention des personnes
ou institutions plus ou moins officielles qui nous ont donné des preuves
de leur sympathie, en priant le reste de nos bienfaiteurs d'être convaincus
qu'ils ne sont pas oubliés pour n'être pas nommés.

D'abord j'ai à rendre grâce à notre auguste Monarque. S. M. le Roi
de Danemark, qui a daigné sur notre demande accepter le protectorat du
Congrès, donnant ainsi une nouvelle preuve de sa sympathie pour les
sciences et leurs cultivateurs.

Puis je dois porter nos remercîments aux gouvernements étrangers
qui ont bien voulu montrer leur intérêt pour le Congrès par la nomination
de délégués officiels à cette session.   Un grand nombre de sociétés savantes aussi ont envoyé des délégués et contribué de cette manière à
la splendeur de la session.

J'ai à nommer ici avec la plus vive reconnaissance le gouvernement
danois qui a proposé et la chambre législative qui a voté une somme

considérable comme contribution aux fonds du Congrès, sans doute dans la conviction que cette session portera profit et gloire à notre patrie.

Le ministère de l'intérieur a accordé aux membres du Congrès une réduction très considérable dans le prix des voyages, et une réduction pareille des taux nous a été accordée par la grande compagnie des bateaux à vapeur de Copenhague.

La municipalité de Copenhague, assemblée éclairée et toujours empressée pour faire profiter notre capitale des progrès de la science, a arrangé dans quelques-unes des localités du Congrès une exposition de plans et de documents relatifs aux institutions sanitaires et hygiéniques de la ville de Copenhague. Nous vous prions d'en vouloir bien faire une critique rigoureuse; nous voudrions bien tirer un profit immédiat de la présence de tant d'hygiénistes éminents, même au risque d'être privés de quelques-unes de nos illusions. En même temps, la municipalité a bien voulu témoigner sa sympathie pour le Congrès en nous envoyant une invitation à une fête splendide qu'on arrangera sur les bords même de ce célèbre Sund, de sorte que vous ayez sous vos yeux le spectacle vraiment international qui anime l'entrée maritime de Copenhague.

Nous devons à la bienveillance de la Société de l'Industrie l'usage de la salle ou vous êtes assemblés à ce moment et d'autres localités; l'Université et l'École technique ont bien voulu mettre à notre disposition les salles où vous tiendrez vos séances scientifiques.

Mais je crains de vous fatiguer en continuant cette énumération déjà trop longue, et pourtant elle me paraît suffisamment éloquente, parce qu'elle prouve d'une manière indiscutable qu'on sait bien ici apprécier la haute importance de ce Congrès dont nous inaugurons aujourd'hui la 8ème session, parce qu'elle prouve que tout le monde vous a attendus impatiemment et qu'on vous reçoit avec empressement. J'ai donc bien raison de vous saluer et de vous souhaiter la bienvenue, non-seulement au nom de vos confrères, les médecins danois, mais au nom de la ville de Copenhague, mais au nom de la nation danoise tout entière.

Discours d'ouverture de M. le Professeur Panum,
président du comité d'organisation.

Messieurs,

L'institution des Congrès périodiques internationaux des sciences médicales est encore jeune, et bien qu'elle ait passé l'âge des maladies de l'enfance, son organisation n'est pas encore fixée d'une manière définitive et invariable. Chacun de ces Congrès a été organisé dans des conditions différentes et chacun d'eux a présenté quelque nouvel essai de réforme. Plusieurs de ces essais ont été accueillis par les congrès suivants, tandis que les autres ont été abandonnés et remplacés par de nouveaux. Ce procédé expérimental, signe de vigueur de la jeunesse, a produit l'heureux résultat que chacun des 7 Congrès précédents peut se vanter de quelques progrès; mais il contient en même temps le danger de déviations nuisibles.

La connaissance de l'histoire des Congrès précédents doit donc évidemment être utile et même nécessaire pour assurer un développement progressif ou normal, pour éviter des atavismes et des dégénérations, pour faciliter et assurer l'organisation du prochain Congrès, et enfin pour justifier les mesures que nous avons prises ici pour assurer le succès de notre Congrès. Voilà pourquoi il me paraît convenable d'inaugurer les travaux de notre Congrès par un aperçu de l'origine et du développement de cette institution, depuis le jour de sa naissance jusqu'aujourd'hui.

Les médecins et les naturalistes, depuis des siècles réunis dans les universités et les sociétés savantes des différentes villes et nations, ont depuis longtemps établi dans quelques pays des réunions ambulantes pour favoriser la communication de leurs observations et de leurs expériences. On sait que la série des assemblées annuelles des naturalistes et des médecins allemands, précédée par l'exemple de la Suisse, date déjà de 1822. Les réunions périodiques des médecins et des naturalistes scandinaves, aussi bien que celles des Italiens, commencèrent en 1839. Cette institution d'assemblées périodiques ambulantes des sciences médicales, adoptée aussi dans quelques autres pays de l'Europe, avait cependant toujours un caractère national, et elle a même joué un certain rôle dans la politique.

L'idée d'un Congrès international des sciences médicales est plus récente. Un Congrès international spécial d'hygiène a cependant eu lieu en 1852 à Bruxelles, et celui-ci a été suivi, en 1857, d'un Congrès international d'ophtalmologie. Mais le premier Congrès international des sciences médicales en général est celui qui siégea à Paris en 1867.

Ce Congrès fut proposé en 1865 à Bordeaux, au 3me Congrès médical annuel de France. Cette proposition, faite par le professeur Henri Gintrac, fut motivée par la circonstance que la grande exposition universelle devait, en tout cas, réunir à Paris un grand nombre de médecins de tous les pays, et elle fut accueillie et votée à l'unanimité. Directement émané du Congrès de Bordeaux et remplaçant, pour 1867, la session annuelle ordinaire du Congrès médical de France, le Congrès de Paris devait suivre le modèle des Congrès médicaux annuels de France, en se maintenant rigoureusement sur le terrain de la science, comme Congrès exclusivement scientifique. Le Comité, sous la présidence de M. Bouillaud, avait, dans ce but, arrêté un programme comprenant 7 questions d'un intérêt éminent pour l'anatomie et la physiologie pathologique, pour la chirurgie, pour la médecine et pour l'hygiène publique, et qui ont été publiées dans un grand nombre de journaux de tous les pays. Ce Comité avait institué des correspondants délégués étrangers aussi bien que des correspondants français, en vue d'intéresser directement les confrères et d'engager des collaborateurs de l'étranger et de la France pour les questions proposées. On obtint par ces mesures un grand nombre d'adhérents et de rapporteurs distingués de tous les pays. Le caractère officiel de ce Congrès fut encore relevé par le patronage du Ministre de l'instruction publique, et son caractère international, par la nomination de quelques membres honoraires dans le corps diplomatique, de délégués de quelques gouvernements et de quelques sociétés savantes des différents pays, et enfin par l'admission au bureau définitif du Congrès de 6 vice-présidents de l'étranger et de 6 autres de la France. Ce Congrès a cependant été arrangé sans cérémonies, sans aucune fête officielle, sans excursions ni autres réunions de récréation des membres. Tout cela était alors inutile, le Congrès lui-même étant regardé comme une fête. M. Bouillaud l'a ouvert avec ces paroles: Nous célébrons aujourd'hui la fête la plus magnifique de toutes celles dont l'histoire de la médecine nous ait conservé le souvenir.

Il n'existait à ce Congrès aucun doute sur le choix de la langue à employer, car il allait de soi que tous ceux qui étaient venus à Paris à cette occasion devaient comprendre et parler le français.

Au Congrès de Paris, dès la deuxième séance du soir, un Italien, le Dr. Pantaleoni, exprima, au nom des Italiens, le voeu que cette réunion internationale ne fût que la première d'une longue série d'autres réunions semblables. De ce souhait découle l'idée de l'institution des Congrès médicaux internationaux périodiques, dont celui de Paris fut la première session. A la séance de clôture, où plusieurs nations, par l'organe de leurs représentants, se disputèrent l'honneur d'offrir, pour le prochain Congrès, l'hospitalité à leurs confrères des deux hémisphères, M. Vidal proposa la ville, quelle qu'elle fût, où aurait lieu la prochaine exposition universelle. On avait évidemment quelque doute sur la possibilité de réunir un Congrès médical universel, vraiment international, sans l'assistance de l'attraction extraordinaire d'une exposition universelle dans une des premières capitales du monde. On voulut cependant en faire l'expérience et on désigna à l'unanimité l'Italie comme le pays où devait avoir lieu, en 1869, le prochain Congrès médical international, »la seconde Olympiade« suivant l'expression de Bouillaud.

M. le professeur Palasciano, de Naples, un des vice-présidents étrangers au Congrès de Paris, convoqua les médecins d'Italie qui y avaient participé et ceux-ci acceptèrent l'organisation qu'il proposa, complètement sur le modèle de celle de Paris. Florence fut choisie comme siège du Congrès, parce que le gouvernement pontifical ne voulait pas permettre qu'on le tînt à Rome. Ce deuxième Congrès a été réalisé sans appui ni fonds du gouvernement, qui n'a fourni que les locaux. La cotisation des membres a suffi pour payer la publication des actes du Congrès. Florence avait, à côté des soins préparatoires et des travaux des médecins italiens, une autre attraction qui valait bien celle d'une exposition universelle : le charme de son beau ciel et de ses trésors artistiques. Des soirées, une excursion de plaisir aux thermes royaux de Montecatani et un splendide banquet offert par l'hospitalité des collègues et des habitants de Florence, contribuèrent sans doute puissamment à multiplier et à resserrer les relations internationales des membres de ce Congrès, qui (d'après le témoignage de la Gazette Médicale de Paris), »sous le rapport confraternel a su beaucoup mieux que son aîné réaliser le but de ces grandes assises.«

Le 3me Congrès fut retardé de deux ans par les événements politiques et par le désir de le relier à la grande exposition universelle qui eut lieu à Vienne en 1873. Le comité de ce Congrès, nommé à Florence et composé de tous les médecins de Vienne qui en avaient fait partie comme correspondants délégués, a bien voulu imiter les fêtes et les parties de plaisir de Florence, mais il ne s'est conformé ni aux statuts, ni à l'esprit des programmes des deux Congrès précédents. On a d'abord supprimé l'article essentiel du Congrès de Paris qui ordonnait que le Congrès fût »exclusivement scientifique«. Car on voulait expressément l'ingérence du Congrès dans les mesures législatives et administratives concernant les questions sanitaires d'intérêt général. Le ministre du commerce et celui des affaires étrangères voulaient même profiter de cette occasion pour obtenir la décision de ce savant aréopage sur la question des quarantaines en général, question qui ne figurait pas sur le programme originaire. Toutes les questions prévues du programme appartenaient au domaine de l'hygiène. Tandis qu'on avait donné au Congrès de Paris un caractère international par l'engagement d'un grand nombre de rapporteurs de l'étranger pour les questions prévues, le Comité de Vienne a choisi tous ses rapporteurs parmi les médecins de Vienne pour préparer les propositions qu'on a discutées et soumises aux votes du Congrès.

Le comité de Vienne a voulu faire relever le caractère international du Congrès par la nomination officielle d'un grand nombre de délégués des gouvernements des différents pays, par des solennités officielles pour l'ouverture du Congrès et par la nomination de présidents et de vice-présidents de l'étranger, qui étaient chargés de diriger les discussions et la votation sur les questions prévues. Il paraît cependant que les membres du Congrès, mais surtout les médecins de Vienne, n'ont pas été très empressés d'émettre leurs votes, car le nombre des votants n'a jamais surpassé 25 pour cent des membres inscrits. Les promesses du concours financier du gouvernement portèrent le Comité à renoncer généreusement à toute rétribution des membres; mais cela a malheureusement eu pour conséquence que les comptes-rendus du Congrès de Vienne, au lieu d'être publiés par son comité d'organisation, ne l'ont été que par les soins et aux frais du 4ème Congrès, celui de Bruxelles.

Malgré toutes ces déviations qui ont fait du Congrès de Vienne plutôt un Congrès d'hygiène qu'un Congrès des sciences médicales, ce Congrès, lui aussi, a contribué aux progrès de l'organisation de notre institution. Un progrès incontestable, adopté par tous les Congrès suivants, est la concentration du travail dans une semaine, au lieu des deux semaines qui avaient été fixées à Paris et à Florence pour un nombre semblable de séances. Un autre progrès est la prévenance avec laquelle on a bien voulu à Vienne, où la langue officielle était l'allemand, admettre des discussions dans d'autres langues. On avait même été assez obligeant pour communiquer les publications émanant de la Présidence en 4 langues, en français, en anglais, en italien et en allemand, courtoisie d'autant plus digne de remarque, que le nombre des adhérents des pays où la langue officielle est le français ou l'anglais était vraiment minime. Mais le comble de la courtoisie du bureau du Comité d'organisation de Vienne, a été de confier aux étrangers toute la direction, et même la présidence formelle des discussions et des votations concernant les propositions et les rapports des médecins de Vienne sur les questions du programme.

Le Congrès de Vienne a enfin bien fait de désigner la ville de Bruxelles pour être le siège du 4ème Congrès international des sciences médicales. Cela a eu lieu à la suggestion des membres de la délégation belge, M. Warlomont et M. Crocq, et ceux-ci ont été chargés par le Congrès de Vienne de préparer la session de Bruxelles. Ils ont le mérite d'avoir réformé l'organisation de notre Congrès par l'institution des sections pour les différentes branches des sciences médicales, comme on l'a fait depuis longtemps dans les assemblées des naturalistes et des médecins scandinaves. On a par cet arrangement augmenté de beaucoup l'intérêt des adhérents, le nombre des séances, le temps consacré au travail et les résultats scientifiques de ces Congrès. Le nombre des questions prévues et non prévues qui ont été discutées y est devenu bien plus considérable.

On a encore à ce Congrès fait un progrès en ajoutant aux programmes du jour: 1) une exposition des instruments récemment introduits dans l'étude et la pratique des sciences médicales et réalisant un progrès et 2) quelques excursions pour visiter les magnifiques établissements sanitaires de Bruxelles, p. e. les égouts, etc. On n'a cependant pas oublié les fêtes officielles et les réunions amicales de récréation. On avait même choisi exprès la semaine du 19—25 septembre, parce que la ville de Bruxelles célébrait alors ses fêtes nationales; mais le Congrès annuel des médecins et des naturalistes allemands étant réuni à la même époque, il en est résulté une coïncidence fâcheuse qui a peut-être privé le Congrès de Bruxelles du concours de beaucoup des collègues d'Allemagne, bien qu'il eût été annoncé 18 mois d'avance.

On avait du reste, à Bruxelles, imité le Congrès de Vienne en invitant un nombre assez considérable de délégués, et on a même voulu surpasser la solennité de la réception de Vienne par la présence de Sa Majesté le Roi des Belges. Au lieu des 6 vice-présidents étrangers plus ou moins actifs du Congrès de Paris, et au lieu des présidents et des vice-présidents étrangers qui fonctionnaient aux bureaux spéciaux, à Vienne, on a eu l'idée, à Bruxelles, de nommer parmi les membres étrangers un assez grand nombre de présidents honoraires du Congrès et de vice-présidents honoraires des sections. Ces présidents et vice-présidents honoraires n'ont cependant, à Bruxelles, fonctionné que tout à fait exceptionnellement, comme remplaçants des présidents des bureaux d'organisation qui, au commencement du Congrès, ont été proclamés par acclamation bureaux définitifs.

Le Comité de Bruxelles a sans doute bien fait de rétablir l'article 2 des statuts de Paris relatif au caractère exclusivement scientifique du Congrès, article qui avait été supprimé à Vienne. Mais je crois qu'on a eu grand tort en voulant, en qualité d'aréopage savant, décider des questions plus ou moins scientifiques à la majorité des suffrages, d'abord comme une cour de première instance aux séances des sections et puis, comme un tribunal suprême, aux séances générales. On a même dit à Bruxelles qu' une séance sans vote serait une séance morte! Ce qui était aussi bien contre l'usage adopté à Paris, que contre l'article 10 des statuts de Vienne, qui dit: On ne votera pas sur des questions scientifiques.

Les 3 Congrès suivants, celui de Genève, en 1877, celui d'Amsterdam, en 1879, et celui de Londres, en 1881, ont complètement adopté les arrangements mis en pratique à Bruxelles, bien que tous les détails en aient été modifiés et variés, suivant la nature, les moeurs et les ressources des différents pays et des différentes villes qui ont été le siège du Congrès. Le nombre des habitants de ces pays et de ces villes a évidemment été dans un certain rapport avec le nombre total des adhérents, à Paris: 1200 environ; à Florence, 357; à Vienne, 671; à Bruxelles, 412; à Genève, 365; à Amsterdam, 630; à Londres, 3181. Les dimensions et le luxe des solennités, de la représentation et des festivités, des dîners, des soirées, des excursions, ont, eux aussi, augmenté en proportion des ressources matérielles de ces villes, et ils ont tellement culminé à Londres, que ce serait une folie de vouloir chercher à les imiter à Copenhague. Nous n'avons pas eu cette ambition. Tout au contraire, nous avons jugé que ce n'est pas le nombre absolu des adhérents, ni le luxe des festivités qui peut servir comme mesure de la valeur d'un Congrès. Nous avons même pensé que le développement d'un luxe trop grand pourrait amener un danger sérieux pour l'avenir du Congrès, et que le besoin de plus de frugalité a peut-être été une des raisons qui ont fait choisir pour siège du Congrès le Danemark, bien connu comme un pauvre petit pays du Nord. J'espère pourtant que vous ne trouverez pas que la frugalité et la simplicité de nos moeurs soient poussées trop loin, et que vous ne regretterez pas trop les fêtes splendides qui vous auraient sans doute été offertes à Madrid, si le Comité de Londres avait accepté la généreuse invitation du roi d'Espagne.

Heureusement, le développement des Congrès ne se borne pas seulement à une augmentation du nombre des membres ou des agréments accessoires, mais le travail aussi a été développé d'une manière progressive par les Congrès de Genève, d'Amsterdam et de Londres.

Le Congrès de Genève a d'abord le mérite d'avoir rétabli la méthode adoptée en 1867 à Paris: de chercher les rapporteurs dans tous les pays, tandis qu'à Vienne et à Bruxelles, on avait invité les étrangers pour discuter et décider les propositions faites par les médecins du pays. A Amsterdam et à Londres, on a suivi la méthode de Paris et de Genève, et le nombre des rapporteurs étrangers a augmenté de plus en plus avec le nombre total des questions ou des communications prévues. Ce nombre, dans le programme de Bruxelles, était de 17, exclusivement avec des rapporteurs belges. Le programme de Genève en contenait 24, dont 12 dues à des étrangers. Le programme d'Amsterdam contenait 45 communications prévues, dont 13 ont été confiées aux étrangers; mais, dans celui de Londres, on en comptait 325, dont 194 provenant de rapporteurs de l'étranger. Nous aussi, nous avons essayé de nous procurer autant de rapporteurs que possible de l'étranger pour les questions prévues. Nous avons tenu à faire venir nos maîtres de l'étranger, et nous avons pensé que ceux-ci seraient peut-être plus disposés à venir pour propager leurs idées, nous communiquer leurs expériences et nous donner quelques leçons bien désirées, que pour juger nos travaux, nos progrès et nos propositions.

Voilà pourquoi nous avons, à l'aide de nos programmes provisoires, cherché des rapporteurs surtout à l'étranger, parmi les médecins les plus distingués de notre époque, pour un nombre de 202 questions prévues. Je suppose que ce procédé a contribué essentiellement à porter le nombre des membres étrangers à notre Congrès, d'après les renseignements que j'ai reçus du bureau hier au soir, à peu près à 800 des pays non-scandinaves outre 150 Suédois et 100 Norvégiens avec 350 Danois, tandis que le nombre des étrangers des autres pays n'était à Florence que de 87, à Bruxelles de 137, à Vienne de 194, à Genève de 242, à Amsterdam de 300 environ, à Paris de 517 et enfin à Londres de 1000 environ. Le nombre des étrangers est donc même supérieur à celui du Congrès de Londres. Autre résultat, plus essentiel encore, c'est surtout sur le nombre des célébrités de premier rang que porte cette augmentation de notre Congrès.

Le Congrès de Genève a encore le mérite d'avoir contribué essentiellement au développement de l'esprit vraiment scientifique de notre institution. Car il a d'abord abandonné le système d'après lequel on jugeait à la majorité des suffrages les questions administratives et législatives ou même les questions scientifiques, et puis il a encore relevé l'importance des sciences naturelles pour la médecine pratique. Les Congrès d'Amsterdam et de Londres ont poursuivi ce développement progressif de l'esprit vraiment scientifique de notre institution. Le discours énergique et clair du vaillant Président Carl Vogt à Genève a été continué, varié et suppléé, toujours dans le même sens, à Amsterdam, par l'excellent discours de Donders et à Londres, par les discours admirables de Sir James Paget, de Virchow, de Huxley, de John Simon, etc. Les communications et les discussions sur des questions purement scientifiques, anatomiques et physiologiques ont enfin, elles aussi, trouvé leur place aux Congrès périodiques internationaux des sciences médicales, à côté des questions qui ont un intérêt plus immédiat pour la pratique médicale.

Le Congrès de Genève, en même temps qu'il contribuait si puissamment au développement de notre institution, a cependant lui aussi fait un pas rétrograde en réduisant le nombre des sections, qui, à Bruxelles, avait été de 9, outre la section soi-disant de l'exposition. Le Comité de Genève n'a pas jugé qu'il fût sage ou possible de dépasser à cette occasion le nombre de 6 sections, outre celle de l'exposition. Le Congrès d'Amsterdam a rétabli les 9 sections de Bruxelles, mais celui de Londres en a porté le nombre à 16. Il est évident que le travail des membres y a été multiplié. L'excellent Secrétaire-général de Londres, Sir William Mac-Cormac, a calculé que le nombre des séances des sections y a été de 190, et le nombre total des heures employées aux séances de 293.

Nous avons eu la hardiesse de constituer toutes les sections de Londres, à l'exception seulement de celle de Pharmacologie, dont les travaux ont été répartis entre les autres sections, et de celle des maladies des dents qui a été absorbée par la section de chirurgie. La raison de cette réduction a été que le nombre des médecins justement qualifiés qui s'occupent spécialement de ces branches dans notre pays et dans les autres pays scandinaves nous a paru trop faible pour constituer ces sections spéciales. Le nombre des séances que nous avons calculé pour notre Congrès est de 145, et le nombre total des heures de travail pour nos séances, de 288. Vous voyez que nous avons bien voulu organiser un Congrès de travail.

L'établissement d'un si grand nombre de sections est motivé par la conviction que la division du travail augmenterait l'attraction du Congrès pour ceux qui ont étudié ces spécialités d'une manière approfondie. Nous aurions cependant eu raison de craindre le ridicule d'un myrmidon couvert de l'armure d'un géant, si nous n'avions pu nous renforcer par l'assistance de nos confrères de Suède, de Norvège et de Finlande. Mais ceux-ci ont déjà, depuis 1839, coopéré avec nous aux Congrès périodiques des médecins et des naturalistes scandinaves, qui se sont succédé 12 fois, alternativement dans les capitales scandinaves, et qui, depuis 1870, ont encore alterné avec un Congrès périodique des médecins des pays du Nord, remplacé cette année par notre Congrès international. Les coutumes de ces Congrès scandinaves nous ont, sous plusieurs rapports, été utiles comme modèles pour une partie des arrangements du présent Congrès. La perspective de la coopération de nos confrères du Nord nous a donc bien encouragés à constituer un nombre de sections presque aussi grand que celui de Londres. Cependant, pour mieux assurer le succès d'un aussi grand nombre de sections, nous avons voulu profiter de l'assistance actuelle des Présidents honoraires pour la direction de la discussion sur les différentes questions prévues dans notre programme, et nous avons ainsi, en le modifiant, restitué le bel usage qui d'abord, comme je l'ai dit, a été adopté à Vienne et dont on s'est servi d'une manière formelle plutôt que réelle à Genève et à Bruxelles, tandis que l'institution des vice-présidents à Londres a été une véritable sinécure.

Voilà, Messieurs, comment l'organisation des Congrès internationaux des sciences médicales s'est développée jusqu'aujourd'hui, et comment nous avons tâché de profiter des expériences de nos prédécesseurs pour obtenir le meilleur résultat possible. La conscience d'avoir fait de notre mieux pour assurer le succès de notre Congrès, nous permet d'espérer que vous serez indulgents pour tout ce qui — bien malgré nous — pourrait être manqué. Ce sera aux Congrès suivants de continuer le développement progressif de cette institution internationale, au profit de la science, de l'humanité souffrante et d'une alliance fraternelle des médecins de tous les pays, en vue d'un travail sacré, élevé au-dessus des limites des langues et au-dessus des rivalités des nations! *(Applaudissements.)*

A ce moment les Majestés et les familles Royales se retirent, accompagnées des applaudissements de l'assemblée.

Mr. le prof. PANUM:

La tâche du Comité d'organisation étant terminée, le premier objet à l'ordre du jour est la nomination du Bureau définitif du Congrès.

En priant, au nom du Comité d'organisation, Messieurs les étrangers de faire quelque proposition, je me permets seulement de faire observer que le Secrétaire Général et les Secrétaires adjoints du Comité d'organisation devront sans doute être reçus dans le Bureau définitif pour coopérer à la fixation de l'ordre du jour, pour surveiller le règlement fixé par le Comité d'organisation et pour préparer les comptes-rendus du Congrès. Approuvez-vous cela? *(Oui, oui.)*

Il s'agit donc d'abord de nommer le président définitif du Congrès.

M. le prof. VERNEUIL:

Il me semble extrêmement inutile et hors de propos de vouloir faire une nouvelle élection. Personne ne pourra remplir la présidence avec plus de droit et plus d'éclat que l'éminent président du Comité d'organisation. Je vous propose donc de nommer, par acclamation, M. le prof. Panum président de la session actuelle du Congrès, et de maintenir de la même manière le reste du bureau provisoire dans ses fonctions. *(Applaudissements.)*

M. le prof. PANUM:

Messieurs, l'honneur d'être le président de ce Congrès est tellement au-dessus de mon mérite, que je ne peux pas l'accepter comme une récompense de ce que j'ai fait; mais je l'accepte comme un devoir qui m'a été imposé par des circonstances dont je n'étais pas le maître, bien malgré mon désir et malgré mes dispositions personnelles qui me conseillent toujours de me tenir plutôt au fond qu'à la surface. — Je l'accepte parce que je suppose qu'on a voulu par là honorer ma patrie, et parce que je reconnais mon devoir de vous faire les honneurs du pays aussi bien qu'il me sera possible. Je l'accepte d'autant plus que je reconnais qu'il serait très difficile de choisir parmi les princes de la science un président d'après le mérite. Qui pourrait dire lequel d'un Virchow, d'un Pasteur, d'un Lister, d'un Paget etc., mériterait la préférence?

En acceptant la présidence comme un devoir de vous faire, comme Danois, les honneurs du pays, et non comme un honneur pour moi-même, je me permets de vous proposer, au nom du Comité d'organisation, la nomination de 3 vice-présidents parmi nos confrères scandinaves, qui, comme vous le savez, ont participé à l'organisation des travaux des sections, et d'un certain nombre de Présidents honoraires des autres pays, qui à leur tour présideront aux discussions.

Nous proposons comme **Vice-présidents** scandinaves: M. le professeur A. Key, de Stockholm; Dr. Dahl, de Christiania, directeur du département sanitaire, de Norvège, et M. le professeur Hjelt, de Helsingfors; et comme **Présidents honoraires:**

de l'Angleterre: Sir HENRY ACLAND, de Oxford; Sir RISDON BENNET, de Londres: Sir WILLIAM MAC CORMAC, de Londres; M. le prof. ERICHSEN, de Londres; Sir WILLIAM GULL, de Londres; Sir Jos. LISTER, de Londres; M. le prof. MARSHALL, de Londres; Sir JAMES PAGET, de Londres; Dr. SPENCER, WATSON de Londres; Sir T. SPENCER WELLS, de Londres;

de la France: M. le prof. BOUCHARD, de Paris; M. le prof. CHAUVEAU, de Lyon; M. le prof. CORNIL, de Paris; M. le prof. HARDY, de Paris; M. le prof. JACCOUD, de Paris; M. le prof. LÉPINE, de Lyon; M. le prof. OLLIER, de Lyon; M. le prof. PASTEUR, de Paris; M. le prof. TRÉLAT, de Paris; M. le prof. VERNEUIL, de Paris;

de l'Allemagne: M. le prof. ESMARCH, de Kiel; M. le prof. FLEMMING, de Kiel; M. le prof. HENSEN, de Kiel; M. le prof. HIS, de Leipzig; M. le prof. KÖLLIKER, de Wurzbourg; M. le prof. LIEBERMEISTER, de Tubingen; M. le prof. LIEBREICH, de Berlin; M. le prof. H. MUNK, de Berlin; M. le prof. VIRCHOW, de Berlin; M. le prof. VOLKMANN, de Halle;

de l'Italie: M. le prof. BOTTINI, de Pavie; M. le prof. TOMMASI CRUDELI, de Rome;

de la Hollande: M. le prof. ENGELMANN, d'Utrecht; M. le prof. ROSENSTEIN, de Leyde; M. le prof. TILANUS, d'Amsterdam;

de la Belgique: M. le Dr. CROCQ, de Bruxelles;

de la Russie: M. le Dr. RAUCHFUSS; M. le prof. REYHER;

de la Suisse: M. le prof. KOLLMANN, de Bâle; M. le prof. H. MEYER, de Zurich; M. le prof. PREVOST, de Genève;

de l'Amérique: M. le Dr. BILLINGS; M. le prof. AUSTIN FLINT.

Vous nous permettrez enfin encore de vous proposer la nomination de 2 Secrétaires étrangers pour chacune des 3 langues officielles, parce que les Secrétaires danois ne sont pas également versés dans toutes les langues.

Monsieur le Dr. Fränkel, de Berlin, a bien voulu nous prêter son assistance aux séances générales pour l'allemand; Monsieur le Dr. L. H. Petit, de Paris, pour le français: M. le Dr. Isambard Owen de Londres, et M. le Dr. Poore, de Londres, pour l'anglais.

Approuvez-vous toutes ces nominations? *(Oui, oui.)*

Tous étant nommés par acclamation, cette séance est terminée.

Première Séance générale,

Lundi 10 Août, à 3 h ½.

Présidence de M. Bouchard.

M. L. Pasteur donne lecture du discours suivant:

Microbes pathogènes et Vaccins.

Messieurs,

Si vos Congrès sont des réunions où s'agitent les plus graves problèmes de la médecine, ils servent encore à marquer pour l'avenir les grands points de direction. Il y a trois ans, à la veille du Congrès de Londres, la doctrine microbienne, appliquée à l'étiologie des maladies transmissibles, était encore vivement attaquée. Des esprits réfractaires aux idées de progrès continuaient à soutenir que la maladie est en nous, de nous, par nous.

On pouvait croire que les partisans décidés de la spontanéité morbide se montreraient à Londres ardents à la défendre: mais l'opposition à la doctrine de l'extériorité de la cause première des maladies contagieuses n'osa pas se manifester, et la discussion sur ces questions ne fut pas même ouverte.

On vit là, une fois de plus, que, quand tout est préparé pour le triomphe d'une vérité nouvelle, l'âme commune d'une grande assemblée sait s'incliner devant elle.

Du reste tous les esprits clairvoyants avaient pressenti que le jour où la génération spontanée des êtres microscopiques avait pu légitimement être taxée d'hypothèse chimérique et que, d'autre part, la vie de ces êtres avait apparu comme la cause principale de la décomposition organique et des fermentations, la théorie de la spontanéité en médecine avait vécu.

C'est également du Congrès de Londres que date la constatation d'un autre progrès de grand avenir, celui de l'atténuation possible des virus, de la variabilité de leurs virulences et de la conservation de celles-ci par des cultures appropriées, de l'application enfin de ce progrès à la médecine des animaux.

Aux microbes-vaccins du choléra des poules et du charbon, on a pu en ajouter d'autres. C'est maintenant par centaines de mille que se comptent les animaux préservés contre l'atteinte de maladies contagieuses mortelles. Malgré la vivacité des contradictions qui accueillirent ces nouveautés, elles furent bientôt emportées par le courant des idées nouvelles.

Le cercle des applications du nouveau progrès sera-t-il borné dans l'avenir à la prophylaxie des maladies des animaux? Outre qu'il n'y a jamais lieu de désespérer d'une découverte et de sa fécondité, on peut dire que cette question est déjà résolue en principe. Le charbon, par exemple, est propre aux animaux et à l'homme. Eh! bien, il est permis de déclarer que, s'il y avait utilité à le faire, rien ne serait plus simple que de procurer à l'homme l'immunité contre cette affection. Le procédé qui sert pour les bestiaux lui serait applicable, pour ainsi dire, sans modifications. Il s'agirait simplement de procéder avec un excès de prudence que n'exige pas la vie d'un bœuf ou d'un monton. Au lieu de vaccines par deux vaccins seulement, on en prendrait trois ou quatre, de virulences croissantes, en choisissant les premiers assez faibles pour ne jamais exposer le sujet à la moindre complication morbide, quelle que puisse être la réceptivité de sa constitution à la maladie.

Pour les maladies humaines, la difficulté n'est donc pas dans l'application de la nouvelle méthode de prophylaxie, mais plutôt dans la connaissance des propriétés physiologiques de leurs virus. Atténuer ces virus dans la mesure convenable, c'est sur ce point que doivent porter les efforts de l'expérimentation. Mais, l'expérimentation permise sur les animaux, est criminelle quand il s'agit de l'homme. Elle est, pour les maladies exclusivement propres à notre espèce, la cause principale de la complication des recherches. Songeons toutefois que les études dont nous parlons datent d'hier, que les résultats sont déjà féconds et qu'on a le droit d'attendre de nouveaux progrès, quand sera plus approfondie la connaissance des maladies des animaux, de celles surtout qui affectent tout à la fois l'homme et les espèces animales.

C'est ce désir de pénétrer plus avant dans une recherche de cette nature qui m'a engagé à étudier la rage, malgré les obscurités dont cette maladie paraissait entourée.

Il y a 4 années déjà que cette étude de la rage a été commencée dans mon laboratoire et poursuivie sans autre interruption que les intervalles forcés inhérents aux conditions mêmes de la recherche, conditions très-défavorables. Les incubations du mal sont toujours de longue durée; le local n'est jamais suffisant et l'on se trouve ainsi dans l'impossibilité de multiplier, à un moment donné, les expériences. Cependant, malgré ces obstacles matériels, que la sollicitude du Gouvernement français pour les grands intérets scientifiques a d'ailleurs tout fait pour aplanir, les expériences que nous avons déjà instituées, mes collaborateurs et moi, ne se comptent plus. Je me bornerai aujourd'hui, Messieurs, à exposer les résultats les plus récents de nos recherches.

Le mot de maladie, et surtout d'une maladie comme la rage, éveille immédiatement dans l'esprit l'idée de remède. Mais se proposer tout d'abord la recherche de la guérison, c'est s'exposer le plus souvent à un labeur stérile. C'est vouloir, en quelque sorte, attendre le progrès du hasard. Mieux vaut entreprendre de connaître en premier lieu la nature, la cause et l'évolution de la maladie avec l'espoir lointain d'en découvrir la prophylaxie.

Si la rage n'est plus aujourd'hui un problème insurmontable, c'est à cette dernière méthode que nous devons ce progrès.

Ainsi que nous l'avons constaté, le virus rabique se développe invariablement dans le système nerveux, dans l'encéphale, dans la moëlle épinière, dans les nerfs et dans les glandes salivaires; il n'apparaît pas simultanément dans toutes ces parties. Il peut, par exemple, se cultiver à l'extrémité de la moëlle avant d'atteindre le cerveau. On peut le rencontrer en un ou plusieurs points de l'encéphale et non dans les autres.

Si l'on vient à sacrifier un animal en pleine rage, la recherche de la présence, ici ou là, du virus rabique dans le système nerveux ou dans les glandes peut être assez longue, mais heureusement nous avons reconnu que toutes les fois que la mort arrive naturellement par le développement de la rage, la portion de la moëlle allongée qui unit la moëlle au cerveau, et qu'on désigne sous le nom de bulbe, est toujours rabique. Quand un animal meurt de rage (et on sait que la maladie se termine toujours par la mort), on est assuré de pouvoir avec certitude puiser dans son bulbe de la matière rabique propre à donner la rage à la suite d'inoculations faites à la surface du cerveau dans la cavité arachnoïdienne par l'opération du trépan.

Qu'on prenne un chien quelconque dans la rue et qu'on l'inocule de la rage par cette méthode de la trépanation en se servant pour matière inoculatrice d'une partie du bulbe d'un animal mort de la rage, et la rage se déclarera toujours. C'est par centaines qu'on peut compter le nombre des chiens recueillis en fourrière, sans choix quelconque, qui ont été inoculés de la rage par cette méthode. Jamais il n'y a eu le moindre insuccès; on a opéré de même sur des centaines de cochons d'Inde et sur un plus grand nombre encore de lapins, sans qu'il se soit présenté une seule exception.

Ces deux grands résultats, présence constante du virus dans le bulbe au moment de la mort et certitude de donner la rage par l'inoculation dans la cavité arachnoïdienne sont comme des axiomes expérimentaux et leur importance est capitale.

Grâce à la précision de leur application et à la mise en œuvre pour ainsi dire quotidienne de ces criteriums de l'expérience, nous pûmes avancer avec sûreté dans une étude aussi ardue. Mais, si solides que fussent ces bases expérimentales, elles sont néanmoins incapables par elles-mêmes de nous donner la moindre idée d'une méthode de vaccination contre la rage.

Dans l'état actuel de la science, la découverte d'une méthode de vaccination contre une maladie virulente suppose 1° qu'on a affaire à un virus pouvant revêtir des intensités diverses dont les plus faibles pourront servir à titre vaccinal; — 2° qu'on a en sa possession une méthode permettant de produire ces virulences diverses. Or, présentement, la science ne connaît qu'une sorte de rage, la rage du chien. Toute rage de chien, d'homme, de cheval, de bœuf, de loup, de renard, etc., provient originairement d'une morsure de chien enragé. La rage n'est jamais spontanée, pas plus chez le chien que chez les autres animaux. Tous les faits qu'on cite de rage spontanée n'ont aucune authenticité sérieuse : j'ajoute que c'est ne rien dire que d'argüer qu'il a bien fallu qu'il y eût un premier cas de rage. Tenir ce langage pour résoudre la difficulté qui nous occupe, c'est invoquer sans motif le problème, aujourd'hui encore insondable, de l'origine de la vie. Ce serait répondre à qui affirmerait qu'un chêne provient toujours d'un chêne, qu'il a bien fallu qu'un premier chêne fût de production spontanée. La science qui se connaît elle-même sait qu'il ne lui servirait de rien de disserter sur l'origine des choses; elle sait que, pour le moment du moins, cette origine est en dehors de la puissance de son investigation.

En résumé, la question de savoir si le virus rabique est susceptible de revêtir des intensités diverses à la manière des virus du choléra des poules, du charbon, du microbe de la salive, du rouget du porc . . . est la première question à résoudre pour arriver à une prophylaxie de la rage.

Mais comment reconnaitre l'existence d'intensités diverses possibles dans le virus rabique? A quel criterium recourir pour évaluer la force d'un virus qui, toutes les fois qu'il n'avorte pas, devient mortel?

Est-ce aux symptômes extérieurs de la rage qu'on aura recours? Mais ces symptômes sont très-variables. Ils dépendent essentiellement des parties de l'encéphale et de la moëlle où le virus va tout d'abord se localiser et vivre. La rage la plus caressante, car il en est de pareilles, peut produire chez un autre animal de même espèce la rage la plus furieuse.

Pourrait-on se servir de la durée d'incubation du mal pour évaluer une intensité rabique? Mais quoi de plus changeant! Qu'un chien enragé morde divers chiens. L'un d'eux prendra la rage après un mois ou six semaines, un autre après deux ou trois mois et davantage. Quoi de plus variable également que la durée d'incubation de la rage suivant ses divers modes d'inoculation! Ne voit-on pas la rage tantôt se déclarer, tantôt avorter à la suite de la morsures ou d'inoculations hypodermiques, toutes choses égales d'ailleurs, — tandis qu'une inoculation à la surface du cerveau n'est jamais stérile et que l'incubation est alors d'une durée relativement courte?

Il est cependant possible d'évaluer assez sûrement l'intensité du virus rabique par la durée de l'incubation, à la double condition d'adopter pour méthode la méthode d'inoculation intra-cranienne, d'éloigner en outre, par la proportion de la matière inoculée, une des grandes causes de perturbation des résultats inhérents aux inoculations par morsures, hypodermiques ou intraveineuses.

Les durées d'incubation, en effet, peuvent dépendre beaucoup des quantités de virus efficaces, c'est-à-dire des quantités de virus qui arrivent au système nerveux, sans diminution ni modification. Quoique les quantités de virus propres à donner la rage puissent être pour ainsi dire infiniment petites — on en a bien la preuve, par le fait vulgaire de la rage se déclarant à la suite de morsures rabiques qui le plus souvent introduisent dans l'économie un poids de virus à peine appréciable — il est facile de changer du simple au double la durée de l'incubation par le seul fait d'un changement dans la proportion de ces très-petites quantités inoculées. Je citerai les exemples suivants:

Le 10 mai 1882, on inocule dans la veine du jarret d'un chien dix gouttes d'un liquide obtenu en broyant une portion du bulbe d'un chien mort par virus de rage des rues dans 3 ou 4 fois son volume de bouillon stérilisé.

A un second chien ou inocule 1 centième de cette quantité et à un troisième $1/200$. Le premier chien a été pris de rage après 18 jours d'incubation, le 2ème après 35 jours, le 3ème a été épargné, c'est-à-dire que pour ce dernier, et avec le mode d'inoculation dont on s'est servi dans cette expérience, la quantité de virus a été insuffisante pour donner la rage. Ce dernier chien comme tous les chiens en général était susceptible de prendre la rage, car, l'ayant réinoculé le 3 septembre 1882, il fut atteint de rage 22 jours après.

Je prends un autre exemple portant sur des lapins et par un mode d'inoculation différent, celui de la trépanation. Le bulbe d'un lapin mort de rage à la suite de l'inoculation d'un virus très-virulent est délayé dans

2 à 3 fois son volume de bouillon stérilisé. Après avoir laissé reposer quelques instants le mélange, on inocule par trépanation à un 1er lapin deux gouttes du liquide surnageant, à un autre lapin un quart de cette quantité, puis successivement à d'autres lapins $^1/_{16}$, $^1/_{64}$, $^1/_{128}$, $^1/_{512}$ de cette même quantité. Tous ces lapins sont morts de rage et les durées d'incubation pour chacun d'eux ont été de 8 jours, 9 jours, 10 jours pour les 3ème et 4ème lapins, 12 jours et 16 jours pour les derniers.

Ces changements dans les durées d'incubation n'avaient par été amenés par un affaiblissement de la virulence intrinsèque du virus que les dilutions auraient provoqué, parce qu'on retomba sur la durée d'incubation de 8 jours en inoculant les rages de tous ces lapins après leur mort à de nouveaux lapins.

Nous voyons par ces exemples que dans les cas où la rage résulte de morsures ou d'inoculations hypodermiques, les perturbations dans les durées des incubations doivent être attribuées principalement à la grande variation possible des proportions toujours indéterminées de virus inoculés atteignant le système nerveux central.

Si donc on veut se servir de la durée des incubations pour mesurer des intensités de virulence, il est indispensable de recourir tout à la fois à la méthode de trépanation qui est absolument sûre dans son action, jointe à l'emploi de quantités de virus supérieures aux quantités qui seraient seulement nécessaires pour donner la rage. En opérant ainsi, les irrégularités dans les durées d'incubation d'un même virus tendent à disparaître complètement, parce qu'on atteint toujours au maximum d'effet qu'un virus peut produire ; ce maximum se caractérise par un minimum dans la durée d'incubation.

C'est ainsi que nous avons fini par avoir entre les mains une méthode qui a permis de rechercher l'existence possible de virulences rabiques diverses et de les comparer entre elles. Tout le secret de cette méthode, je le répète, consiste à inoculer par la méthode de la trépanation et en se servant de quantités de virus qui, bien que très faibles, sont supérieures à celles qui seraient seulement suffisantes pour donner la rage. Cette méthode affranchit les durées d'incubation de leurs causes perturbatrices, et les rend exclusivement dépendantes des activités des virus dont les mesures respectives sont données par les minimums des durées d'incubation que ces activités déterminent.

La première application de cette méthode fut faite à l'étude de la rage du chien et particulièrment à la question de savoir si la rage du chien est toujours semblable à elle-même, avec la seule différence que pourrait y apporter la nature des diverses races canines.

Prenons donc des chiens rabiques des rues à des époques quelconques dans les diverses saisons d'une même année ou de plusieurs années, et appartenant aux races de chiens les plus variées. Isolons pour chacun d'eux, à chaque fois, leurs bulbes et inoculons la matière de ces bulbes par la méthode de la trépanation à un ou deux lapins, en nous servant de deux gouttes du liquide obtenu par le broiement, dans deux à trois fois leur volume d'un liquide stérilisé, avec tous les soins de pureté convenables. L'inoculation se fait à l'aide d'une aiguille de seringue de Pravaz un peu courbée à son extrémité qu'on engage à travers la dure-mère dans la cavité arachnoïdienne. Voici ce qu'on observe : Sur tous les lapins, quel que soit le chien rabique employé, la durée d'incubation est comprise, pour ainsi dire sans exception, dans un intervalle de

12 à 15 jours. Jamais on ne tombe sur des durées d'incubation de 11, de 10, de 9 et de 8 jours. Jamais non plus sur des durées d'incubation de plusieurs semaines et de plusieurs mois.

La rage de chien, la rage ordinaire, la seule connue, est donc très-sensiblement une dans sa virulence ; ses modifications, très-restreintes d'ailleurs, paraissent ne dépendre que des susceptibilités des diverses races connues. Mais nous allons assister à un changement profond dans cette virulence rabique du chien.

Considérons l'un quelconque de nos nombreux lapins inoculés par le virus d'un chien de rage des rues et après sa mort, inoculons, toujours par trépanation, deux gouttes du liquide de son bulbe préparé, comme nous l'avons dit, à un second lapin dont le bulbe servira de même pour un troisième lapin, le bulbe de celui-ci pour un quatrième et ainsi de suite. On verra manifestement, dès les premiers passages, une tendance à la diminution de la durée dans l'incubation de la rage des lapins successifs. Je prends un exemple :

Dans les derniers mois de l'année 1882, 15 vaches et un taureau moururent de rage dans une ferme des environs de Melun, chef lieu du Dépt. de S^{ne} et Marne, à la suite de morsures faites le 2 octobre par le chien de la ferme qui était devenu enragé. La tête d'une des vaches, morte le 19 novembre, est adressée à mon laboratoire par M. Rossignol, vétérinaire à Melun. Des expériences multipliées, faites sur des chiens et des lapins, prouvèrent que toutes les parties suivantes, seules éprouvées, de l'encéphale, bulbe, cervelet, lobe frontal, lobe sphénoïdal, étaient rabiques. Les lapins inoculés par trépanation à l'aide de ces parties du cerveau furent pris de rage le 17ème ou le 18ème jour après leur inoculation. Avec le bulbe d'un des lapins morts on inocule deux nouveaux lapins. L'un d'eux est pris de rage le 15ème jour, et l'autre le 23ème jour après leurs inoculations respectives.

Je remarque une fois pour toutes qu'en passant de la rage d'un animal à un autre animal d'espèce différente avant que le virus rabique du premier soit fixé dans sa virulence maximum, il y a de grandes irrégularités dans les durées d'incubation des nouveaux animaux inoculés. Nous en avons ici un exemple, puisque le même virus nous donne, pour un lapin, 15 jours d'incubation et pour l'autre 23, toutes choses égales d'ailleurs en apparence.

Le bulbe du premier de ces lapins morts est inoculé à deux nouveaux lapins, toujours par trépanation. L'un d'eux est pris de rage après 10 jours, l'autre après 14 jours. Avec le bulbe du 1er mort on inocule encore 2 nouveaux lapins ; cette fois la rage se déclare en 10 jours pour l'un, en 12 jours pour l'autre. Au cinquième passage par deux lapins, la rage s'est déclarée en 11 jours pour chacun d'eux ; en 11 jours également pour le 6ème passage, en 12 jours pour le 7ème, en 10 et 11 jours pour le 8ème, en 10 jours pour le 9ème et le 10ème passages ; en 9 jours pour le 11ème, en 8 et 9 jours pour le 12ème et ainsi de suite, avec des variations de 24 heures au plus, jusqu'au 21ème passage où la rage s'est déclarée en 8 (huit) jours et ultérieurement toujours en 8 jours jusqu'au 50ème passage qui vient d'avoir lieu ces jours derniers. Commencée le 19 novembre 1882, cette longue série d'expériences qui dure encore est continuée afin de conserver le virus rabique dans sa virulence maximum, atteinte, comme on le voit, depuis longtemps déjà.

Permettez-moi de vous faire observer ici combien doit être grande

la sûreté et la facilité de la trépanation et de l'inoculation rabique qui la
suit, puisque depuis 20 mois, et cela environ tous les 12 jours, des lapins
sont trépanés et inoculés successivement par un virus rabique d'origine
unique, sans qu'il y ait eu jamais d'interruption dans l'expérience.

Les cochons d'Inde conduisent plus vite au maximum de la virulence
qui leur est propre. Dans cette espèce, la durée de l'incubation également
variable et irrégulière au début des passages successifs, se fixe assez
promptement à une durée minimum de 5 jours. 7 ou 8 passages seulement de cobaye à cobaye conduisent au maximum de la virulence. Du
reste, suivant l'origine du premier virus inoculé, on observe chez les
cobayes et chez les lapins des différences dans le nombre des passages
nécessaires pour atteindre le max'mum de la virulence.

Si l'on vient à reporter ces rages, de virulence maximum, offertes
par les lapins et par les cobayes sur des sujets de la race canine, on
obtient un virus rabique de chien qui dépasse de beaucoup la virulence
connue de la rage des chiens.

Mais j'ai hâte de le dire, de quelle utilité peut être la découverte
que nous venons d'exposer de l'existence et de la production de rages
diverses, toutes plus violentes et plus rapidement mortelles que la rage
actuelle du chien? L'homme de science ne dédaigne rien de ce qu'il
peut découvrir dans le champ de la science pure, mais la foule que ter-
rifie la pensée seule de la rage, demande autre chose que des curiosités
scientifiques. Combien ne serait-on pas plus intéressé par la connaissance de virus rabiques qui seraient, au contraire, atténués dans leur
virulence. On aurait l'espoir de créer des virus rabiques vaccins comme
nous l'avons fait pour les virus du choléra des poules, du microbe de la
salive, du mal rouge des porcs, même de la septicémie aiguë. Malheureusement, les méthodes qui avaient servi pour ces virus se sont montrées
inapplicables ou insuffisantes quand il s'est agi de la rage. Il a fallu
songer dès lors à trouver des méthodes nouvelles, indépendantes, par
exemple des cultures in vitro du virus rabique mortel.

Jenner, le premier, a introduit dans la science l'opinion que le virus
qu'il appelait le grease du cheval, que nous nommons aujourd'hui avec
plus d'exactitude le horse-pox doit adoucir les effets de sa virulence,
si l'on peut ainsi parler, en passant par la vache avant qu'on puisse le
transporter sur l'homme sans danger. Dès lors, l'idée d'une diminution
possible de la virulence rabique par des passages à travers le corps de
certains animaux devait être tentée. Bien des essais furent entrepris, mais
la plupart des espèces éprouvées exaltèrent la virulence à la manière du
lapin et du cobaye; heureusement il n'en fut pas de même de l'espèce singe.

Le 6 décembre 1883, le bulbe d'un chien rabique dont la rage avait
été déterminée par le virus d'un enfant mort de rage, est inoculé à un
singe par trépanation. Celui-ci est pris de rage 11 jours après: de ce
premier singe on passe à un second qui est encore pris de rage en 11
jours. Chez un 3ème, la rage ne se déclara qu' après 23 jours, etc. Le
bulbe de chacun des singes fut inoculé par trépanation à chaque fois à
2 lapins. Or, les lapins issus du 1er singe furent pris de rage en 13 et
16 jours; ceux du 2ème, en 14 et 20 jours; ceux du 3ème en 26 et 30
jours: ceux du 4ème, tous deux après 28 jours; ceux du 5ème après 27
jours; ceux du 6ème après 30 jours.

On ne peut douter dès lors que par le passage de singe à singe et
des divers singes au lapin, la virulence diminue pour ces derniers: elle

diminue également pour les chiens. Le chien inoculé par le bulbe du 5ème singe n'a pas eu une durée d'incubation moindre de 58 jours, quoique l'inoculation eût eu lieu par la méthode du trépan.

D'autres observations de même nature faites sur des séries de singes ont conduit à des résultats de même ordre. Nous sommes donc en possession d'une méthode qui permet d'atténuer la virulence rabique. Des inoculations successives de singe à singe donnent des virus qui, reportés sur des lapins, leur communiquent la rage après des durées d'incubation dont la longueur augmente progressivement. Néanmoins, si l'on part de l'un quelconque de ces lapins pour inoculer successivement de nouveaux lapins, la rage de ceux-ci obéit à la loi d'augmentation de la virulence par passage de lapin à lapin dont nous avons parlé précédemment.

L'application de ces faits conduit à une méthode de vaccination des chiens contre la rage. Comme point de départ, on prendra l'un des lapins issus d'un singe de passage assez élevé pour que les inoculations hypodermiques ou intra-veineuses du bulbe de ce lapin n'entraînent pas la mort. Les inoculations préventives suivantes ont lieu avec les bulbes de lapins provenant par passages successifs du lapin qui sert d'origine.

Dans nos expériences, nous avons employé le plus souvent l'inoculation de virus de lapins morts après des durées d'incubation de 4 semaines, en renouvelant 3 et 4 fois les inoculations préventives avec les bulbes des lapins provenant successivement les uns des autres à la suite du lapin qui avait servi de point de départ.

Je n'entre pas ici dans plus de détails, parce que j'attends de nos expériences actuelles de grandes simplifications à ces pratiques.

Il semble cependant, Messieurs, que cette communication offre une grande lacune: je n'y parle pas du microbe de la rage. Nous ne l'avons pas. Le procédé pour l'isoler laisse encore à désirer et les difficultés de sa culture en dehors du corps des animaux n'ont pas été levées, même en nous servant de la matière nerveuse fraîche pour milieu de culture. Les méthodes qui nous ont servi pour avancer dans l'étude de la rage doivent d'autant plus, peut-être, attirer l'attention. Longtemps encore l'art de prévenir les maladies sera aux prises avec des maladies virulentes dont les microbes échapperont à nos recherches. C'est donc un point scientifique capital que l'on puisse découvrir, à la rigueur, la vaccination d'une maladie virulente, sans avoir à sa disposition son virus propre et en restant dans l'ignorance de l'isolement et de la culture du microbe correspondant.

Lorsque la méthode de vaccination des chiens fut établie et que nous eûmes entre les mains un grand nombre de chiens rendus réfractaires à cette maladie, dans la prévision d'une application pratique ultérieure, et me souvenant des oppositions qui avaient accueilli à ses débuts la découverte de Jenner, j'eus la pensée de soumettre à une commission compétente les faits qui me semblent appelés dans l'avenir à servir de base à la vaccination des chiens contre la rage.

Le Ministre de l'Instruction Publique, M. Fallières, à qui je parlai de mon projet, voulut bien l'approuver; et il chargea MM. Béclard, Paul Bert, Bouley, Tisserand, Villemin, Vulpian du contrôle des faits que j'avais annoncés sommairement à l'Académie des sciences dans sa séance du 19 Mai dernier. La Commission, après avoir désigné M. Bouley comme président, et M. le Dr. Villemin comme secrétaire, se mit tout de suite à l'œuvre et j'ai la satisfaction de vous informer qu'elle vient d'adresser un premier rapport au Ministre. J'ai pu, ici même, en avoir connaissance. Voici en quelques mots les principaux faits que relate ce premier rapport de la Commission de la Rage. J'ai livrée successivement à la Commission 23 chiens vaccinés, c'est-à-dire rendus réfractaires par des inoculations préventives. Ces 23 chiens ont été mis en comparaison et par séries diverses avec 19 chiens témoins pris à la fourrière, sans choix quelconque :

En premier lieu, deux réfractaires et deux témoins furent inoculés par la méthode de la trépanation sous la dure-mère à la surface du cerveau, le 1er Juin, par le bulbe d'un chien rabique des rues ;

le 3 Juin, 1 réfractaire et un témoin sont mordus par un chien rabique furieux — chien des rues — ;

le 4 Juin, de nouveau et par le même chien furieux la Commission a fait mordre 1 réfractaire et 1 témoin ;

le 6 Juin, le chien furieux qui a servi les 3 et 4 Juin étant mort, on inocule par son bulbe et par la méthode de la trépanation 3 chiens réfractaires, et 3 chiens témoins ;

le 10 Juin, la Commission fait mordre 1 réfractaire et 1 témoin par un nouveau chien rabique des rues ;

le 17 Juin, la Commission fait mordre 2 nouveaux chiens, 1 réfractaire et 1 témoin, par l'un des témoins du 1er juin qui a pris la rage le 14 Juin à la suite de l'inoculation par trépanation qu'il avait subie le 1er Juin.

le 19 Juin, la Commission fait inoculer devant elle dans une veine du jarret 3 refractaires et 3 témoins par le bulbe d'un chien à rage des rues :

le 20 Juin, la Commission fait inoculer devant elle, également dans une veine, 12 chiens dont 8 réfractaires et 4 témoins venant de la fourrière ;

le 28 Juin, la Commission ayant appris que M. Paul Simon, vétérinaire, avait un chien rabique mordeur dans son infirmerie, fait conduire chez lui pour les y faire mordre 4 chiens dont 2 réfractaires et 2 témoins.

Sans entrer plus avant dans ce résumé du rapport de la Commission de la rage celle-ci constate, en terminant son rapport, que jusqu' ici elle a mis en expérience 42 chiens dont 23 lui furent remis par moi à titre de chiens réfractaires à la rage, et 19 témoins pouvant devenir enragés. Ceux de ces chiens qui ne sont pas morts des suites des inoculations ou morsures, sont en observation et continueront de l'être longtemps encore.

En bornant à l'heure présente l'examen de l'état des sujets soumis au contrôle des expériences de la Commission, il y a eu sur 19 témoins 3 cas de rage sur 6 mordus ;

5 sur 7, à la suite des inoculations intra-veineuses :

5 sur 5 à la suite des inoculations par trépanation, tandis que **sur les 23 chiens vaccinés, il ne s'est pas déclaré un seul cas de rage.**

Au cours des expériences, le 13 Juillet, un réfractaire est mort à la suite d'une diarrhée noire qui s'est manifestée dans les premiers jours de Juillet. Afin de savoir si la rage n'était pour rien dans les causes de sa mort, on s'est empressé d'inoculer son bulbe par la méthode de la trépanation à 3 lapins et à 1 cochon d'Inde. Ces 4 animaux vont encore aujourd'hui très-bien. C'est la preuve manifeste que le chien n'est pas mort de rage mais d'une maladie commune.

Le second rapport de la Commission portera sur la constatation de l'état réfractaire à la rage de 20 chiens qu'elle aura elle même vaccinés.

Permettez moi d'ajouter que ce matin même j'ai reçu l'information que le chien témoin, mordu le 18 juin par un des témoins qui avait été lui-même mordu le 1er juin, a été pris de rage le 8 août au matin et que tous les réfractaires continuent de se porter à merveille.

C'est donc, à l'heure présente, 4 sur 6 témoins mordus qui ont été pris de rage, tous en moins de deux mois. Cette proportion de $^2/_3$ ou 66 %/o de chiens témoins pris de rage, après morsures, alors que deux mois ne sont pas encore écoulés depuis que les morsures ont eu lieu, est considérable. Cela vient évidemment de ce que le nombre des morsures est en général bien plus grand lorsque le combat a lieu dans une cage de fer, que dans la rue, où le chien attaqué, après une première morsure, s'éloigne précipitamment d'ordinaire. *(Applaudissements prolongés.)*

M. le prof. BOUCHARD remercie l'orateur de sa communication importante et le félicite d'avoir ajouté un fait nouveau à la série de découvertes brillantes dont il a enrichi la biologie et la pathologie.

M. le prof. PANUM, président du Congrès, prend la parole.

Messieurs,

Relativement à la proposition des présidents honoraires du Congrès, je vous demande pardon, si, toujours bien malgré moi, j'ai peut-être blessé quelqu'un qui aurait mérité d'être du nombre.

J'aurais certainement dû d'abord vous expliquer le motif du choix qui a été fait hier, et les principes qui ont été suivis dans ce choix.

Ces principes n'ont pas été les mêmes dans tous les Congrès précédents. Au Congrès d'Amsterdam, on avait suivi la méthode représentative d'après les pays, en nommant parmi les membres un ou deux présidents honoraires pour chacun des pays représentés. Au Congrès de Londres, au contraire, on a modifié ce système, en mettant en première ligne le mérite scientifique à un point de vue général.

Nous avons préféré ce système, parce que le nombre des représentants des États et des sociétés, représentés ici d'une manière officielle ou non-officielle, est si grand, que les États de l'Amérique du Nord à eux seuls nous ont fait l'honneur d'envoyer 55 représentants et que le nombre des États des deux hémisphères qui sont représentés ici, comme je l'ai dit, est une trentaine.

En suivant le système d'Amsterdam, nous aurions certainement obtenu un très grand nombre de présidents honoraires, dont la valeur scientifique serait sans doute bien différente.

Mes collègues danois ont cependant trouvé qu'il serait très difficile et même dangereux de choisir ces présidents honoraires d'après leur mérite supposé: mais désirant toujours conserver le principe du choix de Londres, nous étions préalablement convenus d'une liste plus large encore que celle qui a été proposée à la séance d'ouverture.

Car en consultant quelques-uns des Collègues très éminents de l'étranger, j'ai jugé que le choix des présidents honoraires du Congrès devait, de la même manière que les séances générales, être limité aux

domaines qui ont un intérêt plus général que celui des sections de spécialités qui, comme les autres sections, auront à choisir des présidents
honoraires. Voilà pourquoi les spécialités ont été rayées de la liste des
présidents honoraires du Congrès. Faute de temps pour conférer avec
mes autres collègues danois, j'ai dû proposer au dernier moment, avant
d'avoir une connaissance complète des noms des membres arrivés, la liste
communiquée hier. J'espère qu'on me pardonnera, si je me suis peut-être
par là rendu coupable de quelque oubli involontaire. J'ai certainement
commis une telle faute en oubliant un collègue très éminent, qui a joué
un rôle prédominant dans l'histoire de nos Congrès. C'est notre illustre
Collègue M. le Dr. Schnitzler qui était le secrétaire-général du Congrès
de Vienne, et dont les mérites pour le développement de l'organisation
de notre Congrès ont été appréciés hier à la séance d'ouverture. Je me
permets donc de proposer encore M. le prof. Schnitzler de Vienne
comme Président honoraire du Congrès.

Le nom de M. Bouchard, au contraire, n'a pas été oublié par ma
faute dans le programme du jour, et pour le prouver, je l'ai prié de présider cette séance. Vous avez entendu en quels termes chaleureux il a
remercié M. Pasteur.

Enfin le nom célèbre de M. le prof. Gurlt de Berlin n'a pas été
nommé, parce que nous n'étions pas avertis de son intention de venir, et
parce qu'il est arrivé au dernier moment.

En réclamant votre indulgence pour ces fautes qui ont été commises,
je vous prie d'approuver que nous ajoutions les noms que je viens de
citer à la liste des Présidents honoraires.

Cette proposition à été acceptée par acclamation.

Deuxième Séance générale.

Présidence de Sir Will. Gull, Bart.

M. le prof. Tommasi Crudeli fait une communication sur:

La production naturelle de la malaria. et les assainissements des terrains malariques.

Messieurs,

Je commence par demander pardon aux collègues français d'emprunter leur belle langue, bien que je sache d'avance que j'entremêlerai mon discours de plusieurs italianismes, et que mon accent leur sera plus ou moins désagréable. Mais, ne pouvant pas employer aujourd'hui ma langue maternelle qui est trop peu répandue, et voulant d'ailleurs répondre de mon mieux à l'honorable invitation qu'on m'a faite de traiter ici les questions hygièniques relatives à la malaria, j'ai dû choisir, parmi les langues étrangères que je connais, la seule qui me permette d'exprimer ma pensée avec un peu d'aisance et de précision. Voilà mon excuse, que mes collègues français voudront bien accepter avec leur courtoisie traditionnelle.

On me pardonnera aussi, je l'espère, d'avoir substitué dans le titre de cette conférence les locutions de malaria et de »terrains malariques« à celles de miasme paludéen et de »contrées marécageuses« qu'on emploie généralement, substitution qui n'est pas heureuse du point de vue littéraire. Je l'ai fait pourtant à bon escient, et voici pourquoi: L'idée que les fièvres intermittentes et pernicieuses sont engendrées par les fermentations putrides des marais et des marécages, constitue un de ces préjugés demi-scientifiques qui ont le plus contribué à fourvoyer les recherches des hommes de science, et l'œuvre des administrations publiques. Cette idée si répandue, et si bien consacrée par la tradition des écoles, est radicalement fausse; puisque le ferment spécifique qui engendre ces fièvres, par son accumulation dans l'atmosphère où l'homme respire, n'est pas un produit exclusivement paludéen, et, moins encore, un produit de la putréfaction. En effet, dans toutes les régions du globe placées entre les deux cercles polaires, on peut remontrer des marais, des marécages, des routoirs de chanvre et de lin, ainsi que de grandes étendues où les eaux douces se mêlent aux eaux de la mer, et il ne s'y produit pas de malaria, bien que les décompositions putrides y foisonnent; d'autre part on trouve dans ces mêmes régions des terrains qui ne sont, et ne furent jamais, marécageux, dans lesquels il n'y a pas de trace de putréfactions et qui produisent pourtant la malaria en abondance. Je tiens donc à ce que le titre même de cet entretrien exclue tout à fait le préjugé paludéen, et je n'ai pu y arriver qu'en employant des italianismes.

Les populations de nos campagnes italiennes n'ont pas généralement ce préjugé, car l'expérience leur a appris depuis longtemps que la malaria se produit presque partout: dans des terrains marécageux, tout aussi bien que dans des terrains à peu près arides; dans un sol volcanique, tout aussi bien que dans les terrains sédimentaires du miocène et du pliocène, et dans les alluvions anciennes ou modernes; dans un sol riche en matières organiques, comme dans un sol qui en est presque dépourvu: et dans les plaines, tout aussi bien que sur des collines ou des montagnes. Le mot de malaria (mauvais air), qu'un triste privilège de l'Italie a fait adopter presque partout pour désigner la cause des fièvres intermittentes et pernicieuses, représente donc, dans la grande majorité de nos populations rurales, l'idée d'un agent qui peut infecter toute espèce de terrain, quelles qu'en soient les conditions hydrauliques et topographiques, et quelle qu'en soit la composition géologique. Ce mot est donc le mieux approprié à la désignation de ce ferment spécifique; et, afin d'éviter des confusions de langage et des équivoques, j'en ai dérivé des adjectifs, assez malsonnants. il est vrai, mais qui ont l'avantage de ne pas ressusciter l'idée de la production exclusivement paludéenne de cet agent morbigène.

Je ne m'arrêterai pas longtemps à parler de la nature de ce ferment, car les études qui s'y rapportent. bien que très avancées, ne sont pas encore complètes. Je tiens pourtant à remarquer que l'idée que ce ferment est formé par des êtres vivant, est très ancienne, et qu'elle n'a pas surgi tout à coup des théories parasitaires modernes. Depuis Varron (lequel croyait que la malaria était constituée par des vers invisibles soulevés dans l'atmosphère) jusqu'à nous, cette idée s'est fait jour plusieurs fois parmi les hygiénistes. Indépendamment des raisons générales qui engagèrent Rasori, et plus tard Henle. à formuler la doctrine du contagium vivum des infections (bien avant que les progrès de la micrographie eussent révélé l'existence des ferments vivants), il y avait pour la malaria des circonstances particulières, qui ont dû pousser les esprits dans cette direction, même en des temps assez reculés.

Quelques-unes de ces circonstances sont en effet de nature à frapper un observateur sérieux, et elles méritent qu'on s'y arrête un instant.

Comment pourrait-on admettre, par exemple, que ce ferment soit un produit de réactions chimiques qui ont lieu dans le sol, lorsqu'on le voit rester toujours le même, quelle que soit la composition du sol dont il émane? Aussi longtemps que le préjugé paludéen a dominé, l'interprétation chimique de cette identité du produit était facile. Rien ne s'opposait, en effet, à admettre que, lorsqu' un terrain marécageux est échauffé par les rayons du soleil jusqu'au point nécessaire à la décomposition putride des substances organiques qu'il contient, le ferment chimique ou bien les gaz méphitiques. auxquels on attribuait l'action morbigène, se développent sous toutes les latitudes possibles. Mais depuis que l'on sait que la malaria se produit dans des terrains dont la composition chimique est excessivement variée, l'identité persistante de ce produit devient chimiquement inexplicable: tandis qu'on peut très bien la concevoir, si l'on admet que la malaria est un ferment organisé, lequel trouve aisément les conditions nécessaires à sa vie et à sa multiplication dans des terrains très divers, comme c'est le cas de milliers d'autres organismes. bien supérieurs aux végétaux rudimentaires qui constituent les ferments vivants.

La même chose peut se dire de l'intensité progressive de la production morbigène dans les terrains malariques abandonnés. Ce fait est historiquement prouvé dans plusieurs régions du globe, et surtout en Italie. Un grand nombre de villes grecques, étrusques, et latines, Rome elle-même, surgirent au milieu de territoires malariques, et arrivèrent pourtant à y prospérer par plusieurs raisons: il faut placer en première ligne les travaux d'assainissement qui amoindrirent la production néfaste, sans arriver, presque jamais, à l'éteindre complètement. Après l'abandon de ces localités, la production malarique recommença dans des proportions qui se sont accrues de siècle en siècle, et qui ont rendu plusieurs de ces territoires tout à fait inhabitables. Du temps des anciens Romains, on a vu cela dans l'Étrurie conquise et dévastée, et dans plusieurs régions de la Magna Græcia et de Sicile. Depuis la chute de Rome jusqu'à nos jours, ce phénomène s'est manifesté d'une manière très évidente dans la campagne romaine: des endroits où l'on avait pu s'établir dans des villes de plaisance jusqu'à l'époque de la Renaissance, sont maintenant inhabitables pendant la saison chaude. Souvent les conditions physiques du sol n'ont pas subi, depuis des siècles, des changements appréciables; de sorte qu'il est impossible d'attribuer une augmentation si énorme de la malaria à un accroissement de sa production annuelle, accrue elle-même par une altération progressive de la composition du sol. Mais si l'on admet que la malaria soit causée par un être vivant, dont les générations successives s'accumulent dans le sol, l'interprétation de ce fait devient très facile.

Il y a enfin des particularités dans la charge malarique de l'atmosphère locale qui ne peuvent être expliquées que de cette manière. Si le miasme de la malaria était constitué par des corps gazeux émanant du sol, ou bien par des ferments chimiques préparés dans son intérieur, et soulevés dans l'atmosphère par les gaz ou par la vapeur d'eau, l'empoisonnement spécifique de cette atmosphère devrait arriver à son maximum pendant les heures les plus chaudes de la journée, quand le sol est échauffé par les rayons du soleil, et quand l'évaporation de l'eau, ainsi que toutes les actions chimiques, atteignent leur maximum d'intensité. Mais les choses se passent bien autrement. La charge malarique de l'atmosphère locale est toujours moins forte pendant les heures méridiennes, qu'au commencement et à la fin du jour; c'est-à-dire, après le lever, et surtout après le coucher du soleil. Or, c'est justement à ces heures-là que la différence entre la température des couches inférieures de l'atmosphère, et la température de la surface du sol est plus grande; et que les courants d'air ascendants, qui ont le sol pour point de départ, sont plus forts. Si la malaria est constituée par des particules solides contenues dans le sol, on comprend bien que leur éruption en masse dans l'atmosphère se fasse surtout à ces deux époques de la journée.

Tous ces faits, qu'on peut aisément vérifier en étudiant sur les lieux mêmes, et sans idées préconçues, la question de la malaria, nous expliquent la tendance qui s'est manifestée de tout temps à attribuer l'empoisonnemeut spécifique de l'air à un être vivant, lequel se multiplie dans le sol; ainsi que l'ardeur avec laquelle quelques hygiénistes se sont appliqués à en donner la preuve scientifique.

Malheureusement, les recherches instituées pour atteindre ce but ont été pendant longtemps infructueuses, car le préjugé paludéen engageait les observateurs à s'occuper exclusivement des organismes inférieurs qui vivent dans les marais. Parmi ces organismes, on s'attacha surtout aux Hiphomycètes qui avaient déjà acquis dans la Dermopathologie une si grande importance, et toute l'attention fut concentrée sur les algues aquatiques; sans même se préoccuper de constater, si les espèces qu'on disait miasmatiques se trouvaient dans tous les marais malariques, ou si elles étaient capables de vivre en parasites dans l'intérieur de l'organisme humain. Il est arrivé ainsi, que chaque observateur a indiqué comme cause de la malaria une espèce d'Algue différente: celle qu'il trouvait plus abondamment dans la fange palustre qu'il avait à examiner. En effet, M. Salisbury a indiqué la Palmella gemiasma (qu'on trouve chez nous dans des endroits indemnes, tandis qu'elle manque souvent dans les marais malariques de l'Italie centrale); M. Balestra, une algue qui est restée indéterminée; M. Bargellini, la Palmoglea micrococca; MM. Saffort et Bartlett, l'Hydrogastrum granulatum; et Mr. Archer le Chtonoblastus aeruginosus. Il n'y a pas une seule de ces espèces dont le parasitisme ait été démontré, et quant aux deux espèces nommées en dernier lieu, on peut franchement nier qu'elles soient capables de produire une infection générale, car le diamètre de leurs spores et de leurs filaments est plus grand que le diamètre des capillaires sanguins.

C'est seulement en 1879 que Klebs et moi, après nous être bien et dûment débarrassés par une longue série d'études préparatoires du malheureux préjugé paludéen, avons entrepris ensemble ces recherches dans les terrains malariques les plus divers, marécageux et non marécageux, en employant le système des cultures fractionnées, et en pratiquant avec leurs derniers produits des expériences sur les animaux. Nous nous crûmes autorisés à reconnaître le ferment malarique dans un Schizomycète bacillaire. Les nombreuses recherches, postérieurement faites par nous et par beaucoup d'autres observateurs, dans les terres et dans l'air de plusieurs localités malariques, ainsi que dans le sang et dans les organes des hommes et des animaux spécifiquement infectés, ont mis désormais presque hors de doute qu'il s'agit réellement d'un schizomycète. Tout dernièrement, M. Marchiafava et Calli ont trouvé que les germes de ce schizomycète attaquent directement les globules rouges du sang, et les détruisent, en leur faisant subir une série d'altérations très caractéristiques, dont la constatation est facile, et qui indiquent à coup sûr l'existence d'une infection malarique.

Plusieurs observations faites à Rome dans ces derniers temps, tendent à démontrer que ce schizomycète de la malaria ne revêt pas toujours la forme bacillaire complète, décrite par Klebs et par moi: mais cette question morphologique n'intéresse guère l'hygiéniste. Pour lui, l'essentiel est de savoir qu'il a affaire à un ferment vivant, lequel peut prospérer dans des terrains de composition très variée, et sans la présence duquel ni les marais, ni les stagnations d'eau, ne sont capables de produire la malaria.

Il ne faut pas croire pourtant que tout terrain contenant ce ferment empoisonne l'air qui le recouvre. Non L'expérience populaire, quelques-unes des recherches scientifiques modernes, et les faits qu'on peut constater souvent lorsqu'on fouille profondément un sol qui a été malarique dans l'antiquité et qui plus tard a cessé de l'être, s'accordent à prouver que le terrain reste inoffensif, tant qu'il n'est pas placé dans certaines conditions indispensables à la multiplication de ce ferment. Jusque-là, celui-ci vit pour ainsi dire à l'état inerte, et peut rester ainsi pendant des siècles, sans rien perdre de sa puissance délétère. Il n'y a rien dans ce fait qui doive nous surprendre ; puisque nous savons que la vie et la puissance d'évolution des graines appartenant à des plantes bien supérieures à ces petits organismes végétaux qui constituent les ferments, peuvent demeurer latentes pendant des siècles, et puis se dévoiler tout à coup, quand ces graines sont placées dans les conditions voulues pour leur germination.

Parmi les conditions favorables à la multiplication du ferment malarique contenu dans le sol, et à son éruption dans l'atmosphère superposée, il en est trois qui sont absolument essentielles : leur concours est indispensable à la production du mauvais air (de la malaria). D'abord, une température qui ne s'abaisse pas au-dessous de 20° C.; ensuite, un degré très modéré d'humidité permanente du sol; et enfin, l'action directe de l'oxygène de l'air sur les couches du sol qui contiennent le ferment. Si une seule de ces trois conditions fait défaut, le développement de la malaria devient impossible. C'est là un point capital dans l'histoire naturelle de la malaria : il nous donne la clé de la plupart des assainissements mis en essai par les hommes.

Voyons d'abord ce qui peut se produire dans cette voie sans le travail de l'homme, car la nature elle-même accomplit des assainissements qui suspendent, pour un temps plus ou moins long, la production de la malaria. C'est ainsi que l'hiver amène, dans tous les pays à malaria, un assainissement qui est purement thermique, car il est dû tout simplement à l'abaissement de la température au-dessous du minimum voulu. En effet, si la température s'élève en hiver au-dessus de ce minimum, on a souvent dans ces pays des explosions soudaines de malaria. La chaleur épuise, pendant les étés très chauds et très secs, toute l'humidité du sol malarique, et nous procure ainsi un assainissement purement hydraulique qui peut durer longtemps (ainsi qu'on l'a constaté dans la campagne de Rome pendant les années 1881 et 1882), mais qu'une seule pluie peut aussi mettre à néant. La nature exerce aussi parfois des assainissements purement atmosphériques, en couvrant le sol malarique d'alluvions formées par des terres qui ne contiennent pas le ferment de la malaria, ou bien avec le feutre formé par la terre et les racines des herbes d'un pré très-serré.

Dans les assainissements suspensifs imaginés par les hommes, on a fait de même : c'est-à-dire, on a tâché d'éliminer au moins une des trois conditions indispensables au développement du ferment spécifique contenu dans le sol infecte. Naturellement, on n'a pu songer à faire des assainissements thermiques comme ceux que réalise la nature en hiver, car il n'est pas possible de modérer l'action du soleil; mais on s'est attaché, de tout temps, à faire des assainissements hydrauliques ou atmosphériques, et quelquefois à les combiner ensemble d'une manière assez heureuse.

Les systèmes d'assainissement hydraulique sont très nombreux, car le problème qu'il s'agit de résoudre — celui d'enlever au sol son humidité pendant la saison chaude — impose des solutions diverses, selon la nature et le gisement du terrain. Quelquefois ce sont des canalisations à ciel ouvert, ou bien des canalisations fermées, destinées à l'écoulement de grandes masses d'eau; d'autres fois ce sont de vrais drainages, qui sucent les eaux souterraines et en abaissent le niveau, de manière à ce qu'elles n'arrivent plus à humecter pendant la saison chaude les couches malariques directement exposées à l'action de l'air. Ces drainages ne sont pas une invention moderne; les anciens Italiens les connaissaient tout aussi bien, et même mieux, que nous. En effet, dans les terrains désagrégés et profonds, ils employaient quelquefois, tout comme nous le faisons maintenant, des tubes d'argile poreuse; mais lorsque le sous-sol était formé par des matières peu perméables et assez compactes, ils employaient un système de drainage dont l'étendue et l'ensemble grandiose nous étonnent. C'est le d r a i n a g e c u n i c u l a i r e, appliqué par les Étrusques, les Latins et les Volsques à toutes les collines romaines formées par les tufs volcaniques, et dont j'ai trouvé la tradition encore conservée dans quelques pays des Abruzzes.

On peut parfois instituer un double drainage, par le bas, et par le haut: c'est-à-dire, drainer le sous-sol, et en même temps activer l'évaporation des eaux à la surface du terrain. On sait que le déboisement des contrées malariques a été souvent un excellent moyen d'assainissement, dans les terrains qui ne sont pas trop humides: car, en enlevant tout obstacle à l'action directe des rayons du soleil sur le sol, on active l'évaporation de celui-ci, et on peut arriver à épuiser complètement ses eaux superficielles pendant la chaude saison. Dans les terrains très riches en eaux, et qui se prêtent facilement au drainage souterrain, la combinaison de ce dernier avec le déboisement de la surface a rendu possibles, dans presque toutes les régions du globe, des assainissements très vastes, et quelquefois assez durables. Mais, tandis qu'une expérience presque universelle proclame ce fait, une école médicale qui marche sur les brisées de Lancisi soutient le contraire: c'est-à-dire, qu'il faut conserver les bois des régions malariques, et même en augmenter l'étendue, puisque ces bois filtrent l'air infecté, et arrêtent la malaria dans leur feuillage. Cette étrange théorie a été formulée par Lancisi en 1714, à l'occasion de la coupe projetée d'une forêt appartenant aux Caetani, forêt placée entre les Marais Pontins et Cisterna. Lancisi était complètement imbu du préjugé paludéen, et croyait, par conséquent, que la malaria très-grave de Cisterna y était importée par les vents des marais du littoral, au lieu d'être produite dans le sol qui entoure le pays, et qui était alors recouvert par cette forêt. Il crut donc que la forêt fonctionnait comme un rempart tutélaire, et il en empêcha la coupe. Mais, vers le milieu de notre siècle, les Caetani parvinrent à faire cette coupe et à mettre à découvert toute la zone de terrain qui entoure Cisterne. Vingt ans après, je pus constater que la salubrité de Cisterna y avait beaucoup gagné. Je publiai mon observation en 1879, et, naturellement, je fus vertement tancé au nom de la tradition consacrée. Heureusement, ces récriminations engagèrent notre Ministère d'Agriculture à faire étudier la question par une Commission spéciale. Cette Commission, après un examen consciencieux des localités malariques de la province de Rome, examen qui a duré trois ans, vient de publier son rapport, dont les conclusions sont tout à fait conformes aux données de l'expérience de tous les peuples du monde [1]). On n'a pu arriver à vérifier un seul fait à l'appui de la théorie de Lancisi: tandis qu'on en a trouvé plusieurs de la même nature que celui de Cisterna qui ont achevé de mettre cette théorie au néant.

On a imaginé de pratiquer le drainage par le haut au moyen de

---

[1]) D e l l a i n f l u e n z a d e i b o s c h i s u l l a m a l a r i a d o m i n a n t e n e l l a r e g i o n e m a r i t t i m a d e l l a p r o v i n c i a d i R o m a. Annali di Agricoltura 1884 (Nr. 77). Roma. Eredi Botta.

plantations très absorbantes, qui pourraient réellement être assez utiles dans quelques endroits malariques. Mais, d'après l'idée que la malaria est un produit des pourritures paludéennes, on s'est attaché surtout aux Eucalyptus. On s'est dit que des arbres d'une croissance si rapide devaient drainer très activement le sol, et que l'arome de leur feuillage devait détruire les émanations miasmatiques. Je n'ai pu constater jusqu'ici un seul fait d'assainissement par les Eucalyptus; mais je ne me crois pas autorisé à nier les faits que d'autres ont constatés. Rien ne s'oppose à admettre que ces plantations, bien dirigées, aient été parfois très utiles; j'affirme franchement pourtant qu'elles ne le sont pas toujours, et qu'il faut se garder des exagérations auxquelles on s'est laissé entraîner dans les derniers temps. On aurait pu éviter ces exagérations, si au lieu de parler de ces plantations d'après une donnée théorique, on en avait étudié les effets dans les localités où elles abondent. On aurait su alors que, même dans l'hémisphère austral dont les Eucalyptus sont originaires, il y a des bois d'Eucalyptus qui sont très malariques; comme l'a pu constater Mr. Liversidge, professeur à l'université de Sidney, en Australie. Chez nous aussi, tandis que tout le monde était convaincu, par les réclames des journaux, qu'on avait assaini la localité des Trois-Fontaines (Tre Fontane) près de Rome, au moyen des Eucalyptus, on a été désagréablement surpris par l'explosion des fièvres graves, qui ont attaqué toute cette colonie en 1882; année pendant laquelle tout le reste de la campagne de Rome a joui d'une salubrité exceptionnelle. Si vis-à-vis de cette incertitude des résultats hygiéniques, nous plaçons les incertitudes agraires, on en arrive à conclure qu'il faut beaucoup rabattre de ce fanatisme pour les Eucalyptus. En effet, ces plantes sont très capricieuses: en pleine végétation pendant l'hiver de notre hémisphère, elles sont souvent tuées tout à coup par une forte gelée hivernale, par le froid humide, par les gelées du printemps, où bien par d'autres causes que les botanistes n'ont pas encore su déterminer. D'autres fois, si les hivers sont très doux, ces plantes croissent trop rapidement en hauteur, et sont cassées net par les vents un peu forts. Il faut remarquer d'ailleurs que ces plantations coûtent quelquefois très-cher; en effet, si le terrain est riche en eaux souterraines (et à plus forte raison s'il est marécageux), il faut le drainer, sous peine de voir pourrir les racines des Eucalyptus; d'autre part, si le sous-sol est dur, il faut y creuser des fosses profondes, afin que les longues racines de ces arbres y trouvent de la place; et souvent même on est obligé de drainer ces fosses, comme on le ferait pour les oliviers. Il en résulte, évidemment, qu'il vaut mieux s'en tenir à des méthodes d'assainissement hydraulique dont les effets immédiats soient moins incertains; et que, lorsque les conditions locales conseillent d'essayer l'action de plantes très absorbantes, il vaut mieux les choisir dans la flore de notre hémisphère. C'est plus sûr, et moins coûteux.

Les simples assainissements hydrauliques, même les plus parfaits, n'ont pas pourtant des effets hygiéniques persistants, puisque l'humidité qui suffit à la multiplication de la malaria dans le sol est si peu de chose, que ces effets peuvent être compromis par un événement quelconque, capable de restituer un médiocre degré d'humidité au terrain pendant la saison chaude. On a donc souvent songé à mieux assurer la suspension de la production malarique, en supprimant en même temps l'humidité du sol, et l'action directe de l'oxygène de l'air sur les couches du sol qui contiennent le ferment. On y réussit par le système des comblées:

c'est à dire, en enterrant les couches infectées du sol sous des couches épaisses de terre indemne, apportée soit par les eaux troubles des fleuves, soit par la main de l'homme; en même temps on pourvoit à l'écoulement régulier des eaux superficielles et souterraines. L'année passée, j'ai conseillé à notre Ministre de la Guerre d'entreprendre, dans une autre forme, un assainissement hydraulico-atmosphérique des terrains du Janicule qui entourent le palais Salviati à la Lungara, en drainant soigneusement le sol, et en recouvrant avec une couche de gazon très-serré toutes les parties de la surface qui ne pouvaient être macadamisées. Il paraît que ce système a assez bien réussi, puisqu'il n'y a pas eu un seul cas de fièvre cette année dans le personnel du nouveau Collège militaire institué au palais Salviati; tandis qu'au palais Corsini, lequel est situé sur le même coté de la rue de la Lungara, mais donne sur des terrains du Janicule qui sont encore à découvert, il y a eu des cas de fièvre mortels.

Du reste, nous avons eu à Rome, ces dernières années, des preuves très évidentes de l'efficacité des assainissements atmosphériques. Je me borne à en citer ici la plus frappante: celle qui nous a été fournie par la construction des nouveaux quartiers de la ville. On a discuté beaucoup, au commencement, si l'on devait les construire où ils sont maintenant, ou bien dans la vallée du Tibre; car les terrains découverts de l'Esquilia et du Quirinal étaient malariques, et, comme presque tout le monde croyait alors que la malaria de Rome était importée dans la ville par les vents des marais du littoral, on pensait que cet état de choses était irrémédiable. Nous opposions à cette manière de voir le fait de la salubrité du Viminal, qui est placé entre le Quirinal et l'Esquilia, et qui aurait dû être aussi insalubre que les deux autres collines, si la malaria de ces dernières était importée dans la ville, au lieu d'être autochtone. La croyant autochtone, nous espérions qu'en soustrayant la surface de ces collines à l'action directe de l'air (moyennant la construction des maisons et le pavage des rues), la malaria aurait cessé de s'y produire. C'est ce qui est arrivé, puisque les nouveaux quartiers sont très salubres. Mais il s'agit toujours d'un assainissement s u s p e n s i f, et non pas d'un assainissement d é f i n i t i f; car, si un vaste déblai est opéré dans ces collines et rétablit le contact de l'air avec le sol malarique pendant une saison chaude et humide, la production de la malaria recommence de nouveau. Ces assainissements atmosphériques complets, n'en sont pas moins les plus stables parmi les assainissements suspensifs: malheureusement leur réalisation est très limitée, car elle est restreinte aux lieux habités et aux surfaces gazonnées.

L'idéal d'un assainissement serait de le faire définitif: c'est à dire, d'arriver à modifier la composition du sol infect, de manière à le rendre stérile par rapport à la malaria, sans lui ôter la faculté de fournir les productions utiles à l'économie sociale. Mais tous les éléments indispensables pour assurer un pareil résultat, nous font absolument défaut jusqu'ici. Nous ne connaissons pas encore quelle doit être, en thèse générale, la composition d'un terrain incapable de produire la malaria, qui garde ses propriétés de sol végétal. Lorsque nous serons parvenus à poser ce premier jalon, il restera bien du chemin à faire, et le plus difficile sera de trouver la manière pratique de donner cette composition salutaire à toutes les nombreuses variétés des terrains malariques.

Scientifiquement, nous ne pouvons donc rien affirmer sur ce point, dans l'état de nos connaissances actuelles. Pratiquement, nous ne sommes pas beaucoup plus avancés. Il est très probable que la combinaison de l'assainissement hydraulique avec la culture intensive du sol, a parfois déterminé dans la composition un changement qui l'a rendu stérile par rapport à la malaria. Si cela est arrivé, c'est le hasard qui l'a fait; et nous n'avons pas le pouvoir de reproduire ce résultat à volonté; car nous n'avons par les données qui pourraient nous faire comprendre comment il s'est produit. La plupart des assainissements obtenus dans l'antiquité au moyen des cultures intensives continuées pendant des siècles, n'ont pas été définitifs du tout, mais simplement suspensifs: à peine l'entretien régulier des campagnes fut-il interrompu, que la production de la malaria y recommença. Parmi les nombreux exemples que je pourrais citer à ce sujet, je me borne à celui de la campagne de Rome, laquelle paraissait définitivement assainie sous les Antonins, et qui après la chute de l'empire a recommencé à produire la malaria, comme si les cultures de tant de siècles n'avaient pas existé.

On pourrait à la rigueur se contenter d'un résultat pareil, et entreprendre franchement la culture intensive de tous les terrains à malaria, sans se préoccuper de savoir si l'assainissement sera définitif ou simplement suspensif. Par malheur, on n'est jamais sûr d'arriver à ce résultat; et personne ne peut dire, a priori, si la culture intensive d'un terrain malarique donné parviendra à l'assainir. Il faut toujours se rappeler que le premier effet de toute culture qui exige un remuement du sol, au moyen de la charrue, de la bêche ou de la pioche, est un effet malencontreux au point de vue de l'hygiène, chaque fois qu'il s'agit d'un terrain à malaria. L'expérience a démontré, surtout en Italie et en Amérique, que ce remuement du sol augmente presque toujours la production malarique locale; et on le comprend très bien, puisque le labourage, le bêchage, etc., d'un terrain qui contient le ferment spécifique, augmente l'étendue de la surface du sol qui est en contact immédiat avec l'atmosphère. Ce premier effet malfaisant, est souvent atténué graduellement par la continuation des cultures, et il finit par disparaître. D'autres fois, au contraire, il persiste obstinément, et il faut souvent se résoudre, en désespoir de cause, à applanir de nouveau le sol, et à le vernir, pour ainsi dire, avec une prairie très serrée, si l'on veut suspendre, ou au moins atténuer, sa production malarique.

Pourtant, lorsque les conditions locales le permettent, il est bon d'essayer si l'on peut arriver, moyennant la culture intensive du sol, à augmenter l'efficacité d'un assainissement hydraulique, ou d'un assainissement hydraulico-atmosphérique procuré par les comblées. Du moment où l'on sait que cette culture a été souvent avantageuse, il y a une foule de raisons sociales qui conseillent d'oser, même si l'on est persuadé qu'on s'embarque dans un jeu de hasard. Mais ce n'est pas tout d'oser, il faut en avoir la possibilité; et nous nous trouvons justement ici dans un cercle vicieux, dont il n'est pas facile de sortir. On ne peut faire de la culture intensive sans la présence des agriculteurs sur les lieux pendant toute la durée de l'année; et les agriculteurs ne peuvent rester sur les lieux pendant la saison des fièvres, parce qu'ils courent un danger trop grand. Pour résoudre cette question, il n'y a qu'un seul moyen: tâcher d'augmenter la résistance de l'organisme humain aux atteintes de la malaria. C'est à la recherche de ce moyen que je me suis consacré dans ces dernières années.

Il n'y a rien à espérer de l'acclimatation, en fait de malaria.

L'acclimatation individuelle est impossible, et elle l'a toujours été : l'infection malarique n'est pas une de ces infections dont la première attaque préserve des attaques ultérieures. Elle est, au contraire, une infection progressive dont la durée est indéterminée ; de sorte qu'une seule attaque peut servir à miner la constitution de l'organisme pendant toute la vie. L'acclimatation collective, ou acclimatation de race, a certainement existé dans le passé, quand on ne connaissait par les remèdes spécifiques de la malaria grave ; et même plus tard, quand l'usage de ces remèdes était très limité. L'acclimatation était due à une sélection naturelle, opérée par la malaria dans les générations successives, auxquelles elle enlevait, presque sans obstacle, tous ceux qui n'avaient qu'un faible degré de résistance individuelle spécifique ; tandis qu'elle épargnait ceux qui possédaient cette résistance à un degré remarquable. Les premiers étaient, d'après le mythe des Grecs italiotes, les victimes humaines destinées à apaiser le monstre (ou le démon) qui s'opposait à la violation du territoire où il avait jusque-là régné en souverain absolu ; les seconds faisaient souche, et, de génération en génération, augmentaient la résistance collective de la race, ainsi triée, aux atteintes de la malaria. De nos jours, une pareille sélection peut avoir lieu dans les races encore barbares, comme elle a lieu dans les boeufs et dans les chevaux des pays à malaria ; mais elle est devenue impossible pour les races civilisées. Avec les remèdes spécifiques que nous possédons, et dont l'usage est si répandu maintenant, on sauve la vie d'une quantité d'individus dont la résistance spécifique est très-faible, et ces individus-là engendrent des fils dont la résistance spécifique est encore plus faible que la leur ; ce qui aboutit, après une suite de générations, à la dégradation physique de la race humaine dans tous les pays à malaria.

On ne peut donc plus compter chez nous sur le concours de la nature extérieure, quand il s'agit de l'augmentation de la résistance spécifique d'une société humaine contre les attaques de la malaria. Un tel objectif ne peut être atteint que par des moyens artificiels. Pour y réussir, on a essayé, tour à tour, l'administration quotidienne des sels de quinine, des salicilates alcolins, et de la teinture d'Eucalyptus. Mais les sels de quinine sont chers, exercent une action anti-malarique prompte, mais peu durable, et, à la longue, troublent assez gravement les fonctions du système digestif et du système nerveux. Les salicilates bien préparés sont assez chers, et rien n'a prouvé jusqu'ici qu'ils puissent agir comme prophylactiques vis-à-vis de la malaria. La teinture alcoolique d'Eucalyptus est utile dans les pays à malaria (comme tous les alcooliques, à commencer par le vin) pour activer la circulation du sang : peut-être agit-elle aussi comme préservatif contre les attaques légères de la malaria ? C'est possible. Mais on est bien sûr désormais qu'elle n'a aucune efficacité dans les endroits où la malaria est grave ; et il suffit, pour s'en convaincre, de rappeler les deux épidémies de fièvres qui ont affligé, en 1880 et 1882, la colonie des Trois-Fontaines près de Rome. Là, tout le monde fut atteint, et l'on constata plusieurs cas de fièvres pernicieuses, bien qu'on fabrique dans cette localité une bonne liqueur d'Eucalyptus, et qu'on la distribue largement aux colons pendant la saison dangereuse de l'année.

Ayant eu plusieurs fois l'occasion d'observer, dans les pays à malaria, que, lorsqu'on avait dû recourir à l'arsénic, pour vaincre des fièvres obstinées sur lesquelles la quinine n'avait presque plus d'action, ces fièvres récidivaient bien rarement : et ayant pu constater que ce traitement arsénical avait quelquefois procuré une immunité permanente à des personnes qui étaient souvent exposées aux attaques de la malaria, je commençai en 1880 à employer l'arsénic (acide arsénieux) comme prophylactique, dans quelques endroits de la campagne de Rome. Ce moyen était indiqué pour un essai de ce genre, non-seulement par son action anti-malarique durable, mais aussi par son bas prix, par l'influence bienfaisante qu'il exerce sur toutes les fonctions nutritives, et parce qu'il n'a aucun goût désagréable; de sorte qu'on peut l'administrer à tout le monde, même aux enfants. Les premiers essais de 1880 furent assez heureux, et je me crus autorisé à engager quelques propriétaires et la société de nos chemins de fer méridionaux à les répétér en grand l'année suivante, leur recommandant pourtant d'employer l'arsénic sous une forme solide, qui permet un contrôle facile et sûr. Cette vaste expérience prophylactique a commencé en 1881, et acquis dans les années 1882 et 1883 des proportions toujours croissantes, qui sont devenues encore plus grandes cette année. Une expérience de ce genre n'est pas facile à conduire dans les commencements. Le nom de l'arsénic épouvante, non-seulement ceux qu'on veut soumettre à son action, mais aussi les médecins, dont les craintes exagérées ont parfois rendu tout à fait inutile cet essai de préservation; car on l'a fait d'une manière trop timide, et en employant des doses insuffisantes d'arsénic. Mais quelques hommes intelligents, et surtout M. Ricchi, médecin en chef des chemins de fer méridionaux, ont su vite triompher de ces obstacles, et sont arrivés à asseoir l'expérience sur des bases sérieuses.

L'ensemble des faits qu'ils ont recueillis, tend réellement à prouver que lorsqu'on commence l'administration de l'arsénic quelques semaines avant la saison présumable des fièvres, et lorsqu'on la continue d'une manière régulière pendant toute la durée de cette saison, la résistance de l'organisme humain aux attaques de la malaria est augmentée. Beaucoup de personnes y gagnent une immunité complète, d'autres une immunité partielle; c'est-à-dire, elles sont attaquées quelquefois par la fièvre, mais cette fièvre, même dans les pays de malaria très grave, n'est jamais pernicieuse, et elle est vaincue aisément avec des doses très modérées de quinine. L'année passée, par exemple, dans le district de Bovino où la malaria est très grave, Mr. Ricchi a institué l'expérience sur 78 individus, les divisant en deux moitiés, dont l'une ne fit aucun traitement prophylactique, l'autre fit un traitement arsénical très régulier. A la fin de la saison des fièvres, on trouva que, dans la première moitié, plusieurs personnes avaient été attaquées par des fièvres graves: tandis que dans la seconde moitié, 36 avaient joui d'une immunité complète, et les trois autres avaient eu des fièvres tellement légères, qu'on avait pu les couper sans même appeler le médecin.

Des faits pareils sont très encourageants, d'autant plus que la santé générale des personnes soumises à ce traitement y gagne beaucoup, et qu'on constate presque toujours, à la fin du traitement, une augmentation du poids du corps, et une amélioration de l'anémie propre aux pays malariques. Mais pour arriver à de tels résultats, il faut être à la fois prudent et hardi. D'un côté, il faut graduer soigneusement les doses quotidiennes, en ne dépassant jamais, au commencement, la dose de deux milligrammes par jour pour les adultes, et en n'administrant jamais l'arsénic quand l'estomac est vide. De l'autre côté, il faut pousser graduellement les doses jusqu'à 10 ou 12 milligrammes par jour pour les adultes, dans

les pays de malaria très-grave; tout en les fractionnant de manière qu'il
n'y ait jamais une accumulation d'arsénic dans l'estomac. La plupart
des expériences qui sont en train de se faire cette année, sont conduites
d'après cette méthode, et il y a lieu d'espérer qu'elles donneront des
résultats satisfaisants.

Il ne faut pas pourtant s'en tenir là, si l'on veut atteindre promptement le but qu'on se propose: celui de fixer les colons dans les contrées
malariques, sans qu'il courent un danger trop grand. Même si l'on parvient
à justifier entièrement l'espoir que j'ai conçu en 1880, et à bien prouver
que l'arsénic augmente toujours la résistance de l'homme contre les attaques
de la malaria, il ne faut par s'imaginer que tout soit fait. Il se passera
bien du temps, avant que l'usage d'une méthode de préservation pareille
arrive à se généraliser: il y aura à lutter contre la peur, que presque tout
le monde ressent quand on parle d'arsénic; il y aura aussi la difficulté
d'établir partout un contrôle bien assuré de son administration. Dans tout
essai de colonisation des pays malariques, on aura donc pendant longtemps
à combattre les infections produites par la malaria; et il faut se préoccupper
de trouver la manière de les combattre avec des moyens qui soient à la
portée de tout le monde, et qui ne soient pas dangereux pour l'économie
générale de l'organisme humain. Ceux qui ne connaissent pas de près
les misères des pays à malaria, ne songent qu'à combattre les formes
aiguës de l'infection, lesquelles constituent souvent un danger mortel.
Mais ce danger-là, bien que très grave, est la plupart du temps conjuré,
pourvu que les secours arrivent à temps. Ce qui désole les familles et
dégrade physiqement la race humaine exposée aux atteintes de la malaria,
c'est l'infection chronique, qui mine les sources de la vie et produit une
anémie lente, mais progressive. Cette infection résiste souvent à tous
les moyens thérapeutiques connus, et elle est même aggravée par l'usage
de la quinine, qu'on emploie lorsqu'elle produit des accès recurrents de
fièvre: la quinine, à la longue, est un vrai poison des nerfs vaso-moteurs.
Il s'agit donc de remplacer la quinine et les alcaloïdes possédant une
action physiologique analogue, par un agent dont l'efficacité contre les
infections chroniques de la malaria soit plus grande, et dont l'usage ne
soit pas dangereux.

Un heureux hasard a fait découvrir à M. le Dr. Magliéri un agent
de ce genre-là, employé traditionnellement par quelques familles italiennes.
Il s'agit d'une chose bien simple: ce n'est qu'une décoction de citron,
préparée en coupant un seul fruit en tranches très minces, écorce comprise,
et en faisant bouillir le tout dans trois verres d'eau, jusqu' à la réduction
de l'eau au volume d'un seul verre. On passe le tout à travers un linge,
en pressant fortement les résidus du citron bouilli, on laisse refroidir le
liquide passé pendant quelques heures, et on l'administre à jeûn. On sait
qu'en Italie, en Grèce, et parmi les populations musulmanes du nord de
l'Afrique, on emploie souvent contre les fièvres légères de malaria le jus
du citron et la décoction des graines du citron; et qu'à la Guadeloupe
on emploie, pour le même object, la décoction de l'écorce des racines
du citronnier. Toutes ces pratiques populaires tendent à démontrer que
les citronniers produisent une substance fébrifuge, répandue dans plusieurs
parties de la plante, mais qui paraît surtout concentrée dans le fruit. En
effet, parmi les médications populaires de l'infection malarique, celle que
je viens de décrire est la plus efficace; car on peut l'employer avec utilité
dans les fièvres aiguës, et, avec plus d'utilité encore, pour combattre

avantageusement les infections chroniques rebelles à la quinine, ainsi que pour en éloigner, ou amoindrir, les déplorables effets.

À peine ai-je eu connaissance de cette forme de médication, que je m'empressai de la faire essayer par quelques propriétaires de la campagne de Rome sur le personnel de leurs fermes; et, après les bons résultats qu'on put constater, je tâchai d'exciter les praticiens à faire cet essai de traitement. On s'est d'abord un peu moqué de moi, car on trouvait assez singulier qu'un professeur tâchât de populariser un remède de bonnes femmes. À cela, je me contentai de répondre que la médecine pratique n'existerait pas, si l'on n'avait su thésauriser de siècle en siècle les données de l'expérience populaire; et je me permis de faire observer que si la comtesse de Cinchon avait attendu qu'on fît des recherches méthodiques sur l'action physiologique du quinquina, avant de populariser ce remède dont elle avait appris l'usage chez des Péruviens à demi-barbares, l'humanité en serait encore, en fait de malaria, aux médications du moyen-âge. Ces raisons persuadèrent heureusement des praticiens distingués, dont quelques-uns, surtout en Sicile et en Toscane, ont recueilli déjà un assez grand nombre d'observations très encourageantes. L'un d'eux, M. le Dr. Mascagni d'Arezzo, a voulu faire l'essai sur lui-même, et est arrivé à se guérir promptement d'une fièvre malarique obstinée qui avait résisté jusque-là à la quinine.

Messieurs! En fait de malaria, on doit toujours tenir en grand honneur l'expérience populaire, car nous lui devons beaucoup. Nous lui devons de nous être affranchis du préjugé paludéen, et d'avoir appris que souvent, au lieu de songer à se défendre des importations, la plupart du temps imaginaires, de la malaria produite dans les marais lointains, il vaut mieux songer à en supprimer la production dans les terrains que nous avons sous les pieds, ou qui sont dans nos environs immédiats. Nous lui devons aussi d'avoir appris que la malaria ne s'élève dans l'atmosphère en sens vertical qu'à une hauteur très limitée: de sorte que, si l'on se place un peu au-dessus de cette hauteur, de manière à éliminer la possibilité d'un apport de la malaria par des courants atmosphériques obliques, on arrive à respirer dans des couches d'air qui ne contiennent pas le ferment, ou qui en contiennent des quantités insignifiantes: on peut même dormir en plein air pendant la nuit, sans courir de danger. La connaissance de ce fait a amené quelques populations de Grèce, et les gens des Marais Pontins, à dormir en plein air sur des plateformes, soutenues par des perches de 4 à 5 mètres de longueur; quelques gens de la campagne de Rome se sont construit des maisons sur le haut des tombeaux anciens, dont les parois sont perpendiculaires; les Indiens d'Amérique attachent leurs hamacs, le plus haut possible, aux arbres des forêts malariques; et, tout dernièrement, les ingénieurs du chemin de fer de Panama ont construit des maisonnettes en bois sur les arbres, pour se garantir de la terrible explosion de malaria qui eut lieu pendant l'exécution de cette voie ferrée. Nous devons enfin à cette expérience populaire la découverte de l'action spécifique du quinquina, et la conservation de milliers et de milliers de vies humaines. Pourquoi devrions-nous rejeter a priori, et sans examen, d'autres données utiles qu'elle peut nous fournir encore? Si nous voulons faire du chemin dans la question des assainissements, il nous faut avoir toujours devant les yeux un double objectif: trouver un moyen prophy-lactique qui soit accessible à tout le monde; et dans le même temps trouver un moyen accessible à tout le monde, qui soit capable de vaincre les infections chroniques de la malaria et leurs successions morbides. La science est encore trop arriérée pour nous permettre d'espérer qu'on arrivera promptement à la découverte de ce second moyen par des recherches purement scientifiques. On doit donc recueillir soigneusement tous les faits qui indiquent la possibilité d'y parvenir, et si les moyens d'action que ces faits désignent paraissent innocents, on doit les essayer hardiment, sans se laisser arrêter par une fausse idée de la dignité de la science. L'importance sociale du problème est trop grande, pour qu'on puisse se permettre d'en retarder la solution, dans la crainte qu'on accuse les hommes de science d'avoir été devancés par les ignorants. La vraie science n'a pas de ces susceptibilités puériles: elle tient à honneur, au contraire, de se saisir de toutes les observations de fait, quel qu'en ait été le premier auteur, de les passer au creuset de l'expérimentation méthodique, et de les convertir en un nouveau progrès de l'humanité. (*Applaudissements.*)

Sir WILL. GULL remercie l'orateur de la communication importante et intéressante. Puis il donne la parole à

M. le prof. VERNEUIL, qui fait la lecture d'une communication sur

La diathèse néoplastique.

Messieurs,

Je veux prouver:

1° Que tous les néoplasmes vrais forment, par l'identité de leur origine constitutionelle et de leur cause primaire, une famille pathologique naturelle;

2° Qu'ils naissent en vertu d'une disposition spéciale, d'une aptitude morbide particulière, en un mot, d'une diathèse que j'appelle néoplastique:

3° Que la diathèse susdite n'est ni primitive ni indépendante, mais dérive d'une maladie constitutionnelle beaucoup plus générale, l'arthritisme: ce qui revient à dire que le néoplasme vrai est une manifestation arthritique au même titre que la gravelle biliaire ou rénale, l'eczéma, le rhumatisme, la goutte, etc.

Voici les motifs qui m'ont fait entreprendre cette étude. Les néoplasmes sont extrêmement fréquents et tendent à le devenir chaque jour davantage. Ils n'épargnent aucun organe, aucun système, ne respectent ni sexe ni âge, et quelques-uns d'entre eux déciment la partie la plus saine et la plus robuste de la population.

On a beaucoup étudié leur anatomie pathologique, on porte rigoureusement leur diagnostic, on connait exactement leur marche et leur pronostic: mais leur prophylaxie est nulle; mais on ne sait pas faire autre chose pour les guérir que de les supprimer en mutilant les organes ou les régions qui les recèlent, et lorsque le fer ou le feu les ont en apparence détruits, on ne possède aucun moyen sûr de prévenir leur retour. Sous ce rapport et en mettant à part les progrès de la médecine opératoire, nous ne sommes pas beaucoup plus avancés qu'au temps de Guy de Chauliac ou d'Ambroise Paré.

Cette impuissance de la thérapeutique, véritable honte pour notre art, provient surtout de l'obscurité profonde qui entoure encore l'étiologie et la pathogénie des néoplasmes. Nos confrères les médecins sont peut-être encore moins avancés que nous, ne pouvant assister au début des tumeurs profondes.

Dans cet état de choses, il m'a donc semblé qu'il y aurait gloire et utilité pour la chirurgie contemporaine si elle éclairait ce point sombre de la pathologie et parvenait à substituer à l'action chirurgicale empirique et violente un traitement rationnel ayant l'étiologie pour base.

I. Les néoplasmes, disais-je en commençant, forment une famille pathologique naturelle; c'est un premier point qu'il faut nettement établir. Les auteurs sans doute admettent leur parenté, puisqu'ils les décrivent d'ordinaire à la suite les uns des autres; mais ils ne sont ni assez précis, ni assez rigoureux dans la composition du groupe, car ils y rangent sous le titre vague de tumeurs, non-seulement les néoplasmes vrais, mais encore une foule de lésions de nature très diverse. On conçoit ce que peut donner l'étude synthétique d'une série morbide dans laquelle on fait entrer l'anthrax et le carcinome, le myome utérin et l'éléphantiasis des Arabes.

Il est donc tout d'abord nécessaire de définir nettement le néoplasme. Or, la chose est assez malaisée, car on ne peut accepter ni la définition de Burdach, le créateur du mot, ni celles qu'on a proposées depuis.

Au sens grammatical, le néoplasme est une formation nouvelle; c'est le produit d'une propriété organique importante, la néoplasie ou génération des éléments anatomiques; mais cette néoplasie elle-même affecte des formes nombreuses et diverses.

Elle est tantôt physiologique, normale et nécessaire, constante, quand elle concourt par exemple à la formation et à la nutrition des tissus:

> Néoplasie formative;
> Néoplasie nutritive;

tantôt normale et physiologique encore, mais accidentelle et temporaire, mise en œuvre seulement pour corriger un dégât matériel ou remédier à un désordre fonctionnel:

> Néoplasie réparatrice;
> Néoplasie protectrice ou défensive;
> Néoplasie compensatrice d'une exagération ou d'une insuffisance
>   fonctionnelles;

tantôt enfin elle est pathologique et engendre des lésions et des affections variées. Mais ici encore il faut distinguer la néoplasie provoquée par une cause évidente: irritation, inflammation, parasitisme, microbique ou macrobique et qui en conséquence doit être réputée symptomatique, et la néoplasie dite spontanée ou idiopathique, qu'aucune cause constante ne semble précéder nécessairement.

A l'exception des néoplasies physiologiques, formative et nutritive, qui fonctionnent d'une manière en quelque sorte insensible et clandestine, toutes les autres variétés s'accompagnant d'hyperplasie donnent naissance à des produits morbides auxquels le titre de néoplasme convient exactement.

Il y a donc autant de néoplasmes différents qu'il y a de modes de néoplasie, et rien n'empêche d'admettre des néoplasmes réparateurs, protecteurs, irritatifs, inflammatoires et parasitaires, etc., à la condition de conserver une place distincte pour les néoplasmes spontanés, idiopathiques, vrais, qui font précisément l'objet de cette étude.

Or, après mûre réflexion et ne pouvant, je le répète, accepter les définitions ayant cours, j'ai cru devoir, suivant les règles de la méthode naturelle, résumer d'abord tous les caractères principaux de ces néoplasmes et composer une définition nouvelle qui tînt compte de leur ensemble.

Considérant d'abord le néoplasme comme un organe distinct qui n'entre pas dans le plan de l'organisme, mais vit à ses dépens, je lui ai reconnu comme caractère anatomique l'accumulation exagérée, en un point circonscrit, d'éléments altérés dans leur forme, leurs dimensions, leur structure, et probablement leur composition chimique, éléments disposés de façon à constituer des tissus toujours imparfaits et déviant du type normal.

Comme caractères physiologiques: 1° une modification dans les propriétés répondant aux changements anatomiques et chimiques, modification mal connue sans doute, mais à priori indiscutable: d'où résulte entre le néoplasme et l'économie un échange doublement nuisible à cette dernière, qui est spoliée d'un côté par les matériaux nutritifs qu'elle fournit et infectée de l'autre par les déchets inutiles ou délétères qu'elle reçoit; 2° Une nutrition pervertie et désordonnée, souvent excessive, souvent nulle, ayant pour conséquence dans le premier cas l'accroissement local illimité, l'envahissement de voisinage, l'extension lointaine; dans le second, la destruction spontanée et la mort partielle.

Comme caractères cliniques, début obscur, marqué par l'apparition d'une intumescence ou d'une induration indolente, sans caractère spécial; marche souvent irrégulière, parfois insensible, parfois saccadée, généralement progressive, mais jamais rétrograde.

Au bout d'un temps variable, au sein même du néoplasme, lésions et troubles divers: douleurs, ramollissement, ulcérations, hémorragies — dans son voisinage, déplacement, compression des organes adjacents, destruction partielle ou totale des organes secondairement envahis — dans l'organisme entier, symptômes généraux résultant de la dyscrasie elle-même ou des complications locales: hémorragie, septicémie, etc., enfin de la lésion primitive ou secondaire d'organes importants.

Comme caractère pronostique, absence de toute propension à la guérison spontanée, résistance à peu près absolue à la thérapeutique ordinaire, d'où la persistance indéfinie impliquant en cas d'évolution progressive une terminaison fatale ou la nécessité d'une intervention opératoire.

Comme caractère étiologique, une série de négations: aucun agent spécifique connu, ni poison, ni microbe, aucune influence mésologique; apparition toujours sporadique, jamais endémique ni épidémique, nulle transmissibilité directe ni expérimentale.

Un seul fait positif à mettre en regard de ce néant: l'existence presque constante chez l'individu atteint ou chez ses ascendants, d'une ou de plusieurs manifestations de l'arthritisme, et parfois l'adjonction d'une cause déterminante banale, qui ne saurait d'ailleurs rien produire sans l'arthritisme antérieur.

En ne retenant que l'essence de ces caractères, j'arrive à la définition suivante du néoplasme vrai:

Organe accidentel, définitif, superflu et nuisible, constitué par l'hyperplasie d'éléments anatomiques et de tissus altérés morphologiquement et chimiquement sans doute — siège d'une nutrition pervertie et désordonnée — enfin manifestation locale d'une diathèse particulière dérivant de la dyscrasie arthritique.

Certes il me faudrait, pour justifier complètement cette définition condensée à l'extrême, en reprendre, et en commenter l'un après l'autre chaque terme. Malheureusement le temps me fait défaut pour une pareille amplification.

J'espère néanmoins que les notions qui précèdent permettront de constituer définitivement la famille des néoplasmes vrais, d'y faire entrer toutes les affections qui lui appartiennent et d'en retrancher celles qui ne font que s'en approcher.

On pourra s'étonner d'en voir exclus les syphilomes, les tubercules, les éléphantiasis, les angiomes; — d'y voir au contraire étroitement réunis le lipome, le kyste ovarique, le myome utérin, l'odontome et le cancer, si différents par la structure, l'évolution, le pronostic; — on protestera sans doute contre la dislocation de certains groupes pathologiques réputés naturels, tels que les kystes et les exostoses, parce que quelques-unes de ces affections seront incorporées dans la famille néoplasique, tandis que d'autres en seront distraites; — on regrettera peut-être, ce qui m'émouvrait peu, l'antique et élastique classe des tumeurs avec sa nomenclature arbitraire et sa division stérile en homœomorphes et hétéromorphes, homologues et hétérologues, bénignes et malignes; — on invoquera avec une apparence de raison certains cas embarrassants et difficiles à classer: le goître et la chéloïde, comme il s'en trouve toujours aux confins extrêmes des familles naturelles; mais j'ai l'espoir qu'en fin de compte l'étude des néoplasmes bénéficiera du modeste travail de limitation et de définition auquel je me suis livré.

II. Le terme de famille implique la communauté d'origine des membres qui la composent. En pathologie, c'est la cause qui représente le mieux ce lien naturel, et qui sert à former les groupes les plus homogènes. Si l'on n'hésite point à rapprocher la plaque muqueuse de l'iritis, de la périostite et de la gomme — l'écrouelle de l'adénopathie, de l'ostéoarthrite et de la phtisie pulmonaire — la névralgie larvée de l'hémorrhagie périodique des plaies, de la fièvre quarte et de la pernicieuse algide, — si les caractères tirés du siège, de la marche, de la terminaison, de l'anatomie pathologique elle-même, cèdent le pas au caractère étiologique, c'est que dans ces exemples toutes les lésions, affections et maladies qu'on réunit en dépit de leur dissemblance, dérivent toutes d'une cause spécifique constante, invariable, uniforme et unique: virus syphilitique, microbe de la tuberculose, poison paludique, etc.

Certes, on ignore souvent pourquoi et comment telle manifestation locale s'est développée plutôt que telle autre, et dans la majorité des cas on n'assiste pas à l'envahissement initial de l'organisme, mais à l'aide des caractères objectifs, on reconnait clairement les effets et on admet aussitôt l'existence antérieure de la cause.

D'après ces données, on pourrait croire que les auteurs, après avoir constaté les indéniables affinités des néoplasmes entre eux, ont songé à leur rechercher une parenté étiologique, une cause générale et commune. Or, il n'en est rien, et l'on est frappé de surprise en constatant jusqu'où les médecins et les chirurgiens ont poussé l'indifférence et la négligence sur ce point.

Dans un grand nombre d'observations, d'articles, de mémoires relatifs aux néoplasmes, il n'est pas dit un mot d'étiologie.

Dans les travaux où l'on s'en occupe quelque peu, on répète souvent les banalités qui traînent dans les livres depuis un siècle, ou bien on rejette ces hypothèses surannées sans rien mettre à la place, ou enfin on déclare en toute sincérité ne rien savoir. Quelques auteurs cependant consacrent un chapitre spécial à l'étiologie; mais, comme s'ils ne se faisaient pas une idée bien nette de ce qu'il faut entendre par causes, ils le remplissent de notions relatives à la fréquence, au siège, au sexe, à l'âge, etc., notions intéressantes sans doute, mais qui n'indiquent en aucune façon la cause réelle du néoplasme, c'est-à-dire pourquoi ce néoplasme apparaît chez un individu donné.

On insiste assez souvent sur le traumatisme et sur les lésions inflammatoires antérieures, soit pour admettre, soit pour rejeter leur influence étiologique. Ceux qui admettent cette influence ont raison sans doute, mais à la condition de n'y voir que des circonstances favorables à la manifestation et à la localisation de la cause, mais non pas la cause elle-même.

Divers pathologistes, en présence de la multiplicité, de la récidive, de la généralisation des tumeurs cancéreuses, admettent une prédisposition spéciale, une aptitude particulière de l'économie à produire du cancer, en d'autres termes, une diathèse cancéreuse. Ce qui les force à reconnaître aussi une diathèse épithéliomateuse, chondromateuse, sarcomateuse, etc., pour les cas où il y a multiplication, repullulation et généralisation des épithéliomas, des chondromes et des fibromes.

Même nécessité d'une disposition générale de l'économie quand on observe cent névromes sur un même sujet.

Dans tous ces cas la diathèse, n'étant point contestable, n'est point contestée. Mais il n'en est plus question quand il existe une seule tumeur: cancéreuse, épithéliale ou fibreuse; on se contente d'invoquer alors les causes banales, ou l'on avoue son ignorance. Or, si la diathèse existe quand on constate vingt, dix, ou même cinq lipomes, de quel droit la contesterait-on pour deux de ces tumeurs et même pour une seule? Comment prouver que cette diathèse commence à la seconde manifestation et qu'elle n'existait pas pour la tumeur initiale? Lorsqu'on constate chez un rachitique plusieurs fractures dites spontanées, la même cause générale n'engendre-t-elle pas la première fracture aussi bien que la deuxième ou la dixième?

N'est-il donc pas plus logique de dire que tout néoplasme, qu'il reste unique ou qu'il se multiplie, naît en vertu d'une diathèse, c'est-à-dire d'une aptitude spéciale de l'économie mise en action par une cause déterminante plus ou moins facile à apprécier?

Mais alors surgit une difficulté sérieuse.

Existe-t-il autant de diathèses qu'il y a de genres de néoplasmes? N'y a-t-il au contraire qu'une diathèse commune à tous les néoplasmes indistinctement, depuis le papillome jusqu'au cancer?

Les auteurs ne se sont point prononcés catégoriquement sur la seconde question, mais ils résolvent implicitement la première par l'affirmative. Aucun d'entre eux d'abord ne nie la diathèse cancéreuse, mais ils parlent également de diathèses spéciales pour les lipomes, les chondromes, les névromes multiples, etc. Broca, qui a discuté ce point de doctrine, distingue sans hésiter une diathèse néoplasique, puis des diathèses générales et partielles, des diathèses de système et jusqu'à des diathèses locales. Bazin lui-même inclinait vers la pluralité des diathèses, puisqu'il faisait dériver le cancer de l'arthritisme et le cancroïde de l'herpétisme.

Pour ma part, et sans doute à cette heure je suis le seul de mon avis, j'affirme l'unicité de la diathèse néoplasique. Voici mes arguments:

1° La diathèse néoplasique est héréditaire. La chose a été exagérée par les uns, mais niée bien à tort par les autres. Les faits de Broca, de Walshe, ne laissent aucun doute sur sa réalité. Mais il faut étendre aux autres néoplasmes ce qui n'a été guère admis que pour le cancer. D'un père atteint de carcinome pourra naître un fils affecté d'épithélioma ou de fibrome. — Une dame portait un cancer du sein: sa mère avait eu un kyste de l'ovaire. — J'ai opéré une dame d'un épulis: son oncle présente un cancroïde de la verge, et sa mère un lipome de la cuisse. Ce qu'on peut résumer dans la proposition suivante:

Quand la diathèse néoplasique est dans une famille, elle peut se transmettre aux descendants sous une forme anatomique semblable ou différente.

2° Ce qui est vrai de la famille l'est aussi de l'individu. De coutume, les néoplasmes sont solitaires ou, dans le cas contraire, ils restent de même nature: cancers successifs, lipomes. multiples, polyadénomes, etc. Mais parfois aussi on observe chez le même sujet en différentes parties du corps, à différents âges, à différentes époques, des néoplasmes de nature tout à fait dissemblable.

J'ai signalé de nombreux exemples de ce genre dans un article récent sur la pluralité et la diversité des néoplasmes. Maintes fois j'ai vu les lipomes coïncider avec le cancer, et le cancer du sein lui-même coïncider avec les myomes utérins ou les kystes de l'ovaire.

Je connais une dame atteinte en 1878 d'un adénome sudoripare, en 1881 d'un polype de la matrice et en 1884 d'un cancer de la mamelle. Faut-il dans un cas pareil croire que cette dame a été successivement en puissance des trois diathèses, engendrant l'adénome, le fibrome et le carcinome, et n'est-il pas plus logique de penser qu'une diathèse unique, la disposant à produire des néoplasmes, a fait naître en se fixant sur les glandes de la peau un adénome, sur l'utérus un myofibrome, et sur la mamelle un cancer?

Même raisonnement pour une malade récemment couchée dans mes salles, et qui était atteinte simultanément de plusieurs chéloïdes spontanées, de plusieurs chéloïdes cicatricielles, de fibromes récidivés des deux pavillons de l'oreille et d'un squirrhe de la mamelle droite, avec adénopathie axillaire.

3° Ceci s'applique encore aux néoplasmes hétérogènes que j'appelle polyhistiques parce qu'ils renferment plusieurs tissus. Soit une tumeur de la parotide où l'on rencontre des culs-de-sac glandulaires, du tissu fibreux, de la matière colloïde et du cartilage; supposera-t-on que cette petite masse morbide résume en elle l'activité des quatre diathèses de système qui produisent l'adénome, le fibrome, le myxome et le chondrome? Ne vaut-il pas mieux voir dans cette combinaison pathologique le résultat d'une cause provoquant l'hyperplasie simultanée de tous les tissus parotidiens?

4° Autre argument tiré de ce qu'on a appelé la dégénérescence des tumeurs: une jeune femme présente à vingt ans un adénome de la mamelle indolent, stationnaire, bénin par excellence; à quarante ans le néoplasme grossit, change de caractère et devient carcinome. La diathèse a-t-elle changé? Je ne le pense pas. Il y avait à vingt ans aptitude à la néoplasie: fixation de celle-ci sur la mamelle qui à cet âge subit volontiers l'altération adénique, mais très rarement l'altération cancéreuse — à quarante ans, la diathèse persistant cherche à se manifester de nouveau.

Si elle attaquait l'autre mamelle, elle y ferait naître un cancer, parce que c'est l'âge où la glande mammaire contracte communément cette lésion; mais la diathèse trouve dans l'adénome un motif de détermination locale, un lieu de moindre résistance; elle y exerce sa nouvelle activité. C'est pour la même raison qu'une contusion de la mamelle fait naître un fibrome chez la jeune fille et un carcinome chez la mère de famille.

J'invoque enfin ces cas de récidive hétéromorphe dans lesquels on voit reparaître dans la cicatrice résultant de l'ablation d'un épithélioma ou d'un adénome, un fibro-sarcome, comme j'en ai publié récemment un bel exemple.

Mais je connais les objections et vais tâcher de les réfuter,

Comment comprendre, dira-t-on, qu'une même disposition, issue d'une même cause, donne naissance à des produits aussi disparates par la structure, la marche et surtout la gravité que le sont les divers néoplasmes?

On peut répondre d'abord que la similitude des causes pathologiques n'entraîne nullement la similitude des effets morbides. La contusion, agent pathogénique des plus simples, engendre les affections les plus dissemblables suivant qu'elle porte sur tel ou tel organe, sur tel ou tel tissu, qu'elle atteint, sur le même point du corps, un scrofuleux, un syphilitique ou un rhumatisant.

L'inflammation, processus uniforme, se traduit tout autrement dans les séreuses, les muqueuses, les membranes vasculaires et les divers parenchymes: ce qui n'empêche nullement de rapprocher la bronchite, la synovite, l'endocardite, le phlegmon, la néphrite et la périostite.

La syphilis, cause uniforme et spécifique par excellence, affecte dans ses manifestations un polymorphisme excessif.

Il est donc fort naturel que la diathèse néoplasique suscitant l'hyperplasie, celle-ci donne des produits dissemblables suivant qu'elle porte sur le tissu adipeux ou sur le tissu cartilagineux, sur l'épiderme ou les éléments conjonctifs.

La différence de marche ne peut nous arrêter davantage, car l'évolution d'une maladie ne dépend en aucune façon de sa cause première. Cette différence d'ailleurs n'est pas aussi radicale qu'on pourrait le croire. L'épithélioma se comporte parfois exactement comme le carcinome et le fibrome tout comme le sarcome; ce dernier ainsi que les tumeurs polykystiques infectent parfois l'économie à la manière des cancers proprement dits. Tout cela s'explique bien, étant admise la nutrition pervertie et désordonnée dont nous avons fait un des caractères fondamentaux des néoplasmes vrais.

La différence de pronostic constitue l'objection la plus sérieuse aux yeux des praticiens. Certes, le lipome, sous ce rapport, est bien loin du cancer; mais la varioloïde si bénigne et la variole hémorragique qui ne pardonne pas n'ont-elles pas la même origine? Et conteste-t-on l'identité étiologique de la fièvre quarte, dont on ne meurt guère, et de la fièvre pernicieuse qui peut tuer au premier accès?

La gravité d'une affection est digne à coup sûr d'être prise en sérieuse considération, mais elle ne sert ni à réunir ni à séparer les espèces morbides. Que dirait-on d'un botaniste qui désunirait la famille des Solanées sous prétexte que les unes sont comestibles, les autres vireuses, celles-là ornementales et celles-là sans destination ni utilité apparente quelconque?

Je puis d'ailleurs satisfaire aux scrupules des sceptiques en accordant, conformément à la réalité des choses, que la diathèse néoplasique à elle seule ne saurait produire une manifestation locale et qu'il lui faut nécessairement le concours de circonstances adjuvantes et de causes déterminantes.

Ainsi, pour qu'une femme soit atteinte d'un squirrhe du sein, il faut d'abord qu'elle ait la diathèse néoplasique, qu'une cause occasionnelle quelconque, une contusion si l'on veut, appelle ensuite la diathèse sur la mamelle plutôt que sur la matrice, et sur la mamelle heurtée plutôt que sur l'autre, que la femme en question soit enfin arrivée à l'âge où le squirrhe se développe, c'est-à-dire aux environs de la 40ème année.

En revanche, il me sera sans doute accordé que ni l'âge, ni la contusion ne pourront produire le carcinome sans la diathèse néoplasique; car s'il s'agissait par exemple d'une fillette scrofuleuse de dix ans, jamais on ne verrait se développer chez elle, au point contus, ni squirrhe. ni néoplasme quelconque.

Je conclus de tout ceci que l'hypothèse d'une diathèse néoplasique unique est vraisemblable; qu'elle ne choque aucun principe de pathologie générale puisqu'en mainte autre circonstance on voit une cause uniforme donner lieu à des effets très variés; qu'elle permet enfin d'expliquer le polymorphisme anatomique et clinique des néoplasmes tout aussi bien et plus simplement que l'hypothèse opposée.

III. Démontrer l'existence d'une diathèse néoplasique, c'est approcher de la cause des néoplasmes, sans toutefois la dévoiler encore. En effet, il faut conserver aux mots leur sens précis. La diathèse n'est ni une maladie ni une cause de maladie, c'est simplement une disposition à la maladie.

Lorsqu'un syphilitique a le corps couvert de gommes, on dit qu'il y a diathèse gommeuse; mais on sait que la syphilis en est la cause réelle. Lorsque nos vieux maîtres rencontraient un cancer, ils admettaient du même coup la diathèse cancéreuse, mais déclaraient ignorer complètement ce qu'elle était et d'où elle provenait. Si nous devions en rester là, il serait bien inutile d'aborder la question; donc il faut chercher l'origine et la cause de la diathèse néoplasique, origine et cause qu'on ne peut trouver que dans les antécédents minutieusement examinés des personnes atteintes. Or, l'enquête fait faire les constatations suivantes:

1° Les néoplasiques, avant l'invasion de leur mal ou peu après cette invasion, sont d'ordinaire de forte constitution et de bonne santé, en un mot robustes et vigoureux.

Cette assertion me met en désaccord avec ceux qui disent qu'aucune constitution, qu'aucun tempérament ne disposent à la néoplasie et ne mettent à l'abri de ses coups; mais je fais appel aux cliniciens. Tous ont été frappés sans doute de la belle apparence des patientes et patients aux débuts du cancer du sein, des kystes de l'ovaire, des fibromes utérins, des cancroïdes de la langue ou des lèvres, de l'adénome mammaire, cutané ou parotidien, du lipome, du chondrome, etc.

Chez certains néoplasiques, cette intégrité de la santé est telle et les antécédents morbides semblent si négatifs, qu'on serait tenté de croire que la diathèse est primitive et ne dérive d'aucune tare constitutionnelle, que le néoplasme, en un mot, est réellement protopathique.

À la vérité, ces faits son rares: un examen attentif fait découvrir la filiation pathologique dans la grande majorité des cas et conduit à restreindre cette prétendue intégrité de la santé antérieure.

D'abord certains néoplasiques, qui sont exempts d'antécédents morbides, présentent la diathèse héréditaire, étant issus de parents atteints
déjà de néoplasmes. Ceci est bien démontré pour le cancer, mais doit
être admis pour les autres productions néoplasiques.

Les néoplasmes n'excluent pas les autres maux et les néoplasiques
peuvent contracter d'autres affections. Or, si l'on dresse la liste des
lésions, affections et maladies qui peuvent les atteindre (abstraction faite,
bien entendu, des intoxications, endémies, épidémies, traumas et complications traumatiques, qui n'épargnent personne), on constate qu'elles relèvent
à peu près exclusivement de cet état constitutionnel, de cette maladie
générale, imparfaitement limitée, et plus imparfaitement définie par les
nosographes, j'en conviens, mais que les grands cliniciens n'ont jamais
méconnue; je veux parler de l'arthritisme.

Si l'on dresse l'inventaire pathologique d'un néoplasique de quarante
ans, on est presque sûr d'y compter le plus souvent une demi-douzaine
des affections suivantes, antérieures, contemporaines ou alternantes : migraine, névralgies sciatique, intercostale ou autres; angine herpétique,
dyspepsie, constipation, hémorroïdes, varices des membres inférieurs, lithiase
biliaire, gravelle uratique ou phosphatique, glycosurie éphémère ou durable,
arthralgies ou arthropathies goutteuses ou rhumatismales de tous degrés
et de toute forme; déviation des orteils et des doigts, dermatoses spéciales, eczéma, herpès, psoriasis, intertrigo, calvitie ; emphysème, affections
cardiaques, dysménorrhée, autres néoplasmes, etc.

Si, par un hasard très grand, vous ne trouvez rien, ce qui est possible chez les très jeunes sujets, par exemple, il y a grande chance pour
que vous constatiez ces mêmes manifestations arthritiques chez les parents.

Dans d'autres cas, c'est l'évolution ultérieure qui instruit. Je cite
volontiers cette malade que j'opérai d'un squirrhe de la mamelle. Un
interrogatoire très minutieux ne m'avait fait reconnaître aucune propathie
arthritique; mais, pendant la cure, il y eut d'abord une attaque très
caractéristique d'herpès traumatique ; puis, j'appris que cette femme avait
eu, un an après la cicatrisation, une attaque violente de rhumatisme aigu
généralisé.

J'avais vu antérieurement un cas bien curieux du même genre. Il
s'agissait d'une dame d'une belle constitution et d'une santé irréprochable,
que j'avais soignée pour une tumeur adénoïde du sein et que je croyais
guérie. Trois ans après, elle fut prise d'un rhumatisme articulaire très
intense et, trois ans plus tard, elle était opérée d'un cancer du sein.

A côté des affinités, des sympathies, des néoplasmes, — le mot
s'appliquant excellemment ici, il faut noter les antipathies, les incompatibilités, qui ont été exagérées, sans doute, mais qui n'en sont pas moins
très réelles. Bien rare est la coïncidence entre les néoplasmes et les
manifestations de la scrofule et de la tuberculose. Cela a été dit du
cancer, c'est-à-dire de la variété de néoplasmes qui comporte peut-être le
plus d'exceptions. Mais cela est encore bien plus vrai des autres néoplasmes. J'en suis à voir un scrofuleux atteint de lipome, de kyste de
l'ovaire, de polype utérin, et je puis d'ailleurs répéter avec Lebert qu'un
cancéreux peut devenir phtisique, mais qu'on n'a jamais vu un tuberculeux
devenir cancéreux.

Remarquons que ces incompatibilités sont exactement les mêmes entre
le rhumatisme d'une part, et la scrofule et la tuberculose de l'autre. Je

sais qu'il y a des exceptions; mais, en tout cas, elles sont rares et il est possible de s'en rendre compte.

S'il est établi en mathématiques que deux quantités égales à une troisième sont égales entre elles, on peut dire en pathologie que deux états morbides qui s'associent, coïncident, alternent ou se succèdent, sont vraisemblablement les effets d'une même cause: Dis moi qui tu hantes, je dirai qui tu es.

Si donc, avant, pendant ou après la constatation d'un néoplasme vrai, on note presque constamment l'arthritisme sous l'une ou plusieurs de ses formes, on est conduit à proclamer la relation étiologique entre l'un et l'autre, puis, en se basant sur les proportions numériques, à subordonner le premier au second; en d'autres termes, à dire que les néoplasmes vrais sont une des nombreuses formes de l'arthritisme.

Je fais ici une application du procédé de démonstration dont mon savant ami le professeur Bouchard s'est utilement servi dans ses recherches si belles et si profondes sur les maladies de la nutrition.

Si l'on objectait que les néoplasmes sont à la fois fixes et incurables et que les manifestations arthritiques sont en général fugaces, peu graves et faciles à dissiper, je répondrais que l'arthritisme a d'autres formes fixes que la néoplasie, formes qu'on ne guérit pas plus par la thérapeutique que les tumeurs, et je citerais les calculs vésicaux et biliaires, les lésions valvulaires du cœur et l'athérome artériel, les varices et la sclérodermie, les tophus, l'arthritis deformans, etc.

Il faudrait beaucoup plus de temps qu'il ne m'en est accordé pour développer tous ces arguments et les étayer surtout sur des faits; mais ce que j'ai dit est suffisant, sinon pour résoudre, au moins pour énoncer nettement le problème étiologique important que je voulais poser devant le congrès.

Quelques-unes des propositions que je viens d'émettre frisent le paradoxe sans doute, et pourtant elles sont moins originales qu'on ne le pourrait croire. Il est en effet bien difficile de trouver du neuf dans un chemin qu'ont parcouru déjà un grand nombre de pathologistes éminents. Permettez-moi donc d'indiquer sommairement quel contingent personnel je crois apporter dans cette question difficile.

1° La classe des néoplasmes était acceptée, mais elle avait des limites indécises parce que le néoplasme lui-même était mal défini et qu'on n'avait pas nettement indiqué ses caractères. Une définition devenait donc nécessaire; celle que j'ai formulée aura au moins, je l'espère, le mérite de la précision.

2° Le rôle des diathèses dans le développement des néoplasmes a été fort contesté. De ces diathèses, les uns ne veulent pas, les autres en comptent trop: je n'en admets qu'une seule pour tous les néoplasmes et tous les individus, les variétés étant sous la dépendance de causes et des conditions secondaires déterminant le siège, la forme anatomique, la marche et les terminaisons.

3° Les partisans des diathèses susdites déclarent ne savoir ni les prévoir, ni les reconnaître, ni en quelles circonstances elles agissent, ni d'où elles proviennent. J'ai résolument fait dériver la diathèse néoplasique de l'arthritisme.

4° Cette idée avait été émise par mon illustre maître E. Bazin, aussi grand médecin que grand dermatologiste; mon collègue le professeur

Hardy abonda dans le même sens, ainsi que d'autres médecins moins célèbres, Isambert, Gigot-Suard, etc.

J'ai adopté ces vues et les ai même élargies, car, attribuant à tous les néoplasmes vrais la même cause primaire, je les considère tous comme des manifestations arthritiques évidentes.

J'ai exprimé mes opinions à cet égard dans des notes personnelles et dans les travaux de plusieurs de mes élèves, parmi lesquels je citerai de préférence MM. Kirmissen et Leclerc. Je les présente aujourd'hui, basées sur une conviction de plus en plus profonde et mûries par la réflexion.

Et maintenant, quelle sera leur destinée? En vérité, je l'ignore, mais j'espère qu'elles bénéficieront de la tendance qui porte enfin les pathologistes vers les recherches d'étiologie et de pathogénie.

Le divin Platon affirme quelque part — je ne saurais trop dire où, étant un peu brouillé avec mes auteurs grecs — que le vrai est ou sera utile.

Ce que j'avance est-il faux ou non? Tout est là.

Si je me trompe, mes fantaisies d'imagination seront vite oubliées, et je n'aurai que le regret d'avoir employé votre temps à les écouter.

Si je suis dans le vrai et si plus tard la science et la pratique tirent profit de mes vues, je serai bien heureux de les avoir dogmatiquement et solennellement exposées devant une assemblée aussi savante, aussi brillante et aussi sympathique. *(Applaudissements.)*

Avant la clôture de la séance, M. le Dr. BILLINGS, de Washington, présente l'invitation suivante:

»In behalf of the Medical Profession of the United States, we undersigned, Members of a Committee appointed for that purpose by the American Medical Association, have the honor to offer to the International Medical Congress our invitation to hold its next meeting in the City of Washington in September 1887.«

Austin Flint.   Lewis A. Sayre.   Christopher Johnston.
George J. Engelmann.   F. M. Browne.   John S. Billings.

M. BILLINGS, en des termes hospitaliers et chaleureux, engage l'assemblée à accepter l'invitation de ses collègues des États-Unis qui s'empresseront de donner au Congrès l'accueil le plus amical et confraternel. La remise de la session au mois de septembre est motivée par les grandes chaleurs qui dans ces contrées règnent ordinairement pendant l'été, et qui rendraient le séjour à Washington dans le mois d'août insupportable pour la plupart des Européens.

Sur la proposition du président du Congrès, l'invitation présentée par M. Billings est renvoyée au Conseil de la session qui aura à rapporter là-dessus, comme sur les autres invitations qui pourraient être présentées, à la dernière séance générale, le samedi 16 août.

Troisième séance générale.

Jeudi 13 août à 3 h.

Présidence de Sir Henry Acland.

Sir WILL. GULL donne lecture d'un discours:

On Collective Investigation of Disease.

Gentlemen, Friends, and Colleagues.

I esteem it a great honor to be deputed to address you on this occasion, and on a matter which promises to contribute to the advancement of medical knowledge by a wider and fuller method than has yet been sufficiently attempted.

The subject of my address is the institution of an International Collective Investigation of Disease. This object, I need not say, is intimately connected with the main purpose of these Congresses, if not indeed in the natural course of things an integral part of them. At present we come together as individual cultivators and practitioners of Medical Science; each contributing his quota to our knowledge on this or that subject which may or may not have been selected for thesis and discussion beforehand. Nor are our labours, even under these conditions, without excellent results. But a feeling is growing and already widespread, that by a more organized combination, a more intimate and better coöperation, not only the members of these Congresses, but alle the working members of our Profession throughout the civilized world, might sooner or later be organized into a body of fellow-workers, associated for collecting information on medical questions over the widest area.

There is perhaps no profession which enforces upon its individual members so strongly as does Medicine, the necessity of continued observation and intellectual cultivation; and there is no means by which this cultivation can be so well promoted as by meetings like the present, and by the active organizations in the form of Committees or Sub-Committees which we hope and anticipate may spring from them.

The human intellect in its single and separate operation may produce wonderful results. Yet isolated as a man may seem to be in the intellectual labor which occupies him, he makes but little progress apart from the aid and coöperation of other minds which have worked and are working in the same direction. And though doubtless it will always be the privilege of the highest intelligences to clear the boundaries of knowledge, and to throw the rays of their genius into the surrounding darkness, yet all must be agreed on the great and almost supreme value of the intellectual coöperation of less gifted minds in the simple observation of facts, and especially when the needed facts are scattered over a wide field.

However much apart, as I say, a man may seem in the work of his intellect, he is really much less so than he seems to be; for as we cannot refer the strength of our bodies to any particular food that we have taken, so neither can we track the thoughts of our minds to the sources whence they may have been fed; and if our social nature has been raised from savagery to civilization by social combinations, it is even more necessary that our intellectual nature should be helped in its growth and nurture by such intercourse and association as are here presented, and which we now propose further to advance.

Our great countryman, Bacon, has not generally been well received in the school of German philosophy, so that I must use some caution in citing him in favor of intellectual combinations in pursuit of the sciences. Still, on thinking over the bearings of Collective Investigation of Disease, I could not but feel that although three centuries have elapsed since he broached this question, and little has been done in it since, we might be about to realize his idea of a Novum Organon, the formation of a New Intellectual Machine for removing and overcoming the obstacles to our medical progress.

The purpose we have before us is no less than this, to enlarge and methodize intellectual coöperation, whereby not only the active, but the at present inactive, faculties of observation of the wide-spread members of our Profession may be combined into one or more lines of energy. I am not unmindful how much this presupposes; how it assumes the combination of exact observation and record, with refined criticism and analysis; how it demands the highest scientific perception, with the humble collection of the meanest facts; how, in fine, it means the development of intellectual combination into many forms of organization which should be not one but many instruments of research. Such a forecast may perhaps lead us to exclaim: »Who is sufficient for these things?« Yet happily the answer is near: Time, though short for the individual, is inexhaustible in the race; — the intellect is in its infancy; — its powers of growth unexhausted: and to these in their evolution there appears to be no limit. The work to be done is unchangeable; and there are eager and willing workers in all lands, who only need the encouragement and direction of the master-minds of Medical Science to set them to work.

Happily the phenomena which demand our investigation, though complicated and transient, are, it need not be said, the result of unchangeable laws. The capriciousness of Nature, as we speak of it, is but the weakness of our own sense and understanding: and its so-called mystery and obscurity, but the darkness in ourselves.

The physiologist and the pathologist have to admit that not even in the caprices of man is there capriciousness; that mental caprices have their organic basis: that the whims, the fancies, and the prejudices of the human mind, not less than the changing activities of the functions of his body, or the revolution of the earth on which he lives, are but the resultants of unvarying laws, unchangeable as the fixity of the stars on which he gazes with wonder and admiration.

We may therefore have this encouragement, that when any of our work is done, however small and trifling it may seem, it is done and settled for all time, or at least so long as the laws of organization remain what they are; that the clearing of a fact in respect of disease will remain an imperishable inheritance of knowledge to those who follow us, so long as there is disease in the world. We may support our labours, therefore, with a feeling of surety that the problem before us is a settled problem, however difficult its solution. Nature will not delude us, however much we may delude ourselves.

A superficial survey of the Sections of this Congress shows that the student of Medicine occupies an unique position in the pursuit of knowledge. For instance, if I turn the leaves of the programme, I find that the Section of Anatomy invites attention to cell-nucleus and cell-division, the lowest unit of organization; and the Section of Psychiatria to the Psychic-Epileptic equivalent, which, as no one will deny, stretches to the other pole of knowledge; hence, surely no man more needs to lay hold of the unchanging idea of law than the student of Medicine, as he ranges from one extreme of observation to another.

In the International Investigation of Disease, the prevalence of mental disorders in different nations will be a subject of enquiry. Also the forms which these maladies take, according to nationality, occupation, stratum of society in which they occur, etc.; the use of stimulants — alcohol. opium, hemp, tobacco, etc. This work obviously lies not only in the physical and physiological conditions of life, but in their intimate correlatives, the facts of psychology. The thoughts of the student of Medicine must therefore ·range from the atoms that build up the textures to the hopes that make the man. And even perhaps further than this, for in most of us the unsatisfied mind cannot answer itself with the measurables and ponderables of physical science, however much it may admit that all else is dependent upon them, but will strive to go behind appearances and feelings to the substratum of their existence, and cannot find rest for its foot until it traces their relation to an unchangeable First Cause.

Du Bois Raymond might well remark that the problem of organization would be comparatively easy if it were unattended with feeling and thought. That it would then, as it were, present us only with an astronomical problem, in which the atoms of things would, after the manner of the heavenly bodies, move on in their several orbits in lines which science might hope to deal with. For it is within the scope of science, even as we now understand it, to track an atom of oxygen, nitrogen, hydrogen, or carbon through its synthesis in a plant to its combination in the elements of brain or muscle, and still on to its resolution and return into its original form, with corresponding evolution of force. But when this shall have been done, we have learnt nothing of pain, nothing of emotion, nothing, indeed, of the science of many of the common facts with which medicine has to deal every day. How different would be the problem for the physician if disease were unattended by pain or emotion, if the patient were indeed patient as unorganized materials are; if there were no hopes or fears on the part of the object to be dealt with, and no embarrassment on the part of the practitioner from desire to please as well as to heal! Quacks would then be banished to limbo. The course of nature could be watched until the equilibrium of health was attained, and the temptations to polypharmacy would be no more. But then, on the other hand, we should have nothing to do with life in its higher form, which is our ever-abiding problem, and we should miss the stimulus of affection, which, like a constant trade wind, carries us forward — at least the majority of us.

If for these preliminary remarks I need any apology, might I not say that I have come from the country of Newton and Harvey, that I have travelled by the home of Spinoza, and that I am speaking in the presence of the countrymen of Descartes and Leibnitz.

Gentlemen, I do not appear here to-day on my own behalf, but on behalf of the Collective Investigation Committee of the British Medical Association.

The British Medical Association is an Association of most of the Medical practitioners in the Kingdom of Great Britain and Ireland; and it has, I believe, affiliated Associations in our Colonies.

It numbers from ten to twelve thousand members, all, or almost all of them, actively engaged in the practice of Medicine.

It is organized into over fifty branches, with their Presidents and Committees.

These branches have weekly or monthly meetings for the purposes of professional intercourse, and for reading and discussing papers on medical subjects. It has, moreover, a weekly Journal of very extensive circulation, which records the transactions of the different branches, and supplies to its members lectures and communications on the most important current subjects in medical science.

This Association has been founded over fifty years.

For some years past, and especially during the last four years, it has been felt that the aims of this great Association might be advanced to a higher point by etablishing an organized plan of medical observation amongst its members, and, already, sub-committees to the number of fifty, comprising as many as a thousand members, have been established to carry forward this proposition. I am deputed by the Central Committee of this Association to ask you to-day to extend this combination by etablishing an International Committee for the Collective Investigation of Disease, and I trust this may commend itself to the Congress.

Such an International Committee would have objects entirely germane to the recognized purposes of the Congress itself. Probably one might go even further, and say that such an International Committee should form an integral part of these International Medical Congresses, and that their operation would in time become one of the most fertile sources of International Medical advancement. I am happy to think that but little argument will be required in this assembly to commend this proposition to your favor. Already in Berlin the Verein für innere Medicin has adopted the principle, and has established a Committee, after the pattern of the British Committee, to carry forward the work. The President of the Society, Professor Frerichs, has given his entire adhesion to the movement, and Professor Leyden has accepted the Presidentship of the Committee itself, which includes also very distinguished names; and I hope that one or more of our colleagues from Berlin will to-day add a few words in favor of the proposition I am called upon to make.

In putting arguments forward for the establishment of a National Collective Investigation in its more limited form, it was permissible to insist upon minor advantages to be expected from such association — I refer to its educational value, since it could not but happen that every coöperating member would learn much from the investigations proposed; and that whilst he promoted science, he would no less promote his own intellectual status.

Again, I pointed out in my Address in London, that the family physician or practitioner has a sphere of observation specially favorable to the study of ætiology, and modes of extension of communicable diseases. He has also special advantages for pathological study, which are not so much afforded to the professor in an University or Hospital. It is his privilege to see the earliest beginnings of disease, and to have the opportunity of tracing its evolution and decline, or when so favorable a course does not happen, the steps of pathological progress are before him, whereas at the end of life when the whole organism crushes downwards into a chaos of pathological forms by the advance of disease it is often impossible on the postmortem table to say where the failure began, and how it has advanced. The family physician's observations should thus supply a corrective to a too exclusive mechanical pathology.

Amongst the subjects suggesting themselves to us in England in near relation to this matter, was the formation of life-histories and family-histories in respect of disease, and these could only be obtained through the family physician. If such histories could be widely and accurately recorded, the natural associations of different forms of disease in individuals and families would be made evident, and might afford suggestions as to pathological relations not now suspected — relations between diseases which are separated in Nosological Treatises, but associated in Nature. This mode of enquiry, through family-history, would open a wide page for the p a t h o l o g y o f a i l m e n t s; a page than which there is none more interesting to the practitioner of medicine, since seven-tenths of his work, and perhaps more than this, lie in efforts to correct physiological deficiencies, and to maintain some near approach to the equilibrium of health, which a feeble organism unaided cannot reach. On this part of the field it is that we can study the relations between functional and organic diseases, especially in the range of nervous affections, where the degenerative tissue-changes in one individual of a family may be compared with the physiological disturbances in another. It is also in these family-histories that we might hope to have elucidated the difficulties of c o r re-l a t e d p a t h o l o g i e s. Why, for instance, in a numerous family, whose members are living under the same conditions, one or two should become the subjects of pulmonary phthisis, one or two the victims of rheumatism, another of epilepsy, whilst the others maintain a healthy equilibrium. If such a history should be repeated in ten thousand families or in a hundred thousand, we surely might hope by careful collation of the facts, to come to the groundwork of these differences, and to determine the rule which separates the epileptic and the rheumatic from the inroads of phthisis.

So much for the more limited though not less important advantages of National Collective Investigation, but in an International Collective Investigation, the ground widens very much, not only from the different intellectual characters of its working members, but also from the greater variety under which disease presents itself.

The first gain, no doubt, will be from the intercourse and reaction of different national modes of thought, with and upon each other. It need not be said that the ways in which any subject may be viewed do not depend upon the subject itself, but upon the varied capacity of the minds brought into relation to it. Minds evolved during ages under special local and national conditions, and educated in lines of their own, cannot fail to give new direction and shape to the questions proposed for solution.

Each national mind will feel a different mental necessity. This view might be much further enlarged, if this were the occasion for it. At the Congress in London I endeavoured to show that each nationality produces its own scientific School, and not least in respect of the Science of Medicine. One nationality is more distinguished by its powers of Analysis; another by its powers of Synthesis; one is critical, another historical; one characteristically anatomical, another physiological. Even if this occurred to only a limited degree, there must follow an interchange and fertilization of ideas. And let no one believe that this is a dream. We have reached no more than the threshold of intellectual evolution.

International Associations like this will serve to nurse and nourish these powers in the future. But however this may be, these movements and combinations are in accordance with the spirit of the age. It is on all hands felt and acknowledged that the individual worker, apart from his colleagues, cannot hope to do much in any department of science, and that it is only by combination of members and subdivision of labor that scientific observation can be carried on successfully. The establishment of an International Collective Investigation of Disease, appeals to us from every side; personally, as through its influence our energies are stimulated, and our intellectual activity varied; socially, since observations made in one country cannot but correct or support those made in another; collectively, since Science is cosmopolitan, and can only grow well when fed from all sources. It has been objected that the results of Collective Investigation must, from the nature of the case, be inaccurate, superficial, and so far useless; that they are more likely to confirm prejudice than to extend knowledge, and as regards their scientific value, science is made up of quite other stuff. Now to this it may be answered that knowledge advances in many ways; not only by the investigations of the gifted workers of science, but by the casual observation of an isolated fact. Indeed it has hitherto been objected, at least against the science of therapeutics, that more has been gained by accident than by methodical pursuit. The truth is, one step of knowledge, however gained, leads to another. The accidental infection of a milkmaid's hand, casually brought to the notice of Jenner in a country surgery, has not only contributed more than any other discovery to the limitation or suppression of a loathsome disease, but it has opened up pathological speculations of a far-reaching character, and which to-day, in the hands of Pasteur and his colleagues, reveals the hope that we have the key to many if not all infective diseases.

All will admit that in the daily routine of practice facts are occurring that are worthy of record, and that Medical Science loses much by the want of such record. By the combinations proposed, what are now casual and wasted observations would be methodized and stored for arrangement, comparison, and deduction.

The English Committee has proceeded as follows: having first determined certain subjects for Collective Investigation, cards of queries have been framed and distributed through the different Sections, leaving each member to select such subject or subjects as he might prefer.

As regards those life-histories of which I have spoken, patients and practitioners are advised to apply to the Association for Blank Books for these records. The head of the family or other person is directed to request the Medical Attendant, after each illness, to write a brief account of it, with any note he may be pleased to add; so that, after the manner of genealogical trees— which show the distinctions of a family through the heroic deeds of its ancestors—there should be a genealogical history in time to come of all the diseases to which its members have been subject from generation to generation. Such books might also become a record of health as well as of disease, and so show not only how families, and from them nations, decay, but how they grow. No doubt such records even of a thousand families would contain singular revelations, and place many of our pathological ideas in quite a new light. We might learn that with tendencies to organic disease, there was less tendency to epidemic influences; that if diseases were prone to change their form and multiply, they were equally, if not more, prone to lose their forms in a reversion to health; that the occurrence of one disease might confer an immunity from another.

These life-histories might perhaps seem to have a more national than international value, but if they could be obtained, they would supply material for probably the widest inductions. But there is this difficulty about them. Fear, as the wise man said, is a bad counsellor, and, unfortunately, the construction of these life-histories is beset with fear. There is a lurking dread in every man, and in every family, of exposing their frailties. This presents an almost impenetrable barrier to gaining the facts upon which life histories are built. There is a fear also in the minds of the inquirers themselves, since there is a natural disinclination to intrude into secrets which are so anxiously guarded. But whilst we bear in mind the wise man's dogma, and remember that fear is a bad counsellor, we may resist its counsels as far as we can, where so much is at stake.

The clinical subjects which at present have been selected are Acute Pneumonia, Choræa, Acute Rhumatism, Diphtheria, and Inherited Syphilis. Cards of queries have been issued on each of these subjects, and each card is accompanied by a Memorandum stating the object of the particular enquiry, and directing the attention of the observer to the queries proposed. These Memoranda are of the first importance in this movement. It is on them that our hopes of success must be grounded. It is intended that they should indicate the defective state of our knowledge in the subjects brought forward for investigation. In doing this their value to the Profession, and to the progress of our knowledge, is almost incalculable. It is no small matter to have set before us in a simple manner what the present state of our knowledge is, the defects which have to be made good, and the inquiries likely to lead to such a result. Text-books on Medicine will hereafter have to follow something of this leading. Hitherto, and for the most part, they have aimed too much at satisfying the reader, and, in order to make the treatises complete, have assumed a knowledge both in pathology and therapeutics too little justified by fact, and so have hindered, rather than promoted our progress.

These Memoranda are intended to be critical suggestions and suggestive criticisms on the state of knowledge respecting the subjects brought forward. They are the centre of the proposed system. It may fairly be expected that each issue of them will be more exact and incisive. The successfull framing of them is the one important object to be attained. Through them the influence of the more advanced intellects in the Profession will extend through the whole of it, and will reach its most scattered and distant members. Nor can we doubt but that there will be a reaction from the periphery to the centre, maintaining a living cycle of active mental co-operation. Who can limit the effect of such action and reaction? or deny that there will thus arise new energy and new genius? for, happily, the cultivation of Science need not remain the privilege of professors and teachers, but may become the common inheritance of all.

The volumes I hold in my hand are the first published records of the Collective Investigation in England. They contain Reports and Memoranda on the communicability of Phthisis, Acute Pneumonia, Choræa, Acute Rheumatism, and Diphtheria.

I would refer, by way of illustration of my remarks on Memoranda to the Memorandum on Acute Rheumatism. This recites our deficiencies on the ætiology of this disease, and might also include its pathology; the exceptional ways in which Rheumatism occasionally developes; its probable relation to the state of the nervous system; the new aspect of the pathology of joint-affections in relation to the spinal cord; the relation of the intensity of the rheumatic affection to anæmia; its clinical relation to tonsillitis; the intercurrent affections of the skin: and last, but, unhappily, not least, the treatment. I might add, however—not as a criticism, but as a suggestion—that an exhaustive Memorandum on Acute Rheumatism, showing the real state of our knowledge respecting this disease in all its relations, and the more than vagueness of our treatment of it, would have a value which I should find it difficult to express. Long-standing prejudices, which for the most part are entertained and fostered as if they were established and confirmed experience, would go down before the exposition of such a Memorandum, and its results in International Collective Investigation, as dry leaves before an autumn wind.

When enquirers on a given subject agree at the outset what are the imperfections of their knowledge respecting it, they naturally combine the more heartily in its further Investigation.

The aspect of an enquiry from a personal standpoint, and that from a collective investigation standpoint, present the most important contrasts. In the one, the Ego, however subordinated, is not lost. It lurks at the centre of the operations, and the results or supposed results of personal enquiry are too apt to be regarded as property, to be defended against all inroads, whether this property be worth defending or not. The observations and experience of any one man, however gifted, cannot be considered more than suggestive, and cannot have any authoritative value until confirmed by the repeated observations of others.

In a Collective Investigation, whether National or International, the individual and the results of his enquiry are obviously less open to distortion from personal favor or prejudice. This freedom from undue influence gives a greatly preponderating advantage to such associations as we are here met to establish.

Here the observer has no selfish interest in the result of the enquiry. His work will be equally good, whether immediately fruitful in positive results or not. The isolated observer, on the other hand, is apt to have interest in little else than positive results. In therapeutics the truth of this is too abundantly evident, to the confusion of medical practice, and to the vaunting of remedies and methods which are mostly of no value, or may be even worse than useless. It has not escaped the remark of the master of the logic of facts, that Habet enim unusquisque præter aberrationes naturæ humanæ in genere, specum sive cavernam quandam individuam, quæ lumen naturæ frangit et corrumpit—ut plane spiritus humanus (pro ut disponitur in hominibus singulis) sit res varia et omnino perturbata et quasi fortuita. Unde bene Heraclitus homines scientias quærere in minoribus mundis, et non in majore sive communi;«—not in the common world, but in the world of themselves.

One can hardly forecast the amount of good influence on therapeutics, if, instead of individual assertions respecting the value and success of this or that drug or method, we had the teaching of calm and impersonal results deduced from an international area of enquiry, so large that the individual observer would be lost in the result.

Whilst our English Association has, as I have described, put forward several subjects for collective enquiry with the Memoranda and Questions I have named, our German colleagues have determined upon a somewhat different method. They have selected but one subject for investigation, thinking it better to exhaust that before taking up a second or third; and they have naturally selected a subject which at the moment prominently occupies the attention of the Profession in all lands, I mean pulmonary phthisis. Upon this they have proposed four points for solution: (1) the Heredity of the disease; (2) the communicability of the disease; (3) the cure of the disease; (4) the transition of pneumonia into phthisis.

These propositions are accompanied with many questions of detail which I will mention presently. The English Committee at the beginning of last year, also proposed as a question for Collective Investigation the communicability of Phthisis, and have reported upon it. The German enquiry is not yet reported upon. The important discovery of Koch that there is a specific organism associated with pulmonary tubercle, and his infection-experiments, have naturally excited the greatest interest respecting the communicability of the disease. It is well known that at different times and in different countries the contagiousness of phthisis has been confidently believed in; and as Professor Ewald remarked at a Meeting of the Verein für innere Medicin, observers in America, in England, and in Germany, have supported the belief in the contagiousness of phthisis by important records respecting it. Still, until Koch's discovery, the professional mind was very much asleep about it, or with only now and then a half waking dream.

The English Collective Investigation Committee have put forward the question of communicability in the simplest form—»yes« or »no;« as follows: »Have you observed any case or cases in which pulmonary phthisis appeared to be communicated from one to another? Please answer, Yes or No.« It will be observed that this is not a mere voting question as to a man's belief, but whether he has observed any case or cases of the apparent communicability of the disease. Out of the 1078 members of the Association who returned answers to the questions issued on this subject, at least 261 believe they have seen cases of phthisis which have originated in communication from one person to another; about 39 more have seen cases which have made them doubtful whether phthisis may not be so communicated; while 105 have offered facts and arguments which seem to them to negative such a view. One hundred and fifty-eight of the affirmative returns refer exclusively to cases observed between husband and wife. Communication between husband and wife is mentioned, together with other cases, in 34 of the remaining returns.

So that 192 observers report cases of supposed communication of phthisis occurring between husband and wife.

There are also a number of special returns where the disease seems to have spread from patient to nurse, and from friend to friend. I am not here of course to discuss the pathology of phthisis or of its communicability from person to person, but to argue for the advantages of collective research. And, perhaps, no subject could be selected better to demonstrate these advantages than the supposed contagiousness of phthisis. By extending the enquiry over a wide area, the recurrence of striking cases of apparent communicability are repeated over and over again, and must naturally impress the mind more than a case or two occurring in individual experience. The Committee, therefore, justly remark in their report, that they hope that this first step in Collective Investigation into one of the most important questions connected with the ætiology of phthisis, will be of value in leading to more openmindedness in the discussion of disputed questions of experience and observation.

We shall await with interest the report of the Berlin Committee, for its Card of Queries is much beyond that of Yes or No.   It presents seven sections: (1) General Questions as to the history of the family of the patient, the subject of phthisis. (2) Antecedents of the family. (3) Previous diseases of the patient; as, for instance, whether of phthisical habit or not; what diseases preceded the development of phthisis, as scrofula, measles, whooping-cough, chlorosis, etc. (4) On the question of Heredity follow queries on health of parents? either dead of phthisis? and when? have they suffered from scrofula? disease of the bones? lung diseases not phthisical? as pneumonia? pleurisy? gangrene? bronchitis? etc.: where the grandparents or parents related in blood? age of father or mother at the birth of the patient? where they sober or not? etc. (5) On Contagiousness or Communicability—was the disease taken from husband by wife? or from wife by husband? when the malady began? was the contagion from residence in prisons, establishments for the insane, barracks, or infirmaries, etc.? was the infection by residence, clothing or beds? by nourishment, as through the milk of scrofulous animals or consumptive nurses, etc.? (6) On the Curability, including only such cases where at least two years had elapsed from the beginning of the disease —where did the arrest or cure seem to begin? did this come from the improvement of the general condition? are cough and expectoration gone? have the physical conditions altered, and in what way? etc. (7) On Transition of Pneumonia into Phthisis the day of the beginning of the pneumonia? its seat, as at base, apex, or middle of lung, etc.? right or left lung? expectoration—sanguineous? rusty? grass-green, etc.? signs of reconvalescence? when the first signs of tubercle occurred? etc., etc.

I have stated just now that I appear here on behalf of the British Medical Association for Collective Investigation; but I have to add that it is my duty to lay before you further what has been done by the Collective Investigation in Berlin. Within the short time that the Berlin Association has been in operation (Spring 1883), its activity and success have been remarkable. The Berlin Association had already, in February 1884, nine months after its establishment, fiftyfive branches: and Herr Leyden reported to the February meeting of the Verein für innere Medicin a communication he had received from Professor Rauchfuss in St. Petersburg, informing him that they would establish there a separate Association for Collective Research, after the plan of that of the »Verein für innere Medicin«, and in relation with it.   In Paris also, in the Société des Hôpitaux, there had been negociations respecting the Collective Investigation of the »Verein für innere Medicin«, and a similar one would be there arranged.

In the June sitting of the Committee, under the presidency of Herr Fraentzel and Herr Leyden, Herr S. Guttmann, the secretary, reports that the German Association is daily making progress and exciting great interest: that on all sides, from Denmark, Sweden, Switzerland, Italy, Spain, and America, there were communications asking for information respecting this Collective Investigation, and with a request for the cards which had been issued.

With the »Verein für innere Medicin«, there are associated of the Berlin Institutions the »Königstadt-Verein«, the »West-Verein«, the »Südwest-Verein«, and for the Associated Societies out of Berlin, there are correspondents for the Medical Societies in Rostock, Schwerin, Güstrow, Münster, Minden, Arnsberg, Regensburg, Paderborn, Aurich, Thüringen, Holland, Meran, Hagenau, Salzbrunn, Frankfurt (am Main), Köslin, Freiburg, Prag, Elbing, Mainz, Hannover, Graetz, Bochum, Frankfurt (an der Oder), Hessen, Wiesbaden, Danzig, Memel, Marienwerder, Friedeberg, Lübeck, Chemnitz, Nürnberg, Bremen, Pommern, Breslau, Giessen, Dresden, Posen, Essen, Halle, Kiel, Basel, Göttingen, Liegnitz, Riga, Davos, and Marburg.

Further, there is an Association for Collective Research of the Institutions for the Insane, and already Herr Jastrowitz reports a combination of twelve of these institutions in different parts of the country.   There is also a similar movement for inquiry into the health and the diseases of the inmates of prisons and infirmaries.   In fact, our German friends have in many lines outrun us.   Their exertions and their success in promoting this organization make it superfluous for me to add arguments in favor of the proposition before this meeting.

I hope I may congratulate this sitting of the International Medical Congress in Copenhagen, upon the happy incident that we are to-day called upon to centralise these operations which have begun in England and Germany, into an International Committee of this Congress, whose function will be to promote them in all lands; and, by the continued coöperation of these Congresses, carry forward a movement, the fruits of which, as I have already said, it will be impossible to over-estimate; whether we limit our view to the results on our members, on the Profession as a whole, on the public good, or on the brotherhood of nations.

There is but one caution, and that lies against our attempting too much at first.   In our scientific ambition, it would not be difficult to o'erleap ourselves.   It is by a little well done that we shall do much; whereas, if our deductions are hasty, incomplete, and unfounded, the authority which will naturally attach to these researches, will be much more obstructive to the cause of Science, than the fallacious dogmas of separate individuals.   If our hopes and prospects are encouraging, the steps we take cannot be too wary.   The purpose of our association could only lead to failure, and, perhaps, even a gigantic failure, if the movement were not waited upon by strict caution and exact criticism.   If the work proceeds at the present rate, a few years will witness one of the greatest and most useful movements in modern times.   The founding of an International Collective Investigation of Disease will promote the national movements of the same kind in all countries, and will give a stimulus to international emulation under the happiest form.

In the time at my disposal it is impossible to sketch even in outline the number of subjects which claim attention. The Committees of the different Sections as the work progresses, will select their subjects from their own point of view, some with a broader purpose will take the more common maladies, and the more curious the rarer ones. One of our English colleagues would have concise descriptions of rare maladies prepared as an entomologist would have them prepared, of newly-discovered insects; printing distinguishing features in italics. He instances Rhinoscleroma, Hebra's Prurigo, Morphæ, Alibert's Keloid, Keloid of Scars, Addison's Disease, Hodgkin's Disease.

Cretinoid State in the Adult (Myxœdema).

Congenital absence of special bones (such as radius and tibia, with associated portions of carpus or tarsus).

Cases of Spina Bifida, illustrating either results of treatment or survival without it.

Cases of Sacral Tumour.

Cases of »the Recurring Iritis in young persons».

Aneurysms in the orbit.

The Osteitis Deformans of Paget.

Disease of Joints in Ataxy (»Charcot's joint-disease«).

Non-malignant growths in the tongue.

Hemiglossitis.

Kaposi's Disease.

The arguments for these more curious enquiries are not far to seek, since diseases which are rare in some countries may be frequent in others, and by their frequency afford the required ground for the study of their pathology. I might instance the glandular and elephantoid diseases of China, and the successful labors of Manson and Mayers, which have traced them to the presence of the filaria sanguinis hominis, producing lymphatic obstructions and filarial thromboses. The elucidation of such a piece of pathology, though the disease be limited to China, must have a good influence on the whole medical mind in breaking down preconceived opinions, and in showing that we cannot go too far a-field for our knowledge. It supplies, moreover, a further argument for the International Collective Investigation of Disease.

Gentlemen, whilst I thank you for the favor with which you have received this Address, I cannot but express my deep sense of the imperfect way in which I have set forth the greatness and importance of my subject. I can now but commend the matter to your good efforts, assured that, through them, success will not be wanting. *(Applaudissements.)*

Sir HENRY ACLAND remercie l'orateur de son exposition éloquente et lucide de l'œuvre du comité de l'investigation collective des maladies, et exprime des vœux sincères pour la prospérité de cette grande œuvre internationale qui se fera désormais sous les auspices du Congrès.

Sir JAMES PAGET, en son propre nom et aux noms du prof. EWALD, de Berlin, du prof. BOUCHARD, de Paris, et du Dr. BILLINGS, de Washington, propose les résolutions suivantes:

1) qu'un Comité international soit constitué pour l'investigation collective des maladies, sous le patronage, et d'après les instructions du Congrès international des sciences médicales;

2) que les membres du Congrès, dont les noms suivent, représentent respectivement leurs nationalités:

Danemark: Prof. TRIER; Prof. C. LANGE, de Copenhague;

Suède et Norvège: Dr. E. BULL, de Christiania;

Russie: Dr. RAUCHFUSS, de St. Petersbourg;

Autriche-Hongrie: Prof. SCHNITZLER, de Vienne, Prof. PRIBRAM, de Prague; Prof. KORANYI, de Buda-Pesth;

Grèce
Italie
Espagne } pas encore nommés;
Portugal

Suisse: Prof. DESPINE, de Genève;

France: Prof. BOUCHARD, de Paris; Prof. LÉPINE, de Lyon:

Allemagne: Prof. EWALD, de Berlin; Prof. BERNHARDT, de Berlin;

England: Sir WILL. GULL, de Londres; Prof. HUMPHREY, de Cambridge; Dr. MAHOMED, de Londres;

Indes: Sir JOS. FAYRER;

Pays-Bas
Belgique } pas encore nommés;

États-Unis d'Amérique: Prof. JACOBI, de New York; Dr. N. S. DAVIS, de Chicago;

Amérique de Sud: Dr. GUTIÉRREZ PONCE, de Colombie;

Secrétaire général: Dr. ISAMBARD OWEN, de Londres.

Ces propositions, après avoir été recommandées successivement par M. le prof. EWALD, de Berlin, M. le prof. BOUCHARD, de Paris, et M. le Dr. BILLINGS, de Washington, sont adoptées par acclamation.

Le Président du Congrès:

L'importance de la résolution prise à cette séance est telle, que le Congrès international des sciences médicales à Copenhague par elle a obtenu l'honneur d'inaugurer peut-être une nouvelle époque dans l'histoire de la médecine.

On a établi par cette résolution autour du monde un nouveau réseau des recherches les plus importantes et qui ne seraient possibles que par la coopération de toutes les nations civilisées. Tout en félicitant notre Congrès de cette résolution, qu'il me soit permis de formuler le vœu que cette nouvelle espèce de cable autour du monde fonctionne bien et toujours au bénéfice de notre science, au profit de l'humanité tout entière!

Quatrième Séance générale.

Présidence de M. le Dr. Crocq.

Prof. RUD. VIRCHOW fait une conférence:

Ueber Metaplasie.

Während der ganzen ersten Hälfte dieses Jahrhunderts war die Anschauung der Aerzte von der Natur der wesentlichen Lebensvorgänge im Körper, sowohl während des gesunden, als während des kranken Zustandes, im Grunde eine chemische. Man stellte sich vor, das Leben selbst sei an gewisse Stoffe geknüpft, welche ursprünglich in flüssiger Form im Körper, namentlich im Blut, enthalten seien und welche, indem sie in festere Formen übergingen, die verschiedenen Theile bildeten. Diese Vorstellung theilte noch Schwann; bekanntlich formulirte er seine berühmte Zellentheorie dahin, dass die organischen Formen, als deren Vollendung, zunächst wenigstens, die Zelle erschien, durch eine Art von Krystallisation aus dem Cytoblastem, einer Mutterlauge aus organisch-chemischen Substanzen, hervorgingen. Ihre eigentliche Begründung hatte aber die Lehre von den Bildungsstoffen schon im vorigen Jahrhundert in England erhalten, als Hewson og namentlich John Hunter die Doctrin von der plastischen Lymphe ausbildeten und der letztere die lebende Substanz aus dem Blute als dem eigentlichen Träger des Lebens ableitete. Damit begann jene neue Phase der Humoralpathologie, welche von der hippokratisch-galenischen allerdings gänzlich verschieden war, aber dennoch in der Meinung der Aerzte als eine Fortsetzung der uralten Tradition mit dem Heiligenschein des ererbten Dogmas umkleidet wurde.

In der Pathologie hat diese Auffassung ihre consequenteste Durchbildung erfahren in dem humoralpathologischen System Rokitansky's. Plastische und aplastische Stoffe lieferten die Erklärung für die Verschiedenheit der Formen und des Verlaufs der einzelnen Krankheiten. Aber sicherlich würde dieses System keine so weitgreifende Wirkung erzielt haben, wenn nicht auch in der Physiologie die Anschauung Wurzel gefasst hätte, dass in dem Blut und zwar in der Intercellularflüssigkeit desselben, welche durch C. H. Schultz deswegen den Namen des Plasma empfing, der letzte Grund nicht nur der Bildungs, sondern auch der Ernährungsvorgänge zu suchen sei. Von diesem Physiologen hauptsächlich datirt die Meinung, dass fibrinöse Flüssigkeit das Material sowohl für Bildung, als für Ernährung sei. Darnach erschien es fast als selbstverständlich, dass Bildung und Ernährung im Grunde identische Vorgänge darstellten. Da aber weiterhin auch die functionellen Thätigkeiten der Organe von Bildung und Ernährung abhängig sind, so konnte man sich mit einer gewissen Befriedigung zu der ebenso einfachen, als bequemen These vereinigen, dass alle organische Thätigkeit, demnach auch alles Leben auf dem Vorhandensein von Plasma und der Aufnahme desselben in die verschiedenen Theile des Körpers beruhe.

Es bedarf keiner weitläuftigen Auseinandersetzung, um zu zeigen, wie grosse Consequenzen für ihre Praxis die Aerzte aus diesem Vordersatze ableiteten. In der That sah es eine Zeit lang so aus, als ob alle Therapie in letzter Instanz auf Regulirung der Ernährung hinauslaufen müsse. Die übertriebene Schätzung der animalischen Diät, welche ursprünglich besonders durch die irrthümliche Annahme einer fibrinösen Natur des Fleisches unterstützt wurde, ist noch zu frisch in Aller Erinnerung, als dass es nöthig wäre, hier näher darauf einzugehen. Es dürfte ausreichen, darauf hinzuweisen, dass erst die genauere Analyse der Einzelvorgänge uns Alle nicht blos belehrt, sondern, was noch weit wichtiger ist, zu der Gewohnheit geführt hat, von derartigen, mehr oder weniger hypothetischen General- sätzen ganz abzusehen und die fortschreitende Erkenntniss von dem Wesen der organischen Thätigkeiten auf ein immer mehr verfeinertes Studium der einzelnen lebenden Theile des Körpers zu begründen.

Als ich vor nunmehr bald einem Menschenalter die ersten Schritte auf dem Wege der Cellularpathologie machte, konnte ich als Signatur der neuen Anschauung den Satz aufstellen: Omnis cellula a cellula. Dieser Satz enthielt den offenen Bruch mit der Zellentheorie Schwann's. Niemand kann die unvergänglichen Verdienste dieses grossen Forschers um die Darstellung des Aufbaues der Gewebe aus Zellen mehr anerkennen, als ich es allen Zeiten gethan habe, aber das, was er selbst seine Zellen- theorie genannt hat, die Lehre von der Entstehung der Zelle aus dem Blastem, — das und damit zugleich die Lehre von den plastischen Stoffen musste zunächst beseitigt werden, um für die neuen Erfahrungen freien Raum zu gewinnen. Wenn es keine andere Entstehung von Zellen giebt, als durch regelmässige Descendenz von früheren Zellen, so fällt selbst- verständlich das Bedürfniss fort, extracelluläre Bildungsstoffe, wirkliche Blasteme auszusinnen.

Aber eine einfache Betrachtung ergiebt auch, dass die Identificirung von Bildung und Ernährung unhaltbar ist. Ernährung ist, wenn man diesen Ausdruck nicht absichtlich verdunkeln will, ein Vorgang, welcher an der schon gebildeten Zelle stattfindet, nicht der Vorgang, durch welchen sie erst entsteht. Das Ergebniss des nutritiven Vorganges ist eben die Erhaltung der Zelle. Teleologisch ausgedrückt, würde dieser Satz lauten: Die Ernährung hat den Zweck der Selbsterhaltung. Bildung dagegen hat den Zweck der Vermehrung der Zellen. Wenn aus einer Zelle zwei geworden sind, so ist die alte Zelle nicht mehr vorhanden. Der plastische Vorgang, obwohl productiv, ist also in einem gewissen Sinne ein destructiver: die Mutterzelle wird geopfert, um die Tochterzellen entstehen zu lassen.

Es besteht demnach ein offener Gegensatz zwischen nutritiven oder trophischen und formativen oder plastischen Vorgängen, welchen kein Raisonnement über Ernährungs- und Bildungsstoffe und deren Identität beseitigen wird. Selbst wenn dieselben Stoffe das eine Mal zur Ernährung, das andere Mal zur Bildung von Zellen verwendet würden, was an sich durchaus nicht ausgeschlossen ist, so folgt daraus doch keineswegs, dass der Vorgang in beiden Fällen derselbe ist, und noch weniger, dass der Grund desselben in den Stoffen, also gelegentlich auch ausserhalb der Zellen, gelegen ist. Denn alle organische Thätigkeit ruht in den Zellen und nicht ausserhalb derselben.

Heutzutage und in einer Versammlung, wie die gegenwärtige, ist es nicht mehr erforderlich, den Satz von der Autonomie der Zellen zu erläutern. Aber vielleicht empfiehlt es sich, um einem Missverständniss vorzubeugen, den Begriff der autonomen Ernährung etwas genauer zu definiren. Selbstverständlich bezieht sich dieser Ausdruck nicht auf jene lange Reihe höchst zusammengesetzter Vorgänge, welche man auch Ernährung nennt; ich meine die Aufnahme der Nahrungsmittel in den Mund, ihre Zerkleinerung, ihre Veränderung durch eine Reihe ganz verschiedenartiger Secrete, ihre Resorption im Darm, ihre Circulation im Chylus und Blut, ihre Umsetzung in den Theilen und ihre endliche Wiederausscheidung, also alles das, was die Ernährung des Individuums betrifft. Für unsere Betrachtung handelt es sich um die cellulare Ernährung, welche erst da anfängt, wo in der Erörterung des Diätetikers die Ernährung gewöhnlich aufhört. Sie ist eigentlich erst Gegenstand der Aufmerksamkeit geworden, seitdem die histologische Betrachtung die organologische in die ihr gebührenden Schranken zurückgedrängt hat. Die Bezeichnung des Stoffwechsels, welche bald für die individuale, bald für die cellulare Ernährung gebraucht wird, hat zu der bestehenden Verwirrung das Meiste beigetragen. Stoffwechsel und Ernährung sind keineswegs sich deckende Begriffe. Vielmehr bezeichnet Ernährung eine ganz besondere Art des Stoffwechsels, neben welcher andere Arten vorhanden sind, welche mit der Ernährung gar nichts zu thun haben. Ich will kurz die beiden, für die Pathologie besonders wichtigen Arten des nicht nutritiven Stoffwechsels bezeichnen.

Erstlich giebt es auch einen Stoffwechsel in todten Theilen. Wenn mitten im Körper ein Theil abstirbt, so hört damit der Stoffwechsel nicht auf. Im Gegentheil es werden aus dem nekrotischen Theil so viele Stoffe resorbirt, dass daraus nicht selten grosse Gefahren hervorgehen, und es dringen andererseits so viele Stoffe aus den Säften des Körpers, sei es aus dem Blute oder aus anderen Flüssigkeiten, sei es aus den Nachbargeweben, in denselben ein, dass sich seine Zusammensetzung immerfort ändert. Ich erinnere nur an die Verkalkung und an die Pigmentirung todter Theile inmitten des lebenden Körpers. Dass hier Stoffwechsel oder, wenn man lieber die so viel gemissbrauchten Ausdrücke anwenden will, Endosmose und Exosmose stattfindet, darüber kann füglich kein Zweifel sein.

Zweitens nehmen lebende Theile Stoffe auf und geben Stoffe ab ohne dass sie dieselben zu ihrer Ernährung verwenden. So dringt Blutfarbstoff in Zellen ein und wird darin zu Hämatoidin umgewandelt, welches liegen bleibt, während andere Zersetzungsproducte wieder entfernt werden. Anderemal geschieht eine Aufnahme von Stoffen, welche nach einiger Zeit wieder ausgeschieden werden. So nehmen die Darmepithelien und die Leberzellen während der Digestion Fett auf und geben es binnen Kurzem, falls normale Verhältnisse bestehen, wieder ab. Ich habe das einen Transit-Verkehr genannt. Dieser Verkehr bildet einen Bestandtheil der Individual-Ernährung, aber er hat unmittelbar mit der Ernährung der betroffenen Zellen nichts zu thun.

Die cellulare Ernährung ist wesentlich eine restaurirende. Verbrauchte Stoffe, welche entfernt werden, sollen durch neue Stoffe ersetzt werden. Aber der Ersatz geschieht nicht in der Weise, dass der für die normale Zusammensetzung und Erhaltung der Zelle erforderliche Stoff gleich fertig von aussen hinzutritt und als solcher in die Zelle eindringt, sondern die autonome Zelle nimmt aus den Säften der Umgebung einen noch nicht fertigen Stoff in sich auf und verarbeitet ihn erst in ihrem Innern zu dem adäquaten Gewebsstoff. Das nennt man seit alter Zeit Assimilation und gerade darin beruht das Wesen der Ernährung. Abgabe verbrauchtes und Aufnahme neues Stoffes, also Stoffwechsel ist eine Vorbedingung der assimilatorischen Thätigkeit, aber nicht der eigentliche Inhalt derselben.

Hier stossen wir auf einen Punkt, wo sich Ernährung und Bildung näher berühren, als es nach der bisherigen Darstellung scheinen konnte. Wenn vermöge der Assimilation die Muskelzelle aus den ihr zuströmenden und von ihr aufgenommenen Säften Muskelstoff, die Nervenzelle Nervenstoff, die Leberzelle Leberstoff macht, so lässt sich das auch so ausdrücken, dass sie aus den Ernährungstoffen Gewebsstoffe bilden. Unzweifelhaft steckt in diesen Vorgängen ein Stück Plastik. Und doch ist dies etwas Anderes, als was wir sonst Plastik nennen, und ich kann nur davor warnen, das Spiel mit Worten, wie es nur zu oft in der medicinischen Sprache geschieht, über das thatsächliche Bedürfniss hinaus zu treiben. Der Begriff der Plastik muss auf die Herstellung neuer Elemente, auf die Bildung neuer Zellen beschränkt werden. Will man auch die Herstellung neuer Elementarpartikeln Plastik nennen, so muss man für die Bildung neuer Zellen einen neuen Ausdruck gebrauchen. Ein solcher ist z. B. Cytogenesis, aber abgesehen von seiner Länge, würde er doch den Begriff der Plastik nicht ganz erschöpfen, da er herkömmlicherweise nicht von der Entstehung bestimmter Gewebselemente, also specifischer Zellen, sondern nur von dem allgemeinen Hergange der Zellbildung überhaupt gebraucht wird.

Wenn man auf diese Weise Ernährung und Bildung, Nutrition und Formation, auseinanderhält, indem man beide Thätigkeiten auf Zellen, oder anders ausgedrückt, auf fungible Gewebselemente bezieht, so bleibt ein gewisses, recht grosses Gebiet übrig, bei welchem man zweifelhaft sein kann, wohin man dasselbe ziehen soll.

Dahin gehören zunächst die Vorgänge des Wachsens. Auf den ersten Blick könnte es scheinen, sie müssten ganz und gar abgetrennt werden. Denn einerseits sind sie nicht blos auf die Erhaltung der Theile gerichtet, andererseits ist ihr Ergebniss keineswegs immer eine Neubildung von lebenden Elementen. Wenn man jedoch genauer zusieht, so beruht die Schwierigkeit nur darin, dass man in dem einen Worte Wachsthum zwei ganz verschiedene Reihen von Vorgängen zusammenfasst. In der einen Reihe, derjenigen, welche wir pathologisch im strengeren Sinne Hypertrophie nennen, vergrössert sich die Zelle unter Aufnahme neuer Stoffe, welche sie zu wirklichen Gewebsstoffen umsetzt, also assimilirt. In der anderen dagegen, derjenigen, welche der Patholog Hyperplasie nennt, treffen wir wahre Neubildung, sei es von Zellen, sei es, wie bei den Muskeln, wenigstens von Kernen. Die beiden Reihen müssen daher bei genauerer Erörterung in der That auseinander gehalten werden: die eine gehört den trophischen, die andere den plastischen Prozessen an. Ein Nerv wächst nutritiv, ein Gefäss formativ.

Aber es giebt noch eine andere Gruppe von Vorgängen, welche sich nicht so einfach behandeln lassen, und gerade diese ist es, auf welche ich heute die Aufmerksamkeit besonders richten möchte, weil sie am meisten dazu beigetragen haben, Verwirrung zu erzeugen. Zugleich sind sie von grösster practischer Wichtigkeit. Ihrem Wesen nach stehen sie den plastischen Prozessen näher, als den nutritiven, denn ihr Endergebniss ist nicht so sehr die Erhaltung der Theile, obwohl diese dabei nicht in Frage gestellt wird, als vielmehr die organische Veränderung derselben, also die Erzeugung neuer Gewebsformen. Und doch sind sie nicht im gewöhnlichen Sinne plastisch, insofern dabei, wenigstens sehr häufig, keine neuen Elemente erzeugt werden. Ich habe sie deshalb mit dem Namen der Metaplasie (Umbildung) belegt und als das Merkmal dieses Vorganges Persistenz der Zellen bei Veränderung des Gewebscharakters angegeben [1]).

Metaplasie ist die Grundlage wichtiger pathologischer Prozesse. Aber sie ist nicht etwa wesentlich pathologisch. Im Gegentheil sie beherrscht zahlreiche Gebiete des physiologischen Lebens. Ja, sie hat nicht blos eine grosse Bedeutung für den vollen Aufbau des Individual-Körpers, sondern sie ist eine der hauptsächlichen Voraussetzungen aller derjenigen Lehrmeinungen, welche man gegenwärtig gewöhnlich in dem Namen des Darwinismus zusammenfasst. Denn was man zuerst in der Embryologie Differenzirung genannt hat, und was in den Evolutionstheorien Transformismus heisst, das fällt in Hauptstücken, keineswegs ganz und gar, mit der Metaplasie zusammen. Das Verständniss ist nur dadurch erschwert worden, dass man nicht streng genug unterschieden hat zwischen den Vorgängen, welche auf die Herstellung ganzer Organe gerichtet sind, und denjenigen, welche nur die Herstellung der Gewebe zum Ziele haben.

Nehmen wir ein bestimmtes Beispiel. Man weiss seit langer Zeit, dass die Ossification ein verhältnissmässig später Vorgang ist. Es vergeht eine längere Zeit, ehe bei der embryonalen Entwicklung überhaupt Knochen entsteht. Nirgends bildet sich derselbe direct aus den embryonalen Bildungszellen: stets entsteht zunächst ein sogenanntes Vorgebilde und erst aus diesem gestaltet sich durch Metaplasie der wirkliche Knochen. Genau ebenso findet der Darwinist, wenn er den Stammbaum der thierischen Welt zeichnet, erst spät solche Thiere, welche mit wahren Knochen ausgerüstet sind.

Noch bis tief in das jetzige Jahrhundert hat sich der Streit fortgesetzt, welcher Natur das Vorgebilde sein müsse, aus welchem durch Transformation Knochen werden könne. Die Parteiformeln der Ossificatio e cartilagine und der Ossificatio e membrana sind genau genommen noch in diesem Augenblick nicht überwunden. Aber gleichviel ob man dem Knorpelknochen oder dem Hautknochen eine grössere Geltung beilegt, in jedem Falle erkennt man doch an, dass vor dem Knochen ein Weichgebilde vorhanden ist, welches bei der Ossification in den Knochen eingeht. Ja, man war so sehr überzeugt davon, dass das Weichgebilde als solches in dem späteren Knochen persistirt, dass man noch zur Zeit, als ich selbst anfing zu untersuchen, lehrte, in dem Knochen sei der Knorpel noch immer latent vorhanden und er könne daraus sowohl durch gewisse krankhafte Vorgänge, als auch durch künstliche Einwirkung wieder dargestellt werden. Dieser sogenannte Knochenknorpel galt als die dauernde Grundlage des Knochens, welche nur durch die Aufnahme von Kalksalzen unkenntlich gemacht werde.

Es hat nicht geringe Mühe verursacht, die Verkalkung von der Verknöcherung oder, wie der nicht sehr glücklich gewählte Terminus technicus lautet, die Calcification von der Ossification zu unterscheiden. Wir wissen jetzt, dass es verkalkten Knorpel giebt, der kein Knochen ist. Ja, wir

---

[1]) Cellularpathologie. 4. Aufl. Berlin 1871. S. 70, 98.

sind so weit von der früheren Annahme abgegangen, dass wir gegenwärtig ein verkalktes Gewebe, das nach der Einwirkung von Säuren und der vollen Entkalkung Knorpelstructur zeigt, nicht mehr als Knochen anerkennen. Das Kriterium der Ossification liegt also darin, dass nicht blos Verkalkung stattgefunden hat, sondern dass auch der Charakter der organischen Grundlage verändert worden ist. Während der Ossification ist die chondringebende Grundlage verschwunden und eine leimgebende an ihre Stelle getreten. Ja, die Revolution der Anschauungen ist eine so grosse geworden, dass es jetzt nicht mehr als zweifelhaft gilt, dass keine knorpelige Grundlage im fertigen Knochen vorhanden ist, sondern nur noch fraglig erscheint, ob überhaupt Knorpel durch einfache Transformation in Knochen übergehen könne.

Die Schwierigkeit des Verständnisses war durch einen Umstand ungewöhnlich gesteigert, der durch die Fehlerhaftigkeit der Methode, also durch rein logische Motive zu erklären ist. Man verband mit dem Worte Ossification einen doppelten Sinn: man verstand darunter nicht blos die Entstehung von Knochensubstanz oder, wie wir besser sagen, von Knochengewebe, sondern auch die Entstehung ganzer Knochen. Man identificirte also den histogenetischen Vorgang mit dem organogenetischen. Denn ein ganzer Knochen besteht niemals blos aus Knochengewebe. Selbst der kleinste Knochen hat sein Periost, seine Gefässe und Nerven, und ein höher entwickelter Knochen, wie namentlich ein Röhrenknochen, der ja meist der Betrachtung zu Grunde gelegt wird, besitzt ausserdem noch Mark und in der Regel Gelenkknorpel. Das Alles zusammen macht den Knochen, wie er uns in dem Aufbau des Organismus entgegentritt, und gerade wegen dieser Zusammensetzung ist der Knochen ein Organ des Körpers.

Aber noch in diesem Jahrhunderte war es allgemein gebräuchlich, den Knochen nicht in dieser Zusammensetzung, wie er im lebenden Körper und auch nach dem Tode im frischen Zustande vorhanden ist, zum Gegenstande der Betrachtung zu wählen, sondern man macerirte ihn und studirte seine Einrichtung, seine Besonderheit und seine Veränderungen erst an dem sogenannten trockenen Knochen. Dieser trockene Knochen ist allerdings das auf seine knöcherne Grundlage reducirte Organ, er besteht nur noch aus Knochengewebe (Tela ossea). So konnte es geschehen, dass die Frage von der Bildung des Knochengewebes und die von der Bildung des Knochenorgans zusammengeworfen wurden, und dass das Wort Ossification promiscue für Beides gebraucht wurde. Wir wollen, um diese Schwierigkeit zu vermeiden, den Ausdruck Ossification nur im histogenetischen Sinne gebrauchen, dagegen die Bildung des Knochens als Organ Osteogenese nennen.

Für die Osteogenese ist es unzweifelhaft richtig, dass der Knochen in der Regel aus Knorpel entsteht, denn wir finden den jungen Knochen ganz aus Knorpel präformirt. Bei seinem späteren Wachsthum kommt dazu die Ossificatio e membrana, d. h. aus dem Periost. Insofern löst sich für uns der frühere Gegensatz der Formeln in eine nur zeitliche Differenz auf. Aber die Osteogenese beruht nicht blos auf der Ossification knorpeliger oder membranöser Vorgebilde, sondern, je weiter sie fortschreitet, um so reichlicher wird die Markbildung. Wir wollen diese der schärferen Bezeichnung wegen Medullification nennen.

Wie entsteht das Mark? So lange der trockene Knochen als Grundlage der Anschauung diente, hielt man das Mark für einen blossen Saft, für eine Art von Exsudat, welches die Hohlräume der Spongiosa und den Markkanal ausfüllte. Als der lebende Knochen in seiner Totalität Gegenstand der Betrachtung wurde, stellte sich sehr bald heraus, dass auch das Mark ein Gewebe sei, so gut wie das Knochengewebe, die Beinhaut und der Knorpel. Aber was für ein Gewebe ist das Mark? Man sprach wohl von einer Tela medullaris, aber eine genauere Untersuchung ergab sofort, dass verschiedene Knochen auch verschiedenes Markgewebe besitzen, junge anderes als alte, Wirbelkörper anderes als Röhrenknochen. Für unsere Betrachtung ist der Fall der wichtigste, wo derselbe Knochen in verschiedenen Zeiten seiner Existenz verschiedenes Mark führt. Wir kennen drei Hauptformen davon: rothes, gelbes und gallertiges. Es kann kein Zweifel darüber bestehen, dass diese drei Formen verschiedene Zustände desselben Marks darstellen, dass also das Mark, wie ich gesagt habe, ein Wechselgewebe (Tela mutabilis) ist. Somit bietet es uns ein ausgezeichnetes Beispiel der Metaplasie.

Aber das Mark ist nicht nur in sich der Metaplasie unterworfen, sondern es entsteht auch auf metaplastischem Wege. Der grösste Theil desjenigen Marks, welches den erwachsenen Knochen erfüllt, war vorher Knochengewebe. Die Medullification geschieht in der Weise, dass das Knochengewebe seine Kalksalze abgiebt, dass seine Zellen, die Knochenkörperchen, sich in Markzellen umbilden, seine Grundsubstanz sich verändert und erweicht. So entstehen mitten in compacter Knochensubstanz Markräume. Nimmt dieser Vorgang unter krankhaften Verhältnissen einen excessiven Charakter an, so nennen wir ihn Osteoporose. Steigert er sich noch mehr, so dass die feste Knochenrinde mehr und mehr verzehrt wird, so sprechen wir von Osteomalacie. Beidemal kann das neu entstandene Mark roth oder gelb oder gallertartig sein. Darnach hat man schon zu einer Zeit, wo man das Wesen dieser Prozesse noch nicht kannte, drei Arten der Osteomalacie unterschieden: Osteomalacia rubra, flava, gelatinosa.

Aber das Mark kann auch aus Knorpel entstehen. Ich stiess zuerst auf dieses Verhältniss, wenigstens in seiner groben Form, als ich die Entwickelung der Knochen des Schädelgrundes studirte. Ein beträchtliches Stück des hinteren Keilbeines, dasjenige, welches gegen die Schädelhöhle hin gerichtet ist und den oberen Abschnitt des Clivus Blumenbachii bildet, besteht noch bei dem neugebornen Kinde aus Knorpel. Ich habe denselben den Deckknorpel des Clivus genannt[1]). Nur ein kleiner Theil desselben, derjenige, welcher das Dorsum ephippii und die Processus clinoidei posteriores bildet, ossificirt, der grössere Theil medullificirt. Und zwar bildet sich hier das Mark ganz abweichend von den gewöhnlichen Verhältnissen nicht innen im Knochen, sondern aussen: es liegt direct unter der Dura mater. Es war dies der erste Punkt, wo es mir gelang, die Umbildung der kleinen runden Markzellen in grosse Fettzellen, die Metaplasie von rothem zu gelbem Mark zu verfolgen, — zugleich der erste Punkt, wo ich auf permanentes Knorpelmark stiess.

Derartiges Mark ist an sich selten. Eine andere Stelle, wo es sich zuweilen vorfindet, ist das Innere der Kehlkopfknorpel, namentlich des Schildknorpels: ich habe hier Fälle gesehen, wo ganze Abschnitte des Knorpels durch Fettgewebe substituirt waren, welches durch directe Meta-

---

[1]) Untersuchungen über die Entwickelung des Schädelgrundes im gesunden und kranken Zustande. Berlin 1857. S. 49.

plasie entstanden war. Auch lässt sich eine gewisse Verwandtschaft zwischen Knorpel- und Fettzellen schon daran erkennen, dass sehr häufig die Zellen in wachsenden Knorpeln Fetttropfen in sich entwickeln, die so gross werden können, dass sie den Hauptantheil des Zellenraumes in Anspruch nehmen.

Indess die Metaplasie von Knorpel in Fettgewebe ist in der Regel keine directe. Vielmehr entsteht häufiger zuerst rothes, d. h. gefäss- und zellenreiches Mark, welches sich erst nach langem Bestehen in gelbes Mark, d. h. Fettgewebe umbildet. Dies ist der ordentliche Hergang beim Wachsthum, wo der Knorpel zunächst durch Proliferation seiner Zellen wächst und sich dann in ähnlicher Weise umbildet, wie die compacte Knochensubstanz, nur mit dem merkwürdigen Unterschiede, dass das aus Tela ossea hervorgegangene Mark persistirt, während das aus Knorpel hervorgegangene eine so grosse Neigung zu nachträglicher Ossification besitzt, dass in diesem Augenblick vielleicht die Mehrzahl der Beobachter die Meinung vertritt, die gewöhnliche Ossificatio e cartilagine sei jedesmal ein secundärer Act, während der primäre in einer Medullificatio bestehe.

Ich darf vielleicht bei dieser Gelegenheit bemerken, dass die Bedenklichkeit vieler Beobachter in Bezug auf die Breite der metaplastischen Vorgänge im Knochen mir übertrieben erscheint. Es entstehen daraus die sonderbarsten Widersprüche. Während fast alle darin übereinkommen, dass in der gewöhnlichen Osteogenesis das aus Knorpel entstandene Mark auch die sogenannten Osteoblasten liefert oder, anders ausgedrückt, ossificirt, hat man neuerlich Zweifel darüber erhoben, ob der sogenannte Callus internus bei Knochenbrüchen und bei Veränderungen des Knochens durch Ossification des Markes erzeugt werde, ja man meint nicht einmal darüber sicher zu sein, ob die Erfüllung des Markkanals mit compacter Knochensubstanz bei Osteosclerosis auf eine Verknöcherung des Marks zu beziehen sei. Meiner Meinung nach geht man in beiden Richtungen zu weit. Wenn man namentlich die lateralen Abschnitte der Epiphysenknorpel bei den normalen Osteogenesis untersucht, so kan man auf das Bestimmteste erkennen, dass daselbst eine directe Ossification von Knorpelgewebe stattfindet, wie man sie weiterhin an der Diaphyse aus Periost geschehen sieht, aber ebenso bestimmt kann man auch bei der Sclerose die allmähliche Verknöcherung aus dem Mark verfolgen. Der einzige Mangel in der Beweisführung liegt darin, dass man diese Metaplasie nicht unter dem Mikroskop sich vollziehen sieht, was durch die Natur der Objecte ausgeschlossen ist. Aber dieser Mangel trifft in gleicher Stärke auch die Ossification aus Knorpel und die Ossification aus Periost. Diejenigen Beobachter, welche für jeden organischen Vorgang erst einen vivisectorischen Beweis verlangen, täuschen sich, wie mir scheint, über die Bedeutung des Experimentes in solchen Fällen. Es giebt pathologische Verhältnisse, welche mit derselben Regelmässigkeit ablaufen und sich beobachten lassen, wie nur immer das Experiment sie herzustellen vermag, ja welche sogar dem Experiment vorzuziehen sind; dahin gehört meines Erachtens a ch der Callus internus. Die Einwendungen, welche z. B. Hr. Maass gegen die Ossification des Marks an der Amputationsgrenze vom experimentellen Standpunkte aus gemacht hat, beruhen nicht sowohl auf der Unfähigkeit des Marks zur Ossification, als vielmehr auf der Gewaltsamkeit der durch das Experiment gesetzten Veränderungen des Marks.

Wir dürfen ohne Bedenken zugestehen, dass der Knochen in weitestem

Sinne für Metaplasie eingerichtet ist und dass ein Haupttheil der Vorgänge bei der Osteogenie und bei den verschiedensten Erkrankungen eben darauf beruht, dass der Charakter der constituirenden Gewebe sich zu gewissen Zeiten regelmässig umgestaltet, dass er sich aber auch unter abnormen Verhältnissen in ungemessenem Wechsel immer von Neuem umgestalten kann. Ein Motiv zu Missverständnissen liegt nur darin, dass diese Wechsel nicht selten eingeleitet werden durch einfach-plastische Vorgänge, namentlich durch Vermehrungen der Zellen im Wege der Proliferation, so dass der Gesammtvorgang in zwei Acte oder Stadien zerfällt: ein erstes einfach-plastisches und ein zweites metaplastisches.

Ein solches erstes Stadium ist zweifellos ein actives. Insofern werden wir auch nicht umhin können, den Grund der Activität der Zellen in einer Reizung zu suchen, mag es ein gewöhnlicher Wachsthumsreiz, oder ein entzündlicher Reiz sein. Dagegen machen die Vorgänge des zweiten, metaplastischen Stadiums leicht den Eindruck passiver, bei denen irgend eine äussere Ursache die natürliche Einrichtung der Theile beeinträchtigt. Ich darf in dieser Beziehung wohl an die vielen Erklärungsversuche erinnern, welche in Bezug auf das Entstehen der Osteomalacie gemacht worden sind und welche grösstentheils darauf hinausgingen, irgend einen Defect in den Ernährungsverhältnissen des Individuums als Grund der Auflösung des Knochengewebes hinzustellen. In der That hat die gelatinöse Osteomalacie einen unverkennbar atrophischen Charakter. Aber auch die gelbe Form ist von ganz hervorragenden Pathologen der fettigen Degeneration, also einem mit tiefer Ernährungsstörung verbundenen Prozess, zugeschrieben worden. Ich will die Bedeutung einer solchen Betrachtungsweise keineswegs bestreiten, zumal da aller Grund vorliegt, die Ursache mancher Osteomalacien in directen Fehlern der Individual-Ernährung und die anderer in depressiven Zuständen des Nervensystems zu suchen. Indess möchte ich gerade in Betreff der fettigen oder gelben Malacie ausdrücklich hervorheben, dass dieselbe nicht etwa auf einer Fettmetamorphose der Knochenkörperchen beruht, sondern in der excessiven Production von gelbem Mark, also auf einem activen Vorgange, dem ein gewisses irritatives Element nicht bestritten werden kann.

Wie wenig jedoch der einfach nutritive Standpunkt genügt, um die inneren Vorgänge des Knochens und die an ihm geschehenden Metaplasien zu erklären, zeigt wohl am besten die lange Reihe von Untersuchungen, welche im Laufe des letzten Decenniums über die Architectur der Spongiosa gemacht worden sind, und welche gelehrt haben, in wie hohem Maasse Zahl und Richtung der Knochenbalken abhängig ist von der Belastung und den Zugwirkungen, welche von aussen her auf den Knochen einwirken. Wenn man sich aber nicht dabei begnügt, das endliche Resultat dieser Vorgänge zu fixiren, wenn man fragt, wie die Architectur der Spongiosa zu Stande kommt, so ergiebt es sich, dass es nicht, wie auch hier die Betrachtung des trockenen Knochens es nahe legt, eine Neubildung von Knochenbalken ist, welche das entscheidende Causalmoment darstellt, sondern vielmehr eine Neubildung von Mark, welche in gewissen Richtungen das vorhandene Knochengewebe metaplastisch auflöst, in anderen dagegen fortbestehen lässt, so zu sagen, ausspart. Der Vorgang ist nicht ganz so einfach, wie ich es hier in Kürze ausspreche, aber er bewegt sich doch der Hauptsache nach mehr in der Richtung der Medullification, als in der der Ossification.

Ich müsste fürchten, durch eine weitere Verfolgung des gewählten

Beispiels die Geduld dieser hochansehnlichen Versammlung zu ermüden. Das Angeführte dürfte mehr als genügen, um die Aufmerksamkeit mehr als es bisher der Fall war, auf den metaplastischen Charakter vieler, zum Theil sehr weit auseinanderliegender Vorgänge an den Knochen zu lenken, welche erst durch eine solche Betrachtungsweise in ihrer besonderen Bedeutung genau erkannt werden können und deren Ursachen ohne eine derartige Deutung wohl im Grossen, aber keineswegs im Einzelnen ihrer Wirkung verständlich werden. Es ist z. B. sehr wichtig zu wissen, dass die Syphilis an den Röhrenknochen eine Sclerose, aber auch eine Porose erzeugen kann, aber es ist noch wichtiger zu wissen, dass diese zwei ganz entgegengesetzten Vorgänge Stadien desselben Localprozesses sein können, gerade so, wie dieselbe Exostose eine Zeit lang als Exostosis eburnea und nachher beliebig lange als E. spongiosa existiren kann.

Das Beispiel der Knochen ist schon deswegen von sehr grossem Werthe für die Illustrirung der Metaplasie, weil dabei eine ganze Reihe von Geweben (Knochen, Knorpel, Beinhaut, Mark in seinen 3 Varietäten) in Betracht kommt, welche sich in einander umbilden können. Diese Umbildungen haben jedoch keineswegs alle die gleiche Bedeutung; ja sogar dieselbe Umbildung muss je nach den Umständen verschieden beurtheilt werden. Die secundäre Markbildung, welche aus compactem Knochengewebe erfolgt, stellt in der normalen Entwickelung den Abschluss der Osteogenesis dar und man kann sie insofern im Verhältniss zu der Ossification als einen progressiven Prozess ansehen. Bei der Osteomalacie dagegen, wo die Medullification über das normale Maass hinaus fortschreitet, macht sie auf jedermann den Eindruck eines zerstörenden und regressiven Prozesses. Woraus wieder folgt, dass das prognostische Urtheil über diese metaplastischen Prozesse nicht aus der Kenntniss dieser Prozesse an sich abgeleitet werden kann, sondern auf der Erwägung der gesammten Verhältnisse des Organs beruhen muss.

Ausserhalb der Knochen giebt es kein Gewebe, welches mehr zu Metaplasie geneigt ist, als das Fettgewebe. Aber seine Metaplasie ist sehr monoton. Am häufigsten ist die Umwandlung in Schleimgewebe. Beobachtungen darüber sind unter sehr verschiedenen Umständen gemacht worden. So geschieht es zuweilen, dass das ganze extrameningeale Fettpolster im Wirbelkanal sich in eine gallertartige Masse verwandelt. Einige haben das eine colloide Degeneration genannt. Dasselbe geschieht an dem epicardialen Fett, ganz besonders häufig aber an dem Fettgewebe des Hilus der Niere. Hier hat man das als einfaches Oedem bezeichnet. Erst in den letzten Jahren ist das sogenannte Myxoedema aufgekommen. In allen diesen Fällen handelt es sich um eine Metaplasie des Fettgewebes in Schleimgewebe, wobei das Fett aus den Zellen entfernt wird, die Zellen selbst aber persistiren und Schleim erzeugen, der jedoch nicht von ihnen getrennt, nicht im eigentlichen Sinne des Wortes secernirt wird, sondern als Gewebsbestandtheil liegen bleibt. Dies ist eine Rückbildung des Fettgewebes zu demjenigen Gewebe, aus welchem es in der Embryonalentwickelung und namentlich um die Zeit der Geburt hervorgeht. Bei der Osteomalacia gelatinosa geschieht etwas ganz Aehnliches.

Dieser Vorgang ist keineswegs eine einfache Atrophie. Es giebt bei zahlreichen Formen allgemeiner Ernährungsstörung eine einfache Atrophie des Fettgewebes, — die gewöhnliche Abmagerung, Emaciatio, welche allerdings einen Schwund des Fettes, also eine Volumsverminderung des Gewebes, aber nicht gleichzeitig die Ausscheidung einer reichlicheren

Schleimmasse bedingt. Diese Ausscheidung wird sehr dadurch begünstigt, dass der Schwund des Fettes häufig an solchen Stellen stattfindet, wo durch feste Umgebungen die Raumverminderung des atrophirenden Gewebes gehindert wird, z. B. im Innern von Knochen, auch im Wirbelkanal. Sicherlich ist aber ein erkennbarer Unterschied zwischen einfach atrophischem, d. h. abgemagertem Fettgewebe und dem, durch Metaplasie daraus hervorgegangenen Schleimgewebe.

Durch partielle Hyperplasie kann aus Fettgewebe eine Fettgeschwulst, Lipoma, hervorgehen. Zuweilen haben die Lipome mehr oder weniger grosse gelatinöse Stellen. Als diese zuerst Gegenstand der Aufmerksamkeit wurden, nannte man das Lipoma gelatinosum s. colloides. Aber es giebt auch Geschwülste, die aus dem Fettgewebe hervor wachsen, welche in ihrer Totalität gelatinös oder colloid aussehen. Ich habe nachgewiesen, dass diese Geschwülste oder Geschwulsttheile aus Schleimgewebe bestehen und habe diesen Zustand Myxoma genant.

Ein Myxom besteht also aus gewuchertem Schleimgewebe, und da das Schleimgewebe in seiner regelmässigen Erscheinung ein Embryonalgewebe ist, so kann man in einem gewissen Sinne auch sagen, das Myxom entstehe aus einem embryonalen Gewebe. In der That habe ich eine höchst eigenthümliche Myxomform nachgewiesen, die ganz und gar embryonal ist, nehmlich das Myxom der Chorionzotten, welches man früher Mola hydatidosa[1] nannte. Aber ich kann nicht zugestehen, dass jedes Myzom einen congenitalen Ursprung hat, so wenig als jedes Schleimgewebe ein embryonales Gewebe ist. Als man zuerst diese sonderbaren Gallertgewebe beachtete, nannte man sie »unreifes« oder auch wohl »embryonales« Bindegewebe. Allein das embryonale Schleimgewebe ist keineswegs die gewöhnliche Matrix von Bindegewebe. Im Gegentheil, das meiste embryonale Schleimgewebe geht metaplastisch in Fettgewebe über, und wenn man eine analoge Bezeichnung, wie die eben erwähnte, darauf anwenden will, so könnte man es höchstens unreifes oder embryonales Fettgewebe nennen. Nun giebt es aber ausser dem ursprünglichen oder primären Schleimgwebe auch ein durch acquirirte Metaplasie entstandenes, secundäres Schleimgewebe, welches erst im Erwachsenen sich bildet, und auch aus diesem secundären Schleimgewebe kann durch Hyperplasie ein Myxom hervorgehen.

Die Geschwulstlehre wird durch solche Erfahrungen in hohem Masse beeinflusst. Gerade so, wie es intrauterine Myxome giebt, welche aus embryonalem Schleimgewebe hervorwachsen, giebt es auch andere Geschwülste, welche durch die Hyperplasie embryonaler Gewebe entstehen, z. B. Gliome. Noch häufiger sind solche Geschwülste, welche nicht gerade intrauterin, aber doch aus ungewöhnlichen Vorgeweben entstehen. So weiss man, dass es zahlreiche Naevi, d. h. congenitale Abweichungen der Haut giebt, welche schon vor der Geburt bestehen, aber später die Grundlage für Geschwulstbildung werden, z. B. der Naevus carnosus, der oft erst in späteren Jahren zu einem Sarcom oder Krebs wird. Ein solcher Naevus zeigt in der That eine abweichende Zusammensetzung der betreffenden Stelle, wie das am besten an den gefärbten Naevi, den sogenannten Spili, zu erkennen ist. Wird nun daraus später ein gefärbtes Sarcom oder ein gefärbter Krebs, eine bösartige Melanose, so kann man sagen, diese Melanose sei aus einem Stück embryonalen Gewebes entstanden. Aber

---

[1] Virchow, Onkologie. I. 405.

diese Formel ist nicht ganz zweifellos. Die Geschichte der Naevi ist keineswegs mit ausreichender Sicherheit bis in die eigentliche Fötalperiode zurückverfolgt, und es ist nicht zuverlässig dargethan, dass alle die sogenannten Naevi in der That Muttermäler, d. h. congenitale Störungen sind.

In dieser Beziehung möchte ich auf die Entwickelung der Chondrome verweisen, die ich in einer ganzen Reihe von einzelnen Abhandlungen genauer dargestellt habe. Insbesondere die Chondrome der Knochen, namentlich die sogenanten Enchondrome, enstehen häufig aus abgesonderten Knorpelstücken, welche an der Grenze von Epiphyse und Diaphyse bei der vorrückenden Osteogenesis von dem ursprünglichen Knorpel abgetrennt werden und in der Spongiosa der Knochenenden, zuweilen sogar in der Markhöhle oder in der compacten Rindenschicht langer Knochen liegen bleiben, ohne zu ossificiren oder zu medullificiren. Trotzdem sind diese Knorpelinseln in Wirklichkeit keine embryonalen Gebilde. Sie entstehen vielmehr meist erst im ersten bis dritten Lebensjahre, zuweilen noch später, und zwar nicht aus dem Knorpel, wie er zur Zeit der Geburt vorhanden ist, sondern erst aus dem während des extrauterinen Knochenwachsthums gewucherten Knorpel. Sie dürfen daher nicht als congenitale oder embryonale Erzeugnisse gedeutet werden, sondern sie stellen in dem recipirten Sinne vielmehr erworbene Störungen dar. Die höchst eigenthümliche Geschichte der Exostosis cartilaginea und der Knochencysten, welche ich früher im Einzelnen dargelegt und gleichfalls auf derartige abgesprengte Knorpelinseln zurückgeführt habe, liefert sehr lehrreiche Beispiele für diese Auffassung.

Einer unserer besten Forscher, der sein arbeitsreiches Leben gerade heute morgen beschlossen hat, Hr. Cohnheim, hat die hier erwähnten und andere analoge Thatsachen zur Grundlage einer Lehre über die Entwickelung der Geschwülste gemacht, welche sich von meiner Auffassung durch ihren exclusiven Charakter unterscheidet. Er nahm an, dass alle Geschwülste aus Resten von Embryonalgewebe hervorwachsen, welche von ihrer ersten Anlage im Fötus her in ihrer ursprünglichen Beschaffenheit liegen geblieben sind. Es mag sein, dass das Gebiet der Vitia primae formationis, welche Anlass zur Geschwulstbildung werden, grösser ist, als ich angenommen hatte. Indess glaube ich sagen zu dürfen, dass thatsächliche Beweise für eine solche Verallgemeinerung nicht in genügender Zahl geliefert worden sind. Ueber die zulässigen Grenzen einer solchen Doctrin wird die weitere Untersuchung entscheiden müssen. Aber das halte ich für absolut sicher, dass es auch Geschwülste, und zwar sehr zahlreiche, giebt, deren Ausgang in Störungen der extrauterinen Entwickelung oder gar in nachträglichen Veränderungen zu suchen ist, welche erst im späteren Leben erworben werden. Für die Chondrome habe ich schon ausgeführt, dass viele derselben in Störungen des extrauterinen Knochenwachsthums ihren Anfang haben, und für zahlreiche andere Geschwülste kann ich hinzufügen, dass ihre Anlage erst durch erworbene Störungen fertiger Organe festgestellt wird. Manche von diesen letzteren Geschwülsten sind hyperplastische Vermehrungen des natürlichen Gewebes, z. B. die Myome des Uterus, die sicherlich nichts Embryonales an sich haben; andere finden ihren Grund in secundären Metaplasien der Gewebe, und gerade für diese bieten die Myxome ein unantastbares Paradigma.

Eine bis jetzt nicht gelöste Schwierigkeit besteht darin, dass die bekannten Fälle der Metaplasie sich wesentlich auf solche Gewebe beziehen, welche wir auch sonst als verwandte und einander näherstehende betrachten müssen. Vorzugsweise kommen hier in Betracht die mit mehr oder weniger viel Intercellularsubstanz ausgestatteten Gewebe, welche wir kurz als Gewebe der Bindesubstanz bezeichnen. Dass hier die Metaplasie eine sehr weite Geltung hat, wird niemand bei genauem Studium der Einzelvorgänge bezweifeln können. Auch die epithelialen Formationen lassen manche Erscheinungen der Metaplasie erkennen. Dass Cylinderepithel metaplastisch in Plattenepithel übergeht, wie ich es vor langer Zeit für die Decidua gezeigt habe, ist auch durch zahlreiche neuere Beobachtungen dargethan. Selbst das scheint kaum zweifelhaft, dass neue hämatopoetische Gewebe erzeugt werden; selbst wenn man die Angaben über die Entstehung von neuem Milzgewebe nach Exstirpation der Milz nicht als abschliessende gelten lassen will, wird man doch die Enstehung von neuem rothem Knochenmark, auch im späteren Leben, zugestehen.

Nun streitet man aber darüber ob auch dissimiläre Gewebe, Gewebe einer anderen Kategorie oder eines differenten Typus, metaplastisch entstehen können. Manche haben behauptet, dass Bindegewebe aus epithelialen Elementen, z. B. in der Leber, entstehen könne. Ich kann nicht sagen, dass ich etwas gesehen hätte, was einer solchen Auffassung günstig wäre. Dagegen habe ich Beobachtungen mitgetheilt, nach welchen Elemente von epithelialem Charakter aus Elementen des Bindegewebes, also metaplastisch, entstehen können. Ich erinnere in dieser Beziehung an meine Untersuchungen [1]) über die Entstehung der Perlgeschwülste (Cholesteatome), welche ich noch immer als ganz zutreffend betrachte.

Gegen eine solche Auffassung hat man zweierlei Einwände vorgebracht. Der eine ist ein ganz speculativer. Man hat sich darauf berufen, dass epitheliale Gebilde im Embryo nur von ganz bestimmten Vorgebilden (Keimblättern) erzeugt würden und zwar aus anderen, als aus welchen Bindegewebe entstehe. Ich will nun keinen entscheidenden Werth auf den Umstand legen, dass gerade diese Seite der Embryologie noch nicht zu allgemeiner Befriedigung klargelegt ist und dass jede neue embryologische Arbeit wieder eine andere Formel dafür zu Tage fördert. Aber ich kann nicht zugestehen, dass die Embryologie, speciell in ihrem histologischen Abschnitt, absolut entscheidend sei für die Pathologie. Hier kommt eben Alles auf die Erfahrung an. Diesen Standpunkt haben andere Forscher anerkannt, aber sie haben erklärt, ihre Beobachtungen ergäben, dass Epithel nur aus Epithel entstehe. Diese Beobachtungen sind nicht über jeden Zweifel erhaben. Dass auf grossen Hautgeschwüren neue Epidermis-Inseln entstehen können, welche von der umgebenden Epidermis ganz getrennt sind, lehrt der Augenschein, nur muss man zugestehen, dass der Beweis nicht vollständig erbracht ist, dass die neuen Inseln metaplastisch gebildet sind.

Hier tritt überdies eine andere Frage ein, welche in der Meinung Vieler einen cardinalen Werth hat, nehmlich die Frage, ob ausgewanderte Zellen, insbesondere farblose Blutkörperchen, den Ausgang solcher Inseln neuer Organisation bilden können. Einzelne gehen so weit, die Wanderzellen als befähigt zur Hervorbringung jedes neuen Gewebes, also als behaftet mit der Fähigkeit absoluter Metaplasie, darzustellen. Nach ihrer Meinung können Wanderzellen ebenso leicht Bindegewebe, wie Epidermis,

---

[1]) Archiv für pathologische Anatomie und Physiologie. 1855. Bd. VIII. S. 371.

also z. B. eine ganze Narbe, hervorbringen. Diese Auffassung hat sehr viel Arbiträres an sich. Abgesehen davon, dass nicht alle Wanderzellen farblose Blutkörperchen sind, dass vielmehr auch Zellen des Bindegewebes und des Epithels mobilisirt werden können, so wird man doch zugestehen müssen, dass es auch für die Metaplasie der farblosen Blutkörperchen gewisse Grenzen giebt. Ganz von selbst hat sich bei fortschreitender Beobachtung die Vorstellung von der Ableitung der Neubildungen von farblosen Blutkörperchen eingeengt, und es wird nicht mehr leicht einen wirklichen Untersucher geben, der alle Neubildung auf diese Weise erklären will.

Ich meinerseits bin noch jetzt überzeugt, dass auch Geschwülste von epithelialem Bau durch Metaplasie aus Geweben der Bindesubstanz hervorgehen können. Ich habe z. B. wiederholt die Entwickelung des Gallertkrebses ausserhalb der Schleimhäute versetzt, und ich habe, namentlich am Netz, die Entstehung der neuen, Epithel enthaltenden Alveolen aus den Läppchen des Fettgewebes beobachten können. Natürlich haftet auch dieser Beobachtung der Mangel an, dass ich den Vorgang nicht in seinem wirklichen Geschehen vor meinen Augen habe constatiren können. Die pathologische Anatomie besitzt nur die Möglichkeit, das Nacheinander aus dem Nebeneinander zu erschliessen, und ein experimenteller Weg, die erste Entstehung des Gallertkrebses künstlich der Beobachtung zu erschliessen, ist noch nicht gefunden. Aber soviel die pathologisch-anatomische Beobachtung lehrt, sind hier die Fettzellen in der That die Matrices von Epithelialzellen, wobei theils Metaplasie, theils Proliferation eintritt.

Durch diese Mittheilungen soll in keiner Weise eine vorzeitige Entscheidung so schwieriger Probleme, wie die Möglichkeit einer Metaplasie im Sinne dissimilärer Gewebsbildung, entschieden werden. Aber es schien mir, dass dieses Problem vor den berufenen Forschern wieder einmal in aller Schärfe aufgestellt werden sollte. Im Augenblick wird schwerlich eine abschliessende und allgemein befriedigende Lösung gefunden werden. Aber es dünkt mir schon ein grosser Gewinn zu sein, wenn es mir gelungen sein sollte, den Gedanken der Metaplasie grösseren Kreisen wieder näher gebracht und damit eine Grundlage für die Betrachtung vieler Vorgänge geboten zu haben. *(Applaudissements.)*

Cinquième Séance générale.

Samedi 16 Août, 3 h. ¹/₂.

Présidence de Mr. le prof. His.

Mr. le prof. Panum prononce un discours:

Sur les recherches concernant les rations alimentaires des hommes sains et malades, surtout dans les hôpitaux, les infirmeries et les prisons des différents pays.

Les recherches sur la composition chimique des aliments et sur les effets physiologiques des substances dont ils sont composés, ont sans doute été utiles à un certain nombre d'hommes dans les villes et les pays où l'on a essayé leur application pratique; mais ces essais ont été jusqu'ici trop isolés, et il est vraiment étonnant que toutes ces recherches aient eu une influence infiniment plus grande sur la nutrition rationnelle des bestiaux que sur celle de l'homme.

Il est vrai que les médecins ont reconnu l'utilité de l'application de ces recherches quantitatives pour le traitement de quelques maladies spéciales. Mais il est bien rare de trouver des médecins qui connaissent approximativement les quantités de matières albuminoïdes, de graisse et de substances hydrocarbonées contenues dans les rations réglementaires de l'hôpital confié à leurs soins, ou qui aient une connaissance approximative des doses de ces matières que renferment les mets qu'ils ordonnent pour les malades à la cuisine, tandis qu'ils connaissent parfaitement bien le contenu des préparations de la pharmacie.

Je crains même que la plupart des médecins qui ont donné leur approbation officielle aux règlements alimentaires des hôpitaux, des infirmeries, des prisons, etc., n'aient négligé de calculer, d'après les analyses chimiques des ingrédients employés, le contenu des rations réglementaires, pour savoir si elles peuvent suffire à l'alimentation normale, et les réformes des règlements alimentaires des prisons, des armées, etc., qui ont été provoquées dans quelques pays par le progrès de la physiologie, ont été effectuées par les autorités administratives et militaires qui ont consulté directement les physiologistes, plutôt que par l'initiative des médecins praticiens.

La diététique a été signalée depuis Galien comme un chapitre capital de la médecine, et on en a toujours vanté l'importance pour l'hygiène et pour la thérapeutique, mais il me semble que l'amour des médecins pour elle a ordinairement un caractère platonique: j'ose même dire qu'aujourd'hui encore la diététique médicale repose assez souvent sur des idées vagues, sur des traditions et des préjugés d'un autre temps, plutôt que sur le fondement scientifique moderne de la physiologie expérimentale et sur des observations exactes.

On dira peut-être que les physiologistes eux-mêmes ne sont pas d'accord sur la valeur de ces recherches, et surtout sur la justesse de quelques-unes des propositions qui ont été faites sur ce sujet. Il est vrai qu'on rencontre des questions douteuses et des propositions peu fondées, mais ces questions et ces propositions n'ont qu'une valeur secondaire pour l'application pratique. tandis que les résultats fondamentaux et essentiels qui doivent être le point de départ de l'application pratique dont je parle, sont, ce me semble, parfaitement inattaquables.

Il est vrai aussi qu'il y a des physiologistes, même de très distingués, qui, trop occupés de leurs propres recherches et trop partiaux pour la valeur des méthodes dont ils se servent, ont contesté (d'une manière quelquefois un peu hautaine) la valeur du principe de la méthode statistique, qui est indispensable pour ces recherches. La valeur de cette méthode est cependant incontestable, pourvu qu'on en fasse une juste application.

Personne d'abord ne niera que les aliments nécessaires pour maintenir le poids et la composition quantitative d'un individu pendant 24 heures, ne doivent tout au moins renfermer assez de matières albuminoïdes, pour que la quantité d'azote contenue dans celles-ci ne soit pas inférieure à celle qui se trouve dans les excrétions produites par ce même individu pendant la première journée d'une abstinence complète.

Personne ne niera non plus que les aliments nécessaires pour produire cet effet, ne doivent aussi contenir une quantité de carbone suffisante pour remplacer la perte de carbone par les excrétions du même individu, pendant la première journée d'une abstinence complète.

Mais les quantités d'azote et de carbone des aliments ne peuvent plus suffire pour maintenir le poids et la constitution normale d'un homme, si une partie plus ou moins considérable de l'azote et du carbone des matières alimentaires est perdue par la préparation ou évacuée en pure perte avec les excréments, ce qui a toujours lieu quand on se sert des aliments ordinaires de la diète des hôpitaux, des infirmeries, des prisons, etc. Il est donc clair qu'il faut calculer un certain surplus de matières azotées et carbonées, proportionné aux quantités de ces matières contenues dans les excréments ou perdues par la préparation. Tout cela serait cependant toujours encore insuffisant, s'il était vrai qu'une certaine partie de l'azote ou du carbone excrété eût échappé à l'analyse des sécrétions. Ceux qui prétendent que les méthodes employées pour déterminer la quantité d'azote de l'urine ont donné quelquefois un résultat trop faible, et ceux qui, contre l'opinion de Voit et la mienne, supposent qu'une certaine quantité d'azote exhalée avec la respiration peut avoir échappé aux recherches, ne peuvent pas, sans pécher contre la logique, être d'accord avec ceux qui supposent que les quantités de matières albuminoïdes jugées nécessaires pour les rations alimentaires ont été exagérées; ils doivent évidemment, tout au contraire, les regarder plutôt comme insuffisantes.

Les expériences physiologiques sur les animaux et sur les hommes ont encore mis hors de doute qu'on peut, avec des rations alimentaires bien différentes, obtenir un équilibre presque parfait du poids du corps, comme aussi du carbone et de l'azote des aliments et des excrétions, pourvu qu'on les continue assez longtemps d'une manière égale, et qu'elles ne soient ni si petites que leur insuffisance puisse causer la mort par inanition, ni trop grandes pour que l'individu puisse les digérer. Tout le monde doit sans doute être d'accord que les rations sont trop petites, si elles déterminent un poids du corps inférieur au poids habituel de l'individu en état de bonne santé, ou si l'individu, à cause d'une nourriture insuffisante, n'est pas capable de faire le travail exigé, ou bien si son état constitutionnel devient maladif et chétif.

Il est vrai que les rations trop abondantes peuvent, elles aussi, être nuisibles, mais cela n'est pas à craindre avec les règlements alimentaires des hôpitaux, des infirmeries, des prisons etc. La parcimonie des autorités administratives dispensera toujours les médecins de cette crainte, en même temps qu'elle réclamera leur attention continuelle pour empêcher que les rations ne deviennent insuffisantes.

Tout le monde reconnaîtra aussi que l'équilibre nutritif ne peut être obtenu chez l'homme d'une manière convenable, qu'à la condition que les rations alimentaires contiennent un certain mélange de matières albuminoïdes, de graisse et de substances hydrocarbonées.

Le minimum de matières albuminoïdes suffisant pour fournir la quantité d'azote qui est excrétée dans l'urine et les excréments avec celle qui est perdue par la préparation, ne peut pas suffire pour contrebalancer la perte de carbone par la respiration. Une augmentation de la quantité des matières albuminoïdes dans les rations alimentaires au-dessus du minimum dont nous avons parlé, doit être nécessaire pendant la croissance des jeunes individus, pendant le développement du système musculaire par des exercices extraordinaires, aussi bien qu'après une abstinence prolongée, ou pendant la convalescence, après une maladie qui a consommé une partie considérable des tissus, ou pendant la lactation, ou en cas d'autres pertes extraordinaires de matières albuminoïdes causées par une maladie. On sait cependant que la quantité d'azote excrétée avec l'urine est presque la même les jours de repos et les jours de travail, pourvu que la quantité et le mélange des aliments n'aient pas varié.

Il est évident que la perte de carbone par la respiration, etc. ne peut pas être contre-balancée complétement par une augmentation de la quantité des matières albuminoïdes dans les rations alimentaires. Car il serait impossible de digérer une quantité suffisante de ces matières, et l'essai en serait en même temps coûteux et répugnant.

Les expériences physiologiques ont démontré que la quantité d'acide carbonique exhalée par la respiration augmente toujours avec le volume d'air qui (surtout pendant le travail) passe par les poumons. Un travail extraordinaire exige une proportion plus forte de graisse dans la nourriture. La composition du lait de femme paraît indiquer que la nutrition des jeunes enfants en exige relativement plus que celle des adultes. Tout le monde sera cependant d'accord qu'il ne serait pas sage de vouloir se servir exclusivement de graisse pour satisfaire au besoin d'une quantité suffisante de carbone, outre celle qui est contenue dans les matières albuminoïdes consommées. Une telle quantité de graisse serait difficile à digérer en même temps qu'elle serait répugnante et coûteuse. Les habitants de ce pays trouvent cependant leur diète bien maigre, si elle ne contient pas une quantité moyenne de graisse supérieure à la moitié de celle des matières albuminoïdes nécessaires, calculées à l'état sec.

Les substances hydrocarbonées, qui peuvent fournir une grande partie du carbone excrété par la respiration, ont l'avantage qu'on peut les avoir à meilleur marché que la graisse, et qu'elles peuvent être digérées en quantité beaucoup plus grande que la graisse et les matières albuminoïdes.

La présence d'une quantité assez considérable de substances hydrocarbonées dans la nourriture de l'homme, est encore désirable à cause de leur influence agréable sur le goût des aliments, pourvu qu'elles n'excèdent pas la mesure digestible.

Qu'on ajoute à ces propositions fondamentales, sans doute irréprochables, les expériences bien constatées qui prouvent l'influence de l'âge et de la taille sur les quantités d'azote et de carbone excrétées en poids total et par kilogramme du poids du corps, et l'on aura les fondements rationnels sur lesquels M. Voit a calculé et fixé les normes quotidiennes pour les rations alimentaires de l'homme, pourvu que ces rations soient composées des aliments dont on se sert ordinairement en Allemagne pour nourrir, à aussi bon marché que possible, les hôtes des hôpitaux, des infirmeries, des prisons, les soldats et la population pauvre. Les normes moyennes de Voit, qui demandent :

	Mat. album.	Graisse.	Subst. hydrocarb.
pour un homme qui travaille.........	120 grm.	60 grm.	500 grm.
pour un homme qui ne travaille pas ou pour une femme qui travaille ...	100 —	50 —	400 —
pour une femme qui ne travaille pas .	85 —	45 —	350 —
pour un enfant de 9—15 ans........	76 —	44 —	320 —
pour un enfant au-dessous de 1½ ans	30 —	42 —	70 —

s'accordent avec les chiffres que j'ai trouvés pour notre pays, et la plupart des physiologistes qui se sont occupés d'une manière sérieuse de cette question sont à peu près arrivés aux mêmes résultats.

Ceux qui ont jugé que ces nombres sont trop forts ont quelquefois calculé les produits nets au lieu des produits bruts, en négligeant les parties des aliments qui sont indigestibles ou non réellement consommées et par suite dépensées en pure perte ; ou ils ont fait leurs observations et leurs expériences sur des individus mal nourris, au-dessous de la taille moyenne, ou sur des vieillards décrépits, ou bien encore ils ont mal choisi les analyses des ingrédients au lieu de se servir des moyennes des meilleures analyses.

L'exactitude approximative de ce calcul rationnel, toujours en tenant compte des pertes et des excrétions indispensables. a été parfaitement constatée par le cacul inverse et tout à fait empirique des quantités d'azote et de carbone ou de matières albuminoïdes, de graisse et de substances hydrocarbonées, trouvées ou calculées en moyenne dans les rations habituelles d'individus évidemment bien nourris, rations composées d'une manière tout-à-fait empirique et instinctive, sans aucune connaissance préliminaire ni des pertes physiologiques, ni de la composition chimique des aliments. Pourvu que, pour ce calcul, on se serve d'analyses justes des ingrédients, on trouvera toujours que les rations sont réellement insuffisantes, si elles ne contiennent pas à peu près les quantités fixées par les normes physiologiques de Voit.

Quelques médecins, d'ailleurs assez disposés à croire à l'exactitude théorique de ces normes, trouveront peut-être que le calcul des portions alimentaires des hôpitaux, etc. est inutile, parce que les mesures pratiques dont, faute de temps, on doit toujours se contenter dans les cuisines pour la distribution des portions, ne peuvent être exactes. — Ces messieurs oublient cependant que la valeur des nombres moyens n'est pas compromise par cette circonstance, pourvu que la distribution soit impartiale. Car il est très vraisemblable que celui qui, aujourd'hui par hasard, a reçu un peu plus que le règlement ne demande, en recevra demain autant de moins.

D'autres médecins sont peut-être disposés à croire que le calcul des rations alimentaires d'après les ingrédients doit être inutile, parce qu'il est toujours possible qu'elles soient insuffisantes, même si le règlement a été calculé largement. Il est vrai que la valeur nutritive des rations peut être amoindrie par défraudation ou par une qualité inférieure des ingrédients, ou par une mauvaise préparation, ou par un mauvais système de distribution. Mais cela prouve seulement qu'un règlement juste et bien calculé n'est pas suffisant, si l'exécution du règlement ou le contrôle est mauvais. Il est cependant toujours bien certain que les rations alimentaires deviennent trop petites, si le règlement n'exige pas assez, tandis qu'il n'y a pas le moindre danger que les rations moyennes puissent devenir plus copieuses que le règlement ne l'exige.

On dira cependant peut-être que les médecins des hôpitaux n'ont pas besoin de calculer le règlement pour observer si l'alimentation des malades est suffisante ou insuffisante, et on sera peut-être disposé à croire que les rations doivent être suffisantes si le médecin n'observe pas le contraire. Mais ces observations sont vagues et trompeuses, même si le médecin y fait assez attention, ce qu'il ne fait pas toujours parce qu'il est trop occupé par beaucoup d'autres choses qu'il faut observer en même temps. L'observation d'une augmentation même assez considérable du poids d'un malade, bien constatée par la balance pendant la convalescence, après une maladie par laquelle le poids du corps a été fortement réduit, ne prouve pas que la ration alimentaire qui a produit cet effet soit suffisante pour lui rendre le poids et les forces convenables pour ses fonctions ou pour son métier, aussi vite et d'une manière aussi complète qu'il aurait pu l'obtenir par une ration plus grande ou plus riche en matières albuminoïdes. Il est vrai qu'il y a des malades qui se plaignent assez souvent sans raison de la nourriture de l'hôpital, mais le médecin aurait tort de croire que toutes ces plaintes sont mal fondées, parce qu'une partie des autres malades ou même la plupart ne se plaignent pas des mêmes rations, ou parce que ces rations ne sont pas toujours consommées complètement par tout le monde. Les malades et les infirmes d'un hôpital ou d'un hospice peuvent évidemment avoir mille raisons d'étouffer des plaintes justes, et l'appétit des hommes sains ou malades dépend de beaucoup de circonstances qui n'ont rien à faire avec le véritable besoin d'aliments.

La nourriture peut devenir répugnante et par conséquent insuffisante par son uniformité, ou parce que la composition ou la préparation en est mauvaise, et elle peut-être très volumineuse et en même temps très peu nourrissante. Ils est p. e. évident que le vomissement d'une quantité considérable de pain, observé pendant une opération chirurgicale faite peu de temps après le déjeuner, ne prouve pas que le malade ait été largement nourri!

Il faut cependant reconnaître qu'il serait très difficile pour les médecins de se servir dans la pratique particulière d'une diète calculée en chiffres. Car les recettes dont en se sert dans nos cuisines ne sont pas assez exactes pour être calculables, et les cuisinières, aussi bien que les mères de famille, détestent l'ingérence de la science dans le noble métier de cuisinier, qui a la prétention d'être un art ou une science indépendante. La proposition d'une pharmacopée universelle contenant des doses approximativement fixées de matières albuminoïdes, de graisse et de substances hydrocarbonées n'aurait aucune chance d'être adoptée, parce qu'on demandera toujours les mets et plats du pays. Il serait cependant désirable qu'on essayât, dans les différents pays, de publier des livres de cuisine composés d'après le modèle des pharmacopées, avec des doses calculées de matières albuminoïdes, etc., pour les mets et les plats, en les accommodant toujours au régime habituel du pays.

Dans les hôpitaux, au contraire, l'arrangement des rations calculées de matières albuminoïdes, de graisse et de substances hydrocarbonées ne serait pas impossible. Car le nombre des mets qu'on y donne n'est pas très grand, leur composition est bien simple, et les quantités moyennes des ingrédients qui entrent dans la préparation de chaque portion doivent être parfaitement calculables d'après les renseignements qu'on peut se procurer à la cuisine, chez l'administration, et à l'aide des moyennes des analyses qui se trouvent dans la littérature.

Mais les médecins ont assez souvent fait l'expérience qu'il est désagréable de s'ingérer dans les affaires culinaires d'un hôpital, et ils savent très bien que le règlement de la diète est une des cordes les plus sensibles de l'administration, et qu'il provoque très souvent des désaccords et des disputes inutiles, d'autant plus que les médecins n'ont pas toujours des idées nettes et claires, ni sur les principes déterminants pour le règlement des différents degrés de la diète d'un hôpital, ni sur l'application de ces degrés dans les cas individuels.

Les principes des règlements des différentes rations ou degrés de l'alimentation dans les hôpitaux, des mets et des ingrédients qui entrent dans ces rations, diffèrent certainement beaucoup dans les divers pays; mais personne jusqu'ici n'a été capable de les bien comparer, faute d'indications exactes des recettes culinaires, et faute d'une convention nécessaire sur les règles du calcul et sur les moyennes des analyses des ingrédients. Car il est évident qu'on ne pourra jamais obtenir de résultats comparables si l'un prend au hasard, comme point de départ, une certaine analyse ou une certaine moyenne d'une série d'analyses, tandis que l'autre se sert d'une analyse différente ou d'une autre moyenne des analyses.

Mais le calcul des rations alimentaires des hôpitaux, des infirmeries, des prisons, des armées, etc., n'a pas seulement un intérêt pratique et une utilité directe pour la physiologie, la pathologie, la thérapeutique et l'hygiène théorique. · Il fournit encore un moyen puissant pour obtenir des réformes très importantes dans les régimes de toutes ces institutions, et pour vaincre les tendances trop parcimonieuses des administrations, à condition toutefois qu'il sera fait de manière à donner des résultats comparables pour plusieurs établissements semblables, soit hôpitaux, hospices ou prisons, et qu'on pourra comparer ces résultats aux normes physiologiques reconnues nécessaires pour la nutrition convenable des hommes sains ou relativement sains.

Qu'il me soit permis de vous communiquer quelques exemples:

J'ai essayé de comparer les rations alimentaires d'un certain nombre d'hôpitaux et d'infirmeries de Copenhague par un calcul uniforme dont les résultats devaient être toujours comparables entre eux. On a reconnu que les résultats concordaient parfaitement avec les observations directes qu'on avait faites aux hôpitaux, et ils ont provoqué des recherches qui ont convaincu les autorités administratives de quelques-uns d'entre eux de la nécessité de réformes assez considérables. Le temps ne me permet pas aujourd'hui d'entrer dans des détails, et je me bornerai ici à indiquer quelques-uns des résultats comparatifs concernant les rations complètes, c'est-à-dire celles qui sont calculées pour des hommes adultes sains qui ne travaillent pas.

Ces rations, à l'hôpital royal de Frédéric, ne contenaient que 83 grm. de matières albuminoïdes, 54 grm. de graisse et 288 grm. de substances hydrocarbonées pour ceux qui étaient à la diète complète ordinaire, et 82 grm. de matières albuminoïdes, avec 80 grm. de graisse et 259 grm. de substances hydrocarbonées, pour ceux qui étaient à la diète complète de première classe. Ces chiffres étaient évidemment bien au-dessous de ceux de la norme physiologique. Mais on a reconnu que les rations réglementaires de cet hôpital ont constamment été suppléées par des achats permis de pain, de thé, de sucre, etc., pour le premier déjeuner, et encore par des prescriptions extraordinaires de quantités assez considérables de pain, d'oeufs, de tisane, etc., de manière qu'on a jugé que les rations réglementaires avec ces suppléments en dehors du règlement, devaient à peu près être égales à la norme physiologique. Ce système a cependant été modifié et réformé dans ce dernier temps avec une augmentation de dépense de plusieurs milliers de couronnes par an.

Un résultat parfaitement semblable a été constaté à l'hôpital de la grande maison de charité de la Commune (Almindelig Hospital), où la ration complète pour un homme était en moyenne de 88 grm. de matières albuminoïdes, de 64 grm. de graisse et de 262 grm. de substances hydrocarconées, suppléés par des quantités suffisantes de pain etc. en dehors du règlement.

Dans la grande maison de charité de la Commune, habitée par 1320 infirmes et vieillards pauvres, les rations de ceux qui n'étaient pas reçus dans l'hôpital étaient évidemment de beaucoup au-dessous de la norme physiologique, non seulement pour les hommes jeunes et robustes, mais même pour les veillards décrépits et pour les infirmes incurables. Suivant qu'ils consommaient du lait ou de la bière, du pain noir de seigle (très riche en son) ou du pain bis de seigle, ou du pain blanc, et en tenant compte de la variation de quelques mets d'après les saisons, la quantité journalière des rations pouvait varier assez considérablement, mais elle était en moyenne pour les matières albuminoïdes de 72 grm., pour la graisse de 13,3 grm. et pour les substances hydrocarbonées de 280 grm. Le médecin pouvait cependant leur accorder par jour un surplus de tisane avec 6,4 grm. de matières albuminoïdes. 2,6 grm. de graisse et 28,6 grm. de matières hydrocarbonées, et on leur donnait encore quelque argent pour acheter de la nourriture à leur choix, en même temps qu'on tenait compte des aumônes qu'ils pouvaient recevoir.

On a cependant dû reconnaître que les rations réglementaires, même avec les suppléments variables qui pouvaient y être ajoutés, n'étaient pas suffisantes pour nourrir ces pauvres vieillards d'une manière convenable et charitable. L'administration a accueilli avec empressement mes offres de donner aux employés de l'économat les notions nécessaires sur les règles physiologiques de l'alimentation, sur les analyses des ingrédients et sur la composition rationnelle des rations, afin que celles-ci pussent devenir plus suffisantes sans une augmentation trop exagérée de la dépense, et on a ainsi obtenu une amélioration considérable. Il en est résulté pour le budget de cet hospice un accroissement de dépenses de 20000 couronnes environ, mais les rations ont été portées en moyenne à 78,1 grm. de matières albuminoïdes, 40,2 grm. de graisse et 351,6 grm. de substances hydrocarbonées. C'est toujours un bon progrès, mais il est évident que la nourriture journalière de ces pauvres vieillards décrépits est loin d'être trop abondante.

A l'hôpital militaire, au contraire, le calcul nous a donné en moyenne, pour la ration complète d'un homme, 110 grm. de matières albuminoïdes, 72 grm. de graisse et 480 grm. de substances hydrocarbonées, chiffres qui pouvaient encore être considérablement augmentés par les réquisitions des médecins. Tout le monde, dans cet hôpital, était d'accord que ces rations étaient bonnes et suffisantes pour les hommes robustes sans travail, et cela se comprend. parce que ces rations surpassaient même un peu la norme physiologique.

Les rations du grand hôpital de la commune correspondaient très bien à la norme physiologique. Elle contenaient en moyenne par jour 102 grm. de matières albuminoïdes, 73 grm. de graisse et 434 grm. de matières hydrocarbonées. Cela devait être suffisant, pourvu que les malades reçussent ce qui était calculé pour eux. Cependant des plaintes continuelles et générales, tant de la part des malades que de celle des médecins, engagèrent le directeur de l'hôpital, M. le bourgmestre Borup, à me demander mon opinion sur l'alimentation de cet établissement. Mes recherches ont prouvé que les ingrédients des aliments achetés par licitation au meilleur marché possible, sans contrôle suffisant, n'avaient pas été d'une qualité assez bonne, que le système de distribution avait été mauvais et qu'on avait eu raison de se plaindre, malgré la conformité apparente du règlement avec les exigences principales de la physiologie. Je suis très heureux que ces recherches aient contribué à une réforme du régime alimentaire de cet hôpital, qui cependant en augmentera considérablement le budget.

Qu'il me soit encore permis de communiquer un résultat assez curieux que j'ai obtenu par le calcul de la diète à l'institut des jeunes sourds-muets. Les quantités moyennes de matières albuminoïdes, de graisse et d'hydrocarbonates pour toute la semaine s'accordaient bien ici avec la norme physiologique. La proportion des matières albuminoïdes était cependant assez faible, et la distribution par jour tellement inégale que la graisse était très prédominante dans une moitié de la semaine, tandis que les matières albuminoïdes prédominaient énormément pendant l'autre moitié. Le directeur, M. Malling Hansen, a bien voulu suivre mes conseils pour une réforme de la diète des jeunes sourds-muets, et cette réforme. qui a été effectuée presque sans aucune augmentation des frais, a produit comme résultat immédiat une augmentation tout à fait extraordinaire du poids de ces jeunes gens pendant toute une série de semaines. Ce résultat a un intérêt spécial par son rapport aux recherches importantes qui ont été communiquées par M. Malling Hansen dans la section de pédiatrie.

L'utilité des recherches sur les rations alimentaires des prisons, des armées, des infirmeries et des hôpitaux pour en obtenir des réformes, a d'ailleurs été suffisamment prouvée par les résultats qui ont été obtenus par Liebig, Voit, Playfair, Moleschott, etc. Mais cette utilité et ce succès dépendent toujours de la prudence, de la circonspection et de la connaissance scientifique et pratique avec lesquelles les recherches ont été faites.

M. Voit m'a communiqué quelques exemples très curieux à cet égard. Tel est le cas d'une recherche faite dernièrement dans une prison de Prusse par un nombre très considérable de chimistes habiles, mais qui a donné des résultats parfaitement impossibles, parce qu'on avait oublié de contrôler d'une manière suffisante la distribution. Les repas des prisonniers et des officiants étaient préparés dans les mêmes grandes marmites, et la distribution était faite très adroitement, de manière que les prisonniers recevaient la plus grande partie des pommes de terre, tandis que les gardiens avaient retenu pour eux-mêmes la plus grande partie de la viande.

Les difficultés pour faire ces recherches d'une manière vraiment satisfaisante ne sont cependant nullement insurmontables, et j'espère que ce que j'ai dit prouve que c'est un beau et utile travail que de s'occuper de l'application des résultats physiologiques des recherches sur la nutrition de l'homme, pour régler la diète d'une manière rationnelle et suffisante, surtout dans les hôpitaux, les infirmeries, les prisons et les armées.

Convaincu de la haute importance de ce sujet sans doute trop négligé jusqu'ici, j'ai voulu profiter de l'occasion de notre Congrès pour tâcher de vous intéresser à ces questions, et pour faire de la propagande en faveur des propositions suivantes:

1. Chercher à obtenir des renseignements aussi complets que possible sur les rations alimentaires quotidiennes réglementaires pour les individus sains ou relativement sains dans les hôpitaux, les infirmeries et les prisons, pour les soldats et pour les matelots des marines des différents pays. Ces renseignements devront contenir: a) une liste complète des ingrédients de toute la nourriture réglementaire, avec l'indication des proportions en centièmes de matières albuminoïdes, de graisse et de substances hydrocarbonées qu'ils doivent renfermer d'après les moyennes des meilleures analyses; — b) les prescriptions ou formules complètes de la composition de tous les mets qui appartiennent aux rations journalières. Les quantités des ingrédients achetés ou employés au volume doivent être calculées au poids, avec l'indication nécessaire du rapport existant entre le volume et le poids; — c) Le calcul des quantités de matières albuminoïdes, de graisse et de substances hydrocarbonées contenues dans les différents repas du jour, et enfin le calcul des moyennes totales de ces quantités, toujours faites d'après les ingrédients et les formules de cuisine, en les spécifiant pour les hommes, les femmes et les enfants. Ces calculs peuvent être faits par les fonctionnaires de l'administration, d'après les renseignements qu'on leur a donnés, et les résultats ainsi obtenus devront être publiés sous forme d'un tableau graphique, qui sera suspendu dans un lieu convenable pour que les médecins puissent en prendre connaissance et les consulter en cas de besoin.

2. Chercher à obtenir par des renseignements semblables, avec l'assistance des directions administratives des hôpitaux des différents pays, des tableaux comparatifs des quantités de matières albuminoïdes, etc. contenues dans les différentes rations réglementaires de la diète des malades, avec les indications relatives à leur emploi dans les maladies.

3. Obtenir des renseignements sur les questions suivantes: a) Les individus nourris dans l'hôpital, l'infirmerie ou la prison qui est l'objet de l'examen, ne reçoivent-ils aucun supplément prévu ou non prévu, calculable ou non calculable de nourriture quelconque, outre les rations réglementaires?

Il va sans dire que les communications sur les calculs des rations alimentaires reconnues incomplètes n'ont aucune valeur pour la science, bien qu'elles puissent être utiles pour les institutions dont il s'agit; — b) La distribution des rations alimentaires est-elle si complète qu'il n'y ait pas des restes dont les fonctionnaires puissent tirer profit par une défraudation quelconque? — c) La distribution des rations est-elle aussi juste et aussi égale que possible? Est-elle favorisée par la préparation à part de la nourriture destinée aux fonctionnaires? ou est-elle livrée au hasard par la circonstance que la nourriture des fonctionnaires est préparée dans la même marmite que celle des pensionnaires?

4. Obtenir des renseignements sur l'organisation du contrôle qui doit a) surveiller la bonne qualité des ingrédients employés pour la nourriture. Il s'agit de savoir si ce contrôle est confié à des hommes compétents et désintéressés, ou à des fonctionnaires qui pourraient être séduits par leur intérêt personnel ou par une parcimonie exagérée à recevoir et à employer des ingrédients d'une qualité mauvaise ou inférieure. — b) Le contrôle nécessaire pour surveiller la préparation et la distribution des aliments, surtout du dîner, est-il réglé d'une manière satisfaisante et obligatoire par les médecins ou par quelque fonctionnaire, ou seulement par les consommateurs?

5. Insister sur la nécessité de laisser aux médecins une liberté illimitée pour régler dans les hôpitaux de tous les pays les quantités absolues et relatives de matières albuminoïdes, de graisse et de substances hydrocarbonées des rations alimentaires des malades, sans être gênés par le règlement ni par l'administration.

6. Encourager dans les différents pays la publication de livres de cuisine convenables pour les malades, livres qui doivent contenir a) une liste complète des moyennes de matières albuminoïdes, de graisse et de substances hydrocarbonées, d'après les meilleurs analyses qui se trouvent dans la littérature, de tous les ingrédients importants des mets indiqués. Cela serait rendu facile à l'aide de la collection presque complète de ces analyses qui se trouve dans le grand ouvrage de König (Die Nahrungsmittel des Menschen), et b) des formules exactes et complètes des mets dont on se sert ordinairement pour les malades, avec un calcul approximatif des quantités de matières albuminoïdes, de graisse et de substances hydrocarbonées qui sont contenues dans chaque portion.

7. Que les médecins, en attendant la publication de ces livres de cuisine, calculés pour les malades, veuillent suspendre au mur de leur cabinet un tableau graphique de la composition quantitative des aliments les plus ordinaires, d'après le modèle de celui de König, pour toujours se rappeler l'importance de la diététique rationnelle et pour faciliter le règlement de la diète de leurs malades.

Il serait enfin très désirable

8) Que ceux qui s'occupent de l'hygiène populaire et qui sont capables de le faire, voulussent aussi s'occuper de la préparation et de la composition rationnelle d'une alimentation suffisante au meilleur marché possible pour améliorer le sort des pauvres.

Ces propositions ne sont pas faites au nom d'un Comité ni d'une association comme celles qui nous ont été communiquées dernièrement par Sir William Gull, mais elles sont plutôt faites avec le désir de former une association de quelques collègues des différents pays, dans le but de faire de la propagande pour l'application de la physiologie à l'alimentation de l'homme, dans l'intérêt de la science, de la médecine et de l'hygiène.

Je regrette infiniment que M. Voit, le maître reconnu de toutes ces recherches et applications, ait été empêché de venir. C'était en comptant sur son assistance que je m'étais décidé à parler ici sur ce sujet, et que j'ai conçu l'idée d'une coopération internationale dans ce but. Il m'a cependant vivement encouragé à maintenir mon projet, et il m'a autorisé à déclarer son adhésion complète aux propositions que je viens de faire, et de promettre d'avance sa coopération et son assistance confraternelle aux travaux qui pourront être organisés par une association éventuelle des différents pays. Il pense comme moi qu'un nombre même très limité de collègues connaissant à fond les recherches dont il s'agit, suffirait pour qu'ils pussent, chacun dans leur pays, faire une active propagande avec l'aide de ceux de leurs compatriotes qui seraient capables de s'occuper avec succès de quelqu'une des questions proposées, et disposés à suivre un programme général arrêté d'avance par l'association, en vue d'obtenir des résultats homogènes et comparables qui pussent être communiqués à un des Congrès suivants. Pourvu que ceux qui sont disposés à participer à ces travaux veuillent bientôt m'en donner avis, il serait possible de réunir encore ici, à Copenhague, un certain nombre de collègues comme membres fondateurs de l'association projetée, pour fixer par des pourparlers préliminaires le plan d'une coopération qui pourrait ensuite être complétée par correspondance.

En vous recommandant mes propositions, il ne me reste qu'à vous demander pardon, si j'ai abusé trop longtemps de votre patience.

(Applaudissements.)

Le président de la séance, M. le prof. His, remercie l'orateur de sa conférence qui touche tant de questions importantes, relatives au bien-être de l'humanité. Il exprime le vœu que la coopération internationale que nécessiteront les idées développées par M. le prof. Panum, soit réalisée et organisée sans trop de délai.

Le Président du Congrès:

Nous avons à procéder maintenant au choix de la localité qui réunira le prochain Congrès et à déterminer l'époque de cette réunion. Cette question a été préparée par un Conseil composé du bureau définitif du Congrès et des Vice-présidents et Présidents honoraires. M. His a été chargé de vous communiquer un rapport des délibrations de ce conseil.

M. le prof. His:

Messieurs,

Le lieu, où résidera le prochain Congrès a été le sujet d'une délibération de la part d'un comité, composé par le Conseil du Congrès actuel, ainsi que par les membres honoraires, comité dont j'ai l'honneur de vous présenter le rapport.

Monsieur notre Président avait bien voulu se charger de la préparation difficile de cette question. Il s'était mis en contact avec les sociétés médicales ou avec les personnes distinguées de différentes grandes villes du continent, des villes de Lyon, de St. Pétersbourg, de Rome ainsi que de différentes villes d'Allemagne.

Quant à Lyon, il fallait se dire que le Congrès ne pourrait guère rentrer en France, avant d'avoir une fois siégé en Allemagne. Pour la ville de St. Pétersbourg, il s'est montré des difficultés particulières, qui en ont fait abandonner l'idée pour le moment.

Restaient donc pour la discussion de notre comité:

    1) la ville de Rome,
    2) une ville d'Allemagne, en premier lieu la ville de Berlin,
    3) la ville de Washington.

La ville de Rome nous avait fait annoncer, par une lettre de son syndic, un accueil favorable pour le cas où elle serait choisie. Mais nous avons dû renoncer au projet d'aller à Rome, après que M. Tommasi Crudeli nous eut montré l'impossibilité de se réunir dans cette ville durant le mois d'août, le seul mois qui corresponde aux vacances universitaires de toute l'Europe.

Des raisons fort graves se sont élevées pour le choix d'une ville d'Allemagne. L'Allemagne n'a pas encore eu l'honneur de recevoir le Congrès médical international, et d'après sa position scientifique, elle parait être bien en droit de pouvoir réclamer cet honneur. Entre les villes d'Allemagne que l'on pourrait choisir, sont à nommer: Munich, Leipzig et Berlin. Les deux premières refusent d'accepter le Congrès, avant qu'il n'ait siégé à Berlin. En outre, M. Virchow nous a donné l'assurance, chose dont personne n'osait douter, que le Congrès, ainsi que tous ses membres, trouveraient à Berlin une réception absolument sympathique.

Le Comité dans la majorité de ses membres n'aurait guère hésité à choisir Berlin, s'il ne s'était vu vis-à-vis d'une invitation très chaleureuse d'aller à Washington. Au nom de l'American Medical Association, notre membre éminent, Mr. Billings, a présenté cette invitation et il l'a appuyée par un discours qui pouvait nous montrer combien les médecins de l'Amérique du Nord tiennent à nous recevoir dans leur pays.

Tout en saluant la forme gracieuse de cette invitation, quelques membres du Comité n'ont pu surmonter leurs doutes sur l'opportunité de ce choix. Ils ont cru que les frais et le sacrifice de temps seraient trop grands pour la plupart des médecins européens, s'ils voulaient aller dans un pays aussi éloigné que l'Amérique du Nord. Ils ont remarqué que surtout les jeunes médecins ne trouveraient guère la possibilité de s'associer à la réunion.

Pour la grande majorité de notre comité, des considérations plus générales l'ont emporté sur ces difficultés. Il s'agit pour nous de montrer à nos confrères d'Amérique et surtout à leurs nombreux représentants, que nous avons le plaisir de voir ici, que nous les regardons comme membres de la même grande Union scientifique au bien de laquelle nous tâchons tous de travailler. La main a été tendue aux médecins d'Europe présents, d'une manière vraiment cordiale, par l'association des médecins de l'Amérique du Nord. En refusant cette main, le Congrès risquerait de repousser ceux qui l'ont tendue et de détruire par là son caractère vraiment international. Il a été prononcé par un de nos membres les plus vénérés que le choix d'une ville américaine comme lieu de réunion du Congrès médical international ne peut être qu'une question de temps, et qu'il serait digne du Congrès de faire ce pas de suite et en pleine conscience de sa portée.

Le Comité vous propose donc de désigner la ville de Washington comme lieu de sa réunion en mil huit cent quatre-vingt-sept (1887).

Nous sommes d'avis que cette proposition doit être mise aux voix sans discussion préliminaire, qu'il s'agira donc simplement de voter: Oui ou Non.

Le Président du Congrès:

Le résultat de la votation a été que Washington a été désigné comme le lieu de la prochaine session du Congrès et que la réunion doit avoir lieu en 1887.

M. le docteur BILLINGS, en son nom et au nom de ses collègues d'Amérique, remercie cordialement du grand honneur qu'on leur a fait en choisissant Washington. Il ne peut que promettre que dans sa patrie on fera de son mieux pour que le Congrès ne se repente pas de son choix. Il promet à ceux qui viendront qu'ils y trouveront de grandes et belles choses, mais il avoue que ce n'est qu'avec crainte que l'on se charge de recevoir le prochain congrès, après l'admirable réception de Copenhague. Les paroles lui manquent pour exprimer les sentiments de reconnaissance dont sont animés ses compatriotes pour l'hospitalité vraiment grandiose qu'on leur a montrée dans cette ville. Adressant alors un remercîment spécial aux médecins danois, il exprime l'espoir de les revoir tous en Amérique et d'avoir l'occasion de leur offrir un Tak for sidst (ɔ: merci pour la dernière fois).

Ce discours, dont les derniers mots sont prononcés en danois, est reçu avec de grandes acclamations.

M. le professeur ROSSANDER, de Stockholm, monte alors sur la tribune et adresse en français aux habitants de Copenhague les remerciments sincères, non seulement des médecins scandinaves, mais de toute la Scandinavie, pour la manière dont, à cette occasion, ils ont représenté le Nord. Stockholm n'avait osé avoir l'avantage et l'honneur de recevoir le Congrès, par de puissants motifs, entre autres la certitude que Copenhague serait bien mieux en état de se charger de cette hasardeuse mission. Et il est sûr, ajoute-t-il, que la Suède n'eût jamais pu s'en acquitter de la manière dont cela a été fait. Nous sommes arrivés ici pleins d'attente: Tout ce que nous avions pu nous imaginer a été surpassé. Et vous, médecins danois, permettez-moi d'ajouter que c'est vous qui avez fait tout l'ouvrage, et que c'est à vous qu'en revient tout l'honneur! Vous avez montré au monde savant que Copenhague est une ville florissante, qui par sa conduite pendant ces journées mémorables pour toujours a inscrit son nom parmi les villes de haute civilisation. Si quelqu'un a pu en douter, ce doute maintenant doit être disparu à tout jamais! Recevez les remercîments de tout le Nord pour ces journées, où vous vous êtes couverts de gloire. Après avoir fait allusion à l'ancienne inimitié entre les deux nations, qui maintenant, Dieu soit loué, se comprennent, l'orateur ajoute qu'aux sentiments d'amitié et de fraternité qui unissent de nos jours les deux peuples, est venu se joindre le plus noble de tous les sentiments, celui de la reconnaissance. Nos meilleurs remercîments à vous, chers confrères. *(Acclamations enthousiastes et réitérées.)*

Sir RISDON BENNET se lève alors, et, se servant des termes choisis dont les Anglais seuls savent le secret, il remercie, en son nom et au nom de ses compatriotes, de la grande cordialité qu'on a mise à les recevoir, et de l'hospitalité unique et exceptionnelle qu'on leur a montrée. Londres a de grandes ressources, mais il est pourtant sûr de l'approbation générale chez ses compatriotes en disant: the city of Copenhagen has exceeded the city of London. Il est convaincu que la ville de Washington fera tout pour bien recevoir le Congrès, mais il est tout aussi convaincu que Washington ne parviendra pas à surpasser Copenhague. Nos remercîments sincères à tous. *(Applaudissements réitérés.)*

M. le prof. VIRCHOW: Arrivés à la fin de ce congrès nous aurions peut-être le droit de regarder d'un œil content ce que nous avons accompli. Cependant la critique de nos travaux doit être réservée à d'autres. Pour nous-mêmes, nous ne réclamons que le droit d'exprimer les sentiments chaleureux qui remplissent nos cœurs envers tous ceux qui ont contribué à la réception tout à fait extraordinaire que nous avons trouvée.

Vous permettrez, messieurs mes confrères, que je dise quelques mots au nom du Congrès.

En premier lieu, je vous propose d'adresser nos remercîments respectueux à notre auguste protecteur, Sa Majesté le Roi, qui a bien voulu honorer le Congrès de sa présence personelle à notre séance d'ouverture, avec Sa Majesté la Reine, les Majestés Grecques et la Maison Royale, et qui a reçu hier le Congrès dans son palais avec toute la grâce dont plusieurs de nous avons déjà été témoins dans d'autres occasions analogues. Et c'est le gouvernement du Roi aussi qui, avec le consentement du Rigsdag, a favorisé les préparatifs de notre comité en lui en procurant les moyens nécessaires.

Ensuite, c'est la municipalité de cette grande et belle ville qui non seulement a aidé de la manière la plus libérale notre Comité dans ses préparatifs difficiles, mais qui, assistée d'une population sympathique et civilisée, nous a donné dernièrement une fête splendide et un spectacle, qui peut-être ne trouvera pas de semblable dans l'histoire de nos congrès.

Enfin je vous propose d'adresser, des remercîments cordiaux et sincères à notre Comité organisateur et particulièrement à notre vénérable Président qui pendant trois ans s'est chargé de tous les soins de l'organisation et qui maintenant a dirigé nos travaux avec toute l'impartialité que nous pouvions attendre de son caractère ferme et de sa haute position scientifique.

Je prie les membres du Congrès de vouloir bien voter les remercîments proposés en se levant de leurs sièges. *(Acclamations bruyants.)*

Le Président du Congrès:

Messieurs,

Je ne peux pas vous dire combien je suis heureux d'entendre que vous avez été contents de moi. Si mes faibles efforts ont été pour quelque chose dans le succès de notre Congrès, c'est parceque je n'ai eu du commencement jusqu'à la fin aucune ambition personnelle; ma seule ambition a été de faire ce que j'ai jugé être mon devoir. C'est bien ce sentiment qui a soutenu mon courage, dont j'avais besoin pour ne pas me sentir humilié de l'honneur extrême de présider à cette assemblée. Ce n'est pas un mérite que d'avoir accompli un devoir, pas même si l'on n'a pas eu un but intéressé, mais c'est une bonne fortune que d'avoir obtenu un succès; car on est toujours exposé à un échec, si l'on ne trouve pas l'assistance nécessaire après avoir encouragé les autres à faire quelque chose de difficile et d'important, ou si l'on a eu trop de confiance en ses propres forces. La tâche de diriger l'organisation de ce grand Congrès et d'y présider, aurait certainement été beaucoup au-dessus de mes forces, si mes collègues n'avaient pas été si indulgents pour mes faiblesses et si nous n'avions pas trouvé une assistance aussi précieuse chez tout le monde. Je ne puis nommer ici tous ceux à qui nous devons de la reconnaissance pour leur bonne assistance; cela serait trop long. Mais avant tous les autres, c'est le Secrétaire Général, M. Lange envers qui le Congrès a raison d'être reconnaissant. Mon travail a été peu de chose en comparaison de celui qu'il a fait avant et pendant la séance de ce Congrès. C'est bien lui qui a fait la grosse besogne; s'est lui qui a été chargé: des invitations, d'une très grande partie de la correspondance préparatoire, de l'impression, de la révision des épreuves, de la distribution des programmes et de toutes ces mille choses qui demandent une attention continue. C'est encore lui qui, comme président du Comité de réception, a dirigé les travaux et les charges compliquées de ce comité qui ont tant contribué au succès de notre Congrès. Toujours actif et infatigable, toujours l'esprit clair et logique, il a bien mérité notre gratitude et vos remercîments! *(Applaudissements.)*

Le Président du Congrès:

Messieurs, chers collègues et amis,

Les travaux du 8me Congrès international des sciences médicales sont terminés! Il ne nous reste que les adieux! Les heures et les jours fertiles pour la science et riches en jouissances sont écoulés, hélas trop vite — mais elles nous laisseront à nous tous, je l'espère, un long souvenir aussi agréable qu'utile. Un grand nombre d'entre vous peuvent dire: en arrivant nous avons trouvé des collègues, en partant nous quittons des amis!

Au revoir, aussitôt que possible!

Je me permets de formuler encore le voeu d'une réunion nombreuse au prochain Congrès, à Washington sur l'autre hémisphère.

Messieurs, le 8me Congrès international des sciences médicales est fini! Adieu! au revoir!

1. Section d'Anatomie.

Président:

Prof. J. H. Chievitz, de Copenhague.

Présidents d'honneur:

Mr. le prof. Baudry, de Lille.
» prof. His, de Leipzig.
» prof. A. v. Kölliker, de Wurzburg.

Mr. le prof. J. Marshall, de London.
prof. H. v. Meyer, de Zurich.
prof. G. Retzius, de Stockholm.
prof. L. Stieda, de Dorpat.

Secrétaires:

Mr. le prof., Dr. P. Albrecht, de Bruxelles.

Mr. le Dr. Chr. Gram } de Copen-
Dr. J. Schou } hague.

Lundi 11 août à 9 h $\frac{1}{2}$ constitution de la section.

M. le Prof. Chievitz, après avoir, au nom du comité d'organisation, fait la bienvenue à MM. les membres, propose l'élection du bureau définitif (voy. ci-dessus).

Demonstration von mit Glycerin behandelten Präparaten.

Démonstration de préparations glycerinées.

Demonstration of preparations, treated with glycerine.

Demonstration von einigen seltenen Knochenanomalien.

Démonstration d'anomalies rares des os.

Demonstration of some rare abnormities of bones.

Prof. L Stieda. de Dorpat.

Der Vorredner demonstrirt einige anatomische Präparate, welche mit Glycerin behandelt worden sind, und fügt einige Worte über die dabei angewandte Methode hinzu:

Anatomie.

Die erste Veröffentlichung über den Gebrauch von Glycerin zur Anfertigung anatomischer Dauerpräparate geschah durch Duchenne (Paris), welcher die Methode Van Vetter's in Gent beschrieb. Nach den Angaben Van Vetter's werden die Präparate in eine Auflösung von Glycerin, Salpeter und Zucker gethan, und erhalten dadurch eine gewisse Biegsamkeit. Van Vetter und Duchenne benutzten das Verfahren zu Bänder- und Muskelpräparate. Ich habe mich bemüht, die Vettersche Methode bekannt zu machen (1872). Das Verfahren von Laskowsky (Genf) ist dem Vetterschen ähnlich; Laskowsky benutzt eine Mischung von Glycerin und Carbolsäure und erzielt damit noch bessere Präparate, als die Vettersche Methode liefert; ich kann das nach eigene Experimenten bestätigen. Eine gewisse Modification des Laskowsky'schen Verfahrens gab Gerlach an. Wickersheim (Berlin) machte uns mit einer Flüssigkeit bekannt, welche aus vielen Bestandtheilen sich zusammensetzt, aber vor allem Glycerin enthält; die mit der Wickersheimer'schen Flüssigkeit behandelten Bänder- und Muskelpräparate sind recht gut. Da alle die verschiedenen Mischungen Glycerin enthalten, so lag es nahe, dieser Substanz eine besondere Wirksamkeit bei der Anfertigung von anatomischen Dauerpräparaten zuzuschreiben. Nach mancherlei Experimenten bin ich zum Resultat gelangt, dass alle complicirte Mischungen überflüssig sind: man erreicht die besten Resultate durch Anwendung von reinem Glycerin — ohne jeglichen Zusatz. Die Methode ist einfach: Man tauche ein Bänder- oder Muskelpräparat in Glycerin, lasse es 8—14 Tage darin liegen, hänge dasselbe dann auf einige Wochen in einem trockenen Raum auf — das Dauerpräparat ist fertig. Man kann aber auch Weichtheile mit Hülfe der Glycerin-Methode aufbewahren; ich habe bereits seit einigen Jahren Herzen mit Erfolg mit Glycerin behandelt (freilich noch mit Zusatz von Carbolsäure). Hier demonstrire ich menschliche und thierische Lungen, welche sehr bequem aufgeblast werden können und deshalb beim Unterricht gut zu verwerthen sind. Um die Lungen zuzubereiten, verfahrt man folgendermassen. Die Lungen müssen mit Vorsicht aus dem Thiere genommen werden, damit die Pleura unverletzt bleibe; dann wird Glycerin durch die Trachea hineingespritzt, bis die Lunge das Maximum ihrer Ansdehnung erreicht hat. Jetzt wird das Präparat auf 1—3 Tage in Glycerin getaucht, dann herausgenommen und aufgehängt, mit der Trachea nach unten, damit der überflüssige Glycerin abfliesse. Nach 8—14 Tagen kann man den Versuch machen, die Lunge aufzublasen: das Präparat ist fertig.

Prof. L. Stieda zeigt einige seltene Knochen-Anomalien vor:

1) Zwei Sprungbeine (Talus) eines Mannes, an denen das Tuberculum laterale des Processus posterior tali vom Talus abgelöst, ein besonderes Knöchelchen darstellt. Es ist das jenes Knöchelchen, welches neuerdings von Bardeleben als Os trigonum bezeichnet worden ist.

2) Die zusammengefügten Metatarsus-Knochen der Füsse eines erwachsenen Mannes; an dem Capitulum des zweiten Metatarsus sitzt ein kleines supernumeräres Knöchelchen von einigen Millimeters im Durchmesser.

(Beide Anomalien werden dem Herrn Prof. Albrecht aus Brüssel auf seinen Wunsch zur speciellen Beschreibung und Untersuchung übergeben.)

DISCUSSION.

Prof. Dr. ALBRECHT, de Bruxelles: Ich bin Herrn Prof. Stieda zunächst ganz ausserordentlich dafür dankbar, dass er mir die soeben vorgelegten Präparate zur Veröffentlichung überlassen hat.

Was die beiden Astragali anbetrifft, so zeigen dieselben an ihrer hinteren Fläche in ausgezeichneter Weisse das Bardeleben'sche os trigonum. Man sieht an beiden Präparaten deutlich, dass dasselbe mit dem Astragalus durch Synchondrose verbunden gewesen ist, während es mit seiner ganzen unteren Fläche die hintere oder fibulare Gelenkfläche des Talus für den Calcaneus vervollständigen hilft. Auf dem einen vorliegenden Calcaneus wird die für das Trigonum von der für den Astragalus bestimmten Gelenkfläche durch eine deutliche crista trigono-astragala geschieden. Nicht desto weniger waren auch in diesem Falle das Trigono-astragal- und das hintere (fibulare) Calcaneo-astragalgelenk confluirt.

Was hiernach die beiden anderen Präparaten anbetrifft, die einen überschüssigen zwischen Metatarsus I und II gelegenen, mit diesen beiden und dem Cuneiforme I articulirenden Knochen aufweisen, so glaube ich nunmehr eine Erklärung über den morphologischen Werth dieser Gebilde geben zu müssen, die, wenn diese Präparate hier nicht vorgelegt wären, ich noch zurückgehalten hätte.

Seit vielen Jahren mit der Morphologie der Carpus und Talus beschäftigt, glaube ich allmählich in den Besitz einer grossen Anzahl von Beweisen dafür gelangt zu sein, dass sich auch heute zu Tage bei den Säugethieren 9 Finger resp. Zehen sei es ausgebildet, sei es in Rudimenten nachweisen lassen. Die enneadactyle Form dürfte die der Hand und dem Fuss der Amphibien und Amnioten zunächst zu Grunde liegende Grundform sein, deren Hauptstrahl durch den landläufig als 3ten Finger bezeichneten Finger ging, so dass radial (tibial) wie ulnar (fibular) von diesem je 4 Finger resp. Zehen lagen. Diese zunächst liegende enneadactyle Form würde sich dann wieder aus einer Hand-(Fuss-)form ableiten, die der Flossenform von Ceritodus Forsteri nicht unfern stand. Um mich nicht allzu sehr von der herrschenden Benennung zu entfernen, und damit auf dem ersten Blick hervorgehe, mit welchem Finger der Grund- und der bleidenden Form man es zu thun hat, werde ich mir erlauben die folgende Nomenclatur für diese 9 Finger, in radio-ulnarer (tibio-fibularer) Richtung gezählt, vorzuschlagen.

1) parapollex,
2) orthopollex,
3) metapollex,
4) index,
5) tertius,
6) quartus,
7) metaquintus,
8) orthoquintus,
9) paraquintus.

Die alte Dipneustenaxe geht, wie ich meine, auch noch heute bei allen Amphibien und Amnioten durch den Tertius. Was nun die Stieda'schen Präparate anbetrifft, die sich an die Gruber'schen anschliessen und einen überflüssigen Knochen zwischen Metatarsus I und II zeigen, so ist dieser überflüssige Knochen nach meiner Ansicht ein Rudiment des Metapollex des Fusses.

Prof. KÖLLIKER, de Würzburg, demande, s'il est possible de conserver dans sa forme le poumon insufflé?

Prof. BRAUNE, de Leipzig: Auf die Frage des Herrn Kölliker, ob sich die Form der aufgeblasenen Lunge erhalten lasse, bemerke ich, dass dies möglich ist, wenn man längere Zeit hindurch einen Luftstrom durchführe. Dies längere Zeit zu thun ist nöthig wegen der Undichtigkeit der Lunge. Ich habe eine Reihe von aufgeblasenen Lungen in getrocknetem Zustande auf der Leipziger Anatomie aufgestellt.

Développement de l'uterus et du vagin depuis la fusion des conduits de Müller jusqu'à la naissance.

Development of the Uterus and the Vagina from the fusion of the Ducts of Müller to the birth.

Entwickelung des Uterus und der Vagina von der Verschmelzung der Müller'schen Gänge bis an die Geburt.

M. le prof. **Tourneux** et M. **Ch. Legay**, de Lille.

Communication presentée à la section par M. le prof. **Baudry**, de Lille.

Nos recherches ont porté principalement sur le foetus humain; elles ont déja été en partie exposées dans plusieurs notes communiquées à la Société de biologie (1884) ainsi que dans la thèse inaugurale de M. Legay (Lille 1884). Quant aux conclusions suivantes, qui résument l'ensemble de nos recherches, elles sont extraites d'un memoire en voie de publication dans le Journal de l'Anatomie.

1° Le vagin l'utérus (corps et cornes) se développent aux dépens des segments inférieurs des conduits de Müller, compris entre le sinus uro-génital et les insertions wolffiennes des ligaments de Hunter (ronds). Ces segments inférieurs se fusionnent sur la ligne médiane (dans le cordon génital) en un canal unique désigné sous le nom de canal génital (Leuckart) ou utéro-vaginal; leurs parties supérieures divergentes, situées entre le sommet du cordon génital et les ligaments ronds, fournissent les cornes utérines.

2° La fusion des conduits de Müller débute soit à la partie moyenne du cordon génital (porc, souris), soit à l'union du tiers inférieur avec les deux tiers supérieurs (mouton), puis elle progresse à la fois en haut et en bas.

3° Chez la plupart des mammifères, et aussi chez l'homme, les extrémités inférieures divergentes des conduits de Müller se fusionnent en dernier lieu. La persistance chez la femme adulte de ce stade de divergence, se traduit par l'existence d'un hymen double, ou mieux d'un hymen percé de deux orifices qui donnent accès dans une cavité vaginale unique.

4⁰ Les extrémités inférieures des canaux de Wolff participent à la formation du canal génital, en se fusionnant avec les conduits de Müller. Ce fait nous paraît démontré par l'examen des fœtus humains de 7, 5/10, 5 et de 9/12, 5, et aussi par l'abouchement dans la cavité vaginale (et non dans le vestibule) des deux canaux de Wolff persistants chez la vache adulte (conduits de Gartner). L'extrémité inférieure du canal génital résultant ainsi de la fusion des canaux de Wolff et de Müller, est primitivement pleine, sans lumière centrale.

5⁰ Supérieurement, la fusion det conduits de Müller s'étend jusqu'au sommet du cordon génital. La bifidité plus ou moins grande de l'utérus, suivant les espèces, résulte uniquement de ce fait que la limite entre le vagin et l'uterus a remonté plus ou moins haut dans le cordon génital.

Chez le fœtus humain, le fond de l'utérus empiète progressivement sur les cornes horizontales qui disparaissent ainsi de dedans en dehors pour fournir à son élargissement; l'utérus est bicorne jusqu'au milieu du 4e mois lunaire.

6⁰ Chez les marsupiaux, la non fusion des conduits de Müller (didelphys dorsigera) est la conséquence d'une disposition spéciale des uretères qui, au lieu d'embrasser dans leur courbure le cordon génital, s'engagent dans l'épaisseur même de ce cordon, entre les conduits de Müller qu'ils séparent.

7⁰ Au commencement du 4e mois lunaire, chez le fœtus humain (7, 5/10, 5), la portion inférieure ou vaginale du canal génital (moitié environ) est tapissée par un épithélium pavimenteux stratifié qui se continue par une transition graduelle avec l'épithélium de la portion supérieure ou utérine. Ces variétés épithéliales résultent de modifications locales de l'épithélium primitif des conduits de Müller.

8⁰ A mesure que le canal génital s'allonge, et s'aplatit d'avant en arrière dans sa portion vaginale, les parois épithéliales opposées du vagin s'accolent et se soudent de bas en haut. Au commencement du 5e mois lunaire (fœtus de 16 23, 5), la lame épithéliale résultant de cette soudure et comblant la cavité vaginale dans toute sa hauteur, donne naissance par son extrémité supérieure, un peu au-dessous de la transition épithéliale, à un bourgeon lamelleux, figurant une cupule aplatie d'avant en arrière, qui s'enfonce dans l'épaisseur des parois du canal génital, et y dessine un mamelon de même forme représentant la portion vaginale du col de l'utérus.

La surface vaginale du museau de tanche est inégale et ridée pendant toute la période fœtale (Meckel. Guyon, etc.): la lèvre antérieure déborde inférieurement la lèvre postérieure.

9⁰ Peu après la délimitation du museau de tanche (fœtus de 16 24), les cellules pavimenteuses qui composent la lame épithéliale du vagin, augmentent de volume, et subissent une prolifération des plus actives, dont le résultat est la distension considérable et rapide des parois de ce conduit; sur la coupe, les cellules les plus centrales se désagrègent et se détachent.

10" Cette multiplication exagérée des éléments de la lame épithéliale, ne détermine pas seulement la dilatation transversale du vagin, mais, s'exerçant également dans le sens de la longueur, elle modifie supérieurement la forme du museau de tanche et des culs-de-sac qui le limitent, et d'autre part refoule l'extrémité inférieure rétrécie du vagin dans le vestibule. Cette saillie vaginale ou hyméniale s'accuse très rapidement.

vers la fin du cinquième mois lunaire, entre les longueurs de 15/23,5 et 19/28.

11° Les bourrelets transversaux du vagin (plis ou rides) sont déjà dessinés au commencement du cinquième mois lunaire par des bourgeons de la lame épithéliale, qui s'enfoncent dans l'épaisseur de la muqueuse; quant aux papilles choriales proprement dites, elles ne se montrent à la surface des bourrelets qu'au voisinage de la naissance.

12° Les rachis ou colonnes des arbres de vie se développent de très bonne heure (au début du 4e mois lunaire, fœtus de 7,5/10,5), dans la portion utérine du canal génital. Ils déterminent sur la coupe transversale une incurvation en forme d'x de la lumière du canal.

13° Les sillons délimitant les plis des arbres de vie, apparaissent vers la fin du quatrième mois lunaire (fœtus de 12,5/17). D'abord peu accusés, ils augmentent progressivement de nombre et de profondeur pendant les derniers mois de la grossesse; à la naissance, leur profondeur varie de 1 mm., 5 à 2 millimètres.

14° L'épithélium de l'utérus est formé d'une couche unique de cellules épithéliales cylindriques dont la hauteur diminue progressivement du troisième mois (50 μ) au huitième mois de la vie fœtale (25 μ). En général, cette hauteur est plus considérable dans le corps que dans le col.

15° Le passage de cet épithélium prismatique à l'épithélium pavimenteux stratifié du vagin s'opère graduellement jusqu'au huitième mois lunaire; à partir de cette époque, la transition est brusque, comme chez l'adulte.

16° Au commencement du dixième mois lunaire (fœtus de 29/44), l'épithélium cylindrique du canal cervical subit, au voisinage de l'orifice externe, la transformation dite muqueuse. Ses éléments s'allongent (35 à 40 μ), deviennent transparents et ne se colorent pas par les réactifs.

17° Cette transformation muqueuse, pendant le dernier mois de la grossesse, s'étend progressivement à toute la longueur du col. En même temps, on voit se former, dans les points occupés par cet épithélium muqueux, des follicules glandulaires qui viennent s'ouvrir à la surface même des plis de l'arbre de vie ou dans les sillons limitants (glandes du col de l'utérus).

18° Il existe une relation étroite entre la production d'un bouchon muqueux et la transformation muqueuse des cellules épithéliales de la cavité du col; cette transformation règle l'étendue du bouchon muqueux.

19° Pendant toute la vie fœtale et même à l'époque de la naissance, les cellules de l'utérus, aussi bien dans le corps que dans le col, sont entièrement dépourvues de cils vibratiles.

20° Les glandes de l'utérus n'existent pas à la naissance.

21° La différenciation de la paroi du canal génital (tissu du cordon génital) en muqueuse et en musculeuse, n'apparaît nettement qu'au début du sixième mois lunaire (fœtus de 20/31).

22° Le canal génital décrit une courbe à concavité antérieure; de plus, pendant les derniers mois de la gestation, le corps de l'utérus, situé en dehors du petit bassin, est en antéflexion nettement prononcée sur le col.

23° Nous résumerons dans le tableau suivant les longueurs du vagin et de l'utérus, ainsi que les dimensions respectives du corps et du col aux différents mois de la vie fœtale. Ce tableau concorde avec celui de

Dohrn (Ueber die Entwickelung des Hymens, Cassel, 1875) pour les longueurs de l'utérus.

Longueurs en Millimètres du vagin et de l'utérus aux différents mois de la gestation.

Longueurs des Fœtus en centim.	Longueur du conduit utéro-vaginal.	Longueur du vagin.	Longueur de l'utérus.	Longueur du corps.	Longueur du col.
7,5/10/5 (a)	5	2,2	2,8	....	....
9/12,5 (a)	6,5	3,5	3	1	2
9/12,5 (c)	7,5	....	....	....	....
10,5/14,5	10	5,5	4,5	....	....
12,5/17 (a)	13	6,5	6,5	....	....
12,5/17 (b)	9,5	6,5	3	1	2
13,5/20	19,5	11,5	8	2	4
16/23,5	21	10	11	3	8
14/24	20	8,5	11,5	3	8,5
16,5/24	21	9,5	11,5	3,5	8
19/28	25	11	14	3	11
20/31 (a)	29	16	13	4	9
20/31 (b)	....	....	13	4	9
21/32	29	15	14	3,5	10,5
8ᵉ mois lunaire .	....	....	19	5	14
39/44	....	....	23	5,5	17,5
Nouveau-né	....	....	33	9	24
1 jour	....	....	32	12	20
8 jours 28/40 ..	35	10	25	8	17
20 jours 33/47 .	32	11	21	5,5	15,5
4 mois 30/48...	50	30	20	6,5	13,5
4 mois 37/53...	....	...	23,5	8	15,5
5 mois 36/52...	53	28	25	9	16
18 mois	....	....	24	10	14
18 mois	....	....	21,5	8,5	13
3 ans	65	40	25	10	15
5 ans	....	....	25	10	15

DISCUSSION.

Prof. v. KÖLLIKER, de Wurzburg, bemerkt, dass die Annahme des Herrn Tourneux, dass der weibliche Genitalcanal durch eine Verschmelzung de Wolff'schen und Müller'schen Gänge entstehe, mit allen bekannten Thatsachen in Widerspruch sei.

Observations sur la morphologie et le développement des spermatozoïdes, principalement chez les crustacés.

On the morphology and the development of the Spermatozoids, especially in the Crustacea.

Bemerkungen über Morphologie und Entwickelung der Spermatozoiden besonders bei den Crustaceen.

Communication de M. le prof. **G. Herrmann,** de Lille,
présentée à la section d'Anatomie par M. le prof. **Baudry,** de Lille.

I. Spermatozoïdes filiformes. (Planche I.)

1⁰. Crustacés édriophthalmes (isopodes et amphipodes).

Les ovules mâles contenus dans les trois culs-de-sac testiculaires de ces animaux fournissent, par voie de division indirecte, des grappes volumineuses de spermatoblastes (spermatocytes, nématoblastes, de quelques auteurs).

Chaque spermatozoïde se compose de trois segments: 1^0 un segment céphalique dérivant du noyau du spermatoblaste qui s'allonge en forme de fibre. Ce segment peut comprendre en outre des parties réfringentes surajoutées et placées à son extrémité antérieure: nodule et calotte céphaliques (talitre, gammarus), pointe céphalique (idotée); 2^0 un segment moyen qui apparaît au pôle postérieur du noyau. Il prend bientôt la forme d'un cône à base excavée embrassant l'extrémité postérieure de la fibre nucléaire: son sommet donne attache au flagellum avec lequel il paraît comme articulé. Plus tard il se présente comme un petit bâtonnet interposé aux deux autres segments; 3^0 le flagellum se montre au début sous forme d'un filament très ténu inséré sur le segment moyen, et situé entièrement en-dehors du corps cellulaire du spermatoblaste. La suite du développement, facile à suivre sur les figures de la Planche I, se réduit en substance à un allongement progressif de ces trois parties. La tête seule se colore par les réactifs (carmin, éosine); le segment moyen est mat et opaque, tandis que le flagellum acquiert une réfringence particulière. Ce dernier subit un allongement remarquable; à l'état parfait il atteint une longueur de 2,5 millimètres et au delà, tandis que la tête (noyau allongé) et le segment moyen réunis mesurent un peu moins de 0,1 millimètre. La figure 1. L donne une idée de ces proportions chez la ligia oceanica; la queue est rectiligne, absolument rigide, et ne présente jamais de mouvements.

2⁰. Mollusques céphalopodes (Octopus vulgaris).

Chez le poulpe on voit aussi les spermatozoïdes se former en trois segments distincts. Le noyau du spermatoblaste coiffé à son pôle antérieur par le nodule céphalique s'allonge en une fibre mince; celle-ci se termine en avant par une pointe céphalique dérivée du nodule.

Le segment moyen pénètre jusqu'au centre du noyau, au lieu de s'arrêter à la surface de ce dernier. Le flagellum exécute de bonne heure des mouvements ondulatoires assez vifs.

Fig 3. ...

Fig 5. ...

Quoique très incomplètes les observations qui précèdent sont suffisantes pour montrer que les filaments spermatiques des isopodes et des amphipodes, ainsi que ceux de l'octopus, ont la même structure fondamentale et parcourent les mêmes phases de développement que ceux des vertébrés. L'analogie est évidente lorsqu'on vient à comparer l'évolution des spermatozoïdes d'édriophthalmes avec celle des plagiostomes, p. ex. (Nous donnons ci-joint les dessins tirés de notre précédent mémoire: Sur la spermatogenèse chez les sélaciens. Journal de l'Anatomie 1881, qui se rapportent à l'Ange de mer, Squatina vulgaris. Notre description a été complétée récemment en plusieurs points importants par les recherches de O. Jensen et celles de Swaen et Masquelin, in Archives de Biologie de Van Beneden. T. IV. Fasc. 4. 1883.) On retrouve en effet dans les deux groupes la division indirecte des ovules males, l'allongement du noyau en fibre céphalique; l'existence d'un nodule primitif au pôle antérieur du noyau et d'une pointe céphalique; l'enroulement de la tête qui se pelotonne dans le corps du spermatoblaste et devient rectiligne plus tard; la présence d'un segment moyen très nettement distinct, l'allongement progressif du flagellum, la disposition fasciculée des spermatozoïdes arrivés à l'état parfait, etc....

Peut-être arrivera-t-on à démontrer également, comme chez les plagiostomes, la persistance du corps cellulaire sous forme d'une enveloppe très mince intimement appliquée sur le spermatozoïde.

Mais les travaux de ces dernières années nous permettent d'étendre cette comparaison à plusieurs autres groupes d'invertébrés (Voy. notamment les travaux de M. von Brunn in Archiv für mikr. Anatomie et ceux de O. Jensen in Archives de biologie de Van Beneden et Van Bambeke) de sorte qu'on arrive à constater que le plan général du développement est sensiblement le même sinon pour tous les spermatozoïdes filiformes, au moins pour ceux d'un très-grand nombre d'animaux.

C'est ainsi que la formation de la tête aux dépens du noyau du spermatoblaste paraît être la règle, contrairement aux observations anciennes.

Nous ne trouvons plus la même concordance de vues chez les différents auteurs lorsqu'il s'agit de déterminer l'origine première du segment moyen et du filament caudal. Jensen admet encore que ce dernier ne serait au début qu'une mince expansion protoplasmique du corps cellulaire ne se mettant en rapport avec le noyau que plus tard, et dont la partie antérieure se différencierait ultérieurement en segment moyen.

D'après ce que nous avons pu observer sur un grand nombre d'animaux appartenant aux degrés les plus divers de l'échelle zoologique, nous serions porté plutôt à nous rallier à l'opinion émise par von Brunn dans son dernier travail. Cet auteur incline à croire que le segment moyen et la queue sont, tout comme le segment céphalique, de provenance nucléaire, et dérivent directement de l'achromatine du noyau.

Par contre nous pensons devoir conserver la distinction du filament spermatique en trois segments, bien qu'on ne puisse plus guère admettre aujourd'hui les idées autrefois émises par Schweigger-Seidel sur la nature et la provenance de ces trois parties. En effet ces segments sont bien distincts tant par leur forme et leurs qualités optiques que par leurs réactions, et il faudra toujours décrire séparément l'évolution du chacun. lors même que l'on viendrait à démontrer comme un fait général l'existence d'une mince fibrille axile commune aux deux derniers segments (peut-être même à toutes les parties du filament spermatique, comme cela paraît être le cas chez le Pollicipes cornucopiae. Voy. la fig. 5. Pl. I).

Nous ferons remarquer à ce sujet que nous n'avons pas pu constater chez les édriophtalmes, malgré une macération de plusieurs jours, la subdivision du flagellum en deux filaments décrite par O. Jensen chez divers animaux.

II. Spermatozoïdes à forme rayonnée des Crustacés décapodes.
(Planche II.)

Ici encore les spermatoblastes résultent de la division indirecte de l'ovule mâle. Le nodule céphalique primitif (fig. 2 A) se transforme en une vésicule translucide affectant la forme d'un segment de sphère appliqué sur la partie antérieure du noyau (B). On dirait que dans ce point la membrane nucléaire se soulève et s'épaississe en même temps, entraînant le nodule qui lui adhère sous forme d'une petite cupule excavée. Au stade suivant (C) on voit en place du nodule, au pôle antérieur de la vésicule, une petite excroissance de la paroi vésiculaire faisant saillie dans la cavité; sa forme est celle d'un tronc de cône à sommet arrondi, s'évasant vers sa base; elle est formée d'une substance qui fire énergiquement les réactifs colorants (chromatine). Un peu après (D) se montre au pôle postérieur de la vésicule une autre saillie, incolore et revêtant l'aspect d'un mince bâtonnet. Ces deux excroissances s'allongent, en même temps que leur base implantée sur la paroi vésiculaire tend à s'évaser de plus en plus; finalement elles arrivent à se rencontrer par leurs extrémités libres, et se fusionnent pour constituer une colonne centrale qui s'étend d'un pôle à l'autre dans l'axe de la vésicule céphalique E. Cette colonne se colore d'une manière intense par les réactifs, tandis que ce qui reste du noyau du spermatoblaste est teinté beaucoup plus légèrement. Plus tard elle paraît creuse, se termine à chaque bout par une sorte de goulot ouvert à l'extérieur, et semble alors formée par une invagination de la paroi vésiculaire.

A partir de là le développement varie un peu dans les différents groupes. Chez les décapodes brachyures que nous avons examinés le processus d'évolution se présente partout avec des caractères identiques. La vésicule céphalique prend la forme d'une sorte de cloche renflée dont la colonne figure le battant. Elle est en rapport par sa partie convexe avec le noyau dans lequel elle paraît s'enfoncer peu à peu. Le noyau arrive ainsi à la recouvrir entièrement, et lui constitue une calotte hémisphérique qui ne laisse libre que la face basilaire sur laquelle vient s'ouvrir le goulot antérieur de la colonne. Finalement le bord de la calotte nucléaire émet un certain nombre de prolongements rayonnés qui donnent au spermatozoïde vu de face l'aspect de cellule radiée; vu de profil il ressemble à une méduse. Les figures 2 (Stenorhynchus phalangium) et 3 (Maja) représentent exactement ces diverses phases. Le Maja Squinado est particulièrement favorable pour cette étude à cause du volume un peu plus considérable des éléments spermatiques et de la netteté complète avec laquelle se présentent les moindres détails de structure.

Chez les macroures la vésicule prend généralement une forme allongée, et reste simplement contiguë au noyau par son pôle postérieur.

Ces deux parties représentent une sorte de 8 de chiffre dont la partie étranglée est entourée d'un collier formé d'une substance homogène et opaque (fig. 1 C). Primitivement annulaire, ce collier prend bientôt la forme d'une plaque triangulaire (fig. 1 E, E', E") dont les trois angles s'étirent en pointes et constituent trois prolongements effilés et rigides.

Le spermatozoïde parfait présente constamment ces 3 parties: vésicule céphalique, noyau, et collier supportant les 3 prolongements. Les premiers stades du développement se rensemblent beaucoup d'une espèce à l'autre, mais, contrairement à ce qui a lieu chez les brachyures, la forme définitive de la vésicule et de la colonne centrale incluse est extrêmement variable.

Nous avons figuré ci-contre la spermatogenèse du homard; l'état parfait est représenté en G à 1000, et en G' à 2000 diamètres, en coupe optique, afin de montrer les détails. La vésicule céphalique constitue un manchon transparent, cylindrique, entourant la colonne centrale avec laquelle il se continue au niveau des deux ouvertures. Le goulot antérieur d est un peu évasé et bordé par deux renflements circulaires superposés; la paroi de la colonne est épaisse et se colore en rouge intense par le carmin, à l'exception des deux renflements qui sont réfringents et incolores; à l'extrémité postérieure elle s'amincit brusquement, le diamètre de la colonne augmente en même temps que le calibre du conduit central, et le tout se termine comme un verre de lampe placé debout sur le collier triangulaire donnant insertion aux prolongements. Nous n'avons pu déterminer exactement comment se comportent à ce niveau l'orifice du canal, le collier et la substance nucléaire a; c'est pourquoi cette partie de la figure a été laissée en blanc (au-dessous de c).

En N se trouve figurée une autre forme de spermatozoïde que nous avons rencontrée fréquemment avec la précédente, et jusque dans la partie inférieure du canal déférent. Le développement n'en ayant pas été suivi nous ne savons si ces deux formes sont distinctes ou si elles dérivent l'une de l'autre; cependant nous penchons plutôt vers la première hypothèse.

On trouve d'ailleurs des aspects fort différents de ceux que nous avons représentés de E en G fig. 1. En effet ces spermatozoïdes s'altèrent avec la plus grande facilité, et quelque soin que l'on apporte à la confection des préparations celles-ci renferment toujours un certain nombre de ces corps qui ont été incomplètement fixés et ont subi les déformations les plus bizarres; tels sont les aspects figurés en HH' pour la forme G, et en OO' pour la forme N.

Ces altérations sont très-curieuses à étudier (p. ex. en mettant les spermatozoïdes dans l'eau) et peuvent donner des renseignements utiles sur la structure des éléments, notamment en ce qui concerne la colonne centrale. Mais par contre il est parfois difficile de les distinguer des véritables formes transitoires des spermatoblastes. (Telle est l'apparence figurée en E' où une enveloppe spéciale paraît s'être détachée de la surface de la colonne.)

Chez les galatées la vésicule céphalique et son contenu, après avoir présenté des phases fort analogues aux précédentes, se confondent en un appendice homogène et très réfringent, en forme de gland allongé fixé sur le collier par un court pédicule.

Les spermatozoïdes les plus simples sont ceux de la langouste (Palinurus vulg.) qui se réduisent au noyau surmonté du nodule céphalique autour duquel naissent trois prolongements très minces.

L'écrevisse (Astacus fluviatilis) se rapproche plutôt des brachyures; chez cet animal la vésicule évolue à distance du noyau dont elle est séparée par une couche protoplasmique du corps cellulaire; mais le processus général est le même que chez les crustacés marins.

Grobben (Männliche Geschlechtsorgane der Dekapoden. Wien 1878) a longuement insisté sur les liens de parenté morphologique qui unissent entre elles les diverses formes des spermatozoïdes qu'on trouve chez les Décapodes. Les faits que nous signalons permettent d'étudier les rapports qui existent entre les différents types on s'appuyant sur l'histoire du développement; on voit ainsi comment ces formes dérivent généalogiquement les unes des autres, et comment l'état parfait de certaines espèces correspond à tel stade transitoire d'une autre espèce plus ou moins éloignée.

Il est moins facile d'établir un parallèle entre les formes rayonnées des décapodes et les spermatozoïdes filiformes à symétrie généralement bilatérale des édriophtalmes ou des vertébrés.

Pour Grobben (loc. cit. p. 44) il y aurait une analogie complète: la tête formée par le noyau ou par un corps spécial de ce dernier correspondrait au segment céphalique; le corps représenterait le segment moyen, et la somme des rayons serait l'équivalent du flagellum.

Nous serions porté plutôt à considérer les cellules radiées comme réduites au seul segment céphalique; mais se sont là des questions qui ne pourront être résolues que par des études ultérieures. Nos connaissances actuelles peuvent déjà nous fournir quelques points d'appui à ce sujet: c'est ainsi que nous avons constaté chez les décapodes comme chez les vertébrés la segmentation de l'ovule mâle par division indirecte (homard); l'existence d'un corpuscule précurseur (Nebenkern) sur des spermatocytes jeunes du maja squinado; la formation d'un nodule céphalique au début de la spermatogenèse (stenorhynchus).

Tous ces faits se retrouvent de la façon la plus nette dans la spermatogenèse de la locusta viridissima récemment figurée par von Brunn dans l'étude si complète qu'il a faite de l'évolution spermatique chez la paludine.

La locusta semble en effet représenter une forme intermédiaire au type rayonné et au type filiforme: son nodule céphalique donne une vésicule qui paraît comparable à celle des décapodes, et en même temps le noyau se continue à son pôle postérieur avec un segment moyen donnant insertion à un filament caudal.

On voit que la groupe des arthropodes semble promettre une riche moisson de faits concernant la spermatogenèse.

Nous signalerons on dernier lieu l'existence de spermatoblastes ayant subi des arrêts de développement chez le stenorynchus (fig. 2 HH'), tandis que d'autres présentent des formations en excès (II'), et celle de spermatoblastes doubles chez l'astacus (fig. 4).

(Voy. à ce sujet: G. Hermann. C. rend. de l'Ac. des Sc. 29 Octobre et 5 Novembre 1883).

Cette communication est extraite d'un mémoire plus étendu qui sera publié ultérieurement dans le Journal de l'Anatomie de MM. Robin et Pouchet, directeurs du laboratoire maritime de Concarneau où nous avons fait nos recherches.

Explication des planches.

Planche I.

Crustacés èdriophtalmes.

Fig. 1. $^{500}/_1$. A. Grande cellule résultant de la division de l'ovule mâle et renfermant un certain nombre de corpuscules réfringents intra-nucléaires.

B. Stade suivant: cellule dont le noyau présente en un point de sa superficie un des corpuscules précédents transformé en une sorte de cupule de 2 à 3 μ de diamètre.

C. Avant-dernier stade de la division: cellule contenant 2 noyaux dont chacun renferme un nucléole irrégulier qui paraît être un reste du réticulum nucléaire.

C, C''. Spermatoblastes; aspects divers que présente le reste du réseau nucléaire.

D. Spermatoblaste avec le segment moyen punctiforme et le flagellum encore court et grêle.

D'. Spermatoblaste à noyau homogène, sans nucléole, avec segment moyen et flagellum.

E. Spermatoblaste plus avancé en évolution: segment moyen inséré sur un prolongement du noyau devenu pyriforme; flagellum très accru en longueur et en épaisseur.

E'. Même stade; le noyau présente un nucléole arrondi et réfringent.

F, F'. Incurvation du noyau dont l'extrémité postérieure déborde de plus en plus la masse du corps cellulaire.

G, G'. Noyau étiré en fibre enroulée dans le spermatoblaste; allongement considérable des 3 segments.

H, H'. Déroulement progressif du noyau qui devient rectiligne et forme la tête.

I. Noyau déroulé encore entouré en partie par le corps cellulaire.

K. Extrémité antérieure du spermatozoïde parfait: tête, segment moyen, et commencement de la queue.

L. Spermatozoïde parfait montrant la queue fusiforme. $^{60}/_1$.

M. Cellules de revêtement du corps du testicule montrant la division mûriforme des noyaux.

Fig. 2. $^{500}/_1$. A. Grosse cellule à réseau nucléaire très net, résultant de la division des ovules mâles.

C. Spermatoblaste.

F, I. Stades d'évolution: noyau coiffé par le corps cellulaire à son extrémité antérieure.

K, K', K''. Stades ultimes: le noyau présente une pointe céphalique.

Fig. 3. $^{500}/_1$. A. Cellules spermatogènes en voie de division in-directe.

C, C'. Spermatoblastes.

D. Spermatoblaste avec le nodule céphalique au pôle antérieur du noyau, le segment moyen au pôle postérieur un peu étiré, et le flagellum.

E. Nodule céphalique étendu en forme de calotte.

I, I'. Allongement progressif; les petits corps arrondis paraissent dus à une chute (particlle ou totale) du nodule. (Comparer avec les données de von Brunn sur les mammifères.)

K, K'. Stades ultimes de l'évolution.

S. Segment moyen aux stades D et E. $^{1500}/_1$.

Fig. 5. $^{500}/_1$. Spermatozoïdes parfaits du Pollicipes cornucopiæ (Cirrhipèdes).

K. Tête ondulée avec pointe céphalique et flagellum; le segment moyen n'est pas distinct.

K'. Tête droite montrant une sorte de filament axile.

K''. Tête altérée, plus ou moins détachée du filament axile.

Mollusques Céphalopodes.

Fig. 4. Octopus vulgaris. $^{500}/_1$.

D. Spermatoblaste à noyau homogène, avec le nodule céphalique au pôle antérieur.

E. Nodule céphalique, segment moyen et flagellum.

F, F', F'', G. Pointe céphalique; allongement progressif des 3 segments.

G'. { 1. filament spermatique vu de champ.
    { 2. la même vu de profil.
        Cette figure montre la symétrie libatérale du spermatozoïde.

G''. Bandelettes protoplasmiques rattachant les spermatozoïdes à la masse protoplasmique de la cellule mère (cytophore).

K. Spermatozoïde parfait: tête en fer de lance, pointe céphalique; le segment moyen n'est plus distinct.

Planche II.

Crustacés décapodes.

Fig. 1 $^{1000}/_1$. Homarus vulgaris. C. Spermatoblaste à un stade jeune; *a* noyau du spermatoblaste, *b* collier réfringent (dérivant peut-être du corps cellulaire?), *c* vésicule céphalique, *d* amas de chromatine au pôle antérieur de la vésicule.

D. Stade suivant: on voit le bâtonnet *e* au pôle postérieur de la vésicule.

E. Les prolongements nés aux deux pôles se sont fusionnés pour constituer la colonne centrale. On devine déjà que celle-ci est creuse et s'ouvre par une sorte de goulot évasé à son extrémité antérieure. — Le collier *b* s'est transformé en une plaque triangulaire dont les trois angles s'étirent en pointes effilées. — E'. La vésicule tend à s'allonger, ainsi que les trois prolongements.

E''. Même stade vu suivant l'axe du spermatozoïde.

F. Allongement considérable de la vésicule avec sa colonne centrale, ainsi que des 3 prolongements.

G. Spermatozoïde à l'état parfait. Les détails se voient en G' à un grossissement de 2000 diamètres (Zeiss imm. homog. ¹/₁₂. ocul. IV):

a Corps du noyau (Mittelzapffen, Grobben) teinté en rose. *b* coupe optique du collier triangulaire supportant les prolongements. *f* colonne centrale creuse, colorée en rouge vif. *d* extrémité antérieure de la colonne terminée par un goulot réfringent présentant deux renflements annulaires superposés, non colorés. *e* extrémité postérieure de la colonne évasée et terminée en verre de lampe. *g* paroi vésiculaire formant un manchon transparent.

N. Autre forme de spermatozoïde dont le développement n'a pas été suivi:

a corps elliptique coloré légèrement en rose. *b* canal central terminé en cul-de-sac que surmonte un petit bâtonnet *c*. *d* ouverture de ce canal. Les 3 prolongements sont insérés au fond du cul-de-sac au voisinage du bâtonnet *c*.

H', H. Altérations subies par les spermatozoïdes C dans l'eau, etc. ⁵⁰⁰/₁.

O', O. Altérations analogues des spermatozoïdes de la forme N. ⁵⁰⁰/₁.

Fig. 2. Stenorhynchus phalangium. ¹⁰⁰⁰/₁. A. Spermatoblaste avec le nodule céphalique au pôle antérieur du noyau.

B, C, D, E. On suit le développement de la colonne centrale, analogue à celui du homard. Absence de collier réfringent.

F. La vésicule s'enfonce dans le noyau.

G. Spermatozoïde adulte vu de profile. — G' le même vu de face.

H, H'. Spermatoblastes ayant subi un arrêt de développement: avortement de la vésicule.

I, I'. Vésicule présentant des parties surajoutées.

Fig. 3. Maja squinado. ¹⁰⁰⁰/₁. Stades de développement analogues à ceux du stenorhynchus. A l'état parfait G on voit la vésicule entamée par la substance nucléaire munie de ses prolongements radiés. La vésicule est en forme de cloche renflée; un épaississement circulaire équatorial *e* règne à l'union de sa face inférieure (antérieure) avec le corps arrondi. La colonne centrale est incolore; elle s'ouvre en avant par un goulot évasé *d*, et se fixe au fond de la cloche par une partie moins évasée. Des zones opaques *zz* paraîssent indiquer l'existence de saillies méridiennes comme celles qui existent chez l'astacus.

Fig. 4. ¹⁰⁰⁰/₁. Spermatoblaste monstrueux (double) de l'astacus fluviatilis.

Les deux pôles ont donné naissance à une vésicule céphalique.

n noyau biconcave. *v, v'*, vésicules céphaliques. *zz* zones de protoplasma granuleux interposées au noyau et aux vésicules.

Untersuchungen über die Mechanik und Statik des menschlichen Fusses.

Recherches sur la mécanique et la statique du pied chez l'homme.

Researches on the machanics and statics of tbe human foot.

Prof. Dr. **Hermann v. Meyer,** de Zurich.

Die geläufige Auffassung nach welcher an dem Fusse ein inneres und ein äusseres, ein Grosszehen- und ein Kleinzehengewölbe zu unterscheiden sind, stellt sich als unhaltbar heraus, und die Betheiligung des Fusses an der Gangbewegung wird auf bestimmte Mechanismen im Inneren des Fusses selbst zurüchgeführt. — Die beiden funktionellen Beziehungen des Fusses, nämlich seine Bedeutung als tragendes Gewölbe und seine Bedeutung als ortsbewegender Apparat, sind in seiner Betrachtung scharf von einander zu trennen, indem sie auf ganz verschiedene Theile des Fusses angewiesen sind.

In statischer Beziehung ist der wichtigste Theil des Fusses die dritte (mittlere) Zehe. Diese bildet mit dem os cuneiforme III, dem os cuboides und dem calcaneus die Grundlage des Fussgewölbes. Eine sehr starke Fortsetzung des lig. calcaneo-cuboideum, als ein lig. interosseum zwischen os cuboides und os cuneiforme III, sowie eine starke Fortsetzung dieses Bandes auf die Basis des os metatarsi III, und ein starkes äusseres Band zwischen dem os cuneiforme III und der Basis des os metatarsi III erhalten durch plantare Spannung die genannten vier Knochen, auch wenn sie von allen anderen Fussknochen befreit hingestellt sind, in so starker Gewölbespannung, dass dieselbe eine beträchtliche Belastung zu tragen im Stande ist. Bedeutend grössere Festigkeit erlangt dieses Hauptgewölbe des Fusses, wenn man das durch ein starkes lig. interosseum mit dem os cuboides verbundene os naviculare und den astragalus noch an dem Präparate erhält. Der Gegendruck des Bodens treibt dann das os cuneiforme III keilartig zwischen das os cuboides und das os naviculare; so dass sich dieses os cuneiforme III in die Peripherie des von calcaneus, astragalus, os naviculare und os cuboides gebildeten Ringes eindrängt und diesen sehr widerstandsfähig macht. In zweiter Linie betheiligen sich also auch noch Astragalus und Navikulare an der Gewölbebildung. Die beiden kleinen Zehen bilden in ihrer grossen Beweglichkeit nur eine dem os cuboides eingefügte äussere Stütze, welche sich der Bodengestalt anpassen kann. In ähnlichem Verhältnisse befindet sich die grosse Zehe und die zweite Zehe, welche beide durch die zwischengeschalteten ossa cuneiformia I und II sehr beweglich an das os naviculare angefügt sind, so dass diese beiden Zehen (mit ihren ossa cuneiformia) als innere, der Bodenfläche sich anpassende, Stützen zu dem os naviculare in ähnliche Beziehung treten, wie die beiden kleinen Zehen zu dem os cuboides. Zu starke Spreizung der Zehen wird durch die plantaren Bänder ihrer Basis und durch ligamenta interossea zwischen den Bases der kleinen Metatarsusknochen unter sich und mit dem os cuneiforme I gehemmt, und an dem vorderen Ende des Metatarsus durch die ligamenta capitulorum und ein ligamentum transversum subcutaneum.

Die lokomotorische Bedeutung des Fusses ist vorzugsweise an die grosse Zehe gebunden. Hierauf weist zunächst der Umstand hin, dass die beiden wichtigsten Fussstrecker, nämlich der m. tibialis posterior und der m. peronaeus primus sich an den Metatarsusknochen der grossen Zehe und an das cuneiforme I anheften und dass auch die Wadenmuskelgruppe vorzugsweise auf den Grosszehenrand des Fusses einwirkt, indem ihre Zugrichtung nach aussen von der schrägen Axe des Astragalus liegt. Dass durch diese Muskeln das Abstossen des Fusses von dem Boden ausgeführt werden kann, ist leicht verständlich, indessen wird man berechtigt sein, denselben vorzugsweise die für den Gang nothwendige Streckbewegung des Fusses als Wirkung zuzutheilen und das Abstossen mehr den Grosszehenbeugern, nämlich dem m. flexor hallucis longus und den vereinigten Wirkung der in der Fusssohle liegenden Gruppe der Grosszehenmuskeln, m. flexor brevis, abductor und adductor hallucis, beizumessen. Die Hauptfrage, um welche es sich hier handelt, ist die: wenn die grosse Zehe in dem für die Gehbewegung gestreckten Fusse der hauptsächlich wirkende Theil ist, so muss die aufgerichtete Grosszehenseite des Fusses für sich allein im Stande sein die ganze Schwere des Körpers zu unterstützen — wie ist dieses möglich? Damit dieser Aufgabe genügt werden könne, ist vor allen Dingen nothwendig, dass das Metatarso-Phalangal-Gelenk der grossen Zehe möglichst in die mit der Axe des Unterschenkels zusammenfallende Schwerlinie gerückt, die grosse Zehe also so gestellt werde, dass ihre Axe, wenigstens in der Ansicht von vorn, so weit wie möglich in die Fortsetzung der Axe des Unterschenkels gerückt werde, — und sodann ist nothwendig, dass in dieser Stellung der grossen Zehe der Fuss in sich die nöthige Festigkeit habe, um die Last des Körpers tragen zu können. Das Einstellen der grossen Zehe für ihre lokomotorische Thätigkeit ist Folge der Aktion der bezeichneten Muskeln. Die Wadenmuskeln, indem sie dem Fusse neben seiner Streckung eine Rotation mittheilen, welche den Grosszehenrand des Fusses senkt, nähern schon diesen Rand der fortgesetzten Axe des Unterschenkels; mehr aber noch wirkt in dieser Beziehung die Resultirende aus der Wirkung des m. tibialis posterior und des m. peronæus primus, welche eine stark nach aussen gehende Richtung besitzt und deswegen ausser der Fussstreckung eine Verschiebung der grossen Zehe in dem angegebenen Sinne hervorbringen muss. Die Tragfähigkeit der grossen Zehe in dieser Stellung kommt auf folgende Weise zu Stande: Der Astragalus ist durch seinen starken apparatus ligamentosus mit dem Kalkaneus verbunden und überträgt die Belastung dadurch schon zum Theil auf diesen; andererseits wird aber auch an dem aufgerichteten Fusse wegen der stark nach abwärts gerichteten Stellung des Astragalus-Halses die Belastung dem os naviculare übergeben und dieses überträgt sie wieder durch die ligamenta calcaneo-navicularia direkt dem Kalkaneus und daneben indirekt durch sein starkes lig. interosseum zwischen ihm und dem os cuboides und von diesem durch das lig. calcaneo-cuboideum ebenfalls dem Kalkaneus. Der Komplex: Astragalus, Navikulare, Kuboides, Kalkaneus, welcher schon, wenn auch in anderer Belastungsrichtung, für die Statik des flach aufgesetzten Fusses so wichtig ist, wird also zunächst die Belastung aufnehmen und es fragt sich, wie dieser durch die grosse Zehe gestützt werden kann. Zuerst ist hierbei zu berücksichtigen, dass die pronirte Stellung des Fusses den Astragaluskopf stark gegen den inneren Theil des os naviculare andrängt und dass die dadurch bedingte Neigung dieses letzteren nach innen auszuweichen durch das strahlenförmige System dorsalen Bänder, welche auf die drei ossa cuneiformia und auf das os cuboides gehen, gehemmt wird, und dass somit ein Theil der Belastung auf die übrige Fusswurzel übertragen wird. — Auf die grosse Zehe selbst wirkt bewegend und feststellend mehr der Gegendruck des Bodens ein und dessen Wirkung bleibt noch zu untersuchen. — In dieser Beziehung ist es sehr interessant, dass die drei Cuneiformia keine beachtenswerthe plantare Bandverbindung mit dem Navikulare haben und dass deswegen zwischen dem os cuneiforme I und dem os naviculare eine direkte plantare Hemmung, mit Ausnahme der nachher zu erwähnenden mit dem m. tibialis post. zusammenhängenden, nicht statt finden kann, sondern dass indirekte seitliche Hemmung sich hier geltend machen muss, ähnlich wie zwischen der ersten und zweiten Reihe der Handwurzelknochen, in welcher Gelenkverbindung ja auch das os naviculare in seiner Verbindung mit den beiden multangula und dem capitatum den vorwiegenden Antheil hat. Das os metatarsi I hat eine Verschiebung nach innen und nach oben gegen das os cuneiforme I, und das Ende dieser Verschiebung wird durch die Spannung eines starken plantaren und eines breiten und starken äusseren Bandes zwischen diesen beiden Knochen gehemmt. Dass der Zug des m. tibialis posterior und des m. peronæus primus dabei unterstützend wirken muss, ist selbstverständlich. Das os cuneiforme I hat eine Verschiebung auf dem os naviculare, welche gehemmt wird durch seitliche Bänder. Ein mit der Sehne des m. tibialis posterior eng verbundenes Band zwischen dem sustentaculum tali des Kalkaneus und dem Navikulare und in Fortsetzung zwischen diesem und dem os cuneiforme I wirkt hemmend an der inneren und der plantaren Seite, — an der äusseren aber die Reihe der lig. interossea zwischen den ossa cuneiformia unter sich und dem os cuboides, durch welches letztere die Spannung wieder auf den Kalkaneus abgeleitet wird, so dass das os cuneiforme I sich als Theil einer Schlinge bewegt, deren beide Schenkel am Kalkaneus angeheftet sind.

Die zweite Zehe ist durch ihre feste Einfügung zwischen die erste und die dritte und durch die Beweglichkeit des os cuneiforme II auf dem os naviculare geeignet sich an der Sonder-Bedeutung ihrer beiden Nachbarzehen direkt zu betheiligen und namentlich den Übergang der Belastung von der dritten Zehe auf die erste zu vermitteln.

Mittheilungen über die Entwickelung der Oberlippe.

Communication sur la formation de la lèvre superieure.

On the development of the Upperlip.

Prof. Dr. **His,** de Leipzig.

Der Vorredner legt Zeichnungen über die Gesichtsbildung vor. Entgegen den Angaben des Herrn Dr. Albrechts meint er, dass der seitliche Stirnfortsatz (äusserer Nasenfortsatz, Köll.) keinen Antheil an die Bildung der Oberlippe und des Gaumens nimmt. Die ältere Darstellung ist völlig korrekt, wonach der mittlere Stirnfortsatz mit dem Oberkieferfortsatz unmittelbar verwächst und diese Theile allein die Oberlippe und den Gaumen bilden.

Dagegen ist ein bis dahin unbeachtetes Verhältniss bei Beurtheilung von Missbildungen in Betracht zu ziehen. Nachdem der Oberkiefer- und der mittlere Stirnfortsatz zur Berührung gelangt und nachdem sie mit einander verwachsen sind, werden die Nase und die darunter liegende Oberlippe absolut schmäler. Der Abstand der beiden Nasenlöcher nimmt während einiger Zeit stätig ab. Dies ist nur dadurch möglich, dass der mittlere Stirnfortsatz zusammengedrängt wird. Aus Durchschnitte ergiebt es sich, dass derjenige Streifen, welcher unterhalb der Nasenlöcher liegt und der die Mundhöhle nach vorn und nach oben hin begränzt, im Zickzack sich krümmt. Ein mittleres Feld wird dabei in die Tiefe gedrängt und dasselbe setzt sich durch mehr oder minder ausgesprochene Furchen an den kugelig hervortretenden Seitenpfeilern des mittleren Stirnfortsatzes (den sog. innern Nasenfortsätzen) ab. Es ist denkbar, dass ein Theil der an der Lippe vorkommenden Missbildungen zurückzuführen ist auf eine ungenügende Zusammenschliessung und Verwachsung der Theile des mittleren Stirnfortsatzes.

DISCUSSION.

Prof., Dr. ALBRECHT, de Brüssel: Ich bin Herrn Prof. Dr. His zu ganz besonderm Dank verpflichtet, dass er die Entstehung der Oberlippe zum Gegenstande erneuter Untersuchungen gemacht hat. Wenn ich trotzdem in der Hauptsache, d. h. in der Nicht-Theilnahme, resp. Theilnahme des äusseren Nasenfortsatzes an der Bildung der Oberlippe nicht der Ansicht eines so hervorragenden Embryologen sein kann, so geschieht dies aus folgenden Gründen.

1) Die von Herrn Prof. His vorgelegten Zeichnungen, in denen der äussere Nasenfortsatz noch nicht bis auf den Lippenrand reicht, kennzeichnen ein früheres Stadium; in einem späteren reicht der äussere Nasenfortsatz weiter hinunter und trennt den innern Nasenfortsatz völlig vom Oberkieferfortsatz.

2) Das eine von Herrn Prof. His so eben vorgelegte Constructionsbild zeigt diese durch den äusseren Nasenfortsatz bewirkte völlige Trennung des inneren Nasenfortsatzes vom Oberkieferfortsatz.

3) Die Fig. 79 auf Seite 88 des His'schen Werkes Unsere Körperform und das physiologische Problem ihrer Entstehung zeigt eine völlige Trennung des inneren Nasenfortsatzes vom Oberkieferfortsatze vermittelst des äusseren Nasenfortsatzes.

4) In Fig. 140 auf Seite 205 desselben Werkes haben sich innerer und äusserer Nasenfortsatz bereits zur Bildung des Oberschnabels mit einander verbunden, während noch die Spalte zwischen äusserem Nasenfortsatz und Oberkieferfortsatz besteht. Herr Prof. His selbst sagt hier im Texte, dass der obere Abschnitt des Schnabels aus dem mittleren Stirnfortsatze und an der Wurzel aus den beiden Stirnfortsätzen hervorgegangen ist.«

5) Auf pag. 88 des genannten Werkes sagt Herr Prof. His: »die drei Stirnfortsätze liefern das Material für den mittleren Theil des Gesichtes, beim Hühnchen für den Schnabel, beim Säugethier und beim Menschen für die Nase und den mittleren Theil der Oberlippe (bez. den Zwischenkiefer). In den sub 2), 3), 4) und 5) genannten Puncten beweisst also Herr Prof. His meine Theorie und widerlegt seine.

6) Fälle wie die von Haselmann (Langenbeck's Archiv Band XVI

pag 681, Tafel XX Fig. 1) und Kraske (Langenbeck's Archiv Band XX, Tafel VI Fig. 4) sind vollständig unerklärbar, wenn der äussere Nasenfortsatz nicht an der Bildung der Oberlippe Theil nimmt.

7) Ich habe einen neugeborenen Hund durch die Freundlichkeit des Herrn Prof., Dr. Wehenkel in Brüssel erhalten, an dem jederseits die innere Zwischenkieferlippe, die äussere Zwischenkieferlippe und die Oberkieferlippe noch völlig von einander getrennt sind.

Prof. Dr. v. KÖLLIKER, de Wurzburg, schliesst sich vollkommen an das an, was Herr His über die Nichtbetheiligung des äusseren Nasenfortsatzes an der Lippenbildung vorgetragen und verweist auf eine eigene Abbildung und eine solche von Coste in seiner Embryologie. Herrn Albrecht gegenüber betont derselbe, dass in solchen Fragen der Embryologie das erste Wort gebühre und dass Missbildungen, die mehrfacher Deutung fähig sind, jedenfalls nicht ohne embryologische Basis zur Ableitung weitgehender Schlüsse benutzt werden dürfen.

Über die Tastorgane in der Haut der Wirbelthiere.

Sur les organes tactiles de la peau chez les mammifères.

On the Tactual organs of the Skin in mammalians.

Prof. Dr. **Fr. Merkel**, de Königsberg.

Auf den Wunsch des Organisationscommittés habe ich es unternommen in Kurzem den augenblicklichen Stand der Frage von den Tastorganen an dem oben bezeichneten Orte zu besprechen. Ich gebe meinem grossen Bedauern Ausdruck, dass Herr Ranvier von Paris nicht hier ist, dessen Ansichten von den meinigen besonders weit abweichen. Eine persönliche Aussprache und eine gegenseitige Kenntnissnahme von den Präparaten würden die Meinungsverschiedenheiten vielleicht beträchtlich ermindert haben. Das Committe hat nun die Aufstellung einiger kurzen Sätze ersucht, an welche die Discussion anknüpfen könnte; ich will dieselben meinen kurzen Ausführungen zu Grunde legen.

1) Die Endknospen sind nach Bau und Vertheilung als bekannt anzusehen. Meinungsverschiedenheit besteht nur über ihre physiologische Function.

Sie setzen sich zusammen aus einer Gruppe von birn- oder stäbchenförmigen Sinneszellen, welche von Stützzellen umgeben sind. Ihre Function, welche nur für die in der Mundhöhle der Säugethiere vorkommenden Organe klar ist, wird für die niederen Wirbelthierklassen von Leydig als die eines sechsten Sinnes, von F. E. Schulze als der Geschmacksfunction nahestehend bezeichnet, während ich selbst sie als einfache Tastorgane betrachte. Der neueste Untersucher, Blaue, zweifelt diese Deutungen von mir an, ohne jedoch seine Zweifel weiter zu begründen. Ich finde daher keine Veranlassung auf die Ansicht dieses Gelehrten weiter einzugehen.

2) Über die einfachen Endigungen im Epithel ist eben-

falls im wesentlichen Übereinstimmung erzielt. Was ihren Verlauf anlangt, so werden Cohnheim's ersten Angaben wenig neue Thatsachen von Bedeutung zuzufügen sein; was das Vorkommen betrifft, so ist ihr Nachweis nun in allen Wirbelthierklassen gelungen (Zelinka, Fische).

Das diese Endigungen durch Gold am besten darzustellen sind, unterliegt keinem Zweifel, wenn aber Ranvier meint, dass sie ohne dieses Reagens nicht wohl zu sehen wären, so ist dies nicht richtig, indem sie schon von Engelmann ohne dasselbe studirt wurden. Die von Langerhans als Nervenendigungen angenommenen sternförmigen Zellen in der Epidermis, welche hier am besten mit erwähnt werden, sind jetzt allseitig, auch von Langerhans selbst als Wanderzellen von nicht nervöser Natur erkannt.

3) Über die Structur der unzweifelhaften Kolbenkörperchen (Merkel) hat man sich jetzt ebenfalls im wesentlichen geeinigt, einzelne mehr untergeordnete Fragen abgerechnet. Ihr Vorkommen ist im Einzelindividuum ein sehr ausgedehntes. Man kennt sie jedoch nur aus der Haut und dem Bindegewebe von Säugern (Vater bis W. Krause), Vögeln (Will, Herbst und viele andere) und Reptilien (Merkel).

Sie zeigen sämmtlich als Endigung eine Nervenfaser von gestrecktem Verlauf mit einem terminalen Knöpfchen versehen, welche swar oft hirtenstabförmig gekrümmt oder S-förmig gebogen sein kann, aber niemals aufgeknäuelt erscheint. Der Innenkolben, welcher früher als gleichartige, protoplasmaähnliche Masse angesehen wurde, besteht nach den neuen Untersuchungen häufig, vielleicht immer, aus Zellreihen. Die Anatomie der complicirt gebauten Pacinischen Kolbenkörperchen kann durch die Arbeiten von Key-Retzius als abgeschlossen angesehen werden.

4) Die geringste Einigung besteht noch über die Tastzellen (Merkel) und die Tastkörperchen (Meissner). Die ersten haben sicher die Eigenschaft von epithelialen Sinneszellen, die letzteren bestehen aus einer Mehrheit von Tastzellen. Es lassen sich im Vogelschnabel — speciell bei der Ente — Formen finden, welche eine Reihe von der einfachen Tastzelle bis zu den complicirten Tastkörperchen bilden.

5) Keine einzige der bekannten Behandlungsmethoden genügt an und für sich völlig, um eine sichere Entscheidung aller Fragen zu erlauben, es müssen vielmehr mehrere zur Untersuchung herangezogen werden. Am meisten leisten Behandlung mit Osmiumsäure für das Studium der Zellen und Vergoldung nach Ranvier's Methode für das Studium des Nervenfaserverlaufes. Andere Goldmethoden sind für diesen Zweck entweder weniger zuverlässig oder ganz unbrauchbar.

Über die Nervenendigungen an den Haaren gilt dasselbe, was über die einfachen Endigungen um die Tastzellen gesagt wurde.

Die von mir beschriebenen Tastzellen sind ihrer Existenz nach allseitig anerkannt. Man weiss, dass es Nervenendorgane sensibler Natur giebt, welche aus specifischen Zellen und herantretenden Nervenfasern bestehen. Die Meinungsverschiedenheiten beziehen sich im Wesentlichen auf den Zusammenhang zwischen beiden. Krause lässt die Zellen an den Tastkörperchen lediglich als Umhüllung der eigentlichen knöpfchenförmigen

Endigung gelten und wirft sie mit den Zellen des Innerkolbens des Kolbenkörperchen zusammen. Es ist dies ganz unzulässig, da die einen epithelialer Herkunft, die anderen bindegewebiger Natur sind. Die isolirten Tastzellen passen nicht recht in sein System. Ranvier lässt die fraglichen Zellen zwar als specifische gelten, glaubt ihnen aber keinen unmittelbaren Zusammenhang mit dem Nerven selbst zuschreiben zu dürfen. Er glaubt, dass an den vieluntersuchten Tastkörperchen des Entenschnabels zum Zustandekommen der physiologischen Function stets zwei Zellen nöthig seien, zwischen welchen eine plattenförmige Ausbreitung des Axencylinders Platz findet. Die Unrichtigkeit dieser Annahme wird durch die Demonstration einiger nebenstehender Präparate dargethan, in welchen an ganz isolirt stehende Tastzellen von unten her je eine Nervenfaser herantritt. Die isolirten Zellen des Schweinsrüssels sollen nach Ranvier's Ansicht physiologisch durch einen von aussen kommenden Druck gereizt werden und diesen Reiz auf eine schaalenförmige durch Gold sichtbar zu machende Nervenausbreitung übertragen, welche sich stets an der inneren, d. h. der Cutis zugewandten, Seite der Zelle befindet. Die Demonstration nebenstehender Präparate ergibt, dass letzteres durchaus keine Regel ist, sondern, dass diese dunkelgefärbte, schaalenartige Masse ebensowohl oben oder an der Seite der Zelle gelagert sein, ja dieselbe völlig umgeben kann. Letzteres ist sogar ganz regelmässig bei gewissen Vögeln (Taube) der Fall. Es ist überhaupt unzulässig, aus der Goldfärbung allein ohne Weiteres einen Schluss auf das Vorhandensein einer nervösen Substanz zu schliessen, indem einerseits nichtnervöse Theile sich ebenfalls ganz dunkel färben, anderseits sicher constatirte nervöse Zellen entweder nur zum Theil oder gar nicht die dunkle Goldfärbung, sondern nur einen hellrosa Farbenton annehmen. Man kann für den ersteren Fall zahlreiche Drüsenzellen, für den letzteren die Zellen des Geruchsorganes und des Gehörlabyrinthes anführen. Die Goldfärbung beweist nur, dass man es mit saftreichem, lebenskräftigem Protoplasma zu thun hat. Es ist also nöthig die Goldbilder unausgesetzt durch andere gut conservirende Methoden und Präparate, welche mit Pikrinsäure, Chromsäure, Salpetersäure und dergleichen erhärtet sind, zu controliren. Solche combinirte Untersuchungen aber, welche nicht durch das plötzliche Verschwinden eines Farbentones, der durch die locale Beschaffenheit des Protoplasmas, vielleicht sogar eines postmortal veränderten bedingt ist, beeinflusst werden, haben mich noch nicht von der Unrichtigkeit meiner bisherigen Anschauungen zu überzeugen vermocht; ich beharre vielmehr auf denselben, bis auch die Gegner meiner Ansichten die ausschliessliche Anwendung der Goldmethode verlassen und durch andere Mittel nachgewiesen haben, dass der von mir behauptete Zusammenhang zwischen Nerv und Tastzelle nicht existirt.

Den Schluss des Vortrages bildeten Bemerkungen über die Entwickelung der Tastkörperchen an den Fingern des Menschen. Darnach scheint es, als ob ein Häufchen von Tastzellen, welches dicht unter der Epidermis liegt, immer die erste Spur des späteren Körperchens sei; dass dieses Häufchen durch Auftreten einiger Nervenschlingen zwischen ihm und der Epidermis von dieser letzteren abgedrängt werde und dass endlich der Nervenglomerulus in das Innere des Zellhäufchens eindringe. Der Vortragende betont jedoch ausdrücklich, dass dieser Gegenstand noch einer genaueren Durchforschung bedürfe.

DISCUSSION.

Prof. Dr. His, de Leipzig, legt Gewicht auf den Gegensatz der Nervenendigungen im Epithel und derjenigen im Bindegewebe. Alle körperliche Endorgane (Pacini'sche, Meissner'sche, Krause'sche Körper u. s. w.) gehören den letzteren Categorien an und bei Deutung der in ihnen auftretenden Zellen ist deren embryonale Ableitung besonders wichtig. Bei Zellen bindegewebiger Abkunft erscheint der nervöse Character von vornhin ausgeschlossen. Herr Merkel hat einige Andeutungen über die Herkunft der Zellen in den Tastkörperchen gegeben und seine Beobachtungen sind wohl noch zu erweitern. Für die Pacini'sche Körperchen wird der Nachweis einer ectodermalen Herkunft der den Axencylinder umgebenden Zellen kaum möglich sein.

Die Histologie des quergestreiften Muskels.

L'histologie du muscle strié.

The histology of striped muscles.

Prof. Dr. **V. v. Ebner**, de Graz.

Der Vorredner spricht über die Histologie des quergestreiften Muskels mit Beziehung auf neue, grösstentheils noch nicht veröffentlichte Untersuchungen, welche dem Vortragenden von Prof. A. Rollett gütigst mitgetheilt wurden.

Die folgenden Angaben beziehen sich zunächst auf die Rumpf- und Beinmuskeln der Arthropoden insbesondere der Coleopteren; nicht aber auf die Flugmuskeln dieser Thiere, welchen ganz besondere physiologische Leistungen und dem entsprechend auch histologische Eigenthümlichkeiten zukommen. Dagegen ergeben die physiologischen Versuche Rolletts, dass die Beinmuskeln der Coleopteren bezüglich der Zuckungsdauer, der Form der Zuckungscurve, sowie des Auftretens des Tetanus bei höherer Reizfrequenz ein Verhalten zeigen, welches dem bei Wirbelthieren an den Sceletmuskeln beobachteten sehr ähnlich ist. Was zunächst den allgemeinen Bau der einzelnen Rumpf- und Beinmuskeln anbelangt, so ist derselbe bei einer und derselben Species nach den Erfahrungen Rolletts durchaus übereinstimmend; dagegen sind die Muskeln verschiedener Käferarten nicht stets von demselben Baue: es zerfällt vielmehr die Classe der Käfer bezüglich der Structur der quergestreiften Muskeln in zwei grosse Hauptgruppen.

Der Vortragende weist nun zunächst darauf hin, dass die quergestreiften Muskelfasern aus präformirten Fibrillen bestehen, während die Scheiben nur als Zerfallsproducte angesehen werden können. Die Querbänder der Muskelfasern kommen dadurch zu Stande, dass jede Fibrille aus einer Reihe differenter Abschnitte besteht, welche in der Regel bei allen Fibrillen einer Muskelfaser in derselben Querschnittsebene identisch sind.

An der ruhenden Faser lässt sich eine Reihe von Querbändern unterscheiden, welche Rollett mit Buchstaben bezeichnet — analog der Benennung der Fraunhofer'schen Linien etc. Es sind diese Querbänder:

Z = Zwischenscheibe (Engelmann), Grundmembran (Krause), disque mince (Ranvier) etc.,

E = einfach brechendes, helles Querband zwischen Z und dem folgende Bande,

N = Nebenscheibe (Engelmann), Körnerschicht (Flögel) etc.

I = isotropes, helles Querband zwischen N und dem folgende Bande,

Q = beide Querscheiben mit sammt der Mittelscheibe (Engelmann), Bowman-Brücke'sche Scheibe, Hauptsubstanz (Rollett [1858]), disque épais (Ranvier).

Innerhalb des Bandes Q ist ein helleres Band h zu erkennen, welches desshalb mit einem kleinen Buchstaben bezeichnet wird, weil es den übrigen Bändern nicht coordinirt werden kann. Denn alle übrigen Querbänder sind in typischen Präparaten von einander scharf abgesetzt; h dagegen, welches dem Hensen'schen Streifen oder der Mittelscheibe Engelmann's entspricht ist nur ein etwas hellerer Mitteltheil von G, der aber von den Enden von G keineswegs scharf abgegränzt erscheint. Von allen diesen Querbändern ist nur G deutlich doppelbrechend, h etwas weniger, als die Enden von G. Z und N sind zwar auch doppelbrechend, doch so schwach, dass dies nur mit empfindlichen Polarisationsvorrichtungen sicher nachgewiesen werden kann. Die Reihenfolge der Querbänder ist von Z zu Z verfolgt = Z E N I Q I N E Z.

Was nun die Bedeutung dieser Bänder anbelangt, so lässt sich an in Alkohol abgestorbenen Muskeln mit Sicherheit constatiren, dass dieselben von der Gliederung der Fibrillen herrühren. Man kann, unter günstigen Umständen, an völlig isolirten Fibrillen alle den einzelnen Bändern entsprechenden Glieder unterscheiden; aber auch ganze Muskelfasern (z. B. von Asmoderma eremita, Hister-Arten etc.) lassen mit starken Vergrösserungen (insbesondere mit homogener Immersion) die gegliederten Fibrillen in Situ und von einander getrennt durch eine blassere Zwischensubstanz deutlich erkennen. Die Fibrillen erscheinen nicht von gleichmässiger Dicke; sie sind vielmehr etwas varicös. E und I sind die schmalsten Glieder, Z und N sind knotig verdicht. Das Glied G hat im Ganzen eine Dumbbell-Form mit wenig verdickten Enden; die etwas schmalere Mitte entspricht dem Hensen'schen Streifen h.

Die Zwischensubstanz, in welche die Fibrillen einer Muskelfaser eingelagert sind, bezeichnet Rollett als Sarcoplasma. Das Sarcoplasma geht aus dem Protoplasma der embryonalen Muskelfasern hervor und steht bezüglich seines Baues demselben wohl in vieler Beziehung nahe, während die Fibrillen besonders differenzirte Formelemente darstellen. Das Sarcoplasma enthält die Kerne der Muskelfasern; es ist theils körnig, theils mehr homogen. Es lässt sich nicht nachweisen, dass das Sarcoplasma in den einzelnen Querbändern wesentlich verschieden wäre: die Querbänder sind vielmehr nur durch die Gliederung der Fibrillen bedingt. Das Sarcoplasma ist nicht gleichmässig zwischen den Fibrillen vertheilt, sondern findet sich in stärkerer Anhäufung zwischen Gruppen von Fibrillen; spärlicher zwischen den einzelnen Fibrillen einer Gruppe. An allen Muskelfasern der Käfer bildet das Sarcoplasma zunächst einen continuirlichen Mantel unmittelbar unter dem Sarcolemm. Dieser oberflächliche Sarcoplasmamantel ist die von Thanhoffer beschriebene innere Lamelle des Sarcolemms; die Nervenhügel, an welchen die Endverästelung der Nerven statt findet, stellen stärkere Verdickungen dieses Sarcoplasmamantels dar. Von der Vertheilung des Sarcoplasmas im Innern der Fasern, welches mit dem oberflächlichen in directer Continuität steht, bekommt man die beste Vorstellung durch das Studium der Querschnitte gefrorner oder auch in Alkohol erhärteter Muskeln. Die Cohnheim'schen Felder stellen die Querschnitte von Fibrillengruppen (Muskelsäulchen Kölliker's) dar. Zwischen den Fibrillen einer Gruppe ist nur wenig Sarcoplasma, dagegen ist dasselbe stärker angehäuft an den Gränzen der Muskelsäulchen. Sehr bemerkenswerth ist das von Rollett nicht selten beobachtete Vorkommen von stärkeren Anhäufungen von Sarcoplasma im Centrum eines Muskelsäulchens, wodurch röhrenförmige Fibrillenbündel zu Stande kommen. Bezüglich der Vertheilung der Kerne des Sarcoplasmas, sowie der Querschnittsform der Muskelsäulchen resp. der Fibrillenbündel, zerfallen die Muskeln der Käfer in zwei Hauptgruppen, für welche die viel untersuchten Käfer Hydrophilus piceus und Dytiscus marginalis als Typen dienen können. Bei Hydrophilus befinden sich die Kerne theils einzeln, theils in Reihen im oberflächlichen Sarcoplasmamantel, die Fibrillenbündel haben einen polygonalen Querschnitt, in welchem kein Durchmesser besonders bevorzugt ist. Bei Dytiscus dagegen sind die Kerne im Centrum der Fasern in Längsreihen angeordnet, während sie an der Oberfläche fehlen und die Querschnitte der Fibrillenbündel sind in radiärer Richtung stark verlängert, dagegen in tangentialer Richtung relativ schmal. Bei Hydrophilus sind also die Fibrillenbündel mehr säulenartig, bei Dytiscus dagegen mehr bandartig.

Bezüglich der Vertheilung der Kerne der Muskelfasern entsprechen dem Typus des Hydrophilus — um nur einige Käferfamilien anzuführen — die Histeriden, Cerambyciden, Scarabäiden, Curculioniden und Chrysomeliden; dem Typus des Dystiscus dagegen beispielsweise die Carabiden, Staphyliniden und Silphiden. Von grösstem Interesse ist nun ferner der Befund Rolletts, dass den Muskeln mit Kernen an der Oberfläche eine gedehnte Zuckungscurve zukommt (Hydrophilus, Melolontha, Lucanus), den Muskeln mit centralen Kernsäulen aber eine kurze Zuckungscurve (Dytiscus), dass also bezüglich der Muskeln verschiedener Käfer analoge physiologische Differenzen vorkommen, wie sie einerseits von den rothen, anderseits von den weissen Kaninchenmuskeln bekannt sind.

Indem der Vortragende nun dem Scheibenzerfalle der Muskeln sich zuwendet, betont derselbe zunächst, dass der von Bowman zuerst beschriebene Scheibenzerfall mit Alkohol an Wirbelthiermuskeln beobachtet wurde und dass durch Alkohol in der That die Bowman'sche Scheibe G isolirt werde, dass dagegen durch Säuren ein ganz anderer Scheibenzerfall zu Stande komme, bei welchem G zerstört dagegen im Wesentlichen die Scheibe Z isolirt werde.

Während die bisher bekannten Beobachtungen über Scheibenzerfall der Muskelfasern in Alkohol mehr zufällig waren, fand Rollett diesen Vorgang bei gewissen Käfern regelmässig auftretend, wenn die Thiere in 96 °/₀ Alkohol getödtet und in demselben 24 bis 48 Stunden belassen wurden. In diesen Käfern gehören die Aphodiusarten, die Sphaeridiiden und viele andere Käfer, insbesondere aus den Familien der Silphiden und Tenebrioniden. Der Scheibenzerfall in Alkohol beginnt stets damit, dass sich zunächst der oberflächliche Sarcoplasmamantel von dem G - Bande loslöst, während er mit dem Z-Bande in fester Verbindung bleibt. Es bilden sich auf diese Weise — im optischen Längsschnitte der Muskelfaser — Festons, deren gegen die Fasern einspringende Winkel den Z-

Bändern entsprechen, während an den Bowman'schen Scheiben (G) das losgelöste oberflächliche Sarcoplasma den Sarcolemmschlauch convex hervorwölbt. Beim Weiterschreiten des Prozesses löst sich aber dann noch das isotrope Band I oder E völlig auf. In der Regel löst sich E, so dass die Bowman'schen Scheiben (G) mit sammt den daran haftenden Nebenscheiben (N) völlig isolirt werden; seltener — so z. B. bei Aphodius rufipes und Scarabaeus laticollis — löst sich das Band I, wodurch die Nebenscheiben (N) mit den Zwischenscheiben (Z) in Verbindung bleiben und sich die reinen Bowman'schen Scheiben (G) isoliren. Durch Risse des Sarcolemms können die isolirten Scheiben völlig aus der Faser herausfallen und es bleiben dann Reste von Muskelfasern übrig, welche im optischen Längsschnitte das Bild einer Leiter ergeben, deren Backen von dem oberflächlichen Sarcoplasmamantel und dem Sarcolemm, deren Sprossen entweder nur aus den Z-Bändern oder aus diesen und den N-Bändern bestehen. Da die Nervenhügel mit dem oberflächlichen Sarcoplasma der Muskelfaser ein Continuum bilden, anderseits dieses Sarcoplasma stets in allen besprochenen Stadien des Zerfalles mit den Fibrillengliedern der Z-Bänder in fester Verbindung bleibt, so geht natürlich der Nervenhügel direct in die Zwischenscheibe über. Doch folgt daraus nicht der Zusammenhang der Nerven mit den Zwischenscheiben, wie Foettinger und Engelmann annehmen; denn die Nervenverzweigung verbreitet sich — soweit dies überhaupt erkennbar ist — zwischen Sarcolemm und Sarcoplasma auf der Oberfläche des Nervenhügels, und es lässt sich das Eindringen von unzweifelhaften Nervenenden in die Zwischenscheiben nicht nachweisen.

Was die Wirkung von Säuren auf die Muskelfasern anbelangt, so beschränkt sich der Vortragende auf eine Besprechung der Wirkung der verdünnten Ameisensäure, welche mit Rücksicht auf den Vergleich der Säurebilder mit den von Retzius dargestellten Goldbildern von besonderem Interesse ist. Man kann die Wirkung der Ameisensäure am bequemsten direct unter dem Microscope verfolgen, wenn man Muskeln von Käfern, welche 24 Stunden in Alkohol gelegen haben, in verdünntes Glycerin bringt und an den Rand des Deckglases einen Tropfen einprocentige Ameisensäure giebt. Man sieht dann vor Allem die G-Scheibe stark nach der Quere sich verdicken und dabei hell werden, während die anfänglich schwächer werdende Fibrillenzeichnung bald verschwindet. Die Bänder Z und N leisten der Quellung grösseren Widerstand, so dass die meist schon vorhandene Festonbildung sehr stark ausgeprägt wird. Zwischen den Fibrillengliedern N sieht man anfänglich helle, vacuolenartige Flecken auftreten. Im weiteren Verlaufe der Quellung verdicken sich aber auch die N- und Z-Glieder der Fibrillen etwas, während das zwischen den Fibrillen gelegene Sarcoplasma eine eigenthümliche Veränderung erleidet. Anfänglich ist nämlich das Sarcoplasma überall heller (schwächer lichtbrechend) als die Fibrillen, bei fortschreitender Quellung werden aber die Fibrillen heller und das Sarcoplasma dunkler. Zwischen den Fibrillengliedern N, manchmal auch Z, sammelt sich das Sarcoplasma zu dunklen Tropfen; kleinere dunkle Tropfen sammeln sich bisweilen zwischen den Mittelstücken der G-Glieder der Fibrillen — dem Hensen'schen Streifen (h) entsprechend — und schliesslich hat man ein Bild, das im Ganzen dem Bilde einer contrahirten Muskelfaser ähnlich ist. Die Ansammlungen von dunklen Sarcoplasmatropfen im Bereiche der N- oder Z-Bänder bedingen im Ganzen ein dunkles Band ähnlich der Contractionsscheibe, während das G-Band sehr hell geworden ist und nur eine dunklere Linie, entsprechend dem Hensen'schen Streifen, erkennen lässt. In diesem Quellungsstadium ist die Faser wieder deutlich längsgestreift. Diese Längsstreifung hat aber eine ganz andere Bedeutung, als die ursprüngliche, vor der Quellung vorhandene. Während letztere von den Fibrillen herrührte, ist erstere auf die dunklen Knoten des Sarcoplasmas und feine dunkle Längsbalken, welche diese Knoten in Verbindung setzen, zurück zu führen. Die Fibrillen selbst sind durch die Quellung ganz undeutlich geworden.

Mit den geschilderten Erscheinungen ist der Effect der Quellung in Ameisensäure noch nicht abgeschlossen. Häufig löst sich nämlich die Substanz der G-Scheiben völlig auf und es treten, oft explosionsartig, aus dem Sarcolemmaschlauche ganz isolirte Scheiben hervor, welche den veränderten Z- und N-Scheiben entsprechen. Legen sich diese Scheiben auf die Fläche um, so erkennt man nun an denselben ein dunkles Netz mit zahlreichen Knoten an den Verbindungspunkten der Balken und hellen Maschenräumen zwischen denselben. Die dunklen Knoten dieser Querfadennetze sind identisch mit den dunklen Tropfen, welche im optischen Längsschnitte der Faser in der Region der N- oder Z-Bänder zu sehen sind.

Ganz analoge Bilder — nur mit dem Unterschiede, dass die Knoten und Balken des Sarcoplasmas von reduzirtem Golde gefärbt erscheinen — werden durch Behandlung der Muskelfasern mit Goldchlorid und dann mit Ameisensäure gewonnen; es sind also die mit Ameisensäure allein gewonnenen Netze im Wesentlichen identisch mit den von Retzius an Goldpräparaten dargestellten Fadennetzen. Die Knoten, welche in der Region der Nebenscheiben oder der Zwischenscheiben sich bilden, entsprechen den Netzen I. Ordnung von Retzius; die Knoten des Hensen'schen Streifens entsprechen den Querfadennetzen II. Ordnung von Retzius. Die Fadennetze III. Ordnung von Retzius sind in ihrer Bedeutung auch nicht recht klar. Retzius hat das Netz I. Ordnung als einfaches bei Dytiscus marginalis beschrieben. Bei diesem Käfer entsteht in der That meistens ein einfaches Netz, welches dem Z-Bande entspricht; dies ist aber im Ganzen ein seltener Fall; denn bei den meisten anderen Käfern entstehen die Netze I. Ordnung in den Nebenscheiben und sind daher doppelt.

Dass gerade in der Gegend der Neben- oder Zwischenscheiben und des Hensen'schen Streifens Knoten auftreten, führt Rollett nicht auf eine besonders präformirte Structur des Sarcoplasmas in diesen Querbändern. sondern vielmehr auf einen rein passiven Vorgang, welcher durch die geringere Quellungsfähigkeit der Fibrillenabschnitte dieser Bänder bedingt ist. zurück. Rollett stellt sich vor. dass das weiche Sarcoplasma beim Beginne der Quellung vorzüglich aus den Enden der Q-Bänder durch die starke Quellung der in denselben enthaltenen Fibrillenabschnitte ausgepresst werde und nun zwischen die weniger quellbaren Fibrillenabschnitte insbesondere N und Z aber auch h ausweiche. Diese passiv verdrängten Sarcoplasmamassen würden dann zu den Knoten der Fadennetze. Die von Retzius und später von Bremer beobachteten Knoten im Centrum der Maschen der Querfadennetze finden ihre Erklärung durch die früher erwähnten, röhrenförmigen Fibrillenbündel. innerhalb welcher grössere Sarcoplasmamassen sich finden.

Da durch die referirten Erörterungen des Vortragenden über die

ruhende Muskelfaser die statutenmässig für einen einleitenden Vortrag
bestimmte Zeit bereits überschritten war, so wurde von einer Besprechung
des Contractionsbildes der quergestreiften Muskelfaser Umgang genommen.

DISCUSSION.

Dr. Thin, de Londres, would confine his remarks to the discussion
of the purely histological aspect of the question. With the views of Rollett,
which had been communicated to the section by Professor v. Ebner, he
was able on the chief point entirely to agree, in so much the more as
they appeared to him not to differ essentially from those brought forward
by himself in 1874. In two papers published by him in that year, one
in the Proceedings of the Royal Society of London and a second
one which almost immediately followed the first, in the Edinburgh
Medical Journal, — (it being necessessary for the appreciation of his
views that both these papers should be taken together) — he described
the striped muscular fibre of the frog as having the following structure.
As a primary fundamental element there was the fibrilla. A certain number of fibrillae were combined in a small bundle, the transverse section
of such a bundle constituting a Cohnheims field. A group of such
primary bundles formed a secondary bundle, the divisions between which
could be well seen in gold preparations. A group of these secondary
bundles, enclosed by the sarcolemma, constituded a simple striped muscular
fibre. The fibrillae were imbedded in an amorphous substance — the
substance happily designated by Rollett as sarco-plasma.

In the paper in the Edinburgh Medical Journal he described a
method by which, by combining the action of chloride of gold and acetic
acid, transverse discs or sections of the primary bundles (corresponding
to the Cohnheims fields) could be obtained isolated in a separate form,
and a drawing, which accompanied the paper gives a representation of
such an appearance as observed in the muscular fibre of the mouse.

The mechanism by which this appearance was rendered intelligible
was to be found in the presence of a network, situated transversely in
the substance of the fibre, which he had isolated by a method in no
essential respect differing from that recently adopted by Professor Retzius.
The drawing of this network which he published ten years ago in the
Edinburgh Medical Journal showed an indentical structure with
that illustrated in the drawing exhibited today by Professor v. Ebner and
quite recently by Professor Retzius. The existence of this network was
of the utmost importance in endeavouring to account for the various appearances which were observed in striped muscular fibre, and its recognition marked, he believed, the beginning of a period in which transcen-
dental views regarding the histology of striped muscle will give way to
views of a much simpler kind, views which will enable us to look on
muscles as being formed on a structural plan identical with that on which
connective tissue is formed. Attaching as he did so much importance to
the recognition of the existence of a distinct, isolable network in striped
muscle he took this opportunity of making a formal claim to the priority
of the discovery — a claim undoubtedly only rendered necessary by the
length of time, which had elapsed since his paper had been published,
and perhaps also by the fact, that the Edinburgh Medical Journal

may not be so readily accessible to continental histologists as the Proceedings of the Royal Society may be.

He would not extend the scope of his remarks to an exposition of
the further views which he had advocated in reference to the histology
of striped muscle, but he would only observe that in his opinion the
extent to which nuclear and therefore cellular elements can be observed
in the interior of a striped muscle is not necessarily commensurate with
the extent to which they exist. The number of nuclei observable in a
muscular fibre he regarded more as indicating the degree in which particular methods had succeeded in special instances in bringing these
nuclei within view. His observations led him to infer that cellular elements
were present in great abundance in the substance of the striped muscular
fibre of the frog.

Das Gehörorgan der Wirbelthiere.

L'organe de l'ouie chez les vertébrés.

The Hearing Organ in the Vertebrals.

Prof. Dr. **Gustaf Retzius**, de Stockholm.

Es ist mir aufgetragen, ein gedrängtes Resumé unserer jetzigen
Kenntnisse vom feineren Bau des membranösen Gehörorgans der höheren
Thiere und des Menschen zu geben. Der kurzen Zeit zufolge, welche
hier einem Vortrage zugemessen ist, bin ich genöthigt von dem reichen Stoffe
nur die wichtigste der denselben berührenden Fragen, die von der
eigentlichen Endigungsweise des Gehörnerven, auszuwählen,
und verweise ich übrigens auf die soeben erschienene 2te Hälfte meiner
Monographie über das Gehörorgan der Wirbelthiere, welche ich mir hier
erlaube der anatomischen Section vorzulegen.

Der Gehörnerv ist ein echt peripherischer Nerv: die Wurzel
eines Nerven des peripherischen cerebrospinalen Nervensystems. Alle seine
Nervenfasern sind mit Myelin- und Schwannscher Scheide versehen, welche
beide fast immer kurz vor dem Eintritt ins Epithel abgegeben werden.
Die Nervenendstellen des Epithels sind bei den verschiedenen Wirbel-
thierclassen in verschiedener Anzahl vorhanden:

   Bei den Fischen 7,
   » » Amphibien 7—8,
   » Reptilien 8,
    Vögeln 8,
    Säugethieren und Menschen 6.

Bei allen Klassen, mit Ausnahme der Säugethiere und des Menschen,
sind sie ungefähr gleich gebaut, obwohl sie verschiedene Namen (Maculæ,
Cristæ und Papillæ acusticæ) erhalten haben. Erst in der Säugethier-
schnecke ist bekanntlich die Papilla ac. basilaris in so durchgreifender
Weise verändert worden, dass der Bau derselben von dem der übrigen
Endstellen sich bedeutend unterscheidet. Die fragliche Papille, Organon

Cortii, muss deshalb besonders für sich behandelt werden, während die übrigen eine Gruppe bilden.

1. Als Typus dieser grossen Gruppe von Nervenendstellen werde ich die Crista ac. einer Ampulle des Menschen aufführen. Das Epithel einer solchen Nervenendstelle enthält zwei Arten von Zellen, die Fadenzellen und die Haarzellen.

a) Die Fadenzellen stehen senkrecht auf der membran. Wand und reichen bis zur Oberfläche des Epithels; sie sind schmal und verbreitern sich an den Enden; die Kerne befinden sich entweder am unteren Ende oder etwas höher.

b) Die Haarzellen stehen zwischen den Fadenzellen, sind cylindrisch-flaschenförmig und reichen von der Oberfläche des Epithels bis gegen ihre halbe Höhe hinab. Sie tragen unten den runden Kern und an der Oberfläche das lange, aus Fädchen zusammengesetzte freie Hörhaar (die Cupula).

c) Die Nervenfasern dringen nackt ins Epithel empor bis zur Nähe des unteren Endes der Haarzellen, theilen sich dann oft dichotomisch oder geben schmale Äste ab, oder auch verbreitern sie sich ohne Theilung und gehen deutlich fibrillirt entweder direct oder nach kürzerer oder längerer Seitwärtsbiegung zu den unteren Enden der Haarzellen, an welche sie sich breit ansetzen, indem eine, zwei, drei, vier bis fünf Haarzellen an je einer Nervenfaser eng haften. Hierbei scheint es nun in der That, als ob die Nervenfaser sich in Fibrillen auflöse, welche die Substanz des unteren Endes der Zelle umschmiegen und sogar höher empor über die Kernregion zu verfolgen seien und sich dort verlieren. Jedenfalls steht fest, dass wir hier einen wahren Zusammenhang der Nervenfasern mit Sinneszellen, den Haarzellen, vor uns haben, was um so wichtiger ist, als ein solcher Zusammenhang in anderen Sinnesorganen, obwohl mehr oder weniger wahrscheinlich, jedoch bis jetzt nicht als unzweifelhaft nachgewiesen worden ist.

2. Die Papilla ac. basilaris cochleæ (Organon Cortii) der Säugethiere und des Menschen kann hier nur in ganz kurzen Zügen geschildert werden. Die Papille liegt auf der bindegewebigen Membrana basilaris, welche aus Querfasern besteht, deren Zahl beim Kaninchen 10,500, bei der Katze 15,700, beim Menschen 24,000 ist.

Die Papille selbst enthält kein stützendes Bindegewebe o. d. sondern besteht ausschliesslich aus mehr oder weniger veränderten Epithelzellen und Nervenfasern.

I) Die den Fadenzellen der Cristæ und Mac. ac. entsprechenden Zellen sind mehrerer Art, nämlich:

a) Die längst bekannten Corti'schen Pfeilerzellen, welche das ganze Leben hindurch wirkliche Zellen mit theilweise faserig umwandeltem Protoplasma darstellen.

b) Die Deiters'schen Zellen, welche morphologisch den Pfeilerzellen nahe verwandt sind; sie sind unten breiter, sechseckig, von hellem Inhalt, oben spitz auslaufend und mit einem Glied der Lam. reticul. endigend; sie enthalten in ihrer ganzen Länge einen feinen Faden, dem Pfeiler der Pfeilerzellen entsprechend.

c) Die inneren Stützzellen, schmale, unregelmässige Epithelzellen, nach innen von dem Corti'schen Bogenapparat.

d) Die bekannten äusseren Hensen'schen Stützzellen.

II. Die Haarzellen.

a) Die inneren Haarzellen in meist einfacher Reihe, rein protoplasmatische Zellen, deren untere Enden von feinen Nervenfasern dicht umstrickt sind.

b) Die äusseren Haarzellen, echt cylindrische Zellen mit wasserhellem flüssigen Inhalt und einer dünnen von Körnern besetzten dichten Wandschicht; dicht unter dem oberen, in der Lam. reticul. eingefügten, die Stäbchen tragende Ende liegt der eigenthümliche rundlich-ovale Hensen'sche Körper und am unteren, abgerundeten, keineswegs in einen Faden auslaufenden Ende dieser Zellen befindet sich ein körniges Protoplasma. Diese Haarzellen haften mit ihrem unteren Ende den Deiters'schen Zellen an, sind aber nicht mit ihnen verwachsen, bilden mit ihnen keine »Doppel« oder »Zwillingzellen«; jedenfalls senden sie keinen Faden bis zur Membr. basilaris hinab; was man dafür genommen hat, ist offenbar der Faden im Innern der Deiters'schen Zellen.

c) Die Nervenfasern bilden kurz nach dem Eintritt ins Epithel einen inneren oder ersten spiralen Zug, von welchem Fasern zu den inneren Haarzellen steigen, dann den zweiten spiralen oder Tunnelfaserzug, von welchem die radialen Tunnelfasern nach aussen gehen, um sich an der Innenseite der Deiters'schen Zellenreihen zu den drei—vier äusseren spiralen Zügen umzubiegen; diese letzteren Züge sind bei den Säugethieren im Allgemeinen in dünner, parallelfaseriger Anordnung disponirt, beim Menschen aber zu dichteren Bündeln gruppirt. Die unteren Enden der äusseren Haarzellen berühren die oberen Fasern dieser Züge; nie sah ich aber einen directen Zusammenhang derselben oder ein Aufwärtsbiegen der Nervenfasern zu den Zellen. Die wahre Endigung dieser Nervenfasern und die wahre Verbindung der äusseren Haarzellen mit Nervenfasern muss ich deshalb als noch nicht sicher dargelegt offen lassen.

Die Zahl der Reihen der äusseren Haarzellen ist bei der Katze drei, beim Hunde und Kaninchen auch drei aber in einer Partie der Schnecke vier, so dass dieses Verhältniss keine besondere Eigenschaft der Menschenschnecke darstellt. Beim Menschen ist in der Basalwindung die Zahl der Reihen ebenfalls drei, in den anderen beiden Windungen mehr oder weniger constant mit einer vierten Reihe vermehrt. Im Ganzen sind aber beim Menschen die Reihen der äusseren Haarzellen in sehr eigenthümlicher Weise unregelmässig, so dass manche Zellen der Reihen, besonders der beiden äusseren, fehlen und gleichsam gegen einander verschoben worden sind, was bei den von mir untersuchten Säugethieren nur selten vorkommt.

Die Gesammtzahl der Haarzellen fand ich:

	Kaninchen.	Katzen.	Menschen.
a. der inneren	1600	2600	3500
b. der äusseren	6100	9900	12000
	7700	12500	15500

In der Papille sind mehrere eigenthümliche Interzellularräume vorhanden, nämlich:

a. der Tunnelraum zwischen den Pfeilerzellenreihen,

b. der Nuel'sche Raum zwischen den äusseren Haarzellenreihen.

Beide Räume hängen innig unter einander zusammen. Sie sind mit einer wässerigen albuminhaltigen Flüssigkeit ausgefüllt; sie stehen mit dem endolymphatischen Raum in keiner directen Verbindung.

Über die Entwickelung der Form und der Abtheilungen des Herzens.

Sur le développement de la forme et des divisions du cœur.

The Development of the form and the different parts of the heart.

Prof., Dr. **W. His,** de Leipzig.

Als ich dem Organisationscomité vor einem Jahre das Thema des gegenwärtigen Referates zur Behandlung vorschlug, habe ich einem Gefühl der Pietät Folge geleistet gegenüber dem Manne, der als Vorgänger unseres Herrn Präsidenten, Prof. Chievitz, an diesem Stelle gelehrt und mit unvergleichlicher Pflichttreue gewirkt hat, meinem so früh dahingeschiedenen Freunde Prof. Fr. Schmidt. Ihm verdanken wir eine der vorzüglichsten Arbeiten über Herzentwickelung, und so wird die Behandlung gerade dieses Gegenstandes zugleich zu einer Huldigung für das Andenken des hochverdienten Forschers und Lehrers.

Einem Factor habe ich beim Vorschlagen des Themas allerdings müssen Acht geleisten, dessen bedeutenden Umfang. In der knapp zugemessenen Zeit werde ich mich daher darauf beschränken müssen, einige Hauptpunkte hervorzuheben, die mir von allgemeinerem Interesse zu sein scheinen.

Die Grundform des Herzens ist in früherer Zeit bekanntlich die eines zur Schleife gebogenen Schlauches, an welchem Vorhof, Ventrikeltheil und Aortenbulbus unterschiedbar sind und an dem auch der Ohrkanal als Einschnürung zwischen Vorhof- und Ventrikeltheil sich characterisirt. Anfangs liegt der Vorhof am tiefsten, der Ohrkanal hat eine steil aufsteigende Richtung, und der Ventrikel bildet ein quergestelltes Hufeisen mit linkem oberen und rechtem unteren Ende. Hinter dem letzteren nimmt der Aortenbulbus seinen Anfang.

Auf einer folgenden Stufe legt sich der Ventrikentheil der Herzschleife nach abwärts um, seine Convexität liegt jetzt tiefer als der Vorhof und rückt in dem Folge noch mehr hinab. In Form und Stellung besitzt nunmehr der Ventrikel auffallende Aehnlichkeit mit dem Magen, da sein linkes Ende weiter ist als das rechte, und da es die Insertionsstelle des Ohrkanales fundusartig überragt.

Die nächste Formveränderung leitet sich dadurch ein, dass die linke Hälfte der Herzschleife vor die rechte sich lagert. Der vorgelagerte Ventrikelabschnitt wird zum Conus arteriosus und die ihm abgrenzende Einfaltung der Wand zum Sulcus interventricularis anterior. Eine ähnliche, aber weit minder ausgeprägte Röhrenverschiebung tritt auch am linken Ventrikelende ein. Das mit dem Ohrkanale verbundene Stück, der Conus venosus, wie wir es nennen können, rückt hinter den übrigen Ventrikel und wird von diesem durch den Sulcus interventricularis posterior geschieden. Der Ventrikel bildet jetzt ein stark gekrümmtes Rohr mit 2 verschränkt stehenden Abtheilungen, einer vordern rechten und einer hintern linken. Der Vorhof liegt höher als der Ventrikel und als der Ohrkanal und sein Aussehen hat sich dadurch nicht unerheblich complicirt, dass die beiden Herzohren als mächtige Säcke aus ihnen hervorgetreten sind.

An der innern Ventrikelfläche hat sich, der äusseren Furche entsprechend, eine innere Leiste aus der Muskelwand entwickelt, das septum inferius. Dasselbe läuft an der vorderen Wand links vom Conus arteriosus und an der hinteren rechts vom Conus venosus aus, und durch eine von oben her einspringende Falte wird es zu einem ringförmigen Diagfragmen ergänzt. Beide Ventrikelhöhlen communiziren durch ein nicht allzuweites Foramen interventriculare und es ist klar, dass wenn das Foramen durch Zusammenrücken seiner Wände sich schliessen würde, die rechte Herzhälfte ohne Zufluss-, die linke ohne Abflussöffnung bleiben müsste.

Nach der am meisten verbreiteten, in den Ecker'schen Modellen plastisch illustrirten Auffassung wächst das Septum ventriculorum sichelartig, sowohl in das Ostium venosum, als in das Ostium arteriosum herein und scheidet allmählig von unten herauf ein jedes von den beiden Ostien in eine rechte und linke Abtheilung; dies ist aber nach dem über das Verhalten des Septum inferius gesagten nicht möglich, denn dieses verläuft vorn sowohl als hinten am Rande des betreffenden Ostium vorbei. Das Princip der Trennung der beiden Abtheilungen ist ein anderes, im Grunde genommen einfacheres.

Es wächst nämlich das Septum ventriculorum aus 3 Stücken zusammen, dem Septum inferius, dem Septum intermedium und dem Septum aorticum. Das Septum inferius trennt in oben beschriebener Weise den Grund der beiden Ventrikelhöhlen, das Septum intermedium halbirt die Zugangs-, das Septum aorticum die Ausflussöffnung. Jenes schliesst den hintern, dieses den vordern Theil des Foramen interventriculare ab.

Um die Entstehung des Septum intermedium und des Septum aorticum zu verstehen, muss man sich erinnern, dass die Herzanlage ausser dem Muskelschlauch einen inneren Endothelschlauch umfasst. Sowohl innerhalb des Ohrkanales, als innerhalb des Aortenbulbus ist die Lichtung des Endothelrohrs eine verhältnissmässig enge Spalte mit je zwei den Kanten entlang laufenden Ausweitungen. Zwischen Endothelrohr und Muskelrohr entwickelt sich eine weiche Gewebsmasse, dessen Bedeutung für die Ostiumtrennung einerseits und für die Bildung der Klappen anderseits F. Schmidt schon in vorzüglicher Weise entwickelt hat.

Die Bildung des Septum intermedium geht nun in folgender Weise vor sich: die Lichtung des Ohrkanales ist von 4 Wülsten (Endothelkissen von F. Schmidt) umgefasst, zwei schmäleren, seitlichen und zwei breiteren, einem hinteren und einem vorderen. Letztere verwachsen unter einander, indem sie jederseits einen vom Vorhof zum Ventrikel hinführenden Gang frei lassen. Von der Vorhofsmündung der grossen Venen aus tritt aber ein die Valvula Eustachii und die Valvula sinistra verbindender Gewebssporn nach vorn und nach abwärts hervor, und indem derselbe die im Ohrkanal befindlichen Wülste erreicht und mit ihnen verwächst, entsteht das Septum intermedium als ein combinirtes Gebilde. Dasselbe umfasst seiner Entstehung zufolge einen schmalen, der hintern Vorhofswand anhaftenden Stiel und ein breites Endstück, letzteres ragt nach Art eines Stempels in das Ostium venosum herein. Später senkt es sich bis auf die Kant des Septum inferius herab und verwächst damit. Seine Ränder überragen beiderseits das Septum inferius und aus ihnen entstehen die medialen Theile der Atrioventriculär-Klappen.

Während so die Bildung und die Vorschiebung des Septum intermedium erfolgt, hat sich der ganze Ohrkanal in die Ventrikelräume eingestülpt, und dadurch hat das Herz eine kürzere und gedrungenere Gestalt angenommen. Der eingestülpte Wandtheil des Rohres bildet die peripherischen Abschnitte der Atrioventriculär-Klappen, welche letztere anfangs vorwiegend musculös sind.

Im Aortenbulbus geschieht die Trennung der beiden Blutbahnen von Aorta und Pulmonalis durch Verwachsung der sich gegenüberstehenden longitudinalen Gewebsleisten (Rathke, F. Schmidt). Die Verwachsung beginnt oben und rückt nach abwärts vor. Oben liegt die Pulmonalbahn links von der Aortenbahn, am Ursprungstheil des Bulbus liegt sie vor der letzteren. Fortsetzungen der trennenden Leisten erstrecken sich vom Aortenbulbus aus in die rechte Hälfte des Ventrikelraumes, die linke Leiste des Septum aorticum läuft neben dem Septum inferius aus. Indem sie in der Folge stärker auswächst und mit dem Septum intermedium sich verbindet, trennt sie einen kleinen Abschnitt des rechten Herzens vom Hauptraume ab, es ist dies der Theil, der mit der Aortenbahn zusammenhängt und der durch das offen bleibende vordere Ende des Foramen interventriculare hindurch mit dem linken Herzen verbunden bleibt. Der Ursprungstheil der Aorta ist also der primären Anlage des rechten Herzens entnommen und seine Verbindung mit dem linken Herzen ist nur durch eine besondere Verkettung von Umständen gewährt geblieben. Aus dem in den Ventrikelraum eintretenden Theil des Septum aorticum wird die Pars membranacea des Septum ventriculorum.

Die Betheiligung des Septum aorticum an der Ventrikelscheidung ist schon 1863 von Lindes erkannt worden, aber dessen in Dorpat erschienene Inauguraldissertation ist von den Embryologen unbeachtet geblieben, ich selbst bin erst nachträglich beim Durchlesen des Werkes von Rokitansky: »Über die Defecte der Herzscheidewand« darauf aufmerksam geworden.

(Obiges Referat ist in der Sectionssitzung durch Tafelzeichnungen und durch eine Anzahl von Wachspräparaten erläutert worden.)

DISCUSSION.

Prof. Dr. v. Kölliker, de Wurzburg, spricht seine grosse Befriedigung über die sorgfältige Arbeit von Prof. His aus und erlaubt sich nur die Bemerkung, dass nach seiner eigenen Erfahrung die Angabe von Bernays über die Bildung der venösen Klappen als zutreffend zu bezeichnen sind.

De la rotation de la main.

On the rotation of the hand.

Von der Rotation der Hand.

Prof. **J. Heiberg,** de Christiania.

Pendant ces derniers temps, je me suis occupé de la question de la rotation de la main et j'ai traité ce thème d'un point de vue à la fois historique et expérimental. Il résulte des études que j'ai faites à ce sujet qu'il n'y a qu'une théorie régnante, celle de la rotation exclusive du radius. Dans les manuels les plus répandus, celui de M. Cruveilhier excepté, la possibilité de la participation du cubitus au mouvement de la pronation, ne se trouve même pas mentionnée ; quoique des savants, spécialement des savants français, aient fait des expériences pour prouver que le cubitus n'était pas étranger à la rotation, il est très rare de les trouver cités.

Afin de rendre justice à ces auteurs, tant anciens que modernes, je les ai mentionnés tous dans une brochure que je viens de publier [1]).

Parmi les auteurs qui ont donné des dessins sur le mouvement exclusif du radius, M. Welcker est celui, qui en donne l'idée la plus nette. Pour arriver dans mes expériences, à la plus grande exactitude possible je fis, d'après ces dessins, faire des modèles avec des os naturels. Mais, les os se brisant très vite, j'ai copié la nature en exécutant des modèles en bois et j'ai eu la bonne fortune de trouver dans mon pays des artistes très habiles dans ce genre de travail.

A l'aide d'un modèle comme celui que j'ai l'honneur de vous soumettre ici, on voit que la main tourne véritablement et, de plus, on constate que l'axe, ainsi que cela est indiqué dans tous les manuels, court obliquement de haut en bas et un peu de dehors en dedans, de la petite tête du radius à la petite tête du cubitus. L'axe est marqué par une tige metallique. On trouvera aussi, j'espère, que ce modèle répond complètement à la théorie regnante sur la pronation et la supination, mais je pense qu'on reconnaîtra aussi que le mouvement n'est pas suffisant pour expliquer les attitudes dans la rotation de la main, telles qu'elles se produisent, par exemple, dans l'acte de fixer un tirebouchon ou de manœuvrer un tournevis. Ce modèle fait voir, en effet, aussi exactement que possible, qu'un instrument ne pourrait alors être saisi entre le troisième et le quatrième doigt, ainsi que cela a lieu très souvent dans ce cas. On voit sur le modèle, et c'était aussi son but de le démontrer, que la main se déplace dans sa totalité et que la partie avec laquelle, comme nous venons de le dire, elle prend l'instrument, subit, de plus, un déplacement qui atteint à 3 ou 4 centimètres. Or, un point qui se déplace ne saurait indiquer un axe et l'on est, par conséquent, forcé d'admettre que ce n'est pas seulement le radius, qui tourne, mais que le cubitus aussi prend part au mouvement de la rotation de la main.

---

[1]) Über die Drehungen der Hand, historisch und experimentell bearbeitet von Jacob Heiberg. Wien und Leipzig. Urban und Schwarzenberg. 90 S. 8vo, mit 36 in den Text gedruckten Holzschnitten.

Mais cette conclusion répose seulement sur des données négatives, et la démonstration d'une vérité doit aussi s'appuyer sur des expériences positives. Voici comme j'ai procédé à leur exécution. Je fixe tout l'humerus d'une extrémité desarticulée contre une table, la surface antérieure en dessous, puis j'enfonce de haut en bas dans le cubitus, une tige métallique à laquelle je donne la même longueur qu'a l'os même. Il est clair que, s'il y a un mouvement du cubitus, le point fixé doit être dans la cavité coronoïde de l'os, c'est-à-dire que l'olécrâne exécute un mouvement correspondant, mais en sens opposé à celui de la partie inférieure et plus longue de l'os. Si la petite tête du cubitus se déplace, l'olécrâne doit se déplacer aussi et si l'on donne à la tige métallique, à partir du point fixé (prétendu), une longueur égale à la distance entre ce point et la petite tête du cubitus on doit observer sur la tige métallique un mouvement de la même étendue que sur la petite tête. Je fixe le poignet par un anneau, de Lecomte, je maintiens les différents doigts et si je tourne alors la main, je trouve que la tige exécute des excursions différentes suivant les différents doigts fixés.

L'expérience m'a donné de cette manière la réponse prévue, que le cubitus se meut.

Mais pour étudier la question d'une manière encore plus exacte, je me suis servi des petits pinceaux enfoncés dans les extremités inférieures des deux os, j'ai imbibé ces pinceaux d'encre en les faisant porter pendant la rotation contre des petites bandes de papier, tenues par un assistant. J'ai obtenu ainsi des courbes très nettes et très exactes indiquant d'une manière indiscutable le vrai mouvement des deux os. Le radius fait une courbe plus étendue, mais plus plane, pendant que la courbe du cubitus est plus courte et de presque 180 degrés. J'ai ensuite fixé un pinceau sur la tige métallique dans l'olécrâne (ce que j'ai appelé l'olécrâne allongé) et j'ai obtenu une courbe de la même étendue mais dans le sens inverse.

En faisant avec toute exactitude possible une expérience semblable sur le vivant, j'ai obtenu en allongeant l'olécrâne de vraies courbes correspondantes.

Répétant ensuite et variant sur le cadavre ces expériences en fixant aussi differents points de la surface articulaire inférieure du radius, j'ai obtenu la courbe séparée pour le radius et pour le cubitus et de cette manière j'ai eu une expression graphique, et par consequent, objective du fait mentionné par Duchenne, Gerdy et Lecomte que la main peut tourner autour des axes différents.

Pour comprendre la possibilité de la petite déviation latérale du cubitus il est nécessaire d'admettre que l'engrenage entre cet os et l'humerus n'est pas si exact que l'affirment quelques auteurs et les recherches prouvent la justice de cette opinion, qui peut même être admise comme une loi pour d'autres articulations. Pour élucider la théorie de la participation régulière du cubitus à la pronation et la supination j'ai construit des modèles en bois et en métal, qui ont pour but de donner une expression matérielle aux idées sur ce mecanisme, des modèles, que j'ai l'honneur de vous soumettre içi.

On the Rotation of the Forearm.

Sur la rotation du l'avant-bras.

Von der Rotation des Unterarms.

Dr. **Henry Morris**, de Londres.

The movements of the bones of the forearm may be considered in their relations to one another, first as regards the usual actions of pronation and supination; and secondly as regards the movement of the humero-ulnar shaft, when the hand, and with it the radius, is fixed.

I would preface my remarks by saying that the nature of the articulation between the ulna and humerus does not, in my opinion, permit of any appreciable amount of rotation of the ulna independent of the humerus; and, therefore, instead of speaking of rotation of the ulna I use the expression »humero-ulnar shaft« .

In what then does pronation and supination consist? In the dissected subject, with the posterior inferior radio-ulnar ligament divided the extremes of rotation of the radius amount not only to complete reversion of the surfaces of the radius i. e. to 180^0. but even to nearly 90^0 beyond this, at which point the radius is checked 1) by contact with the styloid process of the ulna, 2) by twisting of the internal lateral ligament of the wrist and 3) by some of the innermost fibres of the posterior ligament of the wrist. But in the undissected state the extremes of rotation of the radius amount only to a quadrant and a half i. e. 135^0, so that neither the palm of the hand, nor the fore surface of the lower end of the radius can be turned quite into completely opposite directions as long as the humero-ulnar shaft is kept fixed. This may be proved by fixing the elbow on a flat surface and carrying the bent forearm and hand from extreme supination into extreme pronation. Yet in the living body pronation and supination may be carried far beyond this limit of radial rotation, by the aid of the rotation of the humero-ulnar shaft inwards and outwards respectively; for then the hand (the elbow being extended) may be carried through even a greater number of degrees of a circle than in the dissected state. This may be proved by holding the slightly bent forearm downwards and carrying the lower end of the humerus (and with it of course moves the olecranon) outwards and upwards at the same time that the hand is pronated.

By these movements not only is the radius rolled inwards and the palm of the hand carried backwards, but the lower end of the ulna is also carried outwards and upwards. In this way the structures which would check pronation as long as the humero-ulnar shaft was fixed at the shoulder joint, become relaxed, and allow thus of still further rotation of the lower end of the radius on the head of the ulna — in other words of more complete pronation.

Pronation and supination consist therefore not only of rotation of the radius around an axis which may for convenience be described as passing through the head and neck of the radius across the interosseus membrane onwards to the tip of the ring finger; but in addition thereto of a rotation of the humero-ulnar shaft inwards during pronation and outwards during supination.

Next I will consider the movement of the humero-ulnar shaft upon the radius whilst the radius is kept fixed. In my work on the anatomy of the joints published in 1879, I gave expression to the following views: »It has not been sufficiently represented by writers on anatomy that the rotation at the shoulder joint of the humero-ulnar shaft increases the range of pronation of the hand; and certainly it seems to have been quite overlooked that the rotation of the radius around the axis line which crosses the interosseus membrane, is not the only movement of which the radio-ulnar articulations permit«. Now although in a general way, and especially in all movements to which the terms pronation and supination are usually confined, the ulna furnishes the terminal fixatures upon which the radius rotates, yet sometimes the radius supplies the fixatures for the rotation of the ulna in exactly a converse manner i. e. the lesser sigmoid fossa of the ulna turns upon the head of the radius, whilst at the lower end the head of the ulna rotates within the sigmoid cavity of the radius. The range of this rotation of the ulna is limited in the living subject but is very extensive in the detached and dissected limb, and is effected by rotation not of the ulna alone but of the humero-ulnar shaft. When the hand is fixed, as in the act of vaulting or in holding firmly the back of a fixed chair and walking round the chair, this rotation of the humero-ulnar shaft is brought into play, and may be recognised by the movement of the styloid process of the ulna as seen or felt beneath the skin of the wrist.

That this movement is by no means unimportant becomes evident enough when it is remembered that without it there could be no rotation at the shoulder joint as long as the hand and the lower end of the radius remained fixed.

The reason it had been overlooked is probably because of the absence of any muscles in the forearm which at first sight could move the ulna on the radius; but if the humero-ulnar shaft be regarded as a single rod, it becomes obvious, that the muscles which rotate the humerus also rotate the ulna upon the fixed radius; and further some of the muscles which pronate and supinate the radius will, when the hand is fixed, have the reverse action upon the ulna and thus assist the rotation of the humero-ulnar shaft.

It is not only in man, but in some of the lower animals also, that rotation of the humerus at the scapular and coraco-clavicular attachement is of importance in perfecting the movements of the forearm and hand. In the last number (July 1884) of the »Journal of anatomy and physiology« Mr. D'Arcy W. Thompson of Cambridge, England, has shown that in the mole there is a very extensive rotation of the humerus, effected by the pectoralis major and an enormously developed teres major, for the purpose of increasing the efficiency of the distal parts of the limb.

In conclusion I would add that it is by means of the rotation of the humero-ulnar shaft at the shoulder that man is enabled to abduct and adduct his hand, whilst the wrist is fixed during pronation and supination respectively and that without this power the hand could not be turned over and back again upon the same superficies, but would simply rotate upon its inner free border.

DISCUSSION.

Prof. Dr. HERMANN v. MEYER, de Zurich, erklärt sich dahin, dass eine bogenförmige Bewegung des capitulum ulnae unzweifelhaft unter gewissen Verhältnissen beobachtet werden könne, namentlich z. B. bei dem Bohren. Der Mechanismus dieser Bewegung sei indessen ein verschiedener. Die Frage, welche zur Erklärung derselben zu beantworten sei, sei die: Wie kommt die in der Bogenkurve enthaltene seitliche Verschiebung und wie die darin enthaltene auf- und absteigende Bewegung zu Stande? Die Antworten sind folgende:

1) Bei exakter Wirkung der Gelenke nach der bekannten gewöhnlichen Darstellung kommt die seitliche Bewegung durch Rotation des Humerus um seine Längenaxe zu Stande und die auf- und absteigende durch Flexion zwischen Ulna und Humerus.

2) Bei Fixirung des Humerus und dadurch erzeugter Hemmung seiner Rotation bleibt die auf- und absteigende Bewegung Folge einer Flexion zwischen Humerus und Ulna, — die seitliche aber kann durch eine Wackelbewegung der Ulna gegeben werden.

3) Wird eine der Radio-Ulnaren Axe nicht entsprechende Axe der Rotation des Unterarms aufgenöthigt, wie z. B. durch den Lecomte'schen Ring, so kann das Humero-Ulnar-Gelenk auch torquirt werden. — Hr. v. M. glaubt indessen diese Bewegung nicht als eine typische anerkennen zu dürfen.

Prof. Dr. BRAUNE, de Leipzig: Bei den Drehungen des Vorderarms erleidet die Ulna viel geringere Bewegungen als der Radius. Die grosse Excursion des scheinbaren Ulnarköpfchens entspricht gar nicht den wirklichen Ortsveränderungen der Ulna. Zur Untersuchung der Drehbewegungen ist zunächst die Bewegung des Radius zur Ulna zu untersuchen, dann erst die der Ulna zum Humerus. Es ward also zunächst die Ulna fixirt, natürlich auch der Humerus. Die Excursion des Radius betrug 160^0. Die wirkliche Bewegung kann aber nur in den mittleren bequemen Drehlagen während einer Amplitude von $60-70^0$ als eine eigentliche Rotation um eine feste Axe betrachtet werden. Zwischen den Endlagen und diesem Intervall combinirt sich diese Rotation mit einer kleinen Verschiebung dieses Knochens. Das bisherige gilt für die rechte Lage des Ellenbogengelenkes. Die Beugestellung hat einen Einfluss sowohl auf die Excursionsgrösse der Radiusbewegung, als auch auf die Verschiebungsgrösse in den Aussenlagen. Bei freier Ulna gewinnt die Amplitude der Drehbewegungen $15-20^0$.

Die Nachprüfung der Heiberg'schen Versuche mit successiver Fixirung verschiedener Punkte der Radiusfläche ergab Curven des verlängerten Olecranon, die aus Bogenstücken verschiedenen Characters sich zusammensetzen. Der Kreisbogen, den man dabei erhält, beweisst noch keine Rotation. Bei den natürlichen Drehungen wird man innerhalb der mittleren Amplituden eine mit der Ulna sich verschiebende Axe anzunehmen haben. Da diese Momentanaxen aber keinen Kegel bilden, wenigstens müsste das erst untersucht werden, so bleibt bis dahin die Berechtigung bestehen, von accessorischen Wackelbewegungen zu reden.

Einen sehr schönen Hinweis auf die secundäre Betheiligung der Ulna geben die Versuche über die eintretende Hautspannung. Die auf die Haut des lebenden Menschen am Vorderarm eingedrückten Kreise gehen bei den Drehbewegungen in Ellipsen über, deren grosse **Axen** auf den proc. styloideus des Radius hinweisen. Es wird also auch dadurch eine excentrische Lage der Drehachse, am cap. ulnae, am Vorderarme angedeutet.

Prof. JACOB HEIBERG, de Christiania, wünschte bei Gelegenheit den Herren Vorrednern seiner Auffassung in der Weise Ausdruck geben, dass er die Herren so verstanden, dass die betreffenden Versuche nicht geleugnet werden, sondern die ganze Frage über die Drehung der Hand im erweiterten Sinne behandelt würde. College Morris spricht von der Betheiligung des Humerus, was unleugbar ist. College Braune nimmt die Streckung der Haut in Angriff, was auch zugegeben werden muss. College Meyer erwähnt die Ungenauigkeit der betreffenden Gelenkfläche, eine Mittheilung, welche hoch interessant und geeignet ist, unsere bisherige teleologische Anschauungen über unsere Gelenke zu modificiren. Die Modelle können auch nur eine einzelne Ausgangsstellung angeben, man muss unendlich viele andere Möglichkeiten annehmen, welche durch Modelle nicht haben nachgeahmt werden können.

Prof. JOHN MARSHALL, de Londres, having explained that the views he was about to express were those which he had taught for many years as Professor of Anatomy at the Royal Academy of Arts in London, said that to understand the movements of rotation proper to the **forearm**, one must exclude the rotatory movement which takes place at the shoulder. This latter is truly a superadded movement, but it must be eliminated as not being just now under discussion.

In the proper movement of rotation of the forearm, as everyone knows, there is always, besides the movement of the radius, an associated movement of the ulna, which is essential to the due exercice of that movement of the limb. In this ulnar movement, which is alone here under discussion, the lower end of the bone certainly moves in a curve, as shown by Professor Meyer and beautifully demonstrated in Professor Heibergs models. This curve is not, however, a curve with equal sides

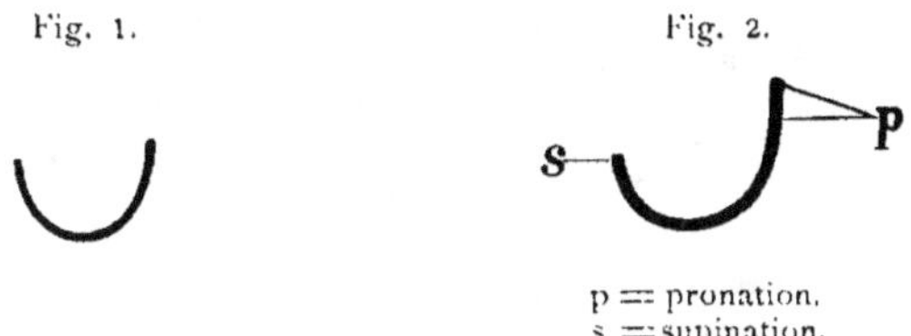

(Fig. 1), but which unequal sides, like that, represented by Fig. 2. In describing this curve, the lower end of the ulna moves sideways and also up and down; but does is rotate on its axis? The analysis of the resultant curved movement shows, that the lateral or sideways movement is the most extensive; and that the upward vertical movement is less extensive; and the downward vertical movement is less still. — These are the essential movements.

Fig. 3.

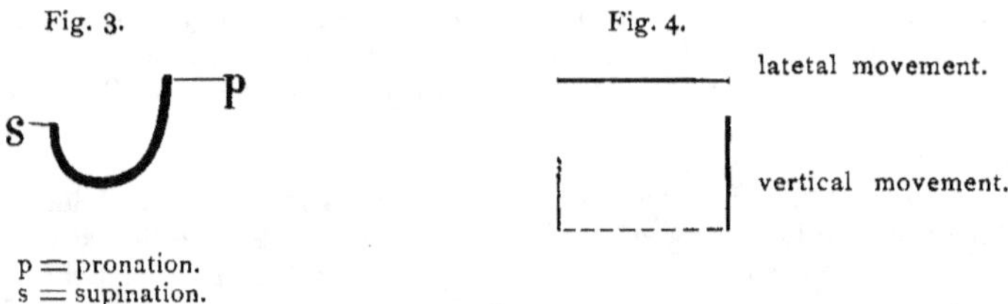

Fig. 4.

latetal movement.

vertical movement.

p = pronation.
s = supination.

Now, does the ulna rotate on its axis as well? that is the present question. I believe, that, owing to a looseness or loose adaptation of the surfaces of the elbow-joint, which undoubtedly permits the lateral movement, there is the least possible accomodating movement of rotation of that bone; and that thus, instead of the lower end of the ulna, with its styloid process always remaining in exactly the same vertical direction as thus (Fig. 5 a), it really rotates a very, very little like this (Fig. 5 b).

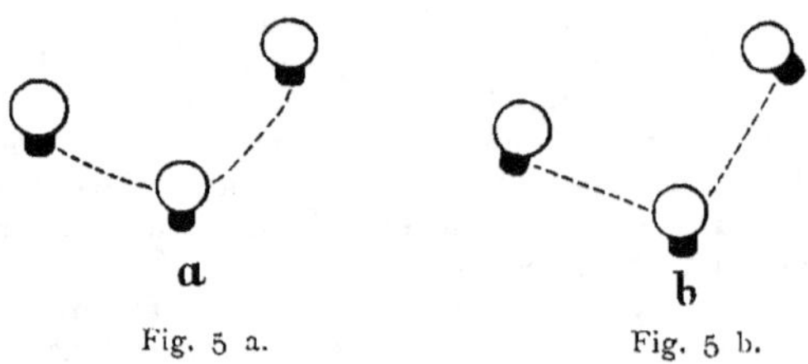

Fig. 5 a.

Fig. 5 b.

This rotation is not an essential, it is an accidental movement; it is exceedingly slight; it can only occur, when the articular surfaces are not exactly conformable.

When we consider, that animal mechanisms are not so truly and rigidly constructed as artificial mechanisms made by man, it is easier to understand, that there should be a very slight and insignificant rotation, than there should be absolutely none at all.

Finally Mr. Marshall pointed out, that the anconeus muscle was specially adopted to assist in the normal excursions of the ulna during pronation of the radius. Proceeding from the external condylus of the humerus to the outer border or oblique line of the ulna, it serves to shift the ulna slightly outwards and upwards; it may also simultaneously slightly rotate it. If one places a finger on the small muscle, it will be found to be relaxed in supination, but firmly contracted in pronation of the forearm.

Mr. Marshall did not discuss Mr. Morris's paper.

Der Mechanismus des Brustkorbes in den Athmungsbewegungen.

Le mécanisme des mouvements respiratoires thoraciques.

The mechanism of the Thoracic Respiratory Movements.

Prof. **Hermann von Meyer,** de Zurich.

Der in den Vierziger-Jahren des vorigen Jahrhunderts mit grosser Lebhaftigkeit geführten Streit über den Athmungs-Mechanismus zwischen Haller und Hamberger ist heute noch nicht endgültig entschieden, obgleich sehr allgemein die Hamberger'sche Ansicht, welche dieser in seinem bekannten schematischen Modell niedergelegt hat, angenommen ist. Der Knotenpunkt der schwebenden Frage liegt in der Wirkung der m. intercostales interni, welche Hamberger, gestützt auf sein Modell, als Exspiratoren bezeichnet, während Haller, gestützt auf Vivisektionen, ihnen mit Bestimmtheit inspiratorische Bedeutung beimisst. Wegen der stets noch herrschenden Unentschiedenheit der Frage, erscheint es zweckmässig, durch neue Untersuchungen den Versuch zu machen bestimmtere Ansichten zu gewinnen. Solche Untersuchungen können sich indessen nicht allein auf das hauptsächlichste Streitobjekt, die m. intercostales interni, richten, sondern müssen auch die Betheiligung der Rippen an dem Athmungsmechanismus und deren Bewegungsmöglichkeit berücksichtigen. — v. M.'s neuere Untersuchungen haben nun folgende Ergebnisse geliefert:

1) Mag die Einathmung nur durch das Zwerchfell geschehen sein oder durch Rippenbewegungen, so ist sie eine reine Störung des Ruhezustandes der Lunge und beziehungsweise des Brustkorbes. Hört die einathmende Muskelthätigkeit auf, so stellen elastische Kräfte des Lungengewebes, der Rippen mit ihren Knorpeln und der Bauchwandung, sowie der äussere Luftdruk, den Ruhezustand wieder her und wirken deswegen als exspiratorische Kräfte. Die Inspiration bedarf deshalb der Muskelkräfte, — nicht aber die Exspiration. — Indessen können doch Muskelthätigkeiten die Exspiration beschleunigen oder verstärken und über den durch die elastischen Kräfte gegebenen Grad hinaus fortsetzen. In so ferne, aber auch nur in so ferne, kann auch von exspiratorischen Muskeln gesprochen werden. Jedenfalls kann der Satz nicht aufgestellt werden, dass die Athmungsbewegungen in alternirender Thätigkeit zweier Muskelgruppen bestehen.

2) Näher auf die Frage der m. intercostales interni eingehend, beweist ein einfacher Versuch leicht, dass diese Muskeln Heber der Rippen sind, also, wenn sie im Athmungsprocesse mitwirken, Inspiratoren. Es werden nähmlich in einer Rippe, z. B. der fünften, in deren oberen Rand einige Löcher gebohrt, in diese Fadenschleifen befestigt und diese dann in der Faserrichtung der m. intercostales interni angezogen; die angezogene Rippe nähert sich dann der über ihr liegenden ruhenden Rippe bis zur Berührung.

3) Wird sodann mit denselben Fäden in der Richtung der m. intercostales externi gezogen, so nähern sich die Rippen in gleicher Weise; — dasselbe geschieht, wenn in jedes Loch zwei Fadenschlingen gezogen werden, und mit Hülfe derselben ein Zug in der Richtung beider Arten von m. intercostales zugleich ausgeführt wird.

Also sind beide Arten von m. intercostales, sowohl einzeln als vereint wirkend, Heber der Rippen, demnach Inspiratoren.

4) Da die Einfügungen der Rippen in die Wirbelsäule in unveränderlicher Entfernung von einander stehen; und da dieses in gleicher Weise mit ihrer Einfügung in das Brustbein der Fall ist, so können die beiden Enden je zweier Rippen sich nicht einander nähern. Die Hebung der einzelnen Rippe kann also nur eine Hebung ihrer seitlich gelegenen Mitte um eine sagittale Axe sein, welche aus dem Sternal-Gelenk der Rippe in das Vertebral-Gelenk derselben geht. Bewiesen wird dieses auch dadurch, dass die durch den Pfeil des Rippenbogens angedeutete Ebene eine geringere Neigung gegen den Boden hat, wenn die Rippe gehoben ist, als wenn sie sich in Ruhe befindet.

5) Es ist indessen nicht zu verkennen, dass ausser dieser Rotation um eine sagittale Axe die Rippen auch noch eine Hebung um eine quere ihrem capitulum angehörige Axe erfahren können. Soweit dieses die ganze Rippe (d. h. Knochen und Knorpel) angeht, kann eine Hebung nur sekundär dadurch geschehen, dass durch die m. scaleni die erste Rippe und hierdurch das Brustbein gehoben wird; die Sternalenden aller anderen Rippen werden dadurch höher gestellt und die Sehne des Rippenbogens (die vorher erwähnte sagittale Axe) erhält dadurch eine geringere Neigung gegen den Horizont. So weit aber diese Hebung nur den Rippenknochen angeht, so wird dadurch der Winkel zwischen Rippenknochen und Rippenknorpel gestreckt und damit der untere Theil des Sternum weiter nach vorn gestossen.

6) Die Bewegung der Rippen bei der Betheiligung der Thoraxwand an dem Inspirationsakte besteht also aus folgenden einzelnen Theilen:

    a) Aufrichtung des Thorax d. h. Hebung der ersten Rippe durch die m. scaleni, hierdurch Hebung des Brustbeines und mit diesem des Sternalendes der übrigen wahren Rippen und der mit diesen verbundenen falschen Rippen;

    b) Streckung der Rippen d. h. Verflachung des Winkels in dem Anfange des Rippenknorpels und in Folge hiervon Vorstoss nach vorn und oben des unteren Theiles des Brustbeines;

    c) Seitliche Aufwärtswälzung der Rippen um die sagittale Sterno-Vertebralaxe.

Dass jede einzelne dieser Bewegungen schon für sich eine Erweiterung des Thorax bedingen muss, ist einleuchtend, die ausgiebigste Erweiterung giebt aber jedenfalls die seitliche Umwälzung der Rippen nach oben.

7) Die Aufrichtung des Brustkorbes ist, wie schon angedeutet die Wirkung der m. scaleni.

Die Streckung der Rippe ist zunächst Wirkung der m. intercostales externi, welche, an der Wirbelsäule als m. scaleni und m. levatores costarum beginnend und deswegen ihren festen Punkt an der Wirbelsäule beziehungsweise an der ersten Rippe findend, die Rippenknochen hinaufziehen. Unterstützt wird deren Wirkung durch die einen Theil der m. intercostales interni bildenden m. intercartilaginei.

Die Umwälzung der Rippen geschieht durch die vereinte Wirkung der m. intercostales externi und der m. intercostales interni.

8) Beide Arten von m. intercostales zeigen noch eine beobachtenswerthe Nebenwirkung.

Die m. intercostales externi, welche unter sehr spitzem Winkel (25^0—30^0)

an die Rippe angeheftet sind, ziehen die Rippen stark nach hinten, so dass das vordere Ende sich verflacht.

Die m. intercostales interni, welche unter einem Winkel von 70⁰—80⁰ an die Rippen angeheftet sind, ziehen die Rippen zugleich nach vorn, so dass das vordere Ende (der Knorpel) nach von gedrängt wird.

Beweisender Versuch: An zwei Rippen werden zwei senkrecht zum Rippenrand einander gegenüber liegende Punkte bezeichnet. Die untere der beiden Rippen wird im Sinne der m. intercostales externi bis zur Berührung mit der oberen hinaufgezogen und ihr Punkt kommt dann $^{1}/_{2}$— 1 Cm. hinter den Puukt der oberen Rippe zu liegen; umgekehrt, wenn die untere Rippe im Sinne der m. intercostales interni hinaufgezogen wird, so kommt bei der Berührung ihr Punkt $^{1}/_{2}$— 1 Cm. vor denjenigen der oberen Rippe zu liegen.

9) Die rückwärts ziehende Komponente der m. intercostales externi verhält sich zur rotirenden Komponente ungefähr wie 9 : 4.

Die vorwärts ziehende Komponente der m. intercostales interni verhält sich in der ungünstigsten Anheftung von 70⁰ zur rotirenden Komponente immer noch wie 1 : 3.

Die rückwärts beziehungsweise vorwärts ziehende Komponente von beiden Arten der m. intercostales geht als Fixirungsdruck in dem Vertebralbeziehungsweise Sternalgelenk der Rippe für die Bewegung verloren.

Die beiden rotirenden Komponenten aber vereinigen sich zu einer Resultirenden, welche die Umwälzung zu Stande bringt und zwar geben dazu die m. intercostales interni über $^{2}/_{3}$ ihrer wirkenden Kraft, während die m. intercostales externi nicht einmal die Hälfte ihrer Kraft dazu geben.

Die m. intercostales externi wirken also durch Streckung und Umwälzung der Rippen, — die m. intercostales interni durch Umwälzung der Rippen als Inspiratoren.

10) Eine eigenthümliche Stellung nehmen die VI., VII. und VIII Rippe ein. Indem sie mit den vorderen Punkten ihrer Knorpel sehr nahe vereinigt sind und ausserdem ihre Knorpel eng mit einander verbunden sind, haben sie einen gemeinsamen vorderen Angelpunkt und bewegen sich, ohne indessen ihre gegenseitige Beweglichkeit zu verlieren, als eine Einheit. Hebung der VI. Rippe hebt den ganzen Komplex, Herabziehung der VIII. Rippe senkt den ganzen Komplex; Druck von unten auf die VIII. Rippe hebt aber auch zugleich die VII. und VI. Rippe. Diese drei Rippen stehen also in einem gewissen Gegensatze zu den einzeln freier beweglichen Rippen, indem sie auch gemeinsam durch einen Druck von unten nach oben gewälzt werden können.

Beobachtenswerth ist ferner, dass dieser Komplex so weit unten liegt, dass er, tiefer als die Kuppe des Zwerchfelles gelegen, indireckt einen Theil der Bauchwandung bildet. In dieser Eigenschaft muss er bei der Auftreibung der Bauchwand in Folge der Verflachung des Zwerchfelles einen Druck von unten empfangen und dadurch nach oben getrieben den unteren Thoraxraum erweitern.

Man ist berechtigt hierin die Erscheinung der »Unterrippenrespiration« begründet zu finden, und kann die »Oberrippenrespiration« als durch die Aktion der beweglicheren oberen 5 Rippen, vorzugsweise der zweiten bis fünften bedingt erkennen.

Merkwürdig ist es, dass Haller bereits einen Theil der aufgestellten

Sätze vertheidigt und insbesondere die inspiratorische Thätigkeit der m. intercostales interni auf dem Versuchswege mit Sicherheit erwiesen hat, — dass aber dennoch das durchaus mangelhafte und fehlerhafte Hambergersche Schema sich bis heutigen Tages in allgemeinerem Ansehen hat erhalten können.

DISCUSSION.

Prof. BRAUNE, de Leipzig, zeigt ein Model vor, an dem sich die Bewegungen der Rippen um die Axen, wie sie von Herrn Volkmann, Landner u. A. bestimmt worden sind, ausführen lassen.

Ueber den Einfluss der Bewegungen des menschlichen Zwerchfells.

Sur les effets des mouvements du diaphragm.

On the effects of the movements of the Diaphragm.

Prof. Dr. **Hasse**, de Breslau.

An der Hand von Zeichnungen wird der Einfluss der Bewegungen des Zwerchfells auf das Herz, die grossen Herzgefässe, auf Leber, Magen und Milz erläutert.

Die Untersuchungen wurden vorgenommen an horizontal auf dem Rücken liegenden Leichen von Kindern und Erwachsenen, von denen man die Ueberzeugung gewonnen, dass keine Erkrankungen der Brustorgane und der fraglichen Unterleibsorgane vorlagen.

Durch Experimente nach der Fick'schen Methode wurde nachgewiesen, dass eine 30 % Verkürzung der Fasern des Zwerchfells das höchste Maass der Zusammenziehung derselben unter normalen Verhältnissen darstellt. Eine solche wurde den Zeichnungen zu Grunde gelegt und dabei als höchstes Maas der Erweiterung des Thorax im grössten Querdurchmesser 2 Cm. angenommen.

Bei dem angenommenen Verkürzungsprocess der Zwerchfellsfasern betrug die Excursion der Zwerchfellskuppeln pp. 4 Cm., die des centrum tendineum $2^1/_2$ Cm.

Es wurde somit nachgewiesen, dass bei der grösstmöglichen Bewegung des Zwerchfells nicht allein ein starkes Abwärtsgehen der Kuppeln, sondern auch des centrum tendineum stattfindet. Dasselbe zeigte sich auch bei Einleitung künstlicher Respiration.

Vortragender gab dann ferner seiner Ueberzeugung Ausdruck, dass das Maas der Zusammenziehung der Zwerchfellfasern im Leben beim Erwachsenen im aufrechten Stande höchstens 15 % der Länge und bei der gewöhnlichen Respiration höchstens 8—10 % beträgt.

Er glaubt sich ferner dahin aussprechen zu müssen, dass wenn auch bei gewöhnlicher Athmung der tiefste Theil des Centrum keine Abwärtsbewegung macht, eine solche doch bei tiefer Inspiration in nicht unerheblichem Maasse eintritt.

Bei Beurtheilung des Einflusses der Bewegung des Zwerchfells auf die Unterleibsorgane geht der Vortragende von der Annahme eines, wenn auch noch so geringen Druckes in der Bauchhöhle aus.

Die Befunde lassen sich kurz folgendermaassen zusammenfassen:

Jede Zusammenziehung des Zwerchfells hat eine Eweiterung der diastolisch erschlaffenden Herzabtheilungen, namentlich aber des rechten Vorhofes und der vena cava inferior zur Folge.

Das Maas der Zusammenziehung bedingt das Maas der Erweiterung und damit die Menge des strömenden Blutes.

Die Schwankungen in Grösse und Schnelligkeit der Zusammenzieh-ungen der Zwerchfellsfasern sind als wesentliche Factoren bei den Schwankungen des Druckes und der Geschwindigkeit des Blutes im Venen-system in Rechnung zu ziehen.

Jede Zusammenziehung des Zwerchfells hat eine Formänderung der Leber, eine Abflächung der Oberfläche derselben zur Folge und befördert den Blutumlauf in der Leber, einmal durch Aspiration des Venenblutes in die cava und ferner durch Ansaugung des Pfortaderblutes in die Leber. Letzteres geschieht durch Abflächung der Unterfläche der Leber, beson-ders im Bereiche des hilus, und Bildung eines luftleeren Raumes unter derselben, ersteres durch Erweiterung der Hohlader (bis 30 % Verkürzung der Fasern Erweiterung des Umfanges der Vene um $1\,^{1}/_{2}$ Cm.) Die Er-schlaffung des Zwerchfells, welche eine Zunahme der Krümmung der Leberoberfläche zur Folge hat, hindert das freie Einfliessen des Pfortader-blutes in die Leber, befördert aber wahrscheinlich den Abfluss des Leber-venenblutes in die Hohlader durch Druck auf die Lebervenen.

Jede Zusammenziehung des Zwerchfells hat, unter der Voraussetzung, dass bei der Athmung eine Bewegung der Niere, welche die feste Wider-lage der Milz bildet, nicht stattfindet, eine Compression der Milz und eine Abwärtsbewegung derselben nach vorn zur Folge. Wie bei der Leber findet die grösste Bewegung an der Eintrittsstelle der Gefässe statt.

Das Blut der Milz wird bei der Zwerchfellzusammenziehung in die Venen derselben gepresst. Jede Erschlaffung des Zwerchfells befördert dagegen die arterielle Zufuhr, erschwert aber den Abfluss.

Jede Zusammenziehung des Zwerchfells bedingt eiuen Druck rings auf die Magenwände und fördert die Entleerung desselben nach dem Pylo-rus hin.

Ebenso bewirkt dieselbe die Entleerung der Gallenblase.

Die Formänderung der Leber, der Milz und die Verkleinerung des Magens, sowie die Verkleinerung und damit die Entleerung der Gallen-blase ist, wenn auch wesentlich von der Zusammenziehung des Zwerchfells, doch auch von dem normaler Weise innerhalb der Bauchhöhle wenn auch in geringem Grade herrschenden positiven Druck, von dem in entgegen-gesetzter Richtung nach aufwärts hinten wirkenden Drucke der elastischen Bauchwände und der Därme abhängig.

Dem geringen Maase der Verkürzung der Zwerchfellsfasern unter normalen Verhältnissen entspricht die geringe Innervationsenergie der-selben.

DISCUSSION.

Prof. BRAUNE, de Leipzig: Ich richte an Herrn Hasse die Bitte bei der Untersuchung der Zwerchfellbewegungen Rücksicht auf die Zwerchfell-

bänder zu nehmen die von Tennchen beschrieben worden sind, sowie auf
die Druckverhältnisse in der Abdominalhöhle da es auf diese mit ankommt,
ob die Action des Zwerchfells eine Verschiebung der Leber in toto oder
eine Compression dieses Organes hervorruft.

Prof. HASSE bemerkt, dass die bezüglichen Verhältnisse als besonders wichtig eingehende Berücksichtigung finden würden.

Ueber einige Fälle von Hermaphroditismus beim Schweine, vor allem über einen Fall von Hermaphroditismus lateralis.

Quelques cas d'hermaphrodisme, surtout un cas d'hermaphrodisme lateral, chez le cochon.

Some cases of Hermaphroditismus in the Swine, especially a case of Hermaphroditismus lateralis.

Prof. Dr. v. **Kölliker**, de Wurzburg.

Durch mein Freund den Director der Irrenanstalt in Werneck, Dr.
Hubrich, erhielt ich vor Kurzem 3 Präparate von Hermaphroditismus beim
Schweine. Diese Objecte kommen von Einem und demselben Mutter-
schweine, welches in drei aufeinanderfolgenden Würfen neben ganz normalen Jungen je Ein hermaphroditisches Ferkel zur Welt brachte. Die
zwei älteren Hermaphroditen waren im Wesentlichen gleichgebildet und
zeigten 2 Hoden, Nebenhoden und Samenleiter, in dem einen Falle mit
einem ganz kleinen Samenbläschen, eine kleine Prostata, dagegen keine
Cowperschen Drüsen. Von weiblichen Organen waren da: eine Scheide, ein
grosser Uterus bicornis mit einem rudimentæren Eileiter ohne Mündung,
ferner eine Clitoris d. h. ein von der Harnröhre nicht durchbohrtes Ge-
schlechtsglied.

Der 3. Hermaphrodit besass r e c h t s: Eine Hode, Nebenhoden, Samenleiter, kein Samenbläschen, keine von aussen sichtbare Prostata, keine
Cowperschen Drüsen; l i n k s: Ein Ovarium, eine Tuba mit Abdominalöff-
nung z. Th. in einer Peritonealtasche gelegen. Ausserdem ein Parovarium
in Form eines gewundenen Ganges unfern des Ovariums (Gartner'scher
Gang), der weiter unten fehlte, aber in der Wand der Scheide wieder-
kehrte.

Ausser diesen Theilen fand sich eine Scheide und ein Uterus bicornis
in guter Entwicklung, wie in den Fällen I und II, ferner rechts ein rudi-
mentärer Eileiter ohne Mündung, am Ende leicht blasig aufgetrieben.
Ferner war eine Clitoris da und ein langer Sinus urogenitalis.

Von dem Eierstocke und Hoden dieses Falles wurden der Section
mikroskopische Präparate gezeigt. Eine detaillirte Beschreibung der 3
Fälle wird Hrr. Stud. J. Reuter in seiner Dissertation geben.

DISCUSSION

Prof. Dr. HASSE, de Breslau, bemerkt, dass bei Fischen ein solcher Hermaphroditismus nicht selten erscheine. Bei den höheren Thieren sei, so weit ihm bekannt, derselbe niemals bestimmt beobachtet.

---

1) Kreislaufsverhältnisse der Rückenmarksoberfläche.

La Circulation du sang superficielle de la moelle épinière.

The superficial circulation in the Spinal Marrow.

2) Die Einwirkung des Safranin auf das Rückenmarksgewebe.

La Coloration du tissu de la moelle par la safranine.

The staining of the tissue of the Spinal Marrow with Safranine.

Prof. Dr. **Adamkiewicz**, de Vienne.

1) Der Strom geht nicht von oben nach unten, wie vielfach geglaubt wird, sondern von der Seite längs den Wurzeln zum Rückenmark, und hier theilt er sich, und so entstehen nach verschiedenen Richtungen divergirende Partialströme. Auf der Vorderfläche giebt es eine Kette solcher Partialströme, auf der Hinterfläche des Rückenmarkes vier.

2) In den Nervenfasern werden bestimmte halbmondförmige Gebilde tingirt: Chromoleptische Substanz. — Es giebt gewisse Rückenmarksabschnitte in denen die Tinction mit Safranin ein besonderes Verhalten dieser Substanz erkennen läst. A. nennt diese Abschnitte »chromoleptische Partien.«

Das interstitielle Gewebe erhält durch Safranin eine andre Tinction, als die Nerven. — Die chromoleptische Substanz färbt sich orange, die Kerne des interstitiellen Gewebes färben sich violet.

Die chromoleptischen Partien der Hinterstränge fallen mit den primären Degenerationen zusammen.

Das Detail in den Sitzungsberichten der Wiener Akademie — Bd. LXXXIX. — 1884.

DISCUSSION.

Prof. WEIGERT, de Leipzig, hält die Safraninfärbung für nicht scharf genug und glaubt, dass möglicherweise die verschiedenen Figuren, die A. erhalten hat, durch Differenzen in der Härtung erklärt werden.

Prof. ADAMKIEWICZ weist nach, dass diese Vermuthung durch die Thatsachen widerlegt wird, vor allem durch die Configuration der sich tingirenden Theile und durch den Umstand, dass sie abhängig sind von der Art des Medium, in welchem die Rückenmarke gehärtet worden

sind. Die Safraninfärbung ist ein Tinctionsmittel von absoluter Zuver-
lässigkeit, wenn man es richtig handhabt und giebt scharfe Tinc-
tionen.

Beiträge zur Lehre vom Kreislaufe beim Hühnerembryo.

Contribution à la circulation foetale.

Contribution to the circulation in the foetus.

Prof. Dr. **A. Budge**, de Greifswald.

Der Vorredner demonstrirt an Präparaten den dem doppelten Blut-
kreislauf bei Hühnerembryonen entsprechenden doppelten Lymphkreislauf,
welchen er durch Injection dargestellt hat.

Wie er schon früher kurz mitgetheilt, steht mit dem falschen Amnion
des Embryo kurz vor oder gleich nach dem Amnionschlusse ein
Canalsystem in Verbindung, welches nach Aussen seinen Abschluss durch
ein der vena terminalis entsprechendes Ringgefäss (vas lymphaticum terminale) erhält. Der Zwischenraum ist durchzogen von Lymphkapillaren,
welche dort, wo grössere Blutgefässe liegen, auch mehr den Charakter
von grösseren Stämmen annehmen. Pericardium und Coelome stehen
durch das Amnios wieder mit den Lymphgefässen in Verbindung.

Budge geht dann zu der Frage nach der Berechtigung, diese Canäle,
als Lymphgefässe zu deuten über, was in der grossen embryologischen
Abhandlung von His schon vor langer Zeit geschehen ist.

1) Lage im Gefässblatt und Aehnlichkeit mit der Ausbildung der
   Blutstämme. Diese Canäle werden mit dem Gefässblatte isolirt.
2) Endothelnachweis durch argentum nitr. Kernfärbung auf Querschnitten.

Diese Lymphgefässe erscheinen auf Flächenbildern zwischen den
Maschen der Blutcapillaren, also in den sog. Substanzinseln. Auf Querschnitten nehmen sie eine ganz gesonderte Lage oberhalb der Blutgefässe ein.

Die Entwickelung dieses Lymphkreislaufes geht so vor sich, dass sie
dieselbe Zeitreihenfolge wie die Spaltenbildung im Mesoderm einhalten.
Dieselben werden mit Endothelien ausgekleidet. Durch Schwund der
Scheidewände entstehen dann die serösen Höhlen, wie man sich am falschen Amnios überzeugen kann.

Aus den vorliegenden Präparaten lässt sich dann die allmählige Entstehung des Lymphkreislaufes verfolgen.

1) Parietalhöhle mit peripheren Stämmen im vorderen Theil.
2) Seitentheile der Parietalhöhlen ziehen sich nach vorn in die Anfänge des Ringgefässes aus, nach hinten in die Seitentheile des
   falschen Amnions.
3) Der mittlere Theil wird zum Theil pericardium.
4) Aus der Hinterwand des pericardium entspringen die Coelome,
   die bis zum Nabel nach rückwärts wachsen, hier seitliche Ver-

bindung mit dem falschen Amnion eingehen. Sie enden später, wie bekannt, in dem Schwanztheil des falschen Amnion und erhalten noch zahlreiche den Intervertebral-Arterien entsprechende transversal verlaufende Aestchen. Auf die Stellung des Coelom's, als seröse Höhle, geht er hier nicht ein.

5) Das vas lymphaticum terminale schliesst sich von vorn nach hinten als Ring ab.

Ist das Amnios geschlossen, so tritt ein grosser Theil der Flüssigkeit in diesen Sack. Die Lymphgefässe gehen im Bereiche des Dotters zu Grunde, indem bei Ablösung des serösen Blattes, ein Theil der Endothelien diesem folgt, die untere Lage noch längere Zeit als einfaches Zellhäutchen über die Blutgefässe ausgespannt ist.

Ueber den zweiten Lymphkreislauf legt Vortragender gleichfalls Präparate vor.

Jedes grössere Blutgefäss wird von zwei Lymphstämmchen begleitet. Letztere sind durch zahlreiche Aestchen verbunden, so dass das Blutgefäss in einem Cylinder von Lymphgefässen steckt.

Der Abfluss der Lymphgefässe geschieht einmal durch die auf diese Weise injicirbaren Lymphherzen und zweitens durch den Ductus thoracicus.

Der Bildung dieser Lymphgefässe in der Allantois geht vorher ein Blutgefässnetz, welches sehr viel Aehnlichkeit mit den Lymphgefässen hat. Man kann nämlich vom 8. — etwa 10. oder 11. Tag durch Injection von einem Aste der vena umbilicalis aus ein solches Netzwerk injiciren. Nach diesen Tagen nicht mehr. Ob dies Blutnetz solange die Function der Lymphgefässe an den Arterien zu versehen hat oder ob vielleicht aus ihnen Lymphgefässe hervorgehen, darüber sind meine Untersuchungen noch nicht abgeschlossen.

Ueber Furchung an dem Selachier-Ei.

La segmentation de l'oeuf des selachiens.

The Segmentation of the egg of the Selachia.

Prof. Dr. **Kollmann**, de Bâle.

Die Selachiereier zeigen noch lange Zeit nach der an der Oberfläche abgelaufenen Furchung eine Fortdauer dieses Processes auf dem Boden der Furchungshöhle und der nächst liegenden Schichte des Dotters. Einzelne Anzeichen einer langen Furchungsdauer wurden schon wahrgenommen so z. B. von Balfour. In der jüngsten Zeit kommen Angaben über ähnliche Erscheinungen auch bei anderen Wirbelthierklassen (Kupffer bei Reptilien, Gasser bei Vögeln). Durch sie wurde namentlich Kupffer veranlasst, statt des Ausdruckes Entoderm das Wort Paraderm in die Literatur einzuführen.

Die vorliegenden Präparate sind für diese Demonstration zwei ziemlich weit auseinanderliegenden Entwicklungsstufen entnommen, derjenigen mit ovaler Keimscheibe, ohne Differenzirung in Keimblätter; und derjenigen mit runder Keimscheibe und axialer Anlage. In beiden Fällen bilden sich auf der unter dem Keim liegenden Dotterfläche neue Zellen, welche nach meinem Dafürhalten für ächte Furchungszellen angesehen werden müssen, entstanden unter direkter Einwirkung des Furchungsprocesses.

Es sind folgende Erscheinungen, welche mich zu dieser Deutung veranlassen:

Weder in der ersten der obenerwähnten Stufen (ovale Keimscheibe) noch später entstehen diese Zellen aus Dotterkugeln. Es ist niemals ein Vorgang zu entdecken, der eine Dotterkugel in eine solche Zelle überführte.

Die Dotterkugeln werden im Gegentheil in der Nähe des Keimes alle aufgelöst. Sie zerfallen in ein mit kleinen fettglänzenden Kügelchen durchsetztes Bildungsmaterial.

Wie bei den Anfangsstadien der Furchung so kommt es auch bei der Entstehung dieser spät auftretenden Zellen zu einer radiären Anordnung des in der Umgebung des Kerns angehäuften Protoplasmas.

Durch den Process der Theilung entstehen auch an dem Boden der Keimhöhle, ebenso wie bei den Anfangsstadien der Furchung: Zellencomplexe.

Es handelt sich also nicht um bestimmte Gebilde, welche aus der Tiefe des Dotters, oder aus der die Furchungshöhle erfüllenden Urlymphe auftauchen.

Die Dotterkugeln der Selachier besitzen in keinem der oben erwähnten Entwicklungsstadien Kerne in dem Innern. Auch durchziehen im Bereich des Keimes keine Protoplasmafäden den Dotter, welche Kerngebilde enthielten oder Gebilde, die als lebendiges Protoplasma zu deuten wären.

Die Dotterkugeln sind auch bei den Selachiern wie bei den Reptilien und Vögeln als Nährmaterial zu betrachten. Es wird nur entweder nach vorausgegangener Umwandlung in den Protoplasmaleib der Furchungszelle aufgenommen, oder unterliegt später durch intracelluläre Verdauung dem Assimilationsprocess (insofern als die Entoblastzellen die Dotterkugeln incorporiren und verdauen.)

Es ergeht den Dotterkugeln wie allem geformten elterlichen Material innerhalb des Eies. Weder das Keimbläschen, noch der weibliche Vorkern, weder der Spermakopf noch der Spermakern werden als solche in den neuen Organismus herüber genommen.

Die neu individualisirte Zelle wandelt vielmehr, obwohl noch auf einer primitiven Organisationsstufe, schon alle Formelemente, wie z. B. die erwähnten Vorkerne und die Dotterkugeln, vollständig um, und verarbeitet nur aufgelöste in ihre Bestandtheile zerlegte Elemente der elterlichen Keim- und Nährstoffe.

Diese Thatsache ist, wie es mir scheint, sehr der Beachtung werth, bei der Beurtheilung der Wachsthumserscheinungen von der ersten Anlage des Entoblastes an bis zur völligen Entwicklung des Kreislaufes in dem Embryo.

Diese Mittheilung wird in erweiterter Form in dem Archiv f. mikrosk. Anatomie erscheinen.

DISCUSSION.

Prof. His, de Leipzig, hebt hervor, dass es nothwendig sei, derartige Untersuchungen auch an frischem Material durchzuführen, da alle unsere Härtungsmittel völlig verändernd auf die Bestandtheile des Nebendotters wirken.

Zellenkern und Zellentheilung.

Sur le noyeau et la division des cellules.

On cell-nucleus and cell-division.

Prof. Dr. **W. Flemming,** de Kiel.

Redner constatirt zunächst das wirkliche Vorkommen der directen Theilung bei den Leukocyten der Wirbelthiere; theilt sodann eigene neue Beobachtungen über das massenhafte Vorkommen der indirecten Theilung bei derselben Zellenart mit. Ferner berichtet derselbe über einige neuere Fortschritte in der Kenntniss der indirecten Kerntheilung: 1) bezüglich der Längsspaltung der chromatischen Kernfäden, nach Emil Heuser's Arbeiten und nach eigenen Untersuchungen; 2) bezüglich der Anlage der achromatischen Spindelfigur und der damit in Beziehung stehenden specielleren Structur der Knäuelfiguren, nach Untersuchungen von Carl Rabe, welche demnächst publicirt werden und deren vorläufige Mittheilung dem Vortragenden vom Autor gestattet wurde. Rabe fand, dass in den Knäuelformen ein »Polfeld« existirt, an welchem die achromatische Spindel anfangs klein entsteht und sich nach und nach vergrössert; gegen dieses Feld liegen die chromatischen Fadensegmente bereits in der Knäuelform schleifenförmig orientirt. Besonders wichtig ist, dass Rabe die Prädisposition dieses Polfeldes auch schon im ruhenden Kern nachgewiesen hat.

Flemming bemerkt schliesslich über die Formen der Karyokinese bei Leukocyten der Wirbelthiere, dass sie nach seinen Erfahrungen nicht von denen anderer Zellenarten abweichen und dass es ihm in normalen Lymphdrüsen nicht gelang die abweichenden Formen nachzuweisen, welche J. Arnold in pathologischen Lymphdrüsen und Milzen gefunden hat. — Präparate zur Verdeutlichung des Mitgetheilten werden demonstrirt.

Ueber einige Formverhältnisse des menschlichen Fusses.

Quelques remarques sur la forme du pied humain.

Some observations on the form of the human foot.

Prof. Dr. **W. Braune**, de Leipzig.

Die Messungen, welche I. Park Harrison über die Länge der 2. Zehe angestellt und im Journal of the Anthropol. Institute of Great Britain veröffentlicht hat, haben mich veranlasst an einer Reihe junger Leute, welche meinen Vorlesungen in diesem Sommer beiwohnten, Fussmessungen vorzunehmen.

Dabei stellte sich als nothwendig heraus, sehr sorgfältig die gewöhnlich vorkommende Krümmung der Zehen im Sinne der Dorsalflexion erst zu beseitigen, ehe man an die Messung selbst geht.

Die 2. Zehe prominirte deutlich in der bei weitem überwiegenden Mehrzahl der Fälle.

Ebenso kann man als Regel bei uns finden, dass bei Neugebornen die 2. Zehe an Länge die grosse Zehe übertrifft.

Bei der Untersuchung über die Entwicklung der Extremitäten fand sich ferner, dass diese Prominenz der 2. Zehe, die der Begrenzungslinie des vorderen Fussrandes eine Krümmung giebt, schon sehr frühzeitig zum Ausdruck kommt.

Während die Hand bei ihrem Hervorwachsen eine Platte bildet die der Länge des 3. Fingers entsprechend mit einer Pfeilspitze verglichen werden kann, deren grösste Höhe in der Mitte liegt, gleicht die Platte des Fusses einer Pfeilspitze mit asymmeterischer Bildung, so dass die grösste Höhe seitlich, der 2. Zehe entsprechend zu liegen kommt.

Darnach wird das Bild so charakteristich, dass bereits in frühester Zeit Hand- und Fussform deutlich an einander differiren.

Ueber die sogenannten Kiemenspalten der Vögel und Säugethiere.

Sur les fentes branchiales chez les oiseaux et les mammifères.

On the branchial fissures in birds and mammalia.

Prof. Dr. **v. Kölliker**, de Wurzburg.

Hr. Kölliker hat 5 Serien von Hühnerembryonen des 4. und 5. Tages und 3 Serien von Kaninchenembryonen des 10. Tages geschnitten, um über die Aufstellung von His die Born kurz bestätigt hat, dass bei Vögeln und Säugern keine offenen Kiemenspalten vorhanden sind, ins Klare zu kommen. Hr. Kölliker hat dasselbe gefunden wie His, und unterscheidet demnach äussere und innere Kiemenfurchen und eine Verschlussmembran. Diese Membrana obturatoria besteht z. Th. nur aus dem Ectoderm und Entoderm und reisst namentlich bei der 2. Furche leicht ein.　Das Trommelfell würde demnach aus der Membrana obturatoria der ersten Spalte entstehen.

DISCUSSION.

Prof. Dr. HASSE, de Breslau, spricht seine besondere Befriedigung darüber aus, dass durch die v. Kölliker'sche Untersuchung die Ansichten von His und Born bezüglich des Verschlusses der Kiemenspalten bei Säugethieren und Vögeln bestätigt wurde. Was die Reptilien betrifft, so scheine ein Verschluss der Spalten nicht zu existiren.

Über die Wirbelkörperepiphysen und Wirbelkörpergelenke zwischen dem Epistropheus, Atlas und Occipitale der Säugethiere.

Epiphyses et articulations entre l'axis, l'atlas et l'occipital chez les mammifères.

Epiphyses and Articulations between the axis, atlas and occipital in Mammalia.

Prof. Dr. **Albrecht**, de Bruxelles.

In einer früheren Arbeit[1]) glaube ich nachgewiesen zu haben, dass zwischen dem Wirbelkörper eines typischen Säugethierwirbels und dem Wirbelcentrum desselben ein bestimmter mathematisch ausdrückbarer Unterschied besteht. Indem nämlich das Wirbelcentrum (fig. 1 c), um sich zum Wirbelkörper zu ergänzen, noch des von der Neurapophyse seiner Seite gelieferten jederseitigen Centroidstückes (fig. 1 c' c') bedarf, stellt sich der Wirbelkörper als Wirbelcentrum $+ 2 \times$ Centroidstück (C $= c + 2 c'$) dar.

Dieser Wirbelkörper nun wird, wie aus fig. 2 und 3 hervorgeht, von den sogenannten terminalen Epiphysen des Wirbels bedeckt; die terminalen Wirbelepiphysen sind demnach Wirbelkörperepiphysen, oder da, wie wir so eben gesehen haben, der Wirbelkörper = Wirbelcentrum $+ 2 \times$ Centroidstück ist, Centrodicentroidalepiphysen.

Entsprechend finden wir auch auf der vertebralen Fläche der Wirbelkörperepiphysen 3 Felder, nämlich 1 Centralfeld (fig. 1 γ), das das Wirbelcentrum, und 1 jederseitiges Centroidalfeld (fig. 3 γ' γ'), das das jederseitige Centroidstück bedeckt.

Sind aber die terminalen Wirbelkörperepiphysen Centrodicentroidalepiphysen, so ist das zwischen zwei einander anliegenden Wirbelkörperepiphysen bestehende Wirbelkörpergelenk ein Centrodicentroidalgelenk.

Das Wirbelkörper- oder Centrodicentroidalgelenk ist also ein complexes, ein syntektisches Gelenk, ein Gelenk, das man sich aus einem Central- und einem jederseitigen Centroidalgelenk zusammengesetzt denken kann.

Wie richtig es ist, sich das Wirbelkörpergelenk auf diese Weise als ein

---

[1]) P. Albrecht. Die Epiphysen und die Amphiomphalie der Säugethierwirbelkörper. Zoologischer Anzeiger. Leipzig 1879. pag. 161.

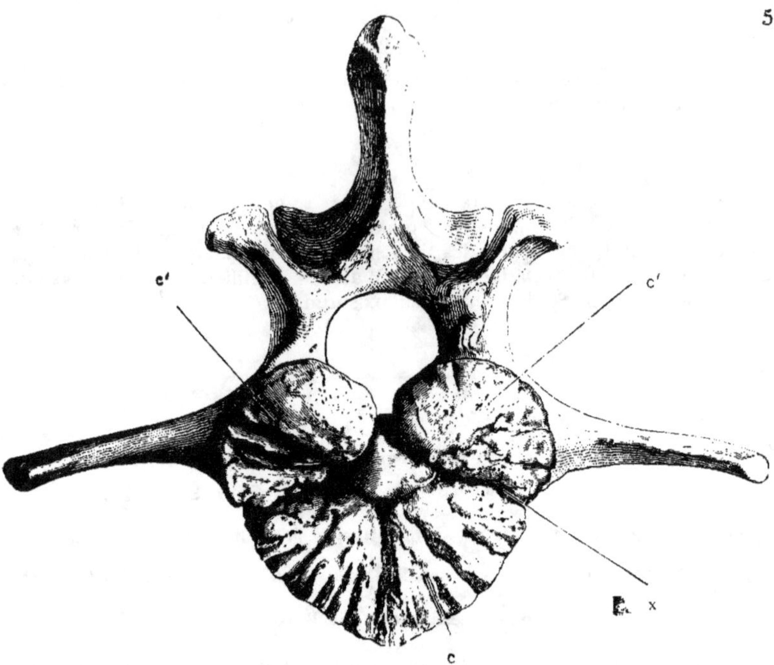

Fig. 9. Craniale Ansicht nach Entfernung der cranialen Wirbelkörperepiphyse des 25sten Wirbels (4ten Bauchwirbels) eines jungen Ursus arctos ♂ (Präparat des königl. anatomischen Instituts zu Königsberg i/Pr. Museums-Nr. S 1 E a 7 a).
　　c Centrum.
　　c′ c′ rechtes und linkes Centroidstüc .
　　x Sutura centro-neuralis sinistra.

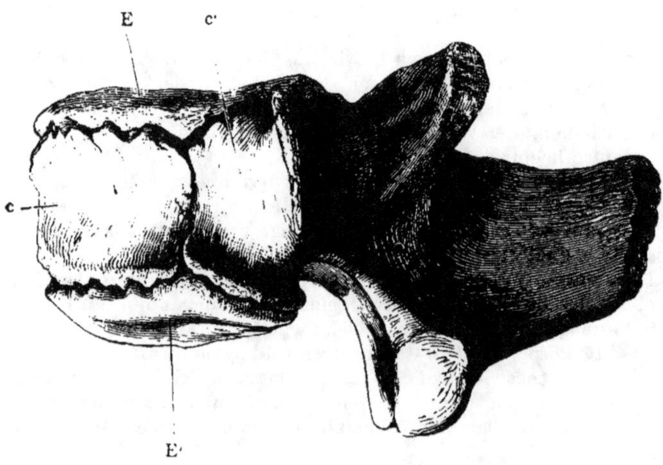

Fig. 2. Linkes Profil des in Fig. 1 abgebildeten Wirbels.
　c Centrum.
　c′ linkes Centroidstück.
　E craniale Wirbelkörper- (Centrodicentroidal-) epiphyse.
　E′ caudale Wirbelkörper (Centrodicentroidal-) epiphyse.

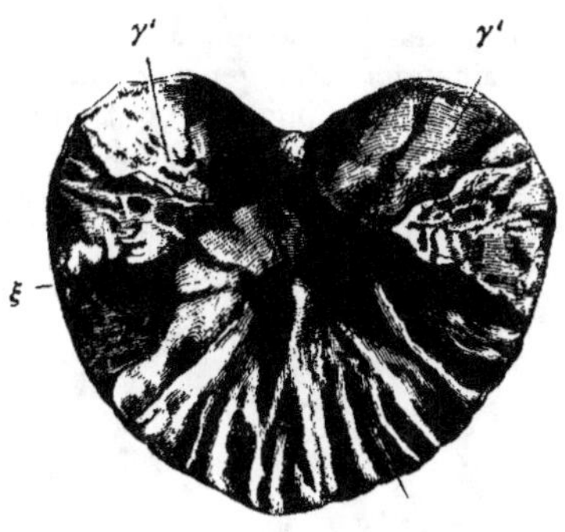

Fig. 3. Vertebrale Ansicht der cranialen Wirbelkörper (Centrodicentroidal-) epiphyse des in fig. 1 und 2 abgebildeten Wirbels.
γ Centralfeld.
γ' γ' rechtes und linkes Centroidalfeld.
ξ Crista centroneuralis sinistra.

syntektisches Gelenk, die Wirbelkörperepiphysen als syntektische Epiphysen vorzustellen, wird sogleich daraus hervorgehen, dass dieselben zwischen Epitropheus und Atlas einerseits und Atlas und Occipitale der Säugethiere andererseits durch Rhexis in ihre Bestandtheile zerfallen.

Es erübrigt jetzt nur noch, hinzufügen, dass gegen das craniale Körperende hin die caudale Wirbelkörperepiphyse des Epistropheus (fig. 4 a) die letzte (resp. erste) nach dem Typus der fig. 3 gebaute syntektische Centrodicentroidalepiphyse, das Wirbelkörpergelenk zwischen Epistropheus und 3tem Halswirbel das letzte (resp. erste) syntektische Centrodicentroidalgelenk der Säugethiere ist. Von hier an tritt Rhexis sowohl der terminalen Wirbelkörperepiphysen wie der Wirbelkörpergelenke ein.

1) Die craniale Wirbelkörperepiphyse des Epistropheus.

Wir wissen, dass das Centrum des Atlas bei den Säugethieren zum Zahn des Epistropheus wird. In diesem Vorgange ist der Grund zu suchen, dass sich die beiden Wirbelkörperepiphysen zwischen Epistropheus und Atlas einerseits, die beiden Wirbelkörperepiphysen zwischen Atlas und Occipitale andererseits und in Folge dessen das atlanto-epistropheale und das atlanto-occipitale Wirbelkörpergelenk durch Rhexis in ihre Bestandtheile aufgelöst haben.

Was die craniale Epiphyse des Epistropheus anbetrifft, so wird die nebenstehende naturtreue [1]) Wiedergabe des Epistropheus einer jungen Hyäne den anscheinend verwickelten, wenn aber einmal verstanden, höchst einfachen Vorgang ihrer Rhexis klar machen.

---

[1]) Mit der alleinigen Ausnahme, dass am Original wegen vorgeschrittener Centroneural- und Interneuralsynostose das Centrum des Epistropheus nicht mehr von seinen beiden Neurapophysen, und diese wiederum nicht mehr von einander getrennt werden können.

Dadurch nämlich, dass das Epistropheuscentrum und Atlascentrum eine feste Beziehung zu einander erlangen, trennen sich die cranialen Centroidalepiphysen des Epistropheus (fig. 4 b″ b‴) von der cranialen Centralepiphyse des Epistropheus, die ihrerseits mit der caudalen Centralepiphyse des Atlas zu einem Dicentralepiphysencomplex (fig. 4 b′ + c′), den ich das Os synepiphysium genannt habe, verschmilzt.

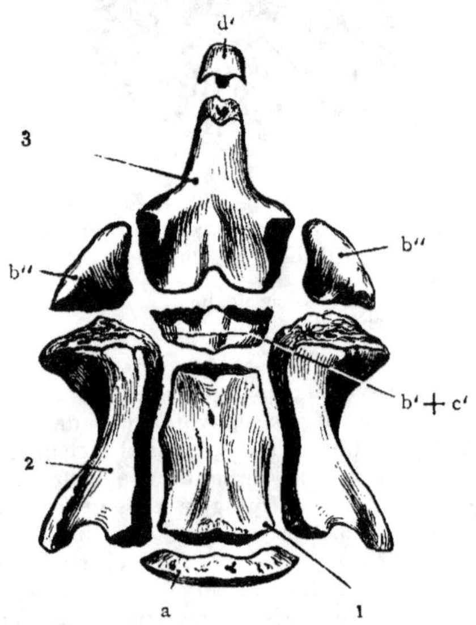

Fig. 4. Ventrale Ansicht des distanciirten [1]) Epistropheus einer jungen Hyaena striata ♂ Zimm. (Natürliche Grösse.)

1 Centrum des Epistropheus.
2 rechte Neurapophyse des Epistropheus.
3 Centrum des Atlas.
a caudale Wirbelkörperepiphyse (Centrodicentroidalepiphyse) des Epistropheus.
b′ + c′ craniale Centralepiphyse des Epistropheus + caudale Centralepiphyse des Atlas (Os synepiphysium).
b″ b‴ rechte und linke craniale Centroidalepiphyse des Epistropheus.
d′ craniale Centralepiphyse des Atlas (Os terminale der Autoren).

Was ist also mit der cranialen Wirbelkörperepiphyse des Epistropheus und, wie wir bereits gesehen haben, mit der caudalen Wirbelkörperepiphyse des Atlas vor sich gegangen?

Act I: Rhexis der beiden Centrodicentroidalepiphysen in je eine Centralepiphyse und in jederseits eine Centroidalepiphyse (fig. 4 b″ b‴, fig. 5 c″ c‴).

Act II: Synostose der beiden Centralepiphysen (fig. 4 b′ + c′).

Die relativ gewiss ausserordentlich grossen cranialen Centroidalepiphysen des Epistropheus der Säugethiere (fig. 4 b″ b‴) sind obgleich die-

---

[1]) Dieses Wort soll den französischen Ausdruck monté à distance ersetzen.

selben im knorpeligen Zustande allen, in knöchernem Zustande einer grossen Anzahl derselben [1]) zukommen, bisher von keinem Forscher gesehen worden.

Nach dem vorhergehenden ist es klar, dass die Superficies articulares superiores des Epistropheus der descriptiven Anatomie des Menschen, so weit sie auf den Neurapophysen des Epistropheus liegen, die von den knorpeligen, cranialen Centroidalepiphysen desselben bedeckten cranialen Flächen der Centroidstücke desselben sind. Die Falten, die wir nach Abtragung der knorpeligen Epiphysen beim Menschen auf den Superficies articulares superiores des Epistropheus wahrnehmen, sind daher auch nichts anders als die zur Einfalzung dieser Epiphysen bestimmten secundären Epiphysenfurchen und -Leisten, wie sie sich auf den Centroidalfeldern der übrigen Wirbelkörper zur Einfalzung der Centroidaltheile der Wirbelkörperepiphysen vorfinden.

2) Die caudale Wirbelkörperepiphyse des Atlas.

Wir haben bereits gesehen, dass es der caudalen Wirbelkörperepiphyse des Atlas genau wie der cranialen Wirbelkörperepiphyse des Epistropheus ergeht: durch Rhexis trennt sich der Centraltheil von dem jederseitigen Centroidaltheil derselben. Der Centraltheil verschmilzt mit

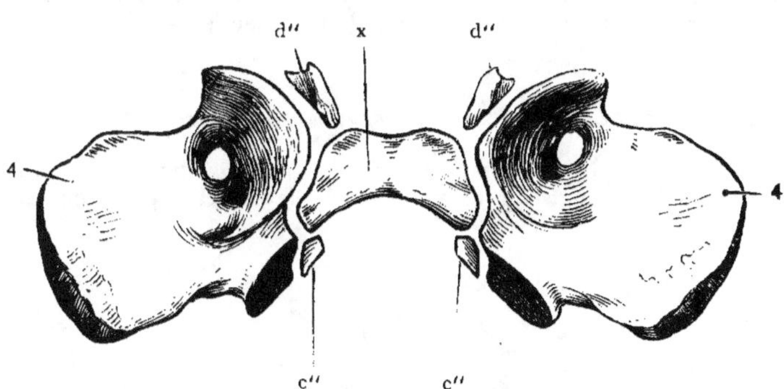

Fig. 5. Ventrale Ansicht des distanciirten Atlas einer jungen Hyaena striata ♂. Zimm.
(Natürliche Grösse.)
X Pseudocentrum des Atlas.
4, 4, rechte und linke Neurapophysis des Atlas.
c" c" rechte und linke caudale Centroidalepiphyse des Aslas.
d" d" rechte und linke craniale Centroidalepiphyse des Atlas.

dem Centraltheil der cranialen Wirbelkörperepiphyse des Epistropheus zum Os synepiphysium (fig. 4 b' + c'), während sich die Centroidaltheile der caudalen Wirbelkörperepiphyse des Atlas auf den »Superficies articulares inferiores«, die, so weit sie auf den Atlasneurapophysen liegen, nichts als die colossal vergrösserten caudalen Centroidalflächen desselben sind, vor-

---

[1]) P. Albrecht: Note sur le centre du proatlas chez un macacus arctoides, J. Geoffr. Bull. du Mus. royal d'histoire naturelle de Belgique. 1883. Tome II pag. 294.

finden (fig. 5 c″ c″). Die Figur 5 ist ebenfalls vollkommen nach der
Natur gezeichnet, nur die bereits eingetretene Interneuralsynostose gelöst.
Die Falten, welche sich beim Menschen und anderen Säugethieren, nach
Abtragung der knorpeligen Epiphysen, auf den Superficies articulares
inferiores des Atlas finden, sind wiederum selbstverständlich nicht anderes
als die secundären zur Einfalzung der in Frage stehenden Epiphysen dienenden Epiphysenleisten und -Furchen.

Die 4 gezeichneten Centroidalepiphysen des Atlas (fig. 5, c″ c″, d″ d″)
sind bisher von keinem Forscher gesehen worden.

3) Die craniale Wirbelkörperepiphyse des Atlas.

Der cranialen Wirbelkörperepiphyse des Atlas ergeht es wie der
caudalen. Sie zerfällt durch Rhexis in einen Central- und in einen jederseitigen Centroidaltheil. Den Centraltheil haben wir bereits als das Os
terminale der Autoren in fig. 4 d′ kennen gelernt, während die beiden
Centroidaltheile sich uns unter d″ d″ als auf den »Superficies articulares
superiores« des Atlas gelegene Knochenstücke vorführen.

Diese Superficies articulares superiores des Atlas sind, so weit sie auf
den Neurapophysen des Atlas liegen, natürlich wiederum nichts als die
colossal vergrösserten cranialen Centroidalflächen desselben und die unter
den knorpeligen resp. knöchernen Epiphysen desselben liegenden Furchen
wiederum die zur Einfalzung dieser Epiphysen dienenden secundären Epiphysenleisten und -Furchen.

4) Die caudale Wirbelkörperepiphyse des Occipitale.

Um die beiden an der caudalen Fläche des Occipitale der Säugethiere auf den Hinterhauptscondylen desselben liegenden Epiphysen (fig. 6

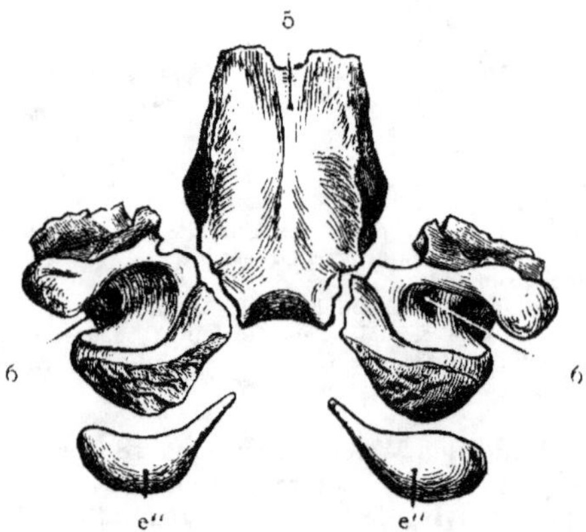

Fig. 6. Ventrale Ansicht des distanciirten Occipitale einer jungen Hyaena striata ♂
Zimm. (Natürliche Grösse.)
5 Sogenanntes Basioccipitale (eigentliches Basioccipitale + Basioticum).
6, 6 rechtes und linkes Exoccipitale.
e″ e″ rechte und linke Occipitalcondylusepiphyse (caudale paracentro-cen-
troidalepiphyse.

e" e") in ihrem morphologischen Werth verstehen und auf die ursprünglich caudale Wirbelkörperepiphyse des Occipitale beziehen zu können, müssen wir zunächst die Occipitalcondylen der Säugethiere mit dem sogenannten einfachen Occipitalcondylus der Sauropsiden in Vergleichung bringen, welche Vergleichung uns zu einem ganz unerwarteten Resultate führen wird.

Zu diesem Zwecke denken wir uns auf dem nebenstehenden (fig. 7) basioccipitalen Abschnitt (a' + a + a') des einfachen Hinterhauptscondylus (b + a' + a + a' + b) einer Schildkröte durch die auf demselben sichtbaren, nicht bezeichneten Linien die seitlichen Felder a' a' von einem mittleren Felde a abgegränzt. Da es nun klar ist, dass b b die caudalen Centroidalflächen, a' + a + a' die caudale Centralfläche des einfachen Occipitalcondylus unserer Schildkröte darstellen, so können wir a als die Mesocentralfläche, a' a' als die jederseitige Paracentralfläche desselben

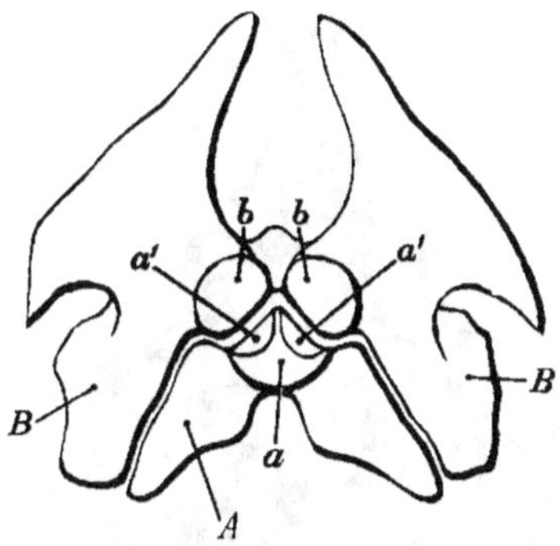

Fig. 7. Schema um aus dem unpaaren Occipitalcondylus der Sauropsiden die paarigen Occipitalcondylen der Säugethiere abzuleiten.
Caudale Ansicht des Basi- und der Exoccipitalia einer Schildkröte.
A Basioccipitale,
B, B rechtes und linkes Exoccipitale,
a Mesocentralfläche des centralen Theiles des unpaaren Occipitalcondylus,
a' a' rechte und linke Paracentralfläche des centralen Theiles des unpaaren Occipitalcondylus.
b b rechte und linke Centroidalfläche des unpaaren Occipitalcondylus.

bezeichnen. Darnach könnten wir also die ganze caudale Fläche des einfachen Occipitalcondylus unserer Schildkröte als eine caudale Mesocentro-diparacentro-dicentroidalfläche betrachten.

Schlagen wir jetzt die Mesocentralfläche aus dieser eben definirten Mesocentro-diparacentro-dicentroidalfläche eines Sauropsiden heraus, so bleibt auf jeder Seite ein Säugethieroccipitalcondylus mit einer caudalen Paracentro-centroidalfläche übrig.

Was fehlt also dem Säugethierhinterhaupt? — Antwort: Die caudale mesocentrale Gelenkfläche. (fig. 7 a.)

Was hat also das Sauropsidenhinterhaupt vor dem Säugethierhinterhaupt voraus? — Antwort: Die caudale mesocentrale Gelenkfläche. (fig. 7 a.)

Was müssen wir also zu den beiden Hinterhauptscondylen der Säugethiere hinzuthun, um den unpaaren Condylus des Sauropsiden zu erhalten? — Antwort: Die caudale mesocentrale Gelenkfläche. (fig. 7 a.)

In Buchstaben:

$$(b + a' + a + a' + b) - a \quad = \quad 2\,(b + a')$$

Sauropside.   Säugethier.

Dies wird uns noch besonders klar werden, wenn wir die Figuren 8 und 9 unter einander und jede wieder mit fig. 7 vergleichen.

Die in fig. 6 auf den Occipitalcondylen unserer Hyaene sichtbaren Epiphysen e″ e″ sind darnach Paracentro-centroidalepiphysen, die in fig. 9 auf den Centroidalflächen der Hinterhauptscondylen sichtbaren Furchen

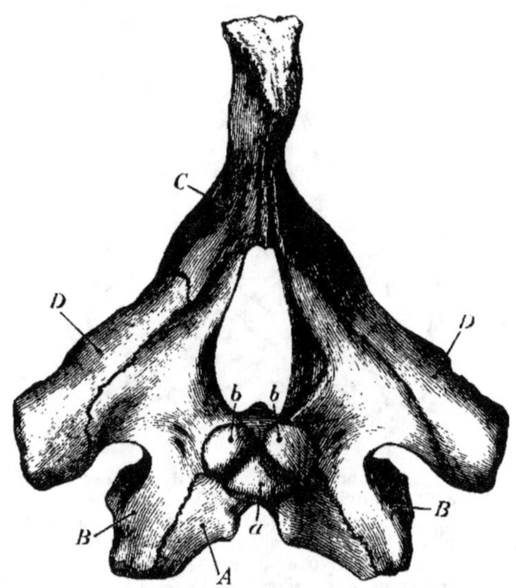

Fig. 8. Caudale Ansicht des Occipitale und der Opisthotica einer Chelonia midas.
    A Basioccipitale.
  B B rechtes und linkes Exoccipitale.
    C Supraoccipitale.
 D D rechtes und linkes Opisthoticum.
    a Centralfläche des unpaaren Hinterhauptscondylus.
  b b rechte und linke Centroidalfläche desselben.

und Leisten, die zur Einfalzung der Centroidalabschnitte der caudalen Paracentro-centroidalepiphysen des Occipitale bestimmten secundären Epiphysenfalten.

Eine caudale Mesocentralepiphyse ist an dem Basioccipitale unserer Hyaene nicht vorhanden, doch habe ich dieselbe an einem Hinterhaupte von Lutra vulgaris gefunden. Sie liegt zwischen dem Paracentralabschnitte der Condylenepiphysen unter dem ventralen Rande des Foramen occipitale magnum auf der caudalen Kante des Basioccipitale.

5) *Das Wirbelkörpergelenk zwischen Epistropheus und Atlas.*

Wir wissen, dass die Articulatio obliqua zwischen Atlas und Epistropheus und mit ihr die Praezygapophyse des Epistropheus sowie die Postzygapophyse des Atlas jederseits den meisten Säugethieren verloren gegangen ist. Nur noch bei einigen Cetaceen besteht dieses wahre atlanto-epistropheale Zygalgelenk und zwar wiederum nur bei einigen wenigen unter diesen in beweglichem, bei der grösseren Mehrzahl derselben in synostotischem Zustande.

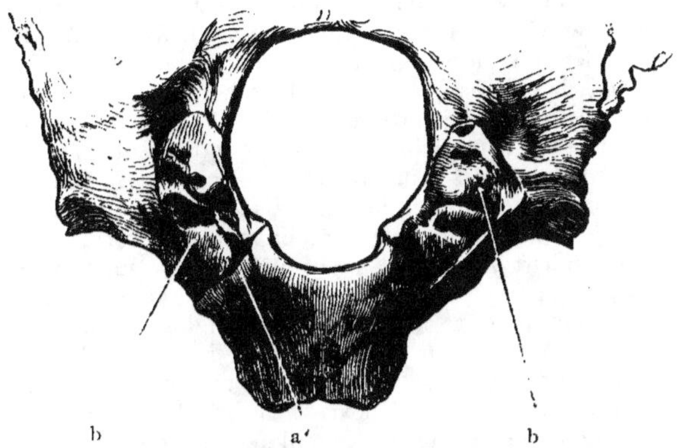

Fig. 9. Caudale Ansicht des Basioccipitale und der beiden Exoccipitalia eines ungefähr 12jährigen Kindes.
b b Centroidalfläche des rechten und linken Condylus occipitalis.
a Paracentralfläche des linken Condylus occipitalis.
(die Paracentralfläche des rechten Condylus occipitalis ist nicht bezeichnet).

Das Wirbelkörpergelenk zwischen Epistropheus und Atlas hingegen besteht, und zwar hat es sich durch Rhexis in seine Bestandtheile, in ein Centralgelenk und in ein jederseitiges Centroidalgelenk aufgelöst. Von diesen ist das atlanto-epistropheale Centralgelenk durch Synostose der cranialen Centralepiphyse des Epistropheus und der caudalen Centralepiphyse des Atlas, d. h. durch Entstehung des Os synepiphysium (fig. 4 b′ + c′) synostotisch zu Grunde gegangen, während jederseits das atlanto-epistropheale Centroidalgelenk unter ungeheurer Verbreiterung der in Betracht kommenden Centroidalflächen, zwischen dem centroidalen Abschnitte der Superficies articularis superior des Epistropheus und dem centroidalen Abschnitte der Superficies articularis inferior des Atlas besteht.

6) *Das Wirbelkörpergelenk zwischen Atlas und Occipitale.*

Kein einziger Amniot besitzt heutigen Tages die den Articulationes obliquae homodynamen atlanto-occipitalen Zygalgelenke.

Das Wirbelkörpergelenk zwischen Atlas und Occipitale, welches bei den Sauropsiden im grossen und ganzen sich wie ein Centrodicentroidalgelenk der übrigen Wirbelsäule verhält, fällt bei den Säugethieren durch

Verödung des Gelenkes zwischen dem Os terminale (fig. 4 d') und dem mesocentralen Abschnitte der caudalen Fläche der Pars basilaris ossis occipitis einer ganz besonderen Rhexis anheim. Indem nämlich jederseits am Occipitale die Paracentro-centroidalgelenkfläche erhalten bleibt articulirt der centroidale Abschnitt derselben mit dem centroidalen Abschnitte, der paracentrale Abschnitt mit dem costoidalen Abschnitte der Superficies articularis superior des Atlas. Dieses Paracentro-costoidalgelenk zwischen Atlas und Occipitale bei Seite lassend, steht jedenfalls so viel fest, dass das atlanto-occipitale Centroidalgelenk zwischen den auf den Neurapophysen des Atlas und dem Occipitale gelegenen d. h. centroidalen Abschnitten der Superficies articularis superior atlantis und des Condylus occipitalis gebildet wird. Eine aber immer nur theilweise Wiederherstellung des den Säugethieren verloren gegangenen atlanto-occipitalen Mesocentralgelenkes kommt in denjenigen beim Menschen beobachteten Fällen vor, in denen ein zwischen den Condylen des Hinterhauptes am ventralen Umfange des grossen Hinterhauptsloches liegender Fortsatz mit dem Centrum des Atlas (Zahn des Epistropheus) articulirt. Meckel hat den in Frage stehenden mesocentralen Forsatz als dritten oder mittleren Hinterhauptscondylus der Menschen mit dem unpaaren Hinterhauptscondylus der Saurophiden identificirt (Archiv. I. 644)! Wir sehen also, wie wichtig es war, den morphologischen Werth des Sauropsiden-occipitalcondylus festzustellen.

Wir haben uns in dem Vorhergehenden lediglich mit den centralen und centroidalen Abschnitten der Epiphysen und Gelenke zwischen Epistropheus, Atlas und Hinterhaut beschäftigt, um einstweilen das wichtigste an ihnen Constatirbare: die Rhexis syntektischer Organe festzustellen. Complicirt werden die genannten Gelenke und Epiphysen noch dadurch, dass die Costoide des Epistropheus und des Atlas und das Pseudocentrum des letzteren in die betreffenden Gelenke theilweise eintreten und von den in Frage stehenden Epiphysen überwachsen werden können. Das Nähere hierüber wird in einer besondern Arbeit erscheinen.

Herr Professor Dr. **Albrecht,** aus Bruxelles, demonstrirt **die 4 Zwischenkiefer, das Quadratum, das Quadrato-jugale, das Jugale, die Postfrontalia, das Basioticum, die epipituitaren Wirbelcentren, den Proatlas und die Costoide der Säugethiere.**

Da eine grosse Anzahl der vorgelegten Präparate bereits veröffentlicht ist, respective einer demnächstigen Veröffentlichung entgegensieht, so glaube ich, mich in dem Résumé dieser Demonstration so kurz wie möglich fassen zu dürfen. Ich will eben nur eine Uebersicht dessen geben, was ich durch die genannten Präparate beweisen zu können hoffe.

1) Die 4 Zwischenkiefer.

Den Säugethieren kommen ursprünglich, dem Ornithorhynchus (unter Verschmelzung der beiden inneren Zwischenkiefer) überdies noch im erwachsenen Zustande jederseits 2 Zwischenkiefer zu. Diese sind: der innere oder besser vordere Zwischenkiefer (Endognathion oder Präintermaxillare) und der äussere oder besser hintere Zwischenkiefer (Mesognathion oder Postintermaxillare). Das Präintermaxillare wird vom Nervus septi anterior des Nervus ethmoidalis anterior des Nervus nasociliaris des Nervus ophthalmicus, das Postintermaxillare vom Nervus alveolaris superior anterior des Nervus infraorbitalis des Nervus supramaxillaris versorgt.

Die Hasenschartenkieferspalte liegt niemals zwischen Postintermaxillare und Supramaxillare, sondern stets zwischen Prä- und Postintermaxillare.

2) *Das Quadratum.*

Die Schläfenbeinschuppe der Säugethiere ist kein einfacher Knochen, sie ist ein Complex, indem sie aus dem eigentlichen Squamosum und dem Quadratum der Säugethiere besteht. Die Trennungslinie beider liegt in der Flucht der Linea infratemporalis, so dass der Processus zygomaticus, das Tuberculum articulare, der Processus retromandibularis und der Processus retrotympanicus zum Quadratum gehören. Da überdies der knorpelige Unterkiefer der Säugethiere dem knorpeligen, der knöcherne dem knöchernen Unterkiefer der übrigen Gnathostomen homolog ist, so ist das Unterkiefergelenk der Säugethiere wie das aller übrigen Gnathostomen ein Quadrato-articulargelenk.

Die 4 Gehörknöchelchen der Säugethiere sind zusammen der Columella auris der columelliferen Amphibien und Sauropsiden, dem Malleus + Columellina der malleoferen Sauropsiden, den 4 Gehörknorpelknöchelchen der ossiculoferen Amphibien, dem Symplectico-hyomandibulare der Fische homolog.

Die Homologie der zuerst genannten vier Organreihen unter einander wird durch deren Interfenestralität, d. h. durch deren Ausgespanntsein zwischen Fenestra tympanica und Fenestra ovalis, die Homologie dieser 4 Organreihen wiederum mit dem Symplectico-hyomandibulare aus der craniomeckelischen Lage derselben erwiesen, indem dieselben sämmtlich mit dem dorsalen (stapedialen) Abschnitte am Schädel beginnen und aus ihrem ventralen (mallearen oder symplectischen) Abschnitte die Pars extramandibularis des Meckel'schen Knorpels hervorgehen lassen.

3) *Das Quadrato-jugale.*

Das Quadrato-jugale, das bei einigen Cetaceen noch isolirt neben dem isolirten Jugale besteht, wird uns beim Menschen durch das Hypomalare, d. h. durch das untere Jochbein des Os japonicum als selbstständig und autochthon verknöchert vorgeführt.

4) *Das Jugale.*

Cetaceen sowohl wie Affen können das Jugale als selbstständigen Knochen aufweisen; bei ersteren liegt es zwischen Quadrato-jugale und Oberkiefer, bei letzteren zwischen dem hypomalaren (quadrato-jugalen) Abschnitt des Jochbeines und dem Oberkiefer.

5) *Die Postfrontalia.*

Den Säugethieren kommen 2 Postfrontalia nämlich ein Postfrontale posterius und ein Postfrontale anterius zu; dieselben treten uns als Post- und Prämalare, gemeinschaftlich verknöchert als Epimalare entgegen. Dies letztere würde uns in dem »oberen« Jochbeine des Os japonicum gegeben sein; es verbindet das Frontale mit dem Quadrato-jugale (d. h. dem »unteren« Jochbeine des Os japonicum).

6) *Das Basioticum.*

Der grosse Wirbelcentrencomplex, der uns in der Pars basilaris ossis occipitis entgegentritt, kann in der Weise verknöchern, dass er aus der Synostose zweier hinter einander (caudo-cranial) gelegener knöcherner Subcomplexe hervorgeht. Der caudale dieser beiden Subcomplexe, der sich darauf beschränkt, seine Neurapophysencomplexe, die Exoccipitalia, mit einander in Verbindung zu setzen, ist das eigentliche Basioccipitale; der craniale Subcomplex, der sich als der Wirbelcentrencomplex erweist, zu dem die Periotica als Neurapophysencomplex gehören, das Basioticum.

7) *Die epipituitaren Wirbelcentren.*

Es lässt sich erweisen, dass das Dorsum ephippii ein aus 2 Wirbelcentren (dem Basiorthosphenoid und dem Basiepisphenoid) bestehender spondylocentrischer Complex ist. Da die Chorda dorsalis in das Dorsum ephippii hineintritt, so sind diese Wirbelcentren epipituitar, d. h. dorsal von der Hypophysis cerebri gelegen.

Es lässt sich ferner erweisen, dass zwischen dem cranialen oder basiepisphenoidalen Abschnitte des Dorsum ephippii und dem Basipräsphenoid 2 Wirbelcentren gelegen haben und zuweilen noch liegen, die die Fossa pro glandula pituitaria in caudo-cranialer Richtung überbrücken. Diese beiden Wirbelcentren sind das Basianasphenoid und das Basihypersphenoid. Zu den genannten 4 epipituitaren Wirbelcentren gehören, von hinten nach vorne gerechnet, der Nervus abducens, der Nervus oculomotorius, der Nervus trochlearis, die Arteria carotis interna als interprotovertebral auf sie fallende Organe. Der eigentliche interprotovertebrale Schädelaustritt des Nervus trigeminus der Säugethiere findet nicht durch das Alisphenoid und die Fissura orbitalis superior, sondern durch den Canalis trigemini des Felsenbeines statt; die Austrittsstelle des Nervus abducens liegt cranialwärts von dem Canalis trigemini, die des Nervus trochlearis cranialwärts von der Austrittsstelle des Nervus oculomotorius. Also ist es falsch, zu sagen, dass der Nervus oculomotorius der 3te, der Trochlearis der 4te, der Trigeminus der 5te, der Abducens der 6te Gehirnnerv sind, sondern es ist der Trochlearis der 3te, der Oculomotorius der 4te, der Abducens der 5te und der Trigeminus der 6te Gehirnnerv.

Basipostsphenoid minus Dorsum ephippii d. h. der aclivische oder hypopituitare Theil des Basipostsphenoides der Säugethiere ist ein hypocentraler Complex, dem Parasphenoid der nicht säugenden Gnathostomen homodynam.

Das Alisphenoid der Säugethiere ist dem Ectopterygoid der Fische, das Squamosum der Säugethiere dem Metapterygoid der Fische, das Hypoparietale der Säugethiere dem Squamosum der Fische, das Parasquamale der Säugethiere dem : Occipitale externum (nicht zu verwechseln mit dem Exoccipitale) der Fische, das Asterium der Säugethiere dem Intercalare der Fischschädel homolog.

Der Raum zwischen Dura mater einerseits und dem caudalen Rande des Orbitosphenoides, der dorsalen Fläche des Alisphenoides und der vorderen dorsalen Fläche des Petrosum der Säugethiere andererseits ist ein extracranialer Raume der Schädelhöhle, der dem Gesicht angehört.

8) *Der Proatlas.*

Die Intervertebralität der Austrittsstellen der Spinalnerven ist nur scheinbar und zwar nur an den Skeleten derjenigen Amnioten, Amphibien und Knochenfischen, bei denen bei der Maceration die hintere oder caudale Wurzel der Neurapophyse weggefault ist. Alle sogenannten Intervertebrallöcher sind daher interprotovertebral, oder, auf den bleibenden Wirbel bezogen, vertebral gelegen. Bei allen Amnioten durchbohrt der $n + 1$ste Nerv den $n$ten Wirbel. $n = 0$ gesetzt, müsste der 1ste Nerv den 0ten Wirbel durchbohren. Diesen 0ten Wirbel habe ich Proatlas genannt. Seine Rudimente fanden sich bisher bei Hatteria, Crocodilinen, Teleosaurus (Koken), Iguanodonten (Dollo), einem Erinaceus und einem Macacus.

9) *Die Costoide.*

Die Costoide verhalten sich zu den Urwirbeln wie die eigentlichen Rippen zu den Myocommata. Die specielle Homologie sowohl im Antimer wie im Interantimer bezeichne ich als Homotropie. Damit sind die Myocommata den Urwirbeln, die intermyocommatischen Rippen den interprotovertebralen Costoiden homotrop. Nennen wir die bindegewebige resp. knorpelige Grundlage eines Costoides ein Pleuroid, dann können die Pleuroide auf dreierlei Weise ossificiren. Entweder autochthon, dann sind es Costoide; oder vom Wirbel aus, dann sind es Seitenfortsätze (Paradiapophysen); oder von der Rippe aus, dann sind es Processus costoidales costarum.

Das Pleuroid kann sich aber in ein ventrales Parapleuroid und ein dorsales Diapleuroid theilen, und jedes in einer der drei genannten Weisen ossificiren: es giebt daher folgende drei Reihen von Organen:

A. Pleuroid getheilt,		*B. Pleuroid ungetheilt.*
1) parapleuroide.	2) diapleuroide	3) paradiapleuroide
a. Paracostoid.	*a.* Diacostoid.	*a.* Paradiacostoid.
β. Parapophysis.	*β.* Diapophysis.	*β.* Paradiapophysis.
γ. Processus paracostoidalis costae.	*γ.* Processus diacostoidalis costae.	*γ.* Processus paradiacostoidalis costae.

Capitulum und Collum der Säugethierrippen liegen in der Urwirbelregion, sie sind eben interprotovertebral. Sie sind daher ein den intermyocommatischen eigentlichen Rippen fremdes Element, das usurpatorisch von ihnen ossificirt ist. Doch nicht immer; es giebt Fälle in denen Capitulo-collum einer Brustrippe autochthon ossificiren. Der morphologische Werth des von der Rippe aus ossificirten Capitulo-collum ist der eines Processus paracostoidalis costae.

Sur une particularité méconnue des organes génitaux externes chez la femme. Bride masculine du vestibule.

A misinterpreted peculiarity of the external sexual organs in women.

Ueber eine unrichtig gedeutete Bildung an den äusseren Geschlechtsorganen des Weibes.

Par le Dr. **S. Pozzi,** professeur agrégé à la faculté de Paris.

Lorsqu'on examine attentivement sur un fœtus ou sur une petite fille l'espace compris entre le méat urinaire et le clitoris, on y voit très nette-ment une mince et étroite bandelette, large de 1 ou 2 millimètres, limitée par deux bords légèrement concaves en dehors qui lui donnent souvent la forme d'un sablier. Cette bride semble se bifurquer en bas et ces deux branches cotoient le méat urinaire pour aller au dessous de lui se con-tinuer manifestement avec la membrane hymen; en haut la bride se perd insensiblement au dessous du clitoris. Chez l'adulte vierge cette disposition se voit encore sans peine quoique elle y soit moins manifeste que chez la petite fille; chez la femme déflorée et surtout chez la multi-pare elle devient parfois presque inappréciable.

Quelle est la signification de ce détail anatomique? Nous croyons qu'il y a là autre chose qu'une disposition accidentelle comme pourrait le faire croire le silence de tous les anatomistes. Cette bride est pour nous le vestige d'un organe qui ne s'est pas développé chez la femme tandis qu'il a constitué chez l'homme la portion antérieure ou pénienne de l'urèthre. Voilà pourquoi nous lui avons donné un nom qui rappelle cette homologie en l'appelant *bride masculine du vestibule.*

Nous ferons remarquer l'analogie frappante qui existe entre cette disposition rudimentaire chez la femme et la grosse bride qui dans la malformation dite hypospadias périnéo-scrotal relie, chez l'homme, le gland imperforé au méat urinaire anormal. Dans l'un et l'autre cas cette bride est le vestige de la portion pénienne de l'urèthre dont la formation a avorté. Il y a eu dans l'un et l'autre cas arrêt dans le processus de coalescence antérieure du sinus uro-génital — de même que l'arrêt de la soudure postérieure produit chez la femme la vulve et chez l'homme hypospade la fente pseudo-vulvaire qui a si souvent donné lieu à la fausse désignation de *hermaphrodisme.*

Ce qui je viens de décrire peut aisément être vérifié par chacun. Je vais maintenant exposer quelques déductions d'une certitude bien moindre, sujettes à contrôle et révision, mais qui n'en ont pas moins quelque intérêt.

Les rapports intimes de la bride masculine avec l'hymen semblent indiquer qu'il s'agit là d'une formation identique. J'ai émis l'hypothèse (que mes recherches actuelles tendent à vérifier) que l'hymen avait une origine différente de celle qu'on lui attribue généralement.

Chez le fœtus au moment où va se faire le développement définitif

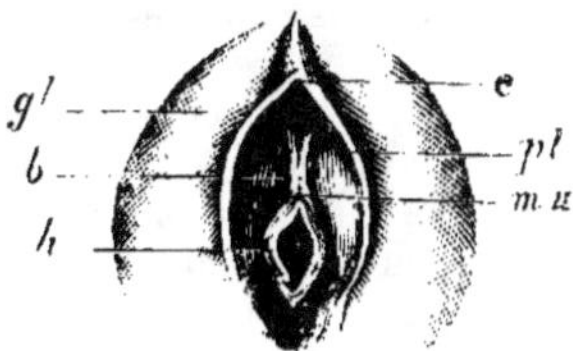

Fig. 1. Organes génitaux externes d'un fœtus féminin à terme.

c clitoris,
gl grandes lèvres,
pl petites lèvres,
mu méat urinaire,
h hymen,
b bride masculine du vestibule.

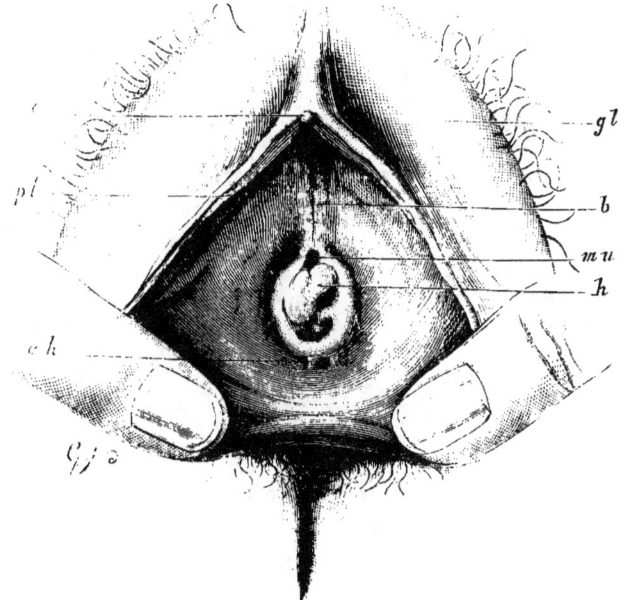

Fig. 2. Organes génitaux externes d'une jeune fille vierge même légende que pour le fig. 1.
(L'hymen est foliacé et charnu; il présente à sa partie inférieure de petites colonnes, ch, le reliant au pourtour de l'orifice vulvaire. C'est une variété que j'ai observée quelquefois.)

des organes génitaux externes on observe sur les côtés du sinus uro-génital deux petits bourrelets qui sont les corps spongieux primitifs: à ce moment ils ne sont nullement vasculaires mais sont constitués simplement par du tissu embryoplastique. Si le sexe du fœtus est masculin, ces corps spongieux primitifs se soudent dans toute leur longueur, formant le b u l b e de l'urèthre et les corps spongieux de l'urùthre dont l'adossement complète le pénis et prolonge le canal jusqu'au bout du gland. Peu après, le tissu érectile se développe et justifie leur nom. Si le sexe du fœtus est féminin, les corps spongieux primitifs (ou pour mieux dire l'organe des corps spongieux (tant sa structure diffère de ce que seront les corps spongieux de l'adulte) se comporte d'une manière différente. Il faut envisager successivement cet organe au dessus du méat de l'urèthre et au dessous.

a) au dessus du méat, l'organe du corps spongieux ou corps spongieux primitif demeure pour ainsi dire à l'état embryonnaire pendant que le reste des organes génitaux externes se développe: il se soude simplement à son congénère et forme sur le milieu du vestibule un mince relief qui se perd à la base du clitoris. C'est la bride masculine analogue à la bride de l'hypospadias ainsi qu'il a été dit plus haut.

b) au dessous du méat urinaire féminin, les deux organes du corps spongieux restent écartés (sauf au niveau de la fourchette) par la persistance de la fente génitale, la vulve, leur portion superficielle demeure à l'état fœtal, c'est-à-dire ne se transforme pas en tissu érectile; le tissu embryoplastique subit l'évolution conjonctivée et c'est tout. — Il en resulte un repli membraneux de forme et de développement variable, l'hymen, mais la partie profonde des corps spongieux primitifs subit, elle, la transformation érectile, et donne lieu aux corps spongieux du vagin.

Il arrive exceptionnellement qu'un certain degré de transformation érectile se fait aussi dans la partie superficielle du corps spongieux primitif de la femme. C'est ainsi qu'on a signalé du tissu érectile dans certains hymens; de là aussi sans doute les hémorrhagies graves observées parfois au moment de la défloraison. On a vu des franges en forme d'hymen autour du méat urinaire et même une oblitération complète de cet orifice à la naissance: C'est l'indice d'une tendence anormale à la coalescence des parties du corps spongieux primitif qui bordent le méat urinaire et rejoignent l'hymen à la bride masculine. Enfin le polymorphisme extrême de l'hymen lui-même s'explique parfaitement si on le considère comme un vestige, un organ résidual, et difficilement si on y voit un organe de type défini, résultat d'un développement complet.

Eine Reihe von Schädeln aus der alten dänischen Königsfamilie.
Une série de crânes anciens de la maison Royale de Danemark.
Remarks on some ancient Skulls of members of the Danish Royal Family.

Prof. **Chievitz**, de Copenhague.

Meine Herren! Die Reihe von fünf Schädelabgüssen, welche ich die Ehre habe, Ihnen hier vorzulegen, stammt von Mitgliedern des alten dänischen Königshauses her. Über die bez. Stammverhältnisse giebt die Tabelle 1 Auskunft.

Tab. I.

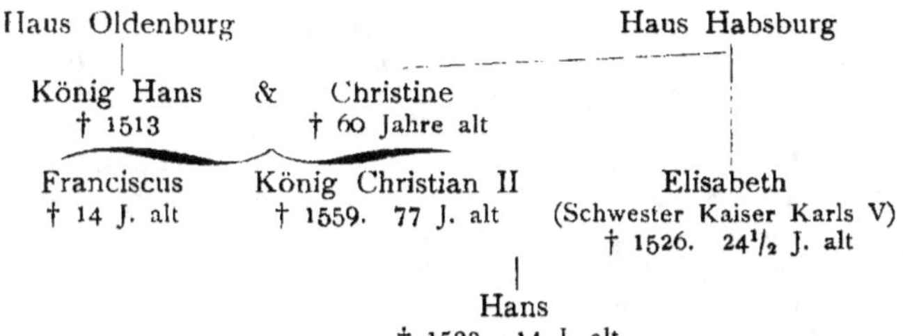

(Von dem Schädel des Prinzen Franziscus fehlen Abguss und Abbildung; wir besitzen indessen von der Hand des verstorbenen Prof. Schmidt hinreichende Beschreibung.)

Ich werde mich darauf beschränken, nur auf eine einzige, vermeintlich erbliche, Eigenthümligkeit der Schädel Ihre Aufmerksamkeit hin zu lenken, muss mir jedoch zuvor einige Bemerkungen über die Identität der letzteren erlauben.

König Hans, Königin Christine, König Christian II und Prinz Franciscus wurden in der St. Knuds Kirche zu Odense beigesetzt, und die Geschichte meldet nichts von früheren Störungen der unter dem Boden befindlichen, gemauerten Gräber. Erst im Jahre 1873 müssten diese, behufs durchgreifender Bauarbeiten, geöffnet werden, bei welcher Gelegenheit der Inhalt der in den Gräbern eingesetzten Bleikisten untersucht wurde. Prof. Schmidt hat die Messungen und die Beschreibung gemacht, sowie Abgüsse und Zeichnen besorgt. Über die Identität der hierhergehörigen Schädel kann kein Zweifel sein.

Etwas anders verhält es sich mit den Ueberresten der Königin Elisabeth und ihrer Sohn des Prinzen Hans. Elisabeth zog im J. 1523 mit ihrer Gemahl Christian II landflüchtig aus dem Reiche und starb im J. 1526. Sie wurde in der St. Petri Kirche zu Gent beigesetzt. Hans starb 1532 in Regensburg und wurde bei seiner Mutter in Gent begraben. Im J. 1810 aber wurde das Grabmal durch feindliche Invasion zerstört und die Gebeine hinausgeworfen. Dieselben wurden jedoch wieder von einem Priester gesammelt und nachher in eine kleine Marmorkiste eingelegt. Erst im vorigen Jahre sind sie hier nach Dänemark gebracht und bei der Ankunft hier, auf Veranlassung des Ministeriums der Kirchen- und Unterrichtsangelegenheiten, eine Untersuchung derselben durch Herrn Dr. Ditlevsen und mir vorgenommen.

Von unseren Erwägungen über die Identität theile ich Folgendes mit.

Erstens stimmen Alter und Geschlecht der beinahe vollständigen Skelette mit den historischen Daten überein.

Dann tragen beide Skelette unzweifelhafte Spuren von stattgefundenem Einbalsamiren. Beide Schädel sind kunstgemäss geöffnet, zwar in verschiedener Weise, aber beide nach Methoden, welche sich in älteren Anweisungen zum Balsamiren angezeigt finden. Ausserdem tragen am älteren Skelette die Schlüsselbeine sowie die linke erste Rippe deutliche Spuren von Eröffnen des Thorax. Jedenfalls wird es sich also um Personen aus den höheren Ständen handeln.

Wir haben auch den Versuch gemacht, den älteren Schädel mit Portraits zu vergleichen. Die Königin Christine war Schwester Kaiser Karls V. Bekanntlich hatte dieser, wie andere Habsburger, wenigstens diejenigen der nahestehenden Generationen, eine ganz eigenthümliche längliche Gesichtsform mit plattgedrückter Jochgegend und lang ausgezogenem, etwas hervortretendem Kinne. Dieselben Karaktere finden sich an verschiedenen Portraits von Elisabeth wieder, und sie finden sich auch an unserem Schädel. Betrachtet man diesen in demselben Profile, welchen die Bildnisse wiedergeben, dann stimmen die Linien sehr gut überein. (Photographien und Pausen werden vorgelegt.)

Ich mache noch auf einige Züge aufmerksam, welche bei unseren beiden Schädeln gemeinsam vorkommen und auf Verwandtschaft, resp. Vererbung hindeuten möchten. So haben sie beide auf der rechten Seite eine incisura, auf der linken ein foramen supraorbitale; ebenso sind sie bezüglich der Formation des can. nasopalatinus und des stark gewulsteten Randes des porus acust ext. einander ganz ähnlich. Vor allem aber fällt in die Augen das Verhalten der sutura sagittalis, welche an beiden Schädeln total verwachsen ist.

Indem ich nun davon ausgehe, dass die beiden letzerwähnten, sowie die ersteren Schädel, wirklich dem in der Tabelle I gegebenen Stammbaum entsprechen, komme ich zu dem eigentlichen Gegenstand meiner Demonstration, nämlich zu einer Eigenthümlichkeit, welche sich durch fast alle Schädel, wahrscheinlich als Erbschaft, wiederfindet.

Es ist dies die schon oben berührte Verwachsung der Pfeilnaht.

Beim König Hans findet sie sich nicht; dagegen ist sie bei Christine und Christian II vorhanden; auch von Franciscus erwähnt Prof. Schmidt ausdrücklich eine ausgesprochene Verknöcherung an allen Nähten. Endlich ist, wie gesagt, auch bei Elisabeth und dem Pr. Hans die Sutur völlig verschlossen.

Freilich waren Christine und Christian II resp. 60 und 77 Jahre alt; ich nehme jedoch keinen Anstand, die Ursache der Verknöcherung eher in einer erblichen Disposition zu suchen; der Process ist ja im Allgemeinen keineswegs an einer bestimmten Altersstufe gebunden, noch kommt er überhaupt als ein konstantes Attribut des höheren Alters vor.

Es scheint somit der Tendenz zur Nahtverschmelzung durch die Königin Christine aus dem Hause Habsburg in die Famile hereingebracht zu sein, und von dann ab ist sie allen bisher untersuchten Mitgliedern derselben eigen. Dass sie sich bei dem jungen Hans so auffallend stark äussert, dürfte um so weniger verwundern, wenn man bedenkt, dass er auf beiden Seiten der aufsteigenden Linie mit den Habsburgern nahe verwandt ist. Man siehe die Tab. II; Cursiv bezeichnet diejenigen Mitglieder des Stammes, deren Schädel bekannt sind. Bei diesen allen ist Nahtverschmelzung vorhanden.

Tab. II.

Ernst d. Eiserne
Margrethe
Friederich III
Ernst
Maximilian
Christine ∞ Kön. Hans
Philip I
Franciscus. Christian II ∞ Elisabeth. (Karl V)
Hans.

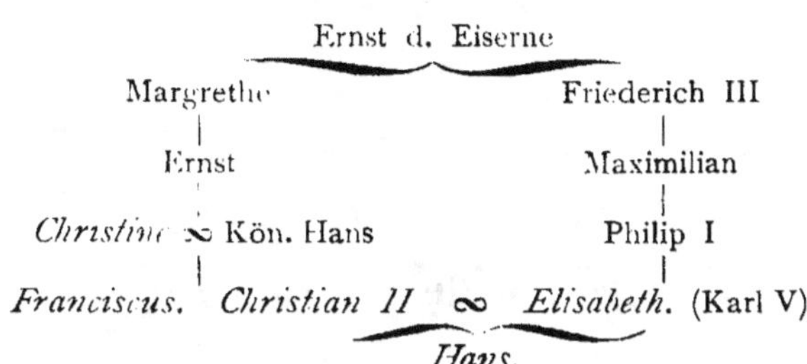

II. Section de Physiologie.

Président:

Prof. F. HOLMGREN, d'Upsala.

Présidents d'honneur:

M. le Prof. CHAUVEAU, de Lyon.
» Prof. DASTRE, de Paris.
» Prof. ENGELMANN, de Utrecht.
» Dr. GASKELL, de Cambridge.
» Prof. GRUENHAGEN, de Königs-
berg.
» Prof. HAYCROFT, de Birming-
ham.

M. le Prof. HENSEN, de Kiel.
» Prof. KRONECKER, de Berlin.
» Prof. MOSSO, de Turin.
» Prof. MUNK, de Berlin.
» Prof. NORRIS, de Birmingham.
Prof. PREVOST, de Genève.
» Prof. POEHL, de St. Peters-
bourg.

Secrétaires:

M. le Dr. C. BOHR, de Copenhague.
» Dr. BUNTZEN, de Copenhague.
» Prof. DASTRE, de Paris.

M. le Dr. GASKELL, de Cambridge.
Prof. KRONECKER, de Berlin.

Lundi 11 août à 10 h. constitution de la section.

M. le Prof. PANUM, président du comité d'organisation, a ouvert la séance par le discours suivant:

Hochverehrte Collegen!

Da ich das Glück habe alle gegenwärtigen Herren persönlich zu kennen, und da ich weiss, dass Ihnen allen die deutsche Sprache verständlich ist, und dass diese, bei augenblicklicher Abwesenheit der von Haus aus französisch redenden Mitglieder, mehr Chance hat von Allen verstanden zu werden als Französisch oder Englisch, so erlaube ich mir, mich bei dieser Gelegenheit der deutschen Sprache zu bedienen, um so mehr als diese mir unter den 3 officiellen Sprachen am geläufigsten ist.

Als Vorsitzender des Organisations-Comités der physiologischen Section liegt es mir ob, die Ernennung eines definitiven Bureaus zu Anfang dieser ersten Sitzung zu veranlassen.

Physiologie.

1

Es ist selbstverständlich, dass die Mitwirkung der Sekretäre des Organisations-Comités jedenfalls nothwendig und unentbehrlich sein wird, und ich erlaube mir daher Ihnen vorzuschlagen, dass die beiden Sekretäre des Organisations-Comités, Herr Dr. C. Bohr und Herr Dr. J. Buntzen auch während unserer Sitzungen zu functioniren fortfahren und als Sekretäre des definitiven Bureaus gewählt werden. *(Applaudissements).*

Es wird indessen nöthig sein für die Dauer des Congresses auch noch einige fremde Sekretäre zu ernennen, welche bereit sein müssten, den einheimischen Sekretären nöthigenfalls in sprachlicher Beziehung behülflich zu sein. Herr Prof. Dr. Dastre aus Paris hat sich bereit erklärt für die französische, Herr Dr. Gaskell aus Cambridge für die englische und Herr Prof. Kronecker aus Berlin für die deutsche Sprache beizutreten, alle mit dem Rechte sich gelegentlich durch einen ihrer Landsleute vertreten zu lassen. *(Applaudissements).*

Der § 5 des Reglements schreibt vor, dass jede Section in ihrer ersten Sitzung einen Vorsitzenden oder Präsidenten und eine unbestimmte, passende Anzahl von Ehrenpräsidenten ernennen soll, und dass letztere abwechselnd mit dem Vorsitzenden der Section an der Leitung der Verhandlungen Theil zu nehmen haben

Der Vorsitzende ist verpflichtet, täglich das Program für den folgenden Tag zu rechter Zeit vorzubereiten, die Reihenfolge der Vorträge zu bestimmen und dafür zu sorgen, dass der Vorsitz bei den Verhandlungen von einem der Sprache des Vortragenden mächtigen specialsachkundigen Ehrenpräsidenten übernommen werde oder nöthigenfalls selbst den Vorsitz zu übernehmen. Er ist endlich auch noch verpflichtet, der Section Alles das, was bezüglich verschiedener Congressangelegenheiten die Mitglieder interessiren könnte, mitzutheilen und sich den Fremden bei jeder Gelegenheit möglichst gefällig zu erweisen. Es ist klar, dass diese Pflichten bisweilen mühsam werden können, und es scheint daher zweckmässig zu sein, eins der Mitglieder des Organisations-Comités zum Vorsitzenden zu ernennen, die Ehrenpräsidenten dahingegen unter den fremden Mitgliedern zu wählen.

Als Präsident des Congresses wird es mir offenbar unmöglich sein, zugleich als Vorsitzender der physiologischen Section zu fungiren. Ich erlaube mir daher Ihnen vorzuschlagen den Herrn Prof. Dr. F. Holmgren aus Upsala zum Vorsitzenden oder Präsidenten des definitiven Bureaus der physiologischen Section zu wählen, mit dem Rechte sich nöthigenfalls gelegentlich durch ein anderes Mitglied des Organisations-Comités dieser Section vertreten zu lassen. *(Applaudissements).*

Als Ehrenpräsidenten erlaube ich mir Ihnen vorzuschlagen:

Prof. Chauveau aus Lyon, Prof. Dastre aus Paris, Prof. Engelmann aus Utrecht, Dr. Gaskell aus Cambridge, Prof. Gruenhagen aus Königsberg, Prof. Haycroft aus Birmingham, Prof. Hensen aus Kiel, Prof. Kronecker aus Berlin, Prof. Mosso aus Turin, Prof. Munk aus Berlin, Prof. Norris aus Birmingham, Prof. Prevost aus Genf, Prof. Poehl aus St. Petersburg. *(Applaudissements).*

Ueber die mucinartigen Substanzen und ihr Verhältniss zu den Eiweissstoffen.

Les matières muqueuses et leur relation avec les substances albuminoïdes.

On the mucous matters and their relations to the albuminous matters.

Prof. **Olof Hammarsten**, de Upsala.

Bis vor einigen Jahren glaubte man allgemein, das Mucin hauptsächlich durch folgende Eigenschaften charakterisiren zu können. Die Mucine sind colloïde Stoffe, die keine ächte Lösungen sondern nur Micellarlösungen geben. Von Essigsäure werden sie gefällt und von einem Ueberschuss der Säure nicht gelöst. Beim Sieden mit verdünnten Säuren liefern sie eine zuckerähnliche oder jedenfalls eine reducirende Substanz; sie enthalten keinen Schwefel, und sie haben einen niedrigeren Stickstoffgehalt als die Eiweissstoffe.

Die Richtigkeit dieser Anschauung ist doch durch die Untersuchungen der letzten Jahre in einigen Theilen etwas zweifelhaft geworden. Es haben nämlich bei erneuerten Untersuchungen mehrere Mucine — wie dasjenige des Nabelstranges, der Submaxillardrüse und der Hülle des Froscheies — als schwefelhaltig sich erwiesen; und andrerseits ist auch für die Eigenschaft der Mucine, beim Kochen mit verdünnten Säuren eine reducirende Substanz zu geben, in der letzten Zeit eine andere Erklärung versucht worden.

Nach den sehr interessanten und wichtigen Beobachtungen von **Landwehr***) rührt nämlich die beim Sieden des Schneckenmucins mit Säuren entstehende zuckerähnliche Substanz von der Verunreinigung mit einem Kohlehydrate, dem von ihm entdeckten Achrooglycogen, her; und auch die übrigen von ihm untersuchten Mucine sollen ihre Fähigkeit, mit Säuren eine reducirende Substanz zu liefern, nur der Beimengung von einem Kohlehydrate, dem thierischen Gummi, zu verdanken haben. Es gelang in der That auch **Landwehr** dieses neue, von ihm entdeckte Kohlehydrat, nicht nur aus Mucin sondern auch aus Metalbumin darzustellen, während er andrerseits auch fand, dass ein Gemeng von Globulin mit Gummi, vor Allem mit Metarabinsäure, zu Essigsäure wie die Mucine sich verhält. Aus diesen Beobachtungen hat **Landwehr** nun den Schluss gezogen, dass die Mucine keine chemische Individuen sondern nur Gemenge sind, wenn er auch die Möglichkeit, dass die Affinität hier doch eine Rolle spiele, nicht ganz in Abrede stellt.

Durch diese, nur in allergrösster Kürze hier referirten Arbeiten von **Landwehr** ist die Mucinfrage also gewissermassen in ein neues Stadium eingetreten; und die Hauptaufgabe der chemischen Forschung auf diesem Gebiete muss also vor Allem die sein, zu erforschen, ob die Mucine überhaupt chemische Individuen sind, oder ob sie nur Gemenge von Globulinen mit thierischem Gummi, beziehungsweise mit anderen Kohlehydraten, darstellen.

Es ist einleuchtend, dass diese Frage, die nach meiner Ansicht durch die bisher ausgeführten Untersuchungen keineswegs erledigt worden ist, erst durch recht umfassende, vergleichende Untersuchungen von Mucin verschiedener Abstammung ihre endgültige Lösung finden wird; wenn dem aber auch so ist, glaube ich doch, dass schon die hier mitzutheilenden

1*

Versuchsergebnisse vielleicht einige Anhaltspunkte für die Beurtheilung der Frage liefern können werden.

Bei der Reindarstellung des Mucins der Weinbergschnecke verfuhr man bisher immer in der Weise, dass die von den durch Aufschlagen zertrümmerten Gehäusen befreiten, ganze Thiere fein zerschnitten und dann mit Wasser extrahirt wurden. Aus dieser colirten Flüssigkeit wurde dann das Mucin mit Essigsäure gefällt und weiter gereinigt. Bei diesem Verfahren gehen also aus verschiedenen Organen Stoffe allerei Art in gelöstem oder gequollenem Zustande in den Auszug über, und es ist also kaum zu erwarten, dass auf diese Weise ein reines Mucin erhalten werden könne. Nach meiner Ansicht muss man daher auch vor Allem dahin streben, bei der Verarbeitung der Thiere die Mucin secernirenden Organe von den übrigen Theilen des Thieres zu trennen, und dieses Bestreben war auch der Ausgangspunkt meiner Arbeit.

Zuerst bemühte ich mich ein möglichst unverändertes, typisches Mucin in der Weise zu gewinnen, dass ich die noch lebenden, ganz unversehrten Thiere zu einer lebhaften Mucinproduction anzuregen suchte. Dies gelang nun in der That auch sowohl durch mechanische wie durch chemische Reizung (letztere mit Hülfe von höchst verdünnten Alkalien); aber das auf diese Weise gewonnene Mucin war nichtsdestoweniger ein Gemeng von zwei Secreten. Ich fand nämlich bald, dass die Thiere, wenigstens zur Zeit, wenn sie zum Winterschlaf sich anschicken, von der Körperoberfläche zwei verschiedenartige Secrete absondern. Derjenige Theil der Manteloberfläche, welcher beim Erzeugen des Winterdeckels (Epiphragmas) wirksam ist, sondert nämlich ein durch reichliche Beimengung von kohlensaurem Kalk weisses, rahmähnliches Secret ab, während von dem Fusse ein durchsichtiger, heller, glasiger Schleim seccernirt wird. Der Kürze halber nenne ich hier jenes Secret Mantel- und dies Fussmucin.

Diese zwei Secrete mussten nun gesondert aufgesammelt und untersucht werden. Legt man die sorgfältig gereinigten, unversehrten Thiere in Wasser von 20—30° C., so dauert es nicht lange, bevor sie den Fuss in ganzer Länge herausstrecken; und wenn man nun den Fuss mit einem Tuche so fest umfasst, dass die Thiere sich nicht in das Gehäuse hinein zurückziehen können, liegt der obenerwähnte Theil der Manteloberfläche in ziemlich grossem Umfange frei, so dass er mit einem stumpfen Glasstabe gereizt werden kann. Dabei findet nun eine ziemlich starke Secretion statt; und durch dieses Verfahren, welches selbstverständlich äusserst mühsam und zeitraubend ist, wenn es um die Gewinnung von grösseren Mengen des Secretes sich handelt, kann das Mantelmucin ganz frei von dem Fussmucin aufgesammelt werden. Handelt es sich aber umgekehrt darum, den Fussmucin möglichst frei von Beimengungen zu gewinnen, so wird der Fuss mit einer scharfen Scheere rasch von dem übrigen Körper getrennt und dann weiter verarbeitet.

Auf diese Weise ist es mir nun gelungen, von den zwei Mucinen so grosse Mengen zu gewinnen, dass ich von jedem zwei mit Essigsäure gefüllte und dann weiter gereinigte Präparate habe analysiren können. Die für jedes Mucin unter einander gut stimmenden Anlysen ergaben folgende Zusammensetzung: für das Mantelmucin C. 50.30; H. 6,84; N. 13,56; S. 2,04 und für das Fussmucin C. 49,38; H. 6,83; N. 14,56; S. 1,03 (?). Hierzu will ich nur bemerken, dass die zur Schwefelbestimmung verwendete Menge des Fussmucins eine so kleine war, dass ich für die Richtigkeit des obigen Zahlenwerthes nicht sicher einstehen kann.

Das Fussmucin ist also etwas ärmer an Kohlenstoff und entsprechend reicher an Stickstoff als das Mantelmucin. Dieser, etwas abweichenden elementären Zusammensetzung entspricht auch ein, ein wenig abweichendes Verhalten der zwei Mucine zu einigen Reagentien, während sie doch in den meisten Hinsichten qualitativ nicht nur unter einander sondern auch mit anderen Mucinen übereinstimmen.

Von Glycogen, sei es Achrooglycogen oder dem gewöhnlichen, enthalten diese Mucine keine Spur; und dementsprechend können auch ihre, mit möglichst wenig Alkali bereiteten Lösungen tagelang mit Speichel digerirt werden, ohne eine Spur von Zucker zu geben, während eine absichtliche Verunreinigung mit Schneckenglycogen sogleich durch eine deutliche Zuckerbildung sich kund giebt.

Beim Sieden mit verdünnten Säuren geben nun diese zwei Mucine nichtsdestoweniger, wenn auch nur in kleiner Menge, eine reducirende, zuckerähnliche, nicht gährungsfähige Substanz; und durch genügend anhaltende Einwirkung von ziemlich starker Kalilauge bei Zimmertemperatur ist es mir auch gelungen, aus ihnen ein mit dem thierischen Gummi von Landwehr übereinstimmendes Kohlehydrat darzustellen. Künstliche Gemenge von Globulinen oder Albuminaten mit der obengenannten Gummisubstanz oder mit anderen Gummiarten haben in mehreren Hinsichten nicht entfernt dieselben Eigenschaften wie die beiden Mucine, und aus diesem Verhalten, wie auch aus dem langsamen Entstehen der reducirenden Substanz beim Sieden der Mucine mit verdünnten Säuren und aus einigen anderen Beobachtungen, muss ich den Schluss ziehen, dass diese Mucine schwerlich nur Gemenge von Eiweiss und Gummi sein können. Meiner Ansicht nach muss das fragliche Kohlehydrat viel eher als ein Spaltungsproduct des entsprechenden Mucins aufgefasst werden.

Während das von früheren Forschern beschriebene und analysirte Schneckenmucin durch einen sehr niedrigen Stickstoffgehalt, im Mittel 8,6 %, ausgezeichnet ist, sehen wir also aus dem eben mitgetheilten, dass die nach dem neuen Verfahren isolirten Mucine von Helix Pomatia etwa denselben hohen Stickstoffgehalt, 13,56—14,56 %, wie das genügend gereinigte Submaxillaris- oder Nabelstrangmucin hat. Die Ansicht von Landwehr, derzufolge der niedrige Stickstoffgehalt des gewöhnlichen Schneckenmucins von Verunreinigung mit einem anderen Stoffe herrühren soll, muss also unzweifelhaft eine richtige sein. Nun enthielten aber die von mir untersuchten Weinbergschnecken kein Achrooglycogen, während sie dagegen gewöhnliches, mit Jod sich färbendes Glycogen enthielten; und da dieses Glycogen keine besondere Neigung hat in den Niederschlag überzugehen und jedenfalls daraus leicht zu entfernen ist, musste ich untersuchen, ob die Thiere doch nicht auch andere, stickstoffärmere oder stickstofffreie Substanzen enthalten kann, die bei der Darstellung des Schnekenmucins nach dem älteren Verfahren in den Niederschlag mit übergehen. Eine solche, recht interessante Substanz kommt nun in der That in der sogenannten Eiweissdrüse vor.

Diese Drüse, welche ihrem Bau nach einer Submaxillarisdrüse sehr ähnlich ist, enthält reichliche Mengen von einer, in Wasser leichtlöslichen Substanz, welche zu Essigsäure, Blutlaugensalz und einigen anderen Reagentien wie das Mucin sich verhält, während sie durch ihre physicalische, gar nicht fadenziehende oder schleimige Beschaffenheit von diesem Stoffe sich unterscheidet. Die wässerige Lösung dieser Substanz gerinnt nicht beim Sieden, selbst dann nicht, wenn sie mit der allergrössten Vorsicht angesäuert wird; und da die mit Essigsäure gefällte Substanz selbst von einem sehr grossen Ueberschuss der Säure nicht wieder gelöst wird, muss sie bei der Darstellung des Schneckenmucins nach der gewöhnlichen älteren Methode ihrer ganzen Menge nach in den Mucinniederschlag mit übergehen.

Von dieser, durch wiederholtes Auflösen in Wasser mit Hülfe von einer Spur Alkali und Wiederausfällen mit Essigsäure gereinigten Substanz habe ich 3 verschiedene Präparate analysirt. Die Zusammensetzung scheint eine ganz constante, und zwar die folgende zu sein: C. 47,00; H. 6,78; N. 6,09; S. 0,63; P. 0,45; Asche 1,03 $^0/_0$.

Diese Substanz enthält keine Spur von verunreinigendem Glycogen und sie reducirt Kupferoxydhydrat in alkalischer Lösung nicht. Wird aber ihre Lösung mit einer Säure im Wasserbade erwärmt, so wirkt sie schon nach kurzer Zeit sehr stark reducirend. Diese Substanz habe ich stets in reichlicher Menge in der Drüse gefunden, selbst dann, wenn die Thiere während mehrerer Monate keine Nahrung erhalten hatten; und es ist also offenbar, dass nicht nur der niedrige Stickstoffgehalt des gewöhnlichen Schneckenmucins sondern auch die aus dem letzteren darstellbare reducirende Substanz immer zum grossen Theil, und beim Fehlen des Achrooglycogens vielleicht ganz und gar, von der Beimengung dieses Stoffes herrühren.

Von ganz besonderem Interesse ist das Verhalten dieses Stoffes zu Alkalien. Mit einer 5—10procentigen Kalilauge spaltet er sich nämlich bei Zimmertemperatur in Alkalialbuminat und ein Kohlehydrat, welches der Glycogen- oder Dextringruppe angehört. Dieses Kohlehydrat, welches nach einer von mir ausgeführten Analyse die empirische Formel $2 (C_{12} H_{20} O_{10}) + H_2 O$ zu haben scheint, wird von Jod nicht gefärbt, kann aber dennoch weder Achrooglycogen noch thierisches Gummi sein. Von dem Achrooglycogen unterscheidet es sich nämlich dadurch, dass es von diastatischen Fermenten, wie Speichel, nicht in Zucker überführt wird, und von dem thierischen Gummi dadurch dass es rechts drehend ist. Mit Säuren giebt es eine stark süss schmeckende, in Alkohol fast unlösliche, mit Hefe vergährende Zuckerart.

Wie ich hoffe, werde ich bei einer anderen Gelegenheit weitere, ausführlichere Angaben über dieses Kohlehydrat machen können, und ich werde in einem ausführlicheren Aufsatze diejenigen Beobachtungen mittheilen, welche zeigen, dass es hier nicht um ein Gemeng von Eiweis mit einem Kohlehydrate sondern vielmehr um eine wahre Spaltung eines zusammengesetzten Proteids in Eiweiss und Kohlehydrat sich handelt.

Von den eigentlichen Mucinen unterscheidet sich diese Proteïnsubstanz durch die dünnflüssige, nicht schleimige Beschaffenheit ihrer Lösung, durch den weit niedrigeren Stickstoffgehalt und endlich dadurch, dass sie kein thierisches Gummi sondern ein linksdrehendes Kohlehydrat und beim Sieden mit verdünnten Säuren einen gährungsfähigen Zucker giebt. Nach meiner Ansicht ist man nun unter keinen Umständen berechtigt, eine solche Substanz — wegen ihres Verhaltens zu Essigsäure — als Mucin zu bezeichnen, und doch ist es unzweifelhaft gerade diese Substanz, welche fast die Hauptmasse des nach dem älteren Verfahren dargestellten Mucins ausmacht und desshalb auch als Mucin beschrieben worden ist.

Diese, in der Eiweissdrüse vorkommende Substanz ist doch nicht die einzige, welche wegen ihres Verhaltens zu Essigsäure für Mucin gehalten werden könne. Die Schneckenleber enthält auch eine ähnliche Substanz und in der Gelenkflüssigkeit von Menschen findet man — vielleicht nicht immer aber wenigstens unter Umständen — eine mucinähnliche Substanz, welche zu Essigsäure wie Mucin sich verhält, während sie — einigen anderen Reagentien gegenüber — ein abweichendes Verhalten zeigt. Diese Substanz scheint ein Nucleoalbumin zu sein, und zu derselben Gruppe gehört auch, wie es scheint, das Pyin der älteren Forscher, welches jedenfalls kein Mucin ist, obwohl es wie dieses zu Essigsäure ich verhält. Diese Eigenschaft auch anderer Stoffe durch überschüssige Essigsäure gefällt und nicht wieder gelöst zu werden, mahnt zu sehr grosser Vorsicht bei Anwendung von dieser Säure als Mucinreagens, und sie weist deutlich genug auf die Nothwendigkeit einer eingehenderen chemischen Untersuchung der durch überschüssige Essigsäure fällbaren Proteinstoffe hin.

Zu chemischen Reagentien verhalten sich übrigens nicht alle Mucine auf ganz dieselbe Weise. So giebt es beispielsweise eine Gruppe von Mucinsubstanzen, die wie das Mucin aus dem Fusse der Weinbergschnecke in Chlorwasserstoffsäure von $0,1 - 0,2\ ^0\!/_0$ unlöslich sind, während dagegen andere Mucine, wie dasjenige der Submaxillardrüse von einer solchen Säure gelöst werden. Auch zu Blutlaugensalz, $Hg\,J_2\,K\,J$, und einigen anderen Reagentien verhalten sich nicht alle Mucine auf ganz dieselbe Weise; und wie die verschiedenen Eiweissstoffe eine besondere Gruppe darstellen, so scheint es auch eine ganze Gruppe von Mucinstoffen zu geben.

Das Verhalten zu überschüssiger Essigsäure ist nun zwar etwas für alle Mucinsubstanzen Gemeinsames; aber auch zu diesem Reagens verhält sich nicht alles Mucin auf ganz dieselbe Weise. So scheint z. B. der Oesophagusschleim vom Menschen nicht so schwerlöslich in überschüssiger Essigsäure als die meisten anderen Mucine zu sein, und ebenso wie es Nucleoalbumine giebt, die in ihrem Verhalten zu Essigsäure der Mucin gleichen, so giebt es auch umgekehrt unzweifelhafte Mucinsubstanzen, die durch geringere Schwerlöslichkeit in Essigsäure einigen Eiweissstoffen näher stehen.

Die Löslichkeits- und Fällbarkeitsverhältnisse sind also jedenfalls nicht allein genügend, um die Mucine als eine besondere Gruppe von Proteinsubstanzen, den Eiweissstoffen gegenüber zu charakterisiren. Man muss also nach anderen Unterschieden suchen, und in erster Hand muss dabei die elementäre Zusammensetzung in Betracht kommen. Der Uebersicht halber folgt hier eine tabellarische Zusammenstellung der wichtigsten Mucinanalysen:

	C.	H.	N.	S.	P.	
Gewöhnliches Mucin von Helix Pomatia	48,94	6,81	8,50	0 00	—	Eichwald.
Gewöhnliches Mucin von Helix Pomatia	—	—	8,70	0,4	—	Landwehr.
Mantelmucin von Helix Pomatia	50,30	6,84	13,56	2,04	—	Hammarsten.
Mucin aus dem Fusse von do. do.	49,38	6,83	14,56	1,03?	—	Hammarsten.
Proteïd aus der Eiweisdrüse von Helix Pomatia	47,00	6,78	6,09	0,63	0,00	Hammarsten.
Mucin aus der Lederhaut von Holothuria	48,86	6,90	8,86	—		Hilger.
Mucin aus der Hülle des Froscheies	52,89	7,10	9,24	1,32	—	Giacosa.
Mucin aus der Submaxillardrüse (Rind)	52,19	7,18	11,87	0,00	—	Obolensky.
Mucin aus der Submaxillardrüse	—	—	13,30	0,66	—	Hammarsten.
Mucin aus der Submaxillardrüse	—	—	—	0,63	—	Landwehr.
Mucin aus einer Cyste	50,6	6,6	10,0	0,00	—	Scheser.
Mucin aus dem Nabelstrange	51,33	6,62	14,12	1,04	—	Hammersten.

Wie man aus dieser Tabelle ersieht, zeigen also die verschiedenen Mucine unter einander solche Unterschiede bezüglich ihrer Zusammensetzung, dass es fraglich bleibt, ob der analysirte Stoff in allen Fällen wirklich wahres Mucin und nicht ein anderer verwandter Stoff — beziehungsweise wie das Schneckenmucin ein Gemeng von Stoffen gewesen sei. Darin stimmen doch alle die analysirten Stoffe mit einander überein, dass sie sämmtlich weniger Stickstoff als die gemeinen Eiweisstoffe enthalten, und dieser, schon seit vielen Jahren angenommene Unterschied zwischen Mucin und Eiweiss bleibt also bis auf Weiteres bestehen. Dagegen kann es nunmehr nicht zweifelhaft sein, dass wenigstens nicht alle Mucine schwefelfreie Substanzen sind, und dieser Unterschied fällt also weg. Ob es auch phosphorhaltige Mucine giebt, lässt sich jetzt nicht mit Bestimmtheit sagen, denn die bisweilen gefundenen kleinen Phosphormengen können sehr wohl von etwas beigemengtem Nuclein herühren.

Von ganz besonderem Interesse ist die Fähigkeit der Mucine beim Sieden mit verdünnten Säuren eine reducirende Substanz zu liefern wie auch ihre Eigenschaft bei geeigneter Behandlung ein Kohlehydrat von den Eigenschaften des thierischen Gummis zu geben. Dieses Verhalten kommt jedem, in dieser Hinsicht bisher untersuchten Mucin mit Ausnahme vielleicht von dem Gallenmucin, das ja nach Landwehr nur ein Gemenge von Eiweiss mit Gallensäuren sein soll — zu; und wenn es sich bei fortgesetzten Untersuchungen zeigen würde, dass dieses Kohlehydrat, wie ich annehme, ein Spaltungsproduct des Mucins ist, muss man hierin einen sehr wichtigen Unterschied zwischen Eiweiss und Mucin sehen.

Dass die beiden von mir aus der Weinbergschnecke isolirten Mucine nur Gemenge von Eiweiss und Gummi sein sollten, ist nach dem oben Mitgetheilten kaum möglich anzunehmen; und es würde unter solchen Umständen auch sehr sonderbar sein, wenn die anderen Mucine trotzdem solche Gemenge wären. Dass das Submaxillarismucin kein solches Gemenge sein kann, glaube ich bei meinen darauf gerichteten Untersuchungen gefunden zu haben; und gegen die Annahme, dass die Mucine überhaupt nur Gemenge von Globulin un Gummi seien, sprechen folgende zwei Umstände. Einerseits kann das thierische Gummi aus den Mucinsubstanzen nicht auf dieselbe Weise wie aus einem solchen Gemenge, sondern nur durch sehr tiefgreifende, Spaltungen herbeiführende chemische Einwirkungen — wie mehrstündiges Kochen in dem Papin'schen Topfe oder sehr anhaltende Einwirkung von starken Alkalien — isolirt werden; und andererseits verhalten sich die künstlichen Gemenge von Gummisubstanzen und Eiweiss in mehreren Hinsichten ganz anders als die Mucinen.

Bei dieser Sachlage wird man wahrscheinlich zugeben, dass für die Ansicht, es seien die Mucine nur Gemenge von Gummi und Eiweiss, noch keine genügende Gründe vorgebracht worden sind. Die alte Ansicht, derzufolge die Mucine durch ihre physicalische Eigenschaften, durch ihr Verhalten zu Essigsäure, ihre Eigenschaft beim Sieden mit Säuren unter anderen Spaltungsproducten eine zuckerähnliche Substanz zu liefern wie auch durch einen niedrigeren Stickstoffgehalt -- den Eiweissstoffen gegenüber — charakterisirt sein sollen, kann deshalb auch nicht als wiederlegt betrachtet werden, und man muss wohl vielmehr zugeben, dass die ganze Frage noch einer sehr eingehenden Untersuchung dringend bedarf. Die hier mitgetheilten Untersuchungen über das Schneckenmucin dürften wohl auch zeigen, dass die Frage lange nicht so einfach ist, wie man glauben sollte; und einige Vorversuche mit dem Mucin von Myxine glutinosa haben mich gelehrt, dass die Verhältnisse sich noch verwickelter gestalten können. Alles weist also darauf hin, dass die Mucinfrage erst durch sehr umfassende, vergleichend physiologisch-chemische Untersuchungen gelöst werden könne; und bei diesen Untersuchungen muss die Aufmerksamkeit besonders auf die aus den Mucinen darstellbaren Kohlehydrate gerichtet werden. Eine solche Arbeit ist auch nicht nur für die Erforschung der Natur der Mucinsubstanz von besonderer Wichtigkeit; sie dürfte auch geeignet sein, über den Ursprung und die Entstehungsweise der Kohlehydrate im Thierkörper wichtige Aufschlüsse zu geben.

*) Untersuchungen über das Mucin der Galle und das der Submaxillardrüse p. 380. Ich glaube damit den Beweis geliefert zu haben, dass die betreffende Substanz kein Spaltungsproduct des Mucins ist. Und die Verunreinigung mit dem Körper, aus dem diese Substanz hervorgeht, erklärt hinlänglich etc.

p. 382. Die reducirende Substanz ist kein Spaltungsproduct des Mucins sondern entsteht aus einem mit dem Mucin ausgefüllten Körper.

Ueber Mucin. Metalbum. und Paralbum. p. 116 und glaube ich den Nachweis liefern zu können, dass diese Körper Gemenge von Globulinen mit verschiedenen Mengen Kohlehydrat sind.

p. 117. Sind nun die beiden letzten Mucine Gemenge und keine chemischen Individuen, so liegt die Frage nahe etc.

p. 118. In Obigem glaube ich dargethan zu haben, dass die Mucine nicht als chemische Individuen aufzufassen sind; ich will jedoch gerne zugeben, dass bei dem Verhältniss der beiden Componenten die Affinität eine gewisse Rolle spielt, ähnlich wie Eiweiss in bestimmten Verhältnissen mit Alkaliensäuren und Salzen ausfält.

Malys Jahresbericht. Bd. 13, p. 23. »Es sind also die Mucine nicht als chemische Individuen sondern als Gemenge von Globulin und Kohlehydraten (resp. Gallensäuren) zu betrachten.«

DISCUSSION.

Dr. WEYL, de Berlin. Redner erwähnt, dass im electrischen Organe von Torpedo ein Mucin vorkommt, welches nicht mit Kohlehydraten verunreinigt zu sein scheint, ebensowenig ein Kohlehydrat bei der Spaltung liefert.

Dr. ALEXANDER POEHL, de St. Petersbourg: Zu der Frage über die Beziehungen des Mucins zu den Eiweisskörpern halte ich für nothwendig hinzuzufügen, dass Prof. Eichwald die Beobachtung machte, dass durch Einwirkung von Schleim auf Eiweisskörper die Peptonisation derselben bedingt wird; nachträglich habe ich in dieser Richtung weiter gearbeitet und gefunden, dass die Peptonisation der Eiweisskörper (Syntonin) fast durch jedes frische thierische und pflanzliche Gewebe gemacht wird, und diese Einwirkung besteht in der Quellung der Eiweisskörper. (Poehl, Ber. d. deutsch. chem. Gesellschaft 1882 und 1883, und Monographie, St. Petersburg 1882).

Dr. E. HERTHER, de Berlin: Zur Charakterisirung des Mucins ist die Fähigkeit wesentlich, bei Behandlung mit Säuren eine reducirende Substanz zu liefern. Das Verhalten gegen Essigsäure ist weniger charakteristisch.

So lange die an schleimigen Secreten beobachtete peptonisirende Wirkung nicht auch an chemisch reinem Mucin nachgewiesen ist, hat man wohl nicht das Recht, dem Mucin diese Wirkung zuzuschreiben, welche anderen Bestandtheilen solcher Secrete eigenthümlich sein kann.

Prof. HENSEN, de Kiel, bemerkt, dass es sich vielleicht für die Untersuchung der verschiedenen Mucine empfehlen dürfte auf den genetischen Werth derselben Rücksicht zu nehmen, insofern a priori die in das Gewebe eingehenden, dem mittleren Keimblatte entstammenden Mucine verschieden sich verhalten dürften gegenüber den excernirten, von Ektoderm- oder Entoderm-Zellen gebildeten Mucin.

Prof. HAMMARSTEN, fand die von Hrn. Hensen gemachte Bemerkung ganz berechtigt, und er war auch ganz der Ansicht, dass der obige Gesichtspunkt bei den Mucinuntersuchungen berücksichtigt werden muss.

Dr. ALEX. POEHL: Auf die Frage von Prof. Herther ob bei meinen Versuchen oder denjenigen von Prof. Eichwald mit reinem Mucin die Versuche gemacht sind, muss ich bemerken dass bis jetzt das Mucin keine Ausprüche auf ein wohlcharakterisirtes chemisches Indiviuum machen kann. Im Uebrigen schliesse ich mich der Meinung des Prof. Hensen an, dass in der morphologischen Genese des Mucins die Unterschiede der Mucine zu suchen sind.

Absorptiometrische Untersuchungen über die Dissociation des Oxyhämoglobins.

Recherches absorptiométriques sur la dissociation de l'oxyhémoglobine.

Absorptiometric researches on the dissociation of Oxyhæmoglobin.

Dr. **C. Bohr**, Copenhague.

Der Vorträger beschrieb ein neues Absorptiometer, welches er sich zu Untersuchungen über die Dissociation des Oxyhämoglobins bedient hatte.

Es war mit diesem Absorptiometer möglich ein energisches Schütteln der Flüssigkeit mit Luft im Stande zu bringen, ohne dass dabei das Quecksilber mit der Flüssigkeit zusammengeschüttelt wurde, ein Umstand, welcher bekanntlich bei den früheren Methoden die absorptiometrischen Sauerstoffbestimmungen in organischen Flüssigkeiten wesentlich beeinträchtigt hatte.

Uebrigens war es bei dem neuen Absorptiometer möglich während dem maschinenmässig betriebenen, sehr energischen Schütteln den Stand des Manometers, durch welches der Druck im Inneren des Apparates bestimmt wurde, mit grosser Schärfe ununterbrochen vermittelst des Kathetometers abzulesen. Es waren Vorrichtungen getroffen für die Dauer eines Versuches die Temperatur des Instrumentes stätig constant (bis auf 0,1° C.) zu erhalten.

Ferner konnte man bei diesem Apparate sich vor jedem Versuche versichern, dass Flüssigkeit und Apparat beim Anfange des Versuches völlig luftleer waren.

Die Versuche wurden mit reinem Sauerstoff und reinen Hämoglobinlösungen vorgenommen, und war es auf dieser Weise dem Verfasser gelungen die Sauerstoffmenge festzustellen, welche von einer Oxyhämoglobinlösung bestimmten Gehaltes bei zwischen ungefähr 1 und 300 Mm. variirenden Sauerstoffdrucke aufgenommen wurde.

Da der Verfasser die Versuche noch nicht abgeschlossen hatte, behielt er sich die weiteren Details einer späteren Publication vor. Nach dem Vortrage wurde der Apparat in Wirksamkeit demonstrirt.

On the part played by the „Fugitive corpuscles of the blood" in the formation of fibrin and in coagulation, and on the relation which the „Hœmatoblasts" of Hayem and the „Piastrines" of Bizzozero hold to the „Fugitive discs of the blood".

La part des „fugitive corpuscles" du sang à la formation de la fibrine et à la coagulation, et sur la relation entre les „haematoblasts" de Hayem, les „piastrines de Bizzozero" et les „fugitives discs of the blood" de Norris.

Ueber den Antheil der sogenannten „Fugitive corpuscles" des Blutes an der Bildung des Faserstoffs und an der Koagulation und über das Verhältniss zwischen den „Hæmatoblasts" von Hayem, den „Piastrines" Bizzozeros und den „Fugitive discs of the blood" von Norris.

Prof. Dr. **R Norris**, Birmingham.

Owing to the extreme instability of many of the morphological elements of the blood, added to the fact that some of them are wholly invisible in the liquor sanguinis, the methods which have hitherto been employed in the examination of this fluid have not been sufficiently varied and diverse in their character, and as a consequence our knowledge of it has remained restricted to its more prominent and salient features.

Until a few years ago, the red and white corpuscles with a few granules and granule-masses were supposed to constitute the whole of the morphological elements of the blood.

The leucocytes or white corpuscles were held to be derived from the lymph organs, or blood-glands, and the red discs in their turn from these, but how, no one had satisfactorily shewn. As to the granules, even conjecture was silent as to their origin, function, or destination.

It is even now customary, to regard the biconcave discs as pretty much all alike, in their histological, physical and chemical characteristic, but this view cannot be sustained when these bodies are submitted to a more searching and critical examination. Since the years 1877, I have urged upon hæmatologists the importance of recognising this fact. It is true alike, whether we consider the red discs of the mammal. or the coloured nucleated corpuscles of the lower vertebrata. The recognition of the universality of this truth has induced me to suggest the division of these corpuscles into two groups, a fugitive and a permanent one, a distinction based upon the behaviour of these bodies after the blood is shed, or when subjected to the influence of injured vessels.

It is the former group which will be chiefly interesting to us on the present occasion, because in its study we find not only the key to the mode, in which the blood is developed, but also to those degenerative changes known as its coagulation.

If we place under the microscope a good specimen of mammalian blood, all the visible discs will arrange themselves in the form of rouleaux, with clear interspaces of liquor sanguinis, and here and there a white corpuscle or leucocyte — we may also if we carefully look, detect in these interspaces traces of the minute bodies, so carefully investigated by our colleague Professor Hayem, and designated by him hæmatoblasts. — As time goes on, such specimens begin to give evidence of the presence of further forms in the shape of delicate fibres, stretching hither and thither a cross to the previously clear interspaces. These fibrous elements are supposed to be derived from the liquor sanguinis, as the product of substances previously in solution, and they are therefore spoken of as the »separation or precipitation of the fibrin on which the clotting of the blood depends. What these fibres are, and what amount of truth this view contains, we shall see in the sequel; for the present excluding the fibrin, and confining our attention to a fresh specimen of blood, we shall be led irresistibly to believe that the discs of the blood are indeed pretty much all alike in size, colour, and physical constitution. From a contemplation of this class of specimen such a conclusion is perfectly justifiable.

But to proceed, instead of allowing the blood discs to form rouleaux, let us so arrange matters that they shall be compelled to lie f l a t w a y s in s i n g l e l a y e r, and to approximate their edges instead of their concave surfaces — we can readily conceive how such plastic and yielding bodies will behave, and modify each other under such circumstances — if nothing interferes, they will come together, and press each other into polygonal shapes and produce a sort of tesselated pavement, as in this actual photograph of the condition.

The condition necessary for examining the discs »flatways in single layer«, is that the cover-glass and slide shall have a proximity a little less than the thickness of the blood disc, space in fact sufficient to allow it to move freely upon its face but not to turn over upon its edge. This is easily effected by fastening down f l a t cover-glasses with slips of gummed paper. If this is not done, the blood lifts the cover-glass as by capillarity it runs between it and the slide. If with such an arrangement the blood is examined, as it is running in, the red discs will be seen to impinge against bodies which are invisible and unyielding, and to undergo curvilinear indentations. When however all motion or currents have ceased, the circular bodies which offered the obstruction will be rendered obvious by the interspaces in which they are not present becoming filled up by more or less closely packed red discs. If the specimen is disturbed or thrown into motion, these colourless circular discs disappear for the reason that they are not visible in the liquor sanguinis, but only by contrast, when they obtain the new coloured surrounding furnished by the closely packed red discs. There are several points well worthy of observation in these specimens.

1. The red discs are non-adhesive, move freely about, and when packed up closely against each other assume polygonal forms.

2. The discs without colour, and also those which approximate to them by the possession of very little colour are a d h e s i v e, and, as previously seen, fix themselves firmly to the slide or cover, and thus obtain an apparent rigidity, while in reality they are more liquid and plastic than the red discs.

This difference of behaviour between the two kinds of discs indicates a difference in physical nature.

3. It is also seen that these colourless discs are adhesive to one another, but not to the red corpuscles, hence they unite together in chains or groups, and are not when the blood is shed freely dispersed among the red corpuscles.

The method I have just detailed of demonstrating the colourless discs, by means of a perfectly flat cover-glass fastened down to the slide is sufficient for those cases in which the normal corpuscular richness exists, but if the corpuscles are scant in proportion to the liquor sanguinis, it is necessary to adopt measures for drawing off a portion of this liquid. This I have accomplished by means of the arrangement which I have designated the »packing-glass or barrier method« (vide p. 3 Physio. & Path. of Blood).

Another plan which subserves the same purpose is that which I have called the »mica-method.« It consists in letting down gently upon a drop of freshly drawn blood placed upon the slide a piece of mica $1\frac{1}{2}$ by $\frac{7}{8}$ of an inch. The size and flexibility of the cover causes the blood to spread itself out so that the corpuscles are presented in a single layer, and in some parts the cover becomes so closely applied as to give iridescent rings, and into these parts the liquor sanguinis alone can penetrate — with a little practice the colourless discs may be seen by this method, the instant the specimen is placed under the microscope. The only criticism of the slightest value which has been made against these methods is that possibly some of the red discs may be decolorised by pressure, or by close contact with two glass surfaces. These objections have been dealt with in the fullest possible manner in my paper to the Birmingham Philosophical Society, read April 12th 1883, published in successive numbers of the »Lancet« from July to August 1883.

I have there described several new methods, among them the »method of arrest« and the »concave glass capillary recession method« which entirely set aside every objection which has been made.

The necessity for many of the experiments and arguments contained in this paper has now been set aside by the demonstration of the existence of these colourless discs within the living vessels which I have succeeded in photographing in situ and submit to your inspection. I have thus been enabled to arrive at the conclusion that by simple mechanical arrangements differing so greatly from one another as to enable every objection to be met, yet all involving one essential yet unobjectionable principle (viz., that the discs shall, while in their normal liquid and with their plastic powers unimpaired, be brought together edgeways) it can be demonstrated that pure unaltered blood contains a large number of c o l o u r l e s s d i s c s, and also intermediately coloured discs which fill up the gap between the former, and the full red discs.

This conclusion is finally removed from the region of criticism by the discovery of these corpuscles within the living vessels in the transparent mesentery of small mammals.

Some very interesting results bearing on this question can be obtained by studying the blood by means of certain stains, e. g. aniline blue and violet, by proceeding as follows.

Exp. I. — (1.) Prepare a staining fluid by dissolving 10 grs. of aniline blue in 100 grs. of a five per cent. solution of sodium sulphate. (2) Arrange a barrier or packing glass according to the plan described on page 3 of the »Physiology and Pathology of the Blood.« (3) Run blood in the usual manner underneath the packing glass, and as certain that the barrier is efficient, i. e. that nothing but pure liquor sanguinis, free from corpuscles or granules, passes through it from the space A to B. Being perfectly satisfied on this point, run a portion of the aniline staining fluid into the space B to meet the pure liquor sanguinis. Note that no precipitation occurs at the line of contact. This experiment shows that there is nothing in the liquor sanguinis precipitable by the staining fluid, and that on the other hand the liquor sanguinis has no power to precipitate the aniline.

Exp. II. — (1.) Place upon a slide a drop of the staining fluid, and in immediate proximity a drop of blood, and lower down a cover-glass large enough to cover and include both drops. Examine microscopically as before, along the line of contact of the blood and the staining fluid, and note the presence of a large quantity of adhesive granulous material of a deep blue colour. Note also that the red discs in immediate contact with the full strength of the staining fluid, and amongst which the deep blue granulous matter lies, are entirely unaffected by the aniline. Observe also that the white corpuscles may be seen in their usual numbers, and that for a time at least they are also uninfluenced by the stain.

Exp. III. — (1.) Place upon the end of the finger a drop of the staining fluid and prick through it, so that when the finger is squeezed a drop of blood may issue directly from the vessel into the staining fluid, stir up quickly and well with the needle, and then place the drop on a slide, and let down upon it a cover glass. On examination the deep blue granulous matter will now be seen distributed over the entire field, among the unstained red and white corpuscles. In some cases the red corpuscles will be matted together by it, being apparently submerged in or covered over with a blue viscous adhesive substance. Under favourable circumstances this material, which has become stained blue, may be seen in separate small masses, such as might be formed by a single corpuscle, which in the act of staining had become granulous or flocculent, but generally speaking the masses are larger.

These three experiments taken together, demonstrate the existence in the blood, in large quantities, of a material which is not present in its filtered liquid and which must therefore be of morphological origin, and which differs in behaviour from the white and red corpuscles by undergoing granulation, and staining of a deep blue colour. This material is also seen to become viscous in its nature, and to be present in the blood, at the moment it leaves the vessels. It is too worthy of note that the basis of the staining fluid employed, viz., a five per cent solution of sodium sulphate is one which is held to be scarcely at all destructive to the red discs, even when one or two hundred parts or more are added to one part of blood, as in the process of corpuscle-counting.

These stained granules are obviously yielded by some morphological element which is present in freshly drawn blood, which is neither the red nor the white corpuscles, and which corresponds to the younger and fugitive discs of the blood, as shown by the fact that under certain special arrangements these discs can be stained blue by the same fluid, without undergoing granulation.

This disposition to granulate under the influence of the aniline dye is one important means of distinguishing the »fugitive« discs from the stromata of red corpuscles, as these, when present, readily stain blue without showing any tendency to granulate.

We have, therefore, in the sulphate of soda blue stain a reagent which will detect the presence of the colourless discs by breaking them up into granules, which become stained of a deep blue tint, and are thus rendered obvious, while the visible red discs undergo no change. It is worthy of remark in this connection, as showing how important it is to possess a knowledge of normal constitution before passing on to the study of pathological states, that Dr. Koch in his use of aniline blue to detect the cholera bacillus in the blood spoke of the difficulties of employing this desirable stain, because, as he thought, it was precipitated by the liquor sanguinis, when, as I have shewn you, that it is really a normal unsuspected constituent of the blood, which by granulating furnished the so-called precipitate.

It is the extreme delicacy of these discs which causes them to present themselves as granules by these methods of staining, but by adopting the following plan the discs may be stained, and their integrity at the same time preserved.

Place a drop of 3 % aqueous solution of aniline blue or violet on a slide, and spread it backwards and forwards with a glass rod til all greasiness disappears, then dry rapidly over a spirit-lamp heating the glass thoroughly to get rid of every vestige of moisture which would if present cause decolourisation of the red discs. Allow the slide to cool down to surrounding temperature — select as a cover a large flat circle, and pressing it down closely to the slide, fasten it there with a spot of wax on opposite sides. If this is not done the blood will when it runs in, by capillarity, lift the cover, and the violence of the current will granulate the colourless discs. Gummed paper should not be used in the case to fasten down the cover as the moisture is reabsorbed by the dry aniline. If this experiment is properly made, the colourless discs will be seen stained of a blue or violet tint, surrounded and supported by mattered red discs. If any of the intermediate discs stain they will be of a green tint owing to the combination of yellow hæmoglobin and blue aniline.

It appears that that the »colourless disc« stained and unstained is incapable of retaining its corpuscular character in the absence of the support rendered it by the liquor sanguinis, or in its absence by the red discs which pack themselves around it. This is proved by the fact that the stained specimen of the colourless discs in which there is no débris, yield a mass of blue débris, or even blue liquid, when isolation is attempted, and not as might naturally have been expected, groups of red discs enclosing blue corpuscles. In the act of isolation the red discs are disturbed, and the currents convert blue corpuscles into blue débris.

From these observations the conclusion is justifiable that the »colourless discs« which are brought into view by the mechanical methods are the same corpuscles which granulate and become stained under the influence of aniline blue, whether dissolved in sodium sulph., or directly in the liquor sanguinis itself, this affording evidence that these corpuscles are chemically and physically distinct, and different to the red discs.

The argument therefore stands thus. 1. The presence of these bodies within the living vessels proves that they are not produced in the act of shedding the blood. 2. The study of them when outside the vessels proves that with a general histological similarity, they possess physical and chemical properties distinct from those of the red discs. We see therefore that more perfect methods of investigation have brought to our knowledge, corpuscles the very existence of which was unsuspected: what is the meaning of the fugitive corpuscles and what relation do they bear to that morphological Element of the blood which has recently engaged the attention and been the subject of so much controversy between Professor Hayem and Bizzozero. Are they one and the same body or simple allied bodies which possess similar properties and functions giving to them such essential unity as to cause them to be described by independent workers in terms perfectly interchangeable. The variety of the »fugitive disc« now under consideration was first brought prominently into notice by Prof. Hayem in a paper to the Academy of Sciences in 1877, and again described as a »new morphological element of the blood« by Prof. Bizzozero in 1881. At the date mentioned, Hayem affirmed that the blood of all vertebrate animals contained small bodies, which were neither red nor white corpuscles, these he described as »small, very fragile bodies, either isolated or gathered together in groups of from one to five, seldom more, remarkably clear in outline, very delicate and thin, and the majority of them obviously discoid and biconcave, and slightly coloured of a perceptible greenish or yellowish tint, being non-nucleated, perfectly homogeneous, having smooth surfaces, and a colloid look — their substance resembles that of a red corpuscle; in fact, during the whole period they remain intact, they exactly resemble small delicate pale red corpuscles, hence Hayem regarded them as red corpuscles in process of development, and proposed to designate them »hæmatoblasts«, thus implying that they were the germs or youngest forms of the red discs.« The above is the description Hayem considered applicable to these bodies, when seen in their integrity, and »most likely as they circulate in the vessels.«

Stimulated by the assertions from France and England, that other corpuscles existed in the blood, besides the red and white ones, Bizzozero undertook to examine the blood of the mammalia while circulating in the mesentery of the living animal, and on the strength of the observations thus made, announced to the Academy of Medicine of Turin, the discovery of »a new morphological element of the blood«[1] the histo-chemical characters of which he described in the following terms:

»By the side of the red and white corpuscles, a third morphological element is circulating. It consists of an exceedingly pale plate in the form of a disc, with parallel superficies, or more rarely lenticular, oval or round, one-third or one-half the diameter of the red globules; — they are always colourless, usually isolated from one another, but pretty frequently found united in larger or smaller masses; this however, is an indication that they have already undergone change«. Bizzozero proposes to designate the bodies »piastrines or Blut-plättchen.«

He admits that they are the same bodies which Hayem discovered in 1877, but justifies his right to bring them forward as a new discovery on the ground that »the solution of the question of the existence, and of the nature of the third morphological element of the blood, could not be arrived at, excepting by a mode of experimenting, which it is wonderful none of the preceding observers have practised, viz. the study of the blood while circulating in the living animal.

»This alone, he says, could decide beyond dispute what it is that circulates in the blood vessels during life.« There can therefore be no doubt, that whatever credit is due to Bizzozero in this connection consists in his appeal to the circulating blood to determine the pretensions of other

---

[1] Di un nuovo elemento morphologico del sangue e della sua importanza nella trombosi e nella coagulazione.

investigators, and inasmuch as what he found established previous conclusions, his labours must rather be regarded as corroborative than initiative, and have in this respect a distinct value, predisposing the physiological world to meet this enquiry with diminished prejudice. For my part, however, I must entirely dissent from the dictum, that the final appeal is to the circulating blood, for what we can observe in the circulation is a very unimportant part of what can be revealed by varying the methods and conditions under which the blood is studied, so much so that it would be impossible to explain thus a tithe of the phenomena, we are called upon to investigate — of what use for example would it be to look in the circulating blood for bodies which are invisible by virtue of their refractive index and colour being the same as those of the liquor sanguinis, and yet it is merely child's play now to show that, whatever their source, the blood abounds with such bodies.

Although Bizzozero supports Hayem in his main conclusion that there are visible bodies in the blood, which are neither the red nor white corpuscles, he differs from him in various important points. »Hayem, he said, called his disc-shaped elements hæmatoblasts«, being mislead by the false impression that they became changed into red corpuscles; he erred in describing them as biconcave discs more or less slightly coloured yellow, while as a rule they are discs with parallel surfaces, and never contain hæmoglobin, and from this error of observation he has derived his theory of their transformations into the red corpuscles, which I am prepared to show cannot be sustained. After discussing their possible relation to the leucocytes, which he dismisses, he says, »The piastrine would appear to have a more intimate relation with the red corpuscles, to which they are similar in shape, though not identical inasmuch as their surfaces are usually parallel and flat, not biconcave. This similarity is increased by the fact that their diameter varies, as that of the red corpuscles, i. e. they are larger in the dog and in man who have large red, and smaller in the rabbit and the guinea-pig, which have small red corpuscles; — in addition the elements in the blood of the ovipara which correspond to the piastrine of mammalia possess a nucleus, and as is known the red corpuscles of ovipara are nucleated.« He further says in opposition to Hayem's view, »The simple form of the piastrine proves nothing, for the flattened form stands in no nescessary relation with the function of the red corpuscles«, also the chemical constitution of the piastrine is exceedingly different from that of the stroma of the red corpuscles, which is sufficiently demonstrated by the fact that this stroma remains unchanged for a day or even a week after the blood is drawn, while the piastrine alter in a few minutes, and change into granular masses.« Speaking of the greenish-yellowish colour which Hayem ascribes to these discs, Bizzozero says, »The yellow coloration is certainly accidental, and owing to an absorption of hæmoglobin, depending on the method of preparation, since when the piastrine are examined in their living physiological state, i. e. while circulating in the blood vessels, they are altogether colourless.« He concludes, »This supposition then that the piastrine become converted into red corpuscles, stands on the same footing as the supposed transformation of white into red corpuscles, inasmuch as there is not a single fact to support its correctness, neither can it be accepted as a hypothesis, as I have shewn that the red corpuscles in the adult animal originate in the same manner as those produced during the life of the embryo, viz., by scission, so that we have no longer need of a hypothesis to account for the origin of the red corpuscles of the blood, during extra-uterine life.«

So far as I am aware, nothing seems to be known in regard to the origin of these bodies. Hayem has offered no suggestion, and Bizzozero says, »It would be sufficiently interesting to know the origin of the piastrine of the blood, but my investigations have not conducted me to any definite result with respect to this question.«

The case therefore stands thus. There exist in the blood of the mammal, certain non-nucleated, disc-shaped bodies having a diameter varying from $^1/_3$ to $^1/_2$ of that of the red discs, in respect to which there is a difference of opinion as to whether they are biconcave, flat or lenticular, or as to whether they do or do not possess colour, the destiny of which, as to whether they develope or not into red discs is a matter of dispute, and the origin of which is admittedly unknown.

Let us now endeavour to clear up some of these moot points. As the question of colour is a pivotal one, we will consider it first. Bizzozero on the strength of his observation of these bodies while in the vessels, unhesitatingly affirms that they are perfectly colourless. So far as visual observation goes, it may be remarked that the question of the colour of any given morphological element of the blood, must always be decided in relation to the liquor sanguinis. This being the liquid which surrounds, the blood elements must inevitably constitute the standard of comparison, so long as it is present. Bodies that are perfectly colourless are whiter than the liquor sanguinis, and are therefore well seen in it. This is the case with the colourless corpuscles (leucocytes). Bodies which have the same colour, and at the same time do not differ in refractive index are invisible.

This is the case of the colourless discs, while those bodies which have gained a little more colour than this liquid become slightly visible. The piastrines in the circulation are scarcely visible when they present themselves face uppermost, but very visible when they turn over and are seen edgeways — they are then of a deep pea-green tint. This is true also when they are seen in suitable preservatives. Under these circumstances we require a test for colour and for hæmoglobin more delicate and more reliable than the human eye, such as I have shewn we have in photography, which I have proved to be fifteen times more sensitive than the spectroscope, which means that it will detect the yellow colour of hæmoglobin in a body having a thickness of $^1/_{13}$ of that of the red disc, possessing a like intensity of colour, i. e. of $^1/_{15000000}$th. of an inch in thickness.

What then is the decision of photography in respect to colour, in the hæmatoblast or piastrine? It is that there are similar variations of colour, amongst these smaller, as amongst the larger fugitive discs of the blood. The fact is, the fugitive discs are divisible, on the basis of size, simply, into two varieties. The smaller variety consists of bodies of variable size, the largest of which does not appear to be greater than half the diameter of the red disc, and is therefore never, so far as size is concerned, an ordinary red disc. It is a body however, which beginning its career as a small colourless disc, invisible in the liquor sanguinis, acquires a considerable degree of colour, and it is these more coloured discs which are visible in the circulating blood, and in the blood after it is shed. The corpuscles of the larger variety of the fugitive discs with which these best compare, are those to which I have drawn attention under the head of the diffused-edged corpucles; these are bodies with a considerable degree of colour, and show a disposition to behave like the piastrines in separating into two constituents, a coloured and a colourless. They constitute the border line between the more evanescent and permanent discs of the blood, and are only able to partially maintain their integrity in the absence of the liquor sanguinis.

If it were possible to trace the smaller variety of »fugitive discs«, or hæmatoblasts up to these, there would be no difficulty in proving that they became full sized red discs. I have failed however to do this, they rarely reach to half the size of these bodies, and I cannot find intermediate sizes, and if they are present, this is the more singular, because at this point their stability should increase. On the other hand, the largest of them rarely exhibit the stability of full sized red discs, hence one of two conclusions presents itself, either that they never under the normal conditions of the blood become fully developed, or we have not yet learned the secret of their development beyond this point. I would by no means say that it is impossible to bridge over the gap, for so much depends upon suitability of method to the peculiarities of the corpuscles we seek.

These small elements like the ordinary blood discs present themselves readily to our view, but like these their origin and termination has been shrouded in mystery. The variations we see amongst them under the ordinary conditions in which they present themselves are slight and inconclusive, and relate mainly to size and colour. The differences in size do not enable us to say that these corpuscles grow, neither does the increase of colour seem to bear any definite relation to size, hence it may be inferred that they are of different sizes, when the assumption of hæmoglobin commences. This can only be definitely ascertained by determining their origin, and to this question we will now apply ourselves.

On page 124 of my work on the physiology and pathology of the blood [1]) I stated that the multinuclear cells of the blood (fully developed white corpuscles) ultimately disintegrate, and that their liberated and developed nuclei undergo conversion in the blood into colourless discs«, which gradually assuming colour become red discs, and further we shall have to recognise in the mammal two processes or modes by which the colourless discs which eventuate in red discs are produced (1) a major, rapid and direct mode by direct conversion of the lymph discs; (2) a minor, slow and indirect mode — by growth and colouration of nuclei of the white corpuscles. These two modes I have set forth diagrammatically on Plate XX in the work before referred to. I had already shewn that this was true of oviparous blood (vide Page 185 ibid.) and I now propose to give the same positive evidence in respect to the minor mode of development in the mammal.

Bizzozero, I am aware, has failed to trace this connection, and has stated that the results of the breaking up of the leucocytes are nothing but irregular masses of granules. This statement simply proves the truth of my assertion that the blood cannot be successfully studied by existing methods, and in the presence of the obscuring influence of the liquor sanguinis — it also tends to prove the truth of my views in respect to

---

[1]) Smith, Elder & Co., publishers, Waterloostreet, London.

the colourless discs, for the fact is, these nuclei are not disintegrated, but may always be displayed by a removal of the liquor sanguinis. This may be easily seen by an examination of the photographs of isolated, disintegrated leucocytes. It may, I am aware, be urged that there is a chemical difference between the nuclei of the white corpuscles in situ, and these bodies as shewn by the way in which the former are affected by weak stains; this however is only an evidence of the progressive development which goes on, the law of which is, that as corpuscles pass from the lymph towards the hæmoglobin stage, they become less and less amenable to the same stain, so that it requires to be presented to them stronger to bring about the same degree of coloration.

This appears to be due to the fact that the material which takes the stain is progressively diminishing in quantity. It is as true of the nucleus of the white corpuscle, as of the advanced lymph disc, which antecedes the »colourless disc«, and is owing to the changes which occur in the corpuscles as hæmoglobin is formed, and is a further evidence that the »hæmatoblasts« are undergoing those changes which are associated with the formation of hæmoglobin.

We see then that every morphological element of the mammal blood without exception is derived more or less directly from one and the same element, the simple uni-nuclear cell which I have designated the p r i m a r y l y m p h c o r p u s c l e or disc, which is the e s s e n t i a l e l e m e n t of every lymphoid organe.

From this body both the large and the small varieties of the colourless discs are derived; the larger, which is numerically by far the greater, results from regressive change in the exoplasm of this body, with setting free of its contained nucleus. This takes place in the lymphoid organs. The smaller are produced more indirectly by a developmental change of the primary lymph corpuscle into the white corpuscle, which takes place in the blood, and the subsequent disintegration of this body with liberation of its nuclei. These nuclei or small colourless discs, like the larger kind, proceed to acquire colour, and it is during this stage of their life history that they have become the subjects of study under the designation of »fugitive discs«, »hæmatoblasts«, »piastrines« and Blut-plättchen.«

It has been objected to my views that the blood of the lower vertebrates furnished no analogue to the »fugitive discs« of the mammal. This is however a mistake which has been made in entire ignorance of Section XI and XII of my work on the physiology and pathology of the blood, in which I have shewn that the final and finished product of the spleen and bone-marrow in ovipara is a delicat c o l o u r l e s s, n u c l e a t e d e l l i p s o i d, which can be again demonstrated after its passage over into the blood, and also the colour transitions between it and the fully developed nucleated corpuscles. I had therefore, not only shewn that the analogue of the colourless discs of the mammal existed in such blood, but had also proved that it was derived in a colourless state from the lymph organs, and was their f i n a l product, just as the advanced lymph disc was the f i n a l product of the lymph organs of the mammal.

In addition it has been shewn that the body which compares with the smaller fugitive discs of the mammal (the oviparous hæmatoblasts of Hayem, or the nucleated piastrine of Bizzozero) is the shed nucleus of the ordinary leucocyte of the ovipara, which in its turn is a development of the primary lymph cell found in the lymphoid organs of these animals. I propose to briefly recapitulate the evidence on which this rests.

Let us take first the simplest case, the invisible elliptical corpuscle of the ovipara. The cell-body of this corpuscle is absolutely invisible, both in the circulation and outside the vessels — that is to say, when the blood is shed. Its nucleus, on the contrary, is as easily seen, as that of the red corpuscles under either of these circumstances, and therefore, all we have to do is to indentify this nucleus in the circulation, which here appears to be altogether free, and having ascertained that by no means at our command can we detect the slightest indication of a cell-body in connection with it, we again examine the same blood when shed, re-identify the nucleus, and again assure ourselves that we are unable to see the cell-body. Now observe, we have here exactly the converse of a case of decolorisation. In the circulation, and also in the blood when shed, we have certain elongated oval nuclei, which are delicately granulated and highly refractive, differing markedly from the nuclei of the red corpuscles, and which we have not the least difficulty in identifying either within the vessels or outside them, and the cell-body of which is absolutely invisible under both conditions, and so limpid and liquid-like that in many cases it offers perceptible resistance to the pressure excerted by any other corpuscles, allowing such to come into close contact with its nucleus, in fact enables the latter to behave in all respects like a free element, for which indeed it has been hitherto taken. The cell-body around belonging to this nucleus can be made by various devices to display itself; sometimes this can be done by packing around it its fellow red corpuscles; at other times — i. e. with other kinds of blood, packing cannot be induced, and it then becomes necessary to apply stains in a peculiar manner to reveal it — i. e. in a dry state. In this way we have no difficulty in proving that among the living corpuscles circulating in the vessels of the ovipara, we have one, the cell-body of which is so precisely in colour, and in refractive index that of the liquor sanguinis as to be invisible in it; while its nucleus is, under these conditions, more visible than that of the red corpuscle.

It is the cell-body of this corpuscle which corresponds to the larger variety of the colourless disc of the mammal, and like it, these cell-bodies gradually acquire colour and exhibit all the transitions between the colourless, and fully coloured nucleated corpuscles. It is these transitionally coloured bodies which represent the »fugitive corpuscles« of nucleated blood, and the major mode of its development. The analogue in the ovipara of the smaller variety of the colourless disc of the mammal is the freed nucleolated nucleus of the oviparous leucocyte. In accordance with the statement of Hayem, and in opposition to that of Bizzozero, there can be no doubt that these freed nucleolated nuclei grow and acquire colour, and become oviparours red corpuscles, representing in this blood the minor mode of development.

My investigations have led me definitely to the conclusion that there are both in mammalian, and in nucleated blood, two processes by which red corpuscles are produced, one of which is numerically inferior in its results, and apparently supplemental only. This process which I have designated the minor mode is carried on, almost entirely in the blood, and comprehends the growth and development of the leucocyte and its contained nuclei, which latter when set free have been variously designated: hæmatoblasts, piastrines and Blutplättchen, but which I prefer to call the smaller variety of fugitive discs, because we have not to deal with a single body possessing fixed and definite properties but whith bodies in various stages of development, constituting a graduated series, which in the mammal, like the larger order of discs, have a colourless and invisible stage, and become visible as they acquire colour. My colleagues have concerned themselves exclusively with the more visible forms of this smaller series of discs, which they have observed and described in their mid-career only, failing to trace out either their origin or their destiny. On the other hand, they exhibit in their writings no knowledge whatever of the larger order of fugitive discs, which numerically are by far the most important, and constitute the major mode of corpuscle formation. In my earlier papers I have shewn that these are the freed nuclei of the p r i m a r y l y m p h d i s c s, and I now show that the smaller order are the freed nuclei of the w h i t e c o r p u s c l e s o r o r d i n a r y l e u c o c y t e s. The former are liberated in the lymphoid organs or blood glands, the latter in the blood itself.

The chief points insisted upon in this paper, are:

1.   That the fugitive discs of the blood are divisible into t w o varieties, possessing the same general physical and chemical properties, but differing as to size and origin.

2.   The larger variety consists of the free liberated nuclei of the primary lymph discs. These pass in their free state from the lymph organs to the blood and these simultaneously acquire colour, and visibility.

3.   The smaller variety consists of the nuclei of the white corpuscles or leucocytes, which are set free in the blood as invisible discs, and become after the acquisition of a little colour, the visible bodies which have been studied under the designations: hæmatoblasts, piastrines, Blutplättchen etc.

4.   These statements are equally true of oviparous or nucleated blood, with the reservation that owing to the presence of a nucleus, neither the larger or smaller variety of colourless ellipsoids are ever wholly invisible, but the marginal portion or cell-body, which corresponds to, and is the analogue of the mammal disc.

DISCUSSION.

Dr. GASKELL, de Cambridge, suggested that Prof. Norris should count the number of red corpuscles before and after packing and then see, whether by mere pressure the decoloration of the red discs is not brought about and fugitive corpuscles manufactured as described in the last number of the Journal of Anat. and Physiology.

Prof. NORRIS, de Birmingham. In reply to Dr. Gaskell, Prof. Norris said he was perfectly conversant with all the experiments and arguments who had been published with the view of showing that the body in question was merely a decolourised red disc. As to corpuscle-counting as a means of estimating the number of corpuscles per cubic MM. of blood which disappeared in any given diluent, he had shown (Lancet, July—Aug. 1883) that the defects of this method owing to the multiplication of initial errors were very great and had proved that the estimation of the amount of hæmoglobin present in any given diluent after the subsidence of the corpuscles, and therefore after they had been in contact with the diluent for several hours was much superior. He was quite aware that certain of the red discs were more unstable than others, indeed this was essential to his contention that there existed a fugitive and a permanent group, the former representing the younger and the latter the older discs of the blood. Under special preservatives, such as combination of Osmic Acid and Jodium sulphate, there could be no doubt that the red discs would disappear in the ratio of the length of time the blood was kept and the abnormality of the conditions to which it was subjected. This however is no way contradicted or vitiated the conclusion that colourless discs, derived as such from the lymph sources, existed in the blood, a fact perfectly demonstrable by an appeal to the vessels of the mesentery of small animals and of the uninjured bats wing in a condition of mechanical stasis; such examples were seen in the photographs before the section. It was an entire misconception on the part of Dr. Gaskell to suppose that conditions who involved p r e s s u r e were necessary to exhibit these corpuscles, they could be shewn as readily on one as between two glass surfaces. Objections of this class were fully disposed of in the Authors paper before referred to (Lancet July and August 1883).

The inhibitory actions and the inhibitory nerves in general.

Sur les actions inhibitoires on restrictives de la force nerveuse et des nerfs arrestateurs en général.

Ueber Hemmungswirkungen und Hemmungsnerven im Allgemeinen.

by **W. H. Gaskell**, M. D. F. R. S., de Cambridge.

In opening a discussion upon so difficult and complicated a question as the action of inhibiting processes it is impossible for any person to attempt to cover the whole ground of the inquiry within the limits of time allowed. I imagine therefore that I shall open this discussion with the greatest advantage if I put before you two or three definite questions and then attempt to answer those questions in the case of that particular instance of inhibitory action which I myself have specially studied. Upon examination of the instances of inhibitory action throughout the body we find the following two facts coming prominently forward:

1. Direct stimulation of a tissue may at one time set that tissue in activity, at another inhibit that activity.
2. Stimulation of the same nerve-trunk may at one time excite action at another inhibit action.

I therefore propose for discussion the two following questions:

1. Is the inhibition caused by direct stimulation of the tissue due to the excitation of special inhibitory nerves in the tissue; or can the same stimulus by its direct action upon the tissue at one time excite at another inhibit according to the condition of the tissue at the time, apart from all nerve stimulation.
2. Do special inhibitory nerves exist apart from excitor nerves or

can the same nerve sometimes excite sometimes inhibit according to the condition of the organ it supplies.

After these two questions have been answered we shall then be in a position to discuss the 3rd question viz.

3.   What is the nature of the inhibitory process.

At the outset I venture to suggest that the answers to the questions need not of necessity be the same in every instance. It is perfectly conceivable and indeed probable that originally the processes of excitation and inhibition were bound up in the same tissue cell and that the same nerve was able both to excite and inhibit the activity of an organ while in the more highly differentiated organisms a further separation of function took place until certain nerve fibres were set apart purely for purposes of excitation, while others were confined to inhibition. For this reason each case of inhibition must be argued on its own merits and it need cause no surprise if it be ultimately found that in such a case as the heart the inhibitory and excitor nerves are absolutely separated while in the case of the motor centres of the spinal cord the same sensory nerve can at one time excite, at another inhibit the action of that centre.

These instances of inhibition can be separated into 2 great groups: 1.   Those occurring in the central nervous system or 2. those occurring through peripheral nerves; and seeing how little we know as yet about the processes going on in the central nervous system or further what intricate and complex communications exist between its separate parts, it is reasonable to turn rather to the simpler and more accessible problems presented by the action of peripheral nerves or notably to the action of the vagus on the heart in any attempt to solve mysteries of inhibition.

The first problem then is: what is the relationship between direct excitation and inhibition ; how far is the following law universal:

»A stimulus who causes an excitation of an organ when at rest can inhibit the action of that organ when in a state of activity«, or to use Heidenhains terminology in explanation of the inhibitory phenomena observed by him upon direct stimulation of certain portions of the cortex of the brain :

»Two processes are going on side by side in each cell the one excitatory and the other inhibitory, and the stimulus brings into prominence that process which at the time was in the background.«

This conception is of fundamental importance for any theory of inhibition and is therefore one who must be tested rigorously wherever found.

Now in 1875 Foster drew attention to the fact that direct stimulation of the whole or any portion of the heart of the snail by means of a weak interrupted or strong constant current not only caused it to contract rhythmically when at rest, but also inhibited its contractions when beating spontaneously and diminished the force of those contractions. Later, the same thing was noticed in the case of different portions of the frogs heart with the exception that in the isolated ventricle when beating spontaneously the strength of its contractions was diminished by the action of the current without any marked change of rhythm. This effect of the constant current has been lately rediscovered by Biedermann, who has added another fact, viz. that the form of activity capable of being inhibited need not be rhythmical but may be tonic, that therefore the cardiac muscle, when in a condition of rhythmical or tonic activity, can in each case be inhibited by the action of a direct stimulation.

Again, the experiments of Schiff in 1850 showed that a simple mechanical stimulus to the ventricle of the frog caused a local diastole, a subject which has been investigated of recent years by Rossbach, Aubert and Luchsinger.

We see, therefore, that any direct stimulus, whether mechanical or caused by the interrupted or constant current, can according to circumstances both cause and inhibit contractions. Foster argues that in all cases we have here a direct action of the stimulus on the contractile tissue and not an indirect action through nerves, because the snail has no such nerves.

Now in my paper on the innervation of the heart of the tortoise I have shown that the phenomenon of inhibition by direct stimulation can be studied very conveniently by suspending a strip of the tissue whether from ventricle or auricle and stimulating this with a weak interrupted current while it is made to beat rhythmically by means of single induction shocks at definite intervals, and I noticed that this inhibition by direct stimulation has many points of resemblance to that produced by vagus stimulation thus.

Direct stimulation resembles the vagus in that it inhibits the strength of the contraction in the case of the frogs auricle and ventricle and of the tortoise auricle but not of the tortoise ventricle.

Also atropin removes the inhibitory action of the vagus and also the inhibitory action of the direct electrical stimulus to the muscular strips, and Rossbach says it removes the local diastole of mechanical excitation.

We see then the close resemblance between the action of the vagus and the action of a direct stimulus. Either then the inhibitory nerve acts in the same way as a direct stimulus, or else the direct stimulus in reality excites the terminations of inhibitory nerves in every portion of muscular tissue.

I have endeavoured to decide between these two views by the method of degeneration.

For this purpose I have made use of young crocodiles and have examined the effect of direct stimulus of the auricular tissue at different lengths of time after the removal of a large piece of the vagus nerve on each side.

The crocodile possesses a coronary nerve as in the tortoise, and the vagi act much in the same same way as in that aminal diminishing most markedly the auricular without influencing the strength of the ventricular contraction. So too in the suspended auricular strip a weak interrupted current diminishes the contractions caused by the single induction shocks in the most powerful manner.

When however both vagi have degenerated so that not the faintest effect is produced on the heart by their stimulation, then, as far as I have yet seen, the inhibitory effect of the interrupted current upon the artificially produced contractions of the suspended auricular strip also disappears.

Clearly then the inhibitory effect of direct stimulus upon the strength of the contractions of the cardiac muscle must be attributed to the stimulation of the nerve endings of the vagus in the muscle, and we see therefore that the inhibitory action of the nerve holds good up to its very terminations.

Further there is no reason to suppose that the muscular tissue of the snails heart differs in this respect, for my friend W. Ransom at Cambridge has found that the snails heart possesses a well defined vagus nerve just as the heart of the cephalopod.

On the other hand, it is possible that standstill of the heart due to stimulation of the sinus venosus may be caused by the action of the stimulus directly upon the automatic tissue of the sinus and not through the stimulation of vagus nerves; for although Klug in his experiments with frogs was unable to stop the heart by sinus stimulation after degeneration of the vagi, yet in the few crocodiles which I have as yet examined, where both vagi were absolutely ineffective and direct stimulus was unable to diminish the auricular contractions, stimulation of the sinus was easily able to stop the heart; and it would seem from the experiments of Biedermann and Ransom that with the constant current at all events inhibition can take place most easily in 2 ways; 1. when the kathode is near the entrance of the inhibitory nerves i. e. stimulus of the inhibitory nerves, and 2. when the anode is on the starting point of the rhythmical action i. e. depression of excitability of the tissue to which the rhythm is due.

To sum up then this part of our discussion, we may conclude that in the instance under review, direct stimulation causes inhibition chiefly because it excites the terminations of inhibitory nerves, while at the same time the possibility is not excluded that an inhibitory process may be caused by the action of an electrical current directly depressing the excitability of the tissue, especially when that tissue is concerned in the manifestation of automatic actions.

The next question is:

When inhibition takes place through nerve stimulation, is it or is it not due to the excitation of a special nerve whose function is always to inhibit? or to put the question in a different form: are inhibitory and excitor nerves necessarily separate from each other or can the same nerve at one time excite and at another inhibit according to the condition of the organ acted upon?

Here again we see a marked distinction drawn between inhibition from stimulus of centripetal and centrifugal nerves respectively. In the latter case tendency is to ascribe the action in question to the influence of special inhibitory nerves as the vagus for the heart, the vaso-dilators for the blood vessels, the splanchnics for the intestines, while in the former few would attribute to separate nerves the inhibition and excitation of reflex actions upon stimulation of a sensory nerve, the existence of inspiratory and expiratory nerves in every sensory tract or the universal distribution of pressor and depressor nerves throughout the body as imagined by Latschenberger and Dealma. Then also, when dealing with the question of inhibition of the central nervous system there is always a possibility of explaining such inhibition in two ways. either as a suppression of the action of certain motor nerve centres or as a simple reflex upon certain inhibitory nerves. Thus when the heart stops owing to stimulation of a sensory nerve we conclude that such stoppage is brought about by a reflex stimulation of the vagus and not by inhibition of some cardio-motor centre, and the reason why we consider such action to be simply reflex is partly because we know more about the action of the vagus on the heart than about the action of the afferent nerves upon the centre of the motor nerves of the heart.

In other cases where we know little or nothing about the afferent inhibitory nerves but do know something about the motor centres we are on the contrary inclined to argue that the reflex inhibition observed is a true inhibition of motor centres and not a reflex excitation of inhibitory nerves. It is clear then that the answer to the question — are inhibitory nerves separate entities or are they able sometimes to excite sometimes to inhibit according to the condition of the organ they supply — must be sought for in the first instance in cases of peripheral inhibition and that only then can the question of the existence of special afferent inhibitory nerves be discussed. Again therefore, we must turn to the action of the vagus on the heart and find out whether the vagus is a purely inhibitory nerve or whether it is able sometimes to inhibit sometimes to augment the various cardiac functions.

At the last meeting of this Congress, in London 1881, I demonstrated how the vagus of the frog and toad was able to produce throughout 2 opposing effects, the one of the nature of inhibition and the other of augmentation, and how nearly every conceivable combination of these two effects was noticed at one time or another, and influenced by the observations of Baxt upon the conjoint action of accelerans and vagus in mammals I imagined that special nerves corresponding to the accelerans had not differentiated off in the amphibia and that here as well as in the vagus of molluscs we were dealing with one kind of nerve who combined within itself the functions of the vagus and accelerans of higher animals.

In the following year Heidenhain observed facts closely resembling mine and came to the conclusion that they were to be explained on the assumption that the vagus contained 2 kinds of fibres, the one inhibitory and the other augmentor; still he was unable to separate the two sets of fibres. I am glad now to be able to acknowledge that his view was the correct one and to be able to demonstrate the separate existence of the augmentor and inhibitory fibres of the frogs vagus.

On the board I have drawn a diagram of the course of the cardia sympathetic fibres in the frog showing the Annulus of Vieussens and the correspondence of these fibres with the accelerans of mammals, and in the drawings which I pass round you will see how the sympathetic nerve causes always an increase in the rate of beat and in the strength of the contractions, while the intracranial vagus stops the heart and diminishes the contractions during its stimulation; and upon comparison of these present curves with those exhibited by me at the last meeting of this congress showing the effect of stimulation of the conjoint vago-sympathetic nerve we see clearly what manifold variations of effect are exhibited when two nerves of opposite characters are simultaneously stimulated in the same nerve trunk.

Now this is precisely the problem with which we are so constantly confronted in endeavouring to determine the effect of nerve stimulation throughout the body, and one fact seems to be coming to the front, viz. that weak stimulation is most effective in the direction of inhibition and strong stimulation in the direction of excitation. Thus weak stimulation of the sciatic is supposed to show the existence of the vaso-dilator nerves in that nerve trunk; it is the gentle stimulus which Heidenhain and Bubnoff found effective in their experiments on the action of sensory nerves in inhibiting motor action started from the cortex cerebri; the stimulus to a sensory nerve which inhibits reflex actions in the spinal cord is weaker than that which excites those actions. The stimulus which produces by its inhibitory effects the condition of hypnotism is essentially a weak one.

In the case of the vaso-dilation this effect of a weak stimulus is one of the arguments for the separate existence of such nerves; may it not also be so used in the other cases? Two things have struck me very much since I have been experimenting with the intra-cranial vagus of the frog; in the first place, what exceedingly weak stimuli are sufficient to produce a complete and long lasting standstill, and in the second place the enormous length of time it is possible to keep the heart absolutely at rest by long continued gentle stimulation of the nerve. Thus I have stopped the heart easily during the whole of the stimulation with the sec. coil at 35 c.m from the primary; (12 c.m distance being just appreciable to the tongue) and also have kept the heart absolutely quiescent for 28 minutes by a continued stimulation of the nerve with the sec. coil between 12 and 13 c.m from the primary, a strength of current which I have always been accustomed to consider decidedly weak for the stimulation of such nerves as the vagus and sympathetic.

The fact then that inhibitory effects are produced by weak stimulation may be capable of explanation on the hypothesis of the separate existence of inhibitory and excitor nerves both of which are contained in the same trunk.

We come now to the 3rd question — the nature of the inhibitory process — and seing that in the frog as well as in the mammal the sympathetic system furnishes the excitor or motor nerves of the heart in the same way as it furnishes similar nerves to the bloodvessels, while the vagus supplies the inhibitory nerves, we may reasonably hope by examining the action of the intracranial vagus nerve to gain some insight into the nature of inhibitory action of a more definite character than has yet been accomplished. At present I have not had time to work out this question as I desire, so that all I am able to say on this occasion must be considered as provisional and representing rather what seems probable than what I consider certain from the present limited number of experiments.

In endeavouring to find out the nature of inhibition it is necessary not only to examine into the state of the tissue during the period of inhibition, but also to see, whether any enduring effect is impressed upon the tissue after the inhibitory action has ceased. Now we can conceive an inhibitory nerve producing its effect because its action is one of the 3 following kinds:

1. It may be destructive.
2. It may be neutral.
3. It may be constructive.

It is perfectly clear that the activity of an organ can be abolished by destructive agencies such as exhaustion and in the highest degree death. Or we can imagine a process which leaves the tissue unaffected but simply interferes with the stimulus as in the physical interference of vibrations. Such an inhibition might be called neutral. Or finally, we can imagine the inhibitory process to consist of such a molecular rearrangement as to prevent or diminish the activity for the time being while at the same time its charater was such as to lead to an ultimate increase of activity. Such a process would be constructive in its nature.

As far as the central nervous system is concerned, there exists a strong tendency to look upon the inhibitory processes occurring there as neutral in their character; Rosenthal's resistance theory is essentially of this kind: the alteration of the hypothetical resistance only distributes the effects of the activity of the nerve centres in a different manner. Nothing is absolutely lost or gained.

He has attempted to apply the same theory to explain the action of the cardiac nerves, but without taking into account the action of these nerves upon the strength of the cardiac contractions; and it is specially the variations of contraction strength which are so difficult on his theory or on any theory of interference.

For my own part, I am still inclined to hold the same opinion as I expressed at the Congress 3 years ago, viz. that the inhibitory action of the vagus is not destructive, is not neutral but is constructive.

In the 1st place, I have endeavoured to compare the effect on the heart of long continued and frequent stimulations of the sympathetic with similar stimulations of the intracranial vagus, and have found that the action of the motor nerve quickly and decidedly exhausts the energy of the contractions of the bloodless heart so that its beats not only become very much weaker, but also the nerve action is unable to increase them to any extent; on the other hand, the action of the vagus is the reverse, the energy of the beats is diminished during and for a variable time after the stimulation, but then the heart beats as strong or stronger than before this stimulation. Further even in the bloodless heart, when exhausted by the action of the motor nerve, a long continued improvement can take place after frequent stimulations of the vagus, and what is still more striking, the sympathetic may in consequence of the vagus stimulation regain its power over the cardiac contractions. It seems to me then at present that the increased action seen after true vagus stimulation is not of the same kind as that seen during the stimulation of the sympathetic: that where as the latter resembles the action of a motor nerve and tends to exhaust the muscle, the former is not motor, but is an expression of improvement of such a character that the sympathetic nerve now finds material ready to hand upon which to act, which before was wanting.

This conception is in accordance with various observations that have been previously made on mammalian hearts: thus our president Prof. Panum has observed the improvement in the beats of the heart of rabbits through vagus stimul., when the heart was beating feebly, and Traube, Gianuzzi and recently Brown Sequard have noticed the long lasting beneficial effects of vagus stimulation.

To sum up.

I have endeavoured to answer the 3 questions proposed in the case of one special example of inhibitory action and have come to the conclusion that in this case:

1. Direct stimulation causes inhibition chiefly because the terminations of inhibitory nerves are stimulated.
2. Inhibitory nerves have an existence separate from motor or excitor nerves.
3. The process of inhibition is not destructive or neutral, but constructive in its nature.

In conclusion I would venture again to remark that I have no intention of attempting to apply to all cases of inhibition the conclusions to which I have arrived after studying the action of the vagus on the heart. Each separate case must be investigated on its own merits, and I do not think we can generalize much further than to say, that any explanation which is found to hold good for one example of inhibition occurring in the central nervous system will probably hold good for all other cases occurring in that system, and also that what is true in the case of the heart is probably true for the other parts of the vascular system; that in fact wherever a morphological unity exists, there also will a physiological unity be found.

DISCUSSION.

Prof. P. L. PANUM, de Copenhague: Ich habe versucht die mannigfaltigen Thatsachen, die sich auf diesen Gegenstand beziehen, durch eine Hypothese mit einander in Zusammenhang zu bringen, und obgleich es im Allgemeinen wohl klug ist, seine Hypothesen für sich zu behalten und sie nur zum Leitfaden eigner Untersuchungen zu benutzen, so erlaube ich mir dieselbe hier mitzutheilen, weil ich selbst schwerlich im Stande sein werde dieselbe weiter zu verfolgen.

Ich gehe davon aus, dass man, wie es scheint, in allen Fällen, wo Reizung gewisser Nerven anstatt Contraction, Dilatation gewisser ringförmig verlaufender Muskelfasern hervorruft, Nervenzellen in den peripherischen Verlauf solcher motorischer Nervenfasern eingeschaltet findet, während solche fehlen, wo die Reizung der Muskelnerven Contraction veranlasst.

Diese Thatsache führt auf die Vermuthung, dass die Reizwirkung, welche durch die Nervenfasern dem Muskel zugeführt wird, durch die Nervenzelle in der Weise verwandelt wird, dass, anstatt Reizung, Unempfänglichkeit für Reizung hervorgerufen wird.

Wenn man dieses mit der Thatsache in Verbindung bringt, dass Eintritt von n.gativer Electricität im Nerven Reizung, und im Muskel Contraction veranlasst, und dass dahingegen Eintritt von positiver Electrität im Nerven keine Reizung, sondern Unempfänglichkeit für Reizung, und im Muskel keine Contraction, sondern Erschlaffung veranlasst, so liegt es nahe, sich vorzustellen, dass die electromotorische Veränderung, welche durch die Reizung im Nerven hervorgerufen wird, und welche sich durch denselben zum Muskel verbreitet, beim Durchtritt durch die Nervenzellen in die entgegensetzte Veränderung umgekehrt wird, also dass sie, wenn sie vor der Nervenzelle negativ electrisch war, nach Durchtritt durch dieselbe positiv electrisch wird, und umgekehrt.

Wenn man nun annimmt, dass bei Leitung der Erregung durch jede bipolare Nervenzelle eine solche Umkehrung des durch Reizung hervorgerufenen electromotorischen Zustandes der Nervenfasern bewirkt wird, so würde eine wirksame Reflexaction entstehen, wenn die Erregung sich durch 2 (oder 4) Nervenzellen von der afferenten zur efferenten Faser verbreitete; dahingegen würde eine Hemmungsreflexwirkung entstehen, wenn nur 1 (oder 3) Nervenzellen zwischen der afferenten und der efferenten Nervenfaser eingeschaltet wird. Dieses wird durch folgende schematische Zeichnungen versinnlicht, in welchen a das peripherische Ende der afferenten Nervenfaser, e das mit der Muskelfaser verbundene Ende der efferenten Nervenfaser, c und c_1 Nervenzellen, ÷ negative und + positive Electricität bedeuten.

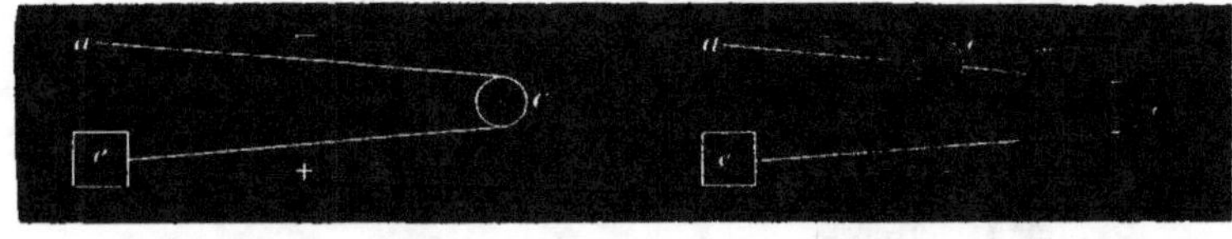

Fig. 1.   Fig. 2.

In gleicher Weise würden die von der Grosshirnrinde ausgehenden motorischen Impulse den betreffenden Muskeln activ wirksame Impulse zuführen können, wenn zwischen dem Ausgangspunkte des Reizes und dem Muskel 2 oder 4 oder 6 Nervenzellen eingeschaltet wären, dahingegen Hemmung, wenn die Leitung 1 oder 3 oder 5 Nervenzellen zu passiren hätte.

Hemmende und erregende Wirkung auf einen Muskel würde übrigens auch zu Stande kommen können, wenn eine erregende und eine hemmende Nervenfaser zum Muskel (oder zu einem anderen Actionsorgan) ginge, indem man sich dann entweder vorstellen könnte, dass gleichzeitig erregende und hemmende Wirkung sich in der Nervenzelle in der Weise aufhöben, dass der Muskel oder das Actionsorgan dadurch nicht gereizt würde, oder dass die Innervation der hemmenden Faser die Leitung durch die Nervenzelle erschwerte oder aufhöbe, während die Innervation der erregenden Faser die Leitung der Erregung zum Muskel (oder einem andern Actionsorgan) erleichterte. Diese Vorstellung wird durch folgende Zeichnung versinnlicht, indem c den Muskel und c eine Nervenzelle darstellt, in welche vom Centralorgan 2 Nervenfasern eingehen, von welchen die eine positiv die andere negativ innervirt wird, während eine dritte Nervenfaser von der Nervenzelle zum Muskel geht.

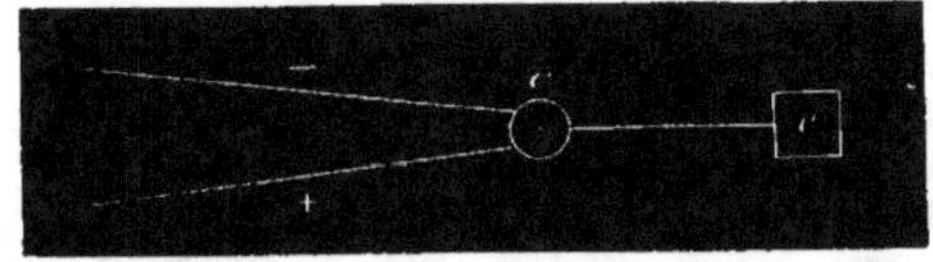

Fig. 3.

Wenn man die Innervation und Leitung in der Nervenfaser als einen vorübergehenden und mit der Schnelligkeit der Nervenleitung sich durch die Nervenfaser zum Actionsorgan fortschreitenden Dissociationsprocess aufzufassen beliebt, so lässt sich die angeführte Hypothese auch mit dieser Auffassung vereinigen, wenn man annimmt, dass der Dissociationsprocess, welcher Reizung bewirkt, vorübergehendes Auftreten negativ-electrischer, derjenige, welcher Hemmung bewirkt, positiv-electrischer Comparenten erzeugt.

Mit Rücksicht auf diese Hypothese erscheint eine genauere Untersuchung der electromotorischen Verschiedenheit, welche bei Reizung der Nervenfasern vor und hinter den Spinalganglien zur Beobachtung kommen können, wünschenswerth.

Die Grundzüge dieser Hypothese habe ich bereits in der 2. Auflage meines, in dänischer Sprache erschienenen Lehrbuchs der Physiologie angedeutet. (Nervenfysiologie p. 125).

Die Beziehungen des Baus des Labyrinths zur Funktion desselben.

La relation entre la forme et la fonction du labyrinthe.

The relation between the structure of the Labyrinth and its functions.

Dr. **B. Baginsky**, de Berlin.

Meine Herren!

Die physiologische Forschung hat trotz der einheitlichen Entwickelung des Ohrlabyrinths und trotz der innigen Beziehungen, welche anatomisch zwischen allen Theilen des entwickelten Ohrlabyrinths bestehen, den verschiedenen Theilen eine verschiedene Funktion beilegen zu müssen geglaubt. So sollen die Bogengänge mit dem Utriculus eine andere Bedeutung haben, als Schnecke mit dem Sacculus, und es sollen, während die letztere dem Hören dient, die ersteren in naher Beziehung zum Gleichgewicht des Körpers stehen. Es sei mir gestattet, in die Analyse dieser Fragen einzutreten, und des besseren Überblicks wegen behandle ich zunächst die Fraktion der Bogengänge und alsdann die der Schnecke.

Wie Sie wissen, war Flourens der erste, der 1828 nach Durchschneidung der Bogengänge bei Tauben unmittelbar nach der Operation eigenthümliche pendelartige Bewegungen des Kopfes in der Richtung der durchschnittenen Kanäle auftreten sah. Entsprechend dieser Störungen des Kopfes bestanden auch solche am Rumpfe der Thiere und bei der Bewegung derselben; auch sie äussern sich bei Durchschneidung verschiedener Kanäle verschieden. Da diese Störungen durch eine Läsion des Gehörnerven sich nicht genügend erklären liessen, so stellte Flourens die These auf, dass der Nerv. acusticus aus zwei verschiedenen Nerven besteht, von denen der Nervus cochleae nur der Gehörfunction dient, während der Nervus vestibuli als Fortsetzung der Kleinhirnschenkel, nach deren Verletzung ähnliche Störungen sich zeigen, aufzufassen ist.

Bestätigt und ergänzt wurden die Flourens'schen Beobachtungen von Harless, Czermack, Brown-Séquard, Vulpian u. A., ohne dass erheblich neue Gesichtspunkte in die Frage gebracht wurden. Erst Goltz, welcher an 2 Tauben mit durchschnittenen Bogenkanälen eine Kopfverdrehung um 180⁰ beobachtet hatte, stellte auf Grund dieser Kopfverdrehung die These auf, dass die Bogengänge eine Vorrichtung bilden, welche der Erhaltung des Gleichgewichts dient, und dass sie Sinnesorgane für das Gleichgewicht des Kopfes und mittelbar des ganzen Körpers sind. Diese Hypothese wurde später von vielen Forschern adoptirt, wenn auch verschiedene Erklärungen versucht wurden; so glaubt u. A. Cyon, dass die Bogengänge die peripheren Organe des Raumsinnes sind, womit besonders auch die Lage derselben nach der Richtung der drei Dimensionen übereinstimmt.

In der weiteren Betrachtung haben wir es demnach jetzt zu thun

1) mit den Flourens'schen Pendelbewegungen des Kopfes und

2) mit der Goltz'schen Kopfverdrehung und der daran sich anschliessenden Hypothese.

Sehen wir nun, in wie weit zunächst die von Goltz aufgestellte Hypothese sich bestätigt. Sie konnte nur bestehend bleiben unter der Voraussetzung, dass die von ihm beobachtete Kopfverdrehung auf die Zerstörung der Bogengänge allein zu beziehen ist und dass jede Gehörläsion ausgeschlossen ist. Goltz glaubte in der That jede Nebenverletzung

benachbarter Gehirnpartien vermieden zu haben. Dies ist indess nicht der
Fall, wie die Untersuchungen von Böttcher, Tomaseczewicz und mir nachgewiesen haben. Bei der von Goltz geübten Operationsmethode handelt
es sich stets um Läsionen benachbarter Kleinhirnpartien, sei es, dass die
Läsion bereits bei der Operation durch etwaige Blutungen ins Gehirn
gesetzt wird — als deren Folge die Kopfverdrehung sogleich nach der
Operation eintrifft — oder sei es, dass sie durch Fortleitung der Entzündung aufs Gehirn von dem ersten Orte des Eingriffs aus erfolgt — als
deren Folge die Kopfverdrehung erst einige Tage nach der Operation
eintritt. Ist also die Kopfverdrehung die Folge einer Gehirnläsion, so
kann sie nicht verwerthet werden für die Erklärung der Funktion der
Bogengänge.

Aber auch durch anderweitige Versuche ist es mir gelungen, den
Nachweis zu erbringen, dass die Bogengänge nicht dem statischen Sinne
dienen. Wenn man bei Hunden das Labyrinth und die Bogengänge zerstört, was ich in einer grossen Anzahl von Versuchen ausgeführt habe, so
beobachtet man, wenn die Operationswunden geheilt sind, abgesehen von
der mehr oder weniger vollständig ausgesprochenen Taubheit, keine
Schwindelerscheinungen. Die Thiere erscheinen in ihrem Verhalten, in
ihren Geh- und Laufbewegungen vollkommen normal. Hunde, welche
früher auf den Hinterbeinen stehen konnten, sind es auch jetzt im Stande.
Niemals würde dies möglich sein können, würden die Bogengänge die
peripheren Organe des statischen Sinnes darstellen. Den Thieren fehlt
ja jetzt dieser Sinn und eben so wenig, wie der Retina beraubte Thiere
je mehr sehen können, könnten diese der Bogengänge beraubten Thiere
ihr Gleichgewicht behalten. Ist dies dennoch der Fall, so ergiebt sich,
dass die Goltz'sche Anschauung irrig und durchaus zu verlassen ist. Ich
kann übrigens constatiren, dass weitaus die meisten Physiologen diesen
Standpunkt bereits verlassen haben.

Wir sind somit zur Flourens'schen Anschauung zurückgekehrt und es
fragt sich, in wie weit die nach Durchschneidung der Bogengänge auftretenden Pendelungen des Kopfes bei der Taube und wie die nach Verletzung des Labyrinths beim Säugethier (Hund und Kaninchen) auftretende
Schwindelerscheinungen mit dem Nervus vestibuli beziehungsweise dessen
Läsion in Verbindung zu bringen sind. Nicht ohne Absicht trenne ich die
beiden Thierspecies, die Vögel vom Säugethier. Es zeigen sich hier sowohl
in der Operationsanordnung, wie in den Erscheinungen ganz erhebliche
Differenzen. Bei der Taube ist man vermöge der oberflächlichen Lage
der Bogengänge im Stande, jeden einzelnen Bogengang, mindestens den
horizontalen und hintern vertikalen isolirt zu durchschneiden. Beim vor-
deren vertikalen gelingt dies wegen seiner tiefen Lage sehr schwer. Beim
Säugethier ist die isolirte Verletzung eines Bogenganges ohne schwere
Hirnläsionen nicht möglich: es gelingt, speciell beim Hunde, nur das
gesammte Labyrinth von der Bulla ossea aus zu erreichen. Und was die
Erscheinungen anbelangt, so macht bei der Taube die einseitige Durchschneidung der Bogengänge nur geringe, häufig auch gar keine sichtbaren
Störungen, während beim Säugethier bereits die einseitige Verletzung des
Labyrinths von lebhaften Störungen begleitet ist oder wenigstens begleitet
sein kann.

Wie man sich den Einfluss der Bogengangsdurchschneidung auf den
Nervus vestibuli vorzustellen habe, darüber sind die Ansichten der Autoren
getheilt. Seit Flourens haben sich besonders zwei Ansichten Geltung zu

verschaffen gesucht, ob es sich nämlich um eine Lähmung oder um eine Reizung des Vorhofsnerven handelt. Für und wieder sind die verschiedensten Gründe geltend gemacht worden, ohne dass bisher eine Einigung der Ansichten erzielt worden wäre. Darüber herrscht allerdings jetzt keine Meinungsverschiedenheit mehr, dass es sich nicht um eine Lähmung der vestibulären Zweige des Acusticus handeln könne. Würde darüber noch ein geringer Zweifel bestehen, so würden meine Versuche an Hunden, denen ich beiderseits das Gehörlabyrinth zerstört hatte, ohne dass sie irgend welche Schwindelerscheinungen nach Heilung der Wunde zeigten, diesen beseitigen.

Anders mit der Frage, ob es sich bei Durchschneidung der Bogengänge um eine Reizung des Nervus vestibularis handelt, und ob durch diese die in Frage stehenden Schwindelerscheinungen erzeugt werden. Ich glaube auf Grund zahlreicher Versuche an Tauben, Kaninchen und Hunden im Anschluss an die Untersuchungen von Böttcher dieser Anschauung entgegentreten zu müssen, indem ich nachweisen konnte, dass die Durchschneidung der Bogengänge an Tauben und die Verletzung des Labyrinths am Säugethier Gehirnläsionen involvirt, als deren Folge die Schwindelerscheinungen aufzufassen sind. Ich glaubte eine Reizung der vestibularen Acusticuszweige um so mehr ausschliessen zu können, als bei meinen Einspritzungsversuchen differenter und indifferenter Flüssigkeiten in die Paukenhöhle von Kaninchen nur dann Schwindelerscheinungen auftraten, wenn diese Flüssigkeiten in der Schädelhöhle an der Fossa jugularis nachweisbar waren.

Meine Anschauung hat indess mannigfachen Widerspruch erfahren. Die Richtigkeit der anatomischen Verhältnisse wird zwar zugegeben, auch die möglicher Weise nach der Bogengangsdurchschneidung eintretende rückwirkende Hirnläsion; dennoch aber wird behauptet dass, wenn auch vom Gehirn aus die Erscheinungen erzeugt werden können, doch auch die Verletzung des Labyrinths beziehungsweise der Bogengänge allein die Erscheinungen herbeiführen kann, und ganz besonders hat Högges durch eine Versuchsreihe die Richtigkeit dieser Annahme erweisen zu können geglaubt. Bei Wiederholung seiner Versuche, welche ich zur Klarstellung der vorliegenden Frage unternommen habe, stellte es sich heraus, dass dieselben durchaus nicht beweiskräftig erscheinen. Högges setzt, um zum Labyrinth zu gelangen, schon vorher durch Entfernung der Flocke des Kleinhirns eine Gehirnläsion, welche gerade vermieden werden soll, und schafft so Complicationen, welche seine Schlussfolgerungen erschüttern. Die Richtigkeit dieser Behauptung ergiebt sich, wenn man nach jedem Versuche die Obduction des Gehirns vornimmt, was Högges unterlassen zu haben scheint, da wenigstens an keiner Stelle seiner Mittheilung der etwaige Gehirnbefund angegeben ist. Hier zeigt sich nun, dass in den weitaus meisten Fällen mehr oder weniger hochgradige Blutungen im Kleinhirn, den Kleinhirnschenkeln und zuweilen auch im Pons, vielfach auch solche in der Medulla oblongata zu constatiren waren, Verletzungen, welche allein schon im Stande sind, alle die von Högges angegebenen Erscheinungen (Nystagmus, Kopfverdrehung, Zwangsbewegungen) zu erklären. Hiermit entfällt also auch die von Högges angenommene Beziehung des Mechanismus der bilateralen associirten Augenbewegungen mit den beiden Vestibularenden der Nervi acustici.

In gleicher Weise, wie die Untersuchungen von Högges, lassen sich die Ergebnisse der Durchschneidung des Nervus acusticus von Bechterew

beurtheilen. Die Widerlegung seiner Versuchsresultate ist ausserordentlich
leicht. Bei seinem Operationsverfahren werden die dem Acusticus benachbarten Gehirntheile gedrückt und gequetscht, was allerdings Bechterew
vermeiden zu können glaubt.

Weitere neuere experimentelle Erfahrungen liegen über den vorliegenden
Gegenstand nicht vor, und so stehen sich noch wie vor die beiden Ansichten, ob wir es mit einer Reizung des Nervus vestibularis oder mit
einer Gehirnläsion zu thun haben, gegenüber, ohne dass bisher mit Sicherheit eine Entscheidung nach der einen oder anderen Richtung gegeben
werden konnte. Scheinbar spricht für die Richtigkeit der ersten Annahme
eine Reihe klinischer Beobachtungen, in denen sich häufig zu Erkrankungen des Ohrlabyrinths lebhafte Schwindelerscheinungen gesellten. Diesen
Fällen gegenüber stehen aber andere labyrinthäre Affectionen ohne alle
Schwindelerscheinungen, so dass bei der Unsicherheit der klinischen
Diagnose diese Fälle für die Beurtheilung der vorliegenden Frage gar
keine Verwerthung finden können; und Obductionsbefunde beweisender
Art liegen nicht vor.

Ich habe desshalb von Neuem die Frage zum Gegenstand experimenteller Untersuchung gemacht, und zwar unternahm ich meine Versuche
an Hunden, bei denen das Labyrinth von der Bulla ohne Gehirnläsion
eröffnet und gereizt werden kann. Ich operirte ohne Narcose und zwar
desshalb, weil es darauf ankam, die sogleich nach Reizung des Labyrinths
auftretenden Erscheinungen zu beobachten, und weil auf diese Weise der
Einwand, dass das Ausbleiben der Schwindelerscheinungen lediglich durch
eine Lähmung des Nervus vestibuli herbeigeführt sei, von vorn herein
widerlegt wird.

Die Resultate dieser Versuche, die ich anderweitig in extenso publi-
ciren werde, sind im Kurzen folgende: In einer Reihe von Fällen ergab
das einfache Aufbrechen des Labyrinths Schwindelerscheinungen, in einer
anderen Reihe nicht. Die Schwindelerscheinungen äusserten sich in Nystagmus, Magendie'scher Augenstellung, Kopfverdrehung, krampfhafter
Verkrümmung der Wirbelsäule, Rollungen um die Längsaxe und Zeigerbewegungen meist nach der operirten Seite. Die Obduction der kurze
Zeit nach der Operation getödteten Thiere ergab keine anatomisch nachweisbare Läsion des Gehirns, während in allen Fällen das gesammte
Labyrinth erbrochen und von Blut erfüllt war.

Höchst auffallend war der Wechsel innerhalb der Erscheinungen, da
Längsrollungen und Zeigerbewegungen bei denselben Thieren in kurzer
Zeit auf einander folgten, und was noch mehr unsere Aufmerksamkeit in
Anspruch nimmt, ist das gänzliche Ausbleiben aller Schwindelerscheinungen
in vielen Versuchen, obschon auch hier für die makroskopische Betrachtung der Eingriff ins Labyrinth genau derselbe war, wie bei den anderen
Versuchen, bei denen die oben erwähnten Schwindelerscheinungen ein-
traten. Auf diese Weise ergab sich ein Widerspruch, der der Lösung
harrte, wenn anders man für das Ausbleiben der Erscheinungen nicht gerade
eine durch die Operation plötzlich herbeigeführte Lähmung und Abtödtung
des Vorhofsnerven annehmen wollte, wozu bei der absoluten Gleichheit
des Operationsverfahrens in allen Fällen kein genügender Grund vorlag.
Der Wechsel der Erscheinungen zugleich mit dem Ausbleiben derselben
unter den scheinbar gleichen Versuchsbedingungen bei derselben Thierspecies musste darauf hindeuten, dass hier noch ein Geheimniss auf-
zudecken bleibt; es muss augenscheinlich zur Läsion des Labyrinths noch

ein zweiter Faktor hinzutreten, der die Ursache für die in Frage stehenden Erscheinungen giebt. Wie bereits angegeben, lässt sich anatomisch eine Hirnläsion bei den Versuchen nicht nachweisen, indess gelingt es physiologisch den Nachweis zu erbringen, dass hier eine Läsion an der Basis des Gehirns stattfindet. Bei Fortsetzung meiner Versuche fand ich, dass zu den Schwindelerscheinungen noch eine Trigeminuslähmung auf dem Auge der dem Ohre entsprechenden Seite sich hinzugesellte, welche sogleich nach der Operation nachweisbar war und einige Tage, wenn das Thier am Leben blieb, bestand. Auch in diesen Fällen ergab weder die sogleich nach der Operation, noch auch die später mehrere Tage nach derselben ausgeführte Obduction irgend welche anatomisch nachweisbare Veränderungen des Gehirns, und trotzdem kann nur durch die Annahme einer Läsion an der Basis des Gehirns die Trigeminus-affection ihre Erklärung finden. Durch Erbrechen des Labyrinths und Verletzung des Acusticus wird der benachbarte Trigeminus in Mitleidenschaft gezogen, in gleicher Weise, wie der Facialis, dessen Lähmung bei den vorliegenden Versuchen mit Evidenz nachgewiesen werden konnte.

Gelingt es nicht auf anatomischem Wege, den Nachweis einer Hirnläsion bei mechanischem Aufbrechen des Labyrinths zu erbringen, so wird derselbe durch das physiologische Experiment erbracht. Welcher Art diese Läsion an der Basis des Gehirns ist, ob in Folge des plötzlichen Abflusses von Cerebrospinalflüssigkeit durch den Aquaeductus Cochleae und mechanischer Reibung der Hirnbasis am Knochen, eine mechanische Reizung dieser Hirnpartien eintritt, darüber können die Ansichten getheilt sein; jedenfalls beweisen diese Versuche, dass hier neben den Verletzungen des Labyrinths noch, wenn auch anatomisch nicht nachweisbare Reizungen des Gehirnbasis vorliegen. Halte ich diese Thatsachen zusammen mit meinen früheren Versuchen, so möchte ich glauben, dass, ebenso wie hier beim Säugethier, auch bei der Taube, die in Folge der Bogengangsdurchschneidung auftretenden Störungen auf Läsionen des Gehirns zu beziehen sind, obschon ich immerhin zugebe, dass die häufige Abhängigkeit der Richtung der Kopfpendelungen von der Richtung der durchschnittenen Kanäle noch der weiteren Aufklärung bedarf.

Ich wende mich nun zur Funktion der Gehörschnecke. Im inneren Ohre sind nach den Untersuchungen von Hensen und den Berechnungen von v. Helmholtz Organe anzunehmen, welche bei Zuleitung von Schallschwingungen in Mitschwingung gerathen, und die mitschwingenden Theile sind wahrscheinlich in der Membrana basilaris zu vermuthen, deren Saiten für die verschiedenen Töne abgestimmt sind. Diese Annahme stützte sich auf die anatomische Beschaffenheit der Membrana basilaris, welche nach den Untersuchungen von Hensen von der Basis der Schnecke bis zur Cupula an Breite derart zunimmt, dass die an ihrem Anfange schmale Membran bis zu ihrem Ende an der Schneckenspitze auf mehr als das Zwölffache wächst. Jedem Tone würde demnach eine bestimmte Saite entsprechen und es würden diejenigen Theile der Basilarmembran an der Schneckenbasis der höheren Tönen, diejenigen an der Schneckenspitze der tieferen Tönen entsprechend abgestimmt sein. Diese Anschauung fand eine gewisse Stütze in den Untersuchungen von Hensen an den Dekapoden und in denen von J. Ranke an den Pterotracheen. War auch bei der von Beiden gewählten Versuchsanordnung eine wirkliche Abstimmung der Härchen nicht mit Sicherheit erwiesen, so hatte sich mit Sicherheit gezeigt, dass es überhaupt mitschwingende Organe giebt.

Für die Schnecke der Wirbelthiere versuchte ich nun, nachdem
H. Munk die Beobachtung gemacht hatte, dass Hunde, welchen am runden
Fenster die Schnecke weggebrochen war, nachdem sie ca. 14 Tage taub
gewesen waren, später nur tiefe Töne und Geräusche wahrnahmen, den
Nachweis zu erbringen, dass auch bei diesen Thieren die verschiedenen
Theile der Gehörschnecke verschiedene Funktionen haben, und es gelang
mir mit Sicherheit zu ermitteln, dass Hunde, denen die Mitte und Spitze
der Schnecke zerstört waren, für die Dauer nur hohe und höchste Töne
hörten, während sie die tiefen und tiefsten Töne nicht mehr wahrnahmen.
Der Gegenversuch, durch Zerstörung der Schneckenbasis den dauernden
Ausfall der hohen Töne herbeizuführen, gelang nicht; nur vorübergehend
waren die Hunde tontaub für die hohen Töne, während sie auf die tiefen
gut reagirten. Dass der Gegenversuch nicht gelang, ergiebt sich mit
Leichtigkeit aus den anatomischen Verhältnissen.

Aus den Versuchen ergiebt sich, dass die Gehörschnecke andere
Funktionen an der Basis, andere an der Spitze hat, und dass diese die
dem Hören hoher Töne dienenden, jene die dem Hören tiefer Töne
dienenden Theile enthält. Ueber die Localisation der Geräuschempfindung
habe ich in meinen Untersuchungen keine bestimmten Anhaltspunkte gewinnen können.

DISCUSSION.

Prof. Dr. Hensen, de Kiel. Meine Herren! Die Untersuchungen über das
Gehör bringen auf der einen Seite viel Licht, aber auf anderen Seiten
herrscht meiner Ansicht nach noch in Bezug auf fundamentale Punkte
grosse Finsterniss.

Die Zuleitung des Schalls dürfte im Allgemeinen namentlich durch
die Untersuchungen von Helmholtz aufgeklärt sein; anders liegt die Sache
für die Organe des Labyrinths. Es giebt hier eine Gruppe, welche ich
als Gruppe der abgestimmten Organe bezeichnen möchte, deren Deutung im Ganzen befriedigend geschehen kann. In diesen Theilen zeigt
sich ein so sehr nach Mass und Masse gebauter und aufgereihter Apparat von Endorganen des Nerven, dass dafür kaum eine andere Deutung
möglich erscheint als die, dass es sich hier um in akustischem Sinne
abgestimmte schwingungsfähige Apparate handle, Apparate, die, soweit
sie zu schwingen in der Lage sind, bei entsprechender Tonhöhe einer sie
treffenden Wellenbewegung in Schwingung gerathen müssen. Sind die
Schwingungen einmal gesetzt, so ist es im Allgemeinen kein schweres
Problem mehr eine Erregung der Nerven davon abzuleiten. Diese Gruppe
von Organen wird bei den Säugethieren und wohl auch bei den Vögeln
repräsentirt durch die Schnecke, deren Membrana basilaris sich als nach
akustischem Mass gebaut erweist, sie tritt auch in ausgezeichneter Weise
in dem Haarapparat gewisser Krebse auf. Ich möchte hier um so weniger
dabei verweilen, als wir ja erfahren haben, in wie schöner Weise
durch Herrn Baginsky der thatsächliche Nachweis den theoretischen Schlussfolgerungen über die Abstimmung der Schnecke gebracht worden ist.

Sehr viel schwieriger liegt die Sache bezüglich der nicht deutlich abgestimmten Organe, ich meine die Otolithen und die Crista acustica der halbcirkelförmigen Kanäle. Die Otolithen ruhen, frei in einer Flüssigkeit liegend, auf dem Nervenendapparat, d. h. auf Härchen, die irgendwie mit Nerven in Verbindung sind. Diese Härchen sind zum Theil abgestimmt, so sehr deutlich bei gewissen Krebsen; in anderen Fällen, so namentlich bei den Fischen, daher wohl bei allen Wirbelthieren war es mir bei bestem Willen nicht möglich etwas von Dimensionsänderungen, die auf eine Abstimmung hätten gedeutet werden können, zu finden.

Die Otolithen können m. E. nur gedeutet werden als eine schwere Masse, welche kurz dauernden Stössen eine grosse Trägheit entgegenzusetzen vermag. Diese Eigenschaft kann unter der Voraussetzung zu einer Nervenerregung führen, dass die Stäbchen tragende Wand durch den Schallstoss von den Otolithen abgedrängt wird, also die Stäbchen an dem Otolithen von rückwärts ziehen und dabei erregt werden. Ob dann später der Otolith diesem Stoss und Zug nachgiebt und auf die Stäbchen aufprallt kann dahin gestellt bleiben, da Zug und Stoss zusammen sich wohl zu einem Gesammtgefühl, welches uns als Schall erscheint, vereinen könnten.

Diese an sich nahe liegende Anschauung bringt jedoch Schwierigkeiten. Es würde bei jeder plötzlich und stark eintretender Tonbewegung eine von den Otolithen aus eintretende Anfangsempfindung vorhanden sein müssen. Es ist eine Thatsache, dass wenige, 3—4 Tonschwingungen keine Tonempfindungen sondern nur ein Geräusch ergeben. Dies Geräusch wird bei jedem Ton im Anfang vorhanden sein müssen, es scheint daher auf den Umstand, dass wir davon keine isolirte Wahrnehmung haben, kein grosses Gewicht gelegt werden zu können.

Die Schwebungen, welche bei naher Coincidenz zweier Töne eintreten, geben die Ihnen aus vielen graphischen Darstellungen bekannte Bewegung. Die Anschwellung und Abschwellung des Tons kann durch den abgestimmten Tonapparat der Schnecke nicht wohl wiedergegeben werden, weil jede einzelne Tonsaite der Schnecke doch so gleichmässig schwingen muss, wie das einzelne den Ton erregende Instrument, soweit dabei das Tympanum ausser Rechnung bleibt.

Es waren directe Beobachtungen über Bewegung von Otolithen gewisser Krebse, die, an sich nicht befriedigend vollkommen, mich zu dem Gedanken geführt haben, dass die Schwebungen durch die Otolithen zur Wahrnehmung kommen. Während bei regelmässigen Wellenbewegungen sich sehr rasch eine gewisse Gleichförmigkeit in der Spannung, welche durch die Bewegung des trägen Otolithen einerseits, der nervösen Unterlage desselben andererseits entsteht, herstellen wird, womit dann aber die Erregung der Nerven auf ein geringes Mass herabgehen dürfte, werden die Schwebungen, welche auf den nicht abgestimmten Otolithen, der Schwebungs-Curve entsprechend, einwirken dürften, eine solche Unruhe in dem Apparat hervorbringen, wie sie der etwas stossenden Bewegung, welche langsame Schwebungen zur Empfindung bringen, wohl entsprechen dürfte.

Abgesehen von der Frage, ob den Halbcirkelkanälen Beziehungen zum Gleichgewicht zukommen, eine Frage, die ich verneinen möchte, werden dieselben doch auch beim Hören functioniren.

Nach einigen Beobachtungen an den etwa entsprechenden Hörhaaren der kurzschwänzigen Krebse neige ich mich der Ansicht zu, dass die Blasegeräusche, die bei der Sprache, bei dem durch die wogende See hervorgebrachten Lärm eine gewisse Rolle spielen, diese Bildungen erregen.

Lange, langsam gehende Stösse des Wassers beugen diese Bildungen nieder, wobei sie dieselben in einer mehr oder weniger gebeugten Lage halten, ein Umstand, der, wie mir scheint, zu einer Nervenerregung führen kann.

Eine erhebliche Schwierigkeit scheint mir für alle Betrachtungen die Art der Bewegung des Labyrinthwassers zu sein. Helmholtz hat sich dahin ausgesprochen, dass die ganze Wassermasse sich verschieben müsse, und dass von Molecularschwingungen der Flüssigkeit abzusehen sei. So gerne ich dieser Ansicht folgen möchte, vermag ich nicht einzusehen, wie einzelne der zarten Nervenenden sich sollten anders d. h. schwächer oder stärker bewegen können, als genau so wie es der Wucht des andringenden Wassers entspricht.

Ausserdem liegen rechnungsmässige Bedenken vor. Die grösste Excursion des Steigbügels verdrängt nur 0,205 Cub. mm. Wasser aus dem Raum. Das Labyrinth hat nach meiner Rechnung ca. 360 ☐ mm. Oberfläche. Eine Ausbuchtung dieser Oberfläche um 0,0006 mm. würde daher alles verdrängte Wasser in sich aufnehmen, und da durch die Arteria auditiva interna in $^{1}/_{50}$" 0,1 Cub. mm. Blut in das Labyrinth einströmen dürfte, so würde die durch den beispielsweise positiven Tonstoss bedingte Hemmung der Blutzufuhr, Beförderung des Blutabflusses schon allein den grössten Theil der Bewegung absorbiren. Dazu kommt, dass die Labyrinthwandungen häufig so dünn sind, dass sie leicht einem geringen Druck nachgeben und der bei gewöhnlicher Schwingung sicher hundertfach kleineren Bewegung sehr leicht nachgeben können.

Diesen Dingen gegenüber dürfen wir unsere Augen doch nicht verschliessen; die Art der Bewegung des Wassers diesen minimalen Verschiebungen gegenüber wird doch noch eine etwas andere sein müssen, als wir es bisher annahmen, und ich möchte daher diese Schwierigkeit fundamentaler Art als ein recht bald in Angriff zu nehmendes Problem hinstellen.

Über Bewegungen der Zapfen und Pigmentzellen der Netzhaut unter dem Einfluss des Lichtes und des Nervensystems.

Sur les mouvements des cônes et des cellules pigmentaires de la retine sous l'influence de la lumière et du système nerveux.

On the movements of the Coni and the Pigment cells of the Retina under the influence of light and nervepower.

Prof. Dr. **Th. W. Engelmann**, de Utrecht.

Von physiologischen Veränderungen, die das Licht in der Netzhaut des Auges hervorbringt, sind bisher objectiv nachgewiesen wesentlich nur die electrischen Bewegungserscheinungen, welche Holmgren entdeckte, die Bleichung des Sehpurpurs in den Aussengliedern der Stäbchen (Boll) und Ortsveränderungen der Farbstoffkörner im Pigmentepithel (Boll). Der Vortragende wünscht die Aufmerksamkeit der Versammlung auf eine neue Gruppe hierher gehöriger Erscheinungen zu lenken, die darum ein

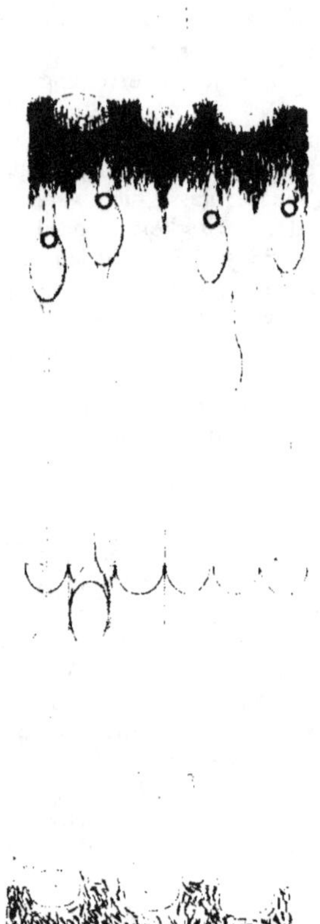

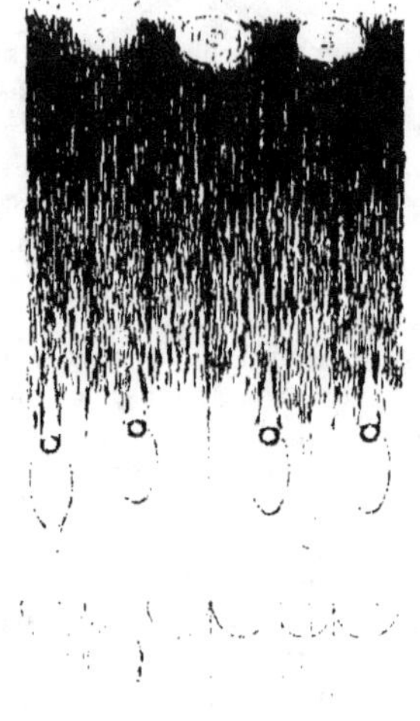

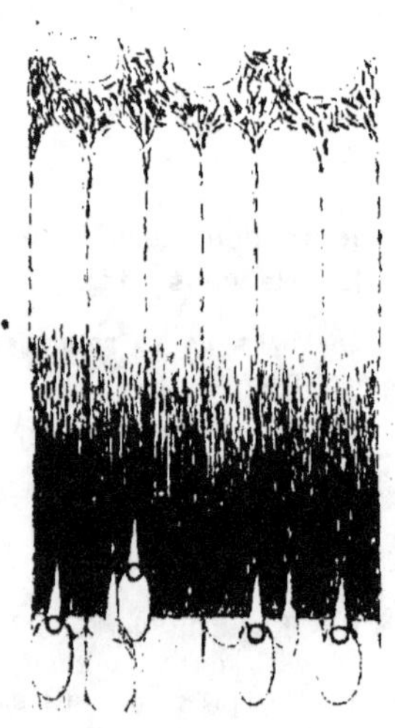

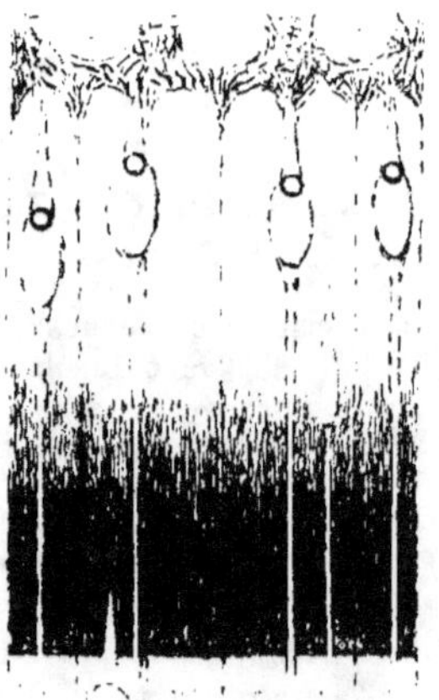

ganz besonderes Interesse beanspruchen dürfte, weil sie die anscheinend wichtigsten Elemente der Retina, die Zapfen, betrifft, an denen functionelle Veränderungen bisher noch nicht beobachtet wurden.

Die erste hierauf bezügliche Beobachtung wurde im November vorigen Jahres von Herrn A. G. H. van Genderen Stort in Utrecht gemacht, der unter Leitung des Vortr. den Einfluss des Lichtes auf die Pigmentvertheilung in der Retina zu untersuchen begonnen hatte. Beim Durchmustern von Querschnitten der in $3\frac{1}{2}$ procentiger Salpetersäure erhärteten Netzhäute eines Frosches, welcher mehrere Stunden im Dunkeln gesessen hatte, fiel Herrn van Genderen Stort auf, dass die Zapfenkörper nicht, wie allgemein abgebildet und angenommen wird, unmittelbar auf der membr. limitans externa, sondern zum weitaus grössten Theil im mittleren Drittel der Stäbchenschicht, ja noch weiter nach aussen, nahe den Körpern der Pigmentzellen, sassen. Weitere Untersuchungen, über welche Herr van Genderen Stort in seiner Dissertation Ausführliches berichten wird, lieferten den Beweis, dass der Grund dieser Erscheinung auf einer bisher unbemerkten Eigenschaft der Innenglieder der Zapfen beruht, welche den Zapfen aller Thiere[1]) zuzukommen scheint und sich kurz so aussprechen lässt:

Die Zapfeninnenglieder verkürzen sich unter Einwirkung von Licht und verlängern sich im Dunkeln.

Wo das Innenglied ein sogenanntes Opticusellipsoid enthält, ändert dies seine Form nicht, oder doch verhältnissmässig wenig. Dasselbe gilt von den Aussengliedern der Zapfen wie auch von den Stäbchen. Nur der in seinem optischen und chemischen Verhalten mehr an Protoplasma erinnernde Theil des Zapfeninnengliedes, von der limitans externa an bis an das Aussenglied, scheint activ beweglich zu sein. Er bleibt dabei immer in Continuität mit dem zugehörigen Zellkörper der äusseren Körnerschicht. Seine Verkürzung ist von Verdickung, seine Streckung von Verdünnung begleitet, deren Betrag die Annahme von Volumänderungen auszuschliessen scheint. Er verhält sich also in dieser Beziehung wie contractiles Protoplasma oder Muskelfasern.

Der absolute und relative Betrag der Längenänderungen ist bei den Zapfen der verschiedenen untersuchten Thiere im Allgemeinen verschieden und kann auch bei verschiedenen Formen von Zapfen des nämlichen Auges unter gleichen Umständen sehr bedeutend differiren.

Die grössten Längenänderungen zeigten die Zapfen von Fischen und Fröschen. So massen die Innenglieder bei Abramis brama (von der limitans ext. bis zum innern Pol des Ellipsoid gerechnet), nach achtstündigem Aufenthalt im Dunkeln durchschnittlich etwa $50\,\mu$, nach mehrstündiger Einwirkung diffusen hellen Tagelichts nur etwa $5\,\mu$. Für Licht- und Dunkelfrösche liegen die Grenzwerthe noch weiter auseinander. Bei der Taube sind wenigstens Verkürzungen um etwa $15\,\mu\ (= 50\,\%$ der maximalen

---

[1]) Nach neueren Beobachtungen von Herrn von Genderen Stort auch denen des Menschen (nachträgliche Anmerkung). — Von Thieren wurden bisher untersucht Abramis brama, Perca fluviatilis, Rana temporaria und esculenta, Tropidonotus natrix, Testudo graeca, Columba livea, Sus scrofa. Um die Netzhautelemente im jedesmaligen Zustand zu fixiren, war der möglichst schnell exstirpirte und präparirte Bulbus in $3\frac{1}{2}$ procentige Salpetersäure eingelegt oder auf einige Minuten in $\frac{1}{2}$ procentige Kochsalzlösung von 70–80° C. gebracht.

Länge) leicht möglich. Es handelt sich also in diesen Fällen um sehr grobe Veränderungen, die denn auch schon mit schwachen oder mittelstarken Vergrösserungen bequem zu constatiren sind.

Bei Tropidonotus wurden nur sehr geringe Längenänderungen beobachtet, bei der Schildkröte (Testudo graeca) blieben sie selbst zweifelhaft. Bei letzterem Thier haben die Innenglieder der Zapfen, abgesehen von dem farbigen Oeltropfen, denselben Bau wie bei den Fröschen diejenigen von den sogenannten Zwillingszapfen, welche kein stark lichtbrechendes Kugelchen im Innenglied enthalten. Es ist darum bemerkenswerth, dass auch letztere nicht oder doch im Vergleich zum andern Zwilling (Kugelzapfen) nicht nennenswerth beweglich sind. Eine dritte, kleinere Art von Zapfen der Froschnetzhaut, bisher wie es scheint unbekannt, verhielt sich mehr wie die Kugelzapfen [1].

Bei der Taube sind alle — durch verschiedene Farbe der sogenannten Oelkugeln, wie nach Form, Grösse u. s. w. unterscheidbare — Arten von Zapfen contractil, und zwar in allen Theilen der Netzhaut (fovea centralis, rothes Feld, Peripherie in allen Quadranten).

Die Geschwindigkeit der Bewegungen ist derart, dass (bei Dunkelfröschen) schon mehrere Minuten nach Einwirkung hellen diffusen Taglichtes die vorher maximal gestreckten Zapfen nahezu maximal contrahirt sein können. Bei directer Insolation des Thieres ist noch weniger Zeit hierzu nöthig.

Die Streckung nach plötzlicher Verdunklung scheint im Allgemeinen langsamer als die Verkürzung zu verlaufen. Nähere Zeitbestimmungen auszuführen fand Vortr. noch nicht die Gelegenheit. Doch folgt aus dem Mitgetheilten schon, dass beim Frosch die Geschwindigkeit von einer Ordnung ist mit der der Bewegung vieler Formen contractilen Protoplasmas, z. B. der Pigmentzellen der Haut, der contractilen Zellen im Hornhautepithel, und im Besonderen auch mit der der Farbstoffkörnchen in den protoplasmatischen Ausläufern der Pigmentepithelzellen der Retina des nämlichen Thieres.

Da bei den Pigmentzellen der Netzhaut auch Umfang und Richtung der Bewegung unter gleichen Beleuchtungsbedingungen im Allgemeinen dieselben sind wie bei den Zapfen (s. Taf. II, Fig. 1—3), könnte man vermuthen, dass beide in directer causaler Beziehung zu einander ständen derart, dass die eine Erscheinung nicht ohne die andere eintreten könne. Es giebt jedoch Bedingungen, unter denen die Zapfen sich maximal verkürzen, ohne dass das Pigment sich aus der Dunkelstellung entfernt und umgekehrt (s. unten Anm. 1. p 43 und Taf. Fig. 4).

Wie es scheint, können alle Theile des sichtbaren Spectrums bei genügender Dauer und Stärke der Einwirkung die photomechanische Reaction der Zapfen (wie auch des Pigments) hervorrufen. Dieselbe trat z. B. ein (bei Fröschen) hinter dunkelrothem Glas, welches nur für den schwach brechbaren Theil des Spectrums bis zur D-Linie durchgängig war,

---

[1] Diese kleine Art, welche Zäpfchen heissen mögen, fand Vortr. in mehreren daraufhin untersuchten Fällen namentlich im Augenhintergrunde nahe dem n. opticus in grosser Zahl; die kugelfreien, nicht contractilen Zwillingszapfen mehr nach der Peripherie zu. Zwischen Zäpfchen und Kugelzapfen scheinen Übergänge vorzukommen. Es ist denkbar, dass die Zäpfchen junge Kugelkegel sind, bestimmt die alten, welche im Leben zu Grunde gehen, zu ersetzen. Über Degeneration und Regeneration der Netzhaut fehlen noch Untersuchungen.

hinter dunkelgrünem, das nur Licht von $\lambda = 0,63\,\mu$ an durchliess (Intensität, in Procenten des senkrecht auffallenden Lichts: Maxim. bei $\lambda = 0,530\,\mu$ $= 36\,\%$, bei $\lambda = 0,462 = 1,2\,\%$), ebenso im rothen, grünen und blauen Theil des prismatischen Sonnenspectrums.

Obschon die Versuche, um weitere sichere Schlüsse zuzulassen, unter consequenter Anwendung photometrischer Methoden noch fortgesetzt werden müssen, ergab sich doch schon mit sehr grosser Wahrscheinlichkeit eine **stärkere Wirksamkeit der brechbareren Strahlen**, sowohl bei den Zapfen wie namentlich auch bei den Pigmentzellen [1]). Für letzteren liegen ältere gleichlautende Angaben von **Angelucci** vor. Überhaupt scheinen ja alle mechanischen Wirkungen des Lichts bei Thieren wie Pflanzen vorzugsweise leicht von den kurzwelligen Strahlen auszugehen.

Ob auch unsichtbare, infrarothe und ultraviolette, Strahlen erregen können, wurde noch nicht geprüft. Für die fundamentalen Fragen nach etwaigen causalen Beziehungen zwischen den photomechanischen Vorgängen in den Zapfen einerseits und dem Process der Lichtperception, wie den electrischen Vorgängen andererseits, wird die genaue Bestimmung der äussersten Grenzen der wirksamen Wellenlängen von Bedeutung sein.

In dieser Hinsicht musste auch die Frage nach dem **Orte der primären aktinischen** [2]) **Reizung der Zapfen** sehr belangreich erscheinen, besonders wichtig die Entscheidung, ob die Reizung eine directe, oder eine indirecte, etwa von den Aussengliedern her zugeleitete sei. Es schien dem Vortr., dass die Zapfen der Vogelnetzhaut mit ihren von **Hannover** entdeckten farbigen Kügelchen hier zu näheren Aufschlüssen verwerthet werden könnten. Diese farbigen Kügelchen liegen bekanntlich an der Grenze von Aussen- und Innengliedern innerhalb der letzteren, welche sie hier gleichsam verstopfen. Es können demzufolge nur solche Strahlen die Aussenglieder erreichen, welche von den farbigen Kugeln durchgelassen werden. Wenn nun ausschliesslich solche Strahlen photomechanische Effecte hatten, so durfte angenommen werden, dass der Ort der primären Reizung nach aussen von den farbigen Kugeln, und zwar sehr wahrscheinlich in den Aussengliedern der Zapfen gelegen sei. Zeigten sich dagegen Strahlen wirksam, welche von den Kügelchen völlig verschluckt wurden, so musste (wenigstens für diese Strahlen) der Angriffspunkt des Lichts jedenfalls diesseits der Aussenglieder liegen, und dann war zu entscheiden, ob in den Innengliedern selbst, oder noch weiter centralwärts.

Ehe zu den Versuchen geschritten werden konnte, war es nöthig zu wissen, welche Strahlen von den Kügelchen durchgelassen werden und in welchem Verhältniss. Die in der Literatur vorliegenden Beobachtungen (**Talma**, **Waelchli**, **Kühne**) geben hierüber schon einige Auskunft. Sie sind aber, wie alle ähnlichen Microspectralbeobachtungen, mit dem von **Sorby-Browning** eingeführten (von **Zeiss** und **Abbe** u. a. modificirten) Spectralocular angestellt, welches Messungen von Lichtintensitäten nicht gestattet. Der Vortr. hat desshalb mit seinem, zunächst zur Mes-

---

[1]) Bei Fröschen, die mehrere Stunden hinter dem erwähnten rothen Glas verweilt hatten, wurde (bei maximaler Verkürzung der Zapfen) das Pigment in völlig ausgebildeter Dunkelstellung gefunden.

[2]) Als aktinische Reizung bezeichnet Vortr. Reizung durch strahlende Wärme beliebiger Wellenlänge.

sung der Lichtabsorption in den lebenden Chromophyllkörpern der Pflanzen construirten, von C. Zeiss in Jena verfertigten Mikrospectralphotometer [1]) die Grösse des Lichtverlustes beim Durchgang durch die farbigen Kügelchen für die verschiedenen Wellenlängen bestimmt. Das allgemeine Resultat dieser Messungen [2]) ist, dass — im Gegensatz zu dem, was die bisherigen Angaben erwarten liessen — alle farbigen Kugeln (der Taube) für alle sichtbaren Strahlen durchgängig sind. Die intensiv roth gefärbten Kugeln, welche für den vorliegenden Zweck noch am geeignetsten sind, lassen an der Stelle des Absorptionsmaximums (im Grün) stets noch 5 bis 15 % des auffallenden Lichtes durch, von Blau und Violett in der Regel viel mehr. Immerhin ist die Schwächung von Gelb bis Blaugrün im Vergleich zu der des Roth und Orange höchst bedeutend. Es war demnach ein positiv werthvolles Resultat, als sich nun herausstellte, dass nach Einwirkung grünen Lichtes die Zapfen mit rothen Kugeln sich maximal verkürzten unter Umständen, wobei rothes und orangenes von wenigstens gleicher Gesammtenergie wie das angewandte grüne so gut wie keinen Effect hatten. Allgemein auch zeigte sich, dass die Farbe der Kugeln keinen merklichen Einfluss auf die Wirksamkeit farbigen Lichtes hatte.

Man darf demnach schliessen, dass der Ort der primären Reizung jedenfalls nach innen von der Grenze zwischen Aussen- und Innenglied gelegen ist.

Es liess sich aber durch Versuche weiter sehr wahrscheinlich machen, dass dieser Ort die Innenglieder selbst sind und zwar ihre contractile, protoplasmatische Substanz.

Im sogenannten rothen Feld der Taubennetzhaut sind die Innenglieder derjenigen Zapfen, welche rothe Kugeln enthalten, in ihrer ganzen Länge von sehr kleinen rothen Kügelchen durchsetzt, die wesentlich dieselben Absorptionserscheinungen bieten, wie die grossen Kugeln, also auch im Besonderen das Grün sehr stark schwächen. Diese Zapfen nun verkürzten sich unter übrigens gleichen Umständen in grünem Licht viel schwächer als die entsprechenden Zapfen mit pigmentfreien Innengliedern, in rothem Licht dagegen in nicht merklich verschiedenem Grade. Dies ist wohl daraus zu erklären, dass in den pigmenthaltigen Innengliedern die grünen Strahlen sofort beim Eintritt in die Zapfen besonders stark absorbirt zu werden anfangen.

Es kann nach diesen Thatsachen auch nicht das in den farbigen Kugeln und Kügelchen absorbirte Licht die Quelle des Reizes sein. Hiergegen sprechen zudem mancherlei andere Gründe, wie beispielsweise das Auftreten der photomechanischen Reaction bei Zapfen ohne Kugeln (Fische, Säugethiere, Zäpfchen der Frösche), andererseits ihr anscheinendes Fehlen bei der Schildkröte, welche intensiv gefärbte Kugeln besitzt.

Bemerkenswerth ist noch mit Bezug auf die Frage nach dem Ort der Reizung, dass beim Frosch die Verkürzung der Innenglieder zunächst im inneren, die Streckung zunächst im äusseren Theil, unmittelbar am Ellipsoid, merklich wird, erst bei stärkerer oder länger anhaltender Bestrahlung auch die weiter nach aussen bezüglich nach der limitans zu liegenden Theile ergreift (Taf. Fig. 2). Bei der Taube hat die Formveränderung

---

[1]) Über dies Instrument und seine Anwendung vgl. Botan. Zeitung 1884. No. 6. — Archiv. néerl. T. XIX, 1884. — Onderz. physiol. lab. Utrecht (3). IX. 1884, p. 1 f.
[2]) Specielle Mittheilungen hierüber werden an anderer Stelle erfolgen.

stets mehr gleichmässig in der ganzen Länge statt —, vielleicht weil hier die Zapfen kein Ellipsoid enthalten?

Vortr. muss es sich noch versagen, näher auf die specielle Mechanik des Vorgangs sowie auf andere das Wesen desselben berührende Fragen (allgemeine Bedingungen der Contractilität, Beziehungen zu den electrischen Vorgängen u. s. w.) einzugehen. Er wünscht aber die Aufmerksamkeit der Versammlung noch auf eine Reihe neuer sehr merkwürdiger Thatsachen zu lenken, deren Entdeckung durch die vorstehend mitgetheilten Beobachtungen veranlasst ward.

Es sind diese Thatsachen, welche das Bestehen einer directen Abhängigkeit der Bewegungen der Zapfen und Pigmentzellen der Netzhaut vom Nervensystem beweisen.

Vortr. wurde zuerst auf die Möglichkeit des Vorhandenseins einer solchen Abhängigkeit aufmerksam durch die Beobachtung, dass nach Beleuchtung nur eines Auges eines Dunkelfrosches auch in der Retina des anderen, gegen Licht völlig geschützt gewesenen Auges Zapfen und Pigment in derselben Stellung grösst, möglicher Annäherung an die m. limitans externa gefunden wurden, wie im belichteten. Der einzige merkliche Unterschied bestand darin, dass die Stäbchenaussenglieder im belichteten völlig gebleicht, im verdunkelten intensiv gefärbt waren, wie wenn überhaupt kein Licht den Frosch getroffen hätte.

Wiederholung der Versuche lehrte nun, dass in der That bei Belichtung nur eines Auges die photomechanischen Reactionen der Pigmentzellen und Zapfen stets in beiden Augen gleichzeitig und gleichstark auftreten, sowie dass sie sich auch nach Abschluss des Lichtes beiderseits gleichmässig zurückbilden. Dies ward auch bei entbluteten, ja bei geköpften Fröschen beobachtet, wenn das Gehirn erhalten blieb, wenigstens in der ersten Zeit nach der Verblutung bezüglich der Decapitation. Später nahmen die Zapfen aus sich selbst mehr und mehr die verkürzte Form an, ähnlich wie andere contractile Gebilde beim spontanen Absterben.

Nach Zerstörung des Gehirns mit Messer oder Nadel blieben die Lichtwirkungen stets auf das direct beleuchtete Auge beschränkt. An eine directe aktinische Reizung des dunkel gehaltenen Auges von hinten her durch Licht, welches vom anderen Auge durchschimmerte, ist hiernach nicht zu denken. Auch schon nicht wegen des enormen Pigmentreichthums der Augenhäute, in Verband mit der geringen, zu wirksamer Erregung des zweiten Auges erforderlichen Lichtstärke.

Man ist vielmehr gezwungen, eine durch Nervenbahnen vermittelte Association der Zapfen und Pigmentzellen beider Augen, also ein sympathisches Zusammenwirken beider Netzhäute anzunehmen.

Nach unseren jetzigen anatomischen Kenntnissen kann diese Association nur durch die Nn. optici vermittelt sein. Diese functioniren somit nicht nur als centripetal leitende lichtempfindliche, sondern auch centrifugal, als motorische Nerven für Zapfen und Pigmentzellen der Netzhaut.

Nicht wahrscheinlich ist es, dass die sensibeln wie die motorischen Impulse beide in den nämlichen Nervenfibrillen verlaufen. Für solche Annahme fehlt augenblicklich alle Analogie, auch führt sie sofort zu grossen theoretischen Schwierigkeiten, wenigstens sobald man sich auf den Boden des Gesetzes der specifischen Energien stellt. Der Annahme von zweierlei Nervenfasergattungen für das Sinnesepithel, lichtempfindlicher und motorischer — letztere mögen retinomotorische heissen — scheint nichts Wesentliches im Wege zu stehen, obschon auch sie zu mancherlei unerwarteten anatomischen und physiologischen Consequenzen führt, die durch weitere Untersuchungen noch geprüft werden müssen.

Da die Association der beiden Netzhäute nicht nur beim Frosch, sondern auch bei der Taube besteht (den einzigen Thieren, die bisher darauf geprüft wurden), ist sie ohne Zweifel eine im Stamm der Wirbelthiere sehr allgemein verbreitete Erscheinung und wird also wohl auch beim Menschen nicht fehlen. Bei diesem würden dann möglicherweise die bisher physiologisch unverständlichen Fasern der vorderen Kreuzung im chiasma nn. opticorum (Hannovers commissura arcuata anterior) als associatorische Bahnen functioniren.

Jedenfalls aber laufen (zunächst bei Rana esculenta und temporaria) auch **retinomotorische Fasern von den grossen Nervencentren aus durch den Sehnerv zum Auge.**

Zu diesem Ergebniss gelangte Vortr. als er, geleitet durch die mannichfachen physiologischen wie morphologischen und genetischen Beziehungen zwischen Netzhaut und Haut, versuchte, ob es nicht **möglich sei, durch Beleuchtung ausschliesslich der Körperhaut** sichtbare Veränderungen in der Netzhaut hervorzurufen. Gleich der erste Versuch gab ein positives Resultat.

Ein Dunkelfrosch wurde, selbstverständlich im Dunkeln, mit Kopf und Rumpf bis hinter die Vorderextremitäten in eine nach Art eines Tabaksbeutels zuzuziehende, aus vier Lagen dichtesten schwarzen Sammtes gebildete, absolut undurchsichtige Kappe gesteckt, diese zum Ueberfluss noch in eine innen schwarze dicke Cartonhülse eingeschoben und nun Rücken und Hinterextremitäten, unter Berieselung der Haut mit Wasser, eine Viertelstunde lang der Einwirkung nahezu ungeschwächten Sonnenlichtes ausgesetzt. Die unmittelbar darauf im Dunkel exstirpirten und erhärteten Augen zeigten Zapfen und Pigment in maximaler Annäherung an die limitans, wie wenn sie direct von starkem Licht getroffen worden wären. Doch waren, wie zu erwarten, die Aussenglieder der Stäbchen intensiv gefärbt.

Ein demselber Behälter entnommener, in gleicher Weise behandelter, aber nicht beleuchteter Frosch zeigte in beiden Augen das gewöhnliche Bild der Dunkelnetzhaut.

Bei mehrfachen Wiederholungen derselben Versuche ergaben sich noch einige nicht unwichtige Besonderheiten.

Als absolut constante Folge längeren Beleuchtens der Körperhaut erwies sich das Herabsteigen des Netzhautpigments. Die Zapfen reagirten durchschnittlich merklich schwächer. Einmal wurden sie trotz maximaler Reaction der Pigmentzellen noch in maximal gestrecktem Zustand gefunden (Taf. Fig. 4.).

Ein deutlicher Zusammenhang zwischen der Reaction der Zapfen und der gleichfalls nicht ganz regelmässig auftretenden, durch Licht hervorzurufenden Verfärbung [1]) der Haut wurde bisher nicht bemerkt. Es bestehen also noch Verwickelungen, deren Lösung weiteren Untersuchungen überlassen bleiben muss.

---

[1]) Diese ergreift auch die im Dunkel gehaltenen Theile der Haut.

Jedenfalls steht fest, dass Zapfen und Pigment des Auges von entfernten Körpergegenden aus reflectorisch in Bewegung gebracht werden können. Zu untersuchen bleibt, ob im vorliegenden Falle eine aktinische Reizung specifischer, etwa zum Gesichtsorgan in näherer Beziehung stehender Hautnerven im Spiel ist, was nach den bisherigen Ermittelungen über die Beziehungen der Haut zum Auge, und speciell zur Lichtperception (Jos. Lister, G. Pouchet, Vitus Graber u. a.) nicht ohne einigen Grund vermuthet werden könnte.

Andererseits überzeugte sich Vortr., dass es durchaus nicht der Mitwirkung des Lichtes bedarf, um die Bewegungen hervorzurufen. In Strychnintetanus versetzte Dunkelfrösche, im Dunkel getödtet, zeigten völlig entwickelte Lichtstellung der Zapfen wie des Pigments. Gleichen Erfolg hatte Tetanisiren der Augen von Dunkelfröschen in vivo oder unmittelbar nach der Exstirpation im Dunkelzimmer mit abwechselnd gerichteten Inductionsschlägen mässiger Dichte. Curare verhinderte die Reaction nicht, rief sie andererseits aber auch nicht hervor.

Erklärung der Abbildungen.

Sämmtliche Figuren stellen Durchschnitte dar durch die Stäbchen- und Pigmentepithelschicht der Netzhaut des Froschauges, nach in Salpetersäure von $3^{1}/_{2}$ % erhärteten Präparaten. Die Figuren sind insofern schematisch, als die seitliche Anordnung der Zapfen in allen dieselbe ist. Gestalt und Grösse der Zapfen, sowie die Vertheilung der Pigmentkörner sind möglichst naturgetreu wiedergegeben. Vergrösserung 750mal.

Fig. 1. Nach ein- bis zweitägigem Aufenthalt des Thieres in völligem Dunkel.
Fig. 2. Nach 24-stündigem Verweilen im Dunkel fünf bis zehn Minuten hellem diffusen Tageslicht ausgesetzt.
Fig. 3. Ebenso, nach halbstündiger Einwirkung desselben Lichtes.
Fig. 4. Aus der Netzhaut eines Dunkelfrosches nach halbstündiger Insolation ausschliesslich des Rückens und der Hinterextremitäten. Zapfen (ausnahmsweise) maximal gestreckt, Pigment in äusserster Lichtstellung.

L'état du cœur après la mort.

On the condition of the heart after death.

Ueber den Zustand des Herzens nach dem Tode.

Prof. **Jean Dogiel**, de Kazan.

Après la mort d'un animal, ou de l'homme, on peut observer, pour la plupart du temps, que les artères sont presque vides, tandis que les veines sont remplies de sang. Si on considère le cœur comme une partie d'un vaisseau sanguin ayant deux sections, l'une artérielle et l'autre veineuse, il faut aussi admettre, qu'après la mort d'un animal ou de l'homme, cet organe lui-même ne contient pas, non plus, la même quantité de sang, ce qui dépend de la section qui a été faite; a-t'elle été veineuse ou artérielle? La distribution du sang dans les artères et dans les veines après la mort, dépend, en partie, du degré de contraction des unes et des autres; cette contraction des vaisseaux sanguins, après que l'animal a péri, provient principalement de la rigidité qui se produit alors dans les muscles qui sont engagés (moins les capillaires) en plus ou moins grand nombre dans les veines et les artères.

La distribution du sang dans la section artérielle ou veineuse du cœur après que cet organe a cessé de vivre, dépend aussi du degré de rigidité des muscles dont il est composé. Quoique les muscles des deux parties du cœur de l'homme et des mammifères appartiennent, par leur structure, aux muscles striés, cependant le tissu musculaire du ventricule gauche est plus développé que celui du ventricule droit. Cela peut aussi s'appliquer, en partie, aux artères et aux veines, les premières contenant généralement plus d'éléments musculaires que les secondes. Par conséquent, la contraction post-mortem des artères et du ventricule gauche du cœur de l'homme et des mammifères est plus marquée, que celle des veines et du ventricule droit; après la mort de l'individu, la quantité de sang qui se trouve dans les sections artérielles et veineuses du système sanguin, doit aussi dépendre de cette contraction.

Cependant, la mort ne survient pas en même temps dans les différents organes, dans les tissus et dans leurs parties composées; elle dépend des causes qui l'ont provoquée. Ainsi, la respiration peut s'arrêter avant que le cœur n'ait cessé de battre et vice-versà; nous voyons quelquefois qu'on ne peut pas provoquer les battements du cœur, ni en l'excitant mécaniquement, ni par l'électricité, tandis que les muscles du squelette conservent longtemps encore la faculté de se contracter après chaque irritation. La rigidité ne se produit pas en même temps dans tous les muscles du squelette après la mort; par ex.: les muscles de la mâchoire inférieure et ceux de la nuque se roidissent avant les muscles des extrémités inférieures, qui s'y soumettent plus tard.

Il paraît que la partie gauche du cœur des mammifères cesse de vivre avant la partie droite, ce qu'il faut peut-être attribuer au travail plus énergique du ventricule gauche, que du ventricule droit, ou bien, d'après la conclusion de Haller[1]), il faut admettre, que cela tient à ce que l'oreillette droite est le lieu où le sang s'accumule après la mort. Par conséquent, la paralyse du ventricule gauche doit se produire avant celle du ventricule droit, ce qui peut aussi arriver, probablement, à la suite d'une certaine altération pathologique qui s'opère dans les différentes parties du cœur. Au nombre des causes qui amènent la paralysie plus ou moins rapide du ventricule gauche post-mortem, il faut admettre l'influence de certains poisons sur l'organisme animal. J'en puis juger par les expériences produites dans mon laboratoire par M. Kazem-Beck, qui a pu me démontrer des cas, où le ventricule gauche du cœur d'un chien cessait de se contracter avant le ventricule droit; on pouvait surtout observer ce phénomène après avoir introduit dans le sang de l'animal des doses toxiques de pilocarpine (0,3 – 0,5 grm.), de morphine

---

[1]) Haller. Opera minora, t. I. p. 155.

et d'atropine. Lorsque la respiration s'arrêtait après cette intoxication et que les battements du cœur ne se faisaient plus sentir sous le stéthoscope, on ouvrait le thorax, et alors on pouvait observer une contraction du ventricule droit et de l'oreillette droite, tandis que le ventricule gauche ne se contractait pas du tout; quelquefois pourtant, il s'arrêtait après quelques contractions isolées, et cependant les deux parties du cœur avaient contenu presque la même quantité de sang, ce qui nous permet de croire que ces faits sont contraires aux explications de Haller ci-dessus mentionnées; en même temps, une irritation mécanique ou électrique ne produisait aucune contraction dans le ventricule gauche, tandis que le ventricule droit continuait à se contracter quelquefois pendant 15 minutes. Il m'est arrivé d'observer que de semblables contractions avaient duré 30 min. (dans deux expériences).

Il faut donc conclure, que l'absence de vie dans les différentes parties du cœur a quelque influence sur les contractions post-mortem de cet organe et sur la distribution du sang même, tant dans le cœur, que dans les vaisseaux sanguins. De plus, il faut ajouter, que la quantité de sang qui se trouve dans les cavités du cœur après la mort d'un animal ou de l'homme, peut dépendre du moment de l'autopsie du corps et de la plus ou moins rapide coagulation du sang dans les vaisseaux et dans le cœur; cette coagulation peut se produire, à son tour, au moment de l'agonie ou quelque temps après la mort. Si, par ex. nous explorons le sang d'un chien empoisonné par la nicotine, nous trouverons, qu'après la mort de l'animal il reste longtemps encore à l'état liquide dans les vaisseaux sanguins; en procédant à l'autopsie du corps aussitôt après l'empoisonnement, nous trouverons une quantité considérable de sang liquide et foncé dans les deux cavités du cœur, ainsi que dans les artères et les veines. Mais, si nous ouvrons le cadavre 24 ou 36 h. après que l'animal a succombé par la nicotine, nous trouverons le ventricule gauche fortement contracté et tout à fait vide, tandis que le ventricule droit est rempli d'un sang à demi liquide, ou coagulé.

On observe, pour la plupart du temps, que les deux parties du cœur contiennent une quantité considérable de sang coagulé et foncé, lorsque l'autopsie du corps d'un animal intoxiqué par l'acide carbonique a été produite aussitôt après la mort ou quelques jours plus tard.

En faisant l'autopsie du corps des hommes morts de différentes causes, on fait ordinairement attention aux altérations qui se sont produites dans les différents organes et, entre-autres, dans le cœur. Les manuels d'anatomie pathologique nous enseignent, qu'en disséquant un cadavre, il faut analyser le cœur: son volume, sa forme, sa structure, la quantité de sang qui remplit ses vaisseaux sanguins coronnaires et ses parois, sa couleur et le degré de ses contractions. La littérature ne nous offre que peu de notions précises sur l'état du cœur post-mortem; il est vrai, cependant, qu'on y trouve quelques faits concernant la forme, la position et le volume de cet organe, qui présentent une certaine différence de l'état normal, par suite d'hypertrophie ou d'atrophie du cœur, et qu'on a traité sur les altérations qui se produisent dans sa structure; mais il paraît que les expérimentateurs ont peu fait attention au degré des contractions du cœur et à la quantité de sang dont il se trouve rempli après la mort.

Dans les œuvres d'Orfila et de Taylor il a été question de l'état du cœur après la mort des animaux et de l'homme qui ont péri par empoisonnement prémédité ou occasionnel, de différentes substances toxiques. Les observations produites là-dessus par le célèbre toxicologue anglais sont surtout précieuses, et cependant elles sont assez contradictoires, probablement parce que l'intoxication par le même poison, ainsi que l'autopsie des corps, se produisaient sous différentes conditions. En même temps, s'il eut été possible, en se basant sur l'état post-mortem du cœur, de juger de la cause qui a produit la mort, cela aurait pu être d'un grand intérêt, tant pour la physiologie, que pour la pathologie et la médecine légale.

Par cette présente notice, je tâcherai de démontrer les faits qu'il m'a été possible de constater sur l'état du cœur après la mort des animaux intoxiqués par différentes substances vénimeuses. Je produisis une série d'expériences sur les grenouilles, les lapins et les chiens de la manière suivante: j'introduisais dans l'estomac, ou sous la peau, ou directement dans le sang, une dose toxique de quelque poison. Dans mes expériences sur les grenouilles, je mettais quelquefois l'animal dans une solution aqueuse de différents poisons; j'ouvrai avec précaution le thorax aussitôt après la mort ou quelque temps après, et j'examinai le cœur préalablement mis à nu; ensuite je tâchai de le dessiner aussi précisément que possible; quelquefois je me suis servi de la photographie dans ce but.

Une série d'expériences de ce genre me laissa conclure, que les différentes altérations du cœur d'un animal soumis à l'action des poisons, peuvent être divisées en deux phases principales: la première, lorsque le cœur est paralysé, c'est-à-dire, pendant la periode de la diastole, et quand ses cavités sont remplies de sang; ce phénomène ressemble à celui que produit la muscarine sur le cœur, ou lorsqu'on irrite l'extrémité périphérique du nerf vague coupé sur le cou d'un chien ou d'un autre animal. La seconde phase — lorsque le ventricule gauche du cœur d'un chien ou d'un lapin, ou le ventricule du cœur d'une grenouille se présente fortement contracté pendant la période de la systole, et lorsqu'il est tout à fait vide, ou bien, quand il ne contient qu'une quantité insignifiante de sang. Certainement, ces deux phases du cœur post-mortem peuvent varier; ainsi, il arrive quelquefois, que l'état du cœur ne présente, pour ainsi dire, qu'une variation, tant des deux phases ci-dessus mentionnées, que de la quantité de sang dont se remplit cet organe lui-même, ainsi que les vaisseaux sanguins coronnaires; (c'est-à-dire, que le cœur se présente, tantôt demi-contracté, tantôt demi-paralysé).

Outre ces observations sur l'état du cœur après la mort, on peut encore remarquer les différentes colorations que prend le cœur et le sang d'un animal qui a succombé par quelque substance toxique.

Je dois observer, cependant, qu'en procédant aux expériences que je viens de citer, on ne peut pas conclure, sans beaucoup de précaution, de la propriété du poison même qui a produit la mort de l'animal, en se basant sur l'état du cœur post-mortem; car le même toxique peut produire les phénomènes de la première et de la seconde phase de cet organe, ce que nous montrent les fig. 4, 5, 7, 9 et 23; ces phénomènes peuvent être expliqués par les conditions mentionnées plus haut. Nous voyons donc, que la paralysie du système nerveux et des muscles du cœur, ainsi que la paralysie des nerfs et des muscles des vaisseaux

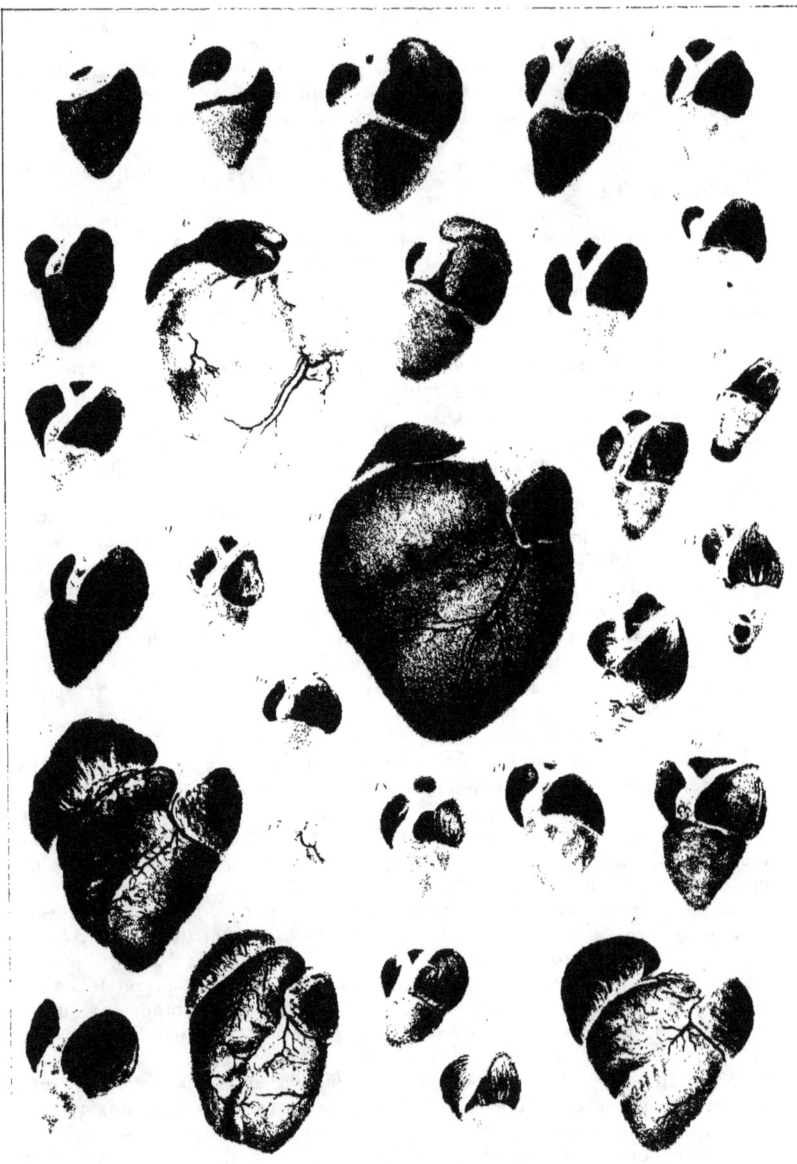

sanguins ne se produit pas en même temps sous l'influence de différentes conditions. L'état du cœur après la mort dépend aussi du moment où a commencé la rigidité de cet organe, ainsi que du moment de l'autopsie du corps, c'est-à-dire, pendant que la rigidité des muscles n'a pas encore commencé, ou bien, lorsqu'après s'être produite, cette rigidité continue encore; ou enfin, lorsque le corps commence à se putréfier. De plus, il est important de savoir, si le procès a eu lieu aussitôt après la mort de l'animal, ou au bout de 24 à 28 heures.

Enfin, il faut encore prendre en considération, si après l'agonie la mort a été lente ou rapide, si la coagulation du sang a commencé pendant l'agonie, ou s'il est resté longtemps encore à l'état liquide. La fig. 4 a nous montre l'état du cœur post-mortem d'une grenouille intoxiquée par l'acide carbonique et dont on avait fait l'autopsie aussitôt après la mort. La fig. 4 b représente le cœur d'une grenouille soumise au même poison; le thorax fut ouvert 24 h. après la mort. Le chloroforme produit le même effet sur le cœur, comme on le voit sur la fig. 5 a (aussitôt après l'autopsie) et sur la fig. 5 b (24 h. après la mort). On peut observer les mêmes phénomènes sous l'influence de l'acide prussique, fig. 7 a et fig. 7 b; de l'oxyde de carbone, fig. 9 a et fig. 9 b; de l'acide hydrosulfurique, fig. 23 a et fig. 23 b. En même temps, la fig. 10 nous montre le cœur d'un chien et la fig. 11 celui d'une grenouille intoxiqués par le nitrate de potasse.

Il est très-intéressant d'observer l'état du cœur après la mort d'une grenouille empoisonnée par l'aconitine, la vératrine, l'ésérine (fig. 12, 13, 14); ces toxiques ne paralysent pas en même temps tous les muscles du ventricule, par conséquent, le ventricule lui-même n'est pas rempli par le sang à un degré égal. Aussitôt après la mort d'un mammifère (d'un chien, d'un lapin) ou d'une grenouille soumis à l'influence de la digitaline, on aperçoit, ordinairement, une forte contraction du ventricule gauche, presque vide de sang, ce qu'on voit sur la fig. 22, qui représente le cœur d'un lapin; la fig. 21 nous montre celui d'une grenouille; dans cette période, le côté droit du cœur des mammifères, ainsi que les oreillettes du cœur de la grenouille sont fortement gonflés par le sang.

Le ventricule du cœur d'une grenouille empoisonnée par la nicotine, se présente fortement contracté et vide de sang, fig. 17; la nicotine produit le même effet sur le ventricule gauche du cœur des mammifères, si on fait l'autopsie du corps 24 h. ou même plus tard après la mort.

Bien souvent, la couleur du sang et celle du cœur témoigne de la cause qui a conduit à la mort l'animal soumis à une intoxication quelconque; ainsi, l'acide carbonique, fig. 4, l'acide prussique, fig. 7, l'oxyde de carbone, fig. 9, l'acide sulfurique, fig. 23, donnent une colorisation différente au sang et au cœur.

Il me paraît, qu'en publiant cette courte notice je puis offrir quelques expériences intéressantes, tant pour la physiologie, que pour la pathologie et la médecine légale. Cependant, il aurait été à désirer, qu'on procèdât à des recherches plus précises, pour éclaircir une question si peu approfondie encore, et je pense, qu'il aurait été utile, dans l'intérêt de la science, de produire une série de nouvelles expériences sur les animaux. De plus, je dois ajouter, que la médecine aurait beaucoup gagné, si ces mêmes expériences se reproduisaient sur les cadavres des hommes qui ont succombé par empoisonnement prémédité ou occasionnel, ou par suite de différents procès pathologiques.

4*

Explication des figures.

1. Diastole du ventricule du cœur d'une grenouille, dans ses conditions normales.
2. Systole — dans la même période.
3. Effet de la muscarine sur le cœur après la mort.
4. État du cœur d'une grenouille soumise à l'influence de l'acide carbonique.
5. Le cœur (après la mort) d'une grenouille intoxiquée par le chloroforme.
6.   »   »   d'un chien   »   par l'acide carbonique.
7.   »   »   d'une grenouille   »   par l'acide prussique.
8.   »   »   »   »   par l'éther.
9.   »   »   »   »   par l'oxyde de carbone.
10.   »   »   d'un chien   »   par le nitrate de potasse.

(Une $^1/_2$ h. après l'introduction du poison dans l'extrémité d'une veine).

11. Le cœur (après la mort) d'une grenouille empoisonnée par le nitrate de potasse.
12.   »   »   »   »   par l'aconitine.
13.   »   »   »   »   par la vératrine.
14.   »   »   »   »   par l'ésérine.
15.   »   »   d'un lapin,   »   par la curarine.
16.   »   »   d'une grenouille   »   par le curare.
17.   »   »   »   »   par la nicotine.
18.   »   »   »   »   par l'ésérine.
19.   »   »   »   »   par la cofféine.
20.   »   »   »   »   par l'acide arsénieux.
21.   »   »   »   »   par la digitaline.
22.   »   »   d'un lapin   »   par la digitaline.
23.   »   »   d'une grenouille   »   par l'acide hydrosulfurique.
24.   »   »   d'un lapin   »   par l'acide hydrosulfurique.

Le ventricule droit continuait encore à se contracter, pendant qu'on ouvrait le thorax, tandis que les autres parties du cœur restaient paralysées.

Sur la température du sang hors de l'organisme.

On the temperature of the blood out of the organism.

Ueber die Temperatur des Blutes ausserhalb des Organismus.

Prof. **Mosso**, de Turin.

Avec des thermomètres divisés en $^1/_{50}$ de degré et même avec des thermomètres divisés en $^1/_{10}$ de degré on peut observer un dégagement de température dans le sang défibriné.

Une des conditions essentielles pour ces expériences est de conserver aussi constante que possible la température du milieu environnant. A cet effet, M. Mosso se sert des appareils à régulateur d'Arsonval remplis d'eau. Le sang, dans les limites des températures normales devient toujours plus chaud que le milieu environnant. Il y a des différences même de 10 à 11 centièmes de degré. Et on peut mesurer les différences dans le dégagement de la chaleur entre le sang artériel et le sang veineux.

M. Mosso se propose d'étudier les rapports qu'il y a entre la méthode thermométrique et la méthode gasométrique.

DISCUSSION.

Prof. Dr. KRONECKER, de Berlin, bemerkt dazu, dass die Wärmeentwickelung im aufbewahrten Blute in guter Uebereinstimmung ist mit der genauen von Hoppe-Seyler verfolgten Erfahrung, dass das stehende Blut Sauerstoff absorbirt.

Prof. Dr. HENSEN, de Kiel, bemerkt, dass die Glasröhren der Thermometer häufig im Inneren fast unsichtbare Glasknötchen enthalten, die eine ganz genaue Calibrirung fast unmöglich erscheinen lassen.

Die neueren Untersuchungen über Hämoglobin und Methämoglobin.

Les dernières recherches sur l'hémoglobine et la méthémoglobine.

Recent investigations concerning hæmoglobin and methæmoglobin.

Dr. **Jac. G. Otto**, de Christiania.

Nachdem durch die bahnbrechenden Arbeiten von Hoppe-Seyler die Bedeutung des Blutfarbstoffs für die Gasaustauschung in dem Körper festgestellt worden war, hat die wissenschaftliche Forschung sich sehr viel mit dem normalen Blutfarbstoff, dem Hämoglobin, und seinen Derivaten beschäftigt. Die Kenntniss derselben ist dem entsprechend in den letzten Jahren sehr erweitert worden, und obgleich wichtige Punkte hier noch unaufgeklärt geblieben sind, darf man wohl gegenwärtig den Blutfarbstoff als eine der verhältnissmässig best studirten und bekannten Substanzen des thierischen Organismus bezeichnen. Einen kurzen Ueberblick über den jetzigen Stand unserer Kenntnisse dieses wichtigen Körpers werde ich mir im dem folgenden zu geben erlauben.

Was zuerst die chemische Zusammensetzung des Hämoglobin betrifft, sind die Untersuchungen noch lange nicht als abgeschlossen zu erachten. Allerdings sind in der letzten Zeit bedeutende Fortschritte gemacht; die Sache hat aber ihre eigenthümlichen Schwierigkeiten, die wir mit den heutigen Hülfsmitteln kaum völlig zu überwinden vermögen. Dies zeigt sich vielleicht am besten in den elementaranalytischen Ergebnissen, die bei sämmtlichen — mit einer einzigen Ausnahme — untersuchten Hämoglobinen durchaus dieselben sind. Daraus kann aber nicht mit voller Sicherheit geschlossen werden, dass die Blutfarbstoffe verschiedenen Ursprungs dieselbe quantitative Zusammensetzung haben, weil die Elementaranalyse bei so hoch zusammengesetzten Körpern kleine Schwankungen im Gehalt der einzelnen Bestandtheile nicht angeben kann. Wir sind also demnach nicht im Stande zu entscheiden, ob der normale Blutfarbstoff bei den verschiedenen Thierspecies derselbe ist oder nicht, aber glücklicherweise besitzt die jetzige Wissenschaft noch andere Hülfsmittel, mittelst welcher man der Frage näher kommen kann. Als eine der ergiebigsten Untersuchungsmethoden sowohl in qualitativer wie in quantitativer Beziehung hat sich die Spectralanalyse und die Spectrophotometrie erwiesen, und wir verdanken ihr viele neue Aufschlüsse über die Natur des Blutfarbstoffs. Als Resultat einer Reihe von Untersuchungen von Hüfner, v. Noorden und mir hat sich ergeben, dass sämmtliche bis jetzt untersuchten Hämoglobine in ihren spectrophotometrischen Eigenschaften identisch sind. Dies ist um so mehr auffallend, als Kossel und ich nachgewiesen haben, dass wenigstens eines der Hämoglobine — das Pferdehämoglobin — eine von den übrigen ziemlich abweichende elementare Zusammensetzung hat, was neulich auch von Buchler bestätigt ist, obgleich die spectrophotometrischen Eigenschaften keinerlei Abweichungen von den übrigen zeigen. Man hat diese Thatsache so gedeutet, das die verschiedenen Hämoglobine dieselbe färbende Gruppe enthielten, während der übrig bleibende Komponent möglicherweise verschieden für die verschiedenen Blutarten sein könne. Aber diese Erklärung stösst auf einige Schwierigkeiten. Die exacten Untersuchungen von Hüfner und seinen Schülern haben nähmlich die Sauerstoffsättigungscapacität des Hämoglobin als Function seines Eisengehaltes festgestellt. Nun entbehrt es wohl gegenwärtig jeden Grund, den Eisengehalt des Hämoglobin als der färbenden Gruppe desselben nicht zugehörig zu betrachten und dem zufolge sollten — die Identität der färbenden Gruppe angenommen — der Eisengehalt und die Sauerstoffsättigungscapacität sämmtlicher Hämoglobine dieselben sein, was aber thatsächlich nicht der Fall ist. Entweder muss man also annehmen, dass der Eisengehalt nicht allein der färbenden Gruppe angehöre, oder dass diese nicht in allen Hämoglobinen dieselbe ist, was sich doch so schwierig mit den spectrophotometrischen Resultaten vereinigen lässt, dass man wenigstens vorläufig die erste Hypothese gelten lassen durfte.

Aus der Sauerstoffsättigungscapacität und der elementaren Zusammensetzung der Hämoglobine lässt sich das Moleculargewicht und die empirische Formel derselben berechnen; leider doch nicht mit voller Genauigkeit, aber doch genau genug um auch auf diese Weise zu zeigen, dass die untersuchten Hämoglobine — Hunde-, Pferde- und Schweinehämoglobin — nicht dasselbe Moleculargewicht haben.

Aus allen neueren Untersuchungen ist man also wohl vorläufig berechtigt zu schliessen, dass die Hämoglobine verschiedener Blutarten verschieden sind, obgleich sie sich in spectrophotometrischer Beziehung vollständig identisch verhalten.

Die nächste Frage, die uns bei den normalen Blutfarbstoffen interessirt, ist die Quantität, in welcher sie in dem Blute vorkommen. Es liegen hier sehr zahlreiche Analysen und Methoden vor, von denen die meisten aber mit Fehlerquellen behaftet sind. Ohne indessen weiter auf diese einzugehen, möchte ich mir nur erlauben die Aufmerksamkeit auf die von Vierordt zuerst eingeführte und später von Hüfner vorzüglich ausgebildete spectrophotometrische Methode zu lenken. Eine mehrjährige Erfahrung und die fast tägliche Benutzung derselben hat mir ihre grosse Bedeutung für die Bestimmung der Blutfarbstoffe klargestellt, indem sie Einfachheit in der Ausführung mit voller Exactheit der Resultate in der wünschenswerthesten Weise vereinigt. Wenn man die nöthige Uebung darin erworben hat, steht sie nach meinen vergleichenden Bestimmungen sämmtlichen übrigen vorgeschlagenen Methoden weit voraus und gestattet, was gerade von Wichtigkeit ist, die Bestimmung des Hämoglobingehaltes des Blutes in einer so minimalen Blutquantität, dass man dem blutärmsten Individuum dieselbe ohne Nachtheil entziehen kann, indem ein Paar Tropfen, durch einen Stich in das Ohr erhalten, vollständig genügt. Zahlreiche Hämoglobinbestimmungen an gesunden Menschen beiderlei Geschlechtes haben mir auf diese Weise einen mittleren Gehalt von $14,5\ \%$ Hämoglobin bei Männern, $13,3\ \%$ bei Frauen ergeben. Ausserdem besitzt die spectrophotometrische Methode noch den Vorzug, dass man mittelst derselben gleichzeitig den Gehalt des Blutes an Oxyhämoglobin und Hämoglobin bestimmen kann. Bekanntlich herrschen in der Beziehung verschiedene Ansichten, was das arterielle Blut betrifft, indem Hoppe-Seyler u. A. glauben, dass das arterielle Blut vollständig mit Sauerstoff gesättigt ist, Pflüger u. A. dagegen, dass es auch kleine Mengen reducirtes Hämoglobin enthält. Meine eigene Erfahrung geht in dieselbe Richtung wie Pflügers. Ich habe nähmlich stets gefunden, dass das arterielle Hundeblut immer etwa $1\ \%$ reducirtes Hämoglobin enthält, was auch mit Hüfners Beobachtungen übereinstimmt. Auf diese Weise kann man auch ohne Auspumpen und Gasanalyse direct den Sauerstoffgehalt des arteriellen und venösen Blutes bestimmen; man braucht nur die gefundene Oxyhämoglobinquantität mit dem ein für alle Mal festgestellten Sauerstoffsättigungscapacität des Hämoglobin ($1,202$ nach Hüfner) zu multipliciren um gleich den Sauerstoffgehalt bei 0^{0} und 1^{m} Druck zu erhalten. Mehrere Controllbestimmungen haben ergeben, dass die so festgestellten Werthe vollständig mit den durch directes Auspumpen und Gasanalyse bestimmten übereinstimmen, so dass kein Zweifel an der Richtigkeit der spectrophotometrischen Resultate herrschen kann, obgleich einzelne Stimmen sich gegen die Genauigkeit derselben im Allgemeinen erhoben haben. Die Anwendbarkeit der Spectrophotometrie zur gleichzeitigen Bestimmung zweier Farbstoffe neben einander ist in der letzten Zeit auch von Hüfner und Kütz zum Feststellen der Quantität Kohlenoxyd, den das Blut in Berührung mit einer mehr oder weniger Kohlenoxyd-haltigen Athmosphäre aufnimmt, benutzt worden, und selbst habe ich sie zur Bestimmung des Sauerstoffgehaltes des Methämoglobin angewandt.

Mittelst der Spectrophotometrie kann man sich auch, wie ich wiederholt gemacht habe, von der Richtigkeit der Angabe Haidenhains, dass das venöse Blut etwas blutfarbstoffreicher als das arterielle ist, überzeugen, und der Werth der Methode zeigt sich vielleicht am besten dadurch, dass in den letzten 7 Jahren nicht weniger als 4 verschiedene Constructionen zweckmässiger Spectrophotometer vorgeschlagen worden, von welchen die von Vierordt und von Hüfner am meisten verbreitet sind, und Hüfners unbedingt sowohl wegen seiner Einfachheit beim Gebrauche als auch wegen seiner Exactheit der Resultate den Vorzug verdient.

Unter den Derivaten des normalen Blutfarbstoffs hat sich besonders das sogenannte Methämoglobin des allgemeinen Interesses erfreut. Es wurde zuerst von Hoppe-Seyler als spontanes Decompositionsprodukt des Hämoglobin beobachtet und bald nachher auch von anderen Forschern gefunden. Anfangs wurde die selbständige Existenz oder Nichtexistenz desselben ziemlich lebhaft discutirt, hauptsächlich weil es in spectralanalytischer Beziehung die grösste Ähnlichkeit mit dem Hämatin in saurer Lösung besitzt, nach und nach wurde aber seine selbständige Natur mehr und mehr klar, bis es schliesslich in 1882 Hüfner und mir gelang den endgültigen Beweis dafür zu liefern, indem wir das Methämoglobin aus Schweineblut krystallinisch darstellten und seine chemischen und physikalischen Eigenschaften näher studirten. Später ist es auch gelungen krystallinisches Methämoglobin aus anderen Blutarten (Pferde- und Hundeblut) darzustellen, und es hat sich dann gezeigt, dass sich die verschiedenen Methämoglobine in spectrophotometrischer Beziehung ebenso identisch wie die Hämoglobine zeigen. Es ist jedoch wahrscheinlich, dass die Methämoglobine verschiedenen Ursprungs nicht identisch sind, obgleich der Beweis dafür noch fehlt. Das Methämoglobin unterscheidet sich bekanntlich in zweierlei Beziehungen scharf von dem Oxyhämoglobin, erstens durch sein Spectrum und zweitens dadurch, dass es keinen beim Auspumpen austreibbaren Sauerstoff enthält. Dass es jedoch etwas Sauerstoff in lockerer Bindung besitzt, geht aus der Beobachtung von Hüfner und Kütz hervor, dass die Einwirkung von Stickoxyd das Methæmoglobin in Stickoxydhämoglobin umwandelt unter Bildung von salpetriger Säure aus dem überschüssigen Stickoxyd, d. h. dass das Stickoxyd einen gewissen Theil des Sauerstoffs austreibt und ersetzt. Es ist nun die Frage sehr lebhaft discutirt, ob das Methämoglobin mehr oder weniger Sauerstoff als das Oxyhämoglobin enthält; dass es sauerstoffreicher als das reducirte Hämoglobin ist, ergiebt sich schon daraus, dass es mit reducirenden Agentien behandelt in das letztgenannte übergeht. Hoppe-Seyler u. A. haben nun gefunden, dass diese Reduction direct stattfindet, und schliessen daraus, dass das Methämoglobin sauerstoffärmer als das Oxyhämoglobin ist, während Jäderholm, Saarbach u. A. der entgegengesetzten Ansicht huldigen, gestützt auf ihre Erfahrungen, dass das Methämoglobin bei der Reduction zuerst Oxyhämoglobin und dann erst reducirtes Hämoglobin bilde. Wie so oft liegt auch hier die Wahrheit in der Mitte, in dem ich (Sitzung der Gesellschaft der Wissensch. zu Christiania, Februar 1883) nachgewiesen habe, dass das Methämoglobin gleich viel Sauerstoff wie das zugehörige Oxyhämoglobin enthält, was auch die früheren gegentheiligen Resultate genügend erklären kann. Die Methode, welcher ich mich dazu bediente, bestand in dem Auspumpen einer Oxyhämoglobinlösung von bekanntem Gehalt, die während des Auspumpens theilweise in Methämoglobin übergeführt wurde. Nach geendeter Evacuation wurde in der rückständigen Lösung die beiden Farbstoffe (Hämoglobin und Methämoglobin) spectrophotometrisch bestimmt und die gefundene Methämoglobinmenge mit dem verschwundenen (d. h. fester gebundenen) Sauerstoffvolum verglichen. Es stellte sich dann heraus, dass die »verschwundenen« Quantitäten Oxyhämoglobin und Sauerstoff einander völlig entsprachen, woraus sich der Schlusssatz ergiebt, dass Oxyhämoglobin und Methämoglobin gleich viel Sauerstoff enthalten, welcher nur in dem Methämoglobin etwas fester gebunden als in dem Oxyhämoglobin ist. Dasselbe Resultat wurde gleich nachher von Hüfner und Kütz durch ein ganz anderes Verfahren erhalten, indem sie die durch Einwirkung von Stickoxyd auf gleiche Mengen Oxy- und Methämoglobin gebildeten Mengen salpetrige Säure verglichen. Dies geschah mittelst Decomposition der letzteren durch Harnstoff und Messung des freigebliebenen Stickstoffvolum, welches sie bei beiden Stoffen gleich fanden. Es kann somit kaum einen Zweifel mehr von der Richtigkeit dieses Resultates herrschen.

Damit dürften wohl vorläufig die Untersuchungen über die chemische Natur des Methämoglobin als abgeschlossen erachtet werden, indem gegenwärtig kaum zu hoffen ist einen näheren Einblick in die Constitution derartiger Körper gewinnen zu können. Eine spätere physiologisch sehr interessante Beobachtung hat jedoch von Mering gemacht. Er wies nähmlich nach, dass keine Methämoglobinbildung in dem defibrinirten Blute durch die gewöhnlichen methämoglobinbildenden Reagentien vor sich geht, so lange die Blutkörperchen erhalten sind, dass dagegen eine solche gleich eintritt, sobald dieselben durch Wasser oder andere Mittel zerstört werden. Es folgt hieraus mit grosser Wahrscheinlichkeit, dass die Methämoglobinbildung im Organismus erst dann stattfinden kann, wenn ein Theil der Blutkörperchen zu Grunde gegangen ist.

Ueber die Functionen der Corpora striata.

Sur les fonctions des corps striés.

On the functions of the corpora striata.

Prof. Dr. **Hermann Munk**, de Berlin.

Seitdem man von anatomischer Seite die Vorderhirn-Ganglien nicht mehr als Zwischenstationen zwischen der Grosshirnrinde einerseits und niedereren grauen Massen andererseits hat gelten lassen wollen, vielmehr eine der Grosshirnrinde analoge Bedeutung ihnen zugeschrieben, sie als ein der Rinde analoges Ursprungsgebiet von Fasermassen hingestellt hat, ist Munk bei den Untersuchungen des Grosshirns auch den Functionen dieser Ganglien nachgegangen. An Tauben liess sich, nach einem Längsschnitte durch die Ventrikeldecke, das grosse sogenannte Corpus striatum entfernen, und die Thiere blieben durch Monate am Leben, auch wenn sie auf beiden Seiten derart verstümmelt waren. War ein einzelnes Corpus striatum entfernt, oder war bloss jener Längsschnitt durch die Ventrikeldecke an beiden Hemisphären ausgeführt, so waren die Tauben in ihrem Verhalten von unversehrten gar nicht zu unterscheiden. Nach beiderseitiger Exstirpation des Corpus striatum boten sich nur folgende Abweichungen dar: 1) hielten die Thiere beim ruhigen Stehen den Kopf tief und eingezogen, nicht so hoch und vorgestreckt wie die normale Taube.

und die Rückenwirbelsäule war, wenn gleich nicht auffällig, so doch deutlich abnorm nach unten gekrümmt; 2) standen die Thiere immer (zeitweise auf einem, meist auf beiden Beinen) und setzten sich nie, so dass sie mit dem Bauche aufruhten, wie es doch die normale Taube, zumal wenn sie ständig im Käfig gehalten wird, oft thut; 3) pickten sie zwar viel nach der Nahrung und trafen dieselbe sehr gut, aber sie gewannen dieselbe nie, weil die zur Aufnahme erforderlichen weiteren Bewegungen (Schnabel-Oeffnung und Zungenbewegungen) nicht rechtzeitig sich anschlossen und überhaupt unterblieben: sie mussten wie grosshirnlose Tauben künstlich ernährt werden. Die entsprechenden dreierlei Störungen in Haltung und Bewegung kamen gleichfalls an Hunden zur Beobachtung, welchen nach circumscripter und in ihren Folgen bekannter Rindenläsion die Corpora striata, mechanisch oder durch Entzündung, unvollkommen zerstört waren; andere Folgen dieser Operation waren während der längsten 13 Tage, dass die Hunde dieselbe überlebten, wiederum nicht zu bemerken. Tauben und Nager, welche beide Grosshirnhemisphären (mit sammt den Corpora striata) verloren haben, zeigen stets die beiden ersteren Störungen, die nur bisher nicht bei ihnen beobachtet worden sind. Für eine der Rinde analoge Function der Corpora striata ergeben also die Versuche nichts; sie sprechen vielmehr dafür, dass die Corpora striata einer von der Rinde angeregten oder durch die Thätigkeit der Rinde erlernten Combinirung von Muskelleistungen dienen, wie es schon die älteren Versuche Nothnagel's haben vermuthen lassen.

DISCUSSION

Prof. Dr. HENSEN, de Kiel, ersucht um eine Darlegung, wesshalb das Niederlegen der Thiere sowie der willkührliche Theil des Schluckaktes als etwas vorzugsweise Erlerntes gegenüber beziehungsweise dem Akt des Pickens beziehungsweise des Stehens und Gehens scheine angesehen zu werden.

Prof. Dr. MUNK, de Berlin, erwiedert, dass nach den Erfahrungen an Thieren, welche von der Geburt an der Beobachtung unterlagen, Hunde es erst mit der Zeit lernen, sich niederzulegen, Tauben wohl von vorneherein picken, aber erst später, wenn auch bald, die mit dem Schnabel getroffenen Erbsen aufnehmen lernen.

Soll die Lehre von der Vererbung im Vortrage über Physiologie berücksichtigt werden?

La doctrine sur l'hérédité doit elle faire part des leçons sur la physiologie?

Ought hereditary transfer to be taken into account in lectures on physiology?

Prof. Dr. **Hensen**, de Kiel.

Die Lehre von der Vererbung hat in neuerer Zeit eine sehr ausgedehnte Verwendung namentlich seitens der Zoologen gefunden, während sich die Physiologie dagegen, man darf wohl sagen etwas ablehnend verhalten hat. Die steigende Bedeutung dieser Materie dürfte jedoch um so eher zu einer Theilnahme an den Bemühungen die Sache zu fördern uns aufrufen, als durch Darwins ganz vortrefliche und alle Seiten der Materie umfassende Darstellungen eine breite Basis gewonnen worden ist. Es haben ausserdem eine grosse Reihe einzelner Bearbeitungen daran angeknüpft. Wenn ich, von philosophischen Bearbeitungen des Gebiets absehend, mich nur an die naturwissenschaftlichen Auctoren halte, so darf ich hervorheben, dass doch neben den Arbeiten von etwa Haeckel und Weissmann auch von speciell physiologischer Seite das Gebiet bereits etwas umfassender bearbeitet worden ist, so dass wir neben den Specialarbeiten eines so bedeutenden Forschers wie Brown-Séquard in meiner Bearbeitung des Kapitels der Zeugung und in Naegelis umfassendem Werk »über die Theorie der Abstammungslehre« genügend ausgedehnte Anfänge für ein Eingehen in diese Materie besitzen.

In einer etwas überraschenden Weise kommen eine Reihe neu aufgefundener und in diese Richtung noch nicht verarbeiteter Beobachtungen der Lehre zu Hülfe. Ich meine die Beobachtungen über die Kernfäden. Die Vorgänge der Kerntheilung einerseits erweisen eine so vollkommene und bis in die feinsten Theile des Kerns sich erstreckende Vermehrung und Scheidung der Körner in der färbbaren Kernsubstanz, dass nach dieser Seite hin den höchsten Anforderungen einer mechanischen Auffassung der Vererbung genügt zu werden scheint. Andererseits zeigen die Erfahrungen über die Befruchtung, wie sie namentlich noch neuerdings durch E. v. Beneden ausgebildet wurden, dass eine bis in das Detail der einzelnen Körnchen gehende Vereinigung der conjugirenden und die Vererbung beherrschenden Kernsubstanzen vor sich geht.

Diese Thatsachen erscheinen freilich zunächst als ein ganz isolirter fester Punkt, gleichsam als eine Insel im dem nach Ausdehnung und Tiefe schier unermesslichen Ocean der Vererbungsvorgänge; immerhin können auch von hieraus unsere Kreuzerfahrten beginnen.

In der That ist eine erhebliche Schwierigkeit der zu grosse Umfang des Gebietes dafür, dass, wie es mir am Herzen liegt, die Physiologie als Lehrerin in dasselbe eintrete. Daher glaube ich, dass sich eine gewisse Beschränkung darin empfiehlt und glaube, dass diese auch ausführbar ist, obgleich sie bei tieferem Eindringen weniger haltbar sein dürfte, als sie auf den ersten Blick erscheint.

Man kann nämlich die Vorgänge der Vererbung scheiden in die der typischen und in die der individuellen Vererbung, und nur die letzteren sind es, deren Behandlung der Arzt von uns verlangen kann. Die Vererbung des Typus ist insofern als eine selbstverständliche zu bezeichnen, als es doch wunderbar wäre, wenn der Typus nicht vererbt würde, ein Wunder, wenn ein Pferd einmal eine Katze erzeugte oder ähnliches vorkäme. Man kann also nicht die Frage erörtern, was in einem solchen Falle erfolgt, sondern nur die tiefer greifende Frage, warum es erfolge. Es ist Sache der Entwickelungsgeschichte die letztere Frage zu erörtern, wenngleich auf sie schliesslich das ganze Vererbungsproblem hinausläuft.

Dem gegenüber zeigt die individuelle Vererbung ein wechselndes Bild der Gestalt, da fraglich wird, was erfolgen werde, und sich dieses »Was« nicht so leicht vorhersagen lässt. Hierher gehört die Vererbung individueller Besonderheiten und die Vererbung des Geschlechts; ein

Grenzgebiet würde im Falle von Bastardirungen die Vererbung der Typen sein.

Bei der weiteren Behandlung dieser Fragen dürfte meines Erachtens die formale Seite der Vererbung in erster Linie in Betracht zu ziehen sein, denn obgleich auch Kräfte sich mindestens gleichwerthig bei der Vererbung betheiligen, so sind die letzteren doch einerseits in den organisirten Wesen untrennbar mit der Form verbunden und zugleich mit dem Mikroskop so wenig angreifbar, dass, weil wir auf die kleinsten Formen zurückgreifen müssen, nicht die Kräfte sondern die Formungen und Gestalten es sind, welche sich zunächst der Forschung darbieten.

Auch in Bezug auf den Zeitpunkt des Vererbungsprocesses sind wir, glaube ich, in der Lage die Dinge schärfer zu präcisiren, als wie dies bisher zu geschehen pflegte. Es kann kaum einem Zweifel unterliegen, dass der Moment, von welchem an die Vererbung datirt, derjenige der Befruchtung und streng genommen der der Vereinigung der beiden betheiligten Kern- resp. Zellsubstanzen ist.

Aber es ist mit dieser Feststellung leider nicht viel gewonnen, nur stellt sich die endgültige Aufgabe klar dahin fest, dass die erst in späteren Perioden sichtbar werdende Vererbung zurückgeführt werden muss auf die Verhältnisse und Momente, welche bei jenem Eintritt der Vererbung sich geltend machten.

Diese Aufgabe liegt dem Anschein nach fern ab von jenen Aufstellungen von Regeln seitens der Züchter, Regeln die im allgemeinen dahin gehen, dass Gleiches mit Gleichem gepaart Gleiches, Unähnliches mit Unähnlichem gepaart Ausgleichung gäbe.

Diese Regeln, so gefasst, würde ich nicht für zutreffend oder erwiesen halten können. Es scheint mir auch gerade die Aufgabe der Physiologen zu sein hier helfend und richtigstellend einzugreifen. Es dürfte sich darum handeln unter Berücksichtigung des Ursprungs und des Erfolges der Vererbung das Unmögliche, welches man nicht selten auch von wissenschaftlicher Seite dem Process zumuthet, auszuscheiden und das Mögliche, das Natürliche endlich das Nothwendige durch eindringende kritische Sichtung des vorhandenen Materials festzustellen, sich erfolgversprechende Fragestellung daraus abzuleiten, um endlich immer selbstverständlichere, immer fraglosere Darstellungen der Materie geben zu können.

Beobachtungen bei Vorbereitungen zur Anlegung von Dünndarmfisteln für physiologische Zwecke.

Observations sur l'application des fistules de l'intestin grêle pour des recherches physiologiques.

Observations made in placing fistulæ on the small intestine with physiological purposes.

Prof. Dr. **P. L. Panum**, de Copenhague.

Man weiss, dass Thiere und Menschen am Leben erhalten werden können, wenn Pankreassaft im Darm fehlt, ja selbst nach Zerstörung des

Pankreas. Bei geeigneter Zubereitung der Speisen ist Zusatz von Speichel zu denselben jedenfalls nicht nothwendig für die Verdauung. Man weiss auch, dass Thiere und Menschen sehr lange leben können, ohne dass Galle im Darm vorhanden ist. Die in Ludwigs Laboratorium von Ogata an Hunden angestellten Versuche und die von Berni an Menschen ausgeführten bekannten Operationen haben ferner gezeigt, dass Thiere und Menschen nicht nur ohne Magensaft, sondern sogar nach Ausschaltung des Magens am Leben erhalten werden können. Endlich hat eine schon alte Beobachtung des Herrn Dr. Busch gelehrt, dass es nicht nur möglich ist Menschen eine Zeit lang durch Einbringung von Nahrungsmitteln in das untere Ende einer in der Nähe des Duodenums entstandenen Darmfistels ohne Mitwirkung von Magensaft, Galle, Pankreassaft und Speichel zu ernähren, sondern dass durch solche Ernährungsweise selbst eine bedeutende Zunahme des Gewichts und der Kräfte möglich ist.

Bei Berücksichtigung dieser Thatsachen wird man erkennen, dass es sehr wichtig sein würde zu erfahren, ob und unter welchen Umständen chemische Veränderungen der Nahrungsstoffe durch Speichel, Magensaft, Galle und Pankreassaft überhaupt für die Verdauung und Aufnahme der Nahrungsstoffe nothwendig sind? ob dieselben nicht etwa durch vorläufige Behandlung ausserhalb des Darmkanals ersetzt werden könnten? und welche Veränderungen der Nahrungsstoffe durch die im Darm vorhandenen geformten und chemischen Fermente, bei Ausschluss der oberhalb einer bestimmten Stelle in den Darmkanal einmündenden Verdauungssäfte, hervorgebracht werden können?

Solche Untersuchungen würden indess die Möglichkeit voraussetzen, an verschiedenen Stellen des Darmrohrs, namentlich nahe unter dem Duodenum und nahe oberhalb der Valvula Bauhini Darmfisteln anzulegen, welche längere Zeit für Versuche bereitet werden könnten, und welche nach Belieben geöffnet oder verschlossen werden könnten, und zwar so, dass Nahrungsmittel durch dieselben in den Darm gebracht werden könnten, und dass man nach Belieben die verschiedenen Abschnitte des Darms ober- und unterhalb der Fistelöffnungen von einander abschliessen oder mit einander in Verbindung bringen könnte.

Zur Bewerkstelligung des dichten Verschlusses des einer Darmfistelmündung entsprechenden Abschnittes des Darmrohrs erscheint folgendes leicht herzustellende, leicht zu applicirende und leicht wieder zu entfernende Apparat zweckmässig zu sein:

Ein etwa $1\tfrac{1}{2}$ Ctm. langes Glasrohr (Fig. 1 a) ist am einen Ende mit einem ziemlich dünnen Cautschuckrohr (b) fest verbunden, dessen freies Ende mit einem kleinen fest eingebundenen Stöpsel (c) versehen ist. Dieses dünne Cautschuckrohr kann durch Einspritzen von Wasser zu einer

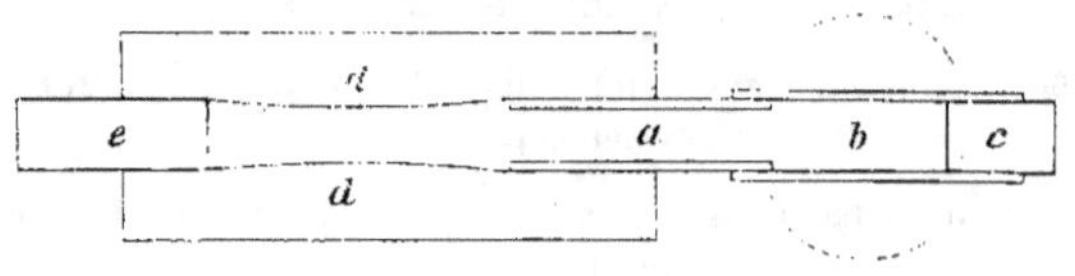

Fig. 1

Kugel aufgeblasen werden, welche das Darmrohr verschliessen kann. Am andern Ende der kurzen Glasröhre ist ein sehr dickes Cautschukrohr dd

mit engem Lumen befestigt. Durch dieses Rohr kann man mittelst einer
guten Spritze das dünne Cautchuckrohr b mit Wasser zur Kugel so stark
ausdehnen, als es zum sichern Verschluss des Darmkanals nöthig ist. Um
das Abfliessen des Wassers und die Zusammenziehung der Kugel zu verhindern, wird das dickwandige Cautschuckrohr vorläufig durch eine schmale
Klemmschraube komprimirt, und während diese anliegt, wird das Rohr
definitiv durch Einbinden eines Glasstöpsels e verschlossen, wonach die
Klemmschraube entfernt werden kann.

Um flüssige oder halbflüssige Nahrung durch eine der Darmfistel-
öffnungen in den Darm so einspritzen zu können, dass Nichts wieder
ausfliessen kann, erscheint dahingegen folgende Kanüle dienlich:

Ein in passender Weise gebogenes weites und starkwandiges Glasrohr
(Fig. 2 a b), dessen Durchmesser demjenigen der Darmpartie, in welche
es eingeführt werden soll, entsprechen muss, ist an dem Ende, welches in
den Darm hineingebracht werden soll, von einem Cautschuckrohr c d c_1 d_1
so umgeben, dass dieses durch Einspritzen von Wasser (wie die punktirten
Linien zwischen c c_1 und d d_1 zeigen) ringförmig ausgedehnt werden kann,
so dass es sich dicht an die Darmwand anschliesst. Dieses ist dadurch
erreicht, dass das bezeichnete Cautschuckrohr um die das Rohr a b luftdicht umgebenden Metalringe c d und c_1 d_1 fest gebunden ist, indem der

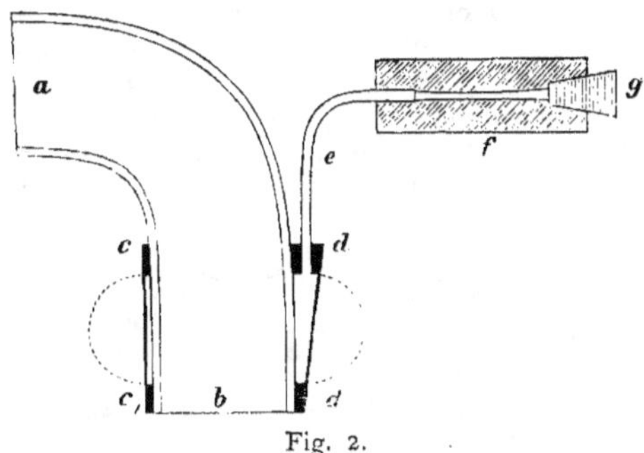

Fig. 2.

dünnen Metalröhre e ein Durchgang durch den oberen Metalring bei d
offen gehalten ist. An das dünne Metalrohr ist ein kurzes Cautschuckrohr f mit sehr dicker Wandung und sehr engem Lumen luftdicht ange-
bunden. Durch dieses Rohr wird das zum Abschluss dienende Wasser
mittelst einer guten Spritze in den ringförmigen Rand bei c d c_1 d_1 hin-
eingetrieben und vorläufig durch eine Klemmschraube, nach Entfernung
der Spritze aber definitiv durch einen Stöpsel g abgesperrt. Es kann dann
die flüssige oder halbflüssige Nahrung durch die Röhre a b in den Darmkanal gebracht werden, wenn man vorher an dem mit a bezeichneten
Ende derselben ein Cautschuckrohr befestigt hat, mit dem man eine
passende Spritze oder einen Trichter zum Einfüllen der Nahrungsmittel
verbinden kann. Den Verschluss kann man demnächst leicht durch einen
Stöpsel bewerkstelligen. Es versteht sich von selbst, dass eine solche
Canüle auch in gleicher Weise wie der zuerst beschriebene Apparat zum
Abschluss des Darmkanals hinter der betreffenden Fistelmündung benutzt
werden kann, und dass es bei Anwendung zweier solcher Canülen möglich

ist das obere und untere Darmende zeitweilig wieder wasserdicht mit einander so zu verbinden, dass der Darminhalt in normaler Weise passiren kann. Hierzu ist es nur nöthig die äusseren Mündungen a der beiden Canülen mit einander durch ein beiläufig gleich weites Cautschuckrohr oder durch ein anderes eingeschaltetes gleich weites Rohr mit einander zu verbinden.

Bei dem Anlegen der Darmfisteln darf man aber den Darm nicht öffnen, bevor die zur Anlegung der Fistel bestimmte Darmschlinge aus der Bauchhöhle durch eine in der Bauchwand angebrachte Wunde hervorgezogen und mit den Wundrändern so fest verwachsen ist, dass der Darminhalt bei Eröffnung des Darms nicht mit dem Peritoneum in Berührung kommen kann. Bei Versuchen die Operation in einem Akt auszuführen gingen mir die Thiere immer kurz nach der Operation zu Grunde.

Ich verfuhr desshalb folgendermassen:

Die Unterleibshöhle wurde an passender Stelle durch einen 5—6 Centimeter langen Schnitt geöffnet, und die betreffende Darmschlinge (über deren Lage man sich 'durch anatomische Vorstudien orientirt haben muss) wurde aufgesucht und hervorgezogen. Zwischen dem oberen und unteren Ende dieser Darmschlinge wurden 2—3 starke Ligaturfäden so angelegt, dass jede derselben die ganze Dicke der Bauchwand beiderseits umfasste, und sogleich das Mesenterium oben dicht am Darm und tiefer, im Niveau mit der Binnenseite der Bauchwand durchbohrte. Durch Zusammenschnüren dieser Ligaturen wurden die beiderseitigen Bauchwände unterhalb der hervorgezogenen Darmschlinge einander so genähert, dass sie nur durch das Mesenterium von einander getrennt waren. Der Operationsplan wird durch die schematische Zeichnung (Fig. 3) klar sein, indem a b c die

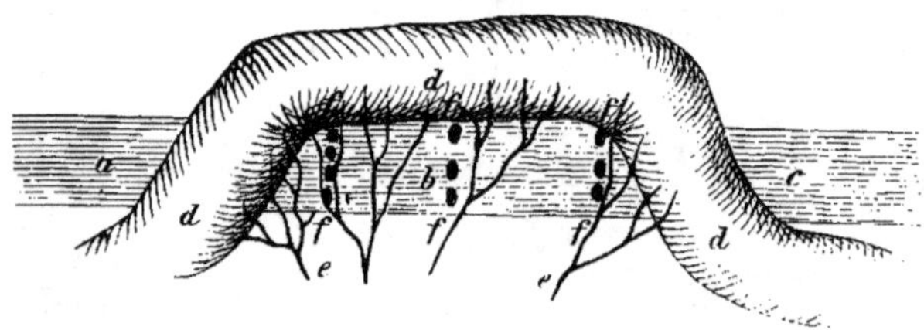

Fig. 3.

Bauchwand, die durch f f f bezeichneten punktirten Linien die angelegten starken Suturen, d d d die Darmschlinge und e e die Mesenterialgefässe darstellen.

Für das Gelingen dieser Operation ist es vor allen Dingen wichtig und nothwendig, dass der Peritonealüberzug des Darms und Mesenteriums einerseits mit dem Peritoneum der Bauchwand in nicht zu geringer Ausdehnung im ganzen Umfange der Wunde in genaue Berührung gebracht und in dieser Lage festgehalten wird. Denn die Peritonealflächen verkleben sehr bald mit einander und verwachsen darauf so fest mit einander, dass das Resultat nach wenigen Tagen gesichert ist. Dahingegen gelingt es nicht zwischen der aus Muskeln und Bindegewebe bestehenden Schnittwunde der Bauchdecken und dem Peritonealüberzuge des Darms und des

Mesenteriums eine solide Verbindung herzustellen, selbst wenn es durch antiseptische Behandlung gelingt eine Peritonitis zu vermeiden.

Als ich die Operation zum ersten Mal machte, muss ich es als einen glücklichen Zufall betrachten, dass dieselbe glücklich ablief, indem der Peritonealüberzug trichterförmig hervorgezogen wurde, weil die Suturen f f f eine solche schräge Richtung gehabt hatten, dass die Einstichöffnungen an der Peritonealfläche weiter von den Wundrändern entfernt waren als die Einstichöffnungen der Hautfläche. Erst nachdem mir mehrere Thiere bei der Wiederholung der Operation zu Grunde gegangen waren, wurde es mir klar, wie wichtig dieser Umstand ist. Es ist daher dringend zu empfehlen den Peritonealrand der Schnittwunde durch die Bauchdecken mittelst feiner Suturen mit dem Hautrande derselben 'so zu verbinden, dass das (bei Anlegung der Incision zuerst in der Nähe der Wundränder lospräparirte) Peritoneum ringsum zum Hautrande in die Höhe gezogen wird, wobei die ursprünglich angewachsene Fläche des Bauchfells mit der die Muskeln und das Bindegewebe der Bauchdecken trennenden Schnittfläche in Berührung gebracht wird. Alsdann wird die freie Fläche des die Bauchdecken bekleidenden Peritoneums durch das Zusammenschnüren der Wundränder durch die starken Ligaturen f f f mit einer breiten Fläche des den Darm und das Mesenterium bekleidenden Peritonealüberzuges in Berührung gebracht. Es ist ferner sehr zu empfehlen, die Suturen mit Catgut anzulegen, weil die Entfernung derselben alsdann nicht nöthig ist. Ein Umstand, auf dem man wohl achten muss, ist ferner, dass die Mesenterialgefässe nicht durch das Zusammenziehen der Ligaturen f f f zu stark comprimirt werden dürfen, weil sonst Kreislaufstörung im Darm zu befürchten ist. Auch muss man beim Durchziehen der Ligaturen durch das Mesenterium vermeiden, dass grössere Gefässe zwischen der oberen und unteren Stichwunde zu liegen kommen. Übrigens führt eine durch anfangs vorhandene, nicht zu bedeutende Kreislaufstörung entstandene, stark blaurothe Färbung keinesweges nothwendig zum Gangrän, sondern dieselbe kann sich bei gewöhnlicher Wundbehandlung in kurzer Zeit verlieren, so dass der Darm sein gesundes Aussehen wieder gewinnen kann. Von grosser Wichtigkeit für den günstigen Ausfall ist endlich noch der Verband der Wunde und des frei gelegten Darmstückes. Es hat sich als sehr zweckmässig erwiesen den Darm und die Wunde mit Borsalbe (auf englischem Charpie gestrichen) zu verbinden. Um diesen Wundverband festzuhalten und um die Darmschlinge gegen Druck sowohl als gegen Verunreinigung zu beschützen, wandte ich anfangs eine complicirte und zeitraubende Bandage an, weil die grosse Beweglichkeit der Bauchwand bei den Athembewegungen sowie bei der verschiedenen Füllung der Bauchhöhle durch die Nahrungsaufnahme und die Bestrebungen des Thieres die Bandage mit den Zähnen und Krallen zu entfernen und endlich noch die Verunreinigung der Bandage durch den Harn (namentlich bei männlichen Hunden) grosse Schwierigkeiten bereiteten. Mit Hülfe einer für den Hund eigens angefertigten Jacke von steifem Filz, woran Wülste zu beiden Seiten der freiliegenden Darmschlinge zu Beschützung derselben gegen Druck befestigt waren, durch Benutzung von mit Carboloel getränkter und trockener Salicyl-Baumwolle, festgehalten durch eine Binde, welche vor dem Penis um den Leib angebracht und festgenäht war, und indem die Bandage gegen den Harn durch Guttaperchapapir beschützt wurde, konnte der Zweck allerdings erreicht werden. Es war also sehr mühsam diese complicirte Bandage so oft zu wechseln, als nöthig war.

Viel vortheilhafter erwiess sich die Anwendung von Jodoform-Collodium, und der Verband, der sich am zweckmässigsten erwiesen hat, ist folgender: Vor Anfang der Operation wird die ganze Bauchwand rasirt und mit einer Lösung von Carbolsäure in Wasser gewaschen. Nach Beendigung der Operation wird die frei liegende Darmschlinge und die dieselbe umgebende Wunde mit Borsalbe verbunden, und darüber wird etwas Salicylwatte gelegt, welche jedoch die Wundränder nur wenig überragt, und darüber wird ein mit Jodoform-Collodium getränktes Stück englischer Charpie, deren Rand denjenigen des Umfanges der Wunde um etwa 2—3 Centimeter nach allen Seiten überragt, über die ganze Partie gelegt und rings um mit der Haut so in Berührung gebracht, dass es nach dem Trocknen überall mit der Haut fest verklebt ist und einen für Luft, Harn u. s. w. undurchdränglichen Ueberzug bildet, der sich wie ein Schild oder eine Kapsel über die Darmschlinge erhebt. Dieser Chloroform-Collodium-Verband kann 3 Tage liegend bleiben und bewerkstelligt einen luft- und wasserdichten Verschluss der Darmschlinge und der Wunde. Nachdem das Jodoform-Collodium getrocknet und die mit demselben durchtränkte englische Charpie steif geworden und mit der Haut innig verbunden ist, wird die ganze Partie durch eine um den Leib des Thieres gewickelte und durch Touren um die Schulterpartie der vorderen Extremitäten sowie durch Suturen befestigte lange und breite Binde gegen die Zähne und Krallen des Thieres beschützt.

Auf diese Weise gelang es in weniger als einer Woche die Heilung so weit zu bewerkstelligen, dass die ausserhalb der Unterleibshöhle den Bauchdecken anliegende Darmschlinge in ihrer neuen Lage gesichert war und ganz normal functioniren konnte. In den ersten Tagen nach der Operation darf dem Thier keine Nahrung gereicht werden, darauf nur kleine Portionen, die aber von Tag zu Tag so vergrössert werden können, dass bald das ganze für 24 Stunden nöthige Fleischquantum in einer einzigen Mahlzeit verzehrt und verdaut werden kann. Ein Hund, welcher vor der Operation 7000 Gr. wog, verlor in den nächsten Tagen nach der Operation, während der Inanitionszeit so an Gewicht, dass dieses bis auf 6000 Gr. hinabging; darauf aber nahm sein Körpergewicht bei reichlicher Fütterung so zu, dass es bis auf 8000 Gr. stieg. Dieser kleine Hund konnte dann ohne Beschwerde 500 Gr. Fleisch in einer einzigen Mahlzeit aufnehmen. Die peristaltischen Bewegungen des freiliegenden Darmstücks und die Passage des Darminhalts durch dasselbe konnte deutlich beobachtet werden.

Da ich noch nicht dazu gekommen bin, diejenigen Versuche in Angriff zu nehmen, um deren willen ich die Darmfisteln anlegen wollte, so würde ich die Mittheilung der angeführten Vorbereitungen gewiss aufgeschoben haben, bis ich Resultate vorlegen könnte, welche zur Aufklärung über die Funktionen des Darmkanals dienen könnten, wenn ich nicht bei den vorbereitenden Versuchen eine Beobachtung gemacht hätte, die mir mit Rücksicht auf gewisse andere, in physiologischer Beziehung hochwichtige Fragen sehr interessant zu sein scheint.

Als die Darmschlinge in der gewünschten Lage mit den Bauchdecken verwachsen war, bemerkte ich, schon etwa 8 Tage nach der Operation, einen schmalen Saum, der sich von den Wundrändern der äusseren Haut continuirlich auf die Oberfläche des Darms verbreitete. Derselbe war trocken und bei passender Beleuchtung glänzend, ganz wie eine von einer sehr dünnen Lage neugebildeter Epidermis bekleidete Hautnarbe; der übrige Theil der Oberfläche der frei liegenden Darmschlinge war dahingegen feucht, bei schräger Beleuchtung fein granulirt und matt und secernirte gutartigen Eiter in geringer Menge. Der besprochene Saum wurde immer breiter, und es wurde immer deutlicher, dass das eigenthümliche Aussehen desselben von einer Epidermisbekleidung herrührte, welche allmählig dicker und fester wurde und sich immer weiter über die frei liegende, der Luft ausgesetzte Oberfläche des Darms verbreitete, genau so wie ein altes eiterndes Hautgeschwür von den Rändern her allmählich überhäutet wird. Schliesslich war die Epidermis über die ganze frei liegende Oberfläche des Darms verbreitet und die Eiterung ganz aufgehört. Dabei zog die Darmschlinge sich mehr und mehr gegen die Bauchhöhle zurück, so dass dieselbe schliesslich einen Theil der Bauchwand ausmachte und den Platz zwischen den durch den Einschnitt von einander getrennten Bauchdecken einnahm. Während die Darmschlinge anfangs (Fig. 3) über den Bauchdecken hervorragte, war die Stelle, wo dieselbe schliesslich lag, so stark zurückgezogen, dass dieselbe eine seichte Vertiefung bildete. Diese Retraction rührte wohl zum Theil von dem Zuge her, den das Mesenterium auf die Darmschlinge ausübte; zum Theil aber musste dieselbe der Contraction des überhäuteten Narbengewebes zugeschrieben werden, welches sich von den Wundrändern aus immer weiter über die freie Fläche des Darms verbreitet hatte.

Diese Weise wie eine ausserhalb der Bauchhöhle aussen auf der Bauchwand befestigte Darmschlinge sich diesen neuen Verhältnissen accommodirt, mit einem Epidermisüberzuge versehen, in den Stand gesetzt wird den Einfluss der Luft und die Berührung mit fremden Körpern, ja selbst mit Schmutz und Unreinlichkeiten aller Art zu ertragen und durch die Retraction gegen mechanische Beschädigungen beschützt wird, ohne dass ihre Funktion dadurch irgendwie beeinträchtigt wird, und ohne dass das Wohlbefinden des Thiers nach Beendigung dieses Heilungsprocesses gestört ist, erscheint schon an und für sich sehr bemerkenswerth, um so mehr als dieselbe bisher meines Wissens früher niemals beobachtet ist. Ganz besonders interessant ist aber die beobachtete Umwandlung der Darmoberfläche, indem die ursprünglichen Epithelial-(Endothelial-) Cellen des Peritonealüberzuges zuerst durch Eitercellen und demnächst durch Epidermiscellen remplacirt wurden.

Auf dem ersten Blick könnte es vielleicht scheinen, dass hier ein exquisites Beispiel einer Metaplasie, im Sinne Virchow's, vorliegt, welches um so bemerkenswerther erscheinen muss, als die Epidermiscellen bekanntlich genetisch vom obern Keimblatt abstammen, während die Endothelcellen des Peritoneums sowohl als die Eitercellen jedenfalls Abkömmlinge des mittleren Keimblattes sind. Bei näherer Betrachtung ergiebt es sich aber ganz klar, dass es sich nicht um eine Umwandlung der betreffenden Cellen handelt, sondern um eine Verdrängung der einen Art von Cellen durch eine andere Art oder um eine Transplantation derselben auf einen fremden aber dennoch wohl geeigneten Boden. Die den Peritonealüberzug des Darms ursprünglich bekleidenden Endothelcellen können unter den neuen Verhältnissen, bei dem Contact mit der Luft u. s. w., nicht leben; sie werden abgestossen und gehen zu Grunde. Nach Entfernung derselben bedeckt sich die Oberfläche mit Transsudat, welches durch Aufnahme von lymphoiden Cellen oder Eitercellen (welche entweder von dem subperitonealen Bindegewebe abstammen oder aus dem Blute durch die Capillaren ausgewandert sein mögen) zum Eiter wird. Durch Vermehrung und Ausbreitung der von der Bauchhaut abstammenden Epidermiscellen wird die durch die Eiterung zu ihrer Aufnahme, Ernährung und Erhaltung vorbereitete Oberfläche des Darms allmählig von den Rändern der Hautwunde her überhäutet und kontinuirlich mit der Epidermisbekleidung der Bauchdecken verbunden, und gleichzeitig verschmilzt das Bindegewebe, das der Lederhaut angehört, mit dem subserösen Bindegewebe des Darms zu einer continuirlichen Schicht. Ich fasse also diesen Befund als eine Illustration der homogenen Abstammung der Gewebe und als ein neues Beispiel spontaner Transplantation auf.

Es ist mir hier ergangen, wie so vielen meiner Vorgänger auf dem Gebiete der experimentalen Physiologie. Das Ziel, das ich bei der Untersuchung zunächst vor Augen hatte, habe ich nicht erreicht, obgleich ich hoffe demselben ein Paar Schritte näher gekommen zu sein. Vielleicht sind noch grosse und für mich unübersteigliche Hindernisse zu überwinden bevor die Untersuchung, die ich vor hatte, zu Ende geführt werden kann. Unterwegs fand ich aber etwas, was ich nicht suchte, das mir aber jedoch werthvoll genug erschien um bei dieser Gelegenheit mitgetheilt zu werden, weil es über ein anderes Kapitel der Physiologie interessante und vielleicht auch in praktischer Beziehung bedeutungsvolle Aufschlüsse giebt.

Note relative à l'action physiologique de la paraldéhyde. [1]

On the physiological action of paraldehyde.

Ueber die physiologische Wirkung des Paraldehyds.

Prof **J. L. Prevost,** de Genève.

Les recherches expérimentales sur les grenouilles et les mammifères qui font le sujet de ce mémoire ont été pratiquées avec un flacon de paraldéhyde pure, de la maison Schering, de Berlin, que je dois à l'obligeance de mon confrère le Dr. Duval.

Il y a peu de temps que la paraldéhyde, découverte en 1829 par Weidenbuch, est entrée dans le domaine de la thérapeutique. Cependant, dans ces dernières années, quelques cliniciens en ont fait usage comme hypnotique ou sédatif. Je n'envisagerai pas ici ce côté de la question sur lequel on peut trouver d'utiles renseignements dans le récent mémoire de Nercam. [2]

Quelques travaux pharmacologiques récents ont étudié la paraldéhyde au point de vue expérimental et méritent d'être résumés succinctement.

---

[1] Cette note a aussi été publiée dans la Revue médicale de la Suisse romane no. 10 octobre 1884.

[2] Nercam, Action hypnotique et sédative de la paraldéhyde dans les différentes formes d'aliénation mentale. Paris 1884.

Un des premiers travaux est dû à Cervello, [1]) de Palerme, qui a fait dans le laboratoire de Schmiedeberg, de Strasbourg, une étude expérimentale très complète de la paraldéhyde. Les physiologistes qui ont étudié depuis lors la paraldéhyde ont peu ajouté aux conclusions de Cervello, que mes expériences ne font en partie que confirmer.

Cervello étudie l'action de la paraldéhyde sur des grenouilles et des mammifères. Il l'administre chez les grenouilles en injections hypodermiques au $^1/_8$, mais il préfère se servir chez les mammifères d'injections gastriques, pour se rapprocher davantage du mode d'emploi de ce médicament chez l'homme. Il injecte en conséquence dans l'estomac de chiens et de lapins des solutions faites au $^1/_{20}$. Il compare l'action de cet anesthésique avec celle du chloral qui offre avec lui une grande analogie.

L'auteur résume ses expériences en concluant que la paraldéhyde agit sur les hémisphères cérébraux, sur la moelle allongée et sur la moelle épinière.

A doses élevées, elle produit la paralysie de la moelle allongée, et l'arrêt des mouvements respiratoires, tandis qu'elle ménage l'innervation du cœur. L'arrêt ultime du cœur n'est pas dû à la paraldéhyde même, mais résulte de l'arrêt des mouvements respiratoires, et les animaux peuvent être longtemps conservés en vie par la respiration artificielle.

La paraldéhyde est pour Cervello un hypnotique qui peut être utilement employé en thérapeutique, mais elle se prête peu à l'anesthésie chirurgicale à cause du danger qu'elle entraîne pour les fonctions respiratoires, quand on l'emploie à dose anesthésique.

La paraldéhyde n'offre pas comme le chloral et même comme le croton-chloral (d'après les recherches de Mering, contredisant celles de Liebreich) le danger de paralyser le cœur.

Après Cervello, le prof. Albertoni, [2]), d'une part, et Frederici, de Palerme, d'autre part, reprirent ces expériences et arrivèrent à des conclusions à peu près identiques.

Dans le mois de mars 1884, E. Quinquaud, Henocque et Bochefontaine entretinrent la Société de biologie de Paris de recherches relatives à l'action physiologique de la paraldéhyde.

E. Quinquaud [3]) constata dans le service de Fournier les effets hypnotiques de la paraldéhyde administrée à la dose de 0,50 à 3 grammes, puis étudia expérimentalement au Museum son action physiologique, et sans faire allusion au travail de Cervello, il formula les conclusions suivantes:

1^0 La paraldéhyde agit d'abord sur les lobes cérébraux, et secondairement, suivant les doses, sur le bulbe et sur la moelle épinière.

2^0 Elle n'est point un anesthésique vrai, bien que l'anesthésie puisse survenir avec de fortes doses qui sont dangereuses.

3^0 Cet agent peut produire la mort avec arrêt respiratoire, le cœur continuant à battre. A doses faibles la tension artérielle est peu modifiée, mais elle diminue avec une forte dose, le cœur se ralentit.

---

[1]) W. Cervello, Ueber die phys. Wirkung des Paraldehyds et Beiträge zu den Studien über das Chloralhydrat (Arb. aus dem Labor. für exp. Pharm. zu Strasburg). Arch. f. exp. Path. und Pharmak., XVI, 265, 1883.

[2]) Albertoni, Arch. italiennes de Biologie, t. III, fasc. 2.

[3]) Quinquaud, Un mot sur la paraldéhyde. C. R. des séances de la Soc. de Biol., 1884, p. 142.

4° Les inhalations faites pendant une heure, soit à parties égales d'alcool et de paraldéhyde, soit de paraldéhyde pure, n'ont pas produit le sommeil.

5° L'apparition de méthémoglobine est un des effets de son action sur le sang.

6° La paraldéhyde détermine un abaissement de la température, une diminution de l'acide carbonique exhalé par les poumons. Immédiatement après l'injection de la paraldéhyde dans les veines, le sang devient noir dans les artères: ce n'est pas du sang asphyxique.

Henocque [1]) a constaté que l'abaissement de la température dû à la paraldéhyde peut atteindre jusqu'à 8° chez le lapin et le cochon d'Inde. La couleur du sang varie sous l'influence de la paraldéhyde, elle devient d'un rouge plus vif même dans les veines; l'examen spectroscopique a montré une diminution notable de l'oxyhémoglobine.

La salivation a été constamment observée au début des expérimentations, et, chez les cobayes comme chez les lapins, il y a une véritable constipation et absence prolongée d'émission d'urine.

Enfin Henocque a constaté que la présence de paraldéhyde dans le sang empêche la transformation de l'hémoglobine en méthémoglobine, sous l'influence de l'injection sous-cutanée du nitrite de sodium, ce qui prouve selon lui une diminution des échanges nutritifs sous l'influence de la paraldéhyde.

Bochefontaine, [2]) rendant sommairement compte d'expériences faites dans le laboratoire de Vulpian, constate que les effets de la paraldéhyde sont notablement moins marqués que ceux du chloral, puisque le lapin qui ne résiste pas toujours à 1 gramme de chloral hydraté, résiste fort bien à 3 grammes de paraldéhyde; d'autre part, l'introduction de 3 centimètres cubes de paraldéhyde pure dans l'oreille du lapin n'a donné aucun résultat, contrairement à ce qui arrive avec le chloral, d'après les expériences de Vulpian et de Brown-Séquard.

J'ai pu, dans mes recherches, confirmer en tous points les conclusions générales de Cervello, analogues à celles des autres auteurs que j'ai cités, en y ajoutant quelques détails sur lesquels j'insisterai tout à l'heure. Mes expériences ont été faites sur des grenouilles, des lapins, des cochons d'Inde, des rats et des chats. J'ai préféré, comme se prêtant mieux à l'analyse physiologique, les injections hypodermiques ou intra-veineuses, et je me suis servi de paraldéhyde tantôt pure, tantôt en solution au $^1/_{10}$.

Expériences sur les grenouilles.

L'injection sous-cutanée de quelques centigrammes (0,02 à 0,10) de paraldéhyde produit en quelques minutes la résolution et l'abolition des fonctions cérébrales et médullaires, l'animal reste dans la résolution analogue à celle que l'on produit avec les autres anesthésiques (chloroforme, chloral etc.). Les battements du cœur ne sont pas sensiblement modifiés et le nerf vague reste excitable, mais la respiration est suspendue. quand

[1]) Henocque, De l'influence de la paraldéhyde sur la calorification, sur l'oxygénation de l'hémoglobine et sur les phénomènes d'échanges. ibid., p. 146.
[2]) Vulpian et Bochefontaine, Note relative à quelques expériences sur la paraldéhyde. ibid., p. 157.

l'anesthésie est suffisante. La sensibilité est supprimée, mais les nerfs moteurs restent excitables, et conservent même leur excitabilité normale.

Les expériences suivantes, choisies entre plusieurs analogues, sont des exemples de ces symptômes.

Exp. 1. **Petite grenouille rousse. Anesthésie par la paraldéhyde.**

15 mai 1884. L'animal est assez épuisé et amaigri par un long séjour dans l'aquarium du laboratoire.

2 h. 25. Injection de 0,10 de paraldéhyde dans 1 gr. d'eau.

2 h. 30. Sommeil, résolution, insensibilité complète.

17 mai. L'animal est bien guéri et bien excitable.

3 h. 30. Injection sous-cutanée de 0,10 de paraldéhyde dans 1 gr. d'eau.

3 h. 45. Sommeil et résolution complète, pas de sensibilité. Nerfs ischiatiques dénudés, offrant l'excitabilité normale. Le cœur offre des battements normaux, le nerf vague est bien excitable, son électrisation arrête facilement le cœur.

L'expérience suivante offre un exemple semblable et permet de comparer l'action de la paraldéhyde et du chloral sur le cœur.

Exp. II. **Deux grenouilles rousses A et B. Comparaison de l'action de la paraldéhyde et du chloral.**

13 mai 1884. 3 h. 40. Grenouille A reçoit 0,05 de paraldéhyde dans 0,50 d'eau.

4 h. 40. L'animal est en complète torpeur et résolution. Les nerfs sont excitables. Le cœur découvert bat, le vague est excitable.

Grenouille B reçoit 0,05 de chloral dans 0,50 d'eau, après 20 minutes le cœur est trouvé arrêté en diastole. Les nerfs sont légèrement excitables.

Il serait inutile de multiplier ces expériences qui montrent, que chez la grenouille la paraldéhyde produit la résolution anesthésique sans paralyser le cœur comme fait au contraire fréquemment le chloral et le chloroforme; ce point a d'ailleurs été amplement spécifié par les expériences de Cervello.

Dans un mémoire [1]) où j'étudiai l'action des anesthésiques en ayant surtout en vue le chloroforme, j'ai cherché à démontrer que le chloroforme, contrairement à l'opinion émise par Cl. Bernard, ne produit l'anesthésie que des parties du centre nerveux avec lesquelles il est en contact direct. On sait que Cl. Bernard avait cru pouvoir admettre que le chloroforme, en s'adressant au cerveau et paralysant son action, peut influencer indirectement la moelle épinière et la paralyser à son tour par une influence s'exerçant à distance. Je cherchai dans ce mémoire à démontrer que la filtration du chloroforme le long du canal vertébral était la cause de l'erreur de Bernard et que, en ayant soin de varier la position de la grenouille en expérience, on pouvait obtenir des résultats différents. Voici le résumé de mes principales expériences:

Plusieurs grenouilles auxquelles le cœur et les gros vaisseaux ont été

[1]) J. L. Prevost, Note on the physiological effects of Anæsthetics. The Practitioner. July 1871, et Les Anesthésiques. Arch. des Sciences de la Bibl. Univ. de Genève, Mai 1873.

enlevés et sur le tronc desquelles on a fait une ligature en masse, sont placées les unes la tête en haut, les autres la tête en bas et soumises à l'action de l'eau chloroformée injectée, chez les unes sous la peau de la moitié céphalique, chez les autres sous la peau des membres postérieurs. La déclivité fait varier les résultats, et les grenouilles placées la tête en bas et recevant du chloroforme dans la moitié céphalique offrent une anesthésie localisée au cerveau et n'influençant point la moelle épinière, tandis que le cerveau peut être anesthésié chez les grenouilles placées la tête en bas et recevant le chloroforme au-dessous de la peau des membres postérieurs.

Mettant à nu le cerveau de grenouilles privées de cœur et appliquant sur le cerveau un tampon de ouate imbibé de chloroforme pur, j'ai obtenu une anesthésie rapide, limitée au cerveau. Les cornées et la langue étaient insensibles, tandis que la sensibilité des membres subsistait.

La même expérience répétée sur des grenouilles, dont l'aorte était simplement comprimée par une ligature, a permis, après constatation de l'anesthésie limitée au cerveau, de rétablir la circulation et de faire revenir l'animal à l'état normal. Cette expérience est destinée à démontrer que le chloroforme pur, appliqué sur le cerveau, agit comme simple anesthésique et non comme le ferait un agent caustique qui détruisant la substance cérébrale ferait de la grenouille en expérience un animal décapité.

Il m'a paru intéressant de répéter cette dernière expérience avec la paraldéhyde, afin de voir si le cerveau anesthésié par l'application locale de cet agent était susceptible de récupérer ensuite ses fonctions. L'expérience a souvent échoué; je crois pouvoir attribuer ces insuccès à ce que j'ai opéré dans la saison chaude sur des grenouilles déjà épuisées par une longue abstinence, j'ai pu cependant réussir quelquefois l'expérience sur des grenouilles récemment pêchées, et je ne doute pas que sur les grenouilles d'hiver on puisse observer les mêmes résultats que ceux que j'ai plus anciennement obtenus avec le chloroforme.

Je publierai comme exemples les deux expériences suivantes, qui ont été suivies de succès:

Exp. III. Grenouille verte, forte taille.

2 août 1884. Le cerveau est mis à nu. Le thorax ouvert, une ligature facile à délier est placée sur l'aorte. On applique sur le cerveau un tampon imbibé de solution de paraldéhyde au $^1/_{10}$. Au bout de 5 à 10 minutes, les yeux et la face sont insensibles, il reste encore un peu de sensibilité des membres antérieurs, qui est très affaiblie. Les membres postérieurs restent au contraire sensibles.

L'aorte est déliée et l'animal est lavé.

Quelques minutes après, l'insensibilité a gagné les membres postérieurs, mais au bout de 15 à 25 minutes la sensibilité réapparait et l'animal se rétablit.

3 août. En bon état. On veut répéter la même expérience, mais l'animal succombe.

Exp. IV. Petite grenouille verte récemment pêchée vivace.

3 août 1884. Après avoir mis à nu le cerveau et appliqué une ligature sur l'aorte, un tampon imbibé de solution de paraldéhyde au $^1/_{10}$ est placé sur le cerveau. Après 5 à 7 minutes, anesthésie de la tête: membres postérieurs très sensibles, membres antérieurs peu de réaction.

Quelques minutes après l'ablation de ligature, la sensibilité est abolie dans tout le corps, puis peu à peu elle réapparaît, et au bout d'une heure environ, l'animal est guéri de l'anesthésie momentanée.

Expériences sur les Mammifères.

L'injection sous-cutanée ou intra-veineuse d'une solution au $^1/_{10}$ de paraldéhyde ou l'injection hypodermique de paraldéhyde pure produit rapidement la résolution et le sommeil, avec perte de sensibilité, analogue à celui que l'on peut produire dans des circonstances semblables avec les solutions de chloral hydraté. Les pupilles sont contractées comme dans le sommeil chloralique, et les globes de l'œil sont généralement, chez le lapin, agités de nystagmus. Bientôt, dans les cas de sommeil profond (quand chez le lapin on atteint la dose de 2,50 à 3 grammes de paraldéhyde), on voit la respiration diminuer progressivement d'amplitude, devenir tout à fait faible et superficielle, puis s'arrêter progressivement et s'éteindre. A ce moment, des phénomènes d'asphyxie se manifestent, et les pupilles se dilatent. La mort survient sans convulsions; comme c'est le cas avec tous les anesthésiques.

Pendant que ces phénomènes de paralysie respiratoire se produisent, on peut constater que le cœur conserve, au contraire, d'une façon remarquable, l'intégrité de ses battements, qui ne deviennent faibles que dans les périodes ultimes de l'asphyxie. Dans toutes mes expériences j'ai pu constater, comme Cervello, que la paraldéhyde ménage le cœur, qui reste excitable, et arrête le cœur en diastole. La mort arrive par paralysie des centres respiratoires. C'est là une caractéristique importante qui différencie d'une façon fort remarquable la paraldéhyde du chloral. On sait que Liebreich a cherché à démontrer que le croton-chloral n'atteint pas les fonctions du cœur comme le fait le chloral hydraté, mais cette particularité a été contestée depuis lors par Mering [1]) qui a cherché à prouver que le croton-chloral, comme le chloral, paralyse le cœur, quand il est employé à forte dose. Le paraldéhyde ne semble donc pas être dans ce cas.

Action de la paraldéhyde sur les phénomènes réflexes. J'ai cherché à me rendre compte de l'action de la paraldéhyde sur les actes réflexes. Il est souvent difficile d'apprécier bien les réflexes cutanés en sorte que j'ai eu plutôt en vue l'étude de deux réflexes profonds: le réflexe patellaire et celui du laryngé supérieur.

Le phénomène du genou est si net et si facile à percevoir chez le lapin que ses moindres modifications peuvent être de suite saisies et servir de critérium relativement à la fonction d'excitabilité réflexe de la moelle. — J'ai dans un précédent mémoire étudié longuement les phénomènes dits réflexes tendineux [2]) qui ont été, on le sait, le sujet de bien des discussions de la part des physiologistes et des cliniciens. Quelle que soit l'opinion que l'on se fasse sur la nature intime du phénomène du genou et des phénomènes nommés réflexes tendineux, il est incontestable que

---

[1]) Mering. Einige Untersuchungen über die Wirkungen von Chloralhydrat und Croton chloralhydrat. Arch. für exper. Pathologie und Pharmakologie. III. 185.

[2]) J. L. Prevost. Contribution à l'étude des phénomènes nommés réflexes tendineux. Revue méd. de la Suisse romande. Genève 1881.

ces phénomènes peuvent être considérés comme des témoins de l'excitabilité de la moelle épinière, que ce soit par action réflexe directe ou que ce soit en agissant indirectement sur le tonus des muscles. J'ai montré que les causes qui anihilent l'excitabilité de la moelle, détruisent simultanément les phénomènes tendineux: c'est ainsi que l'anémie médullaire provoquée par la compression de l'aorte abdominale abolit ce phénomène après l'avoir momentanément exagéré. J'ai aussi étudié comme Eulenburg[1] l'influence de divers anesthésiques sur ces phénomènes.

Le second réflexe qui a attiré mon attention est celui que produit le laryngé supérieur. J'ai, dans un mémoire publié en collaboration avec mon regretté ami le Dr. Aug. Waller[2], montré que l'électrisation du bout central du nerf laryngé supérieur provoque, outre l'arrêt de la respiration en phase expiratrice, un mouvement d'ascension du canal laryngo-trachéal, qui n'est qu'un mouvement de déglutition. Ce phénomène avait aussi attiré l'attention de Bidder[3] et de Blumberg[4]. Dans nos expériences avec Waller nous avions observé que ce mouvement de déglutition provoqué par l'électrisation du nerf laryngé est supprimé par une chloroformisation un peu intense.

J'ai étudié chez plusieurs lapins l'influence que la paraldéhyde injectée dans une veine en solution au $^1/_{10}$ produit sur les réflexes dont je viens de parler. J'ai pu constater que les réflexes patellaires sont les derniers à disparaître, on les voit subsister encore, lorsque la cornée est déjà absolument insensible et la respiration très faible et superficielle. La disparition des réflexes patellaires survient généralement, lorsque l'anesthésie est produite par de hautes doses de paraldéhyde et que l'animal est près de succomber à la paralysie du bulbe. Cependant, tel n'est pas toujours le cas, et j'ai pu observer dans maintes expériences la disparition des réflexes patellaires et leur réapparition après un certain temps. Cette réapparition a pu être observée soit dans des cas où j'entretenais la respiration artificiellement, soit dans d'autres cas où je n'ai pas pratiqué la respiration artificielle. Mais, je le répète, la disparition des réflexes tendineux est difficile à obtenir et, quand elle est observée, l'animal est en danger de mort. Dans la chloroformisation et la chloralisation la disparition de ces réflexes survient plus promptement et n'est peut-être pas d'un pronostic aussi grave.

Il est difficile, si ce n'est impossible, d'obtenir avec l'éther une anesthésie assez profonde pour voir se supprimer le réflexe patellaire, qui est même quelquefois exagéré. Cette observation a été aussi faite par Eulenburg ainsi que par Comte[5], dans son étude sur l'anesthésie chirurgicale par l'éther sulfurique.

---

[1] Eulenburg, Ueber differente Wirkungen der Anæsthetica auf verschiedene Reflexphänomene namentlich Sehnenreflexe. Centralblatt für die med. Wiss., 1881 (Orig. Mitth).

[2] A. Waller et J. L. Prevost. Etude relative aux nerfs sensitifs qui président aux phénomènes réflexes de la déglutition. Arch. de Physiol. normale et pathologique. Paris 1870, et Note à l'Académie des Sciences, même année.

[3] J. Bidder, Beiträge zur Kenntniss der Wirkungen des Nervus laryngeus superior. Arch. für Anat. et Phys., 1865.

[4] Blumberg, Unters. über die Hemmungsfunction des Nervus laryngeus superior. Inaug. Diss., Dorpat 1865.

[5] Comte, De l'emploi de l'éther sulfurique à la clinique chirurgicale de Genève. Thèse de Genève, 1882.

Quant au réflexe laryngé, il disparaît dans une phase beaucoup moins avancée de l'anesthésie, et je l'ai généralement vu supprimé avant même que la cornée soit insensible et réapparaître si l'anesthésie n'ést pas poussée plus loin.

Les expériences suivantes choisies entre plusieurs analogues, rendront compte des phénomènes que je viens de décrire.

Exp. V. Injections successives de 5 grammes de paraldéhyde dans la jugulaire, perte des réflexes. Entretien de la vie par la respiration artificielle. Mort quand on la supprime.
Lapin de 1200 grammes.

25 juillet 1884. 4 h. 5. Injection de paraldéhyde 0,50 en solution au $^1/_{10}$ dans la jugulaire.

4 h. 10. Inj. de 0,50 de paraldéhyde.

4 h. 15. Inj. de 1 gr. 50 de paraldéhyde, perte des réflexes.

4 h. 17. Réapparition des réflexes. Inj. de 0,50 de paraldéhyde, pupilles contractées, resolution absolue, perte des réflexes patellaires. On fait la respiration artificielle.

4 h. 20. Inj. de 0,50 paraldéhyde. L'animal ne respire plus spontanément, le cœur bat bien. — Respiration artificielle.

4 h. 25. La respiration spontanée réapparaît, absence des réflexes. Inj. de 0,50 paraldéhyde (en tout 3 grammes).

4 h. 55. L'animal tend à se réveiller, les réflexes patellaires existent. Inj. de 1 gr. paraldéhyde. Perte des réflexes et de la respiration; le cœur bat bien. On fait la respiration artificielle.

5 h. Inj. de 1 gr. paraldéhyde. Le cœur bat, la pupille est contractée; pendant un moment elle était dilatée pendant que l'animal respirait mal. On entretient la respiration artificielle, pas trace de sensibilité.

5 h. 15. On arrête la respiration artificielle; l'animal inerte ne respire que très superficiellement, le cœur bat bien, les pupilles se dilatent. Sciatique découvert est excitable.

6 h. 15. L'animal vit encore. Mais il succombe dans la nuit.

Exp. VI. Injections intra-veineuses successives de 2 gr. 50 de paraldéhyde, perte des réflexes laryngés, vagues et patellaires.
Lapin 1500 gr. bien portant.

24 juillet 1884. Les réflexes patellaires sont normaux. L'électrisation du nerf vague, bout périphérique, ralentit le cœur sans l'arrêter complètement.

3 h. Inj. de 1 gr. de paraldéhyde en solution au $^1/_{10}$. Sommeil, abolition des réflexes cutanés. Nerf vague, bout périphérique excitable; l'électrisation du bout central produit l'arrêt de la respiration. L'excitation du bout central du laryngé supérieur produit l'arrêt de la respiration et des mouvements de déglutition.

3 h. 25. Réflexes patellaires normaux. Inj. 0,50 de paraldéhyde, cessation momentanée des réflexes patellaires. Réflexe du nerf vague conservé, réflexe du laryngé supérieur diminué. Le nerf vague électrisé ralentit le cœur.

3 h. 40. Inj. de 0,50 de paraldéhyde (soit 2 gr. en tout).
Réflexe du vague et du laryngé abolis. — Réflexe patellaire subsiste. L'air expiré a une forte odeur de paraldéhyde.

3 h. 55. Retour des réflexes laryngés et vagues. La cornée est légèrement sensible.

4 h. Inj. de 0,50 de paraldéhyde, réflexes patellaires du laryngé et du vague abolis. — Le bout périphérique du vague excité arrête le cœur ou du moins le ralentit.

L'animal est ouvert pendant que l'on fait la respiration artificielle afin de constater l'excitabilité du bout périphérique du vague.

On suspend la respiration artificielle et l'animal meurt sans convulsions.

Exp. VII. Injection à plusieurs reprises de 2 gr. 50 de paraldéhyde dans les veines, perte des réflexes patellaires.

Lapin de 1550 grammes.

19 mai 1884. 5 h. 5. Inj. dans la veine jugulaire gauche de 0,50 de paraldéhyde dans 5 gr. d'eau.

5 h. 15. Sensibilité conservée, réflexes du genou plutôt exagérés au début de l'injection, exagération des mouvements péristaltiques.

5 h. 22. Inj. de 0,50 de paraldéhyde dans 5 gr. d'eau, pupille dilatée, cornée sensible, réflexes cutanés et tendineux normaux.

2 h. 25. Inj. de 0,50 de paraldéhyde dans 5 gr. d'eau. Un peu de nystagmus, pupille plutôt dilatée; respiration plus lente, insensibilité; réflexes cutanés presque abolis, le réflexe patellaire un peu affaibli.

5 h. 30. Inj. de 0,50 de paraldéhyde (en tout par conséquent 2 gr.). pupille dilatée, pouls rapide, cornée peu sensible. Réflexes cutanés absents, réflexes patellaires très affaiblis.

5 h. 40. Inj. de 0,50 de paraldéhyde (en tout 2 gr. 50). Pupille toujours dilatée: Les réflexes cutanés sont abolis, les réflexes patellaires abolis pendant un temps très court réapparaissent, mais restent très faibles comme la sensibilité de la cornée.

6 h. 50. L'animal est laissé endormi, les réflexes patellaires et la sensibilité de la cornée subsistent.

20 mai 1884. L'animal est en bon état, guéri, et mange bien. Temp. rectale 38,6.

3 h. 40. Inj. dans la veine jugulaire de 1 gr. de paraldéhyde dans 10 gr. d'eau. La respiration devient inégale et suspirieuse, le pouls s'accélère, l'animal tombe dans un profond sommeil, les yeux sont saillants, nystagmus, réflexes cutanés abolis, réflexes patellaires subsistent, la cornée est légèrement sensible.

3 h. 45. T. r. 38. Inj. de 1 gr. de paraldéhyde dans 10 gr. d'eau, même état.

3 h. T. r. 37,8. Inj. de 0,50 de paraldéhyde dans 5 gr. d'eau, cornée insensible, pupille contractée, pouls rapide, réflexe patellaire aboli.

3 h. 55. Les réflexes patellaires réapparaissent quoique affaiblis. Inj de 0,50 de paraldéhyde (en tout 2 gr. 50).

4 h. Respiration faible, réflexe patellaire aboli. T. r. 37. Pupilles plutôt dilatées, la contraction ci-dessus signalée a cessé.

4 h. 5. Les réflexes patellaires ont réapparu. T. r. 36,8.

5 h. 15. Émission assez abondante d'urines claires, mais riches en phosphates. L'animal est toujours endormi, mais la sensibilité tend à réapparaître.

Le lendemain l'animal est guéri.

22. mai. L'animal est guéri. Inj. sous-cutanée de 2 gr. 50 de paraldéhyde pure qui produit au bout de 15 minutes le sommeil, l'insensibilité

et une résolution avec perte des réflexes patellaires. Le pouls est rapide, la respiration régulière mais faible. On retire des urines claires, précipitant par la chaleur, précipité se dissolvant dans une goutte d'acide acétique (phosphates).

L'animal laissé dans cet état, succombe dans la nuit.

Exp. VIII. Abolition des réflexes par la paraldéhyle, dose 2 grammes. Mort le lendemain par injection de 3 gr. dans le péritoine.

Lapin taille moyenne. 2 août 1884.

4 h. 5. Le nerf laryngé supérieur gauche est sectionné. L'électrisation du bout central provoque une succession de mouvements de déglutition et l'arrêt de la respiration.

Réflexes du genou normaux.

4 h. 20. Inj. dans la veine jugulaire droite de 1 gr. de paraldéhyde en solution dans 10 grammes d'eau.

La cornée est insensible, les réflexes laryngés à peine appréciables. Phénomène du genou affaibli, mais existe encore.

4 h. 30. Nerf laryngé excitable. Réflexes patellaires normaux, injection de 0,50 de paraldéhyde dans 5 gr. d'eau. Les réflexes subsistent.

4 h. 35. Inj. de 0,50 de paraldéhyde dans 5 gr. d'eau. Cornée insensible, réflexes laryngés et patellaires absents. L'animal est laissé dormant, et les réflexes patellaires réapparaissent peu de temps après, ils existent à 4 h. 50.

3 août. Le même lapin est rétabli et bien portant, les réflexes patellaires sont redevenus normaux. On ne remet pas à nu le nerf laryngé supérieur.

9 h. 15 du matin. Injection dans la péritoine de 1 gr. de paraldéhyde pure.

9 h. 20. Nouvelle injection.

Sommeil incomplet, réflexes patellaires subsistent.

9 h. 45. Id. Cornée sensible, injection de 0,50 de paraldéhyde pure dans le péritoine.

9 h. 55. Les réflexes patellaires persistent, la sensibilité cornéenne est très faible, mais existe. Inj. de 0,50 de paraldéhyde dans la cavité péritonéale. (L'animal en a reçu en tout 3 grammes.)

10 h. 10. Le lapin respire à peine, cornée insensible, les réflexes patellaires subsistent.

10 h. 15. Plus de sensibilité, réflexes patellaires abolis, mais le cœur bat à peine, et l'animal succombe au bout de peu de minutes.

L'autopsie montre une assez grande quantité de sang répandu dans la cavité péritonéale, suite des injections.

On voit que les réflexes les plus profonds sont susceptibles d'être annihilés dans les phases avancées de l'administration de la paraldéhyde. Ce résultat est plus fréquent dans le cas d'injection intra-veineuse que lorsque la paraldéhyde est ingérée par d'autres voies. La disparition des réflexes est toujours un phénomène dangereux dans l'anesthésie par la paraldéhyde. C'est là un point sur lequel insiste aussi Cervello, qui dit qu'il est difficile d'obtenir une anesthésie profonde avec perte des réflexes par la paraldéhyde, sans mettre la vie de l'animal en danger. L'auteur se fonde même sur ce fait pour rejeter l'emploi de la paraldéhyde et du chloral pour l'anesthésie chirurgicale, et recommande de n'en user qu'à faible dose, comme de simples hypnotiques. Je ne puis que me joindre à cette sage conclusion.

L'anesthésie par la paraldéhyde est généralement de courte durée, on voit assez rapidement réapparaître la sensibilité et la mobilité, à moins que des doses trop fortes n'entraînent la mort. Les gaz expirés par le poumon offrent rapidement une forte odeur de paraldéhyde, témoignant de l'élimination du toxique par cette voie. Mes expériences ne m'ont pas permis de démontrer le passage de la paraldéhyde dans les urines; j'ai pu remarquer que l'urination est plutôt diminuée qu'augmentée à la suite de l'injection de paraldéhyde dans les veines, ce qui me porte à penser que l'élimination par cette voie n'est pas très active et semble plutôt modérée; de nouvelles expériences seraient nécessaires pour avoir la preuve de cette manière de voir.

Conclusions.

L'étude expérimentale que j'ai faite de la paraldéhyde m'amène à formuler les conclusions suivantes:

1^0 La paraldéhyde injectée sous forme de solution dans les veines ou administrée par voie sous-cutanée peut produire une anesthésie profonde comparable à celle que l'on obtient avec le chloral.

2^0 Les réflexes subsistent plus longtemps qu'avec le chloral, et la disparition des réflexes profonds (réflexes tendineux) est toujours d'un pronostic grave.

3^0 La mort survient par paralysie des centres respiratoires, le cœur étant toujours l'ultimum moriens, grande différence avec ce qui arrive avec le chloral et le chloroforme.

4^0 Au point de vue thérapeutique, la paraldéhyde doit être considérée comme un hypnotique et ne se prête pas à l'anesthésie chirurgicale.

Ueber die physiologische Wirkung des Methan.

Sur l'action physiologique du méthan.

On the physiological action of methan.

d'après des expériences du docteur Pouritz, de Odessa.

Dr. **E. Herter**, de Berlin.

Das Methan (Sumpfgas, Grubengas, CH_4) wird bekanntlich in Sümpfen neben Wasserstoff und Kohlensäure in reichlicher Menge entwickelt; es bildet einen wesentlichen Bestandtheil der Gasblasen, welche besonders in der heissen Jahreszeit aus stagnirenden oder langsam fliessenden, an organischen Substanzen reichen Gewässern emporsteigen. Durch die Untersuchungen von Popoff und Hoppe-Seyler ist es als erwiesen anzusehen, dass das hier entwickelte Methan durch fermentative Zersetzung abgestorbener Pflanzentheile entsteht, und dass die in denselben enthaltene Cellulose das hauptsächlichste Gährungssubstrat für diesen Process abgiebt. Das Methan haben wir ferner durch Regnault und Reiset als Bestandtheil der Darmgase verschiedener Thiere kennen gelernt; nach den von Tappeiner ausgeführten eingehenden Untersuchungen ist nicht daran zu zweifeln, dass dasselbe auch im Darmkanal im wesentlichen durch Vergährung der Cellulose entsteht. Die gährungerregenden niederen Organismen werden wahrscheinlich zugleich mit der Nahrung in den Körper eingeführt und bringen im Darminhalt eine mehr oder weniger lebhafte Sumpfgasbildung hervor. In den den Körper verlassenden Faeces, welche viel unverdaute Cellulose enthalten, sind diese Gährungserreger reichlich und in sehr lebenskräftigem Zustand vorhanden, und es genügt eine sehr geringe Menge Kloakenschlamm um in Wasser suspendirte Cellulose in Sumpfgasgährung zu versetzen.

Ausser Cellulose kann unter diesen Umständen auch Essigsäure in Sumpfgasgährung übergehen. Nach den Beobachtungen des Verfassers zeigen verdünnte neutrale Lösungen essigsaurer Salze mit ein wenig Kloakenschlamm und Calciumcarbonat versetzt, Entwickelung von Gas, welches aus gleichen Theilen Methan und Kohlensäure besteht. Diese Zerlegung der Essigsäure erfolgt nach der Gleichung:

$$CH_3\ COOH + H_2O = CH_4 + H_2\ CO_3.$$

Ob bei der natürlichen fermentativen Sumpfgasbildung diese Zerlegung der Essigsäure eine erhebliche Rolle spielt, ist bei dem heutigen Stand unserer Kenntnisse nicht sicher zu entscheiden; jedenfalls liefert im Wesentlichen die Cellulose das Material für diesen Process.

Eine vielleicht nicht minder reichliche Quelle des Methan an der Erdoberfläche fliesst aus der allmäligen spontanen Zersetzung fossiler Pflanzentheile, welche die organische Substanz derselben nur zum Theil als Kohle zurücklässt, zum anderen Theil in flüchtige Verbindungen überführt. Das aus den Kohlelagern sich entwickelnde Grubengas gelangt ebenso wie das fermentativ gebildete in die Atmosphäre und würde sich hier im Laufe der Zeit anhäufen, wenn es nicht durch die bei den Gewittern eintretenden electrischen Entladungen zu Kohlensäure und Wasser verbrannt würde. In geschlossenen oder schlecht ventilirten Räumen, besonders in Kloaken, Viehställen und Kohlengruben kann es dagegen zu erheblichen Anhäufungen von Methan der einen oder der anderen Provenienz kommen. In einem gewissen Verhältniss mit Sauerstoff gemischt bildet es bekanntlich explosive Gemenge und trägt zum Auftreten schlagender Wetter bei. Abgesehen von dieser für die Grubenarbeiter gefährlichen Eigenschaft sind schädliche Wirkungen dem Methan bisher nicht zugeschrieben worden. Indessen war die Möglichkeit nicht ausgeschlossen, dass gewisse Krankheitszustände der Bergleute sowie beim Aufenthalt in schlecht ventilirten Räumen auftretende pathologische Erscheinungen zum Theil durch das Methan verursacht sein könnten. Eingehendere Untersuchungen scheinen bisher über diese Frage nicht angestellt zu sein. Verfasser nahm vor einigen Jahren auf Veranlassung von Hoppe-Seyler im physiologischen Institut der Universität Strassburg einen Versuch mit durch Gährung dargestelltem, also von anderen Kohlenwasserstoffen sicher freiem Methan vor. Ein Gasgemisch, bestehend aus ca. 21 %/o Sauerstoff und ca. 79 %/o Methan wurde in continuirlichen Strom durch eine Glasglocke geleitet, unter welche ein Kaninchen gebracht war. Das Thier benahm sich darin nicht anders als in atmosphärischer Luft und zeigte auch keinerlei schädliche Nachwirkung. Trotzdem schienen speciellere Untersuchungen wünschenswerth, welche Herrn Dr. Pouritz gegen Ende 1883 im Laboratorium des Verfassers zu Berlin ausführte. Das Methan wurde durch Erhitzen von Natriumacetat dargestellt und vor dem Gebrauch sorgfältig gereinigt.

Es wurden zwei Versuchsreihen vorgenommen, von denen die eine den Einfluss des Methan auf die Respiration, die andere die Wirkung desselben auf den Blutdruck betraf. Zu den Respirationsversuchen diente ein nach dem Princip von Regnault und Reiset construirter Apparat (beschrieben und abgebildet von S. Lukjanow, Zeitschrift für physiologische Chemie, Band 8), in welchem die von den Thieren gebildete Kohlensäure durch Kalilauge stetig absorbirt und der aufgenommene Sauerstoff volumetrisch bestimmt wurde. Die Versuchsthiere (meistens Meerschweinchen) wurden in den Apparat eingebracht und dann die in demselben befindliche Luft durch ein dem oben erwähnten ähnliches Gasgemisch verdrängt, in welchem der Stickstoff der atmosphärischen Luft ganz oder theilweise durch Methan ersetzt war, der Sauerstoffgehalt dagegen normal blieb. Vergleichende Versuche, in denen der Apparat mit Luft gefüllt war, und welche an denselben Thieren unmittelbar vor oder nach den Methan-Versuchen angestellt wurden, dienten zur Controle der letzteren. Die Thiere verhielten sich in dem Methan-Gemisch wie in atmosphärischer Luft; ihre Respiration zeigte keine Abweichung. Die Sauerstoffaufnahme schwankte in den Methan-Versuchen innerhalb derselben physiologischen Grenzen wie in den mit atmosphärischer Luft angestellten. Die Sauerstoffaufnahme wurde also durch das Methan nicht beeinflusst.

Eine zweite Reihe von Versuchen diente zur Prüfung der Blutdruckverhältnisse unter dem Einfluss des Methan. Die Versuchsthiere (Kaninchen) wurden tracheotomirt und die Tracheal-Canüle durch einen Kautschukschlauch mit dem einen Schenkel eines gläsernen T-Rohrs verbunden. Die beiden anderen Schenkel standen in derselben Weise mit Ventilen in Verbindung, von denen das eine der Exspiration, das andere der Inspiration diente. Letzteres communicirte entweder mit der atmosphärischen Luft oder mit einem Kautschucksack, in dem sich ein Gemisch von ca. 21 % Sauerstoff und ca. 79 % Methan befand.

Als Ventile dienten nach dem Vorgange von Speck membranöse Röhren, welche auf Glasröhren mit Bindfaden befestigt und mittelst durchbohrter Stopfen in weitere Glasröhren eingeschlossen waren (siehe die Zeichnung, welche die Ventile während der Exspiration darstellt), doch bedienten wir uns nicht der von Speck benutzten Därme, deren Conservirung umständlicher ist, sondern möglichst dünner Kautschukröhren. Diese Ventile schliessen sicher und momentan, auch bieten sie bei hinreichender Weite der Röhren dem hindurchgehenden Luftstrom keinen Widerstand, was für Respirationsversuche von grosser Wichtigkeit ist. Sie können im Laboratorium leicht aus Glas und Kautschuk zusammengestellt werden.

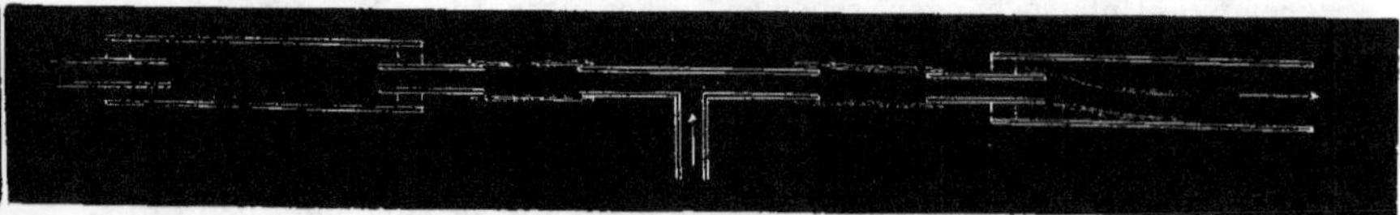

Auch hier liess sich eine Einwirkung des Methan nicht constatiren. Der Blutdruck war gleich hoch, wenn die Thiere mittelst der Inspirationsventile atmosphärische Luft und wenn sie das Methan-Gemisch athmeten.

Aus obigen Beobachtungen geht hervor, dass das Methan in der That als ein vollständig indifferentes Gas zu betrachten ist, und dass demselben keinerlei physiologische Wirkung zukommt.

Ueber den Farbensinn.

Sur le sens des couleurs.

On colorsense.

Prof. **Frithiof Holmgren** d'Upsala.

M. H.   Vorerst muss ich mein Bedauern aussprechen, dass ich eines zufälligen Unwohlseins zufolge verhindert wurde meinen angekündigten Vortrag zu der Stunde zu halten, welche ursprünglich dazu bestimmt war. Ich kann darum jetzt in der elften Stunde des Congresses nicht hoffen, die Aufmerksamkeit der Section an einer ausführlicheren Darstellung meines Gegenstandes fesseln zu können. Ich will mich desshalb möglichst kurz fassen und zwar in der Weise, dass ich von den drei Punkten, welche ich in dem Program angekündigt habe, nur den ersten etwas ausführlicher vortrage. Den zweiten will ich dagegen nur in aller Kürze andeuten, und den dritten endlich nehme ich mit nach Hause, was um so eher geschehen kann, als er sich fast von selbst aus den vorigen macht und desshalb bei jedem Schreibtische erledigt werden kann. Wenn es mir gestattet wäre, würde ich mir dieses Geschäft für eine spätere Gelegenheit vorbehalten.

Als ich den Auftrag erhielt, einen Vortrag »über den Farbensinn« zu halten, stand mir für die Wahl des näheren Gegenstandes ein weites Feld offen, und dies zwar um so mehr als das ganze betreffende Gebiet die letzten 15 Jahre ein Lieblingsfeld meiner Studien war, und als ich die Gelegenheit gehabt innerhalb desselben eine ziemlich reiche Erfahrung nach mehreren Richtungen zu sammeln. Als ich jetzt aus dem festgestellten Program erfahren habe, dass zwei andere Herren Collegen über denselben Gegenstand je einen Vortrag praktischen Inhalts gemeldet haben, und zumal als ich aus den Verhandlungen des letzten Congresses zu London, welchem beizuwohnen mir leider die Gelegenheit versagt war, ersehe, dass die praktische Seite der Sache zu einem gewissen Abschlusse gebracht worden ist, indem eine völlige Uebereinstimmung der Ansichten im Lager der Ophthalmologen zu herrschen scheint, so habe ich, der ich ja doch keineswegs in allen Theilen dem Schlusse beistimmen kann, zu welchem man in London gekommen ist, durch die Darlegung meiner abweichenden Ansichten die gute Harmonie jetzt nicht stören wollen. Ich habe mir desswegen gedacht, ich würde den Wünschen der Herrn Collegen am besten entgegen kommen, wenn ich mich, als eigentlich der physiologischen Section angehörend, ganz und gar auf das theoretische Gebiet beschränken würde.

Dabei will ich aber nicht durch Speculation über schon bekannte, es sei von anderen oder von mir selbst hergebrachte Thatsachen neue Theorien zu bauen versuchen, sondern ich will mich vielmehr bemühen aus der eigenen Erfahrung das thatsächliche Material zu bereichern suchen, was mir doch um eine festere Grundlage für die Theorie zu haben, vor Allem nothwendig erscheint. Bei dieser Gelegenheit will ich zu dem Zwecke auf zwei meines Erachtens wichtige Hauptsachen die Aufmerksamkeit richten.

1. *Welche sind die thatsächlich existirenden Qualitäten der Farbenempfindung?* oder, mit andéren Worten, welcher Farbenempfindungen ist der Farbensinn überhaupt fähig? Diese Frage hat man wohl betreffend des normalen Farbensinns durch direkte Untersuchung zu erledigen gesucht. Es hat dies auch keine weitere Schwierigkeit weder betreffend der Untersuchung selbst, indem man dabei ganz einfach die eigenen Empfindungen z. B. der Spektralfarben zu analysiren hat, noch in Bezug auf die Communikation des Resultats, indem man sich auf die als Axiom stillschweigend gemachte Voraussetzung zu stützen hat, dass alle Normalsehende in ihrem Farbensehen wesentlich übereinstimmen. Wenn aber auch dieser Satz, trotz kleinen Verschiedenheiten im Einzelnen, doch im Allgemeinen als stichhaltig erklärt werden muss, so giebt es jedoch bekanntlich eine ganze Reihe von Farbensinnen, nämlich die verschiedenen Arten und Grade der sogenannten Farbenblindheit, von deren Farbenempfindungen man bisher nur auf Umwege sich eine mehr weniger wahrscheinliche Vorstellung zu schaffen gesucht hat.

Der anomale Farbensinn, oder derjenige, welcher von dem gewöhnlichen sogenannten normalen Farbensinn abweicht, ist in verschiedener Weise eingetheilt worden je nach dem verschiedenen theoretischen Standpunkte, welchen der eine und der andere Autor eingenommen hat. Die Eintheilung, welche mir fortwährend am praktischsten und am meisten dem thatsächlich vorkommenden Materiale entsprechend scheint, ist die von mir vorgeschlagene und benutzte, welche übrigens in guter Uebereinstimmung mit dem Standpunkte der Young-Helmholtz'schen Theorie steht. Nach dieser Eintheilung giebt es bekanntlich neben der totalen Farbenblindheit oder Farbenblindheit im eigentlichen Sinne des Worts, drei Arten von partieller oder uneigentlich sogenannter Farbenblindheit, nämlich die Rothblindheit, die Grünblindheit und die Violettblindheit. In Bezug auf die Entstehungsweise können diese Arten entweder angeboren oder erworben (pathologische Farbenblindheit) sein. In Bezug auf das Wesen oder auf den materiellen Grund möchte ich eine neue Eintheilung einführen, die in einer ächten (oder centralen) und einer falschen (oder periferischen), je nachdem die Ursache hinter oder vor dem lichtempfindlichen Netzhautelement belegen ist.

Zu einer praktischen Eintheilung der abnormen Farbensinne gehört auch die nähere Bezeichnung der verschiedenen Grade derselben. Eine Eintheilung der Art kann natürlich nur eine willkürliche sein, weil ja hier, wie überall in der Natur, stetige Uebergänge, keinesfalls aber scharfe Grenzen vorhanden sind. Schon das, was wir unter dem Namen des normalen Farbensinnes verstehen, ist etwas willkürliches und unbestimmtes, weil es ja unzählige Gradationen, es sei der absoluten

oder der relativen Empfindlichkeit, oder verschiedenartige Funktionen
in sich schliesst. Eine solche relative Verschiedenheit, die gewöhnlichste
zwischen der Rothempfindlichkeit und der Grünempfindlichkeit der
Augen sowohl verschiedener Individuen als auch desselben Individuums,
habe ich schon bei meinen chromatoskiametrischen Studien bemerkt und
beschrieben. Sie giebt sich auch bei vielerlei sonstigen Gelegenheiten
zu erkennen als eine relative Herabsetzung der einen dieser Funktionen. Die Herabsetzung kann natürlich auch, entsprechend den Arten
der Farbenblindheit, andere Funktionen betreffen. Aber erst wenn dieselbe eine gewisse Höhe erreicht hat, zeigt der Farbensinn im Ganzen
eine dermaassen praktisch bemerkbare Abweichung von dem conventionell
normalen Farbensinn, dass er mit meiner Wollemethode und zwar auch
mit anderen Methoden als anormal diagnosticirt werden kann. Es ist nun
diese niedrigste Stufe des abnormen Farbensinnes, welche ich mit dem
Namen »schwachen Farbensinn« bezeichnet habe. Erreicht aber
diese Abweichung von der Norm einen noch höheren Grad, ohne dass
jedoch völlige Unempfindlichkeit der betreffenden Funktionen vorhanden
ist, dann hat man diejenige Stufe vor sich, welche ich als »unvoll-
ständige Farbenblindheit« bezeichnet habe. Ich brauche es nicht
zu wiederholen, dass die Grenze sowohl in dem einen wie in dem anderen
dieser Fälle, der Natur der Sache gemäss, eine völlig willkürliche ist,
und dass sie demnach principiell verschieden fixirt werden konnte. Für
die theoretische Uebersicht ist es genug zu wissen, dass es eine kontinuir-
liche Reihe von Uebergängen giebt von dem normalen Farbensinn aus
nach jeder der verschiedenen Arten von Farbenblindheit, was ich anderen Autoren gegenüber als meine Erfahrung hervorheben möchte. In
praktischer Hinsicht kann es eben oftmals von grossem Belange sein, das
Material einzutheilen, was, wie gesagt, in verschiedener Weise gemacht
werden kann. Die willkürlichen Grenzen, welche ich bei meiner Eintheilung gegeben habe, sind einfach von der Leistungsfähigkeit meiner
Wollemethode bestimmt. Ich habe jetzt gelegentlich diese Eintheilung nur
deswegen berührt, weil sie mitunter missverstanden und verkannt worden
ist. Sonst wäre bei dieser Gelegenheit nur die Eintheilung der Arten
von Interesse.

Will man sich nämlich eine befriedigende theoretische Auffassung
über den Farbensinn bilden, so muss man natürlich Rücksicht nehmen
nicht bloss auf den normalen Farbensinn sondern auch auf alle die
von demselben abweichenden Arten von sogenanntem abnormem Farbensinn oder Farbenblindheit. Es muss darum von der grössten Wichtigkeit
sein, die Farbenempfindungen auch dieser Farbensinne auf dem Wege
der direkten Untersuchung kennen zu lernen. Die Möglichkeit einer
solchen Untersuchung setzt nothwendig die Möglichkeit eines direkten
Vergleichs der Empfindungen des abnormen Farbensinnes mit denen des
normalen voraus, was nur dadurch geschehen kann, dass ein Normalsehender
in die Lage versetzt wird, dass er neben den Farbenempfindungen seines
normalen Farbensinnes gleichzeitig die entsprechenden des abnormen erfahren kann, und dass diese beiden mit einander vergleichbar sind.
Dies setzt aber wiederum eigentlich voraus, dass die Empfindungsquali-
täten des abnormen Farbensinnes innerhalb des Qualitätskreises der
Empfindungen des normalen Farbensinnes fallen, was von Vorne herein
ohne weiteres nicht postulirt werden konnte.

An einem anderen Orte habe ich gezeigt, wie diese Bedingungen von der einseitigen (unilateralen, monocularen) Farbenblindheit erfüllt werden. Die einseitige Farbenblindheit methodisch studirt, ist also das beste und zwar einzig völlig befriedigende Hülfsmittel um über die subjektiven Farbenempfindungen der Farbenblinden genauere Auskunft zu bekommen und um eine zuverlässige objektive Darstellung derselben zu ermöglichen. Die Anwendung der einseitigen Farbenblindheit zu diesem Zwecke muss meines Erachtens immer darauf hinzielen den einseitig Farbenblinden zu nöthigen, in bestimmten gegebenen Fällen einen Vergleich zu machen zwischen den Empfindungen des farbenblinden und des normalen Auges, und dabei in jedem Falle einen möglichst exakten, für das normale Auge fasslichen Ausdruck für die entsprechende Empfindung des farbenblinden Auges zu geben. Nach diesem Principe können viele Methoden angewendet werden und sind auch von mir angewendet worden. Von diesen führe ich hier nur die zwei Methoden an, welche meiner Erfahrung nach die besten und sichersten Aufschlüsse geben, und desshalb in der ersten Linie zu stellen sind.

1⁰. Untersuchung mit dem Stereoskope selbst oder eben mit einem Apparate, in der Beziehung nach dem Muster des Stereoskopes eingerichtet, dass er die Gesichtsfelder der beiden Augen dermaassen trennt, dass man gleichzeitig zwei Gegenstände betrachten kann, von welchen je einer sich im Gesichtsfelde des einen Auges befindet ohne in dem des anderen gesehen werden zu können. In dieser Weise ist ein direkter Vergleich zwischen den Eindrücken, welche farbige Objekte auf das normale und auf das farbenblinde Auge machen, möglich, und in dieser Weise kann man den subjektiven Farbenempfindungen des farbenblinden Auges in dem Systeme der Farbenempfindungen des normalen Auges die entsprechenden objektiven Ausdrücke geben. Um die geforderten Ausdrücke dieser Art zu finden, verfährt man hierbei in folgender Weise. Man lässt den zu Untersuchenden in dem Gesichtsfelde des farbenblinden Auges einen gewählten farbigen Gegenstand fixiren und fordert ihn auf, aus einer Sammlung farbiger Gegenstände derselben Art denjenigen auszusuchen, welcher im Gesichtsfelde des normalen Auges gelegt in Bezug auf die Farbe denselben Eindruck giebt wie der erste. Bei dieser Anordnung können zwei für das normale Auge ganz verschiedene Farben so gewählt werden, dass sie dem einseitig Farbenblinden völlig gleich erscheinen. Ist diese Wahl glücklich getroffen, was nicht immer leicht ist, dann ist auch die in dem normalen Gesichtsfelde befindliche Farbe ein exakter objektiver Ausdruck für die Empfindung, welche die betreffende Probefarbe in dem farbenblinden Auge hervorruft. Geht man in dieser Weise die ganze Reihe der Farbentöne durch, so hat man einen sicheren Einblick in das System der Empfindungen des Farbenblinden bekommen. Wenn man aber in umgekehrter Ordnung verfährt, d. h. die Probefarbe im Gesichtsfelde des normalen Auges legt und die entsprechende für das farbenblinde Gesichtsfeld suchen lässt. so kann man natürlich somit auch die fehlenden Farben der Farbenblinden direkt ermitteln.

2⁰ Untersuchung mit farbigen negativen Nachbildern. Diese Untersuchung geht darauf hinaus, dass man den einseitig Farbenblinden in dem einen Auge farbige negative Nachbilder nach gewählten farbigen Gegenständen erzeugen lässt, wonach er aufgefordert wird, aus einer Sammlung farbiger Gegenstände derselben Art mit dem anderen Auge (welches vorher geschlossen war) denjenigen aufzusuchen, welcher die Farbe des Nachbildes hat. In dieser Weise kann man einen dem normalen Auge zugänglichen objektiven Ausdruck für die bezügliche subjektive Empfindung des farbenblinden Auges erhalten, so wie sich diese in dem negativen Nachbilde zu erkennen giebt. Geht man in derselben Weise die ganze Reihe von Farbentönen durch, so erhält man eine treue Abbildung von dem ganzen System der reciproken Empfindungen der Farbenblinden. Diese Methode ist es, durch deren Hülfe es mir gelungen die falsche oder periferische Farbenblindheit zu entdecken. Diese Gattung von Farbenblindheit hat, wie die Definition angiebt, zwei verschiedene Farbensysteme, ein objektives und ein subjektives. Das letztere ist gewöhnlich der normale Farbensinn. In dem negativen Nachbilde kann der periferisch Farbenblinde also Farben sehen, welche in seinem objektiven Systeme nicht vorkommen.

Was nun die Wahl der farbigen Objekte betrifft, welche ich bei diesen Untersuchungen angewendet habe, so ist natürlich keine Art davon ausgeschlossen. Mit grossem Vortheil kann man sich dabei der Strichwolle bedienen, natürlich aber auch anderer pigmentgefärbter Gegenstände, ebenso wie gefärbter Lichter und der Spektralfarben.

Nach diesen in aller Kürze, und mit Vorbeigehen aller Einzelheiten, angedeuteten Methoden und nach vielen anderen nach demselben Principe eingerichteten, habe ich nun Gelegenheit gehabt 6 Fälle von einseitiger Farbenblindheit, und zwar in einem Falle mehr, in anderen weniger vollständig, zu untersuchen. Das Hauptresultat, in so fern es die subjektiven Farbenempfindungen der Farbenblinden betrifft, will ich hier kurz angeben.

Natürlich giebt es mehr als eine Art in welcher es denkbar ist, dem Normalsehenden eine fassliche Darstellung von diesen Empfindungen zu geben. Meiner Meinung nach ist aber die beste Art diejenige, nach welcher dieselben im objektiven Bilde dargestellt werden, d. h. durch ein farbiges Objekt, welches zu jeder Zeit im Auge des Normalsehenden die bezüglichen Empfindungen selbst hervorrufen kann. Eine Empfindung bloss mit einem Namen auszudrücken ist eine sehr unsichere Methode. Die Benennungsmethoden lassen immer der Vorstellung zu grossen Spielraum und sind deswegen innerhalb dieses Gebiets überhaupt verwerflich. Eine Farbe durch eine gewisse Wellenlänge im Spektrum repräsentiren zu lassen ist auch nicht zuverlässig, wenn man nicht gleichzeitig die Lichtstärke, die zufällige Disposition des Auges u. s. w. angeben kann. Denn mit diesen Variablen wechselt auch die Farbe. Absolut exakt kann wohl das Bild auch nicht das widergeben, was es abbilden soll. Wenn es sich dabei aber nur, wie es hier der Fall ist, um einen Vergleich handelt, dann muss meines Erachtens eine Abbildung für das beste Mittel gehalten werden.

Auf einer Tafel habe ich, wie sie sehen, in Oelfarbe folgende Spektra in vertikaler Richtung über einander abbilden lassen, nämlich: zu oberst das gewöhnliche normale Sonnenspektrum bei mässiger Beleuchtung, und weiter der Reihe nach 2 verschiedene Spektra von Rothblinden, dann eins von einem Grünblinden, eins von einem Violettblinden und zuletzt unten ein Spektrum von einem total Farbenblinden. Dass sich diese Abbildungen nicht für völlig exakt herausgeben, versteht sich von selbst. Jede bisher gemachte Abbildung von dem Sonnenspektrum ist ein elendes Machwerk im Vergleich mit der Natur selbst, und so ist es auch dieses. Wir fahren aber doch fort diese Abbildungen zu benutzen und sie entsprechen fortwährend dem Zwecke, für welchen sie gemacht sind. Dasselbe wird hoffentlich auch mit meiner Tafel der Fall sein. Das Normalspektrum können wir alle beurtheilen. Niemand kann darüber ein Augenblick unklar bleiben, was es vorstellen soll, und ich habe in der That niemals ein Bild dieser Art gesehen, von welchem man sagen kann, dass es wesentlich besser ausgeführt worden. Wenn man also die Anforderungen nicht allzu hoch stellt, so dürfte man diesem Spectrum die Anerkennung geben, dass er billigen Ansprüchen gegenüber seinen Zweck erfüllt. Wird das aber zugegeben, dann muss auch derselbe Urtheil für die übrigen Spektra seine Geltung haben. Diese sind nämlich nicht nur für gleich gut, sondern vielmehr für besser und naturgetreuer als das Normalspektrum zu halten. Es muss nämlich weit leichter sein wenige Farben richtig nachzuahmen als mehrere.

Die Schwierigkeiten, welche man beim Abbilden des Spektrums zu überwinden hat, sind weder wenige noch gering. Zuerst muss alles richtig gesehen und sicher beurtheilt werden, und dann das gesehene gut wiedergegeben werden. Die hierbei etwa vorhandenen Fehlerquellen werden natürlich mit der Zahl der Farben multiplicirt und also in den Spektren der Farbenblinden beziehungsweise zu einem gewissen Minimum reducirt werden. Dessen ungeachtet machen meine Spektra auf absolute Vollkommenheit gar keinen Anspruch. Sie dürfen aber doch genügend ihren Zweck erfüllen, den nämlich, ein objektiv anschauliches Bild von den Farbenempfindungen der Farbenblinden zu geben, so wie diese durch meine Untersuchungen objektiv an den Tag gelegt worden sind. Die Tafel enthält das Resultat dieser Untersuchungen in kurzgedrängter Darstellung, und steht es einem jeden offen daran seine Bemerkungen zu knüpfen. Auf drei die anomalen Spektren betreffende Punkte will ich jedoch die Aufmerksamkeit speciell lenken, nämlich auf die relative Länge derselben, auf die Qualitäten der Farben oder der Farbentöne, und auf die Lage der Grenze zwischen den Hauptfarben.

a) Es fällt sofort in die Augen, dass die Spektren nicht alle dieselbe Ausdehnung haben. Hier ist von der absoluten Länge des Spektrums nicht die Rede, denn in dieser Hinsicht könnte man ja demselben beliebige Dimensionen geben. Im gegenwärtigen Falle habe ich zuerst ein gegebenes objektives Sonnenspektrum so wie es sich mit 2 Prismen von 60⁰ reichendem Winkel ohne Weiteres am bequemsten herstellen lässt; und nach demselben Maasstabe sind dann die übrigen gemacht worden. Hier handelt es sich aber nur um die Ausdehnung innerhalb gegebener Grenzen bis zu welchen die verschiedenen Spektren sichtbar sind im Verhältniss zum Normalspektrum. In Bezug hierauf habe ich mich darauf beschränkt, das Spektrum nur bis zu der Ausdehnung abbilden zu lassen, wo es für gewöhnlich bei mässiger Beleuchtung ohne Schwierigkeit deutlich farbig gesehen wird. Die Grenzen sind also gewissermaassen willkürlich gezogen, was jedoch ziemlich allgemein gebräuchlich und zumal kaum zu vermeiden ist. Es wirkt dieses übrigens in einem Falle wie dem unsrigen nicht störend. Das Normalspektrum ist also nur zwischen den Fraunhofer'schen Linien A und H ausgeführt worden, welche Linien also die Grenzen nach je seiner Richtung bilden. Aber auch innerhalb dieser Grenzen zeigen nun, wie man leicht findet, die verschiedenen Spektren unter sich eine ungleiche Länge, indem zwei derselben, nämlich die der Rothblinden, im Vergleich mit dem Normalspektrum im rothen Ende, d. h. nach A zu, verkürzt sind, und wiederum eins, nämlich das des Violettblinden, in dem violetten Ende, d. h. nach H zu, ebenfalls in demselben Sinne »verkürzt« ist.

Ich bemerke ausdrücklich, dass die Worte »verkürzt« und »Verkürzung« hier nicht in absolutem sondern bloss in relativem Sinne genommen werden dürfen. Sie bedeuten nur, dass die Intensitätscurve viel steiler als normal herabfällt, und dass das Spektrum des betreffenden Farbenblinden demzufolge bei einer gewissen Beleuchtung früher als das des Normalsehenden aufzuhören scheint. Dies verhindert natürlich nicht, dass derselbe Farbenblinde bei stärkerer Intensität die Lichtarten sehen kann, welche ausserhalb der Stelle im Spektrum vorkommen, wo er bei gewöhnlicher Beleuchtung die Grenze verlegt. Die »Verkürzung« ist also nur eine relative und wird beim Vergleiche mit dem normalen Farbensinne besonders schlagend. Die Normalgrenzen eines Spektrums überhaupt mit dem Anspruche zu bestimmen, sie sollen für alle hinzugehörige Fälle gelten, ist einfach unmöglich. Nicht einmal bei den Normalsehenden ist die Ausdehnung des Spektrums dieselbe, und zwar weder nach dem einen oder nach dem anderen Ende. Ich habe mich durch eine grosse Zahl von Versuchen davon überzeugt. Besonders zweckmässig ist es dabei ein sehr ausgedehntes Spektrum zu benutzen, wozu ich Gelegenheit hatte, indem mein Freund, der Fysiker Thalén dasselbe Instrument, welches Ångström für seine Studien über das Sonnenspektrum benutzt hatte, zu meiner Verfügung stellte. In den zahlreichen dunklen Linien des Sonnenspektrums habe ich den besten Anhaltspunkt für die Bestimmung der Länge des subjektiven Spektrums gefunden. Die Grenze liegt offenbar da, wo der Untersuchte bei scharfer Einstellung diese Linien nicht weiter sehen kann. Und diese Grenze hat bei sonst Normalsehenden eine sehr verschiedene Lage. An dem rothen Ende ist der Unterschied verhältnissmässig geringfügiger, an dem Violetten dagegen kann er sich mitunter auf beträchtliche Strecken beziehen.

Wenn ich bei dieser Gelegenheit die sogenannte »Verkürzung« des Spektrums verhältnissmässig eingehender erörtert habe, so ist dies in der Absicht geschehen ein Missverständniss zu beseitigen. Ich bin nämlich in diesem Punkte betreffend den einen der hier repräsentirten Fälle von Rothblindheit in eine scheinbare Differenz mit dem Herrn Professor Hippel in Giessen gerathen. Die Aufklärung dieses Missverständnisses liegt mir um so mehr ob, als ich dem Herrn Collegen Hippel, dem ersten Entdecker dieses Falles, die mir gebotene Gelegenheit dasselbe zu untersuchen wesentlich zu verdanken habe. Die ganze Differenz beschränkt sich nur darauf, dass Hippel gegen die von mir behauptete »Verkürzung« hervorhebt, dass der betreffende Rothblinde im vollkommen dunkeln Gesichtsfelde die äusserste rothe Rubidiumlinie sehen kann. Ich will nun meinerseits diese Thatsache keineswegs bestreiten, behalte aber dessen ungeachtet den Ausdruck »verkürzt«, welchen ich übrigens fast immer mit Citationszeichen versehen habe, womit ich habe andeuten wollen, dass er in dem oben angegebenen relativen Sinne zu verstehen ist. Thatsächlich besteht also hier keine Differenz mehr. Die bei dem Rothblinden also beobachtete »Verkürzung« erstreckt sich vom rothen Ende gerichtet bis etwa zur Linie B.

Die zweite Art der Farbenblindheit, welche eine eben solche »Verkürzung« des Spektrums zeigt, ist, wie oben gesagt, die Violettblindheit. Hier endet das sichtbare Spektrum, in demselben Sinne genommen, von A aus gerechnet, etwa in der Nähe von der Linie G, also an der Stelle

wo im Spektrum des Normalsehenden der Violett zu erscheinen anzu-
fangen· pflegt. Um Missverständnisse zu vermeiden will ich hier betont
haben, dass ebenso wie die Grenze zwischen dem Blau und dem Violett
in dem Spektrum des Normalsehenden bei wechselnder Lichtstärke ver-
schiebbar ist, so kann sich auch die sichtbare Grenze im Spektrum des
Violettblinden mit der Lichtstärke um ein wenig ändern. Dass es aber
hier eine Grenze, und zwar eine ziemlich scharfe, giebt, welche ihre Lage
in der Nähe von G hat, das ist sehr augenfällig und in verschiedener
Weise ziemlich unschwer zu demonstriren.

Alle die übrigen Spektren sind unverkürzt, d. h. sie sind ebenso
gut wie das Normalspektrum auf der ganzen Strecke zwischen A und H
sichtbar.

b) Der zweite Punkt, auf welchen ich aufmerksam machen wollte,
bezog sich auf die Qualität der Hauptfarben oder auf den Farbenton.
Die zwei Hauptfarben des Rothblinden sind, wie schon lange vermuthet
war, das Gelb und das Blau. Diese Benennungen sind aber, so wie
es mit Benennungen dieser Art überhaupt der Fall ist, insofern schwebend,
als sie ja eine ganze Reihe von Farbentönen bezeichnen. Es hat darum
ein gewisses Interesse, die betreffenden Töne hier etwas näher zu quali-
ficiren. Was nun also das Gelb des Rothblinden betrifft, so ist es, wie
man sieht, nicht das reine »hochgelb« oder »goldgelb«, d. h. die Farbe,
welche man im Sonnenspektrum an der Linie D sieht, kurzweg die Farbe
der Natronlinie. Es ist vielmehr ein Gelb, welches etwas mehr nach dem
Grünen als nach dem Rothen zieht, und welches ich darum als »Citronengelb« bezeichnen möchte. Diese sowie jede Farbenbenennung kann ja
eine Geschmacksache sein, und ich will für ihre Allgemeingültigkeit gar
nicht einstehen. Mit dem Ausdruck »Citronengelb« habe ich lange nicht
eine grüne Farbe angeben wollen, sondern bloss, wie man auch aus der
Tafel ersehen kann, ein Gelb, welches näher an dem Grün als an dem
Roth steht.

Ich hebe dieses hervor nur um ein Missverständniss aufzuklären, zu
welchem mein eben erwähnter Ausdruck die Veranlassung gegeben hat.
Herr Professor Hippel, welcher meine hierauf bezügliche Untersuchung
später wiederholt hat, glaubt sich nämlich in Bezug auf den Thatbestand
zu einem dem meinigen widersprechenden Resultate gekommen zu sein, indem
er behauptet gefunden zu haben, dass die erste Hauptfarbe des betreffenden
Rothblinden das Gelbe ist. Wie man sieht so stimmen wir jedoch darin
überein, nur dass ich das gegenseitige Verhältniss des Roth und des Grün
in diesem Gelb etwas genauer angedeutet habe. Uebrigens habe ich mich
in diesem Punkte sehr vorsichtig ausgedrückt, indem ich meiner Angabe
über den Farbenton das Wort scheint hinzugefügt habe. Der Grund
dazu lag in dem Umstande, dass das »normale« Auge dieses einseitig
Farbenblinden keinen völlig scharfen Farbensinn besass, sondern eher auf
der Stufe der herabgesetzten Empfindlichkeit, und zwar für das Roth, sich
befand, welche ich mit dem Namen schwachen Farbensinn zu bezeichnen
pflege. Er war dazumal ungeübt und konnte nicht ohne weiteres die
verschiedenen gelben und grüngelben Töne mit behöriger Schärfe und
Sicherheit von einander unterscheiden. Trotz vieler darauf verwendeten
Mühe und einer grossen Zahl von einstimmigen Proben wollte ich mich
nicht bestimmter aussprechen, zumal weil ich fürchtete meine theoretischen Voraussetzungen mehr als berechtigt zu begünstigen.

Was die zweite Hauptfarbe betrifft, so verdient sie ohne Zweifel die

Benennung B l a u. Dieses Blau hat aber eine weit vorgerückte Lage im
Normalspektrum und zieht merklich nach Violett, wesshalb ich veranlasst
war dieselbe als Indigo-violett zu bezeichnen. Diese Benennung mag auch
Geschmackssache sein, und ich lege kein besonderes Gewicht darauf.
Wichtig ist es aber, wenn eine Benennung angewendet werden soll, dass
dieselbe die verschobene Lage der zweiten Hauptfarbe nach dem violetten
Ende des Spektrums andeutet.

Wenn also das oben angeführte Verhalten mit dem »normalen« Auge
in diesem ersten Falle der absoluten Sicherheit des Resultats Eintrag
gethan haben sollte, und wenn meine theoretische Vorstellung auf das
letztere eingewirkt haben sollte, so ist dieses in dem zweiten jetzt zu erwähnenden Falle, wo der Farbensinn des »normalen« Auges vollkommen
fehlerfrei und sogar fein war, sicherlich nicht zu befürchten. In diesem
Falle kann man also mit Sicherheit feststellen, dass die erste Hauptfarbe
ein ausgesprochenes Gelbgrün, nach dem rothen Ende des Spektrum, zu
ins Bräunliche und nach dem violetten ins Graugrün übergehend, war.
Die zweite Hauptfarbe ist hier auch ein Blau, was ebenfalls stark nach
dem Violett zieht. Es ist zu bemerken, dass es sich in diesem Falle um
eine erworbene Farbenblindheit, welche in dem Krankenhause, wo die
betreffende Person wegen eines centralen Leidens eingenommen war, ent-
deckt wurde. Nachdem sie das Krankenbett verlassen hatte, habe
ich sie bei zwei verschiedenen Gelegenheiten, mit einer Zwischenzeit von
einem Jahre, untersucht. Bei der ersten Gelegenheit war der Farbensinn
des »normalen« Auges etwas schwach, bei der letzten aber, wie schon
gesagt, erfreulich gut, während die Farbenblindheit des zweiten Auges
unverändert bestand.

Die Hauptfarben des G r ü n b l i n d e n sind ebenfalls G e l b und B l a u.
Diese Farben scheinen aber ganz andere Töne zu sein als die des Rothblinden. So weit es mir möglich ist aus dem einzelnen Falle, welches
ich zu untersuchen Gelegenheit gehabt, entscheidende Schlüsse zu
ziehen, so ist die erste Hauptfarbe des Grünblinden ein Gelb, welches
viel weiter nach dem Roth zu liegt als das des Rothblinden, d. h. es
ist ein Orangegelb oder Chamois. Das Blau des Grünblinden ist auch
ein Farbenton, welcher viel weiter nach dem Grün zu und also weiter
rückwärts vom Violett im Normalspektrum zu finden ist als das Blau des
Rothblinden. Ich habe darum auf Grund der Ergebnisse der Untersuchung
meines Falles die beiden Hauptfarben des Grünblinden in meiner Tafel
in Orange und Cyanblau malen können. Ich muss doch bekennen, dass
dieses Spektrum, und also unsere Kenntniss in Bezug auf die Hauptfarben
des Grünblinden, am mangelhaftesten ist und zwar aus zweierlei Gründen.
Erstens war das relativ normale« Auge des von mir untersuchten Individuum
nicht ganz normal, wesshalb ja dieser Fall natürlich nur a n n ä h e r n d sichere
Schlüsse erlaubt, und zweitens war die Farbenblindheit des zweiten Auges
eine erworbene. Mehrere Gründe sprechen doch dafür, dass sich die
erworbene Farbenblindheit nicht anders verhält als die angeborene, was auch
die oben angeführte Erfahrung in Bezug auf die Rothblindheit zu bestätigen scheint. Ein Fall von einseitiger angeborener Grünblindheit ist
meines Wissens noch nicht untersucht worden, was aber zuerst geschehen
muss, bevor man sich endgültig über diesen Punkt aussprechen kann.

Im Spektrum des V i o l e t t b l i n d e n sind die Hauptfarben das R o t h
und das G r ü n. Dabei ist aber doch zu bemerken, dass das Roth nicht
derselbe Ton ist, welcher dem rothen Theile des Normalspektrums seinen

Charakter giebt, sondern ein Roth, welches weit mehr nach Carmin geht und am nächsten dem Roth kommt, welches man gewöhnlich als für das äusserste rothe Ende des Normalspektrums kennzeichnend angiebt. Die zweite Hauptfarbe des Violettblinden ist ein Grün, welches seinem Farbentone nach in dem Spektrum des Normalsehenden eine weit vorgeschrittene Lage nach dem Blau bot, also ein verhältnissmässig ausgesprochenes Blaugrün ist. Man spürt also ebenfalls in den Hauptfarben des Violettblinden eine Einmischung der fehlenden Grundfarbe.

In dem Spektrum des total Farbenblinden giebt es der Natur dieser Art nach gar keine Farbe im gewöhnlichen Sinne des Wortes, sondern alles ist Grau. So wie es aber, genau gerechnet, im Bereiche der Empfindungen des Normalsehenden kaum ein absolut farbloses oder neutrales Grau giebt, so findet man auch bei näherer Untersuchung, dass der total Farbenblinde in seinem Spektrum zweierlei Arten von Grau unterscheidet, welche am besten als warmes und kaltes Grau nach der gangbaren Benennungsart charakterisirt werden können. Natürlich finden sich innerhalb jeder dieser Gruppen mehrere verschiedene Stufen und zwar auch eine zwischen den beiden liegende Grenzstufe, welche also als verhältnissmässig neutral bezeichnet werden sollte. Becker, welcher diesen Fall entdeckte und untersuchte, bemerkt auch richtig, dass das Braun oder vielmehr Graubraun von dem farbenblinden Auge unterschieden werden konnte. Das übrige System ist noch weit schwieriger zu ermitteln.

3^0. Endlich möchte ich auch ein Paar Worte über die Lage der Grenze zwischen den beiden Hauptfarben der Spektren der Farbenblinden bemerken. Dass diese Grenze nicht absolut scharf zu bestimmen und zu bezeichnen ist, hängt von der Natur der Sache ab und wird sogar von theoretischem Gesichtspunkte aus gefordert. Es ist ja schon bekannt, dass die Grenzen zwischen den Hauptfarben im Spektrum sich mit der objektiven Lichtintensität verschieben, und es dürfte einem jeden, welcher sich mit Studien über das Spektrum aus diesem Gesichtspunkte beschäftigt, bekannt sein, dass sich die Grenzen mit dem zufälligen Reizbarkeitszustande der Retina respektive mit der voraufgegangenen Reizung und Ermüdung derselben sich ändern. Ein schlagender Versuch dürfte sonst der folgende sein. Lässt man im dunkeln Gesichtsfelde in einer Okularspalte (z. B. in meinem Doppelspektroskop) die verschiedenen Farben eines Sonnenspektrums der Reihe nach vor dem Auge passiren, und bemerkt man sich dabei die Farbe in der nächsten Umgebung einer gewissen Fraunhofer'schen Linie, z. B. der Linie D, so wird man leicht finden, dass diese Linie im Gelbgrün steht, wenn man von dem rothen Ende her kommt, dass sie aber dagegen im Orange zu finden ist, wenn man in der entgegengesetzten Richtung, also vom Violett her das Spektrum durchgemustert hat. Diese Thatsache ist sehr leicht nach der Theorie zu erklären und hätte schon a priori vorhergesagt werden können. Ausser dieser zufälligen Verschiedenheit der Reizbarkeit giebt es aber auch eine beständige, der zufolge die mittlere Lage dieser Grenze bei verschiedenen Individuen eine wirklich verschiedene ist. Dieses gilt nicht allein in Bezug auf die verschiedenen Arten von Farbenblindheit, sondern auch sogar in Bezug auf den normalen Farbensinn. Aller dieser Umstände ungeachtet ist es aber augenfällig, dass eine, wenn auch nur ungefähre, Bestimmung der relativen mittleren Grenze bei den verschiedenen Arten der Farbenblindheit für die Theorie von Werth sein muss. Es ist auch nur eine solche Bestimmung, worum es sich hier handelt.

Eine besondere Bedeutung erhält diese Bestimmung mit Bezug auf die Roth- und die Grünblindheit, weil ja diese beiden Arten nach der Hering'schen Theorie eine und dieselbe sein sollten, und weil ja positive Aussprachen in diesem Punkte zu Gunsten jener Theorie vorliegen, nach welcher in Bezug auf die Lage der Grenze kein Unterschied zwischen diesen beiden Arten zuzugeben wäre. Ich möchte jetzt wie bisher gerne einräumen, dass es zwischen der Rothblindheit und der Grünblindheit Uebergangsformen giebt; dabei muss ich aber den Artsunterschied, und zwar auch in dem jetzt abgehandelten Punkte entschieden festhalten.

Will man Artkennzeichen feststellen, so hat man wohl hier wie sonst ausgeprägte Fälle je seiner Art zu wählen. Thut man dies, so wird man auch finden, dass, wie viel auch die hier besprochene Grenze zwischen den Hauptfarben im Spektrum individuell und temporär variiren mag, dieselbe jedoch eine für die beiden Arten verschiedene und ·für jede derselben charakteristische durchschnittliche Lage hat. Die beste Methode um über diesen Punkt eine sichere Ueberzeugung zu gewinnen ist der einfache direkte Vergleich. Man stelle je ein ausgeprüftes Exemplar der beiden Arten neben einander vor einem objektiven Spektrum zum Vergleiche auf. Der Rothblinde wird dann die Grenze in der Nähe der Fraunhofer'schen Linie F angeben oder dieselbe sogar in diese Linie verlegen. Diese Linie bildet nämlich gleichsam einen Anhaltspunkt, eine sichtbare Grenzmarke, welche desswegen möglicherweise das Urtheil irreführt und die natürliche Grenze verrückt. Dies ändert aber die Hauptsache nicht, wenn man findet, dass dieselbe Linie diese Wirkung niemals auf den Grünblinden übt, welcher die Grenze viel weiter nach dem Grün hin anzeigt, in ganz ausgeprägten Fällen bis um die Fraunhofer'sche Linie C herum. Uebrigens bewegt sich die Grenze von der neutralen Stelle mehr weniger in den verschiedenen Fällen innerhalb des jetzt angedeuteten Gebiets, so dass der Artsunterschied, wie oben bemerkt, in einigen Grenzfällen unmerklich wird, woraus sich die Widersprüche erklären lassen.

Bei den Violettblinden liegt die Grenze nicht etwa bei D, sondern eine kleine Strecke von D nach dem Grün zu, also in dem Theile von Spektrum, welcher dem Normalsehenden deutlich gelbgrün erscheint. Bei dem total Farbenblinden liegt die Grenze zwischen C und F näher am F. Sie ist indessen, wie aus der Natur der Sache leicht einzusehen ist, sehr schwierig sicher zu bestimmen, und es werden dazu gewiss mehrere Fälle erforderlich, als es mir zu untersuchen bisher vergönnt war.

Es dürfte übrigens kaum nöthig sein zu bemerken, dass ich eben so wenig in Bezug auf die Lage der Grenze zwischen den Hauptfarben im Spektrum als in Bezug auf die Länge des sichtbaren Spektrums meine Angaben auf die von mir untersuchten Fälle einseitiger Farbenblindheit allein gestützt habe. Ich habe natürlich dabei auch das ziemlich reichhaltige Material von doppelseitiger Farbenblindheit, über welches ich im Laufe der Jahre zu verfügen gehabt, und welches ja übrigens zu dem speciellen Zwecke in der That ebenso gut anzuwenden ist wie die einseitige Farbenblindheit. Diese können dagegen allein über die Qualität der subjectiven Farbenempfindungen, d. h. über die Farbentöne, genügende Auskunft geben. Jedoch werde ich mir erlauben dabei die Vermuthung auszusprechen, dass auch in Bezug auf die Farbentöne kleine individuelle

Verschiedenheiten innerhalb jeder Art vorkommen können. Darüber muss aber die erweiterte Erfahrung zuerst genaueren Aufschluss geben.

Vor der Hand wissen wir aber nunmehr auf Grund objektiver Untersuchungen, wie alle die verschiedenen Gattungen von Farbenblinden die Farben sehen. Der blosse Besitz dieser Kenntniss, und die Möglichkeit die Untersuchungen auszuführen, auf welche sich dieselbe gründet, setzt an und für sich die Thatsache voraus, dass der normale Farbensinn die Empfindungen aller übrigen Arten in sich schliesst. Der normale Farbensinn nimmt demnach im Verhältniss zur Farbenblindheit dieselbe Stellung ein wie die höhere Stufe zu den niedrigeren Stufen einer und derselben Entwickelungsreihe.

Die gemachte Erfahrung über das Verhältniss zwischen dem normalen Farbensinn und der Farbenblindheit berechtigt uns wenigstens zur Anwendung unseres eigenen Farbensinnes bei einigen Kontrolmethoden, um eine nähere Vorstellung über die subjektiven Farbenempfindungen der Farbenblinden zu bekommen. Von diesen Kontrollmethoden will ich hier ein Paar speciell erörtern.

a) Kontrolle mit den farbenblinden Theilen unseres eigenen Gesichtsfeldes. Man hat bekanntlich lange gewusst, dass wir in der mittleren Zone des excentrischen Gesichtsfeldes der Normalsehenden neben Schwarz und Weiss (resp. Grau) keine andere Farben als Gelb und Blau sehen, ebenso dass wir in der äussersten Peripherie des Gesichtsfeldes gar keine Farbe mehr sehen, sondern dass alles daselbst farblos (schwarz, weiss, grau) erschien. Seit lange her hat man dieses Verhalten so deuten wollen, dass in der mittleren Zone Rothblindheit und in der periferischen Zone totale Farbenblindheit herrscht. Ich habe schon im Jahre 1881 auf Grund des erwähnten Sachverhalts die Meinung ausgesprochen, dass die Rothblinden in ihrem Centralfelde wahrscheinlich dieselben Farbenempfindungen haben wie wir selbst in unserer Mittelzone. Das konnte wohl damals nicht bewiesen werden, wurde aber eine von den vielen Veranlassungen zur Opposition gegen die Young-Helmholtzsche Theorie.

Heute bin ich auf Grund der vorerwähnten Untersuchungen in den Stand gesetzt worden, diese Frage durch den direkten Vergleich zu entscheiden. Zu dem Zwecke hat man zuerst nöthig einen exakten objektiven Ausdruck für die Farbenempfindungen der Normalsehenden in der Mittelzone zu verschaffen, und den kann man in folgender Weise erhalten. Man fixirt auf dem Läufer des Perimeters einen farbigen Gegenstand, die Probefarbe, mit welcher man einstweilen die Untersuchung ausführen will, und stellt dann den Läufer in den Punkt der Mittelzone ein, wo man die Empfindung prüfen will. Der Probegegenstand erscheint dann in einer gewissen Farbe. Um nun dem normalen Farbensinn einen exakten objektiven Ausdruck für diese Empfindung geben zu können, wähle man im Centrum des Perimeterfeldes aus einer Sammlung gefärbter Gegenstände derselben Art denjenigen, welcher im Centrum gesehen ganz dieselbe Empfindung giebt wie der gleichzeitig excentrisch gesehene. Man kann nämlich die beiden gleichzeitig sehen und zwischen denselben einen genauen Vergleich anstellen. Man führt dabei in der That dieselbe Operation aus mit seinem einen Auge, wie der einseitig Farbenblinde mit seinen zwei Augen bei der oben erwähnten Benutzung des Steroskops zum gleichartigen Zwecke. Das Resultat wird hier wie dort zwei farbige Gegenstände, welche für den normalen Farbensinn verschieden erscheinen, von welcher aber der eine einen exacten Ausdruck giebt für die Farbe, in welcher der andere von dem geprüften abnormen Farbensinn gesehen wird. In dieser Weise kann man die eine Farbe nach der anderen prüfen, bis man eine vollständige Probekarte über die Farbenempfindungen in der Mittelzone im Vergleich mit der des normalen Farbensinnes im Centralfelde erhält. Das Resultat dergleichen Untersuchungsreihen bestätigt, was die Mittelzone betrifft, die gemachte Voraussetzung, dass sie rothblind ist. Denn dieses Resultat zeigt eine schlagende Uebereinstimmung mit demjenigen, welches man durch den entsprechenden Vergleich der Centralfelder der beiden Augen des einseitig Rothblinden erhält.

Was nun wiederum die äusserste periferische Zone betrifft,' so hat die entsprechende Prüfung derselben ein Resultat gegeben, was eine ebenso schlagende Uebereinstimmung mit demjenigen zeigt, welches man durch den Vergleich der Empfindungen in den Centralfeldern der beiden Augen des total Farbenblinden gewinnt. Diese periferische Zone verdient demnach, übereinstimmend mit dem, was man schon angenommen hat, als total farbenblind bezeichnet zu sein.

Bei dieser Gelegenheit, wo es sich von dem Farbensinn in den periferen Theilen des Gesichtsfeldes überhaupt handelt, liegt es mir vielleicht ob, einen Umstand zu berühren, welcher, obschon mir lange bekannt, jedoch meines Wissens bisher nicht in der allgemeinen Litteratur erwähnt wurde. Es handelt sich nämlich um den Farbensinn in der nächsten Umgebung des blinden Flecks. Es zeigen sich nämlich von der Umgebung nach dem blinden Fleck dieselben Uebergänge in dem Farbenempfindungsvermögen, wie von dem Centrum gegen die Periferi des Gesichtsfeldes im Ganzen: Also zuerst eine Zone, wo nur Gelb und Blau, und dann eine (die den blinden Fleck zunächst umgebende), wo gar keine Farben sondern alles farblos gesehen wird. Nur sind diese Zonen sehr schmal und desswegen schwieriger zu studiren, wie man aus dem von meinem Schüler Johansson neulich veröffentlichten Aufsatze ersehen kann. Ich habe indessen auf diesen Gegenstand aufmerksam machen wollen als einigermassen wichtig für die Theorie, indem er anzuzeigen scheint, dass diese Uebergänge in einem gewissen Zusammenhange mit dem Spärlicherwerden und der Empfindlichkeitsabnahme der Elemente stehe.

b) Kontrolle mit künstlicher einseitiger Farbenblindheit. Die künstliche Farbenblindheit kann ebenso wie die natürliche entweder ächt oder falsch sein.

α) die ächte wird dadurch erzeugt, dass man das Auge mit einer der einen von den Grundfarben entsprechenden Lichtart bis zu dem Grade vollständiger Ermüdung reizt, als sich ohne Gefahr thun lässt. Am besten wird dies mit dem Spektrallichte bewerkstelligt. Diese Form von künstlicher Farbenblindheit ahmt zwar der natürlichen am besten nach, dafür ist sie aber weit weniger anwendbar, weil sie jedesmal nur von kurzer Dauer ist und bald wieder zum normalen Farbensinn zurückgeht.

β) Die falsche künstliche Farbenblindheit stellt man leicht durch geeignete durchsichtige Medien her, und sie eignet sich zu allen Versuchen, zu welchen die einseitige Farbenblindheit überhaupt angewendet werden kann.

Die besten und ergiebigsten Methoden sind hier wie bei der natürlichen einseitigen Farbenblindheit diejenigen mit dem Stereoskope oder gleichwerthigen Apparate ebenso wie die Methode der negativen Nachbilder.

Diese Kontrollmethode kann sowohl in Betreff der subjektiven Empfindungen der Farbenblinden überhaupt als auch über die Vorsichtsmaasregeln, welche bei deren Erforschung zu beobachten sind, viele sehr werthvolle Belehrung geben. Unter anderem lernt man daraus, wie wichtig es ist, nur solche strenge objektive Methoden anzuwenden, welche dem Urtheile jede Gelegenheit beraubt sich geltend zu machen. Ich will ein einfaches Beispiel anführen um näher anzudeuten, wo ich hinziele. Wenn man vor dem einen Auge, das andere geschlossen oder zugedeckt, ein gelbes oder gelbbraunes Glas hält, und wenn man durch dasselbe Glas z. B. einen gelbgrünen Gegenstand betrachtet, so wird man bald finden, dass dasselbe grau erscheint. Legt man nun denselben Gegenstand in dem einen Gesichtsfelde des Stereoskopes, dessen entsprechendes Okular mit dem gelben Glase gedeckt ist, und sucht man dann in der oben erwähnten Weise den Gegenstand auf, welcher in dem Gesichtsfelde des anderen Auges eingeführt, beim gleichzeitigen Sehen mit beiden Augen in ganz derselben Farbe wie das erste Objekt erscheint, dann findet man, dass die Farbe des zuletzt eingelegten Gegenstandes gelb ist, d. h. etwa die Farbe des Glases. Die objektive Untersuchung hat also gelehrt, dass man den gelbgrünen Gegenstand durch das gelbe Glas gelb sieht. Das blosse Urtheil sagt aber, dass es grau aussehe.

II. *Welche sind unsere einfache Farbenempfindungen oder die sogenannten Grundfarben?* Das ist die zweite Frage, welche ich bei dieser Gelegenheit kurz abzuhandeln wünschte. Wir sind nunmehr in Folge direkter Untersuchung im Besitze von zuverlässiger Kenntniss über alle die Farbenqualitäten, welche überhaupt vernommen werden können, oder mit anderen Worten über alle thatsächlich beim Menschen vorkommenden Farbenempfindungen. Ich habe auch zu zeigen versucht, dass alle diese Qualitäten im Kreise der Empfindungen des normalen Farbensinns enthalten sind. Wir können uns darum nunmehr, beim Suchen nach den Grundqualitäten oder den Grundfarben, auf ein gründliches Studium des normalen Farbensinns allein beschränken. Der normale Farbensinn ist übrigens eben das Feld, auf welchem man sich bei der Erforschung der Grundfarben bisher bewegt hat. Bei allen Versuchen, welche in dieser Richtung gemacht worden sind, hat man sich jedoch von dem Sehen mit der ganzen Netzhaut oder aber wenigstens mit beträchtlich grossem Theile davon bedient, d. h. die farbigen Objekte, welche man dabei angewendet hat, sind von dermaassen bedeutender Ausdehnung gewesen, dass deren Netzhautbilder eine grössere Zahl verschiedenartiger, lichtempfindlicher Elemente gleichzeitig gedeckt haben müssen. Jeder Versuch bot also die Möglichkeit einer gleichzeitigen Reizung verschiedenartiger, farbenempfindender Elemente dar, und das Resultat konnte demnach immer eine Mischfarbe sein, und war sicherlich niemals eine reine Grundfarbe. Die Feststellung der Grundfarben ist somit im wesentlichen eine willkürliche gewesen. Man findet auch, dass die verschiedenen Forscher zu ganz verschiedenen Resultaten gekommen sind in Bezug auf die Grundfarben, indem einige die sämmtlichen Spektralfarben als Grundfarben betrachtet haben, andere wiederum 5, 4 oder 3 Grundfarben angenommen haben. Die letzt genannte Zahl, oder diejenige, welche die Theorie Young-Helmholtz voraussetzt, ist die geringst mögliche, mit welcher das Empfindungssystem des normalen Farbensinns erklärt werden kann.

Eine zuverlässige Aufklärung über die Grundfarben dürfte aber kaum auf Umwege und mit Hülfe willkürlicher Annahmen gewonnen werden.

Es muss auch hier der direkte Weg der objektiven Untersuchung eingeschlagen werden. Will man aber auf dem rein experimentellen Wege die elementären Farbenempfindungen kennen lernen, dann hat man sich offenbar an die Elemente selbst zu wenden. Es müssen die ungleichartigen, lichtempfindlichen Netzhautelemente jedes für sich der Reihe nach gereizt und die dabei entstehenden Empfindungen studirt werden. Dies scheint selbstverständlich zu sein, und der Umstand, dass man es früher nicht versucht hat, dürfte dahin nicht gedeutet werden, dass man die Richtigkeit dieser Forderung nicht anerkannt hat, sondern vielmehr dahin, dass man das Ausführen der Untersuchung selbst für unmöglich gehalten hat, oder wenigstens auf die Möglichkeit desselben nicht gedacht hat. Das letztere war früher bei mir der Fall, und ich gestehe, dass ich erst durch die glänzenden Erfolge der Untersuchungen meines Kollegen und Freundes Magnus Blix über den Temperatur- und Drucksinn der Haut auf den kühnen Gedanken kam, denselben Versuch in Bezug auf den Farbensinn vorzunehmen, obschon die Schwierigkeiten auf diesem Gebiete schon von Vorne herein als viel grösser zu erwarten waren.

Die Schwierigkeiten bestehen theils darin, dass die Netzhautelemente, wie bekannt, sehr dicht neben einander gestellt sind, wodurch die Aussicht jedes Element für sich isolirt reizen zu können als sehr gering anzuschlagen war; theils aber auch darin, dass zu einer derartigen Untersuchung nur äusserst kleine farbige Objekte angewendet werden können, und zwar so klein, dass die Netzhautbilder derselben höchstens den Querschnitt eines einzigen Elements (resp. eines Zapfens) decken. Die Erfahrung lehrt aber bald, dass die Netzhautbilder von Objekten, welche klein genug sind um den theoretischen Anforderungen in dieser Hinsicht zu genügen, beim gewöhnlichen Sehen ohne Glas kaum mit genügender Schärfe zu erzeugen sind. Mit diesen Schwierigkeiten habe ich lange zu kämpfen gehabt, bis ich auf die Idee kam, das Fernrohr zu Hülfe zu ziehen. Mit diesem Instrumente bewaffnet ist man im Stande auch sehr kleine Gegenstände mit nöthiger Schärfe zu beobachten, und es dürfte dieses Instrument, zweckmässig angewendet, überhaupt bei Versuchen dieser Art als ein unumgängliches Hülfsmittel zu betrachten sein.

Natürlicherweise können farbige Objekte jeder beliebigen Art hierbei angewendet werden, nur dass sie hinreichend klein und dabei auch genügend lichtstark sind. Als die besten und zweckmässigsten will ich diejenigen bezeichnen, welcher man erhält, wenn man die möglichst kleinen Löcher in dünnen Metallplatten (z. B. aus geschwärztem Messing oder Stanniol) macht und vor einer durchsichtigen mit dem farbigen Lichte diffus beleuchteten Platte (z. B. aus mattgeschliffenem Glase, Papier u. d.) befestigt. Man kann sich dabei natürlich jeder beliebigen Lichtquelle bedienen; am besten und reinsten kommt man jedoch mit dem Spektrallichte zum Ziele. Die Anordnung des Versuchs soll jedenfalls in der Weise getroffen sein, dass man die Platte hinter dem kleinen Loche leicht und bequem mit der zu jeder Zeit beliebigen Lichtart und zwar in erwünschter Intensität beleuchten, ebenso wie dass man mit derselben Leichtigkeit und Bequemlichkeit den Abstand des Fernrohrs von dem Loche beliebig verändern kann.

Die farbigen Lichtpunkte können als minimal betrachtet werden, wenn sie überhaupt nicht kleiner gesehen werden können und also nicht mehr scheinbar verkleinert werden, es sei, dass man den Abstand des Fernrohres vergrössert oder die Intensität des Lichts verringert. Dies scheint in der That bei einem gewissen Verhältniss zwischen diesen beiden Factoren einzutreffen.

Ich will mich hier nicht auf die vielen Einzelheiten und Variationen der Methode einlassen, welche bei dieser Untersuchung zur Anwendung und zum Nutzen kommen können, und bemerke nur, dass ich, wo es sich um die Benutzung der Spektralfarben handelte, dieselben möglichst rein von fremden Lichtarten zu halten mich bemüht habe. Ich gehe ebenfalls die allgemeinen Erscheinungen vorbei, welche sich bei einer Untersuchung dieser Art der Beobachtung darbieten. Nur sei bemerkt, wenn es nöthig ist, dass diese Untersuchung schwierig und anstrengend ist, wesshalb es rathsam sein dürfte, jedesmal nur verhältnissmässig kurze Zeit dabei zu verweilen. Man darf natürlich auch nicht erwarten von diesen minimalen farbigen Punkten einen sehr starken und scharfen Eindruck zu bekommen. Man muss sich damit begnügen Empfindungen zu erhalten, welche hinreichend deutlich sind um ein sicheres Urtheil zu erlauben. Und dies kann man in der That mit einiger Uebung und Erfahrung ohne grosse Schwierigkeit erlangen.

Ich werde nun den Plan und die Hauptresultate der Untersuchung kurz angeben. Fragen wir uns also, welche von den Spektralfarben einfache Farben und welche Mischfarben, oder aber, was dasselbe ist, welche von unseren Farbenempfindungen einfach und welche gemischt sind, so will es erscheinen als sollte man darüber mit Hülfe der minimalen Punkte und der denselben entsprechenden elementären Farbenempfindungen Aufschluss erhalten können.

Es darf wohl behauptet werden, dass, wenn ein minimaler Punkt, von einem gewissen Spektrallichte beleuchtet, immer und überall, wo er innerhalb des centralen Gesichtsfeldes überhaupt gesehen wird, eine und dieselbe Farbenempfindung hervorruft und zwar wesentlich dieselbe wie die Spektralfarbe selbst, diese Farbe dann eine Grundfarbe sei. Wenn aber umgekehrt der minimale Punkt unter ähnlichen Umständen einmal, respektive auf der einen Stelle, die eine, und einmal respektive auf einer anderen Stelle, eine andere elementare Farbenempfindung hervorruft, welche beide nicht allein unter einander sondern auch von der Farbe des angewendeten Spektrallichts verschieden sind, dann ist die letztgenannte Farbe eine Mischfarbe. Ein einzelnes specifisches Netzhautelement kann ja natürlich nur eine Art von specifischer Empfindung auslösen. Diese elementare Empfindung, und sie allein, kann also über die Qualität der Grundfarbe Auskunft geben.

Um nach diesem Principe eine Spektralfarbe oder ein farbiges Licht überhaupt zu prüfen, kann man sich entweder eines einzigen minimalen Punkts bedienen, welcher dann mit bewegtem Blick an verschiedenen Stellen des kleinen Gesichtsfeldes betrachtet wird, oder aber man kann dazu ein System von minimalen mit demselben Lichte beleuchteten Punkten benutzen, welche dann gleichzeitig, natürlich aber mit verschiedenen Netzhautstellen gesehen werden.

Als Hauptresultat einer derartigen Analyse der Farbenempfindungen will ich in erster Linie hervorheben, dass das Gelb und das Blau sich als Mischfarben, dass aber das Roth, das Grün und das Violett sich als Grundfarben gekennzeichnet haben.

Stellt man nämlich das kleine Loch in den gelben Theil des Spektrums ein, so kann man dabei solche Anordnungen in Bezug auf Lichtstärke und Gesichtswinkel treffen, dass der minimale Punkt bei keiner Richtung der Sehaxe deutlich gelb gesehen wird. Bei ungenauer Fixation kann man entweder gar keine bestimmte Farbe darin sehen, oder aber man sieht den Punkt dann und wann entweder roth oder grün aufblitzen. Man bleibt dabei in der That ungewiss, ob man rothes oder grünes Licht vor sich hat. Lässt man dann den Fixationspunkt sich langsam in einem kleinen Kreise um den leuchtenden Punkt herum bewegen und betrachtet denselben also mit dem indirekten Sehen, so erscheint er an gewissen Stellen deutlich roth, an anderen Stellen dagegen deutlich grün, nirgends aber deutlich gelb.

Die Erscheinungen, um welche es sich hier handelt, liegen allerdings sehr nahe an der niederen Grenze unseres Beobachtungsvermögens. Es lag mir desshalb natürlich sehr viel daran, durch das Urtheil anderer die nöthige Controlle zu bekommen. Eine Anzahl Individuen, welche von Vorne herein mit meiner Untersuchung ganz unbekannt waren, forderte ich darum auf, in der oben angeführten Weise den gelben Punkt zu beobachten. Dabei hat es sich ergeben, dass die Angaben der meisten Beobachter mit meiner eigenen Erfahrung gestimmt haben. Einige aber hatten davon abweichende Angaben über ihre Empfindungen, und zwar waren die verschiedenen Fälle auch mit einander in Opposition. Es finden sich also zwei Kategorien, welche gegen das gelbe Licht anders als die Mehrzahl reagirten. Einige sahen nämlich den gelben Punkt überall, wo er überhaupt farbig gesehen wurde, roth und nur roth, andere dagegen bezeichneten die Farbe als grün und nur grün.

Die Erklärung dieser scheinbaren Widersprüche ist nicht schwierig, hat aber ein gewisses Interesse. Einige, und zwar sehr wenige, von diesen abweichenden Fällen waren Fälle von schwachem Farbensinn mit relativ herabgesetzter Empfindlichkeit für das Roth oder für das Grün. Die Mehrzahl war aber schlechterdings normalsehend im gewöhnlichen Sinne des Worts, jedoch offenbar nahe an der conventionellen Grenze stehend. Es scheint also diese Art von Prüfung eine empfindliche Methode zu sein, um die relative Schwäche eines der beiden hier interessirten Empfindungsapparate dem anderen gegenüber zu entdecken. Es ist auch leicht zu bestätigen, dass auch in diesen Ausnahmefällen der minimale Punkt auf einmal (d. h. an verschiedenen Netzhautstellen) roth und gelb gesehen werden kann, wenn man ihn nämlich mit einem Licht beleuchtet, welches in dem einen Falle näher an dem Roth und in dem anderen näher an dem Grün als das mittlere spektrale Gelb liegt. Es ist also das Gelb aus Roth und Grün obschon in verschiedenen Fällen nach verschiedenen Proportionen gemischt.

In derselben Weise, obschon viel schwieriger, lässt sich das Blau in Grün und Violett zerlegen. Alle Untersuchungen, welche ich darüber gemacht habe, führten, wie sie auch variirt gewesen sein mögen, zu demselben Resultate.

Roth, Grün und Violett lassen sich aber nicht in dieser Weise in andere Farben auflösen. Sie bleiben wesentlich unverändert, wie sie auch gesehen werden mögen. Ohne auf die Einzelheiten in Bezug auf die Erscheinungen, welche sonst bei Untersuchungen dieser Art vorkommen können, eingehen zu wollen, kann ich aber nicht umhin auf ein Paar Umstände aufmerksam zu machen, welche mir eigenthümlich und karakteristisch erscheinen. So wird ein rother, minimaler Punkt unter übrigens gleichen Umständen grösser und gelblicher, je näher er an dem Fixationspunkte in der Fovea centralis gesehen wird, während er gegen die Periferie derselben immer kleiner und tiefer roth erscheint. Mit dem Violett dagegen findet das gerade entgegengesetzte Verhalten statt. Ein violetter minimaler Punkt scheint gegen die Periferie immer grösser, und gleichzeitig zieht er nach dem Blau hin um zuletzt blauweiss zu werden. In dem Centrum erscheint derselbe Punkt viel kleiner und gleichzeitig tief violett gefärbt. Es kommt oft vor, dass ein violetter Punkt von der Lichtintensität, dass er in der Periferie der Fovea sehr leicht zu sehen ist, nach dem Centrum hin bald unsichtbar wird, wenn man die Lichtstärke nicht beträchtlich vermehrt. Das Centrum ist also für diese Lichtart weniger empfindlich. Um also einen violetten Punkt in dem dunklen Gesichtsfelde wahrzunehmen, hat man darum oft nöthig um sich über die Lage desselben zu orientieren denselben zuerst mit dem indirekten Sehen aufzusuchen.

Diese Umstände scheinen mir erläuternd zu sein in Bezug auf die verschiedenen specifischen Retinaelemente, und stehen übrigens in guter Uebereinstimmung mit dem, was man bisher auf Grund weniger minutiösen Versuche in Betreff der Vertheilung derselben auf die Netzhaut geschlossen hat. Das nähere Eingehen auf hierher gehörige Gegenstände ebensowie die daraus zu ziehenden theoretischen Schlüsse erspare ich auf eine fernere Gelegenheit, um dieselben im Zusammenhange mit der Farbenblindheit zu behandeln.

Es ist klar, dass diejenigen Theorien, welche nicht auf dem Boden des Princips der specifischen Energie gebaut sind, sich auch nicht mit den hier gefundenen Resultaten vereinigen lassen. In dieser Lage befindet sich die Theorie von Hering. Ist das Gelb keine Grundfarbe, so ist diese Theorie nicht weiter befriedigend. In Bezug auf das spektrale Gelb wusste man ja doch schon aus der Erfahrung, wie dessen Ausbreitung mit der Lichtintensität wechselt. Bei mässiger Lichtstärke wird diese Farbe bis auf einen schwachen Streifen reducirt und in einem lichtschwachen Spektrum verschwindet es fast ganz. Dies soll, wie mein Freund der Physiker Thalén mir neuerdings erzählt hat, sogar in einem sehr ausgebreiteten Spektrum (9 Prismen) der Fall sein. Er giebt nämlich an, dass in einem solchen Spektrum, wenn es lichtschwach ist, trotz seiner Ausbreitung das Roth und das Grün unmittelbar in einander überzugehen scheinen, was undenkbar scheint, wenn das Gelb eine Grundfarbe wäre.

Ein anderer Umstand, welcher auch nicht mit der Theorie von Hering vereinbar scheint, ist der, welchen ich bei meiner Beschäftigung mit den minimalen farbigen Punkten betreffend die Nachbilder Gelegenheit zu beobachten gehabt habe. Es hat sich nämlich gezeigt, dass diese minimalen Punkte sehr leicht zum Entstehen positiver Nachbilder Veranlassung geben, ja dermaassen leicht, dass diese Nachbilder in dem dunklen Gesichtsfelde oft sehr störend auf die Beobachtung wirken. Dagegen ist es mir nicht gelungen von Punkten dieser Kleinheit negative Nachbilder hervorzubringen. Dazu habe ich im Gegentheil nöthig gefunden farbige Flächen von einer gewissen Ausdehnung anzuwenden, so gross wenigstens, dass deren Netzhautbilder mehrere Elemente gleichzeitig decken können. Es scheint also um ein negatives Nachbild zu erhalten unumgänglich Elemente verschiedener specifischen Energien gleichzeitig zu reizen, was mir besonders wichtig und übrigens in der besten Harmonie mit den Voraussetzungen der Young-Helmholtz'schen Theorie stehend erscheint.

Alle Untersuchungen über die elementaren Empfindungen, welche ich hier besprochen habe, und bei welchen ich mir von den minimalen Punkten bedient habe, sind im Gebiete der Fovea centralis und derer nächsten Umgebung ausgeführt.

Die nächste Umgebung des blinden Fleckes ist nämlich auch ein Feld, welchem ich meine Aufmerksamkeit gewidmet habe, obschon mit Anwendung anderer farbiger Objekte. Die nähere Erörterung dieser Untersuchungen ebenso wie die Schlussfolgerungen aus meinen Untersuchungen überhaupt auf die Theorie der Farbenblindheit behalte ich einer späteren Gelegenheit vor.

Für diesmal mag es genug sein ein neues und, wie mir scheint, wichtiges Beobachtungsfeld geöffnet zu haben.

On the action of a Secretion obtained from the Medicinal Leech on the Coagulation of the blood.

Influence sur la coagulation du sang d'une sécrétion due à la sangsue médicinale.

Ueber den Einfluss eines von dem medicinischen Blutegel herrührenden Secretes auf die Gerinnung des Blutes.

Prof. **John Haycroft**, de Birmingham.

The Author shortly described some experiments which he had lately made, throwing light on the curious fact, that blood flowing from a leech-bite is difficult to stop, and that the blood drawn into the body of the leech remains permanently fluid. He found, that a secretion is formed in glands situated in the mouth of the creature which prevents the coagulation of blood. The active principle may be extracted with water and is very powerful. It is not a ferment, but has the specific power of killing the blood coagulating ferment without distroying the corpuscles. This was shown by placing blood ferment in a solution of the leech for two or three hours, after which it had no power of coagulating the fluid of a hydrocele. The corpuscles of the blood are not changed, the leucocytes exhibiting amæboid movements and the red discs forming chains in a normal manner. On the blood of the crab and cray-fish the leech extract, as might be excepted, has no action; the clotting being here due to the running together of the corpuscles and not to the formation of fibrin. It being very difficult to perform experiments on animals in England the Author availed himself of the kind invitation of his friend Professor Schmiedeberg, and performed in his laboratory the following experiments.

The injection of leech-extracts was made into the veins of rabbits and dogs, when it was found that the blood was rendered at first permanently fluid when shed, but, that in two or three hours the blood became almost normal, the substance passing into the urine which then possessed the same action in preventing coagulation. It was found necessary to paint the wound made during the vivisection with perchloride of iron, for otherwise by the next morning a large extravasation occurred in the neck passing down into the subcutaneous tissue of the thorax. The animal showed in fact one of the symptoms of Hæmophilia. Unlike peptone the injection of leech-extract produces but slight constitutional symptoms, and the action is the same on rabbits as on dogs. The author since experimented in his own laboratory upon the action of the leech extract on the curdling of milk by rennet. No retardation is to be observed, nor is the clotting of myosin prevented, in fact this is sligthly hardened. Muscles from a living frog die sooner in the leech extract to which 0,75 per cent of salt has been added, than in the same percentage of salt solution.

(For further particulars see Proceedings of the Royal Society of London No. 231, 1884.)

DISCUSSION.

Prof. ENGELMANN, de Utrecht, fragt Herrn Prof. H., ob derselbe die Beobachtung von Donders hat bestätigen können, dass das Blut im Körper der Blutegel besonders leicht krystallisirt. Donders hoffte, dass sich hierauf eine allgemeine Methode zur Darstellung von Blutkrystallen, namentlich auch aus schwer oder sonst nicht krystallisirbaren Blutsorten würde begründen lassen. Inzwischen ermunterten in dieser Richtung angefangene Untersuchungen nicht zur Fortsetzung.

Prof. HAYCROFT: He had read the experiments referred to by Prof. Engelmann, but a long time was required to produce the crystals of hæmoglobin within the body of the leech. In his experiments he had never preserved them long enough to observe their formation.

Prof. H. MUNK, de Berlin, macht auf das ausserordentlich leichte Auskrystallisiren von Ratten-Blut, das mit feuchten Schwämmen bei den Operationen in Berührung kommt, aufmerksam.

Prof. HAYCROFT: The blood of the rat is peculiar in that it most readily crystallises out on the addition of water. He had never tried the extract of leech on the rats blood.

Die speciellen Functionen der Hautnerven.

Les fonctions spécifiques des nerfs de la peau.

The specific functions of the cutaneous nerves.

Dr. A. Goldscheider, de Neisse.

Herr Blix aus Upsala hat festgestellt, dass der Temperatursinn in bestimmten Punkten localisirt ist. Ich kann nach meinen Versuchen dies bestätigen. Die Anordnung der Punkte hat einen gewissen Typus; es bestehen ovale und rundliche anästhetische Lücken, welche von Kälte- und Wärmepunkten umgeben sind, die sich in ihrer Anordnung zum Theil ergänzen. In diesen Punkten ist durch mechanische und elektrische Erregung Kälte- resp. Wärmegefühl zu produciren. Auch die elektrische Erregung der Temperaturnerven in der Continuität ist mir durch äusserst starke faradische Ströme gelungen; ebenso die mechanische. Die Temperaturpunkte haben eine sehr feine örtliche Unterscheidungsfähigkeit. Auch Punkte des feinsten Tastgefühls, Druckpunkte, habe ich wie Herr Blix gefunden, und ebenfalls in einer Anordnung, die ich als areoläre bezeichnen möchte. Dieselben sind die Träger des specifischen Druckgefühls; lediglich auf ihnen ist eine genaue Schätzung der Druckstärke möglich; zugleich haben sie einen Ortssinn, welcher die E. H. Weber'schen Messungen bei weitem übertrifft; am Rücken z. B. bis auf 4 mm, an den Fingerbaaren bis auf 0,1 mm. Unterscheidungs-Empfindlichkeit geht.

DISCUSSION.

Prof. MUNK, de Berlin, glaubt bei der Wichtigkeit der behandelten Frage nicht unterlassen zu können hinzuzufügen, dass nach seinem Wissen Herr Dr. Blaschko nicht zu denselben Resultaten, wie Herr Blix und der Herr Vortragende, gelangt ist.

Dr. GOLDSCHEIDER: Die Wahrnehmung punktförmiger Temperaturgefühle, welche uns etwas ganz ungewohntes sind, erfordert eine gewisse Uebung und Disposition.

Prof. H. KRONECKER, de Berlin, bemerkt hierzu, er habe gelegentlich der Versuche über Temperaturempfindung, welche Herr Klug in Gemeinschaft mit ihm angestellt, eine Irradiation der Kälteempfindung beobachtet, derart dass die spitze Kuppe von Doppelröhren tellerförmig empfunden wird.

Dr. GOLDSCHEIDER: Auch ich habe beobachtet, dass das Temperaturgefühl bei punktförmiger Reizung der Temperaturpunkte meist ein irradiirendes ist, etwa in der Art eines fallenden Tropfens.

Prof. HOLMGREN, de Upsala: Ich bedauere sehr, dass es meinem Collegen Blix unmöglich war hier persönlich seine wichtige Arbeit vorzutragen. Es muss mich dann um so mehr freuen, dass gerade dasselbe, was er hat sagen wollen, ohnehin jetzt gesagt worden, wodurch also die Frage zur Besprechung gekommen ist. Die Arbeit von Blix wurde, wenn ich nicht irre, vor 2 Jahren bekannt gemacht, zwar aber der den Temperatursinn betreffende Theil derselben in deutscher Sprache erst in diesem Jahre. Ich glaube aus eigener Erfahrung die Ueberzeugung aussprechen zu können, dass sich seine Beobachtungen allerseits bestätigen werden. Es gehört bei manchen Personen eine gewisse Uebung dazu die Einzelempfindungen ganz sicher aufzufassen — bei den meisten geschieht das aber ziemlich leicht. Es freut mich, dass Herr Dr. Goldscheider in allen Theilen mit Dr. Blix einig ist.

Der heutige Stand der Lehre vom Schlucken.

L'état actuel de la connaissance de la déglutition.

On the present views concerning deglutition.

Prof. Dr. **H. Kronecker,** de Berlin.

1. Der Schluckvorgang geschieht nicht in 3 Acten (Heuermann, Magendie), nicht in 2 Acten (Moura, Arloing), sondern in einem Acte (Falk, Kronecker. Meltzer), in weniger als 0,1 Sec.

2. Die Mylohyoïdeigruppe vermittelt im wesentlichen das Schlucken (Meltzer), nicht Pharynx oder Oesophagus (Arloing).

3. Hierdurch wird der Druck im abgeschlossenen Rachenraum um mehr als 30 ctm. Wasser erhöht und der Gesammtinhalt durch Pharynx und Oesophagus in der Norm bis an die Cardia geworfen.

4. Bei manchen Personen (mit gelähmter Cardia) wird die Masse bis in den Magen geworfen (Durchspritzgeräusch, Meltzer).

5. Jeder einfachen Schluckbewegung schliessen sich in gesetzmässiger Reihenfolge Kontraktionen der Constrictoren der Pharynx und der Oesophagusmuskulatur an.

6. Der Oesophagus contrahirt sich nicht peristaltisch, sondern in drei Abschnitten (wie Herzvorhof und Herzkammer).

7. Jeder der drei Abschnitte hat eine besondere Zuckungsdauer und eine besondere latente Zeit der Erregung.

8. Die Folge der Bewegung ist unabhängig von der Continuität des Oesophagusschlauches (Mosso). Die gesammte Bewegung bis zum Magen dauert bei Menschen 6″, bei Hunden etwa 4″, bei Kaninchen etwa 2″.

9. Bei wiederholtem Schlucken wird jede Bewegung auf der Schluckbahn gehemmt, welche zur Zeit des nächsten Schluckes noch nicht begonnen hat.

10. Dem letzten Schlucke folgt eine Contraction des ganzen Schluckschlauches und zwar nach häufigem Schlucken verstärkt.

11. Zur Schluckbahn gehört auch die Cardia, die sich jedoch meist im Tonus befindet.

12. Die Contraction des dritten Oesophagusabschnittes drängt die Schluckmasse durch die Cardia in den Magen (Durchpressgeräusch, Meltzer).

13. Nach dem Aufstossen läuft eine Contractionsfolge vom Pharynx bis zur Cardia ohne Schluckbewegungen seitens der Mylohyoïdei.

14. Kohlensäurehaltige Getränke schliessen den Oesophagus krampfhaft, daher kann solcher Verschluss durch neue Schlucke nicht gehemmt werden. (Kehle erscheint zugeschnürt.)

15. Reizung des N. glossopharyngeus hemmt die Schluckbewegung.

16. Wenn der N. glossopharyngeus durchtrennt ist, so geräth der Oesophagus in tonischen Krampf, der länger als einen Tag dauern kann.

DISCUSSION.

Dr. GASKELL, de Cambridge, ventured to suggest that the difference in time between the contractions of the 3 different portions of the oesophagus might be affected not only by means of a complex centre in the medulla, as suggested by Meltzer and Kronecker, but also because the nerves which supply the different portions are in connection with different ganglia of the vagi nerves. He then demonstrated that in the crocodile the ganglion Trunci Vagi is situated just within the thorax far apart from the ganglion Jugulare Vagi, so that if a piece of the vagus nerve be cut out in the neck, the section takes place between the two ganglia. Now if the nerve be intact, stimulation of it in the neck above the ganglion Trunci Vagi causes a contraction of the oesophagus, which starts from its uppermost portion and passes down right into the stomach. When however a piece of the nerve has been cut out some months before, so that all fibres are degenerated that can degenerate, then stimulation of the nerve above the ganglion Trunci Vagi causes no contraction of the oesophagus or inhibition of the heart, while on the other hand stimulation of the nerve below the ganglion causes a marked contraction of the lower portion of the oesophagus alone; the upper portion shows no sign of contraction, and the heart is absolutely unaffected. The commencement of the contraction of the lower portion is sharply defined and is situated at the junction of the cervical with the thoracic portion of the oesophagus. These fibres which remain unaffected by the degeneration process owing to the presence of the ganglion Trunci Vagi and cause this contraction of the lower portion of the oesophagus, possess a remarkably long latent period, as far as could be observed by the eye, a latency of between 6 and 7 seconds. He concluded therefore that the nutritive centre for some if not all the nerve fibres supplying the lower portion of the oesophagus was to be found in the ganglion Trunci Vagi, and suggested that the ganglion Jugulare Vagi might perform the same office for the fibres supplying the upper portion of the oesophagus. Impulses therefore started in the deglutition centre in the medulla oblongata may be conceived of as passing directly to the muscular fibres of the very uppermost portion of the oesophagus without the intervention of ganglion cells, while they pass to the next portion through the cells of the ganglion Trunci Vagi. By means of such an arrangement in combination with the differences of structure of the muscular tissue in the different portions of the oesophagus many of the interesting facts noticed by Meltzer and Kronecker admit of explanation.

Dr. Th. v. OPENCHOWSKY, de Dorpat: Oesophagus kann in bestimmten Abschnitten auch antiperistaltische Bewegungen ausführen. Bei den curarisirten Thieren treten nach Anwendung grosser Dosen Cuprum sulphuricum Brechbewegungen auf. Atropin paralysirt diese Bewegungen.

Prof. KRONECKER, de Berlin, bemerkt auf die Mittheilungen des Herrn Gaskell, auch er sei der Ansicht, dass die Innervation des Oesophagus im Vagusgebiete erfolgt. Für den Schluckact unentbehrlich ist nur der unterste Theil des Oesophagus.

Automatie, Reflex· und Hemmungsvorgänge an der Cardia.

Les actions automatiques, réflexes et inhibitoires de la cardia de l'estomac.

The Automatic, Reflex and Inhibitory-Actions in Cardia.

Dr. **Th. v. Openchowsky,** de Dorpat.

Meine Herrn!

Da mir auch die Ehre zu Theil wird in so verehrter Versammlung zu sprechen, so will ich, um die schon so beschränkte Zeit nicht zu überschreiten, sofort zu den Thatsachen übergehen.

Sie wissen, meine Herrn, dass die Physiologie des Intestinaltractus bis jetzt streng methodisch, so viel als gar nicht bearbeitet worden ist; wenn wir die verdienstvollen Versuche Pflüger's und Schiff's Studien über den Brechakt ausser Acht lassen könnten, so sind wir, mutatis mutandis, in den Resultaten nicht weiter als diese beiden Forscher gekommen.

Meine Aufmerksamkeit wurde durch klinische und pathologisch-anatomische Studien am Digestionsapparat auch auf die physiologische Seite dieses Gebietes auf's Äusserste gelenkt, und ich habe mir die Aufgabe gestellt mit Anwendung neuer Forschungsmethoden in diese Richtung zu arbeiten. Durch meinen hoch verehrten Freund Prof. Kronecker ermuthigt, konnte ich mit Anwendung des auch durch ihn modificirten Unterbrechungsapparates zu wichtigen Resultaten gelangen, welche ich Ihnen hier mitzutheilen die Ehre haben werde. Zu diesem Zwecke aber will ich einige Erläuterungen vorangehen lassen.

Die Methode, welche ich ausgearbeitet habe, um graphisch die Bewegungen des Magens, speciel der Cardia registriren zu können, lässt sich kurz in Folgendem resumiren.

An einem curarisirten Kaninchen wird die Bauchdecke links der Linea alba geöffnet und Fundus ventriculi zwischen Zweigen der Arteria coronaria sinistra gespaltet; durch diese Oeffnung gelangt man nun zur Cardia, durch welche ein Fischbein durchgeführt wird, welches durch Oesophagus am Halse ausgezogen und befestigt wird. Am Ende des Fischbeines ist eine feine Blase befestigt, welche in der Cardia bis zur Mitte derselben eingezogen ist. Die am unteren Ende der Blase eingebundene Doppelcanule erlaubt die Blase mit Wasser zu füllen und dieselbe mit einem Wasser-Manometer zu versehen. Eine Marey'sche Trommel, welche sich am Ende des Manometers befindet, schreibt am Kymographion eine Curve, welche an meiner Vorrichtung die Schliessung des Magens durch Vertiefung der Linie (Erhöhung des Manometerdruckes), die Oeffnung des Magens (Verminderung des Manometerdruckes), durch eine Erhebung des Hebels darstellt. Die Vagi am Halse vorbereitet. von Centren abgetrennt werden mit dem Reizapparat verbunden.

Erlauben Sie mir ein Wort über die Anatomie der Cardia bei Kaninchen zu sagen. Ich habe mit der Goldmethode an neugeborenen und erwachsenen Individuen die nervösen Wege genau studirt und folgendes gefunden: In der Cardiagegend liegen grosse Ganglienhaufen, welche ich bis 11 zähle, und kleine Gruppen von Ganglien, welche auf der Oberfläche des Magens zerstreut sind. Der rechte Magen-Vagus schickt alle seine Zweige in den Auerbach'schen Plexus: der linke Vagus giebt einige Zweige durch die Commissur mit dem rechten Vagus zu demselben Plexus, von welchem die Muskeln wieder direkt innervirt werden, so dass derselbe

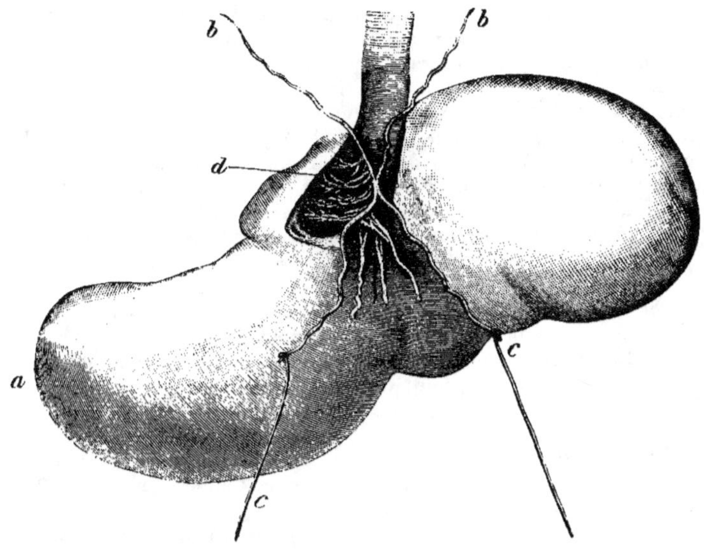

a Magen des Kaninchens von hinten und links angesehen.
bb Vagosympathische Zweige.
cc Fasern der Nn. constrictores, welche in dem Magen selbst (resp. Auerbach'schen
　　　Plexus) endigen.
d Zweige des Nervus dilatator cardiæ.

etwa ein reflectorisches, peripherisches Centrum vorstellt. Direct in der
Cardia endigen nur einige Fasern, welche kleine Ganglien in sich tragen
und sich an der Höhe der Cardia von dem Vago-sympathicus abzweigen.
Entsprechend dieser anatomischen Daten haben wir folgende physiologische
Facta zu notiren.

1. *Automatische Bewegungen der Cardia.* Schliesst man die Arteria coeliaca zu, so bekommt man periodische Schliessungen und Oeffnungen der Cardia, welche nach Summation der Reize sich zum Maximum
entfaltet und nach einigen Minuten aufhört; lässt man jetzt das Blut
wieder fliessen, so macht die Cardia einige starke Bewegungen und kommt
dann wieder in den Normalzustand zurück. Hier sei noch erwähnt, dass
die getrennte Froschcardia, wie das Herz, mit Kochsalzlösung behandelt
stundenlange rythmische Contractionen zu zeichnen im Stande ist. Wird
Vena hepatica abgesperrt, so öffnet sich die Cardia und bleibt in diesem
Zustande so lange, als der Sauerstoffmangel da ist; dieselbe Erscheinung
wird man beobachten, wenn man die künstliche Respiration aufhebt, und
zwar stärker bei vorhergegangener Durchschneidung der Nervi vagi am
Halse. Trennt man die Ganglien so vollkommen wie möglich ab, so
bekommt man keine rythmische Contraction. Die zuletzt erwähnten
Facta lehren uns, dass der Mechanismus der Schliessung und Oeffnung
des Magens in ihm selbst zu suchen ist.

Hier muss ich auch die Experimente, welche ich an Katzen mit
Atropin und Muskarin angestellt habe, erwähnen: Spritzt man Muskarin
in das Blut, so schliesst sich momentan die Cardia, und diese Schliessung

dauert 3—10 Minuten. Wird wegen der Schliessung Atropin gegeben, so öffnet sich wieder der Magen auf die Dauer von einigen Minuten. Dieser merkwürdige Antagonismus, welcher hier noch typischer als am Herzen sich uns vorstellt, scheint mir auch dafür zu sprechen, dass diese Mittel auf die nervösen Apparate wirken und nicht auf die Muskeln, wie es einige Autoren gegen Schmiedeberg haben wollen; anders ist nach dem jetzigen Stand der Wissenschaft unerklärlich, warum auf das Herz diese Mittel nicht mit demselben Effect wie auf den Magenschluss wirken, wenn beide Organe aus sehr ähnlicher Muskulatur bestehen?

2. *Alle nervöse Fasern, welche nicht direkt in der Cardia endigen, sind schliessende Fasern des Magens.* Einfache Inductionsschläge bei grösster Stärke der Ströme wirken nicht. Angefangen von drei Schlägen in der Sekunde bekommt man schwache Schliessungen. Benutzt man eine Frequenz von 6—18 in der Sekunde, so bekommt man bei schwachen Strömen nur eine Erweiterung der Cardia, verkürzt man jetzt den Rollenabstand, so findet man eine indifferente Stufe, wo weder Schliessung noch Oeffnung nach dem Reize folgt. Bei noch stärkeren Strömen bekommt man nur Schliessungen.

Werden jetzt bei der letzten Versuchsanordnung alle Fasern, welche nicht in der Cardia endigen, abgetrennt, so bekommt man nur Oeffnungen bei allen möglichen wirkenden Strömen.

Werden von Anfang an die öffnenden Fasern abgetrennt, so werden die schwachen Ströme, welche die Oeffnung hervorrufen, jetzt nur schwache Contractionen bewirken.

Jede Schliessung folgt nach Summation der Reize, von Dauer $^1/_2$—2 Sek., also durch Vermittlung des Auerbach'schen Plexus, welcher in diesem Sinne eine periphere Rückenmarksvorrichtung darstellt. Hemmung folgt auch nach einer localen Summation der Reize bis ein Paar Sekunden.

3. *Die Fasern, welche in der Cardia selbst, resp. in den Ganglienhaufen endigen, sind öffnende Fasern (Nervus dilatator cardiæ),* und das ist ein wirklicher Hemmungsnerv.

Dass diese Fasern Oeffnung des Magens bewirken, ist aus oben erwähnten Experimente ersichtlich, somit erspare ich Ihnen eine Wiederholung, indem ich auf die mitgetheilte Curven-Demonstration verweise.

Warum aber ist das ein Hemmungsnerv? Folgendes Experiment löst die Frage. Ich rufe durch locale Anämie (Absperrung der Arteria oeliacæ) die rythmischen Pulsationen der Cardia hervor: sind dieselben schön ausgesprochen, reize ich die Vagi mit schwachen Strömen von 6-18 Frequenz. So lange der Reiz dauert, sind die rythmischen Contractionen aufgehoben, nach Aufhören des Reizes fangen dieselben wieder an, und zwar stärker als vor dem Reize. Atropin lähmt die hemmenden Fasern vorübergehend.

Ich erlaube mir zu bemerken, dass die Reize, welche in erwähnter Weise wirken, oft auf die Hemmungsvorrichtung des Herzens gar keinen Einfluss haben.

Das angeführte Experiment beweist in klarster Weise, dass der von mir entdeckte Nerv ein typischer Hemmungsnerv ist, und ich freue mich diesen Beitrag zu der Frage der Hemmungsnerven, welche der Congress zur Discussion vorgeschlagen hat, liefern zu können.

Zum Schlusse muss ich noch eine Ansicht aussprechen, welche die hochgeehrte Versammlung vielleicht am Platze finden wird: Da nämlich die functionell verschiedenen Nerven anatomisch oft zusammen verlaufen, und da die Ermittelung der Functionen nach Vorherangeführtem durch genaue Graduirung sowohl der Stärke wie Frequenz der Reize nur möglich ist, und wir vor der Thatsache stehen, dass die 6 Reize in der Sekund da wirken, wo 60 in der Sekunde keinen Einfluss üben, so müssen wir schliessen, welche grosse Fehler bei Experimentirung mit Dubois Raimond'schen Schlittenapparat zu begegnen sind. Es wäre höchst wünschenswerth, dass der Kronecker'sche Reizapparat somit in die allgemeine physiologische Methodik mehr als bis jetzt eingebürgert werde.

Der Vortrag wurde durch anatomische Zeichnungen und kymographische Curven illustrirt. Nachher präparirte der Vortragende am Kaninchen die Nerven, zeigte die Methode des Versuches und demonstrirte die Goldpräparate unter dem Mikroskope.

DISCUSSION.

Prof. KRONECKER, de Berlin, weist darauf hin, dass die sorgfältigen Untersuchungen von Herrn v. Openchowsky vollen Aufschluss über die neuentdeckte eigenthümliche Doppelinnervation der Cardia gegeben haben, indem der Hemmungsnerv und der Bewegungsnerv der Cardia nach Eintrittsstelle und Function untersucht ist. Weiter bemerkt er, dass bei den vielen Beobachtungen, die er an freigelegten Speiseröhren von Kaninchen und Hunden mitgemacht hatte, er niemals eine Antiperistaltik gesehen habe, auch nicht beim Brechacte, bei welchem einige ältere Forscher dieselbe postulirt hatten.

Dr. ZENKER, de Stettin: Da hier soeben die Schluckgeräusche erwähnt worden sind, so bemerke ich, dass ich zuerst und lange vor Meltzer, im Jahre 1868, dieselben genauer untersucht und beschrieben habe. Ich habe seiner Zeit die Zeitdauer des Eintritts meines von mir sogenannten Cardialgeräusches auf sieben Secunden im Mittel nach dem Momente des Abschluckens angegeben und halte diese Dauer auch jetzt fest, obgleich Meltzer 6 Secunden annimmt.

Ich ersuche auch, die Meltzer'schen Bezeichnungen »Durchspritzgeräusch« und »Durchpressgeräusch« fallen zu lassen und dafür meine ältere Bezeichnung: 1stes und 2tes Cardialgeräusch beizubehalten, schon desshalb, weil es nicht correct ist, mit Ausdrücken für den physikalischen Vorgang, zumal wenn er noch nicht absolut sicher feststeht, eine bestimmte Anschauung zu präjudiciren.

Endlich erwähne ich, dass in meiner Arbeit 1868 schon der Moment des Abschluckens genau bestimmt und nach der Aufwärtsbewegung des Kehlkopfs gemessen wurde.

Prof. KRONECKER freut sich, dass ihm Gelegenheit geboten wird Herrn Zenker persönlich zu sagen, was er bereits in der Berliner klinischen Wochenschrift habe drucken lassen, dass ihm die Priorität der Angabe (vor Herrn Meltzer) zukomme, dass das Schluckgeräusch meist etwa 6—7 Sekunden nach dem Schluckbeginne an der Cardia zu hören sei. Die Deutung des Vorganges, welche Herr Zenker gegeben hat, dass die neben jeder Schluckmasse schwimmende Luft das Schluckgeräusch veranlasse, halte er für gänzlich verfehlt, denn erstens könne man das Durchpressgeräusch auch hören, wenn man Flüssigkeit ohne Luft schluckt, und dann wäre doch gar nicht einzusehen, wesshalb die Flüssigkeitssäule immer gerade 7 Sekunden brauchen solle bevor ihr Ende: die Luft durch die Cardia zu pressen, eintrete. Für Herrn Meltzer und den Redner sei das Schluckgeräusch eine höchst werthvolle Bestätigung der Angaben, welche mit dem Oesophagusballon gewonnen waren, gewesen. Vor dieser Erkenntniss der gesetzmässigen Contractionsgänge im Oesophagus war die Erscheinung des Schluckgeräusches nur eine unverständliche Curiosität.

Dr. ZENKER: Ich habe allerdings den Vorgang der Einverleibung von Speisen und Getränken beschrieben und angenommen, dass der an der Cardia anlangende Bissen portionsweise in den Magen übergeführt wird. Das zweite Cardialgeräusch charakterisirt sich als ein Geräusch, welches in Folge des Uebertritts eines Gemenges von Luft und Flüssigkeit entsteht. Dieses dem Gurren ähnliche gurgelnde Geräusch wird nie, ohne dass Luft im Bissen vorhanden ist, entstehen können.

Quelques mots sur la physiologie de la phonation.

Zur Physiologie der Stimmbildung.

On the physiology of phonation.

Dr. **Eug. Martel**, de Paris.

Je résume en quelques lignes les résultats les plus saillants des études que j'ai entreprises sur ce sujet si difficile.

Nous savons que dans la voix humaine, on distingue deux registres bien différents: le r e g i s t r e d e p o i t r i n e composé de sons anchés, et le r e g i s t r e d e f a u s s e t composé de sons flûtés. On a aussi étudié à part des variétés de la voix de poitrine dont la principale est la v o i x s o m b r é e.

Voix de poitrine.

La voix de poitrine qu'on appelle aussi voix blanche est produite par les vibrations d'une anche membraneuse double que M. Fournié a appelée m e m b r a n e v o c a l e.

Cette m e m b r a n e v o c a l e est constituée par une partie de la muqueuse laryngée qui, sur une certaine étendue, n'est point adhérente au tissu fibreux sous-jacent. Cette particularité ne peut être étudiée facilement que sur des larynx très frais et sains. On peut avec une seringue de Pravaz, injecter sous la muqueuse qui recouvre le bord libre de la corde vocale un liquide coloré que l'on verra s'étendre toujours sur le même territoire dans tous les larynx. Ce territoire fusiforme s'étend sur le bord de la corde vocale de l'angle rentrant du cartilage thyroïde jusqu'au devant de l'apophyse vocale: sa largeur maximum est à la partie moyenne et atteint environ 6 millimètres.

Sur un larynx qu'on fait parler, lorsqu'on a rapproché les aryténoïdes et qu'on a fait prendre à la glotte la forme nécessaire à l'émission d'un son, on peut f a c i l e m e n t voir cette muqueuse se plisser sous l'influence du courant d'air et venir vibrer dans l'ouverture glottique. Avec une aiguille on pourra la piquer, et l'on verra qu'en piquant la partie qui vibre, on n'a pas touché au tissu fibreux sous-jacent qui pas plus que le tissu musculaire n e v i b r e j a m a i s.

On peut aussi chez certaines personnes voir au laryngoscope cette membrane vibrer surtout pendant l'émission des notes graves.

Nous avons donc dans le larynx une véritable anche membraneuse double, soumise à toutes les lois de l'acoustique.

Comment le chanteur se sert-il de cette anche?

Au moment où l'on veut émettre une note, grave par exemple, on fait un effort, que j'appellerai l ' e f f o r t p r é p a r a t e u r à l a p h o n a t i o n, et qui consiste à mettre la glotte dans la position nécessaire à l'émission de cette note. Les aryténoïdes se sont rapprochés, les cordes vocales sous l'influence de la contraction des thyro-aryténoïdiens se sont raccourcies et leur bord libre décrit une courbe à concavité interne [1]); la muqueuse devenue libre par le fait du raccourcissement des thyro-aryténoïdiens acquiert la longueur, la largeur et la tension nécessaires par la contraction du thyro-cricoïdien [2]).

Que le courant d'air passe, et l'anche par ses vibrations donnera naissance à un son.

Pour émettre une note plus élevée, il suffit que le thyro-cricoïdien en se contractant tende d'avantage l'anche, l'allonge et en diminue la largeur, car on sait que les membranes rendent un son d'autant plus aigu qu'elles sont de plus petites dimensions et plus fortement tendues.

On peut avec le laryngoscope constater qu'à mesure que le son monte, la glotte s'allonge et se rétrécit, et on peut démontrer l'action du thyro-cricoïdien en inscrivant les mouvements des cartilages thyroïde et cricoïde pendant l'émission des différentes notes de la gamme. On voit alors sur le cylindre enregistreur que le cricoïde seul s'élève à mesure que le son monte et que la membrane vocale se tend et se rétrécit.

Voix sombrée.

Le chanteur peut à volonté adoucir sa voix de poitrine, sa voix blanche, et il le fait en entr'ouvrant pendant l'émission du son la glotte intercartilagineuse. Les apophyses vocales restent l'une contre l'autre, mais les aryténoïdes s'écartant plus ou moins en arrière, il s'échappe par l'ouverture ainsi formée un courant d'air que le chanteur règle à volonté et qui donne à la voix le timbre sombré.

Cela est bien facile à voir au laryngoscope.

On peut en outre s'assurer que pendant l'émission des notes en voix sombrée, il y a une plus grande dépense d'air que pour les notes en voix blanche. Ainsi l'émission d'une note en voix blanche durera 35 secondes, tandis que l'émission de la même note sombrée ne durera que

---

[1] Probablement sous l'influence de la contraction des faisceaux musculaires qui s'insèrent au tissu fibreux du bord de la corde.

[2] Voir: Étude expérimentale sur les fonctions du muscle thyro-cricoïdien. Arch. de physiologie. 1883.

20 secondes pour la même quantité d'air emmagasiné dans les poumons. Cela explique combien est fatigante cette façon de chanter.

Voix de fausset.

Pour l'émission des notes en voix de fausset le larynx se transforme en instrument à embouchure de flûte. Le thyro-cricoïdien en se contractant de plus en plus à mesure que le son montait, a fini par appliquer la muqueuse vocale sur la corde; l'anche n'existe plus, mais il subsiste encore une fente très-étroite à travers laquelle l'air passerait sans produire de son, si à ce moment le chanteur ne faisait un effort qui fait que les cordes vocales supérieures séparées pendant l'émission des notes de poitrine par un intervalle de 6 à 8 millimètres, se rapprochent brusquement, s'abaissent et se tendent fortement: l'espace qui existe entre les cordes supérieures n'est plus que de un à deux millimètres. On entend alors un son flûté produit par l'air qui, après avoir traversé l'ouverture glottique, vient se briser contre le bord tranchant du biseau que forment les cordes vocales supérieures.

Pour monter la gamme, pour produire des sons plus élevés, la lumière, c'est-à-dire l'ouverture glottique, diminue progressivement et le biseau se rapproche petit à petit de la lumière.

C'est le laryngoscope qui nous permet d'observer ces faits: je n'ai point encore pu réussir à les vérifier expérimentalement; mais une particularité qui prouve bien que dans la voix de fausset il n'y a plus une anche qui interrompt périodiquement le courant d'air, c'est que l'émission du fa, par exemple, en voix de poitrine durera 26 secondes, tandisque l'émission de la même note en fausset ne durera que 14 secondes.

Conclusions.

Ce sont donc les interruptions périodiques du courant d'air excitateur par la membrane vocale jouant le rôle d'anche membraneuse double qui produisent les tons de la voix de poitrine.

C'est le muscle thyro-cricoïdien qui donne à l'anche la longueur, la largeur et la tension nécessaires à l'émission de telle ou telle note de poitrine.

C'est le passage de l'air à travers la glotte intercartilagineuse qui produit cette variété de la voix de poitrine qu'on appelle voix sombrée.

C'est par le mécanisme des instruments à embouchure de flûte qu'est produite la voix de fausset.

Tel est en résumé le résultat actuel des études que j'ai entreprises sur la physiologie de la phonation.

Sur la respiration périodique et la respiration de luxe étudiées dans l'homme à l'état de santé.

On periodical and surplus-respiration studied in the state of health.

Ueber periodische und Luxus-Respiration, beim gesunden Menschen beobachtet.

Prof. **Mosso,** de Turin.

M. Mosso a constaté que chez l'homme et les animaux on peut observer la respiration de Cheyne-Stokes comme un phénomène physiologique.

La respiration normale n'est pas toujours régulière, mais dans certaines conditions, on observe des périodes de repos que l'on doit considérer comme un sommeil des centres nerveux respiratoires.

Les recherches faites avec la méthode graphique, et la méthode gazométrique, ont démontré que l'homme et les animaux respirent une quantité d'air athmosphérique beaucoup supérieure aux besoins de l'organisme.

A ce phénomène M. Mosso a donné le nom de respiration de luxe, et par une série de recherches faites avec un compteur à gaz[1]) sur les hautes montagnes et au col du St. Théodule, 3339 mètres, il a prouvé que la raréfaction de l'air entre certaines limites n'a pas d'influence sur le nombre et la profondeur des mouvements respiratoires.

La partie mécanique de la respiration est dans certaines limites indépendante de la partie chimique et des phénomènes qui se produisent dans le tissus. Avec une série d'expériences faites dans le sommeil, M. Mosso s'est persuadé que la partie mécanique de la respiration dépend plutôt de l'état de repos ou d'activité des centres nerveux que des besoins et des phénomènes chimiques de l'organisme.

La respiration thoracique et diaphragmatique sont indépendantes entre elles — on ne peut plus parler d'un seul centre respiratoire, mais on doit distinguer autant de centres respiratoires, qu'il y a d'appareils musculaires respiratoires. Les mouvements respiratoires de la face, du thorax, du diaphragme et des parois abdominales sont indépendants, quant au temps, à la force et aux périodes de leurs mouvements. Dans le sommeil profond normal, produit avec l'injection de chloral dans la veine jugulaire des chiens, on peut observer l'indépendance des quatre centres respiratoires.

Les recherches plétismographiques faites sur l'homme ont démontré que les périodes dans la respiration ne dependent pas des changements dans la circulation du sang, ni des changements dans la circulation du cerveau.

M. Mosso soutient que la respiration de Cheyne-Stokes est une espèce de sommeil des centres respiratoires: et avec ses observations sur l'homme normal, il fait rentrer les périodes et les interruptions des mouvements respiratoires dans les phénomènes physiologiques.

---

[1]) M. Mosso: Ueber die gegenseitigen Beziehungen der Bauch- und Brustathmung. Archiv f. Anat. und Physiol. v. d. Bois Reymond 1878 pag. 463.

DISCUSSION.

Prof. Dr. PRÉVOST, de Genève, observe qu'il est difficile de rejeter la valeur diagnostique et pronostique que le phénomène de Cheyne-Stokes a dans certaines maladies des centres nerveux ou du rein. Si M. Mosso a étudié le phénomène de Cheyne-Stokes que l'on avait déjà signalé pendant le sommeil normal, il faut reconnaître que c'est là un phénomène exceptionnel. Dans certaines maladies la respiration de Cheyne-Stokes prend une persistance et des caractères qui lui donnent une valeur pronostique précieuse.

Prof. Dr. HAYCROFT, de Birmingham: Remarked that a person breathing through a gasometer was not in a strictly normal condition, a certain abnormal resistance having continually to be overcome by the respiratory centre and muscles. We know in other instances, for instance the holding of a weight at arms length, that after a time rhythmic impulses pass from the nerve centres, and the hand trembles rhythmically. Probably of the same nature are the rhythmes seen on breathing through a gasometer. Both may occur pathologically, the first as Cheyne-Stokes breathing, the second in chronic alcoholism and old age, and in all cases this is probably the result of nervous depression.

Ueber den Einfluss der Genussmittel auf die Verdauung.

L'Influence des boissons et des condiments sur la digestion.

The influence of beverages and condiments upon the digestion.

Dr. M. Ogata, du Japon.

Dass die Genussmittel mehr oder weniger Einfluss auf das Verdauungssystem ausüben, ist eine längst bekannte Thatsache; in wie weit aber und in welchem Grade selbige ihre Wirkung in einer bestimmten Zeit ausübt, darüber dürfte Weniges bekannt sein.

Ich werde hier die Hauptergebnisse meiner im hygienischen Institute in München gemachten Versuche kürzlich mittheilen, welche den Zweck hatten, zu einer Erfahrung darüber zu gelangen, ob das Nahrungsmittel durch Zusatz von Genussmitteln im Magen in einer bestimmten Zeit mehr oder weniger gelöst wird.

Zu diesem Zwecke benutzte ich einen Magenfistelhund, bei dem die Fistel in der Nähe des Pylorus angelegt war. Zum Nahrungsmittel nahm ich von Sehnen und Fett möglichst befreites, gehacktes Pferdefleisch, deren Zusammensetzung bekanntlich ziemlich constant ist. Nachdem ich einen Tampon durch den Fistelkanal eingeführt und mit Wasser gefüllt hatte — genau wie dieses bei meinem Versuche über Darmverdauung mit Ausschluss des Magens geschehen (s. Archiv für Anatomie und Physiologie, 1882) — habe ich den Magen durch den Fistelkanal mittelst eines Irrigators mit 0,5 $^0/_0$ Kochsalzlösung gründlich gewaschen und dann dem Hunde eine bestimmte Menge vom gehackten Pferdefleische mit oder ohne Zusatz des Genussmittels zu fressen gegeben. Als Genussmittel bei den Versuchen dienten: Bier, Wein, Schnaps, Kaffe, Thee, Rohr- und Traubenzucker und Kochsalz.

Nach Verlauf einer bestimmten Zeit habe ich die im Magen noch zurückbleibende Masse herausgenommen, und zwar sowohl durch Irrigation als durch Hin- und Herschieben eines vorn mit Gummi überzogenen Hackens. Durch letzteren lassen sich alle in der Magenschleimhaut zurück-gebliebenen Fleischtheilchen entfernen, so dass durch weitere Irrigation kein Fleischtheilchen mehr aus dem Fistelkanal herauskommt.

Der herausgenommene Mageninhalt wurde durch Leinwand colirt, und der Rückstand unmittelbar gewogen. Man erhält auf diese Weise natür-licherweise kein vollkommen genaues Resultat; es gab indessen die Trockenbestimmung desselben ziemlich übereinstimmende Resultate, und der Unterschied in der zurückbleibenden Masse mit oder ohne Zusatz des Genussmittels war ausserdem so beträchtlich, dass man selbigen, wie aus nachstehender Tabelle ersichtlich, leicht erkennen konnte.

Das gehackte Pferdefleisch ändert sein Gewicht fast gar nicht, wenn man dasselbe während einer halben bis zu einer Stunde in 0,5 % Koch-salzlösung liegen lässt und den colirten Rückstand wieder wägt.

Der Versuchshund befand sich fortwährend in gleichem Zustande, d. h. es wurde ihm täglich ein Mal, Vormittags um 11 Uhr, reichliche und leicht verdauliche Nahrung gegeben, und der Versuch wurde am nächsten Tage, Vormittags um 9 Uhr, vorgenommen.

Der Unterschied in der Löslichkeit des gehackten Fleisches, je nach-dem es 2 oder 3 Tage alt geworden, ist gar nicht zu bemerken, wenn man es in Eis aufbewahrt.

TABELLE
über das Resultat der Versuche mit und ohne Genussmittel.

Gewicht des eingegebenen Pferdeflei-sches.		Genussmittel.	Versuchs-dauer.	Colirter Rückstand.		Differenz.
100 Gramm		— — — — —	30 Minuten	56,0	} 54	+ 0
»	»	— — — — —	» »	52,5		
»	»	200cc Bier := 7,0 Alkohd.	» »	83,0	} 82	+ 28,0
»	»	200cc do. = 7,0 do.	» »	81,0		
»	»	200cc Bierextract.	» »	65,0	} 67	+ 27.5
»	»	200cc do.	» »	69,0		
»	»	200cc Bierdestillat.	» »	65,0	} 68,5	
»	»	200cc do.	» »	72,0		
»	»	62cc Schnaps = 16,64 Alkoh.	» »	98,0	} 90,0	+ 36,0
»	»	62cc do. = 16,64 do.	» »	82,0		
»	»	100cc Weisswein = 6,69 do.	» »	70,0	} 73,0	+ 19,0
»	»	100cc do. = 6,69 do.	» »	76,0		
»	»	10 Gr. Traubenzucker.	» »	90,0	} 81,5	+ 27,5
»	»	10 Gr. do.	» »	73,0		
»	»	10 Gr. Rohrzucker.	» »	72,0		+ 18,0
»	»	6 Gr. Kochsalz.	» »	32,0	} 33,5	÷ 20,5
»	»	6 Gr. do.	» »	35,0		

Bemerkung. 200 cc Bierextract bedeutet 200 cc Bier gekocht und der Alkohol verjagt, dann mit Wasser bis zum ursprünglichen Volumen versetzt. Ebenso bedeutet 200 cc Bierdestillat das Destillat aus 200 cc Bier, welches durch Zusatz von Wasser bis auf 200 cc gebracht worden.

Ferner habe ich mit Kaffe, Thee, ohne Zusatz des Zuckers, CO_2 Wasser, gewöhnliches Wasser in gleichem Volum wie Bier gegeben; doch zeigte es keinen bemerkbaren Unterschied, — wie ohne Zusatz von Genussmitteln.

Aus obiger Tabelle ersieht man, dass Bier, Wein, Bierextract, Bierdestillat, resp. Alkohol, Rohr- und Traubenzucker, die Auflösung des Pferdefleisches im Magen erheblich stören oder vielmehr verlangsamen, wohingegen Kochsalz in bestimmtem Verhältnisse zu dem gegebenen Fleische dessen Auflösung beschleunigt. Ferner ist es interessant, dass das Bier nicht nur durch seinen Alkoholgehalt die Verlangsamung der Auflösung bewirkt, sondern dass auch der Extract dazu mitwirkt. Bierextract und Bierdestillat zusammen wirken fast genau wie ursprüngliches Bier, wie man aus der Tabelle sehen kann.

Was die Resorption des Alkohols und des Zuckers im Magen betrifft, so findet selbige ziemlich rasch statt, indem von den gegebenen Mengen innerhalb einer halben Stunde über 80 % resorbirt werden. Traubenzucker verliert durch Berührung mit Magensaft nicht, wie Pevi es meint, die Fähigkeit in alkalischer Kupferlösung Kupferoxyd zu reduciren. (Genaueres hierüber s. Archiv für Hygiene.)

Ob die Verlangsamung der Auflöslichkeit des Fleisches im Magen durch Zusatz von Genussmitteln zweckmässig für den Stoffwechsel infolge langsamerer Resorption sei, oder ob die Verlangsamung die Folge einer Verdauungsstörung sei, solches lässt sich nicht durch kurze, sondern lediglich durch langdauernde Versuche entscheiden; so viel ist aber sicher, dass die Auflöslichkeit des Fleisches im Magen durch Bier, Wein, Schnaps und Zucker erheblich gestört, resp. verlangsamt wird.

Recording Apparatus.

Appareil enrégistreur.

Registrir-Apparat.

Dr. **Warren P Lombard.** de Boston.

Dr. Warren P. Lombard of Boston gave a description of a Recording Apparatus, by which it is possible at one time to write with twenty or more needles on the blackened drum of a chymographion. The apparatus has been successfully used to write the separate contractions of fifteen muscles of the leg of the frog, and to record the electric contact made in three instruments. A full description of the apparatus, together with an account of experiments on the reflex movements of the frog, for which the instrument was especially intended, will be published this Autumn.

MÉMOIRES QUI N'ONT PAS ÉTÉ LUS.

Studien über Methämoglobin.

Études sur la méthémoglobine.

Studies on methæmoglobin.

Prof. **Axel Jäderholm,** de Stockholm.

Auf ganz anderen Gebieten beschäftigt, bekam ich erst im vorigen Jahre Kenntniss von dem strengen Urtheile, welches Hoppe-Seyler (Zeitschr. für physiolog. Chemie, 1882: Ueber das Methämoglobin) sich berechtigt hielt, über meine spectroskopischen Untersuchungen der Blutfarbstoffe und deren Zersetzungsproducte zu fällen, und welches sich besonders auf die Versuche bezieht, auf Grund derer ich zu einer von der seinigen abweichenden Ansicht über den Sauerstoffgehalt des Methämoglobin gekommen bin. Ich beschloss daher, meine Studien über Methämoglobin wieder aufzunehmen, soweit Zeit und Umstände es mir gestatteten.

Mittlerweise war das Methämoglobin in Krystallen von Hüfner und Otto (Zeitschr. für physiolog. Chemie, 1883: Ueber krystallinisches Methämoglobin) dargestellt worden und damit die Nothwendigkeit gegeben, bei meiner Arbeit von dem reinen krystallisirten Methämoglobin auszugehen.

Zur Darstellung von Methämoglobinkrystallen wandte ich Hundeblut an, aus welchem ich immer reichliche Methämoglobinkrystalle nach einer Methode erhielt, die mir leicht und einfach, sicher und wenig zeitraubend erscheint. Ich kann sie nicht mit anderen vergleichen, weil ich ausschliesslich dasselbe Verfahren in Anwendung zog, das mir niemals missglückte. Die Methode ist keine andere als Nr. VI in Preyers Arbeit: Blutkrystalle S. 17 zur Darstellung der Oxyhämoglobinkrystalle mit den nöthigen Modificationen.

Das Blut wurde an einem kühlen Platze stehen und coaguliren gelassen; nach 12—24 Stunden wurde der Blutkuchen nach Entfernung des Serums in ein passendes Gefäss gebracht, um bei Winterkälte oder in einer Kältemischung zu einer festen Masse zu gefrieren, welche mit Messer und Scheere in sehr kleine Stücke zertheilt wurde. Diese wurden auf trockene Filter gebracht und so lange mit eiskaltem destillirten Wasser abgespült, bis das Filtrat bei Zusatz eines Tropfens Quecksilberchloridlösung keine oder nur eine geringe Fällung gab. Hierauf wurde der Blutfarbstoff in destillirtem Wasser bei 35—40⁰ gelöst, die concentrirte Oxyhämoglobinlösung filtrirt und nach Zusatz einiger kleiner Stücke von Ferricyankaliumkrystallen stark geschüttelt. Die Lösung änderte sofort ihre Farbe und glich vollständig sowohl in Bezug auf die Flüssigkeit als auf den Schaum dunklem Porter. Hierauf wurde mit dem Spectroskop genau an Theilen der Flüssigkeit geprüft, ob alles Oxyhämoglobin wirklich in Methämoglobin übergegangen sei, was für ein geübtes Auge leicht aus der relativen Stärke der Methämoglobinstreifen in Sonderheit bei Vergleichung von Streifen I im Roth mit dem in der Nähe der D-Linie im Grün belegenen Streifen II, zu erkennen ist. Eine solche spectroskopische Untersuchung muss stets stattfinden, denn wenn man zu wenig Ferricyankalium — die nothwendige Menge davon ist gewiss sehr gering — nimmt, so findet sich noch Oxyhämoglobin in Lösung und man erhält Methämoglobinkrystalle mit Oxyhämoglobinkrystallen gemengt. Hierauf wird Alkohol zugesetzt, wobei ich nicht Preyers Vorschrift folgen konnte, an einer abgemessenen Flüssigkeitsmenge zu untersuchen, wie viel Alkohol während des Umschüttelns bis zur beginnenden Trübung zugesetzt werden kann, und dann eine etwas geringere Menge zu verwenden. Die dunkle Farbe und die Undurchsichtigkeit der Lösung hinderte nämlich genau zu sehen, wann die Fällung eintrat, und musste daher im Anfange die Methämoglobinlösung abgetheilt und mit Zusatz von Alkohol in verschiedenen Verhältnissen probirt werden. In der letzten Zeit habe ich gewöhnlich ein Volum concentrirten Spiritus auf 6 Volumina Methämoglobinlösung genommen, wobei die Krystallisation vortrefflich vor sich geht. Die Regel muss sein, dass die spirituöse Lösung nicht zu stark sei, nicht so stark, dass amorphe Fällung entstehe. — Nachdem nun der Alkohol unter starkem Schütteln zugesetzt war, wurde die in kleinen Cylindern aufbewahrte Mischung in eine Kältemischung gestellt, und gewöhnlich fand sich schon am folgenden Tage reichliche Krystallisation, bisweilen war sogar beinahe das Ganze in einen Krystallbrei verwandelt.

Nach diesem Verfahren erhielt ich gewöhnlich eine grosse Menge Krystalle, die, wie die mikroskopische Untersuchung zeigte, von amorphen Beimischungen vollständig frei waren. Ich reinigte dieselben durch wiederholtes Decantiren in verdünntem Alkohol, 1 Volum Weingeist auf 4—5 Volumina Wasser, in der Kälte, und glaube sie vollkommen rein als ein braunes Präcipitat in einer fast farblosen Flüssigkeit ohne eine Spur amorpher Beimischung erhalten zu haben.

Die Krystalle, welche ich auf diese Weise darstellte, haben immer dieselbe Form gehabt, welche in der nämlichen Art bereitete Oxyhämoglobinkrystalle zeigen, sie bilden lange Prismen und spindelförmige Krystalle. Schon meine ersten Versuche wurden mit dem Erfolge gekrönt, dass ich grosse stattliche Krystalle von einer solchen Farbenstärke erhielt, dass ich mit Erfolg mikrospectroskopisch die Absorption der isolirten Krystalle in farbloser Flüssigkeit untersuchen konnte. Ich vermochte hierbei ohne

Schwierigkeit zu constatiren, dass meine frühere Beschreibung des vierstreifigen Methämoglobinspectrums in allen Einzelheiten richtig ist. Erst hiermit scheint mir der Beweis hiefür definitiv geführt zu sein. Die wässerige Lösung der Krystalle giebt allerdings ebenfalls dasselbe Spectrum, aber es ist a priori nicht undenkbar, dass mit der Lösung auch eine geringe Zersetzung stattfinden kann.

Diese Krystalle zeigten unter dem Mikroskope eine Farbe, welche der Grösse und der Farbenstärke derselben entsprechend vom Hellgelben zu Gelbbraun, bei Gelbbraunroth bis Braunroth und bis zum reinen Braun stieg; die grössten waren beinahe mahognibraun. Die grössten spindelförmigen Krystalle, welche ich gemessen habe, hatten eine Länge von 0,52 und eine Breite von 0,045 mm. Stundenglasförmige Bündel von Prismen hatten nach meiner Messung eine Länge bis 0,58 mm, während ihre grösste Breite 0,09 mm betrug.

Zwischen gekreuzten Nicol'schen Prismen erscheinen diese Krystalle stark doppelbrechend; wird eine Gypsscheibe eingeschaltet, welche bei gekreuzten Polarisationsebenen, im Azimuth + 45⁰ orientirt, Roth erster Ordnung giebt, so schimmern die Krystalle, deren Längenaxe mit der Principalsection der Gypsscheibe ist, schön blau, während diejenigen, welche winkelrecht auf dieselben stehen, gelb sind. Die Doppelbrechung ist somit der des Oxyhämoglobins gleich.

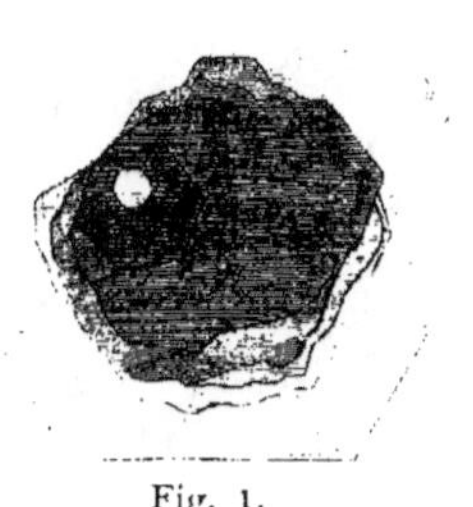

Fig. 1.

Von Prof. Hammarsten erhielt ich im vorigen Jahre besonders schöne und grosse Methämoglobinkrystalle, welche ich mit seiner gütigen Erlaubniss abgebildet habe (Fig. 1). Diese waren regelmässige sechsseitige Tafeln; die mit der Camera clara und Hartnack Nr. 4 gemachte Zeichnung betrifft eine der kleineren Krystalle. Die Tafel zeigt getreu, wie selbige während der Betrachtung in der Zimmerwärme in Lösung begriffen sind. Man sieht, wie die ganze Krystalltafel aus mehreren Schichten dünner Tafeln besteht, welche alle in derselben Form an einander befestigt, jedoch von verschiedener Grösse sind. Die grössten dieser Tafeln oder Tafelgruppen sind makroskopisch 1 mm oder mehr in Durchmesser, ziemlich dick, im trockenen Zustande stark glänzend, granatroth, regelmässig sechsseitig, wie die abgebildeten.

Diese Tafeln waren durch sehr langsame Krystallisation einer mit Ferricyankalium behandelten Lösung von Oxyhämoglobinkrystallen aus Pferdeblut dargestellt. Hammarsten wollte aus diesen Krystallen Methämoglobinkrystalle bereiten, doch erwiesen sich die Oxyhämoglobinkrystalle, welche schön und rein waren, so schwer löslich, dass eine concentrirte Lösung nicht erhalten werden konnte. Zu der ziemlich schwachen Lösung wurde nach Behandlung mit Blutlaugensalz fast ein Viertel Volum von 90 ⁰/₀ Alkohol gesetzt und die Mischung stark abgekühlt, so dass sie ganz zu einer festen Masse gefror. Beim Aufthauen wurde sie wieder klar, doch setzten sich keine Krystalle nach mehreren Tagen ab. Als aber die Lösung einige Zeit an einem kalten Orte (4 — 5⁰ C.) gestanden hatte, trat Krystallisation ein. Die Eigenschaften des Methämoglobin waren spectroskopisch leicht sowohl an den Krystallen als in der daraus bereiteten Lösung zu constatiren.

Im Polarisationsapparat des Mikroskops zeigen diese sechsseitigen Tafeln, wenn sie ganz sind und plan liegen, keine Doppelbrechung, dagegen schimmern abgesprungene Stücke stark doppelbrechend; d. h. die Krystalle sind um eine optische Axe angeordnet, welche in der Richtung des Mikroskops verläuft und winkelrecht gegen die Aussenfläche der sechsseitigen Tafeln gestellt ist.

Hundeblut-Methämoglobinkrystalle sind bedeutend schwerer in Wasser löslich als die entsprechenden Oxyhämoglobinkrystalle. Sie scheinen sehr haltbar zu sein; im Januar dargestellte Krystalle, welche in verdünntem, mitunter erneuertem, Spiritus ($^1/_5$) an einem kalten Orte aufbewahrt wurden, sind noch jetzt, Ende Mai, so weit ich sehen kann, unverändert.

Ich komme nun wieder auf ihr Spectrum (Fig. 2) zurück.

Die geringste Absorption in einem Methämoglobinspectrum zeigt das Roth, in welchem bei passender Concentration Streifen I klar hervortritt. In der Gegend der D-Linie beginnt eine Absorption, welche sich über den ganzen stärker gebrochenen Theil des Spectrums fortsetzt, mit 3 Absorptionsmaximen, Streifen II und III zwischen D und E, Streifen IV zwischen b bis F. An einem der grossen spindelförmigen Krystalle suchte ich mikrospectroskopisch die Lage der Streifen zu bestimmen, wobei ich die Streifen I, II und III messen, dagegen Streifen IV nicht mit solcher Deutlichkeit sehen konnte, dass derselbe messbar war. Im Mittel von 10 Messungen, welche mit einander wohl übereinstimmten, erhielt ich die Mitte des Streifen I im Normalspectrum entsprechend einer Wellenlänge von 630 Milliontel Millimeter; Streifen II 581 und Streifen III 539. Die Untersuchung reiner Methämoglobinlösung ergab fast übereinstimmende Zahlen: für die Mitte von I 631 Milliontel Millimeter, für II 580, für III 539; für IV, welches nur ungefähr bestimmt werden konnte, erhielt ich circa 500.

Derartige kleine Differenzen, wie sie die angeführten Zahlen zeigen, liegen gewiss in den Grenzen unvermeidlicher Messungsfehler; die gegebenen Ziffern für Streifen I—III kommen, glaube ich, der Wahrheit sehr nahe; ein Fehler kann nur in der letzten Ziffer liegen und auch hier nur ein geringer.

Bekanntlich erscheinen diese Streifen dem Auge von sehr verschiedener Stärke; meist prävalirt Streifen I im Roth, der ja lange als Methämoglobinstreifen par préférence galt. während Streifen II an der D-Linie sich am Mindesten geltend macht. Dieser Unterschied für das Auge ist so bedeutend, dass ich wirklich überrascht wurde, bei spectrophotometrischer Untersuchung zu finden, dass die Absorptionsdifferenz zwischen beiden Streifen nur scheinbar war.

Ich gebe hier die bei Untersuchung mit Hüfner's Spectrophotometer (und Schultz'scher Absorptionszelle) gefundenen Extinctionscoefficienten für die verschiedenen Streifen in einigen Methämoglobinlösungen von verschiedener Stärke. Die Zahlen in Klammern geben die untersuchten Spectralregionen, in Wellenlängen ausgedrückt:

	I. (633—623):	II. (582—574):	III. (543—537):	IV. (500—495):
1)	1.03257	1.04532	1.73474	2.14860
2)	0.59432	0.61175	1.01461	1.51210
3)	0.77011	0.81922		
4)	1.41572	1.53075		
5)	0,83815	0.88088		
6)	1.15352	1.19599		

Aus diesen Ziffern geht hervor, dass Streifen II, der im Verhältniss zu Streifen I dem Auge so schwach erscheint, und zwar in allen hier untersuchten Lösungen, doch etwas stärker ist. Der bedeutende Unterschied in dem Eindruck auf das Auge muss wohl auf der Differenz der Lichtstärke in den verschiedenen Spectralregionen und in dem ungleich starken Contrast gegen die Umgebung beruhen.

Die Methämoglobinkrystalle lösen sich mit äusserster Leichtigkeit in Alkali, selbst bei sehr bedeutender Verdünnung; es ist erstaunlich wenig Alkali dazu erforderlich, dass sich Farbe und Spectrum des Methämoglobins verändern. Löste ich Methämoglobinkrystalle gleichzeitig in destillirtem Wasser und in einer Natronlösung, welche nur $\frac{1}{1000}$ einer Normallösung, d. h. 0,000053 Natriumcarbonat enthielt, so konnte bei Vergleichung die Einwirkung des Alkali deutlich erkannt werden.

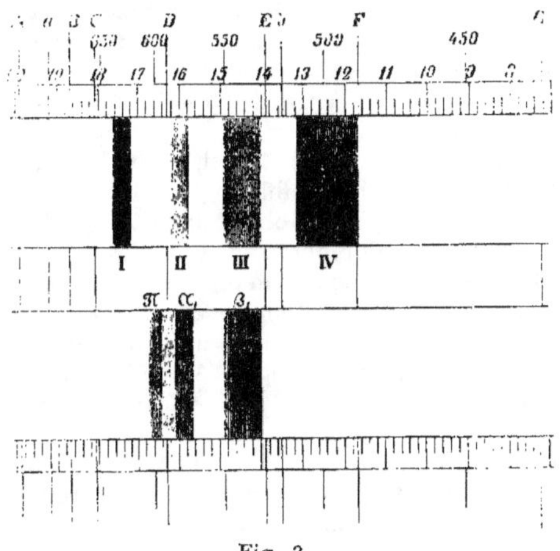

Fig. 2.

Das alkalische Methämoglobinspectrum zeigt bekanntlich drei Streifen $\pi + \alpha_1 + \beta_1$ (Fig. 2) wovon π und α_1 bei einer gewissen Verdünnung durch einen feinen gleichmässigen Schatten verbunden werden. Bei Untersuchung einer stark alkalischen Methämoglobinlösung in keilförmiger wachsender Schicht treten die 3 Streifen ungefähr gleichzeitig auf, wobei schon von Anfang an β_1 sich am meisten geltend macht; der Zwischenraum $\pi - \alpha_1$ beginnt eher sich zu beschatten als der Zwischenraum $\alpha_1 - \beta_1$, und der erstere verschwindet früher als der letztere; das Blau wird frühzeitig absorbirt und ist zum grössten Theil verschwunden, wenn der Zwischenraum $\alpha_1 - \beta_1$ sich merklicher zu schattiren beginnt. Hierauf tritt Verdunkelung des Zwischenraums $\alpha_1 - \beta_1$ ein und derselbe verschwindet gleichzeitig mit dem Reste des Grün auf der Seite von β_1, und schliesslich wird das Licht nur noch im Roth durchgelassen mit der linken Grenze von π ziemlich scharf markirt, bei weiterer Verstärkung sich weiter nach Roth verschiebend. In einer Lösung mit starken deutlichen Streifen mass ich π zu 602 im Normalspectrum[1]); α_1 und β_1 entsprechen ihrer Lage nach genau dem α und β des Oxyhämoglobins d. h im Normalspectrum 578 und 539.

Der Streifen π erscheint, wie bekannt, sehr schwach im Verhältniss zu den andern Streifen; photometrische Messungen zeigen jedoch, dass die Absorption grösser ist als sie das Auge auffasst, namentlich weil der Streifen an einer sehr lichtstarken Stelle im Spectrum liegt. Die folgende

---

[1]) Früher habe ich Methämoglobin I zu 633 und π des alkalischen Methämoglobins zu 654 angegeben (meine Aufsätze in der Zeitschr. f. Biologie 1877 und 1879); die jetzt angegebenen 631 und 602 dürften richtiger sein.

Täbelle giebt einige Extinctionscoefficienten für Lösungen von verschiedener Stärke:

1. π (606—597): 1,04934 — α_1 (582—574): 1,55130 — β_1 (543—537): 1,88126
2. »   »   0,58734 — »   »   0,83676 — »   »   1,03892
3. »   »   1,25317 — »   »   1,85115 — »   »   2,23019
4. »   »   0,80209 — »   »   1,33849 — »   »   1,71649

Auf Grund meiner früheren Versuche habe ich das Methämoglobin als ein Peroxyhämoglobin aufgefasst, und zu derselben Ansicht ist Saarbach gelangt. Hoppe-Seyler betrachtet dagegen den Sauerstoffgehalt desselben dem Oxyhämoglobin gegenüber als geringer. Hüfner und Külz, ebenso Otto schliessen dagegen aus ihren Versuchen, dass beides nicht richtig sei, sondern dass das Methämoglobin ebenso viel Sauerstoff wie Oxyhämoglobin, nur fester gebunden, enthalte.

Indem ich nun zu dieser Frage übergehe, glaube ich zunächst über einige Versuche mit Wasserstoffgas Mittheilung machen zu müssen, deren Resultate möglicherweise Einfluss auf die Auffassung des Sauerstoffgehalts des Methämoglobin und den Bindungsgrad desselben haben können.

Bis jetzt habe ich 21 Versuche gemacht, in welchen ich einen Wasserstoffgasstrom einige Stunden hindurch durch Methämoglobinlösung in U-förmigen Kugelröhren leitete. Die Methämoglobinlösungen wurden immer durch Auflösen von reinen Methämoglobinkrystallen in destillirtem Wasser bei 30—40⁰ bereitet und boten stets beim Anfange des Versuchs spectroskopisch das typische 4 streifige Methämoglobinspectrum dar. In den späteren Versuchen wurden ausserdem im Hinblick auf die ausserordentliche Leichtigkeit, womit auch sehr kleine Mengen Alkali das fragliche Spectrum verändern, die Röhren vor dem eigentlichen Versuche mit Methämoglobinlösung probirt.

In einer Hinsicht stimmten alle Versuche überein, nämlich darin, dass nach kürzerer oder längerer Wasserstoffgasdurchleitung die braune Methämoglobinlösung roth wurde, dass Streifen I im Roth schwächer wurde und verschwand, ebenso Streifen IV, wo dieser bei den Versuchen beobachtet werden konnte, während die Streifen im Grün eine höchst bedeutende Verstärkung erfuhren. Dieses ist vollständig constant. Aber was bedeuten die beiden Streifen im Grün? Man konnte sich bei den ersten Versuchen leicht überzeugen, dass diese Streifen genau den Platz der Oxyhämoglobinstreifen einnehmen; ein feiner Schatten erstreckte sich von dem linken Rande des scharf begrenzten α, wie ich fernerhin der Kürze wegen den nächst der D-Linie gelegenen Streifen bezeichnen werde, in Uebereinstimmung mit dem α des Oxyhämoglobins und dem α_1 des alkalischen Methämoglobins; der Zwischenraum swischen den beiden Streifen war leicht beschattet, und die Absorption unleugbar wie die der Oxyhämoglobinstreifen bei beginnender Reduction. Aber gegen die Auffassung als Oxyhämoglobinstreifen spricht, dass sie bei fortgesetzter Wasserstoffdurchleitung nicht verschwinden, um dem γ des reducirten Hämoglobins Platz zu machen; allerdings wurde bisweilen der Zwischenraum zwischen den beiden Streifen α und β sehr bedeutend beschattet, aber nicht immer gleich stark, und die vollständige Reduction zu Hämoglobin-γ gelang niemals. Erst bei dem der Ordnung nach 9. Versuche glückte dieselbe fast vollständig, die beiden Streifen verschmolzen nach 3-stündiger Durchleitung zu einer zusammenhängenden Absorption, vollkommen einem Mischungsspectrum von Hämoglobin + Oxyhämoglobin, wobei das letztere in geringer Menge vorhanden ist, gleichend, und Schütteln mit Luft verwandelte dieses Spectrum in schöne typische Oxyhämoglobinstreifen, welche auf gewöhnliche Weise mit Stokes'scher Eisenoxydullösung zu dem typischen Hämoglobin-γ reducirt wurden. Aber bei diesem in einem anderen Laboratorium ausgeführten Versuche war das benutzte Wasserstoffgas deutlich stark verunreinigt und entstand daher natürlich die Frage, was dem Wasserstoff und was seinen reducirenden Verunreinigungen zuzuschreiben sei?

Vorher hatte ich beobachtet, dass, wenn ich, um den Wasserstoff von dem Sauerstoff zu befreien, der möglicherweise aus dem Wasserstoffapparate stammen konnte, in welchen er als absorbirt von der Schwefelsäure gelangt war, das Gas zuerst durch eine Lösung von pyrogallussaurem Alkali leitete, im Spectrum sehr rasch das alkalische Methämoglobinspectrum $\pi + \alpha_1 + \beta_1$ deutlich auftrat. Ich glaubte, dies beruhe darauf, dass ein Minimum Alkali möglicherweise mit dem Gasstrom übergestiegen sei, trotzdem die alkalische Lösung in einem Will-Varentrapp'schen Absorptionsrohre mit Glaswolle von dem folgenden Theil des Apparates abgesperrt war und die Glaswolle keine Färbung von der braunen Pyrogallollösung zeigte. Auf den Rath des Laborators, Graf Mörner, wurde nun Silberlösung zur Reinigung des Wasserstoffgases benutzt, zuerst Silbernitrat und später Silberlactat, mit dem Resultate, dass auch hier das Gas, welches die Silberlösung passirte, Röthung der Flüssigkeit und Auftreten des alkalischen Methämoglobinspectrums nach dem ursprünglichen 4-streifigen bedingte. Bei diesem Reinigungsapparate, welches aus mehreren Liebig'schen Kugelröhren mit Silberlösung und aus Röhren oder Kugeln, gefüllt mit Bimstein, der mit Silbersalz getränkt war, bestand, fand sich auch eine Röhre mit Stücken von Kalium- und Natriumhydrat, aber da darnach eine Kugelröhre mit verdünnter Schwefelsäure und eine Waschflasche mit destillirtem Wasser folgte, konnte wohl kein Alkali mit dem Gasstrom zum Methämoglobin gelangen. Versuche, so angeordnet, dass zwischen Methämoglobinröhren nur eine Kalium-Natriumhydratröhre eingeschaltet war, zeigten vor der Alkaliröhre dieselben Veränderungen des Methämoglobins, welche vorher beschrieben wurden, hinter derselben entstand das alkalische Methämoglobinspectrum bestimmt früher und deutlicher; dies geschah etwas langsamer, wenn zwischen Alkali und die folgende Methämoglobinlösung eine mit Baumwolle gefüllte Kugel, ein Liebigsches Kugelrohr mit verdünnter Schwefelsäure und eine Waschflasche mit destillirtem Wasser eingeschoben waren.

Es schien somit am besten zu sein, alle solche Anordnungen zur Reinigung des Gases, in welchen Alkalien in fester oder flüssiger Form sich befanden, auszuschliessen. Auf Graf Mörner's Rath wurde daher zur Reinigung des Gases eine Quecksilberchloridlösung in einem von ihm construirten Apparate, in welchem das Gas in innigster Berührung mit der Waschflüssigkeit kommt, benützt. Das Resultat war dasselbe wie vorher; nach kurzer Zeit, in einer Viertel- bis einer halben Stunde begann die Methämoglobinlösung deutlich roth zu werden, und in einer Stunde oder kürzerer Zeit war ein vollkommen mit dem des alkalischen Methämoglobins identisches Spectrum deutlichst zu sehen, daneben ein Rest des rückständigen Streifen I im Roth, welcher gewöhnlich nach 2 Stunden ganz und gar verschwunden war.

Wurde der Wasserstoff aus möglichst reinen Materialien entwickelt, wie sie im Handel erhalten werden konnten, aus arsenfreiem Zink und destillirter Schwefelsäure, verdünnt mit destillirtem Wasser und einigen Tropfen Platinchlorid, so war bei Anwendung eines somit relativ reinen Wasserstoffgases das Verhalten das nämliche. Setzte ich z. B. das Methämoglobinrohr zwischen zwei andere, eine Lösung von reinen Oxyhämoglobinkrystallen enthaltende Kugelrohre, so bekam ich nach ungefähr einer halben Stunde vollständige, mit dem Spectroskope genau geprüfte Reduction in den Hämoglobinlösungen, während die Methämoglobinlösung sich röthete und Verstärkung der Streifen im Grün zeigte; nach 2 Stunden war, während beide Hämoglobinlösungen reines Hämoglobin-γ zeigten, in der Methämoglobinlösung das Spectrum $\pi + \alpha_1 + \beta_1$ deutlich und stark, der Streifen I im Roth fast ganz verschwunden.

Es scheint somit, dass reine Methämoglobinlösung durch Einwirkung von Wasserstoffgas dahin verändert wird, dass der Farbstoff eine mit dem sogenannten alkalischen Methämoglobin vollständig identische Lichtabsorption zeigt, d. h. in einer reinen Methämoglobinlösung veranlasst Wasserstoff und ein Tropfen Alkali, spectroskopisch betrachtet, dieselbe Veränderung. Ohne eine Erklärung hierfür geben zu können, begnüge ich mich damit, das Factum zu constatiren. Der Wasserstoff hat diese Wirkung um so deutlicher und sicherer, je reiner er ist; enthält das Gas reducirende Stoffe, so wird das Resultat und das spectroskopische Bild von einer partiellen Reduction des Methämoglobin getrübt.

Die Zeit, welche bei meinen Versuchen verfloss, bis der Wasserstoffstrom die beschriebenen Veränderungen des Methämoglobins bedingte, war verschieden; vergleicht man die Versuche, so scheint die Zeit wesentlich davon abhängig, in welcher Weise der Apparat sauerstofffrei ist. War, wie in einem Theile der Versuche, der Sauerstoff vorher aus dem Apparate ausgetrieben, welcher letztere durch eine vor jedem Kugelrohr eingeschaltete ⌐-förmige Röhre mit Trichter und Klammer gefüllt wurde, so röthete sich die Flüssigkeit unter Auftreten des Spectrums $\pi + \alpha_1 + \beta_1$ weit früher als sonst. Als Indicator für die Sauerstofffreiheit des Apparates benützte ich im allgemeinen das reducirte Hämoglobin, wie oben erwähnt wurde, und häufig ausserdem auf Mörner's Rath eine in die Leitung eingepasste alkalische Indigolösung, welche mit Traubenzucker versetzt und mittelst Erwärmen entfärbt war. Selbst eine sehr geringe Menge Sauerstoff bedingt Blaufärbung der Indigolösung.

Wie verhält sich nun das so mittelst Wasserstoff veränderte Methämoglobin spectroskopisch bei Luftzutritt? Bei starkem Schütteln mit Luft und wiederholtem Filtriren wird der bei der D-Linie liegende Streifen π schwächer und verschwindet, und der Schatten, welcher über die D-Linie dieses π mit dem ersten Streifen im Grün verbindet, wird schwächer; gleihhzeitig werden auch beide Streifen im Grün schwächer, während der Streifen I im Roth aufs neue hervortritt, wenn er verschwunden war, oder deutlich und bedeutend verstärkt wird, wenn er nur als ein feiner Schatten zurückgeblieben war. Bisweilen, aber nicht immer, gelang es mir so, durch Luftzufuhr das ursprüngliche Methämoglobinspectrum fast ganz und gar zu reproduciren, während die Flüssigkeit wiederum ihre Farbe veränderte, indem das Roth derselben eine mehr oder weniger starke Beimischung von Gelbbraun bekam. Ebenso wurde, wenn ich Luft durch dasselbe Kugelrohr leitete, die Absorption im Grün schwächer, während Streifen I deutlich verstärkt wurde, und ein 4-streifiges Spectrum entstand, welches die Stärke der beiden Streifen im Grün deutlich als Mischungsspectrum erkennen liess; bei Durchleitung von Luft gelang es mir nicht so vollkommen wie durch Schütteln und wiederholtes Filtriren, das ursprüngliche 4-streifige Spectrum wieder zu erhalten. Diese Veränderung bei Luftzufuhr geschieht recht langsam und ist nicht zu vergleichen mit der Schnelligkeit, womit z. B. reducirtes Hämoglobin Sauerstoff aufnimmt und in Oxyhämoglobin übergeht. — Oeffnet man aus irgend einer Ursache den Gasleitungsapparat und tritt eine Portion Luft dabei ein, so ist es leicht zu sehen, wie das Spectrum $\pi + \alpha_1 + \beta_1$ schwächer wird und Streifen I wieder erscheint oder verstärkt wird, um wieder bei fortgesetzter Einwirkung des Wasserstoffs schwächer zu werden und zu verschwinden. Setzt man in unvorsichtiger Weise neue Säure zu, so dass dabei Luft in den Wasserstoffapparat eindringt, so bekommt man gleichfalls eine Abwechselung swischen dem Spectrum $\pi + \alpha_1 + \beta_1$ und dem ursprünglichen 4-streifigen Spectrum zu sehen, oder richtiger gesagt, man sieht eine Wechselung in der Stärke der Absorptionsstreifen, welche beiden Streifen angehören, die hier zu einem Mischungsspectrum vereinigt sind. In einem Versuche, wo ich die mit Wasserstoffgas 3 ½ Stunden hindurch behandelte Methämoglobinlösung einschmelzen wollte, welche spectroskopisch schön und rein das Spectrum $\pi + \alpha_1 + \beta_1$ mit einem schwachen Rückstande des Streifens I im Roth zeigte, sprang beim Einschmelzen die U-förmige Röhre an dem einen Arme, so dass die Luft freien Zutritt auf der einen Seite der Flüssigkeit hatte, während über der Flüssigkeit in dem andern Röhrenschenkel eine Wasserstoffatmosphäre stand; nach einer halben Stunde konnte man mit aller Deutlichkeit sehen, wie in dem Schenkel, wo die Luft freien Zutritt hatte, Streifen I verstärkt war, so dass er dem Auge stärker als π erschien, während auf der anderen Seite unter dem Wasserstoffgase keine Verstärkung von Streifen I entstand, sondern letzterer bedeutend schwächer als π war.

Wie verhält sich in dieser Hinsicht das alkalische Methämoglobin, wie es durch Alkalizusatz zu der braunen Methämoglobinlösung entsteht? Nun, ganz auf dieselbe Weise, wenn nicht Alkali in Ueberfluss vorhanden ist. Setzt man zu einer braunen Methämoglobinlösung ein Minimum Ammoniaklösung, so dass das Spectrum $\pi + \alpha_1 + \beta_1$ sich zeigt, während Streifen I im Roth verschwunden ist, oder was besser sein dürfte, als Zeichen dass Alkali in Ueberschuss nicht zugesetzt ist, nur als ein Schatten eben bemerkt werden kann, so verändert starkes Schütteln mit Luft das Spectrum; Streifen I tritt wieder auf oder wird verstärkt, während π schwächer wird. Man könnte möglicherweise denken, dass eine solche schwache Spur von Ammoniak, wie sie hier in Frage ist, bei dem starken Schütteln mit Luft sich verflüchtigen könnte und dies die Ursache der bemerkten Erscheinung wäre, aber dies wiederlegt sich dadurch, dass dasselbe Verhalten auch bei fixem Alkali statt hat. Ich löste reine Methämoglobinkrystalle in sehr schwachen Natriumcarbonatlösungen auf, wobei ich Normallösung, zu ¹/₂₀₀, ¹/₄₀₀, ¹/₅₀₀ verdünnt, anwandte, somit Lösungen, welche im Cubikcentimeter enthielten:

0,000265   0,000132   0,000106 Gramm.

In allen diesen wurde das Methämoglobin fast augenblicklich zu einer schön rothen Solution aufgelöst, welche vor dem Spectroskope das Spectrum $\pi + \alpha_1 + \beta_1$ zeigte, woneben eine schwache Spur vom Streifen I im Roth in den beiden schwächeren Lösungen bei dem für die spectroskopische Untersuchung am besten passenden Concentrationsgrade sichtbar wurde. Schütteln mit Luft veränderte in gewisser Weise die Farbe der Lösung, so dass das schöne Roth eine deutliche Beimengung von Gelbbraun erhielt; Streifen I wurde deutlich erheblich verstärkt, während π bedeutend und α_1 und β_1 schwächer wurden. Man kann mit dem Spectroskope leicht verfolgen, wie die relative Stärke von Streifen I und π im Bilde wechseln; wie beim Schütteln mit Luft ein Anfangs äusserst schwacher Streifen I an Stärke zunimmt, in dem Maasse wie π schwächer wird; wie sie für das Auge an Stärke gleich werden und wie schliesslich Streifen I ein bedeutendes Uebergewicht erlangt. Setzt man nun einen Tropfen stärkeres Alkali hinzu, so wird die Flüssigkeit wieder roth, und zeigt das reine Spectrum $\pi + \alpha_1 + \beta_1$. Diese Erscheinungen können auch spectrophotometrisch constatirt werden. Ich nahm Lösungen von besagtem Alkaligehalt, schüttelte einen Theil von jeder stark mit Luft, maass die Lichtabsorption an identischen Stellen des Spectrums, eben da wo Streifen I, π, α_1 und β_1 ihren Platz haben, bei passender Concentration, maass dieselbe vor dem Schütteln mit Luft, dann nach demselben und wiederum nach Zusatz von stärkerem Alkali. Die Messung der verschiedenen Lösungen geschah übrigens unter identischen Verhältnissen. Die dabei gefundenen Exstinctionscoefficienten waren folgende:

		I (633—623)	π (606—597)	α_1 (582—574)	β_1 (543—537)
1.	a) Mhb., Natriumcarbonatlösung . . . . (0,000265)	0,43906	1,03733	1,48009	1,87472
	b) Nach Schütteln mit Luft	0,61442	0,77123	1,12374	1,54685
	c) Nach Alkalizusatz zu b	0,41361	1,08906	1,58001	1,87038
2.	a) Mhb., Natriumcarbonatlösung . . . . (0,000132)	0,58478	1,02159	1,44795	1,89096
	b) Nach Schütteln mit Luft	0,71631	0,80092	1,14438	1,63889
	c) Nach Alkalizusatz zu b	0,42358	1,11405	1,62906	1,98591
3.	a) Mhb., Natriumcarbonatlösung . . . . (0,000106)	0,30153	0,55158	0,82042	1,02942
	b) Nach Schütteln mit Luft	0,37078	0,40569	0,61890	0,89928

Der erwähnte Alkalizusatz wurde so gemacht, dass ein Glasstab, mit einer Normallösung leicht befeuchtet, in die Flüssigkeit eingetaucht wurde. Es gelang somit ein sehr geringer Bruchtheil eines Tropfens, der nicht merklich auf den Concentratonsgrad der Flüssigkeit einwirken konnte, in dieselbe.

Die gegebenen Ziffern dürften eine ausreichende Illustration zu demjenigen liefern, was man mit dem Auge ohne Schwierigkeit beobachten kann, nähmlich dass das alkalische Methämoglobin, wo Alkaliüberschuss nicht vorhanden ist, beim Schütteln mit Luft in Bezug auf seine Lichtabsorption so verändert wird, dass die braune Farbe und das 4 streifige Spectrum des gewöhnlichen krystallisirten Methämoglobins mehr oder weniger vollständig wieder erscheint, um bei neuem Zusatze von stärkeren Alkali augenblicklich wieder in Farbe und Spectrum des alkalishen Methämoglobins verwandelt zu werden.

Wie soll man diese Thatsachen deuten? Eine Erklärung wäre die, dass das braune Methämoglobin, welches krystallisirt erhalten wird und welches das 4 streifige Spectrum gibt, und andererseits diejenige Modification des Farbstoffes, welche bei dem Zusatze eines Alkali zum Methämoglobin entsteht, das sog. alkalische Methämoglobin. welches das 3 streifige Spectrum $\pi + \alpha_1 + \beta_1$ gibt, nicht vollständig identisch in ihrer Zusammensetzung sind, sondern dass der 4 streifige Farbstoff mehr Sauerstoff als der 3 streifige enthält. In solchem Falle würde das krystallisirte 4 streifige Methämoglobin wenigstens nicht allen seinen Sauerstoff so fest gebunden enthalten, wie die meisten Chemiker der Gegenwart anzunehmen geneigt sind, sondern bei langdauernder Wasserstoffdurchleitung einen Theil des Sauerstoffs abgeben und in die andere Modification des Methämoglobins, die bisher so genannte alkalische, übergehen. Mit einer solchen Annahme würde gewiss die Einwirkung des Wasserstoffgases erklärt werden, dagegen würde schwer zu verstehen sein, weshalb ein Tropfen Alkali dieselbe oben erwähnte Wirkung, nur so viel rascher, ausüben kann.

Die Wirkung des Wasserstoffs sowohl als die des Alkali könnten mit der Annahme erklärt werden, dass das gewöhnliche krystallisirte Methämoglobin eine flüchtige Säure enthielte, entweder Kohlensäure oder eine andere jener flüchtigen Säuren, welche den im Handel vorkommenden Alkohol verunreinigen. In wieweit die eine oder die andere dieser angedeuteten Möglichkeiten richtig sei, werde ich untersuchen, so bald Zeit und Umstände es erlauben.

In meinen früheren Abhandlungen habe ich betont, dass das Methämoglobin bei Reduction mit Schwefelammonium, schwacher Eisenoxydullösung oder bei spontaner Reduction, wie man spectroskopisch verfolgen kann, zuerst in Oxyhämoglobin, dann in Hämoglobin übergeht und auf dieser Basis allein kam ich zu dem Schlusssatze, dass das Methämoglobin als ein Peroxyhämoglobin aufzufassen sei. Ich stützte mich hierbei auf zwei Thatsachen: 1) dass das alkalische Methämoglobin — und solches musste ja in erster Linie bei Zusatz einer alkalischen reducirenden Flüssigkeit entstehen — beim Fortgange der Reduction spectroskopisch ein Stadium zeigte, wo das Spectrum $\pi + \alpha_1 + \beta_1$ in ein solches überging, welches vollständig dem $\alpha + \beta$ des Oxyhämoglobins glich, ehe die Reduction auf gewöhnliche Weise weiter ging; 2) dass bei der spontanen Reduction, wenn die Methämoglobinlösung ohne Luftzutritt stehen gelassen wurde, die Streifen II und III im Grün in dem Grade verstärkt wurden, in welchem Streifen I im Roth verschwand und ein Spectrum auftrat, welches ich als auf einer Mischung von 4 streifigen Methämoglobin, Oxyhämoglobin und reducirtem Hämoglobin beruhend deutete und auch wohl damals nicht anders deuten konnte.

Diese Beobachtungen und Schlusssätze wurden von Hoppe-Seyler in seinem oben erwähnten Aufsatze in der Zeitschrift für physiolog. Chemie 1882 auf das heftigste angegriffen. Er leugnet ganz einfach die Thatsachen, aus denen ich meinen Schlusssatz zog; was ich beobachtete, beruhte nach seiner Behauptung einfach darauf, dass ich nicht hinlänglich die Luft und deren Sauerstoff bei meinen Versuchen ausgeschlossen habe.

Was ich oben über die Veränderungen anführte, welche Wasserstoff an dem 4 streifigen Methämoglobinspectrum veranlasst, und die Art und Weise, wie diese Versuche ausgeführt wurden, beweist wohl deutlich, dass, um die Verstärkung der beiden Streifen im Grün bei der Reduction des 4 streifigen Methämoglobins und das Auftreten von zwei Streifen an der Stelle der beiden Oxyhämoglobinstreifen zu erklären, man keineswegs zu der wilkürlichen Erklärung Hoppe-Seyler's zu greifen braucht, dass der Luftsauerstoff nicht hinreichend ausgeschlossen sei. Andererseits ist es wohl möglich, dass meine frühere Deutung dieser zwei bei der spontanen

Reduction auftretenden Streifen nicht dieselbe Gültigkeit wie früher haben kann; est ist wohl möglich, dass bei der spontanen Reduction, ebenso wie bei Einwirkung von Wasserstoffgas, ein Theil des 4 streifigen Methämoglobins in das 3 streifige übergeht, und dass die Erscheinungen im Mischungsspectrum, welche ich dem Oxyhämoglobin zuschrieb, möglicherweise dem 3 streifigen sogenannten alkalischen Methämoglobin zugehören. Dies kann möglich sein, ist jedoch deshalb keineswegs erwiesen; was dagegen, wie mir scheint, einem genauen Forscher kaum entgehen kann, ist die beobachtete, von Hoppe-Seyler geleugnete Thatsache.

Hoppe-Seyler äussert nähmlich:[1] »Wenn man eine Methämoglobinlösung in ein Glasrohr eingeschmolzen einige Zeit stehen lässt, so tritt Fäulniss ein, es wird der freie Sauerstoff verbraucht, dann erfolgt die Reduction des Methämoglobins, aber nicht zu Oxyhämoglobin, sondern zu Hämoglobin.«

Nach dieser Darstellung müsste somit der spectroskopische Verlauf bei der spontanen Reduction sich so ausweisen, dass das 4streifige Spectrum des Methämoglobins in dem Maasse schwächer wird und verschwindet, wie die Absorption des reducirten Hämoglobin hervortritt, dass somit während derselben Reduction ein Mischungsspectrum auftritt, in welchem der eine der Componenten nach und nach das Uebergewicht über den andern gewinnt, und wo sich das allmählich ändernde spectroskopische Bild immer als die Summe dieser beiden Componenten erklären lassen muss.

So war indessen das Verhalten bei den vielen Beobachtungen eingeschmolzener Methämoglobinlösungen, welche ich machte, durchaus nicht. In der letzten Zeit bestanden diese Solutionen aus Methämoglobinkrystallen, die in destillirtem Wasser aufgelöst waren, und die Untersuchung dieser unzweifelhaft reinen Methämoglobinlösungen hat vollständig alle Beobachtungen bestätigt, die ich oben erwähnte. Nach einiger Zeit, gewöhnlich nach 5 10 Tagen, zeigte sich als erste Veränderung im Spectrum Verstärkung von Streifen II und III im Grün, die braune Flüssigkeit nahm eine rothe Farbe an, Streifen IV wurde unsichtbar, I wurde schwächer und verschwand, was ungleich schnell vor sich ging und wobei unter anderm die Concentrativn der Lösung eine Rolle spielte; gewöhnlich war Streifen I 3—4 Wochen nach dem Einschmelzen bei gewöhnlicher Zimmertemperatur verschwunden, doch habe ich ihn mitunter noch nach 5 Wochen und später gesehen. In dem Masse, wie Streifen I im Roth abnahm und verschwand, nahm die Absorption im Grün zu, wobei sich theils zwei starke Streifen genau auf der Stelle der Oxyhämoglobinstreifen zeigten, theils eine schwächere mehr diffuse Absorption des Grün im Zwischenraum zwischen den Streifen und ein ähnlicher feiner Schatten, von dem Rande des nächst der D-Linie belegenen Streifen über diese Linie hinaus nach der Seite des Roth verlaufend. Die relative Stärke der Absorption, wie sie sich dem Auge darbot, war in meinen Versuchen sehr wechselnd, selbst darin dass in einigen Lösungen der Streifen zunächst der D-Linie stärker als derjenige nächst der E-Linie erschien, α stärker als β, ganz wie es bei einer Oxyhämoglobinlösung der Fall ist, während in anderen dieselben mehr gleich stark oder mit einem Uebergewicht von β erschienen, wie es sich bei dem alkalischen Methämoglo-

---

[1] a. a. O. Ueber das Methämoglobin 1882 S. 169.

bin verhält. Bisweilen schien mir das Bild vollkommen dem Oxyhämoglobinstreifen, leicht getrübt von partieller Reduction, gleich zu sein; ich will jedoch aus dem angegebenen Grunde, wegen der Schwierigkeit, spectroskopisch trübe Oxyhämoglobinstreifen und schwache Streifen des alkalischen Methämoglobin im Mischungsspectrum zu unterscheiden, mich bestimmter Schlusssätze enthalten.

Nach einer oder mehreren Wochen zeigte die Untersuchung nur eine breite Absorption im Grün, im Anfange breit und ziemlich stark — das Mischungsspectrum weiter vorgeschrittener Reduction —, welche nach und nach in ein typisches Hämoglobin — γ sich verwandelte, während das Blau klar wurde. Der rascheste Termin, in welchem ich nach meinen Notizen diese Reduction vollständig vor sich gegangen fand, war der 25. Tag nach dem Einschmelzen. Wie dieses leicht zu beobachtende Zwischenstadium bei der Reduction sich Hoppe-Seyler's Aufmerksamkeit entziehen konnte, kann ich nicht erklären.

Soviel über die spontane Reduction! Was den Verlauf der Reduction bei Zusatz einer reducirenden Flüssigkeit anlangt, so lautet die Negation Hoppe-Seyler's darüber gleich bestimmt. Die von mir beschriebenen Erscheinungen träfen, wie er sagt, nicht ein, wenn der Sauerstoff von der Lösung gehörig ausgeschlossen sei. In Bezug auf den Luftsauerstoff kann ich mit grösster Bestimmtheit versichern, dass dessen Einwirkung bei den Versuchen ausgeschlossen war, die ich in meiner Abhandlung von 1879 veröffentlichte, um den Nachweis zu liefern, dass die Reduction von Methämoglobin, auch wo dieses mit Palladiumswasserstoff dargestellt war, in erster Linie Oxyhämoglobin gab. Ich constatirte mit dem Spectroscope äusserst genau, dass das momentane Oeffnen des das Ende des langen, mit der Flasche verbundenen Steigrohrs verschliessenden Guttaperchaschlauches, um die Einführung des Reductionsmittels zu ermöglichen, nachdem das Methämoglobin fertig war, überhaupt keine Einwirkung auf das Spectrum der Lösung in der Flasche ausübte; ich constatirte ferner, dass ein derartiges momentanes Oeffnen keinen Einfluss auf das Spectrum in einer ganz auf dieselbe Weise behandelten Flasche zeigte, in welcher Blutlösung durch spontane Reduction vollständig reducirt war, indem sie das reine Spectrum des reducirten Hämoglobins zeigte. Diese Anschuldigung trifft mich somit nicht. Dagegen war ich nicht gleich sicher, ob nicht eine Einwirkung von Sauerstoff stattfinden konnte, welches möglicherweise sich absorbirt in der Flüssigkeit vorfand. In meinen 1879 publicirten Versuchen geschah der Zusatz des Schwefelammoniums 12—21 Stunden nach der Einschliessung; in dieser Zeit war es wohl möglich, dass die spontane Reduction den gelösten Sauerstoff fortschaffen konnte, besonders in den mit Palladiumwasserstoff behandelten Lösungen, in denen, wie ich in dem erwähnten Aufsatze angab, die Reduction bedeutend rascher vor sich ging, als in den zur Controle eingeschlossenen Oxyhämoglobinlösungen. Es war also möglich, dass der gelöste Sauerstoff schon verzehrt war, aber keineswegs sicher, weshalb ich beschloss von diesem Gesichtspunkte aus die Reductionsversuche zu wiederholen.

Hoppe-Seyler leugnet, wie gesagt, den von mir beschriebenen Reductionsverlauf und führt (a. a. O. S. 170) ein paar Versuche an, durch welche dessen Unrichtigkeit bewiesen werden soll. Er lässt dabei Methämoglobinlösung, durch mindestens einstündige Wasserstoffdurchleitung von dem in der Flüssigkeit gelösten Sauerstoff befreit, in kleinen Portionen zu der verdünnten Schwefelammoniumlösung gelangen; mit dem Spectroskope beobachtete er dabei keine Oxyhämoglobinstreifen, sondern nur den Absorptionsstreifen des Hämoglobins und die des »Hämochromogens« (!). Bei meinen Versuchen hatte ich doch ausdrücklich angegeben, dass nur ein Minimum des Reductionsmittels benützt wurde und dass die Beobachtung der geschilderten spectroskopishen Erscheinungen missglückte, wenn ein zu grosser Ueberschuss des Reductionsmittels angewendet wird; und hier benutzte Hoppe-Seyler das Reductionsmittel in kolossalem Ueberschuss, so enorm, dass Zersetzung des Hämoglobins stattfand und »Hämochromogen« im Spectrum auftrat. Es scheint mir etwas befremdend, dass Hoppe-Seyler meine Experimente mittels einer Versuchsordnung widerlegt haben will, welche nothwendig zu einem verkehrten Resultate führen musste.

Diese Reductionsversuche sind seither von zwei Forschern, Saarbach und Otto, wiederholt worden. Von diesen hat Saarbach (Ueber das Methämoglobin, Pflüger's Archiv f. d. ges. Psysiologie Bd. XXVIII, 1882, S. 384) Hoppe-Seyler's Versuche dahin verändert, dass verdünntes Schwefelammonium in geringer Menge zu der mittels Wasserstoff von dem aufgelösten Sauerstoff befreiten Methämoglobinlösung gelangte. Seine Beobachtungen wurden somit nach den von mir angegebenen Principien ausgeführt und stimmen auch in Bezug auf die Schlusssätze ganz und gar mit den meinigen überein. Dagegen kam Otto (Studier over Methämoglobin. Christiania Videnskabsselskabs Forhandlinger 1883 Nr. 5, p. 14) zu keinem bestimmten Resultate. »Es schien allerdings häufig genug, sagt er, als wenn zuerst Oxyhämoglobin und dann Hämoglobin gebildet würde, aber ich war niemals, obschon der ganze Versuch circa eine Viertelstunde währte, sicher darüber, ob das, was ich zuerst sah, nicht eine Mischung des alkalischen Methämoglobin- und des reducirten Hämoglobinspectrums war, ja ich war in den meisten Versuchen geneigt, das letzte anzunehmen, ohne dass ich jedoch mit Bestimmtheit dies zu behaupten wage.« So hat von den beiden Forschern, welche die Versuche wiederholten, der eine sich bestimmt auf meine Seite gestellt, während der andere sich in so unbestimmter Weise äussert.

In meinen früheren Aufsätzen legte ich, wie oben erwähnt, keineswegs ausschliesslich Gewicht darauf, dass bei der Reduction des 4 streifigen Methämoglobinspectrums zwei Streifen an der Stelle der Oxyhämoglobinstreifen auftraten, sondern ebenso viel darauf, dass bei Reduction des 3 streifigen alkalischen Methämoglobinspectrums in erster Linie dasselbe in das des Oxyhämoglobins verwandelt wurde, dadurch dass π und der Schatten zwitchen π und a_1 verschwanden und a_1 deutlich verstärkt wurde, so dass die Streifen vollständig denen des Oxyhämoglobins glichen, bevor die Reduction weiter ging. Eine solche Verstärkung der Absorption kann mit Leichtigkeit photometrisch nachgewiesen werden.

Ich muss hier einige Beispiele anführen, bei welchen die Extinctionscoefficienten in der Lösung gemessen wurden, vor und nach Zusatz von einem Minimum Schwefelammonium (ein in verdünntes Schwefelammonium eingetauchter Glasstab wurde einen Augenblick in die Flüssigkeit gebracht); die Zahlen in Klammern geben die untersuchten Theile des Spectrums, in Wellenlängen bestimmt, an:

$$1. \begin{cases} \pi\ (606\text{---}597) = 0{,}8566; \text{ nach Zusatz von Am S} = 0{,}3877 \\ a_1\ (582\text{---}574) = 1{,}3384; \quad\text{»}\qquad\qquad\text{»}\quad\text{»}\quad = 1{,}5527 \\ \beta_1\ (543\text{---}537) = 1{,}6323; \quad\text{»}\qquad\qquad\text{»}\quad\text{»}\quad = 1{,}9011 \end{cases}$$

$$2. \begin{cases} \pi \ \ (606\text{—}597) = 0{,}8021\text{; nach Zusatz von Am S} = 0{,}2524 \\ \alpha_1 \ (582\text{—}574) = 1{,}3384\text{;} \qquad \rangle \qquad \rangle \qquad \rangle = 1{,}4207 \\ \beta_1 \ (543 \ \ 537) = 1{,}7164\text{;} \qquad \rangle \qquad \rangle \qquad \rangle = 2{,}0527 \end{cases}$$

$$3. \begin{cases} \alpha_1 \ (576\text{—}569) = 1{,}3281\text{;} \qquad \rangle \qquad \rangle \qquad \rangle \qquad \rangle = 1{,}4855 \\ \beta_1 \ (542 \ \ 538) = 1{,}6018\text{;} \qquad \rangle \qquad \rangle \qquad \rangle \qquad \rangle = 1{,}7146 \end{cases}$$

Diese Zahlen sind nicht angeführt, um exacte Masse zu geben, sondern nur um zu beweisen, dass Verstärkung in der Absorption der Streifen $\alpha_1 + \beta_1$ auftritt, während π schwächer wird und verschwindet. Bei diesen Messungen war ich auch nicht besorgt, den Luftzutritt zu verhindern; sie werden somit nicht als Beweis in der vorliegenden Frage angeführt.

Als ich nun an die Wiederholung der Reductionsversuche ging, schien es mir auf Grund meiner obigen Angaben über die Einwirkung des Wasserstoffes auf das 4 streifige Spectrum, dass die Untersuchung nicht von diesem ausgehen konnte, sondern von dem alkalischen Methämoglobin, und dass dessen Umwandlung in Oxyhämoglobin verfolgt werden musste, während dafür gesorgt war, dass aller in der Flüssigkeit gelöste Sauerstoff vollständig entfernt und natürlicherweise auch der Luftzutritt verhindert war. Es waren diese somit meine alten Versuche nur mit besserer Garantie gegen Eintritt von Sauerstoff.

Saarbach hatte dieses schon gethan und ich citire hier seine Worte. »Um das Auftreten des Oxyhämoglobin bei der Reduction noch besser zu veranschaulichen, wandte ich bei einem zweiten Versuche gleich alkalische Methämoglobinlösung an: es verschwand zuerst die dem Roth des Spectrums zunächstliegende, am besten Halbschatten zu benennende Absorption, der bei D liegende Streifen wurde immer intensiver, während der im Grün liegende etwas abblasste, und so entstand das Bild des reinen Oxyhämoglobin, welches nach einiger Zeit in das des reducirten sich umwandelte.

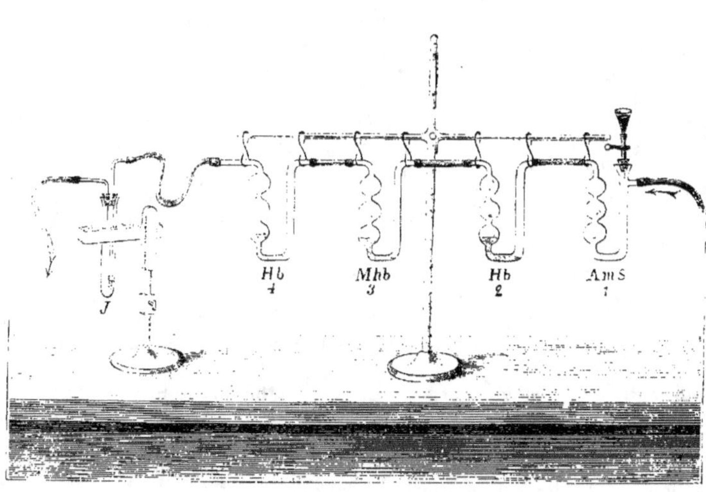

Fig. 3.

Bei meinen Versuchen benutzte ich folgende einfache Anordnung, wie Fig. 3 angibt.

Ausgewaschenes Wasserstoffgas wurde durch ein Anfangs leeres U-förmiges Kugelrohr geleitet, dessen einer nicht zu Kugeln aufgeblasener Schenkel oben mit einem Kautschukpfropfen verschlossen war, letzterer durchbohrt von einer kleinen Glasröhre mit Kautschukschlauch, Klammer und Trichter, was alles natürlich vollkommen luftdicht schliessen musste: im Kugelrohr 2 befand sich bei Beginn des Versuches eine Oxyhämoglobinlösung (aus Krystallen), im Rohre 3 die alkalische Methämoglobinlösung (aus Krystallen mit einem Tropfen Ammoniak), im Rohre 4 wieder eine Oxyhämoglobinlösung, worauf ein Rohr mit Indigolösung einen Wasserschluss und einen Indicator gleichzeitig bildete. Nachdem die Oxyhämoglobinlösungen nach einstündiger Wasserstoffdurchleitung bei genauer spectroskopischer Controle sich vollständig reducirt erwiesen, wo also natürlich kein freier Sauerstoff in der zwischen beiden eingeschalteten Methämoglobinlösung rückständig sein konnte, wurde in das Rohr 1 verdünntes Schwefelammonium, womit der kleine Trichter gefüllt war, eingeführt; hierbei wurde die Vorsicht beobachtet, dass der Wasserstoffstrom zuerst unter vorsichtiger Oeffnung der Klammer durch das kleine Rohr und in die Schwefelammoniumlösung geleitet wurde, um die Luft auszutreiben, welche möglicherweise in der engen Röhre unter der Klammer, zwischen dieser und der Spitze der Röhre vorhanden war; ausserdem wurde durch spectroskopische Untersuchung von Rohr 2, welches die Hämoglobinlösung enthielt, controlirt, dass nicht etwa Luft bei Einführung des Schwefelammoniums in den Apparat gelange. Nachdem eine angemessen grosse Quantität Schwefelammonium in den Apparat auf diese Weise eingeführt war, liess ich den Wasserstoffstrom wie vorher durch alle Röhren streichen, wobei derselbe mit sich ein Minimum von Schwefelammonium führte, und beobachtete die Röhre 3 während dieser Zeit unausgesetzt mit dem Spectroskope. Nach einigen Minuten begann π zu verschwinden und eine Verstärkung der Streifen im Grün, besonders stark an a, trat deutlich hervor, so dass im Grün zwei Streifen sichtbar wurden, welche deutlich denen des Oxyhämoglobins glichen, bevor die Reduction weiter ging, was sehr langsam geschah; während unterdess die beiden Lösungen von reducirtem Hämoglobin in den Röhren 2 und 4 fortdauernd vollständige Reduction zeigten.

Das Resultat stimmt somit vollständig mit Saarbach und meinen früheren Versuchen überein, und ich kann nicht einsehen, dass ich etwas von dem früher von mir über den Verlauf der Reduction des Methämoglobins ausgesprochenen zu ändern habe, jedenfalls scheint mir die Controle über die Ausschliessung des Sauerstoffs bei dieser Versuchsanordnung alle erforderliche Schärfe zu besitzen.

Saarbach (a. a. O.) hat auch Reductionsversuche mit neutralem Methämoglobin und Schwefelwasserstoffwasser in geringer Menge angestellt und beschreibt auch für diese Versuche denselben Verlauf mit deutlichem Oxyhämoglobinspectrum in erster Linie. Diese Versuche habe ich nicht nachgemacht.

Zum Schlusse meines Aufsatzes über Methämoglobin erwähnte ich einen Versuch, mit dem Spectroskope die Bildung des Methämoglobins aus reducirtem Hämoglobin durch Ferricyankalium zu verfolgen. Diesen Versuch bezeichnete ich deutlich nur als einen vorläufigen, ohne mich für meinen Schlusssatz im allergeringsten darauf zu stützen. In einer mit einem langen Steigrohr versehenen, vollständig mit Flüssigkeit gefüllten und vollkommen gegen Luft geschützten Flasche, in welcher aller Blutfarbstoff zu Hämoglobin reducirt war, öffnete ich für einen Augenblick die Spitze des Steigrohrs und schloss dasselbe rasch wieder, nachdem ich einen kleinen Krystall von Ferricyankalium hineingebracht hatte. Ich beobachtete darnach die Methämoglobinbildung mit dem Spectroskope und sah in der Nähe des Kryställchens das Methämoglobinspectrum und in weiterer Entfernung zwei Streifen im Grün an der Stelle der Oxyhämoglobinstreifen, was mir somit mit dem Resultate meiner Reductionsversuche übereinzustimmen schien. Dieser Versuch ist von Hoppe-Seyler in seinem Aufsatze von 1882 nur mit Hohn beantwortet worden. Indessen wage ich zu versichern, dass das Experiment, so wie ich es ausführte. keineswegs so naiv war, wie Hoppe-Seyler es findet, — für die Art und Weise aber, in welcher er dasselbe nachgemacht hat, bin ich wohl berechtigt, jede Verantwortlichkeit abzulehnen.

Analoge Versuche, mit dem Spectroskope die Methämoglobinbildung aus reducirtem Hämoglobin bei Ausschluss vor Sauerstoff zu verfolgen, sind seither von den oben erwähnten Forschern, Saarbach und Otto, ausgeführt worden und auch hier sind dieselben zu verschiedenem Resultate gelangt, obschon beide zur Methämoglobinbildung dasselbe Reagens, Kaliumchlorat anwandten. »Prüfung mit dem Spectralapparat«, sagt Saarbach (a. a. O. S. 387), »liess auf das Deutlichste an der Grenzschicht zwischen dem entstandenen Methämoglobin und dem noch reducirten Hämoglobin eine schmale Zone erkennen, welche bei D einen scharfen und klaren Absorptionsstreifen zeigte. Da nun sowohl reducirtes Hämoglobin wie Methämoglobin an dieser Stelle des Spectrums keine charakteristische Absorption besitzen, so kann ich sie nur dem Oxyhämoglobin zuschreiben «

Otto dagegen (a. a. O. S. 15) beschreibt die Einwirkung des Kaliumchlorats in concentrirter Lösung so, dass er der Kaliumchloratlösung zunächst das Methämoglobinspectrum sah, weiter entfernt das Hämoglobinspectrum und in der Mitte eine Mischung beider, aber niemals ein Oxyhämoglobinspectrum.

Was meinen früheren Versuch betrifft, so war ich allerdings darüber sicher, dass der Sauerstoff der Luft, welche bei der momentanen Oeffnung des Steigrohrs in sehr rasch vorübergehender Berührung mit der Oberfläche der Flüssigkeitsschicht in der langen schmalen Röhre kam, keine Einwirkung auf das Spectrum in der Flasche hatte; dies hatte ich, wie oben gesagt, genau geprüft. Aber ich konnte nicht gleich sicher sein, dass nicht ein Minimum Luft, dem Kryställchen anhaftend, mit diesem in die Flasche gelangte, wenn ich es auch bei der Art und Weise, in der ich den Versuch ausführte, als unwahrscheinlich ansehen musste. Ich beschloss daher, den Versuch unter vollständigem und evidentem Schutze vor Luftsauerstoff zu wiederholen und dabei, wie früher, Ferricyankalium zu benützen, um so mehr als auf Grund meiner früheren Studien Kaliumchlorat mir für den Zweck weniger geeignet als Ferricyankalium zu sein schien. Kaliumchlorat wirkt in schwächeren Lösungen sehr unsicher, in stärkeren dagegen geht dessen Einwirkung weiter als bis zur Methämoglobinbildung, während Ferricyankalium auch in diluirten Lösungen sicher und rasch wirkt und seine Action niemals über die Methämoglobinbildung hinausgeht. Ich bediente mich für den Versuch eines Apparates, welcher aus denselben Kugelröhren zusammengesetzt war, wie in der vorigen Figur nur in anderer Anordnung (Fig. 4).

Das ausgewaschene Wasserstoffgas wurde zuerst durch ein Kugelrohr (1) der oben beschriebenen Art mit durchbohrtem Kautschukpfropfen, Glasrohr, Schlauch und Klammer, in welchem sich Oxyhämoglobin- oder Blutlösung befand, geleitet, darauf durch ein anderes (2) mit derselben Lösung zum Zwecke der Controle eingeschaltetes, und dann heraus durch einen Wasserschluss. Nachdem die Lösungen in beiden Kugelröhren, mit dem Spectroskope genau geprüft, vollständig reducirt waren und nur typisches Hämoglobin-γ zeigten, wurde dieser Weg für den Wasserstoff durch eine Klammer an dem ableitenden Kautschukschlauche abgesperrt und statt dessen dem Gasstrom ein Weg durch das den Kautschukpfropfen durchbohrende Glasrohr eröffnet und das Gas zuerst durch ein Kugelrohr

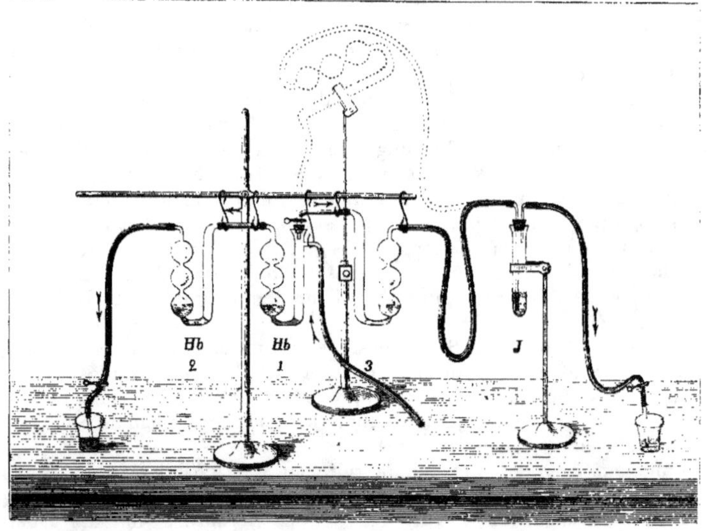

Fig. 4.

(3), welches eine verdünnte Lösung von Ferricyankalium enthielt, dann durch ein Rohr mit Indigolösung und zuletzt durch einen Wasserschluss geleitet. Nachdem durch den Wasserstoffstrom aller in der Ferricyankaliumlösung absorbirte Sauerstoff ausgetrieben war, — was theils dadurch garantirt wurde, dass der Wasserstoffstrom längere Zeit durchgeleitet wurde, als erforderlich war, um mit demselben Strome die Oxyhämoglobinlösungen in den beiden Röhren 1 und 2 vollständig zu reduciren, theils dadurch, dass die Indigolösung, beim Erwärmen entfärbt, sich nach vollständigem Abkühlen hellgelb hielt —, wurde der Wasserstoffstrom abgebrochen, die Klammer oben vor dem Kugelrohr, welche die beiden Wasserstoffbahnen trennte, verschlossen, daneben auch der ableitende Schlauch mit einer Klammer abgesperrt. Eine neue Untersuchung zeigte das Hämoglobin fortdauernd vollständig reducirt. Ich hatte somit reducirtes Hämoglobin und von absorbirtem Sauerstoff befreite Ferricyankaliumlösung nur durch einen Schlauch mit Klammer getrennt; um dieselben zasammen zu bringen wurde das Kugelrohr mit Ferricyankaliumlösung in diejenige Stellung nach oben gebracht, welche die angedeuteten Linien in Fig. 4 zeigen; es war nicht schwer, mittelst Fingerdruck die Gasblasen aus dem Kautschukschlauche und die Flüssigkeit somit hinunter zur Klammer zu schieben, und so konnte man vermittelst Oeffnung der Klammer die Ferricyankaliumlösung tropfenweise der Hämoglobinlösung zusetzen.

Die Stärke der Lösungen war so ausgewählt und von vorn herein abgepasst, dass die Oxyhämoglobinlösung deutlich ein schönes Spectrum in dem kugelfreien Theile des Rohres gab, aber nicht stärker, als dass bei spectroskopischer Untersuchung der Flüssigkeit in der Mitte der untersten Kugel das Grün etwas rechts von β durchschimmerte, während α und β zu einer einzigen Absorption verschmolzen erschienen; die Ferricyankaliumlösung war stark verdünnt und so, dass einige Tropfen 5—10 Ccm. der nämlichen Oxyhämoglobinlösung rasch aber nicht augenblicklich umwandelten.

Es ist mir in Folge von Krankheit, welche die Fortsetzung der Arbeit verhinderte, bisher nur möglich gewesen, 2 Versuche auszuführen, den einen mit Oxyhämoglobinlösung, den andern mit Blutlösung: aber diese stimmten so genau mit einander überein, und die Erscheinungen waren so deutlich, dass ich es wohl wagen kann, dieselben hier mitzutheilen.

Wenn ich mit dem Spectroskope die Methämoglobinbildung ununterbrochen verfolgte, so zeigten sich folgende Erscheinungen. Zu allererst erschien neben Hämoglobin-γ Methämoglobin I im Roth, und während dieses noch sehr schwach war, konnte man mit voller Deutlichkeit die Absorption im Grün, Hämoglobin-γ, sich spalten und an Stelle davon zwei Streifen im Grün an dem Platze der Oxyhämoglobinstreifen auftreten sehen, anfangs vereinigt durch die noch rückständige Absorption des Hämoglobins, die gleichfalls im Anfange den Streifen nach rechts, β, verstärkte und breiter machte; der Zwischenraum zwischen Streifen α und β wurde hell, und Streifen IV trat zwischen b—F hervor; der Zwischenraum α—β war überall klar, während Streifen I dem Auge noch bedeutend schwächer als Streifen II oder α erschien. Somit entstand ein 4-streifiges Spectrum, welches deutlich ein Mischungsspectrum war, ein Methämoglobinspectrum mit sehr bedeutender Verstärkung der im Grün liegenden Streifen.

Diese Verstärkung kann nach meiner Ansicht nur auf zweierlei Art gedeutet werden: durch Addition von Oxyhämoglobin oder von — »alkalischem« Methämoglobin. So sonderbar dies klingt, kann letzteres doch weder als unmöglich noch als unwahrscheinlich betrachtet werden, wenn man dasjenige, was ich oben über das Verhalten der beiden Methämoglobinformen zu einander und zu sauerstofffreiem Wasserstoffgas sagte, berücksichtigt. Links von α erschien wirklich nach einer Weile ein ferner Schatten bis zum Platze für π, und ich sah auch ein schwaches π auftreten.

Diese Veränderungen konnte ich in dem einen der Versuche deutlich schon in dem kugelfreien Theile des Rohres wahrnehmen; bei diesem Experimente verging eine Viertelstunde, bis so zu sagen der Spaltungsprocess in der stillstehenden Flüssigkeit sich bis zu dem Eintritte in die Kugel fortpflanzte. In dem anderen ging es dagegen rascher; aber um so bequemer konnte ich die Veränderungen in der Mitte der Kugel beobachten, wo sie sehr langsam zu Stande kam. Treten dieselben allzu langsam ein, so kann man natürlich die Mischung der Flüssigkeit durch Einleitung einer Wasserstoffblase beschleunigen.

Während der ganzen Zeit der spectroskopischen Beobachtung zeigte sich die Hämoglobinlösung im Kugelrohre 2 vollständig reducirt, wodurch der Beweis, dass der Apparat fortwährend sauerstofffrei war, geliefert wurde.

Es ist somit ganz unzweifelhaft, dass bei Einwirkung von Ferricyankalium auf reducirtes Hämoglobin bei Abwesenheit von freiem Sauerstoff zwei Streifen an der Stelle der Oxyhämoglobinstreifen auftreten; es ist für mich auch unzweifelhaft, dass Hoppe-Seyler's Erklärung meines früheren Versuchs in dieser Richtung der Berechtigung entbehrt. Die Deutung des Phänomens mag weiterer Untersuchung überlassen bleiben; dass ich auf der Basis unserer damaligen Kenntniss des Gegenstandes die in Frage stehenden Streifen nicht anders wie als Oxyhämoglobin deuten konnte, ist wohl ebenfalls klar.

Dass ich dieses Kapitel über den Sauerstoffgehalt des Methämoglobins so weitläufig mit qualitativen Versuchen abgehandelt habe, nachdem Hüfner und Külz (Zeitschrift für physiolog. Chemie Bd. VII, No. 4: Ueber den Sauerstoffgehalt des Methämoglobin) und Otto (a. a. O.) au quantitativem Wege zu dem Schlussatze gelangten, dass sowohl Hoppe-Seyler als ich in dieser Frage Unrecht hätten, dass nämlich das Methämoglobin weder mehr noch weniger, sondern gerade ebenso viel Sauerstoff wie Oxyhämoglobin enthalte, beruht theils darauf, dass ich gern die Richtigkeit der factischen Beobachtungen, welche ich in meinen früheren so scharf angegriffenen Angaben darlegte, beweisen wollte, mag es sich nun mit der richtigen Deutung verhalten wie es will. Ein anderer Grund dafür liegt darin, dass ich glaubte, meine jetzige Angaben, namentlich die über die Einwirkung von Wasserstoff auf das Methämoglobin, könnten einen Beitrag zur Kenntniss desselben und zu weiteren Studien über diesen Stoff liefern. Dass meine Angaben mindestens in der Hauptsache richtig befunden werden, davon bin ich überzeugt, wenn die spektroskopische Untersuchung mit einem guten Instrument geschieht, worauf ohne Zweifel grosses Gewicht zu legen ist. Mit einem für diesen Zweck guten Instrumente meine ich ein solches, welches eine geringe Dispersion besitzt, da genaue Beobachtung aller Einzelheiten der Absorptionsspectren, welche hier in Frage stehen, mit einem Spectralapparate mit grosser Dispersion nach meiner Meinung ganz einfach unmöglich ist.

Das Wesen der Arsenikwirkung auf den Thierorganismus.

Nature de l'action de l'arsenic sur l'organisme animai.

On the nature of the action of the arsenic upon the animal organism.

Prof. **Dogiel**, de Kasan.

In meinen früheren Untersuchungen [1] über dieses Thema habe ich schon ausgesprochen, dass das Wesen der Arsenikwirkung auf den Thierorganismus sich auf eine chemische Verbindung des Arsenik mit den Eiweisssubstanzen zurückführen lässt. Hierfür spricht neben Anderem auch der Umstand, dass die Arsensäure, mit Hühnereiweiss gekocht, eine geléeartige Masse giebt. Da der Uebergang des Arseniksäure-Anhydrids im Organismus in Arsensäure (oder umgekehrt) nicht stattfindet, so trifft auch die von Binz [2]), der einen solchen Uebergang annimmt, gegebene Erklärung der Arsenikwirkung auf den Thierorganismus nicht zu. Da Binz [3]) mir aber entgegnete, dass meine Controlversuche nicht beweisend wären, so habe ich nochmals untersucht, inwiefern ein Uebergang des Arseniksäure-Anhydrids in Arsensäure (und umgekehrt) stattfindet, wenn man die Präparate mit Organen, wie Leber, Submaxillardrüse, Pancreas, zusammenbringt. Hierbei wurde die von Binz vorgeschlagene Methode unter allen möglichen Vorsichtsmaassregeln befolgt. Das Resultat stimmte mit denen in meiner ersten Untersuchung [4]) überein, d. h. dass ein solcher Uebergang unter angegebenen Umständen nicht constatirbar ist, wenn das Arseniksäure-Anhydrid von vorne herein keine Arsensäure (und umgekehrt) enhält. Da Binz auch die Existenz der Gallerte, welche sich bei der Erwärmung der Arsensäure mit Hühnereiweiss auf 60—65 ^{0} C. bildet, hezweifelt, so lege ich hier ein solches Präparat vor Nr. 2. Dasselbe bereitete ich aus 2,5 Cm. Hühnereiweiss und 0.06 Gramm. $As_2 O_5$. Diese Quantität $As_2 O_5$ wurde zu der angegebenen Menge Hühnereiweiss geschüttet und nach erfolgter Auflösung das Gemisch auf die angegebene Temperatur erwärmt.

Erwärmt man Arseniksäure-Anhydrid mit Hühnereiweiss, so gerinnt letzteres, wie ich es auch schon angegeben habe. Dagegen geben Kali oder Natronsalze der arsenigen Säure ebenfalls eine geléeartige Masse, wie das zweite beilegte Präparat es demonstrirt (Nr. 1). Diese geléeartige Masse (0,12 Gramm Kali arsenicosum ÷ 2 Ccm. Hühnereiweiss) löst sich leicht im Wasser.

Folglich giebt die Arsensäure bei erhöhter Temperatur leicht mit Eiweiss eine chemische Verbindung; das Arseniksäure-Anhydrid giebt eine solche Verbindung mit Eiweiss erst, nachdem es sich mit Kali oder Natron verbunden hat.

Ich glaube also genügend dargethan zu haben, dass das Wesen der Arsenikwirkung auf den Thierorganismus in der Bildung einer chemischen Verbindung mit den Eiweisssubstanzen besteht.

---

[1]) I. Dogiel, Beiträge zur Lehre von der Arsenikwirkung auf den thier. Organismus. Pflügers Arch., Bd. XXIV.
[2]) C. Binz und II. Schulz, Die Arsenikwirkungen vom chemischen Standpuncte betrachtet. Arch. f. exper. Path. und Pharmakologie, Bd. XI. II. 3, p. 200.
[3]) Berichte der deutschen chem. Gesellsch., XIV, p. 200.
[4]) l. c.

Ueber das Wesen der Blutgerinnung.

Sur la nature de la coagulation du sang.

On the nature of the coagulation of blood.

Cand. med. et Mag. med. vet. **C. Holzmann**, de Kasan.

(Aus dem pharmakologischen Laboratorium von Prof. Joh. Dogiel.)

So lange das Blut als Ganzes zum Studium der Gerinnung diente, gaben die zahlreichen Beobachtungen und Versuche uns wohl einige Anhaltspunkte über die Bedingungen, bei welchen die Ausscheidung des Fibrins beschleunigt, resp. verlangsamt wird, über das Wesen der Blutgerinnung war man jedoch aus sehr nahe liegenden Gründen auf mehr oder weniger wahrscheinliche Voraussetzungen angewiesen. Erst nachdem uns Al. Schmidt zeigte, dass in Blute bei der Gerinnung hauptsächlich 3 Agentien: Fibrinogen, fibrinoplastische Substanz und Fibrinferment thätig sind, nachdem er uns lehrte, wie diese Körper zu erhalten sind, konnte an eine mehr wissenschaftliche Bearbeitung der Blutgerinnungsfrage gedacht werden.

Den Begriff »Fibrinogen« hat Virchow[1]) eingeführt. In seinen interessanten Abhandlungen über die Blutgerinnung nimmt er an, dass der Faserstoff als solcher in keiner der normalen thierischen Flüssigkeiten präexistirt. Im Blut, in der Lymphe und in den lymphatischen Flüssigkeiten befindet sich nur eine mehr oder weniger entfernte Vorstufe des Fibrins: der fibrinogene Stoff. Derselbe ist ein Umsetzungsprodukt der Gewebe. Normal wird er wahrscheinlich direct weiter umgesetzt oder zerstört, abnorm aber, mit Sauerstoff oder sauerstoffreichen Flüssigkeiten in Contact gerathen, bildet er das eigentlich gerinnbare Fibrin.

Weiter ist schon Denis[2]) gelangt. Er fällte aus frisch gelassenem Blut mit Na Cl im Ueberschuss eine weisse, klebrige Masse. Diese löste er in der 10—20fachen Menge Wasser auf. Nach 5—10 Minuten gerann die Lösung. Diesen Stoff nannte Denis »Plasmin« oder Fibrinogen. Das im circulirenden Blute gelöst enthaltene Plasmin soll, sobald das Blut aus den Blutgefässen entfernt wird, in einen unlöslichen Körper, fibrine concrète, und einen löslichen, fibrine dissoute, zerfallen.

Auch nach Al. Schmidt[3]) präexistirt das Fibrin nicht im Blute, wohl aber eine Globulinsubstanz, das Fibrinogen. Zugleich findet sich noch im Blute ein zweites Globulin, die fibrinoplastische Substanz. Diese Körper bilden seine »Fibringeneratoren«.

In der Hydroceleflüssigkeit und im liquor pericardii des Pferdes kommt nach Al. Schmidt nur das Fibrinogen vor, wesshalb er solchen Flüssigkeiten das Attribut »fibrinogene« beilegt. Da bei der Fibrinbildung das Fibrinogen stets ganz verbraucht wird, die fibrinoplastische Substanz aber nur theilweise, so hat man im Blutserum nur die fibrinoplastische Substanz.

---

[1]) Virchow, Gesammelte Abhandlungen, p. 133.
[2]) Denis, Mémoire sur le sang etc. Paris 1859.
[3]) Die Arbeiten von Al. Schmidt sind zu bekannt, als dass sie einzeln angeführt zu werden brauehten. 1876 hat er über seine früheren Arbeiten selbst kurz berichtet in der »Lehre von den fermentativen Gerinnungserscheinungen«.

Man hat also die Möglichkeit beide Fibringeneratoren isolirt darzustellen. Zur Darstellung hat Al. Schmidt vier für beide Substanzen geltende Methoden angegeben: 1) Durch vorsichtigen Zusatz von geringen Mengen Alkohol. 2) Durch Ansäuerung mit CO_2 oder Essigsäure. 3) Durch Na Cl Saturation. 4) Durch Dialyse der vorher neutralisirten Flüssigkeit. Die 3. und die 4. Methode soll eine erschöpfende Fällung der Fibringeneratoren geben.

Um Fibrin zu erhalten genügt es jedoch nicht die beiden isolirt dargestellten Fibringeneratoren zusammenzubringen. Nur unter dem Einfluss des »Fibrinferments« kommt die Umsetzung der Fibringeneratoren in Fibrin zu Stande.

Im Blute präexistirt das Fibrinferment nicht, sondern es entsteht beim Zerfall der ihren natürlichen Existenzbedingungen entzogenen farblosen Blutkörperchen. Isolirt kommt das Fibrinferment im humor aqueus vor. Im Blutserum nimmt die Menge des Fibrinferments bis zur Beendigung der Gerinnung zu. Zur Darstellung des Fibrinferments fällt man die Eiweisskörper des Blutserums (am besten von Rinderblut) mit der 15—20fachen Menge Alkohol und lässt den Niederschlag wenigstens 14 Tage unter Alkohol stehen, um die Eiweisskörper in Wasser unlöslich zu machen. Ein Wasserextract aus diesem vorher getrockneten Niederschlag enthält das Fibrinferment.

Nach Al. Schmidt hat man sich die Fibrinbildung folgendermaassen zu denken: Unter der Einwirkung des Fibrinferments und bei Gegenwart geringer Mengen von neutralen Alkalisalzen treten zwei gelöste Eiweissstoffe, das Fibrinogen (ganz) und die fibrinoplastische Substanz (theilweise), zu einem unlöslichen, das Fibrin, zusammen.

Die Fibrinbildung will Al. Schmidt als einen »Umsetzungsprocess« bezeichnet sehen. Al. Schmidt hat also das Verdienst, dass er uns zuerst mehr oder weniger bestimmte Körper vorführte, ihre isolirte Darstellung lehrte, und somit die Blutgerinnung dem Experimente aufschloss.

Einen grossen Schritt weiter in diese Richtung bringen uns die höchst interessanten Arbeiten von O. Hammarsten[1]). Seinerseits wurde nicht nur die Existenz des Fibrinogens, der fibrinoplastischen Substanz und des Fibrinferments bestätigt, sondern er lehrte uns die Reindarstellung der ersteren Körper und zwar aus Flüssigkeiten, wo beide zusammen enthalten sind (Plasma). Ferner überzeugte er sich, dass die Methoden von Al. Schmidt wohl qualitative, aber keine quantitative Untersuchung zulassen. Er fand nämlich, dass weder Fällung mit Na Cl, noch mit CO_2, noch mit Essig⸗…, noch durch Dialyse den ganzen Gehalt an fibrinoplastischer Substanz einer Flüssigkeit aufdeckt.

Dann constatirte er noch ein verschiedenes Verhalten der Fibringeneratoren zu Na Cl: das Fibrinogen ist durch dieses Salz absolut fällbar, die fibrinoplastische Substanz aber nicht. Letztere wird von $Mg\,SO_4$ dagegen vollkommen gefällt.

Hierdurch gelang es ihm die fibrinoplastische Substanz auch in der Hydroceleflüssigkeit nachzuweisen, wo nach Al. Schmidt nur das Fibrinogen vorkommen sollte. Weiter wies er nach, dass die fibrinoplastische Substanz an der Fibrinbildung keinen unmittelbaren Antheil hat, folglich diesen Namen nicht verdient und gebraucht für diesen Körper die von Kühne eingeführte Bezeichnung Paraglobulin. Seine Schlüsse in dieser Beziehung

---

[1]) O. Hammarsten, Pflügers Archiv, Bd. XIV, XVII, XVIII, XIX. XXII.

lauten: 1) Das Paraglobulin ist für die Gerinnung nicht absolut nothwendig. 2) Die von Al. Schmidt angenommene Wechselbeziehung zwischen beiden Globulinen existirt nicht. 3) Das Paraglobulin geht nicht in den Faserstoff über. Leider erlauben uns die Grenzen dieser Mittheilung nicht auf den sehr sorgfältig geführten Beweis hier einzugehen.

Das Fibrinferment stellt O. Hammarsten nach der für Fermente allgemein üblichen Methode, Erzeugung eines Niederschlags, der das Ferment mechanisch mitreisst, dar.

Das Fibrinogen stellt er aus durch Auffangen des Pferdeblutes in $Mg\,SO_4$-Saturation, flüssig erhaltenen Plasma durch Fällen mit gleichem Vol. Na Cl-Saturation dar. Durch Auflösen des Niederschlags und wiederholte Fällung mit Na Cl-Saturation erhält man schliesslich reines Fibrinogen, welches im destillirten Wasser aufgelöst (die bei der letzten Fällung vom Fibrinogen eingeschlossene Na Cl-Menge genügt zur Lösung) per se nicht gerinnt — eine fibrinogene Flüssigkeit also im Sinne von Al. Schmidt bildet.

Auch O. Hammarsten betrachtet die Gerinnung als einen fermentativen Process. Nur behauptet er, dass das Fibrinogen dabei eine derartige Spaltung erfährt, dass ein unlöslicher, stickstoffreicherer Stoff, das Fibrin, sich ausscheidet und ein stickstoffärmer, in geringer Menge gebildeter Eiweisskörper in Lösung bleibt.

Anzuführen ist, dass O. Hammarsten noch sorgfältige Analysen über die procentische Zusammensetzung der betreffenden Substanzen: des Paraglobulin, des Fibrinogen, des aus Fibrinogenlösungen erhaltenen Fibrins und der Spaltungsproducte vorführt. Die Spaltungsproducte erhielt O. Hammarsten durch Erhitzen der Fibrinogenlösung etwa 10 Minuten bei 58—60° C.

Aus diesen Untersuchungen geht hervor, dass aus dem Blut bei bestimmter Bearbeitung eine Eiweisssubstanz von ziemlich constanten Eigenschaften erhalten werden kann, dem der Name Fibrinogen beigelegt ist. Das Fibrinogen, ohne Veränderung in verdünnter Na Cl-Lösung löslich, giebt unter gewissen Bedingungen einen in derselben Na Cl-Lösung unlöslichen Körper, das Fibrin.

Ist nun die Fibrinbildung Fermentation mit Synthese (Al. Schmidt), oder Fermentation mit Spaltung (O. Hammarsten), oder endlich einfache Oxydation (Virchow)?

Für die Auffassung einer Oxydation sprechen die Vorlesungsversuche von Prof. J. Dogiel, bei welchen Ozon durch defibrinirtes Blut geleitet und hierbei eine weisse, faserige, klebrige Masse mit physicalischen und chemischen Eigenschaften des Fibrins erhalten wird.

Obwohl nun Oxydation und Fermentation in ihren Endresultaten nichts weniger als sich gegenüberstehen, so ist es nicht ohne Interesse sich über den Vorgang mehr Aufschluss zu verschaffen. Zählt man hierzu noch die bestehende Controverse über die Gerinnungsfrage überhaupt, so erscheint eine erneuerte Untersuchung dringend geboten.

Auf Initiative und unter Leitung von Prof. J. Dogiel habe ich mich mit dieser Frage schon seit Herbst 1882 im pharmakologischen Laboratorium der Kasaner Universität beschäftigt.

Erwägt man die Schwierigkeiten, welche bei dieser Arbeit, sowohl in Bezug auf Beschaffung von geeignetem Material (Pferdeblut), wie auf die Wahl der Versuchszeit (kalte Jahreszeit) zu überwinden sind, so wird man es nicht für auffallend finden, wenn ich den Zeitraum von zwei Jahren als zu kurz bezeichne, um schon etwas vollkommen Abgeschlossenes vorlegen zu können. Wenn ich aber mich doch mit meinen Untersuchungen schon jetzt an die Öffentlichkeit wage, so ist es der Wunsch die Collegen mit einigen Beobachtungen bekannt zu machen, welche gewiss nicht ohne Einfluss bei der ferneren Bearbeitung der uns interessirenden Frage bleiben werden.

Da ich in Kürze einen ausführlichen Bericht meiner Untersuchungen abzufassen gedenke, so wird das in dieser Mittheilung vielleicht zu kurz oder unklar Gehaltene bald aufgeklärt werden. Auch werde ich dort erst die Arbeiten, welche die Fibrinbildung von anderen Gesichtspuncten aus behandeln, besprechen können.

Meine Fibrinogenlösungen habe ich nach den Methoden von O. Hammarsten hergestellt und zwar nach der ersten und zweiten d. h. mit mehrmaliger Filtration, Lösung und Fällung oder mit Auswaschen des einmalgefällten Fibrinogen mit c. 20 ^{0}ᵤ Na Cl-Lösung, bis es schneeweiss wurde, und Auflösung in destillirtem Wasser, da das vom gefällten Fibrinogen eingeschlossene Salz hierzu genügt.

Vor allen Dingen müssen wir feststellen, was wir Gerinnung nennen sollen. Virchow[1]) verlangt, dass man keinen Stoff als coagulabel bezeichnet, der nicht wenigstens die Möglichkeit einer Sammlung seiner ausgeschiedenen, unlöslich (in der Flüssigkeit, aus welcher sie gerannen) gewordenen Theilen besitzt, ohne dass diese Sammlung in einem blossen Niederschlage besteht oder in eigentlich krystallinischer Form erfolgt.

Inwiefern diese Forderung von allen Forschern eingehalten worden, kann ich hier weiter nicht berühren, muss aber angeben, dass in meinen Versuchen die Bezeichnung »vollkommene Gerinnung« aussagt, dass die ganze Flüssigkeit zu einer Gallerte erstarrt, welche das Umkippen des Gefässes, in welchem der Versuch vor sich geht, erlaubt. Hierauf zieht sich das Gerinnsel mehr oder weniger zusammen. Um etwaige spontane Gerinnbarkeit der Fibrinogenlösung nicht zu übersehen, habe ich bei jeder Versuchsreihe eine Portion der betreffenden Fibrinogenlösung mit den anderen Versuchsgläsern unter möglichst gleiche Bedingungen gestellt.

Eine Probe, dass die Fibrinogenlösung wirksam ist, giebt der Zusatz von Blutserum: sie muss vollkommen gerinnen.

Bei dieser Probe ergab sich, dass verschiedene Fibrinogenlösungen sich verschieden verhalten in Bezug auf die Zeit, in welcher auf Blutserumzusatz vollkommene Gerinnung eintritt. Der Grund kann sowohl in der Fibrinogenlösung, wie im Blutserum, oder auch wohl in beiden zugleich liegen.

Soweit dem wechselnden, nicht ohne directen Versuch voraus zu bestimmenden Na Cl-Gehalt der Fibrinogenlösung ein Einfluss zukommt, liegt die Ursache der verschiedenen Gerinnungsdauer in der Fibrinogenlösung.

1.
   a. Fibrinogenlösung $+$ Pferdeblutserum $(\overline{aa})$ $=$ vollkommene Gerinnung nach 96 Stunden.
   b. Fibrinogenlösung $+$ aqua destill. $(\overline{aa})$ $+$ Pferdeblutserum (!) $=$ vollkommene Gerinnung nach 55 Stunden.

---

1) l. c. p. 141.

2. { a. Fibrinogenlösung + Pferdeblutserum
{ b. Fibrinogenlösung + aqua destill. $(\overline{aa})$ nach 20 Stunden { keine / vollkommene } Gerinnung.
{ Pferdeblutserum $(\frac{1}{2})$

Interessant ist es, dass das frische Blutserum insofern einen Einfluss auf die Gerinnungszeit besitzt, als es von verschiedenen Thierspecies herstammt.

Dieser Umstand bekommt besondere Bedeutung durch die Versuche (Landois[1], J. Dogiel[2]), welche uns zeigen, dass das Blutserum einer Thiergattung die rothen Blutkörperchen einer anderen auflöst. J. Dogiel sagt: »Diese Geldrollenbildung und Auflösung der rothen Blutkörperchen unter den angegebenen Umständen tritt um so schneller ein, je grösser die Differenz der Thiere, von denen das defibrinirte Blut bez. das Blutserum genommen ist (Kaninchen-Hund; Kaninchen-Frosch; Hund-Frosch). Die Thatsache ist für die Transfusion des Blutes von nicht geringer Bedeutung. Durch Transfusion von Hunde- oder Lammblut in die Blutgefässe des Menschen helfen wir dem Minus an Blut beim letzteren nicht ab, sondern führen sogar eine noch stärkere Blutarmuth hierbei, in Folge der Auflösung seiner rothen Blutkörperchen durch das neu hinzugekommene, fremde Blut.« Hierher gehört ferner noch die Beobachtung von H. Nasse[3], der ungeronnenes Blut einer Frauenleiche durch Zusatz von Schweineblutserum auf der Stelle zum Gerinnen brachte.

Das Gesagte illustriren folgende Zahlenwerthe.

1. a. Fibrinogenlösung + Pferdeblutserum $(\overline{aa})$ = vollkommene Gerinnung nach 19 Stunden.
   b. Fibrinogenlösung + Kaninchenblutserum $(\overline{aa})$ = vollkommene Gerinnung nach 4 St. 32 Min.
   c. Fibrinogenlösung + Froschblutserum $(\overline{aa})$ = vollkommene Gerinnung nach 2 St. 40 Min.
   d. Fibrinogenlösung + Hundeblutserum (aa) = vollkommene Gerinnung nach 2 Stunden.

Folglich erstreckt sich die Wirkung fremdartigen Blutserums auch auf das Fibrinogen.

Gegenwärtig scheint die ganze Aufmerksamkeit der wissenschaftlichen Welt den geformten Fermenten zugewandt zu sein. Nicht allein die periodische Speciallitteratur, sondern sogar politische Blätter bringen fast in jeder Nummer über die Entdeckungen auf diesem Gebiete ganze Seiten. Dagegen muss die Lehre von den ungeformten Fermenten, denen man gewiss eine wichtige Rolle im Thier- und Pflanzenleben nicht absprechen wird, ganz still weiter rücken. Obwohl die von M. Traube[4] niedergeschriebenen Sätze, mit der Erweiterung der naturwissenschaftlichen Kenntnisse überhaupt, nur ein anderes Gewand erhalten haben, förderten die Untersuchungen von Hüfner[5] und Hoppe-Seyler[6] doch auch nicht wenig das Verständniss der Wirkungsweise der ungeformten Fermente.

---

[1] Dr. Landois, Centralblatt f. med. Wiss. 1874, p. 419—22.
[2] Joh. Dogiel, Archiv f. Anat. und Physiol. 1883, p. 358.
[3] H. Nasse, Blut. Wagner's Hdwörterb. d. Phys. 1842, p. 116.
[4] M. Traube, Theorie der Fermentwirkungen. Berlin 1858.
[5] Hüfner, Chem. Centralbl., IV. 1873, p. 440 u. 459.
[6] F. Hoppe-Seyler. Pflüger's Arch., Bd. XII, 1876. Auch seine physiol. Chemie.

Nach M. Traube und Liebig[1]) bilden sich die Fermente bei der Zersetzung der Proteinstoffe. Ihre Wirkung geht nach M. Traube, Hüfner und Hoppe-Seyler mit der Zersetzung von $H_2 O$ in H und H O einher. Ist Sauerstoff bei der Fermentation zugegen, so kann der freiwerdende H Sauerstoffmolecüle zerlegen. wobei also eines der wirksamsten Oxydationsmittel, Sauerstoff in statu nascenti, entsteht. Desshalb ist, wie ich schon hervorgehoben, Fermentation durchaus nicht der Oxydation gegenüber zu stellen.

Das was die Fermente bei gewöhnlicher oder Körpertemperatur bewirken, können wir in Laboratorien durch erhöhte Temperatur, Säuren und Alkalien ebenfalls erzielen, wesshalb Hoppe-Seyler die fermentativen Processe ja dementsprechend classificirt. Die Verbreitung der Fermente, der Umstand z. B., dass diastatisches Ferment fast in allen todten Geweben nachgewiesen werden kann, muss unsere Aufmerksamkeit nicht wenig fesseln, wenn wir die Frage nach dem Ursprung der Fermente aufwerfen. Wir müssen zugeben, dass die Fermente nicht allein Producte gewisser Drüsen, sondern wirklich, wie M. Traube und Liebig es hervorgehoben, überall entstehen können, wo Proteinkörper zerfallen.

Ist die Blutgerinnung als Fermentation aufzufassen, und entsteht das Fibrinferment beim Zerfall der ihren natürlichen Existenzbedingungen entzogenen farblosen Blutkörperchen (Al. Schmidt), so wäre das ja ein weiterer Beweis der Enstehung von Ferment beim Zerfall von Eiweisskörpern. Da die farblosen Blutkörperchen ja vor dem Zerfall absterben müssen, so zerfällt nur eine Eiweisssubstanz. Es ist wohl hieraus der Schluss erlaubt, dass Fibrinferment beim Zerfall von Eiweisskörpern entstehen muss, oder noch bestimmter: Das Fibrinferment ist ein Zersetzungsproduct von Eiweiss.

Diese Hypothese musste experimentell geprüft werden.

Da ferner in dieser Zeit die Darstellung eines Körpers mit den Eigenschaften von Trypsin durch Wl. Nikolsky[2]) aus Zersetzungsproducten von gekochtem Hühnereiweiss, Fibrin und aus Eiter in unserem Laboratorium stattgefunden hatte, wurde ich in meinem Vorhaben gestärkt. Zugleich benutzte ich seine Methode zur Darstellung des mir nöthigen Materials. Hierbei fand ich, dass Hühnereiweiss mit Salicylsäure bestreut nicht so wirksame Gerinnungsfermente gab, als Hühnereiweiss per se. Ausserdem liess ich Hühnereiweiss in mit Fliesspapier bedeckten Gefässen bei Zimmertemperatur ($17-19^0$ C.) 8—30 Tage stehen. Von Zeit zur Zeit wurden Portionen mit einer grossen Menge starken (95 %) Alkohols gefällt und nach der Methode von Witt... (Glycerinextraction) behandelt.

Die in den zugeschmolzenen Glasröhren unten angesammelte Flüssigkeit aus gekochtem Hühnereiweiss wurde mit Alkohol gefällt, der Niederschlag über Schwefelsäure getrocknet und das Wasserextract daraus mit der Fibrinogenlösung zusammengebracht. Das Resultat war positiv. Auf Zusatz dieser Stoffe gerann die Fibrinogenlösung. Zusatz der in den zugeschmolzenen Glasröhren unten angesammelten Flüssigkeit aus gekochtem Hühnereiweiss, ohne jede weitere Bearbeitung, bringt eine Fibrinogenlösung ebenfalls zum Gerinnen, und das Gerinnsel hält sich in diesem Falle längere Zeit hindurch.

[1]) Liebig. Annalen der Chemie und Pharmacie. CLIII, Heft 1.
[2]) Nikolsky. Zur Darstellung von Trypsin und seine pract. Anwendung.

1.
  - a. Fibrinogenlösung $+$ Hundeblutserum (aa) $=$ vollkommene Gerinnung nach 2 Stunden 22 Min.
  - b. Fibrinogenlösung $+$ Wasserextract des Alkoholniederschlages aus der Flüssigkeit, welche sich in zugeschmolzenen Glasröhren aus gekochten Hühnereiweiss bei der Zersetzung unten ansammelt (4./I.—17./I. 84) $=$ vollkommene Gerinnung nach 2 Stunden 23 Minuten.

2.
  - a. Fibrinogenlösung $+$ Pferdeblutserum (aa) $=$ vollkommene Gerinnung nach 12 Stunden 34 Minuten.
  - b. Fibrinogenlösung $+$ Flüssigkeit ($\overline{aa}$) aus dem Glasrohr ohne jede weitere Bearbeitung (von 12./II.—15./IV.) $=$ vollkommene Gerinnung nach c. 19 St.

3.
  - a. Fibrinogenlösung $+$ Schildkrötenblutserum ($\overline{aa}$) $=$ vollkommene Gerinnung nach 1 St. 10′.
  - b. Fibrinogenlösung $+$ Flüssigkait ($\overline{aa}$) aus dem Glasrohr ohne jede weitere Bearbeitung) von 13./III.—23./X. 84) $=$ vollkommene Gerinnung nach 3 St. 20′

Auzüführen ist, dass verschiedene Dauer der Zersetzung von Eiweiss verschieden virksame Producte zu liefern scheint. Vom 11. Tage angab das in Glasröhren sich zersetzende Eiweiss wirksamere Producte als bis zu dieser Zeit; wenigstens gilt dies für Wasserextracte aus den Alkoholniederschlägen. Ein solches Wasserextract z. B. gab mit der Fibrinogenlösung unvollkommene Gerinnung, wenn es aus Niederschlägen, die am 5., 7. und 9. Tage der Zersetzung erhalten waren, stammte, während das vom 11. Tage nach 9 Stunden und das vom 13. und 19. Tage nach 23 Stunden vollkommene Gerinnung gaben.

Behandelt man Hühnereiweiss nach der zur Bereitung von Fibrinferment aus Blutserum von A l. S c h m i d t angegebenen Methode, so giebt das Wasserextract daraus mit der Fibrinogenlösung vollkommene Gerinnung.

1.
  - a. Fibrinogenlösung $+$ Pferdeblutserum ($\overline{aa}$) $=$ vollkommene Gerinnung nach 1 St. 33′.
  - b. Fibrinogenlösung $+$ Wasserextract ($\overline{aa}$) aus mit Alkohol gefälltem Hühnereiweiss (nach 30 Tagen) $=$ vollkommene Gerinnung nach 47 St.

Mit Wasser verdünntes und filtrirtes, nicht ganz frisches Hühnereiweiss gab mit einer Fibrinogenlösung ($\overline{aa}$) nach 21 Stunden vollkommene Gerinnung.

Frauenmilch im 2. Lactationsmonat (3 Tropfen) bewirkte vollkommene Gerinnung der Fibrinogenlösung (10 Ccm.) nach 1 St. 37′, während dieselbe Fibrinogenlösung mit Hundeblutserum nach 2 St. 22′ gerann.

Hiermit wäre also die Ansicht über die Abstammung des Fibrinferments von A l. S c h m i d t nicht nur bestätigt, sondern auch in dem von mir angegebenen Sinne erweitert. Warum J a k o w i c k i[1]), B i r k[2]) etc. im eben aus den Blutgefässen entzogenen Blute das Ferment auffinden mussten, ist uns ebenfalls klar.

Aus der Versuchsreihe, inwiefern verschiedene chemische Agentien die Gerinnung beeinflussen, kann ich nur mittheilen, dass Sublimat (1 : 4000), Alkohol (90°₀) (1 : 10), Creosot (1 : 50), Salicylsäure (1 : 500), Carbolsäure

[1]) Jakowicki, Zur phys. Wirk. d. Bluttransf, 1875.
[2]) Birk, Das Fibrinferment im lebend. Org. 1880.

(1 : 500), Carbolsäure (1 : 200), Jod (1 : 5000), Chininum muriat. (1 : 200), Thymol (1 : 2000) die Gerinnung von Fibrinogenlösungen unter dem Einfluss von Blutserum oder die Zersetzungsproducte vom Hühnereiweiss nicht verhindern.

Fügt man zu 10 Ccm. Fibrinogenlösung + Pferdeblutserum ($\overline{a}\overline{a}$) einen Tropfen Nicotin, so wird der Gerinnungsprocess durchaus nicht gestört. Grössere Mengen (5 Tropfen) hielten die Mischung 4 Tage flüssig. Die Reaction war eine stark alkalische. Als ich nun verdünnte H Cl-Lösung (0,1 $^0/_0$) hinzufügte, so trat bei alkalischer Reaction der Mischung, in einer $^1/_2$ Stunde, die Gerinnung ein.

Dieser Umstand führte mich zum Versuch, ob ein geringer Alkalizusatz die Gerinnung verhindert.

1. Fibrinogenlösung + Zersetzungsflüssigkeit von Hühnereiweiss ($\overline{a}\overline{a}$) — Na (O H)-Lösung (0,02 $^0/_0$) bis zu deutlich alkalischer Reaction = vollkommene Gerinnung nach $3^1/_2$ Stunden. Folglich verhindert ein geringer Alkalizusatz zur Fibrinogenlösung die Gerinnung nicht.

Leitet man Ozon durch eine Fibrinogenlösung, so entsteht darin ein flockiger Niederschlag. Gleicher Niederschlag erscheint, wenn man zur Fibrinogenlösung einige Tropfen alten Terbenthinöls giesst und nun Sauerstoff durchleitet. Auch destillirtes Wasser, durch welches Ozon eine halbe Stunde durchgeleitet war, brachte in dem gleichen Volumen Fibrinogenlösung einen flockigen Niederschlag zu Stande. Offenbar wirkt das Ozon zu stark ein Ob man den Niederschlag für Fibrin ansehen kann, lasse ich dahingestellt sein, da ich noch nicht specielle Untersuchungen hierüber habe anstellen können.

Giesst man Fibrinogenlösung in ein Uhrschälchen und richtet es so ein, dass der Ozonstrom auf die Oberfläche der Fibrinogenlösung gerichtet ist, so entsteht in ihr ein Niederschlag, der bei schwacher Vergrösserung (Ocul. 3, Syst. 4, Hartn.) als aus einem Netz mit unregelmässigen Maschen bestehend sich erwies. Hühnereiweisslösung zeigt letztere Reaction nicht. Schon früher hatte ich 15—30 Minuten Sauerstoff durch Fibrinogenlösung fliessen lassen und, da bis zum Abend keine Veränderung in letzterer erschien, den Sauerstoff in dieser Beziehung für unwirksam gehalten. Bei den Versuchen an Fibrinogenlösung mit Zersetzungsproducten aus Hühnereiweiss machte ich aber die Erfahrung, dass man die Versuchszeit wenigstens auf 4 Tage ausdehnen muss. Auf den Rath von Prof. J. Dogiel wiederholte ich daher nochmals die Versuche mit Fibrinogenlösung und Sauerstoff, wobei ich den Sauerstoff 1—3 Stunden durch die Fibrinogenlösung leitete und längere Zeit zu beobachten beschloss. Nach c. 19 Stunden erschien in der Fibrinogenlösung ein ringförmiger Nebel. Nach 43 Stunden war vollkommene Gerinnung eingetreten. Die anfängliche, ringförmige Trübung entsprach der Stelle, wo das Glasrohr vom Sauerstoffgasometer in der Fibrinogenlösung bei der Durchleitung von Sauerstoff sich befand.

Zur Controle, ob dem Sauerstoff hier wirklich eine Rolle zukommt, wurden zwei weitere Portionen derselben Fibrinogenlösung mit CO und CO_2 ebenso wie mit O_2 behandelt. Das Resultat war negativ, obwohl 4 Tage beobachtet wurde. CO_2 ruft einen flockigen Niederschlag, der sich an die Wandungen des Gefässes ansetzt, in der Fibrinogenlösung hervor.

Die Ansicht, dass die Blutgerinnung den Anfang der Zersetzung anzeigt, eine Leichenerscheinung ist, vertritt schon Dr. Zimmermann[1]) mit grosser Wärme. Auch Pflüger[2]) bezeichnet das Fibrin »als bekanntes Zersetzungsproduct des abgestorbenen Blutes«. Paschutin[3]) ist der Ansicht, dass die Ausscheidung des Fibrins den Schlussact des Plasmatodes darstelle. Folglich sind die von mir gefundenen Thatsachen von bewährten Forschern auf Grund verschiedener Beobachtungen schon längst angenommen gewesen. Mir ist nur der experimentelle Nachweis, Dank den vorausgegangenen Untersuchungen von Al. Schmidt und O. Hammarsten, gelungen, dass das Fibrin wirklich ein Resultat von Zersetzung und Oxydation von Eiweisskörper ist.

Da ich wahrscheinlich bald auch meine Beobachtungen über die Gerinnung des Blutes und über das Fibrin selbst zu veröffentlichen gedenke, so will ich auch die höchst interessante Frage nach der Abstammung des Fibrinogens schon dort besprechen. Verschweigen jedoch kann ich nicht, dass meiner Ansicht nach die Beobachtungen und Versuche von J. Dogiel[4]), Landois[5]), Heynsius[6]) und G. Sommer[7]) und die von J. Dogiel und Heynsius vertretene Richtung in dieser Hinsicht zu sehr werthvollen Resultaten führen wird.

Das Gesagte erlaubt folgendes Resumé:

1. Aus dem Pferdeblut lässt sich nach den von O. Hammarsten angegebenen Methoden leicht eine Eiweisssubstanz (Fibrinogen) darstellen, welche sich in schwacher NaCl-Lösung auflöst, spontan nicht gerinnt, wohl aber auf Zusatz von Zersetzungsproducten aus Hühnereiweiss, von Blutserum, oder nach andauernder Durchleitung von Sauerstoff, während CO und CO_2 diese Erscheinung nicht zu Stande bringen.

2. Da nun bei der Fermentation in Gegenwart von O_2, letzterer in statu nascendi, eines der energischten Oxydationsmittel, thätig ist, so kann man die Fibrinbildung erschliesslich doch nur als Oxydation von Eiweiss betrachten.

Hervorheben will ich nochmals, dass in allen angeführten Versuchen der Gerinnungsmodus der Fibrinogenlösung mit dem des Blutes übereinstimmt: die entstandene gleichartige Gallerte contrahirt sich und scheidet allmälig eine Flüssigkeit aus.

---

[1]) Dr. Zimmermann, Zeitschr. f. rat. Med. 3. Reihe, Bd. III, p. 304.
[2]) Pflüger, Sein Archiv. Bd. X, 1875, p. 251.
[3]) Paschutin, Vorles. über allg. Pathologie. Bd. II, p. 426 (in russ. Sprache).
[4]) J. Dogiel, l. e. und Arch. f. Anat. und Phys. 1879.
[5]) Landois, l. c.
[6]) Heynsius, Pflügers Archiv, Bd. III.
[7]) Sommer, Ueber die Faserstoffbildung etc. 1874.

Zur Darstellung von Trypsin und seine practische Anwendung.

Préparation et application pratique de la Trypsine.

Preparation and practical application of Trypsines.

Dr. **Wl. Nikolsky**, de Kasan.

(Aus dem pharmakologischen Laboratorium von Prof. J. Dogiel.)

Nachdem Cl. Bernard auf die Auflösung der Eiweisskörper durch das Pancreassecret hingewiesen hatte, untersuchte Corvisart diesen Gegenstand genauer und fand, dass auch das Wasserextract des Pancreas in gleichem Sinne wirksam ist, indem es ein besonderes Ferment enthält, welches geronnenes Eiweiss in lösliche Peptone verwandelt. Spätere Abhandlungen über diesen Gegenstand bringen Isolationsversuche dieses Ferments. Hierher gehören die Untersuchungen von Danilewski[1]), Wittich[2]), Paschutin[3]), Kühne[4]) etc. Besonders eingehend beschäftigte sich Kühne mit diesem eiweisslösenden Ferment. Er bemühte sich dasselbe rein von Eiweiss, Pepton und Salzen darzustellen, gab eine genauere Beschreibung seiner physiologischen Wirkung und physikalisch-chemischen Eigenschaften und nannte es Trypsin. Sein in Wasser leicht, in Alkohol aber unlöslicher Trypsin erhielt Kühne, wie folgt. Das frische Pancreas wird mit absolutem Alkohol verrieben. Darnach wird letzterer entfernt und aus der verriebenen Masse bei 0⁰ C. ein Wasserextract bereitet. In diesem Wasserextract bildet sich auf Alkoholzusatz ein Niederschlag, der auf dem Filter gesammelt und nach Entfernung des Alkohols mit 1 ⁰/₀ Lösung von Essigsäure behandelt wird, wobei Trypsin sich auflöst, während die Eiweisssubstanzen im Niederschlag verbleiben. Letztere entfernt man durch Filtration. Das Filtrat wird nochmals mit Alkohol gefällt, der Niederschlag wieder mit 1 ⁰/₀ Essigsäurelösung behandelt und bis auf 40⁰ C. erwärmt. Der sich hierbei bildende Niederschlag wird durch Filtration entfernt, das Filtrat mit Soda bis zur alkalischen Reaction versetzt und auf 40⁰ C. erwärmt. Der jetzt sich bildende Niederschlag enthält kohlensaures Calcium und Magnesium, während Trypsin mit alkalischen Salzen, Peptonen, Leucin und Tyrosin in Lösung verbleiben. Letztere entfernt man durch Dialyse. Das im Dialysator verbleibende Trypsin wird durch Alkohol gefällt und getrocknet. Dieses Trypsin löst schnell geronnenes Eiweiss, besonders Fibrin, und zwar in beliebig grossen Quantitäten, da die gebildeten Peptone kein Hinderniss für die fernere Wirkung des Trypsin abgeben. Im trockenen Zustande ist das Trypsin amorph, hart, durchscheinend, strohgelb, leicht löslich in Wasser, unlöslich in Alkohol und Glycerin. Das Trypsin wird von Wasser, Soda, Salicylsäure und schwache Essigsäurelösung nicht angegriffen. Kocht man eine wässrige Trypsinlösung, so erhält man geronnenes Eiweiss und Pepton. Aehnlich wirken verdünnte Mineralsäuren. Magensaft zerstört das Trypsin. Eine Elementaranalyse des Trypsin liegt nicht vor.

---

[1]) Archiv f. prakt. Anat. Bd, XXV.
[2]) Pflügers Archiv. Bd. II. 1869. p. 193.
[3]) Centralblatt f. med. Wiss. Nr. 7. 1872.
[4]) Verhandl. des Heidelb. naturhist. med. Vereins. N. F. Bd. I. (Citirt nach Hoppe-Seyler.)

Hier will ich nur auf die Darstellung von Trypsin näher eingehen. Ich versuchte wiederholt das Trypsin nach der Kühne'schen Methode aus 2—3 Bauchspeicheldrüsen von Hunden auf einmal darzustellen, erhielt aber entweder gar nicht[1]) oder so wenig Trypsin, dass es kaum zu einer physiologischen Probe hinreichte. Da ein Zweifel an den Untersuchungen von Kühne kaum gerechtfertigt erschien, vielmehr meinerseits irgend ein Fehler bei den Manipulationen vorliegen musste, so war ich stark interessirt die Ursache meines Misserfolges aufzufinden. Bekanntlich enthält das Pancreas 2—3 Stunden nach der Speiseaufnahme am meisten Ferment. In der That war aus Bauchspeicheldrüsen, welche 3—5 Stunden nach der Speiseaufnahme zur Bearbeitung kamen, immer Trypsin zu erhalten, jedoch stets in unbedeutender Menge. Ferner musste die Hypothese von Heidenhain[2]) berücksichtigt werden, nach welcher die Bauchspeicheldrüse nur Spuren von Eiweissferment, wohl aber einen besonderen Körper, das Zymogen, enthält. Dieses wirkt auf das Eiweiss nicht ein, liefert aber bei seiner Zersetzung das Ferment, weshalb letzteres sich auch nur im Secret der Drüse befindet. Das in Wasser und Glycerin lösliche Zymogen erleidet diese Veränderung nach Heidenhain schon durch Wasser, besonders bei Erwärmung der wässerigen Lösung, oder durch Säuren. Sehr langsam liefert das Zymogen das Ferment in Gegenwart von Neutralsalzen (z. B. Na Cl) und kohlensauren Alkalien (z. B. Soda). So lange es in Glycerin gelöst ist, giebt es kein Ferment.

Um das Ferment aus Zymogen zu erhalten, bearbeitete Kühne die Bauchspeicheldrüse mit absolutem Alkohol. Natürlich erzielte Kühne dasselbe durch die Bearbeitung des Alkoholniederschlags mit schwacher Essigsäurelösung, besonders bei der Erwärmung der Mischung auf 40° C. Obwohl das alles von mir Berücksichtigung fand, gelang es mir dennoch nicht Trypsin in grösserer Menge zu erhalten. Grössere Ausbeute erzielte ich, wenn das Pancreas zuerst 2—3 Tage, oder mehr, an der Luft mit wenig Wasser gelegen hatte. Die Drüse faulte dabei, gab einen widerlichen Geruch nach Indol etc. von sich und es traten in ihr massenhaft niedere Organismen auf. Weitere Forschung nach den Bedingungen, unter welchen das Pancreas am meisten Trypsin liefert, ergab, dass mit Salicylsäure bestreute Bauchspeicheldrüsen, in ein Glasrohr eingelöthet, in dieser Hinsicht am ergiebigsten sind, weil hierdurch einer zu starken Fäulniss vorgebeugt wird. Aus dem Pancreas eines mittelgrossen Hundes konnte auf solche Art 0,3 Gramm trockenes Trypsin erhalten werden. Das erhaltene Präparat entsprach vollkommen dem Trypsin von Kühne, sowohl in physiologischer wie in physikalisch-chemischer Beziehung. Die Einzelheiten dieser Modification der Kühne'schen Methode zur Darstallung von Trypsin bestehen im Folgenden. Man wählt ein Glasrohr von der Grösse, dass man dort zwei Bauchspeicheldrüsen unterbringen kann. Das eine Ende wird zugelöthet und das Rohr an einer Stelle (an der Grenze zwischen dem 1. und 2. Drittel, vom geschlossenen Ende ab gerechnet) etwas ausgezogen, so dass eine Verengerung des Lumens entsteht. Hierauf wirft man einige Glasscherben in das Rohr. Diese kommen vor der verengten Stelle zu liegen und bilden gleichsam ein Filtrum.

---

[1]) Maly (Handb. d. Physiol. von Hermann. Bd. V. 1880. p. 194) konnte aus mehreren Bauchspeicheldrüsen nach dieser Methode kein Trypsin erhalten.
[2]) Arch. f. d. ges. Physiol. Bd. X. 1875. p. 557.

Jetzt wird das ganz frische Pancreas in nussgrosse Stücke zerschnitten,
diese mit Salicylsäurepulver bepudert und in das lange Ende des Glas-
rohres mittelst eines Glasstäbchens geschoben. Hierauf löthet man auch
das noch offene Ende zu und stellt das Rohr im Zimmer auf. In 2— 3
Tagen fängt sich eine schwach gelbliche, durchsichtige Flüssigkeit in der
unteren, leeren Hälfte des Rohres anzusammeln. $1\frac{1}{2}$—2 Wochen nimmt
die Menge der Flüssigkeit gewöhnlich noch zu. Sistirt nun die Ausscheidung der Flüssigkeit, so öffnet man das Rohr. Bedeutende Gas-
ansammlung ist hier nicht vorhanden. Die Pancreasstücke sehen graugelblich aus, sind kleiner geworden und riechen stark nach Salzhering.
Unter dem Mikroscop sieht man geschrumpfte, scharf contourirte, glänzende Körnchen enthaltende Drüsenzellen. Micrococcen und Bacterien
bemerkt man nicht. Die in der unteren Abtheilung des Rohres befindliche

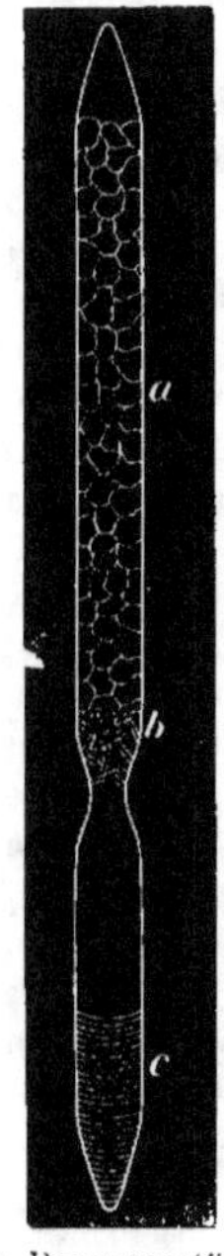

Flüssigkeit diente zur Trypsindarstellung. Sie wurde mit
dem zweifachen Volumen Alkohol ($95\,^0/_0$) versetzt; der
sich hierbei bildende Niederschlag kam auf das Filtrum
und wurde über Schwefelsäure getrocknet. Hierauf behandelte ich den Niederschlag mit $1\,^0/_0$ Essigsäurelösung
etc., wie die Vorschrift von Kühne es verlangt. Anzuführen ist, dass behufs Peptongewinnung und zum histologischen Bedarf es genügt den ersten Alkoholniederschlag
im Wasser zu lösen und auf 24 Stunden in den Dialysator zu stellen, darauf die im Dialysator verbleibende
Flüssigkeit wieder mit Alkohol zu fällen und über
Schwefelsäure zu trocknen. Ueberhaupt ist schon das
zwei Mal mit Alkohol gefällte Ferment zu groben Versuchen genügend. Einen annähernden Begriff von dem
Gang der Zersetzung des Pancreas könnten folgende
Angaben geben. Lässt man die mit Salicylsäure be-
streuten Pancreasstücke 2— 3 Monate im zugelötheten
Glasrohr liegen, so sieht man, dass die oberen Stücke
gelb sind, mit Häufchen von Fettsäurekrystallen sich
bedecken und bedeutend mehr Fett enthalten als vorher.
Sie sind etwas durchsheinend geworden und lassen sich
wie Wachs in eine dünne Platte auskneten (Adipocire?).
Das Mikroscop zeigt in den Drüsenzellen glänzende
Körner, welche nach Alkohol-Aetherbehandlung theilweise verschwinden. Liegt die Drüse im zugeschmolzenen
Glasrohr 10—12 Monate, so erhält sie, wie die sauer-
reagirende Flüssigkeit, einen an butyr. cacao erinnernden

a Pancreasstücke.
b Glasscherben.
c Flüssigkeit.

Geruch. Durch Abdampfen der Flüssigkeit erhält man
eine gelbe durchsichtige Masse, die ein nach Honig
riechendes Alkoholextract giebt. Der in Wasser lösliche
Rest riecht nach Braten. Man sieht also, dass die Zersetzung der Drüse
unter angegebenen Bedingungen nicht so weit geht, als an der Luft und
ohne Salicylsäure.

Schliesst man die Bauchspeicheldrüse ohne Salicylsäure in das Rohr
ein, so sammelt sich unten ebenfalls Flüssigkeit an. Diese reagirt aber
alkalisch. Die Drüse verwandelt sich unter diesen Verhältnissen in 1—2
Wochen in einen schmutzigen Schaum mit vollkommenem Untergang der
Drüsenzellen. Es entwickelt sich eine grosse Menge Gas, weshalb, um

eine Sprengung zu verhüten, das Rohr vor der Eröffnung im Eiswasser abgekühlt werden muss. Bei der Eröffnung werden Drüsenstücke mit Gewalt aus dem Rohr geschleudert; die Flüssigkeit geräth durch die Gasausscheidung wie ins Sieden und es verbreitet sich ein unangenehmer Geruch nach Indol, Scatol etc. Aus der Flüssigkeit kann man ebenfalls Trypsin gewinnen, aber, wie es scheint, weniger als aus der Drüse, welche mit Salicylsäure bestreut war. In dem schmutzigen Schaum, in den die Drüse verwandelt ist, lassen sich Massen von Bacterien und Micrococcen nachweisen. Da ich aber diesen Process nicht habe weiter verfolgen können, so will ich zum Ferment zurückkehren.

Nachdem ich so eine bequemere Methode zur Trypsingewinnung gefunden, schloss ich Fibrin aus Hundeblut, gekochtes Hühnereiweiss mit und ohne Salicylbestreuung in Röhren ein und erhielt aus der unten angesammelten Flüssigkeit nach der Kühne'schen Methode ebenfalls geringe Mengen von Trypsin. Diese Versuche schienen gegen eine specifische Rolle des Pancreas zu sprechen, jedoch will ich hierüber, bevor speciellere Versuche vorliegen, kein endgültiges Urtheil fällen. Die Anwesenheit der Peptone im sich zersetzenden Eiweiss und auch der Umstand, dass es mir gelungen eine geringe Menge Trypsin aus Eiter zu gewinnen, könnten auch in diesem Sinne gedeutet werden. Der Eiter stammte aus dem rechten Pleurasack des Menschen, war graugelblich, fast geruchlos, alkalisch. Das Mikroscop zeigte gekörnte Eiterkörperchen und hin und wieder auch rothe Blutkörperchen. In Arbeit wurden ca. 100 Gramm Eiter genommen. Derselbe wurde mit doppeltem Volumen Alkohol (95 °/₀) gefällt, der Niederschlag auf dem Filter gesammelt, über Schwefelsäure getrocknet und nach der Kühne'schen Methode auf Trypsin behandelt.

Der Umstand, dass eiweisslösendes Ferment im zersetzten Eiweiss, Fibrin und Eiter vorkommt, hat klinische Bedeutung. Eitersenkungen finden hierdurch eine Erklärung. Aller Wahrscheinlichkeit nach steht hiermit auch die erfolgreiche Behandlung des Pannus durch künstliche Eiterung, herbeigeführt durch die Uebertragung von blennorrhoischem Eiter oder Infusum Iequirity (Sem. abri precatori) in Zusammenhang. Auch die zu diesem Zweck zur Anwendung kommenden Volksmittel könnten Trypsin enthalten. So wendet man bei uns in Rusland beim Pannus den Saft aus Regenwürmern (Lumbricus terrestris) an. In letzteren ist aber in neuester Zeit ein Eiweissferment, das Isotrypsin [1]), aufgefunden worden. Dieses Isotrypsin führt nicht, wie Trypsin, das Eiweiss bis zur Bildung von Leucin und Tyrosin, wodurch es besonders zur Lösung des Pannus geeignet ist. Die Bereitung des Saftes aus den Regenwürmern ist folgende. Die lebenden Regenwürmer werden mit kaltem Wasser sorgfältig abgewaschen, in ein reines Glasgefäss gethan und mit Zucker oder Salz bestreut. Das Gefäss deckt man zu und stellt ans Licht. Die Würmer sterben ab und es sammelt sich der Saft an. Derselbe wird abgegossen und in gut verschlossenen Gläsern bei niedriger Temperatur aufbewahrt. Nach der Erzählung der mit diesem Saft Geheilten genügt es diesen Saft einige Male ins Auge zu streichen.

In neuester Zeit ist vielerseits (Koths, Schaefer, Rossbach etc.) die wässrige Lösung von Papayotin, welches in der Wirkung dem Trypsin

---

[1]) Beaunis Physiologie. Bd. II. p. 94.

gleicht, zum Bestreichen der Diphtheritismembranen empfohlen worden. Letztere sollen sehr schnell verschwinden und der ganze Process ein für den Kranken mehr günstigen Verlauf nehmen. Da aber reine und wirksame Präparate von Papayotin sehr theuer sind, so recommandirt E w a l d dasselbe durch Pancreatin oder irgend ein anderes Eiweissferment des Pancreas zu ersetzen.

In Bezug hierauf muss also jede Erleichterung der Gewinnung des Eiweissferments aus dem Pancreas sehr erwünscht sein.

III. Section de Pathologie Générale et d'Anatomie Pathologique.

Président:

Prof. C. Reisz, de Copenhague.

Présidents d'honneur:

M. le Prof. Chauveau, de Lyon.
» Prof. Cornil, de Paris.
Sir W. Gull, Bart, de Londres.
M. le Prof. H. Heiberg, de Christiania.
» Prof. Heller, de Kiel.
» Prof. Key, de Stockholm.
» Prof. Odenius, de Lund.

Sir J. Paget, Bart, de Londres.
M. le Prof. Pasteur, de Paris.
» Dr. Prudden, de New York.
» Prof. Sangalli, de Padoue.
» Prof. Vallin, de Paris.
Prof. Virchow, de Berlin.
Prof. Weigert, de Leipzig.

Secrétaires:

M. le Dr. Bard, de Lyon.
» Dr. Fraenkel, de Hamburg.
» Dr. Levison, de Copenhague.

M. le Dr. Tscherning, de Copenhague.

Lundi 11 août à 10 h. constitution de la section.

M. le Prof. Reisz, président du comité d'organisation, a ouvert la séance par le discours suivant:

Messieurs!

Comme président du comité d'organisation de la section de pathologie j'ai l'honneur de vous souhaiter les bienvenus — les bienvenus et les anxieusement attendus. Car, des nuages menaçants se sont élevés de la Méditerranée. On se demandait déjà: congrès ou non? Alors est venue la première hirondelle. Ce fut monsieur le professeur Pasteur, qui nous présageait le congrès en venant le premier. Maintenant nous voici rassemblés, et nous allons — avant tout — constituer notre bureau.

Vous aurez, messieurs, à choisir un président de la section, un bon nombre de présidents honoraires et des secrétaires.

Pour donner de la consistance au bureau de la section, le comité d'organisation du congrès a cru qu'il serait préférable d'élire comme président un danois, qui connaît les personnes et les choses, peut-être le président du comité d'organisation de la section. Et par la même raison on vous propose aussi d'élire comme secrétaires les deux messieurs qui ont fonctionné dans le comité d'organisation comme tels.

Mais il est nécessaire que nous ayons encore deux ou trois secré- taires des autres nationalités ou mieux des autres langues, par exemple trois, qui parlent respectivement l'allemand, le français et l'anglais.

Si cela vous convient, je vous propose d'élire (pour les nominations, voir ci-dessus).

Vous voyez, messieurs, que nous osons vous proposer ce qu'un de mes amis a appellé une sorte de strutin de liste, — toujours d'après l'ordre du comité central du congrès. Il n'est pas nécessaire de vous dire, messieurs, qu'il nous sera très agréable d'avoir de votre part des motions ultérieures; car il est très possible que le comité d'organisation n'ait pas pu saisir précisément ceux, que vous, messieurs, souhaiteriez d'honorer de votre confiance et vice versa.

Ainsi je mets en discussion, si vous voulez élire les personnes, que j'ai proposées au nom du comité d'organisation. *(Applaudissements.)*

Comme personne n'a fait d'objections, je déclare élus savoir *(Répé- tition des noms.)*

Recevez nos remercîments les plus sincères d'avoir eu la bonté d'adopter nos propositions.

Ayant fini l'organisation du bureau de la section, nous pouvons commencer nos travaux. Mais en commençant je cède ma place et prie monsieur le président honoraire — monsieur le professeur Virchow — de vouloir bien présider — car la section de pathologie doit inaugurer ses travaux sous sa glorieuse présidence.

La relation entre la scrofulose et la tuberculose.

Relation between scrophulosis and tuberculosis.

Das Verhältniss der Scrophulose zur Tuberculose.

Prof. **Grancher**, de Paris.

Au XVI siècle, en France, la scrofule et la tuberculose sont confondues, ou, pour mieux dire, il n'est question que de la scrofule déclarée contagieuse en plein parlement (28 novembre 1578).

La tuberculose se dégage peu à peu de la scrofule avec les travaux de Morton, Sauvages, Portal, Baillieux, Vetter et surtout Bayle.

Laënnec achève la description du processus tuberculeux macroscopique et fonde la doctrine de l'unité.

Le duel entre la scrophule et la tuberculose est engagé. Les uns cherchent à renouer le fil de la tradition, ils invoquent une diathèse strumeuse, qui commanderait en même temps à la scrofule et au tubercule (Hufeland, Delpech, Cruveilhier, Lugol & a.).

Les autres admettent le tubercule scrofuleux et le tubercule essentiel (Lebert, Bazin, Virchow & a.).

Vers 1860, la doctrine de Bazin et de Virchow triomphe en France et en Allemagne, mais les recherches nouvelles de l'histologie, de la pathologie expérimentale et de la microbiologie vont la ruiner de fond en comble.

L'histologie pathologique fait connaître les diverses phases d'évolution du tubercule: cellules géantes et embryonnaires, follicules tuberculeux, tubercules conglomérés. Elle nous apprend, que toutes les variétés anatomiques ont la même structure générale, et que le Tub. granulation, le T. miliaire, le T. géant, le T. fibreux ne sont que les formes diverses d'un même produit pathologique. (Herard et Cornil, Charcot, Thaon, Lépine, Malassez, Schüppel, Grancher & a.).

Par ces travaux, la dualité allemande est renversée au profit de l'unité de Laënnec, et le domaine de la Tuberculose s'agrandit aux dépens de la Scrofule: L'ostéite fongueuse, le lupus, l'abcès froid, les gommes cutanées etc. sont proclamés tuberculeux (Friedländer, Köster, Brissaud, Lannelongue & a.).

B. La découverte de la Virulence du Tubercule par Villemin conduit aux mêmes conclusions, en y ajoutant la notion du Parasite probable. La tuberculose expérimentale est obtenue à l'aide de toutes les formes anatomiques du tubercule et le ganglion caséeux, comme le lupus, donne des résultats positifs, preuve de sa virulence. (Cohnheim, Salomonsen, Schüller, R. Koch & Pfeiffer, Doutrelepont, H. Martin, Cornil & Leloir & a.).

C. R. Koch achève la démonstration. Il découvre le bacille Tuberculeux et le montre dans le lupus comme dans le Tub. granulation, dans le Tub. fibreux et dans le Tub. géant. L'identité spécifique et la nature parasitaire de toutes les formes anatomiques: superficielles et profondes locales et généralisées du Tubercule est acquiescée définitivement.

Que reste-t-il à la Scrofule? Les uns disent: rien et les autres: quelque chose. Pour ces derniers, la scrofule est un tempérament morbide, un terrain pathologique, une diathèse (Bouchard). La scrofule n'existerait pas en tant que maladie, mais comme prédisposition morbide à l'état de lymphatisme exagéré ou scrofulisme (Villemin). Les manifestations extérieures se réduiraient aux eczémas, aux impétigos, aux gonflements exulcérés ou non des muqueuses, à quelques adénites superficielles, substratum insuffisant pour caractériser une maladie, suffisant pour trahir la nature d'un terrain morbide.

Il était donc intéressant de savoir, si la recherche des bacilles et l'inoculation aux animaux, donneraient des résultats positifs avec le pus et les croûtes d'impétigo dit scrofuleux.

J'ai circonscrit mes recherches à cet objet. Mes expériences commencées le 4 février 1884 ont été closes le 4 août. Elles ont porté sur 30 sujets, enfants et adultes, qui m'ont fourni la matière à inoculer, et elles se divisent naturellement en deux groupes: Dans le premier se placent les expériences faites, pour contrôle avec des lésions réputées tuberculeuses, ostéite fongueuse, gomme scrofuleux-tuberculeuse, ulcère cutané chez un phthisique, spina ventosa etc. Dans le second se trouvent toutes les expériences faites avec les croûtes et le pus de pustules d'impétigo, pris sur des enfants dits scrofuleux, non tuberculeux.

J'ai choisi le cobaye et j'ai adopté de préférence pour les premières inoculations l'injection intra-péritonéale, faite purement avec la seringue de Pravaz. L'opération est courte et facile, et quand la tuberculisation doit se produire, elle survient plus promptement et plus sûrement, que dans les inoculations sous-cutanées; plusieurs fois, j'ai soumis le liquide d'inoculation (pus et croûtes d'impétigo delayés dans l'eau stérilisée) à 24 à 48 heures, 8 jours, 40 jours d'étuve avant de l'injecter dans le péritoine, cherchant ainsi à exalter ses propriétés virulentes, enfin j'ai fait quelques tentatives d'inoculation sur la souris blanche en même temps que sur le cobaye.

Quand il m'a paru nécessaire de faire des inoculations successives ou en série, selon la méthode de M. H. Martin, pour contrôler des résultats douteux, j'ai pratiqué les inoculations indifféremment dans le tissu cellulaire sous-cutané, dans le péritoine, ou dans la chambre antérieure de l'œil du lapin.

La recherche des bacilles a été faite chaque fois avant l'inoculation; elle a toujours été négative même pour les produits, qui ont donné la tuberculose aux animaux. Ce fait n'a rien qui puisse nous surprendre, il peut tenir à la rareté des bacilles, quelquefois beaucoup plus petits que ceux décrits par M. Koch, ou l'insuffisance de l'examen le plus consciencieux. Je me suis assuré, par exemple, qu'une goutte de crachats bacillaires étant étendue dans 500 fois son volume d'eau, la recherche des bacilles dans le liquide dilué est constamment négative. L'injection intra-péritonéale d'une démi-seringue de Pravaz de cette dilution, c'est-à-dire de la cinquantième partie d'une goutte d'un crachat tuberculeux, suffit à inoculer un cobaye. Il en est de même du sang du cœur pris avec pureté sur des cobayes tuberculeux, ou de la sérosité abdominale recueillie avec de semblables précautions, et qui donnent à l'inoculation des résultats positifs, alors que l'examen histologique ne pouvait pas y découvrir le bacille tuberculeux.

On pouvait donc légitimement espérer obtenir par l'inoculation, des résultats positifs, alors même que la recherche du bacille tuberculeux, dans le pus et les croûtes d'impétigo restait infructueuse.

Enfin pour éviter autant que possible les chances de contagion, mes animaux sont isolés dans des cages métalliques soigneusement désinfectées à l'eau bouillante et à l'acide phénique après chaque expérience. Les instruments qui servent à nettoyer ces cages sont soumis au même traitement, et les mains de l'homme, qui en a la charge, sont lavées et désinfectées le plus souvent possible. En outre, les animaux sont placés sous un hangar, dans un jardin, en plein air, ils sont bien et uniformément nourris.

Voici maintenant le résumé en quelques lignes de chaque expérience:

Exp. I. Positive. Abcès froid du coude. (Enfant du dispensaire de M. Comby). 11 février 1884. Inoculation à un cobaye de quelques gouttes de séro-pus, obtenu par pression sur les trajets pustuleux. Mort le 28 mars. Epiploon et foie probablement tuberculeux.

Inoculation de contrôle à deux cobayes avec des fragments d'épiploon. Mort le 28 avril d'un des cobayes avec une tuberculisation bacillaire.

Exp. II. Positive. Adénite caséeuse sous-maxillaire. (Homme de 28 ans. Service de M. Lailler. St Louis). 28 mars. Un des ganglions ramollis est ouvert, et le pus inoculé à un cobaye. Mort le 7 juin avec une tuberculose généralisée.

Exp. III. Positive. Ulcère tuberculeux du cou. (Homme du service de M. Lailler. Hôp. St Louis). 28 mars. Inoculation du pus de cet ulcère à un cobaye. Mort 29 avril. Tuberculose généralisée.

Exp. IV. Positive. Adénite cervicale. Tuberculose pulmonaire. (Homme du service de M. Lailler. Hôp. St Louis). 28 mars. Inocul à un cobaye du pus d'un abcès ganglionnaire ouvert au devant du masséter. Mort le 22 juin. Tuberculose généralisée.

Exp. V. Positive. Gomme scrofuleuse. (Enfant du dispensaire de M. Comby). 31 mars. Inoculation du pus de cette gomme à deux cobayes. Mort du cobaye n. 1 le 21 avril. Tuberculose généralisée. Mort du cobaye n. 2 le 31 mai. Tuberculose généralisée.

Exp. VI. Positive. Spina ventosa du pouce. (Enfant du service de M. C. P. de St Germain. Hôp. des enfants). 3 mars. Fragments dissociés dans de l'eau stérilisée et inoculés à 3 cobayes. Un 4 reste témoin dans la même cage.

Cobaye n. 1 mort le   9 avril.
— 2   .   16 —
— 3 —   23

Tous avec des lésions tuberculeuses et bacilles. Le témoin est toujours bien portant.

Exp. VII. Positive. Abcès froid du coude. (Enfant du dispensaire de M. Comby). 10 mai. Inoculation du pus de cet abcès à deux cobayes. Sacrifice des deux animaux le 7 juillet. Tous deux sont tuberculeux.

Toutes ces expériences donnent des résultats conformes à notre attente, elles concordent avec nos connaissances actuelles, et confirment la nature tuberculeuse des scrofulides graves.

Le second groupe contient les expériences, faites avec les lésions les plus superficielles de la peau, attribuées à la scrofule avec le pus d'adénites sub-aiguës, avec le pus de kerato-conjonctivites etc. . . . . toutes scrofulides légères. Elles sont au nombre de 23, et toutes négatives, sauf deux particulièrement intéressantes, et par le résultat obtenu et par certains détails de l'observation.

Exp. VIII. Négative. Impétigo de la lèvre supérieure. (Enfant du dispensaire de M. Comby). 4 février. Inoculation à un cobaye de quelques croûtes desséchées et delayées dans de l'eau stérilisée. Mort le 7 février, 3 jours après, de septicémie. Cette expérience ne prouve rien contre la présence possible du virus tuberculeux dans le pus de l'impétigo, l'animal n'ayant pas eu le temps de devenir tuberculeux.

Exp. IX. Négative. Impétigo de la lèvre supérieure. (Enfant du dispensaire de M. Comby). 4 février. Inoculation des croûtes et du pus à un cobaye. Mort le 17. Lésion de péritonite diffuse, tuméfaction et induration du grand épiploon. Inoculation de contrôle avec les fragments de cet épiploon à deux cobayes. Les animaux inoculés le 17 février sont sacrifiés le 8 mai. Animaux sains, sans tubercules.

Exp. X. Négative. Impétigo de l'oreille et de la région mastoidienne. (Enfant du dispensaire de M. Comby). 11 février: Inoculation à un cobaye des croûtes et du pus de cet impétigo. Sacrifice de l'animal le 21 mai. Pas de tuberculose.

Exp. XI. Négative. Impétigo du bras et de la tête, onyxis de l'indicateur droit. (Enfant du dispensaire de M. Comby). 18 février. Inoculation à 3 cobayes de croûtes et pus, délayés dans de l'eau stérilisée.

3 mars mort d'un cobaye. Les ganglions prévertébraux et le foie sont semés de petites tumeurs caséeuses, remplies de microcoques isolés ou en chaînettes. Ce caséinum sert à des inoculations de contrôle dans la chambre antérieure de l'œil de deux lapins.

Le 11 et le 18 mars les lapins meurent avec des lésions identiques: l'œil est rempli de pus, le péritoine, le foie, la rate sont semés de taches saillantes et irrégulières ressemblant à des granulations tuberculeuses. Mais on n'y trouve pas des bacilles, et une seconde inoculation de contrôle faite à 3 cobayes pour chaque lapin (en tout six cobayes), reste stérile, aucun de ces animaux ne devient tuberculeux.

En outre le 2 et le 3 cobayes de la première inoculation sont sacrifiés le 21 mai et le 7 juillet. Ils sont sains.

Exp. XII. Négative. Impétigo de la face. (Enfant du dispensaire de M. Comby). 17 mars. Inoculation à un cobaye des croûtes et du pus. Mort de l'animal le 29 avril. Pas de tuberculose.

Exp. XIII. Négative. Impétigo de l'oreille. (Enfant du dispensaire de M. Comby). 17 mars. Inoculation à un cobaye du pus et des croûtes d'impétigo. Sacrifice de l'animal le 20 juillet. Pas de tuberculose.

Exp. XIV. Négative. Impétigo de la face. (Service de M. de P. Germain. Hôp. des enfants). 9 mai. Inoculation des croûtes et du pus à un cobaye. Sacrifice de l'animal le 20 juillet. Pas de tuberculose. Même inoculation à deux cobayes après 40 jours d'étuve 38° C. de la matière à inoculation. Les animaux inoculés le 18 juin sont sacrifiés le 4 août. Pas de tuberculose.

Exp. XV. Négative. Eczéma impétigineux de la face. (Enfant du service de M. le D. P. Germain. Hôp. des enfants). 10 mai. Inoculation à un cobaye des croûtes et secrétion. Sacrifice de l'animal le 20 juillet. Pas de tuberculose.

Exp. XVI. Négative. Impétigo ulcéreux de la nuque. Kérato-conjonctivite double. (Enfant du service de M. de P. Germain. H. des enfants). 10 mai. Inocul. à un cobaye du pus et des croûtes. Sacrifice de l'animal le 20 juillet. Pas de tuberculose. Même inocul. à 2 cobayes après 8 jours d'étuve Même résultat.

Exp. XVII. Négative. Kérato-conjonctivite double. (H. des enfants). 13 mai. Inoculation à un cobaye du pus de la conjonctivite mêlé à la secrétion lacrymale. Mort de l'animal le 1 juin. Pas de tuberculose.

Exp. XVIII. Négative. Kérato-conjonctivite double. Même enfant que pour l'expérience XVII. 15 mai. Inocul. à un cobaye et à une souris blanche du pus de la conjonctivite après 48 heures d'étuve 38° C. Mort du cobaye le 9 juin. Pas de tuberculose. Mort de la souris le 19 juin. Pas de tuberculose.

Exp. XIX. Négative. Impétigo du cuir chevelu. (Enfant du service de M. de P. Germain. H. des enfants). 13 mai. Inocul. à un cobaye du pus et des croûtes. Sacrifice de l'animal le 20 juillet. Pas de tuberculose.

Exp. XX. Négative. Impétigo de la lèvre et du nez. Kérato-conjonctivite double. Fonte purulente d'un œil (H. des enfants). 14 mai. Inocul. à un cobaye et à une souris du pus cornéen. La souris meurt le lendemain de septicémie. Le cobaye est sacrifié le 20 juillet. Pas de tuberculose.

Exp. XXI. Négative. Eczéma impétigineux de la face. Kérato-conjonctivite double. (Enfant du service de M. de P. Germain. H. des enfants). 14 mai. Le pus de l'œil est inoculé à une souris et à un cobaye. Sacrifice des deux animaux le 20 juillet. Pas de tuberculose.

Exp. XXII. Négative. Même enfant que pour l'expérience précédente. 21 mai. Même inoculation à une souris et à un cobaye après 48 heures d'étuve à 38° C. Sacrifices des deux animaux le 20 juillet. Pas de tuberculose.

Exp. XXIII. Négative. Impétigo de la face. Kérato-conjonctivite double. Adénite cervicale. (Enfant du service de M. de P. Germain. Hôp. des enfants). 28 mai. Inocul. des croûtes d'impétigo à une souris et à un cobaye.

Sacrifice des deux animaux le 20 juillet. Pas de tuberculose. Même inoculation de la même matière 12 jours de culture le 8 juin. Animal mort le 30 juin. Pas de tuberculose.

Exp. XXIV. Négative. Impétigo de la lèvre et du nez. Kérato-conjonctivite double. (Enfant du service de M. de P. Germain). 28 mai. Inoculation du pus et des croûtes à un cobaye et à une souris. Sacrifice des animaux le 20 juillet. Pas de tuberculose.

Exp. XXV. Négative. Impétigo du nez. Kérato-conjonctivite double. (Enfant du service de M. Germain). 4 juin. Inoculation à un cobaye du pus de la conjonctivite. Sacrifice de l'animal le 20 juillet. Pas de tuberculose.

Exp. XXVI. Négative. Kérato-conjonctivite double. Impétigo de la face. 18 juin. Inoculation à un cobaye des croutes d'impétigo. Sacrifice de l'animal le 4 août. Pas de tuberculose.

Exp. XXVII. Négative. Impétigo du cuir chevelu. Adénite cervicale suppurée. (Dispensaire de M. Comby). 1 mars. Inoculation du pus de l'adénite à deux cobayes. Le cobaye n. 1 meurt le 23 avril pas de tuberculose, n. 2 est sacrifié le 8 mai pas de tuberculose.

Exp. XXVIII. Négative. Adénite cervicale sub-aiguë. (Enfant du dispensaire de M. Comby). 17 mars. Inoculation du pus de l'adénite à un cobaye. Sacrifice de l'animal le 2 juillet. Pas du tuberculose.

Exp. XXIX. Positive. Impétigo de la face et du cuir chevelu avec exulcérations en derme. Petits abcès dermiques lenticulaires dans le voisinage de l'impétigo. 18 juin. Inoculation du pus d'un de ces abcès à un cobaye. Sacrifice de l'animal le 4 août. Tuberculose généralisée aux ganglions intra-abdominaux de la rate du foie.

Exp. XXX. Positive. Impétigo du cou avec ulcérations profonde du derme et bourgeonnement de la plaie. Kérato-conjonctivite double. 14 mai. Excision d'un bourgeon dont une partie est broyée dans de l'eau stérilisée et inoculée à un cobaye et à une souris. Le même jour mort de la souris par septicémie. Le 20 juillet sacrifice du cobaye: Tuberculose généralisée.

En résumé, dans le second groupe de mes expériences, j'ai obtenu vingt et un résultats négatifs et deux positifs. Faut-il en conclure que 21 fois sur 23 l'impétigo, ou la kérato-conjonctivite, ou même l'adénite cervicale, était banale, commune et sans aucun rapport avec la tuberculose et que 2 fois sur 23, l'impétigo était de nature tuberculeuse?

Je ferai d'abord remarquer que tous ces enfants utilisés pour les inoculations appartiennent à des parents plus ou moins scrofuleux ou tuberculeux, que leurs frères et sœurs souffrent des mêmes maux ou de maux analogues et que de ce chef quand on lit les observations dans leurs détails on ne peut trouver entre les enfants dont l'impétigo s'est montré stérile et ceux dont l'impétigo était tuberculeux, aucune différence sérieuse.

La qualité de l'impétigo, des croûtes, de la secrétion purulente est la même dans les cas positifs et dans les cas négatifs, et il serait impossible à priori de les distinguer l'un de l'autre.

Mais, à vrai dire les deux inoculations positives n'ont pas été faites avec les croûtes ou le pus de l'impétigo, mais bien, l'une avec un bourgeon né sous la pustule d'impétigo au fond de l'ulcération qu'elle avait provoquée, l'autre avec le pus d'un petit abcès du derme développé au voisinage de l'impétigo, mais qu'on ne doit pas confondre avec la lésion initiale.

Au fait tous les impétigo se sont montrés stériles. Il était intéressant de savoir si le bourgeon extirpé dont l'inoculation a donné la tuberculose aux cobayes contenait des tubercules microscopiques ou du moins des bacilles. L'examen histologique de la partie qui avait été conservée a donc été fait avec grand soin. Mais malgré le groupement en petits amas de quelques cellules embryonnaires je n'ai pas réussi à trouver un follicule tuberculeux, ni même un bacille. Ceux-ci étaient donc pour le moins fort rares dans le bourgeon. Mais d'où venaient-ils? Quel est la relation entre la pustule d'impétigo stérile et le bourgeon spécifique tuberculeux, qu'elle fait naître?

On peut admettre que l'effraction cutanée, pustule d'impétigo ou autre n'est que la voie ouverte aux microbes et que ceux ci ont provoqué la formation ici d'un bourgeon, là d'un abcès spécifique. Cette opinion s'accorde avec les données actuelles de la science et je l'accepte sous les reserves qui comportent le perfectionnement ultérieur de nos méthodes.

Car il serait puéril de dissimuler les lacunes qu'il nous reste à combler. L'étude du mode de pénétration dans l'organisme des germes

tuberculeux nous sollicite d'autant plus vivement que de la solution
de cette question sortira le meilleur traitement de la tuberculose, la
prophylaxie.

DISCUSSION.

Prof. SANGALLI, de Padoue: C'est avec plaisir que j'ai vu à l'ordre
du jour la question de la relation entre la scrofulose et la tuberculose;
j'en suis d'autant plus satisfait que M. le professeur Grancher l'à traitée
à un point de vue pas différent de celui, auquel je me suis placé autrefois. J'ai soutenu la relation intime entre les deux maladies lors même
que d'éminents pathologistes croyaient avoir trouvé une différence anatomique précise entre l'une et l'autre affection; différence qui consistait
dans l'existence de corpuscules tuberculeux dans les ganglions lymphatiques des sujets tuberculeux. J'ai soutenu cette relation entre les deux
maladies depuis l'année 1856 dans les cours d'anatomie pathologique que
j'ai faits à l'université de Pavia, et dans un travail publié en 1863. [1])
Alors j'ai démontré que maintes fois certaines maladies déclarées de
nature scrofuleuse par les médecins sont déjà de nature tuberculeuse et
se relient à la tuberculose des organes internes: telles sont par exemple
quelquefois les périostites et les ostéites chroniques. L'examen des parties
malades relève l'existence de la matière tuberculeuse sans différence entre
cette substance et les masses caséeuses qu'on trouve dans les poumons ou
dans les autres organes. En effet la matière caséeuse des os qui se
fonde n'a pas une autre manière d'être, une autre terminaison que celles
des tubercules et des masses caséeuses des poumons.

Après ce préambule dans la dite brochure de l'année 1863 j'ai soutenu ma thèse par les arguments suivants.

1^0 Dans les ganglions des scrophuleux on trouve le même processus d'hyperplasie des corpuscules lymphatiques, que dans les ganglions des
sujets tuberculeux, il n'y a aucune différence entre les ganglions caséeux
des sujets morts de tuberculose des organes internes.

Je sais bien que Virchow à l'égard de l'origine des dites cellules
a voulu établir une distinction très ingénieuse et très savante; vous la
connaissez mieux que moi messieurs. Lui même maintenant avoue que la
différence absolue est souvent très difficile à constater; si difficile qu'il
a admis la combinaison des deux formes d'altération dans le même
ganglion. Mais avant que Virchow eut émis cette idée j'avais démontré
de mon côté qu'au point de vue anatomique on ne pouvait penser à une
coïncidence de la scrofule avec la tuberculose. Il faudrait je crois trop
d'ontologisme pour l'admettre dans ces cas là. c'est plutôt la scrophulose
qui se continue dans la tuberculose des organes internes. Quand un sujet
scrofuleux ne guérit pas il y a grande chance pour lui, qu'il mourra
de tuberculose des organes internes. Cette proposition déroule des
faits constatés dans mes expériences anatomiques.

2^0 Les corpuscules lymphatiques produits par l'évolution morbide
dans les ganglions subissent précisément la même altération tant dans les
sujets scrofuleux que dans les tuberculeux. c'est-à-dire la dégénerescence
adipo-caséeuse, d'où la caséose des ganglions scrofuleux aussi bien que
tuberculeux. Le ramollissement et la pétrification se manifestent quelque-

---

[1]) La tuberculosi e le sue relazioni con l'infiammazione e la scrofola. Milano 1863.

fois également dans les ganglions caséeux comme dans ceux des tuberculeux. Par ces raisons on ne trouve aucune différence dans les caractères macroscopiques des ganglions des scrofuleux et des tuberculeux. Les expériences qu'on a faites après Villemin pour connaître la virulence de la matière tuberculeuse ont encore mieux démontré l'identité de la matière scrofuleuse avec la tuberculeuse. Si les cellules géantes ont encore pour quelques anatomistes une valeur dans la reconnaissance des maladies, je leur dirai que les mêmes éléments se trouvent dans les ganglions des scrofuleux et des tuberculeux. La même observation est à faire pour les bacilles qui existent aussi bien dans les ganglions des scrofuleux que dans ceux des tuberculeux. Je suis flatté de voir mes opinions anciennes confirmées aujourd'hui par les observations de médecins très distingués et par les plus récentes découvertes de l'anatomie pathologique quelles qu'elles soient. Moi même depuis le temps ou j'ai fait connaître mon opinion sur ce point jusqu'à présent j'ai expérimenté sur les cadavres et n'ai fait qu'augmenter ma conviction que si la scrofulose ne guérit pas elle conduit presque toujours à la tuberculose puisque la première ne differt de celle ci que par le degré et le siège non par la nature, au point de vue anatomique bien entendu. C'est ainsi que je me suis exprimé alors et j'ai en même temps professé que le scrofule est une conséquence des désordres des organes de la digestion et de la sanguification, d'où les altérations des humeurs les plus importantes de l'organisme du sujet. Ces troubles des humeurs amènent des irritants principes dans le sang; principes, qui sont ensuite transportés dans les ganglions lymphatiques et y provoquent l'irritation puis la prolifération des éléments et du protoplasma. Ces mêmes causes d'irritations se trouvent dans la tuberculose mais plus intenses et plus générales. Ce que j'ai dit alors je le répète aujourd'hui: La scrofulose est le premier pas vers la tuberculose, elle est plusieurs fois le prodrome de celle-ci, quand elle même n'est pas une tuberculose à un degré inférieur des ganglions lymphatiques. Je vous ai exposé tout brièvement et simplement, Messieurs, le cours des idées que depuis presque un quart de siècle je professe sur la question proposée par l'honorable comité d'organisation du congrès. Je l'ai fait pour répondre à son invitation aussi bien que pour vous montrer qu'en Italie on avait jadis étudié ce sujet très important pour la pathologie de l'homme. Je suis heureux de constater que mes idées là-dessus ne sont pas vieilles comme il en est de ma personne. Au contraire depuis ce temps là l'affinité anatomique de la scrofulose avec la tuberculose et la nature inflammatoire de celle-ci que j'avais expliqué dans la dite brochure ont reçu la confirmation de l'expérience des autres savants.

Prof. CORNIL, de Paris: Dans les dernières années le domaine de la tuberculose s'est singulièrement accru aux depens de la scrofulose. Tant que nous n'avions que le criterium anatomique et histologique on pouvait faire des distinctions, mais depuis la découverte par R. Koch du bacillus tuberculosus, toutes les productions morbides bien définies telles que tumeurs blanches, lupus, abcès froids, adénites chroniques qui constituaient la scrofulose classique ont passé à la tuberculose. Cette dernière comprend aussi des lésions que les cliniciens n'ont pas l'habitude de rapporter à la scrofule ni à la tuberculose: j'ai examiné ainsi récemment deux pièces enlevées par Verneuil, une tumeur de la lèvre, non ulcérée, recouverte par la muqueuse intacte et qui ne ressemblait nullement à la tuberculose, cette maladie eveillant l'idée de processus ulcéreux, idée fausse du reste, car souvent les follicules tubercules forment des amas considérables au dessous d'une muqueuse ou d'un épiderme intacts.

Nous ne pourrions conserver aujourd'hui rigoureusement à la scrofulose que les érosions ou inflammations superficielles des muqueuses et de la peau. Mais si ces lésions ont quelque chose de spécial, qui les distingue des inflammations simples, cela vient probablement uniquement de ce qu'elles durent longtemps en vertu de la constitution appauvrie des sujets. Pendant leur longue durée, elles servent parfois de porte d'entrée aux micro-organismes de la tuberculose, spores ou bacilles qui se trouvent dans l'air et il en résulte alors des ganglions tuberculeux.

Über die Tuberculose des Kuheuters und über die Gefahr der Überführung der Tuberculose durch die Milch.

Sur la tuberculose de la glande mammaire de la vache et sur le danger de transmission de la tuberculose par le lait.

The tuberculosis of the mammal glands of tho cow and the danger of the transmission of tuberculosis through the milk.

Dr. B. Bang, de Copenhague.

Wenn ich es gewagt habe dieser geehrten Versammlung einen Vortrag über die Eutertuberkulose der Milchkühe zu erbieten, thue ich es in der Hoffnung dadurch einen kleinen Beitrag zur Beleuchtung der uns eben beschäftigenden Frage über die Bedeutung der Tuberkulose der Hausthiere für die Tuberkulose des Menschen liefern zu können.

Es ist ja wohl von allen Seiten anerkannt, dass die Gefahr der Überführung genannter Krankheit von Thieren an Menschen in erster Linie an den Genuss der Milch geknüpft ist, weil dieselbe ein Hauptnahrungsmittel vieler Menschen ist und namentlich weil sie zum grossen Theile im ungekochten Zustande genossen wird. Wenn nun auch vorläufig jede Milch, die von einem tuberkulösen Thiere herrührt, den Verdacht der Infektionsfähigkeit tragen muss, so wird doch kein Zweifel darüber walten, dass die Ansteckungsfähigkeit noch viel grösser wird, wenn die Produktionsstelle der Milch, das Euter, selbst von Tuberkulose ergriffen ist.

Diese Meinung ist auch schon oft von verschiedenen Forschern ausgesprochen so z. B. von Virchow [1], Bollinger [2], Galtier [3], Johne [4] und Koch [5]. Galtier geht schon so weit, dass er die Meinung vertritt, die Milch sei nur dann virulent, wenn das Euter ergriffen ist. Ganz der-

---

[1] Archiv für Thierheilkunde 1880.
[2] Aerztliches Intelligenzblatt Nr. 38 1880.
[3] Maladies contagieuses S. 576. 1880.
[4] Geschichte der Tuberkulose 1883, S. 70.
[5] Mittheilungen aus dem kaiserlichen Gesundheitsamt. 2. Band. 1884.

selben Meinung ist Koch. In seiner bahnbrechenden Arbeit »die Ätiologie der Tuberculose« [1] sagt er nämlich: »Vor allen Dingen ist, wenn eine Infection zu Stande kommen soll, nothwendig, dass die Milch Tuberkelbacillen enthält. Dies scheint aber mir dann der Fall zu sein, wenn die Milchdrüsen selbst tuberkulös erkrankt sind. Und weiter sagt er: Da aber Perlsuchtknoten im Euter nicht sehr oft vorkommen, so wird auch die Milch perlsüchtiger Kühe häufig keine infektiösen Eigenschaften besitzen. Damit erklären sich aber sofort die Widersprüche in den Angaben verschiedener Autoren, welche Fütterungsversuche mit Milch von perlsüchtigen Kühen angestellt haben. Die einen behaupten, positive Resultate erzielt zu haben und ihre Angaben sind derartig, dass an der Richtigkeit der Beobachtung gar nicht zu zweifeln ist. Die Anderen dagegen konnten bei ihren Versuchsthieren keine Infektion erhalten. Auch dieses Resultat wird seine Richtigkeit haben. Die positiven Erfolge wurden dann mit einer Milch erzielt, welche zufällig Tuberkelbacillen enthielt, die negativen mit Milch welche frei von Bacillen war.«

Aus diesem Citat geht schon hervor, dass Koch nicht geneigt ist der Infektionsgefahr durch Genuss der Milch tuberkulösen Thiere eine sehr grosse praktische Bedeutung zuzuschreiben, wie er denn überhaupt die Tuberkulose der Hausthiere keine so grosse Rolle als Quelle der menschlichen Tuberkulose spielen lässt, wie es andere Forscher gethan haben.

Es wird nun meine Aufgabe sein die Bedeutung der Milch als Infektionsquelle etwas stärker hervorzuheben. Ich hoffe es dadurch thun zu können, dass ich erstens die nicht geringe Häufigkeit der Eutertuberculose nachweise, dann die hochgradig virulenten Eigenschaften der von solchen Eutern abgesonderten Milch und die verhältnissmässig günstige Gelegenheit zur praktischen Entfaltung dieser Eigenschaften darstelle. Schliesslich möchte ich auch die Frage über die Virulens der Milch tuberkulöser Kühe überhaupt etwas näher besprechen.

Ehe ich die Ergebnisse meiner eigenen Beobachtungen darstelle, möchte ich jedoch erst unser bisheriges Wissen über die Eutertuberkulose — so weit es denn in der mir zugänglichen Literatur vertreten ist — in aller Kürze erwähnen.

Dass die Tuberculose nebst anderen Organen auch bisweilen das Euter ergreift ist zuvor wohl bekannt, man kann aber doch nicht sagen, dass die Thierärzte bisher dieser Form die ihr gebührende Aufmerksamkeit geschenkt haben, und ich habe Ursache zu glauben, dass sie namentlich selten bei Lebzeiten diagnosticirt worden ist. In der deutschen thierärztlichen Literatur wird sie — so viel ich weiss — noch am öftersten erwähnt. So giebt L. B. Franck in seiner Geburtshülfe (1875) eine kurze aber im grossen ganzen zutreffende Beschreibung der Krankheit mit folgenden Worten: Bei tuberkulösen Kühen wurde öfters das Euter mit grössern und kleinern Tuberkeln durchsetzt gefunden. Die Krankheit tritt in der Regel nicht kurz nach dem Kalben sondern meist viel später ein. Die Milchsekretion mindert sich hierbei, die Milch selbst wird wässriger und schleimig; dann folgt Vergrösserung und Verhärtung einer Euterhälfte oder des ganzen Euters oft bis zu einem enormen Umfange (bis zu 30—40 Pfund);' öfters kann man Knoten von

---

[1] Mittheilungen aus dem kaiserl. Gesundheitsamte 2 Band 1884.

aussen durchfühlen. Die Vergrösserung nimmt stetig zu, während die Milchsekretion gänzlich versiegt. Das Euter wird nach und nach stein-hart. Allgemeine Erscheinungen — abgesehen von jenen der Perlsucht — fehlen. Bei der Schlachtung findet man das Euter sklerotisen und mit Tuberkeln in den verschiedenen Stadien ihrer Entwickelung durchsetzt. In der Regel erkranken mit dem Euter auch die grossen Lymphdrüsen am hintersten Euterviertel in derselben Weise. Zuweilen bilden sich kleine Abscesse aus. Die Behandlung dieses Leidens ist völlig erfolglos.

Er stützt, wie es scheint, seine Beschreibung besonders an Fällen, die von Ackermann, Fünfstück und Meyer veröffentlicht sind, fügt aber hinzu, dass diese Euterentzündung auch in München an der Freibank öfters beobachtet wird.

Derartige Fälle werden auch von anderen Thierärzten erwähnt (wie Düster, Hartenstein, Prözer in Sachsen, Meyer in Berkenfeld, Eggeling in Berlin u. a. m., und mehrere derselben geben an, derartige Erkrankungen mehrmals beobachtet zu haben. Noch früher hat Fürsten-berg (Die Milchdrüsen der Kuh 1868) unter der Bezeichung Sarko-matosis eine in mehreren Beziehungen gute Schilderung unserer Krank-heit, die er als im ganzen selten bezeichnet, gegeben. Auch Pflug, der in 1877 eine Übersicht über das Vorkommen der Perlsucht in den ein-zelnen Organen und Geweben des Rindviehs veröffentlich hat, [1] erwähnt im Euter — doch nur selten — kalkige Knötchen in dem ver-breiterten interacinösen Gewebe gefunden zu haben.

Dass die Eutertuberkulose auch in Frankreich und England beob-achtet ist, geht aus Äusserungen Galtiers [2] und Walley's [3] hervor.

Die Krankheit ist also gar nicht unbekannt, sie wird von vielen Autoren erwähnt und die pathologischen Forscher haben ihr ja sogar — wie gesagt — eine nicht geringe Bedeutung zugeschrieben. Wie mir scheint, wird man doch aus der Literatur nicht den Eindruck bekommen, dass die Krankheit verhältnissmässig oft zu beobachten sei und man wird sich zwar im Allgemeinen ein Bild ihrer Symptome auswerfen können — recht eingehend ist sie aber doch nie behandelt worden, und es versteht sich dann leicht, dass noch mehrere Lücken auszufüllen sind.

Ich war nun in der Lage im Laufe der letzten Jahre die Erkrankung ungemein häufig zu beobachten. Schon in 1881 sah ich kurz nach ein-ander zwei ausgesprochene Fälle in der Rinderklinik unserer Thierarz-neischule. Durch eine kurze Notiz machte ich die Thierärzte auf die wesentlichsten Symptome der Krankheit aufmerksam und bat um gefällige Einsendung davon herrührender Präparate. In Folge dieser Aufforderung empfing ich 3 tuberkulöse Euter und eine noch lebende von genannter Krankheit ergriffne Kuh. Die folgende Jahre fand ich selbst keine Gelegenheit die Krankheit weiter zu verfolgen, bis ich sie im letzten Winter wieder antraf. Die Fälle haben sich nun so gehäuft, dass ich im Laufe von 7 Monaten 7 mit Eutertuberkulose behafteten Kühe in eben so vielen Milchereibesetzungen der Stadt und deren Umgebung getroffen habe. Ein erneuertes Ersuchen an die Thierärzte hat mir ferner 14 Fälle verschafft; 6 derselben sind am

[1] Adams Wochenschrift 1877.
[2] Maladies contagieuses 1880.
[3] The four bovine scourges 1879. S. 172.

Kopenhagener Viehmarkt attrapirt und diese habe ich zum Theil lebend beobachten und die ganze Sektion überwachen können.

Indem ich mich auf dieses nicht unbedeutende Beobachtungsmaterial stütze wage ich zu behaupten, dass die Diagnose intra vitam im Allgemeinen ohne Schwierigkeit und schon sehr früh zu stellen ist. Die Leichtigkeit der Diagnose geht schon daraus hervor, dass viele meiner thierärzlichen Collegen durch meine sehr kurze Notiz über die Krankheit im Stand gesetzt sind dieselbe mit aller Sicherheit zu diagnosticiren.

Kürzlich gesagt charakterisirt sich die Krankheit dadurch, dass sich ohne merkbare Störung des Allgemeinbefindens und dessweger oft in sehr unbeachteter Weise eine diffuse schmerzlose Schwellung eines — selten zweier — Euterviertel, bei weitem am häufigsten eines der hinteren einstellt. Die Anschwellung ist gewöhnlich schon nicht gering, wenn der Thierarzt sie zuerst beobachtet. Dies hat wohl z. Th. seinen Grund darin, dass die Wärter ihr keine Bedeutung zusprechen und desswegen nicht gleich den Thierarzt rufen; durch einige Beobachtungen habe ich jedoch die Überzeugung gewonnen, dass die Krankheit wirklich bisweilen in wenigen Tagen eine nicht geringe Anschwellung hervorrufen kann.

Sehr beachtungswerth ist est nun, dass dieses stark vergrösserte Euter im Anfang eine scheinbar ganz gesunde Milch liefert. Dadurch gekennzeichnet die Erkrankung sich gleich von Anfang an anderer rein entzündlichen Euterkrankheiten gegenüber, indem bei diesen die Milch immer und zwar gewöhnlich in hohen Grade verändert ist.

Bei einer gewöhnlichen heftigen Euterentzündung stellt. sich oft in wenigen Stunden unter Fiebererscheinungen eine bedeutende Anschwellung eines (bisweilen zweier) Euterviertel ein, es wird aber gar keine Milch, nur ein dünne seröse nicht selten übelriechende) Flüssigkeit abgesondert; bei weniger heftigen Entzündungen kann die abgesonderte Flüssigkeit zwar etwas mehr milchähnlich sein, sie ist aber immer dünn, wässerig und mit kleineren oder grösseren weisslichen Flocken und käseähnlichen Klumpen vermischt. Nur wenn die Entzündung im wesentlichen geheilt ist, kann bei theilweise noch bestehender Anschwellung eine fast oder schliesslich vielleicht ganz normale Milch abgesondert werden. Bei heftigen Entzündungen wird das Sekret gewöhnlich nach und nach purulent, und Abscessbildungen in der Drüse sind. sehr häufig.

Wenn ich also eine angeblich erst seit kurzem entstandene, diffuse, schmerzlose und verhältnissmässig feste Anschwellung eines Euterviertels antreffe und aus der Zitze eine gut aussehende Milch ausmelke, sehe ich die Diagnose Eutertuberkulose als fast ganz sicher an. Nur in einem einzigen Falle habe ich mich aller Wahrscheinlichkeit nach in der Diagnose geirrt; ich fandt eine angeblich 12 Tage bestehende nicht geringe feste Anschwellung eines Euterviertels, Vergrösserung der oberhalb des Euters liegenden Lymphdrüse, Milch äusserst wenig verändert nur etwas wässeriger als normal. Im Laufe 3 Monate, während welcher Zeit die Milch sich nicht weiter veränderte, verkleinerte sich jedoch das Euter nach und nach, so dass das ergriffene Viertel schliesslich etwas kleiner als die anderen Abtheilungen wurde und die Kuh blieb gesund.

In allen anderen Fällen hat sich das ergriffene Euterviertel stets mehr vergrössert und ist gleichzeitig immer härter geworden, schliesslich wird es oft steinhart und von riesiger Grösse, während die nicht ergriffenen Theile gleichzeitig immer mehr einschrumpfen. Während des Verlaufs bildet sich bisweilen ein recht bedeutendes Oedem des subcutanen

Gewebes, dasselbe schwindet aber bisweilen wieder, und es tritt — so viel ich gesehen habe — nie wie bei heftigen Euterentzündungen gleich im Anfange der Krankheit auf. Das Sekret behält gewöhnlich etwa einen Monat lang sein milchiges Aussehen, dann wird es nach und nach wässeriger, es treten kleine Flocken auf, und schliesslich wird vom erkrankten Theile nur eine dünne, gelbliche, trübe, leicht flockige seröse Flüssigkeit, oft in sehr reichlicher Menge, abgesondert. Wenn man die Krankheit erst auf diesem Stadium beobachtet, könnte man sie leichter mit einer einfachen Euterentzündung verwechseln. Wenn man aber die meist sehr bedeutende Vergrösserung des Euters so wie die ungewöhnliche Härte der Anschwellung und daneben die völlige Abwesenheit einer eigentlichen Suppuration in Beobachtung zieht, kriegt man schon eine sehr starke Vermuthung von der richtigen Sachlage. Die Diagnose wird weiter gestützt durch den Nachweis einer bedeutenden Anschwellung der supramammären Lymphdrüse. Diese Drüse, von der man jedoch nur den hinteren Theil durch die Haut sehen und fühlen kann, erreicht bisweilen eine wahrhaft riesenhafte Grösse. — Eine Anschwellung dieser Drüse lässt sich wohl immer nachweisen, wenn das hintere Euterviertel von Tuberkulose ergriffen ist, sie ist aber nicht immer sehr bedeutend. Beim Ergriffensein eines der vorderen Viertel lässt sich eine Lymphdrüsen Anschwellung nicht wahrnehmen.

Von der grössten Wichtigkeit für die Diagnose bleibt aber in solchen Fällen die sorgfältige Anamnese. Wenn man durch Aufnahme derselben erfährt, dass ein mehrere Wochen dauerndes Stadium vorausgegangen ist, wo die Anschwellung schon bestand, der ergriffene Theil der Milchdrüse aber noch gut aussehende Milch absonderte, dann ist die Diagnose nicht mehr zweifelhaft.

Dieses Verhältniss hat bisher — so viel ich sehen kann — nicht die Aufmerksamkeit erweckt, die es verdient. In der oben angeführten Darstellung Francks kommt es ja gar nicht zu seinem Rechte und obgleich man aus mehreren der veröffentlichten Beobachtungen schliessen kann, dass es sich auf die geschilderte Weise verhielt, habe ich es doch nie besonders urgirt gefunden. Dies rührt wahrscheinlich davon her, dass die Beobachter namentlich die späteren Stufen der Krankheit vor den Augen gehabt haben.

Bei Besprechen dieses Theiles der Symptomatologie möchte ich nur hinzufügen, dass wenn es im Allgemeinen angegeben wird, dass die Menge der vom erkrankten Theile abgesonderten Milch bedeutend verkleinert ist, so trifft das zwar gewöhnlich zu: ich kenne jedoch Fälle, wo es vom Besitzer angegeben wird, dass das erkrankte Viertel ein Zeit lang mehr milchergiebig war als die gesunden Theile. Im letzten Stadium der Krankheit ist gewöhnlich die seröse Absonderung von dem erkrankten Viertel viel massenhafter als die meist äusserst geringen Mengen einer dicken rahmigen gelblichen Milch, die von den bisher gesunden Theilen ausgeschieden wird.

Das hervorgehobene Verhältniss, dass das kranke Euter anfänglich eine Zeit lang gut aussehende Milch liefert ist in mehrfacher Beziehung von eminenter Bedeutung. Es versteht sich fast von selbst, dass im Allgemeinen die Milch so lange als Nahrungsmittel benutzt wird, als sie ein unverändertes oder bloss ein wenig verändertes Aussehen hat. Dass es sich nun auch wirklich so verhält, dafür könnte ich Beispiele genug anführen, es fand so in allen den von mir selbst beobachteten Fällen Statt, bis ich die Benutzung verboten hatte und in vielen der mir von Anderen mitgetheilten Fälle habe ich die Worte des Thierarztes oder des Besitzers dafür, das sie ohne Rücksicht auf die schon bestehende Anschwellung in gutem Glauben die Milch benutzt haben. Im allgemeinen wird ja dieselbe mit der ganzen von der Besetzung lieferten Milchmenge vermischt und dadurch bisweilen möglicher Weise bis zur Unschädlichkeit verdünnt. Dies wird jedoch nach den Verhältnissen sehr verschieden herausfallen, und bis zu einem gewissen Punkte ist ja diese Vermischung in so fern gefährlich, als sie die ganze Milchmenge infektionsfähig machen kann. — Was nun den Grad der Infektionsfähigkeit der vom tuberkulösen Euter abgesonderten Milch betrifft, werde ich gleich hervorheben, dass ich in ihr eine grosse Menge von Tuberkelbacillen nachgewiesen habe. Der Nachweis gelingt nicht immer sehr leicht; finden sie sich spärlich, kann man mehrere Präparate umsonst durchsehen, bisweilen habe ich aber enorme Mengen getroffen. So möchte ich nur einen Fall hervorheben, wo ich etwa einen Monat nach dem ersten Auftreten der Anschwellung in der noch sehr gut aussehenden Milch in einem Präparate Tausende von Bacillen entdeckte, in einem Gesichtsfeld konnte ich etwa 200 zählen! [1])

Meist liegen sie zwar anfänglich nicht so massenhaft, wenn man aber doch mehrere in jedem Deckglaspräparate findet, so repräsentirt das schon eine so hübsche Menge, dass man gewiss in einem Glas Milch Millionen eintrinken kann. Und hier möchte ich hinzufügen, dass die Bacillen meist sporenhaltig sind, wass wahrscheinlich ihre Fähigkeit durch den Darm zu inficiren in hohem Grade erhöht; es hat wenigstens Koch die Vermuthung ausgesprochen, dass ebenso wie es bei den Milzbrandbacillen der Fall ist, nur die sporenträgenden Tuberkelbacillen im Stande seien der deletären Einwirkung der Magensaft zu widerstehen.

Selbst wenn man das Sekret des ergriffenen Euterviertels (oder Euterhälfte) von der Benutzung entfernt, was wie gesagt gewöhnlich erst dann geschieht, wenn es schon sein milchiges Aussehen verloren hat, ist der schädliche Einfluss einer solcher Kuh noch gar nicht vernichtet. So lange nämlich die von den scheinbar gesunden Theilen des Euters abgesonderte Milch noch ein völlig normales Aussehen hat — und das behält sie bis kurz vor dem tödlichen Ausgange — habe ich keinen Zweifel, dass sie immer benutzt wird — und auch diese Milch habe ich stets sehr virulent gefunden.

Meine Aufmerksamkeit wurde aus mehreren Ursachen schon sehr früh auf diese wichtige Frage gerichtet. Erstens fand ich, dass die gewöhnlich in einem der hinteren Euterviertel anfangende tuberkulöse Infiltration sich nach einer gewissen Zeit unzweifelhaft in das Territorium des angrenzenden vorderen Euterviertels hineinstreckte so dass es wahrscheinlich war, dass die aus der vorderen Zitze ausgezogene Milch trotz ihres normalen Aussehens mit Tuberkelvirus inficirt wäre. Dann fand ich in mehreren Fällen sowohl in der genannten Vorderdrüse als in der sonst völlig gesunden Euterhälfte kleine tuberkelähnliche Knoten in der Wand der Milchcisterne und der grösseren Milchkanäle.

Ich habe desshalb schon in 1882 Einspritzungen von solcher scheinbar gesunden Milch in die Bauchwand zweier Kaninchen gemacht

---

[1]) Dieses Präparat wurde demonstrirt.

und eine exquisite Impftuberkulose erhalten. Die Kaninchen zeigten erst nach etwa $2^1/2$ Monaten Krankheitserscheinungen und starben nach respective $2^3/4$ und $3^1/2$ Monaten. In der Bauch- und Brustwand zeigten sich theils in den Muskeln theils im subkutanen Gewebe mächtige Ablagerungen fester käsiger (bis haselnussgrosser) Knoten und in den Lungen sehr verbreitete aber offenbar viel jüngere tuberkulös-pneumonische Infiltrationen; in verschiedenen Organen, namentlich der Bauchhöhle weniger verbreitete Tuberkulose.

Dergleichen Versuche habe ich später mit Milch zweier von Eutertuberkulose ergriffenen Thiere gemacht und jedesmal mit positivem Erfolg. Ich benutzte theils die Milch der gesunden Euterhälfte theils die des noch nicht ergriffenen Viertels der kranken Seite, konnte aber keinen Unterschied in der Virulenz derselben beobachten. Jedesmal wurden zwei Kaninchen eingeimpft und zwar durch Einspritzen etwa 4 Gram Milch in die Bauchhöhle. Im ersten Falle starb dasjenige Kaninchen, welches die Milch der gesunden Euterhälfte erhalten hatte, 8 Tage später als das andere, (bzw. $2^3/4$ und $2^1/2$ Monat nach der Einspritzung), in dem zweiten Falle aber starb das mit der vermeintlich weniger inficirenden Milch inficirte gar 1 Monat früher als das andere ($3^1/2 - 4^1/2$ Monat).

Der Vollständigkeit wegen möchte ich hier nur anführen, dass ich auch einige Impfungen mit dem schon veränderten Sekret des geschwollenen Euterviertels gemacht habe und — wie es zu erwarten war — auch mit positivem Erfolg. Von meiner ersten Versuchskuh wurde einem Meerschweinchen etwa 10 Cc. seröses Sekret in die Bauchhöhle eingegossen. Das Thier starb schon nach 10 Tage und zeigte eine exquisite Peritonitis und namentlich Omentitis tuberkulosa. Von der letztgenannten der früher erwähnten Kühe wurde dann noch — neben der Einimpfung der scheinbar gesunden Milch auf zwei Kaninchen — auch das Sekret des erkrankten Viertels auf ein Kaninchen (in die Bauchhöhle) geimpft. Dieses Thier starb an einer exquisiten Impftuberkulose 4 Monate nach der Impfung, d. h. zwischen den beiden anderen.

Was die Gefährlichkeit der Milch, die von den scheinbar gesunden Theilen eines tuberkulösen Euters abgesondert ist, betrifft, möchte ich übrigens daran erinnern, dass May[1]) ganz zu demselben Resultate wie ich gekommen ist. Er impfte ohne Erfolg die Milch 5 perlsüchtiger Kühe, deren Euter nicht erkrankt war; von einer Kuh aber, deren eine Euterhälfte tuberkulös geschwollen war, nahm er die Milch der gesunden Hälfte und erzeugte damit eine exquisite Impftuberkulose.

Durch diese Versuche scheint mir also der Beweis geliefert zu sein, dass die Milch einer Kuh, deren Euter von Tuberkulose ergriffen ist, überhaupt infektionsfähig ist und dass es gar nicht genügt nur das Sekret der geschwollenen Theile der Drüse von dem Consum auszuschliessen.

Eine veterinär-polizeiliche Controle der Milchkühe lässt sich wohl schwerlich allgemein durchführen; wo eine solche aber möglich ist — wie z. B. bei Milchkuranstalten und Milchversorgungsgesellschaften — ist es ja von der grössten Wichtigkeit, dass die kontrolirenden Thierärzte eine richtige Auffassung der tuberkulösen Eutererkrankung haben und die ergriffenen Thiere gleich von dem Geschäfte entfernen. Das beste Mittel aber diese gefährliche Krankheit erfolgreich zu bekämpfen wäre wohl die

---

[1]) Archiv f. Hygiene. 1 Bd. 1 Hft. 1883.

möglichst weite Verbreitung unter den Viehbesitzern einer genauen Kenntniss derselben. Es trifft sich nämlich so glücklich, dass es auch in rein ökonomischer Beziehung das einzig richtige Verfahren ist solche Thiere so bald als möglich zu schlachten. In den Anfangsstadien der Krankheit können sie oft noch einen nicht geringen Werth haben, sie verlieren sich aber gewöhnlich äusserst schnell und gehen nach meinen Erfahrungen im allgemeinen nach 2—4 Monaten äusserst abgemagert zu Grunde.

Ich muss hier besonders hervorheben, dass ich mehrmals Gelegenheit hatte die Entwicklung der Eutertuberkulose bei anscheinend ganz gesunden Thieren zu beobachten, so dass ich nach der klinischen Beobachtung annehmen musste, dass die Tuberkulose sich wirklich primär im Euter entwickeln könne. Dass es nun in allen diesen Fällen wirklich auch so zugegangen war, will ich nicht behaupten, denn in einigen derselben, wo ich selbst die Sektion ganz genau machen konnte, habe ich gefunden, dass sich dennoch irgendwo im Körper, meist in einigen Bronchialdrüsen alte Kitt- oder Kalkablagerungen fanden. Wo dies der Fall war, ist es ja immerhin möglich dass die Einfuhr der Tuberkelbacillen in das Euter von einem solchen alten symptomlos bestehenden Depot Statt gefunden hat. Wenn das alte Depot völlig verkalkt ist, ist es doch wohl wahrscheinlicher, dass wirklich eine neue Invasion von aussen her geschehen ist. Und die Möglichkeit der Einführung der Tuberkelbacillen durch deren Aufnahme in den kleinen im Zitzenkanale steckenden Milchtropfen, und deren nachherigen Vermehrung in der im Euter gebliebenen Milch muss wohl zugegeben werden. Die Bacillen könnten vielleicht auch durch die äusserst häufigen kleinen Wunden an der Zitze aufgenommen werden. In der Beziehung muss jedoch an die Untersuchungen Bollingers [1] (und Fritz Schmidts) wonach das tuberkulöse Gift nicht auf dem Wege der cutanen Impfung in den Körper einzudringen vermöge, erinnert werden. Dass es in sehr vielen, vielleicht den meisten Kuhstallungen nicht an Gelegenheit fehlt die Tuberkelbacillen aufzunehmen lässt sich nicht bestreiten. Es werden nämlich Tuberkelbacillen auf mehrfache Weisen von den perlsüchtigen Kühen ausgeschieden. So husten z. B. (trotz der Annahme Kochs) die Kühe wirklich bisweilen auf, dann finden sich im Darme der phthisischen Kühe recht häufig zahlreiche und grosse tuberkulöse Geschwüre und es ist wohl kaum zweifelhaft, dass in solchen Fällen grosse Mengen von Bacillen mit dem Kothe ausgeschieden werden. Nicht selten ist dann die Gebärmutter der Sitz einer diffusen Schleimhauttuberkulose und in dem vaginalen Sekret habe ich selbst in derartigen Fällen Tuberkelbacillen nachgewiesen. Dann kommen, namentlich in der Umgebung des Rachens, grosse tuberkulöse Lymphdrüsenabscesse vor und in dem aus denselben entleerten Eiter habe ich auch Bacillen gefunden. Und auch durch die Milch nicht ergriffener Euter findet bisweilen eine Ausscheidung solcher Statt.

Dass möglicherweise auch das Sputum phthisischer Milchmädchen und Wärter die Infektionsquelle abgeben kann, brauche ich nur anzudeuten.

Ob nun wirklich das Euter bisweilen die Eintrittsstelle des Tuberkelgiftes bildet oder nicht, hat wohl wesentlich ein theoretisches Interesse. Von praktischer Bedeutung ist es aber festzuhalten, dass die Eutertuber-

---

[1] »Zur Aetiologie der Tuberkulose«. München 1883.

kulose sich in nicht wenigen Fällen nicht einer schon ausgesprochenen Phthisis anschliesst, sondern — klinisch gesprochen — als primäres Leiden auftritt. Wer dies nicht weiss, wird leicht Anstand nehmen die tuberkulöse Natur einer bei einer kräftigen wohlgenährten Kuh auftretenden Euteranschwellung zu behaupten.

Als Illustration meiner Behauptung des primären Erscheinens unserer Krankheit möchte ich anführen, dass ich an einer Ausstellung von Fettvieh eine sehr kräftige, fette und gar als preisverdienend bezeichnete Kuh mit einer bedeutenden tuberkulösen Euteranschwellung behaftet fand. Und in mehreren meiner Fälle, die ich von Anfang bis Ende verfolgen konnte, waren die Kühe auch anfänglich sehr kräftig und wohlgenährt.

Wie früher gesagt, gehen sie dennoch meist ziemlich schnell an generalisirte Tuberkulose zu Grunde. In mehreren Fällen habe ich gefunden, dass nachdem die Krankheit eine Zeit lang nur langsame Fortschritte gemacht hat, sich plötzlich heftiges Fieber einstellt, die Thiere wenig fressen, und schnell sowohl Kräfte als Fett verlieren. In solchen Fällen fand gewöhnlich eine acute diffuse Tuberkelablagerung oft von entzündlichen Exsudationen begleitet in den serösen Säcken Statt. Einmal fand ich neben einer scheinbar primären Eutertuberkulose die Lungen überall von submiliären und miliären Tuberkelknötchen durchsetzt.

In den Fällen, wo die Eutertuberkulose sich einer schon bestehenden tuberkulösen Organerkrankung anschloss war es wohl meist der gewöhnlichen Lungentuberkulose, nicht selten aber auch der Gebärmutter- und Eileitertuberkulose.

Die pathologische Anatomie der Eutertuberkulose werde ich in aller Kürze abhandeln.

In früheren Darstellungen wird es gewöhnlich angegeben, dass man Knoten im Euter trifft und dass Tuberkel verschiedener Grösse in der Milchdrüse abgelagert werden. Dies giebt meiner Meinung nach keine zutreffende Vorstellung. Ich habe immer gefunden, dass die Affektion sehr früh eine diffuse ist so dass der ergriffene Theil des Euters eine ziemlich gleichmässig feste Anschwellung bildet. Damit will ich nicht sagen, dass nicht bisweilen einige Partien härter sind als andere, es sind aber dann meist grosse und nicht scharf begrenzte Partien — und zwar die oberflächligen; namentlich die noch hinten liegenden — so dass man diese Erscheinung nicht füglich als Knotenbildung bezeichnen kann. Nur selten und zwar in ungemein langsam verlaufenden Fällen habe ich beobachtet, dass ein kleiner begrenzter Theil der ergriffenen Partie als fester Knoten hervortritt.

Dagegen habe ich einige Mal gefunden, dass im Laufe der Krankheit die tuberkulöse Infiltration an verschiedenen Punkten in den bisher gesunden Abtheilungen des Euters in Gestalt von wallnuss- bis hühnereigrossen Knoten auftritt. Ob die Affektion gewöhnlich auch in dem erst ergriffenen Drüsentheil auf dieselbe Weise von einem Punkte ausgeht möchte ich sehr bezweifeln. Möglich ist est wohl, ich habe es aber nie gesehen: immer war die Anschwellung schon eine diffuse selbst in den Fällen, wo es von den Wärtern behaupt wurde, dass sie nur wenige Tage bestanden hatte. [1])

---

[1]) In einem mir mitgetheilten Falle konnte der Thierarzt dagegen einige Zeit vor der diffusen Infiltration einen gänseeigrossen Knoten an dem hinteren Rande des Euters beobachten.

Wenn man das tuberkulöse Euter durchschneidet, bekommt man ein etwas verschiedenes Bild je nachdem die Erkrankung kürzere oder längere Zeit bestanden hat. In allen Fällen findet man doch eine feste Anschwellung, deren ganze Schnittfläche ein oft auffallend gleichartiges Aussehen darbietet. Der geschwollene Theil (gewöhnlich also die ganze Hinterdrüse und ein Theil der Vorderdrüse) ist immer gegen die gesunden Theile durch eine meist wellenförmige Linie sehr scharf abgegrenzt. In einem frühen Stadium der Krankheit — den ersten Monat oder etwas länger — findet man die Drüsenläppchen angeschwollen, noch feucht und von einer anscheinend gleichmässig grauen Farbe. Bei genauem Nachsehen findet man doch in vielen derselben, die dann meist schon etwas härter sind, kleine gelbliche Punkte, welche offenbar den Drüsenkörnchen entsprechen und man sieht ferner neben diesen Punkten gelbliche verästelte Streifen, die den kleinsten Milchkanälchen entsprechen. Die etwas grösseren — d. h. schon leicht sichtbaren — Milchgänge sind gewöhnlich von weichen, gelblichen käsigen Massen ausgefüllt oder ihre Wände sind wenigstens damit belegt. (Diese käsige Masse ist beiläufig gesagt sehr reich an Tuberkelbacillen). In der Milchcysterne und den grössten Ausführungsgängen findet man oft schon früh kleine griesige Erhebungen an den Wänden.

An grossen und zwar an den festesten Partien hat das Gewebe ein roth gesprenkeltes Aussehen, das offenbar von kleinen Blutextravasaten herrührt. Damit steht es zweifelsohne in Zusammenhang, dass die Venen des Euters sehr oft in grosser Ausdehnung thrombosirt sind. [1]

In solchen frischen Fällen ist dennoch die tuberkulöse Natur der Erkrankung nicht sehr augenscheinlich: man könnte leicht annehmen nur mit einer einfachen chron. Entzündung thun zu haben. Die wahre Natur des Processes offenbart sich doch schon jetzt dem aufmerksamen Auge durch die käsige Affektion der kleinen Ausführungsgänge, und ferner findet man immer die Lymphdrüsen nicht wenig geschwollen und meist schon früh mit exquisiten Tuberkelhaufen durchsprengt.

Mit dem Fortschreiten der Krankheit ändert sich das Bild. Die käsige Veränderung der Läppchen tritt immer stärker hervor, es bilden sich trockengelbe Knoten von unregelmässig ausgezackter Form, die an einigen Stellen nur einen Theil des Läppchen einnehmen, an anderen das Läppchen ganz ausfüllen, ja oft fliessen mehrere benachbarte Läppchen zu grossen Käseknoten zusammen. Gleichzeitig findet eine starke und immer mehr verhärtende Bindegewebsneubildung sowohl innerhalb der Läppchen als im Zwischengewebe Statt.

An einigen Stellen ist die Bindegewebsentwickelung sehr hervortretend, so dass die käsigen Reste der Läppchen nur als kleine Knoten im indurirten Gewebe auftreten, an andern giebt sie nur zur Bildung faseriger Streifen zwischen den Käseknoten Veranlassung.

Nicht selten sind mehrere kleine Milchgänge dilatirt. Nur selten habe ich dagegen den Zerfall einzelner Läppchen zu Heerden mit weichem oder gar flüssigem Inhalt und käsigen Wänden gesehen.

Auf die histologischen Details möchte ich nicht besonders ein-

---

[1] In solchen festen graurothen Thromben habe ich kleine Haufen von Tuberkelbacillen nachweisen können. Cfr. die Untersuchungen Weigerts über Tuberkelentwickelung in der Venenwand.

gehen. [1] Die Hauptsache ist die Entwickelung einer entzündlichen Neubildung in dem interacinösen Gewebe, durch welche die Alveolen nach
und nach comprimirt und vernichtet werden, so dass man nach einiger
Zeit nur einzelne Alveolen und kleine Milchgänge meist noch mit wohl
erhaltenem Epithel in dem granulationsähnlichen Gewebe unterscheiden
kann. In dem neugebildeten Bindegewebe spürt man oft die Tendenz
zur Bildung kleiner knötchenförmiger Anhäufungen von Zellen, zwischen
denen man dann bisweilen Riesenzellen und epitheloide Zellen unterscheiden kann. Auf weiter hervorgeschrittene Stufen der Krankheit tritt
die Verkäsung kleinerer und grösserer Partien immer mehr hervor während
an anderen Partien das noch bestehende Bindegewebe einen mehr faserigen
Charakter annimmt

Überall so wohl im Innern der Alveolen und kleinen Milchgängen wo
man öfters Anhäufungen von Lymphcellen sieht als in dem gewucherten
Bindegewebe findet man meist sehr bedeutende Ablagerungen von
Tuberkelbacillen.

Bei der Darstellung der Symptomatologie der Eutertuberkulose habe
ich die Impfversuche erwähnt, die ich zur Beleuchtung der Virulenz
der Milch angestellt habe.

Impfversuche können jedoch nur beweisen, dass die Milch das Gift
enthält. Die Frage aber, ob sie unter den im täglichen Leben statt-
findenden Verhältnissen wirklich im Stande ist die Tuberkulose von den
Kühen an andere Hausthiere und an die Menschen zu überführen, kann
nur durch Fütterungsversuche ihre Lösung finden. Solche Versuche
sind denn auch schon öfters gemacht, die Resultate sind aber nicht übereinstimmend. Nach der von Johne gemachten Zusammenstellung haben
von 91 mit Milch von tuberkulösen Rindern angestellten Fütterungsver-
suchen etwa 30 % positive etwa 59 % negative Resultate gegeben.

Ich habe schon im Anfange meines Vortrages hervorgehoben, dass
mehrere Forscher geneigt sind diese Widersprüche eben durch das supponirte — aber übersehene — Bestehen einer Eutertuberkulose in den positiven Fällen zu erklären. Dieser Annahme kann ich jedoch nicht bei-
pflichten, indem die Eutertuberkulose ein so augenfälliges Leiden bildet,
dass es mir wenig wahrscheinlich ist, dass ihre Existenz bei Versuchs-
rindern nicht beobachtet sein solle. Und dass diese Annahme auch nicht
nothwendig ist, werde ich später nachweisen.

Wie es dem nun sei, war es ja immerhin von grossem Interesse
solche Fütterungsversuche mit der von notorisch ergriffenen Eutern abgesonderten Milch zu wiederholen. Dies einige Mal zu thun wurde ich
durch die Versuchsmittel unserer Hochschule im Stande gesetzt.

Ich habe dann mit solcher Milch von zwei verschiedenen Rindern, 5
Ferkel und 3 Kaninchen einige Zeit gefüttert. Die Versuche wurden
zwar jedesmal früher als ich es gewünscht hatte durch das Versiegen der
Milchabsonderung und schliesslich den Tod der Kuh abgeschlossen, die
Thiere wurden aber doch wenigstens ein Paar Wochen fort ausschliesslich
durch diese Milch ernährt, und später erhielten sie noch eine kurze Zeit
einen Zuschuss von Milch zu ihrem Pflanzenfutter.

Von der ersten Kuh verfütterte ich — um den natürlichen Verhältnissen so nahe als möglich zu kommen — nur die scheinbar normale

[1] Sie sind im 1877 von [illegible] in Virchows Archiv
Bd. 70 ausführlich beschrieben.

Milch der nicht geschwollenen Drüsenabtheilungen; von der letzten Kuh benutzte ich die ganze Milchmenge. (In diesem Versuche war übrigens auch das Sekret des geschwollenen Viertels ziemlich lange milchähnlich).

Die Versuchsthiere der ersten Reihe waren 2 Ferkel (c. 5 Wochen alt) und 1 Kaninchen. Die Ferkel bekamen die Milch von $^{10}/_1 - ^3/_2$ 84; sie gediehen später ganz gut, doch hielt sich das eine etwas mager. Als sie am ⁵⁄₃ geschlachtet wurden fand ich in beiden fast sämmtliche Gekrösdrüsen grössere oder kleinere käsigkreidige Knoten enthaltend und dieselbe Veränderung zeigten die Lymphdrüsen am Kieferwinkel. Im Darme fanden sich bei dem fetten Schwein auf beiden Seiten von Valvula Bauhini einige käsige Geschwüre, in dem rechten vorderen Lungenlappen bei dem mageren mehrere kleine Tuberkelknoten, ausserdem bei beiden einzelne Tuberkel in der Leber und in der Milz.

Das Kaninchen wurde ohne hervortretende Krankheitserscheinungen gezeigt zu haben am ²⁰⁄₃ getödtet. Es war ziemlich fett, zeigte doch ziemlich alte tuberkulöse Veränderungen und zwar ein tiefes käsiges Geschwür in der grossen Follikelplatte vor der valvula Bauhini, ausserdem einige Tuberkel in der Darmwand, Kalkknoten in den Gekrösdrüsen und einige Tuberkel in den Nieren und den Lungen.

Wie es zu erwarten war, waren die tuberkulösen Veränderungen namentlich bei den Kaninchen viel bedeutender in der zweiten Versuchsreihe, welche 2 Kaninchen und 3 Ferkel umfasste.

Die Fütterungsperiode lag zwischen dem ⁸⁄₃ und ¹⁴⁄₆. Sämmtliche Versuchsthiere wurden am ⁸⁄₃ geschlachtet. Die Kaninchen waren in der letzten Zeit weniger gut gediehen und in beiden fand sich eine bedeutende Darmtuberkulose und zwar grosse Geschwüre in der Spitze des Blinddarms so wie zahlreiche kleine käsige Follikulargeschwüre im ganzen Darmkanal, bei dem einen auch ein sehr grosses Geschwür an der grossen Follikelplatte vor valvula Bauhini. Käsige Knoten in den Mesenterialdrüsen, geringfügige Tuberkulose in der Leber. Lungen, Nieren und Milz noch gesund.

Die Ferkel waren scheinbar gut gediehen. Bei allen fanden sich dennoch käsige Knoten in den Gekrösdrüsen und in den Drüsen des Kieferwinkels. Bei zweien der Ferkel fanden sich zudem einige käsige follikuläre Geschwüre in der Nähe der valvula Bauhini und bei einem von diesen so wie bei dem dritten fand sich eine geringe Tuberkelablagerung in den Lungen.

In den Käseknoten der Gekrösdrüsen so wie in dem käsigen Eiter der Darmfollikel habe ich Tuberkelbacillen — obwohl sehr spärlich nachweisen können.

Meine Fütterungsversuche haben dennoch alle positive Resultate gegeben. Das die Kaninchen am meisten ergriffen waren stimmt völlig mit der gewöhnlichen Erfahrung über die grosse Empfänglichkeit dieses Thieres für das Tuberkelgift, wie ja auch Baumgarten [1]) gefunden hat, dass der einmalige Genuss einer Milch, zu der er künstlich Tuberkelbacillen zugesetzt hatte, zur Hervorrufung einer Darmtuberkulose bei diesen Thieren genügte. Aber auch alle Ferkel wurden tuberkulös, obgleich bis jetzt nur in geringem Grade. Eine solche Infektion der Schweine durch die Milch tuberkulöser Kühe ist in wirthschaftlicher Beziehung sehr

[1]) Centralblatt f. klin. Medecin 12 Jan. 1884.

beachtenswerth. Sie findet wahrscheinlich sehr häufig Statt. Man sieht wenigstens sehr oft, dass die Schweine tuberkulös werden, sehr bald nachdem in einer Rinderbesetzung die Tuberkulose aufgetreten ist (ja bisweilen wird gar erst durch die Erkrankung der Schweine die Aufmerksamkeit auf die Krankheit der Kühe hingelenkt). Es muss doch zugegeben werden, dass die Infektion in solchen Fällen nicht immer durch die Milch zu entstehen braucht, indem man nicht selten Eingeweide geschlachteter Rinder als Schweinfutter verwendet.

Von einem Thierarzt auf Seeland (Hrn. L Andersen) ist mir die Beobachtung der Überführung der Tuberkulose auf ein Kalb durch die Milch einer an Eutertuberkulose leidenden Kuh mitgetheilt worden. Die früher gesunde, vielleicht doch etwas erblich disponirte Hausfrau des Gehöfts fing etwa gleichzeitig zu husten an und es entwickelte sich bei ihr eine ziemlich schnell verlaufende Phthisis. Nach Beginn ihrer Erkrankung gebar sie ein Kind; dasselbe wurde mit Kuhmilch ernährt und zwar 3 Monate lang von einer bestimmten Kuh, die sich dann tuberkulös zeigte und nach Jahresfrist äusserst elende zu Grunde ging. Das Kind war inzwischen halbjährig an Tuberkulose gestorben. Obgleich die Verhältnisse etwas complicirt sind, scheint es mir jedoch höchst wahrscheinlich, dass wir es hier mit Infektion von den Rindern zu thun haben.

Ich habe mehrmals die Frage berührt, ob die Milch nur dann infektionsfähig ist, wenn das Euter von Tuberkulose ergriffen ist. Viele Forscher haben — wie gesagt — diese Meinung vertreten und auch die Versuche Mays sprechen dafür. Um zur Lösung dieser sehr wichtigen Frage einen Beitrag zu liefern habe ich 2 Mal von notorisch hochgradig tuberkulosen Kühen die Milch an bz. 2 und 1 Kaninchen injicirt. Das eine Mal zeigt sich das Kaninchen völlig gesund, als es nach $2^1{}_2$ Monat geschlachtet wurde, das andere Mal aber entwickelte sich bei beiden Kaninchen eine exquisite Impftuberkulose, woran sie nach bz. 2 und 3 Monaten starben.

Ich muss also den Schluss ziehen, dass wirklich bisweilen — in Gegensatz zu der von Koch ausgesprochenen Meinung — auch ohne das Eintreten einer Eutertuberkulose die Milch das Tuberkelgift enthalten kann. [1])

Den direkten Beweis dafür kann ich nun auch führen, indem es mir einmal gelungen ist Tuberkelbacillen — obwohl in äusserst spärlicher Zahl — in der Milch einer tuberkulösen Kuh, deren Euter anscheinend völlig gesund war, nachzuweisen.

Alle drei Rinder waren äusserst abgemagert und so viel ich sehen konnte beinahe in demselben Grade von generalisirter Tuberkulose ergriffen.

Am Ende möchte ich nur einige Centrifugirungsversuche mit tuberkulöser Milch erwähnen.

Wie bekannt wird jetzt immer mehr die Centrifugirungsmethode zur

---

[1]) Im Septemberheft des Schweizer-Archiv für Thierheilkunde schreibt Z. (Prof. Zschokke in Zürich): «Bei Anlass eines Fleischschauerkurses an hiesiger Anstalt tödtete ich einige Kaninchen, welchen ich 8 Wochen vorher Milch einer tuberkulösen Anatomiekuh theils in die Bauchhöhle injicirt theils zerstäubt einathmen liess. Zwei Kaninchen hatten ausgeprägt Miliartuberkulosis besonders im Netz und dem Gekröse und frischere Knötchen im Peritonäum. In den Lungen beobachtete ich keine characteristische Knötchen. Das Euter der betreffenden Kuh zeigte aber bei der Sektion keinerlei verdächtiger Stellen. Die mikrosk. Untersuchung fiel aus.

Ausscheidung des Rahmes benutzt. Ein Vortheil dieser Methode ist, dass die Milch dadurch gleichzeitig von dem ihr gewöhnlich anhaftenden Schmutz gereinigt wird, man findet nämlich immer eine nicht gerings Menge eines scheuslichen Schlammes an der Periferie der Maschine abgesetzt. Es stellte sich nun die Frage ein, ob nicht vielleicht auch wenigstens ein guter Theil der Tuberkelbacillen auf dieselbe Weise ausgeschleudert wurde. Um dies zu untersuchen wurden auf Aufforderung und mit Beihülfe meines hochgeehrten Collegen Hrn. Fjord in dem von ihm geleiteten landwirthschaftlichen Laboratorium in einer Probecentrifuge kleine Cylindergläser mit hochgradig bacillushaltiger Milch eingesetzt und eine Stunde lang centrifugirt (60000 Umdrehungen des Cylinders). Dadurch wurde die Sonderung der Milch in Rahm, gereinigte abgerahmte Milch und schmutzigen Bodensatz sehr genau durchgeführt.

Der Rahm wurde vorsichtig entfernt, und mit Pipetten nahmen wir Proben von der abgerahmten Milch herauf und schliesslich wurde der Bodensatz mit einer geringen Menge destillirten Wassers aufgeschlemmt.

In zwei verschiedenen Versuchsreihen wurden nun jedesmal zwei Kaninchen mit dem Bodensatz und zwei andere mit der Milch subcutan oder in die Bauchhöhle hinein injicirt.

Gleichzeitig nahm ich Trockenpräparate der angewendeten Flüssig-ten. Durch Untersuchung derselben fand ich nun gleich, dass wirklich ei bei weitem grösste Theil der Tuberkelbacillen herausgeschleudert war. Im Bodensatze fand ich nämlich in sehr bedeutender Menge. In der abgerahmten Milch anfänglich gar keine, zuletzt traf ich doch auch hier ein Exemplar und gar im Rahme fand ich einen einzigen Bacillus (hier muss ich die Bemerkung einschieben, dass die Bacillen meist zu den Zellen gesellt sind d. h. scheinbar in ihrem Protoplasma eingelagert sind, in einem Bodensatzpräparat fand ich einmal nicht weniger als 20 Bacillen in einem Zellenkörper eingeschlossen).

Schon die mikroskopische Untersuchung der Milch zeigt demnach, dass das Centrifugiren nicht genügt um die Milch völlig von dem Tuberkelbacillen zu befreien. Es muss aber doch haftt sein von einem grossen Theil des Giftes zu befreien.

Das zeigt auch der Ausgang meiner ersten Versuchsreihe. Das mit Bodensatz injicirte Kaninchen wurde sehr schwer krank und starb nach 23 Tagen. Bei der Section zeigten sich Spuren tuberkulöser Abzehrung. Das mit der Milch injicirte Thier starb 14 Tage später an einer äusserst hochgradigen Tuberkulose mit etwas entzündlicher Exsudation in die Brust- und Bauchhöhle war.

In der anderen Versuchsreihe zeigte sich auch eine sehr bedeutende Tuberkulose bei den mit dem Bodensatz injicirten Thieren. Dieselben resp. wurde getödtet am 9 und 10 Aug. d. h. nach acht Wochen.

Von den mit der angegebenen Milch geimpften 4 Kaninchen wurden eins von jeder Reihe am 9 Aug. getödtet. Sie zeigten sich beide ziemlich stark tuberkulös, wenn auch nicht so stark wie die mit Bodensatz geimpften. Die Wirkung.

Endlich habe ich einen Versuch angestellt um die Einwirkung der Erwärmung auf die Tuberkelbacillen zu studiren. May und andere haben ja gezeigt, dass die Erwärmung bis zum Kochenpunkt um die in einer Flüssigkeit suspendirten Tuberkelbacillen zu tödten genügt. Es war aber von Interesse zu untersuchen, ob nicht eine geringere Temperaturerhöhung dasselbe vermöchte. Wir wählten nun 70° C., weil neulich von Hrn. Fjord[1] angestellte Untersuchungen gezeigt haben, dass eine Erwärmung bis auf ungefähr diese Temperatur der Milch etwa dieselbe Haltbarkeit wie das Kochen giebt ohne gleichzeitig den Geschmack zu stark zu verändern, und weil in Folge dessen zu erwarten ist, dass diese Behandlung der Milch bald in den Milchereien gewöhnlich werde.[2] Wir nahmen also den aufgeschwemmten stark bacillenhaltigen Bodensatz und erwärmten ihn ½ Stunde in einem Wasserbad bis auf 72° C. Von dieser Flüssigkeit injicirte ich dann etwa 1 Gram in das subcutane Gewebe zweier Kaninchen. Beide habe ich nach 8 Wochen getödtet und habe sie ganz gesund gefunden.[3]

Am Ende möchte ich nur einige Untersuchungen über die chemischen Veränderungen der vom tuberkulösen Euter abgesonderten Milch mittheilen. Ich verdanke sie meinem hochgeehrten Kollegen Hrn. V. Storch, Vorsteher der chemischen Abtheilung unseres landwirthschaftlichen Laboratoriums. Derselbe hat die Güte gehabt die Milch einer meiner Versuchskühe zu analysiren und seine Analyse zu meiner Verfügung zu stellen. Ich theile sie hier nebst seinen begleitenden Bemerkungen mit.

Wenn man die zwei Analysen der von der kranken Drüse abgesonderten Milch mit einander vergleicht, findet man, dass der Gehalt an Fett und Milchzucker sich vom 7 Mai bis 9 Juni sehr bedeutend verkleinert hat, während die Menge der Albuminen vergrössert ist. Es ist namentlich eigenthümlich, dass der Milchzucker fast verschwunden ist. Die Milch der gesunden Drüse ist ungewöhnlich reich an Fett und Albuminen, ist aber sonst in chemischer Zusammensetzung von normaler Kuhmilch nicht sehr different.

Das eigenthümliche Aussehen der Milch der kranken Drüse hat mich (Storch) veranlasst die Asche dieser Milch sowie die Asche der Milch

TAB. I. Analyse der Milch einer von Eutertuberkulose ergriffenen Kuh mit Analysen normaler Kuhmilch dänischer Gehöfte zusammengestellt.

Milch.	Datum 1884.	Fett. %	Wasser. %	Albuminate. %	Milchzucker. %	Asche. %	Reaktion der Milch.	Aussehen des Serums.
Des geschwollenen Viertels	7 Maj	5,30	87,58	4,71	1,41	1,00	Stark alkalisch.	Gelbliche Farbe.
—	6 Juni	1,07	91,75	6,15	0,14	0,89	Stark alkalisch.	Gelbbraune Farbe, fast durchsichtig.
Gesunder Viertel	7 Juni	6,50	83,21	5,89	3,39	1,01	Alkalisch.	Milchweiss, jedoch ein wenig schmutzig gelb.
Dänischer Gehöfte	Durchschnitt	3,49	87,56	3,88	4,32	0,75	Schwach sauer.	Milchweiss mit schwach bläulichem Schimmer
—	Maximum	4,26	—	5,37	4,90	0,89	—	—
—	Minimum	2,52	—	3,22	3,13	0,71	—	—

TAB. II. Procentische Zusammensetzung der Milchasche.

Milch.	Datum.	Kalk. %	Magnesia.	Kali.	Natron.	Eisen-oxyd.	Phosphor-säure.	Schwefel-säure.	Chlor.	Kiesel-säure.
Des geschwollenen Viertels	7 Mai	10,91	»	»	»	»	15,67	»	»	»
—	6 Juni	4,34	1,27	10,87	40,60	»	7,10	5,08	0,27	0,44
Gesunder Viertel	7 Juni	24,67	3,43	13,27	22,39	»	25,42	9,21	0,19	0,15
Dänischer Gehöfte	Durchschnitt	21,44	2,42	24,74	9,71	0,35	28,05	2,45	13,36	0,61
—	Maximum.	23,47	3,12	25,99	13,27	0,61	30,90	4,07	17,72	1,17
—	Minimum.	18,53	0,79	23,50	8,12	0,10	23,47	1,43	10,56	0,13

der gesunden Drüsen zu analysiren.   Auch diese Analyse zeigt eine eigenthümliche Veränderung der Milch der kranken Drüse. Es zeigt sich nämlich, dass die Menge von Kalk und Phosphorsäure bedeutend verkleinert ist, während die Natronmenge hochgradig gesteigert ist.   In der Milchasche der gesunden Drüse tritt Natron auch viel mehr hervor als in der Asche normaler Kuhmilch, dieselbe enthält jedoch sowohl Kalk als Phosphorsäure in so reichlicher Menge, dass die Zusammensetzung der Asche nicht viel von derjenigen normaler Kuhmilch differirt.   Die Quantität der am 7 Maj abgesonderten Milch der kranken Drüsen war nicht hinreichend für die Ausführung einer vollständigen Aschenanalyse, wesshalb nur einzelne der wesentlichsten Bestandtheile quantitativ bestimmt sind.

Es zeigt sich jedoch deutlich, dass der Gehalt an Kalk und Phosphorsäure am 7 Maj geringer als in der Asche normaler Kuhmilch war, so wie dass diese Bestandtheile vom 7 Maj bis 6 Juni bedeutend abgenommen haben.

Das eigenthümliche Aussehen des Serums der Milch der kranken Drüse, die braungelbe Farbe und Durchsichtigkeit, rühren wahrscheinlich von dem Mangel an Kalkphosphat und von dem grossen Gehalt von Alkalien (Natron) her.   Dass die Asche der Milch der kranken so wie der gesunden Drüse fast gar kein Chlor enthält ist auffallend, ich habe jedoch früher das Chlor gänzlich vermisst und zwar in der Milch altmelkender Kuhe (von Angler-Race).   Der Mangel an Chlor in der Milch der Versuchskuh steht dem zu Folge wahrscheinlich nicht mit der Tuberkulose in Zusammenhang.

Die Erblichkeit der Tuberkulose.

Sur l'hérédité de la tuberculose.

The heredity of Tuberculosis.

Prof. **Heller**, de Kiel.

Die erbliche Uebertragung der Tuberkulose galt seit lange bei Aerzten und Laien als feststehende Thatsache; in neuerer Zeit hatte man die Lehre dahin abgeschwächt, dass man nur eine Disposition zur Tuberkulose vererbt sein liess[1].   In jüngster Zeit aber ist in ebenso gewandter wie eindringlicher Weise besonders von Baumgarten[2], dann von Landouzy und Martin[3] die Vererbung der spezifischen Krankheitsursache wieder betont worden.

Es scheint deshalb am Platze, diese wichtige Frage ein Mal zur Erörterung zu bringen.

Eine doppelte Art der Vererbung ist denkbar; entweder ist das Krankheitsagens schon den Zeugungsstoffen der Eltern, dem Samen oder Eie anhaftend oder der Fötus wird durch den placentaren Kreislauf von der Mutter angesteckt.

---

[1] Waldenburg: Die Tuberkulose. Berlin 1869. S. 526.
[2] Zeitschr. für klin. Medicin VI. S. 61. 1883.
[3] Revue de médecine 1883 p. 1014.

Beide Möglichkeiten lassen sich von vornherein nicht läugnen; für beide liegen analoge Erfahrungen von anderen Krankheiten vor.

Prüfen wir nun den ersten Modus. Es ist bekanntlich das Vorkommen der Tuberkulose beim Fötus nicht sicher gestellt; die mitgetheilten Fälle, soweit sie überhaupt einer Beurtheilung zugänglich sind, dürften der Syphilis congenita zuzurechnen sein; auch bei Neugeborenen scheint mir bis jetzt Tuberkulose nicht sicher gestellt zu sein. Nach den ersten Lebenswochen tritt frühestens die Tuberkulose in vereinzelten Fällen auf, nach den ersten Lebensmonaten steigt äusserst rasch die Häufigkeit des Vorkommens. Die vorliegende Tabelle giebt das Vorkommen der Tuberkulose im Kindesalter nach 1300 Kinder-Sektionen des pathologischen Institutes in Kiel. Darnach fand sich kein Mal Tuberkulose beim Fötus, kein Fall bei Neugeborenen bis zur 8. Woche, der erste Fall bei einem 9 Wochen alten Kinde = 0,8 %; sodann steigt sofort die Häufigkeit auf 10.4 % bei 3—5 Monate alten Kindern, auf 17,5 % bei 6—12 Monaten, auf 26 % bei 1—2 Jahren und auf 45.2 % beim Alter von 2—3 Jahren. Aehnliche, nur noch niedrigere Angaben finden sich bei anderen Autoren.

Der Thatsache nun gegenüber müsste man annehmen, wie Baumgarten will, dass die an und für sich in geringer Zahl erblich übertragenen Bacillen-Keime diese vielen Monate hindurch vollkommen latent im fötalen Gewebe liegen blieben, um dann in der post-uterinen Periode ganz plötzlich ihre Wirksamkeit zu beginnen. Es liegen durchaus keinerlei Thatsachen vor, welche es auch nur wahrscheinlich machen, dass solches der Fall sein könnte, im Gegentheil beweist gerade die Syphilis, dass solche Infektion zur Zeit der Zeugung gerade in dem jungen proliferirenden Gewebe des Fötus schon sehr frühzeitig ihre krankmachende Wirkung zur Geltung bringt. Dazu kommt die Erfahrung, wie gerade bei Tuberkel-infectionsversuchen jüngere Thiere besonders rasch der Tuberkulose verfallen. Der Schluss ist wohl unabweisbar, dass die Tuberkulose, wenn überhaupt, nur äusserst selten bei der Zeugung bereits übertragen wird.

Landouzy und Martin haben nun versucht experimentell das Vorhandensein der Bacillen im Fötus und im Sperma nachzuweisen; sie übertrugen Theile vom Fötus tuberkulöser Mutter auf Versuchsthiere und erhielten Tuberkulose; ebenso experimentirten sie mit dem Inhalte der Samenblase eines tuberkulösen Meerschweinchens und erhielten positiven Erfolg Abgesehen davon, dass der Inhalt der Samenblase kein Sperma sondern nur zur Bildung des Vaginalpfropfes dienende Masse ist, erregen die ohne Kontrollthiere angestellten Versuche durchaus den Verdacht, dass eine anderweitige spontane Infektion stattgefunden hat. Ich habe eine Reihe von Kontrol-Experimenten in meinem Institute anstellen lassen, welche durchaus negativ ausfielen.

Wenden wir uns nun zu der Möglichkeit einer intra-uterinen Infektion von Seite einer tuberkulösen Mutter, so giebt es auch hierfür Analogien in der placentaren Ansteckung des Fötus bei Scharlach, Pocken, Typhus recurrens der Mutter. Es sind jedoch gegen die placentare Ansteckung in einer früheren fötalen Periode dieselben Gründe geltend zu machen, wie gegen die Uebertragung durch die Zeugung. Dazu kommt die jedem, welcher mit Tuberkulose-Versuchen sich beschäftigt, geläufige Erfahrung, dass auch bei sehr stark künstlich tuberkulisirten Thieren die Nachkommen in der ersten Lebenszeit von Tuberkulose frei bleiben und nur wenn sie unter einer spontanen Ansteckung günstigen Verhältnissen leben, später tuberkulös werden.

Besonders beweisend sind auch die seltenen Fälle von ausgebreiteter Tuberkulose von Frauen, welche gegen Ende der Schwangerschaft sterbend sowohl selbst wie ihr Fötus zur Sektion kommen. Jetzt gerade vor einem Jahre secirte ich eine Frau, welche unentbunden am Ende der Schwangerschaft starb. Die Sektion ergab: Käsige Tuberkulose der linksseitigen harnableitenden Wege, käsige Tuberkulose der Uterusschleimhaut, akute Miliartuberkulose der Hirnhäute, Augen, Lungen, Schilddrüsen, Leber, Milz, Nieren, Harnblase, Lungenödem, schwangerer Uterus mit ausgetragenem normalen Fötus.

Die Erfüllung aller Organe der Mutter mit Bacillen war eine ganz unglaubliche, auch innerhalb der Blutbahnen fanden sich solche. Dabei war der Fötus nicht nur gut entwickelt und frei von jeder pathologischen Veränderung, sondern auch mikroskopisch keine Spur von Bacillen in seinen Geweben nachweisbar. Einen ähnlichen Fall, ebenfalls mit Bacillen im Blute, hat jüngst Weichselbaum[1] mitgetheilt.

Wenn nun sogar in solchen Fällen von unglaublicher Erfüllung der Mutter mit Bacillen im Blute, Geweben und besonders noch in der Uteruswand die Placenta als genügend dichtes Filter sich erweist, so ist wohl der Schluss berechtigt, dass der placentaren Infektion, wenn sie überhaupt vorkommt, doch keine Bedeutung für die Erwerbung der Tuberkulose zukommt.

Wir kommen somit zu dem Schlusse: die Lehre von der Vererbung der Tuberkulose ist nur eine unbegründete Erklärung der Thatsache, dass in bestimmten Familien zahlreiche Fälle von Tuberkulose vorkommen. Es beweist diese Beobachtung nur, dass in solchen Familien allen Mitgliedern gemeinsame die Ansteckung begünstigende Bedingungen gegeben sind. Kann es nun aber eine günstigere geben, als das Vorhandensein eines Tuberkulösen, welcher beständig grosse Mengen von Bacillen besonders mit den Sputis aussäet?

Von besonderem Werthe sind in dieser Beziehung die Untersuchungen Epsteins[2] aus der Findelanstalt in Prag. Es ergab sich, dass Kinder tuberkulöser Abstammung, wenn sie der Gemeinschaft mit tuberkulösen Individuen entzogen und gesunden Ammen an die Brust gegeben wurden, keine Tuberkulose bekamen, während regelmässig Tuberkulose ausbrach, wenn sie an der Brust ihrer tuberkulösen Mutter gelassen wurden.

Das anatomische Verhalten der Tuberkulose im Kindesalter darf, wenn auch nur nebensächlich, als Beweis für die post-uterine Erwerbung angeführt werden. Es beweist besonders das Ueberwiegen der akuten Tuberkulose bei den Kindern die grosse Empfindlichkeit derselben für Tuberkulose und die rasche Reaktion auf die Zufuhr der Keime. Sodann ist das starke Befallenwerden der Lunge und des Schädelinhaltes für die direkte Zufuhr sprechend. In 83.7 % aller Fälle sind die Lungen, in 62 % aller Fälle das Hirn und seine Häute der Sitz der Tuberkulose. Gerade die Häufigkeit der Tuberkulose an letzterem Orte gegenüber der Seltenheit beim Erwachsenen[3] (nur 2 %) scheint für eine Infektion direkt durch die Nasenschleimhaut zu sprechen. Wir haben ja durch die schöne Arbeit von Key die direkte Verbindung der Lymphbahnen der Meningen und Nasenschleimhaut kennen gelernt; ich habe seitdem die Infektion auf

---

[1] Wien. med. Wochenschrift 1884. Nr. 13 u. 14.
[2] Vierteljahrsschrift f. prakt. Heilkunde 141. S. 103. 1879.
[3] Simmonds, Deutsches Archiv f. klin. Medicin. XXVII.

diesem Wege für das Wahrscheinlichste gehalten, wenn mir auch bis jetzt bei den bekannten Schwierigkeiten der Nachweis noch nicht geglückt ist.

Von der ganzen Lehre der erblichen Uebertragung der Tuberkulose bliebe somit nur höchstens eine die Erwerbung der Tuberkulose begünstigende Anlage zurück. Wie solche aufzufassen, ob es eine abnorme Thoraxbildung, ob Gefässanomalien oder dergleichen sei, ist nicht auszumachen. Die Möglichkeit einer solchen möchte ich nicht bestreiten. Verständlicher ist eine solche Anlage vielleicht aus solchen Zuständen, welche eine Art von Immunität gegen Tuberkulose verleihen; dahin gehören bekanntlich hyperämische Zustände der Lunge, wie sie bei Herzfehlern, bei Kyfoskoliose vorkommen; solche Individuen werden ungemein selten von Tuberkulose befallen. Es liesse sich denken, dass eine entgegengesetzte anatomische Anlage des Gefässapparates die Entwicklung der Tuberkulose begünstigte. Doch muss diese Frage noch offen gelassen werden.

Die Erkenntniss nun, dass die Vererbung der Tuberkulose selbst, wenn überhaupt vorkommend, doch sicher äusserst selten ist, ist von eminent praktischer Bedeutung.

Der ererbten Tuberkulose gegenüber würden wir machtlos die Hände in den Schoss legen, gegen die Erwerbung der Tuberkulose dagegen im post-uterinen Leben lassen sich wirksame Massregeln der Hygiene und besonders der Schulhygiene ergreifen, welche grosse Erfolge im Kampfe gegen diese Geisel der Menschengeschlechter versprechen.

DISCUSSION.

Prof. VIRCHOW, de Berlin: Als ich vor etwa 30 Jahren meine kleine Arbeit über die Erblichkeit der Phthisis veröffentlichte, habe ich versucht zu beweisen, dass Fälle von congenitaler Tuberkulose überhaupt nicht beobachtet seien, dass vielmehr die Erblichkeit der Phthisis nur auf der Uebertragung der Prädisposition beruhe. Seitdem habe ich keine Gelegenheit gehabt, meine Meinung zu ändern. Wenn man die Gummata congenita abzieht, so bleibt für die Tubercula congenita nichts übrig. Ich stimme darin ganz mit Herrn Heller überein. Dagegen scheint es mir, dass er die Prädisposition zu gering veranschlagt. Es kommt nur darauf an sich darüber zu verständigen, was man unter Prädisposition verstehen will. Als ich die erwähnte Notiz schrieb, war noch die humoral-pathologische Auffassung geltend, dass die Phthisis in einer Dyscrasie wurzele; ich habe an die Stelle dieser Auffassung die cellular-pathologische gesetzt, indem ich annahm, dass es sich um erbliche Mängel der Gewebe handelt. Vermöge dieser Mängel sind die Gewebe mehr vulnerabel und weniger widerstandsfähig, als normal; sie werden also äusseren Einwirkungen leichter erliegen. Das ist eben bei der Phthisis der Fall. Freilich weiss man von der Einrichtung der Gewebe bei erblicher Disposition zur Phthisis wenig, aber gerade diejenigen Theile, welche überhaupt den individuellen Variationen unterworfen sind, die lymphatischen, sind in erkennbarer Weise abweichend. Mit der Zeit wird man mehr davon lernen, aber schon jetzt wird man anerkennen müssen, dass die Schwäche gewisser Gewebe bei der Erblichkeit die Hauptsache ist.

Chronic Nephritis, viz. the Relation between the changes of Connective Tissue, Parenchyma, Blood Vessels and Heart in this disease.

La néphrite chronique, spécialement la relation entre les alterations du tissu conjonctif, du parenchyme, des vaisseaux sanguins et du coeur dans cette maladie.

Die chronische Nephritis, besonders das Verhältniss zwischen den Veränderungen des Bindgewebes, des Parenchyms, der Gefässe und des Herzens in derselben.

Sir **Will. Gull,** Bart. Londres.

The subject of the following remarks has been variously designated, according to the general aspect which the kidney presented on the post mortem table. Bright's contracted kidney in the third stage: — the granular kidney, — the cirrhotic kidney, — the kidney of interstitial nephritis. Objections might be made to each of these terms. First as to the use of the terms Bright's kidney. Bright's investigations had no relation to one particular form of disease of the kidney.

His observations were from a clinical standpoint, and included all cases in which the urine was albuminous during life. The various forms which the kidney presented after death, were no further classified by him than as large and smooth, and small and granular : and the intermediate condition, where the kidney was either of normal size and weight, or rather larger or rather smaller than normal, the surface being irregularly smooth, or irregularly granular. This intermediate stage of size and surface was vaguely regarded as having relations on the one hand to the large white kidney from which in the process of time it had contracted, and on the other to the small and granular form to which it was supposed to be tending, and to which it would have reached if life had lasted. In this sense therefore the Bright's kidney included every form of renal change, the whole series being characterized by albuminous urine during life. Again, the word contracted in the term Bright's contracted kidney implied, though it did not assert, a community of renal changes, first of swelling and then of contraction.

Erroneous as this theory is, and fully as the error of it has been exposed by all modern writers of authority on renal diseases, it is still very tenacious of life, and maintains itself in a degree against these attacks. The permanence of this narrow position is probably mainly due: — 1) to the habit of regarding the disease of the kidney as of one form and nature, and further as the source and starting-point of the several lesions associated with it throughout the system: as if renal disease was always one, and had always a renal origin: and as if all the morbid changes associated with it were its effects, and had sprung from failing renal function: — 2) to the assumption that albumen in the urine indicates one pathology: — and 3) to the occurrence post mortem in the several forms of renal disease, of histological changes which are more or less common to all the forms; and hence an erroneous inference that they are of one kind, and have an identical pathology: as if one should assert that all scars of the skin, seeing that they have common histological characters have one pathology.

It would seem not to be sufficiently considered that in the nature of the case, the morbid forms of histological expression are limited, whatever may be their pathology: and hence these lines of morbid tissue-change will have a tendency to approach each other as they proceed. For example, interstitial nephritis and its results in fibroid tissue and contraction, may occur in kidneys in which the morbific agencies may entirely differ amongst themselves. In catarrhal nephritis, there are various degrees of interstitial nephritis, which may produce granulation of the organ, though such interstitial change and granulation may have a quite different meaning from that which occurs in the fibroid kidney which is the special subject of this communication. And the same might be said of the nephritis of scarlatina of pregnancy, and others. In fact, to repeat what has already been said, in all cases of renal lesions, there will be an approximation less or more to histological changes common to the whole.

Whilst asserting this, it is not my intention to convey the idea that the morbid anatomy of the kidney is not distinctive of the pathological condition out of which it springs; but that a full criticism of differences requires a survey of morbific cause, clinical history, and associated tissue-changes in other organs, as well as of those which occur locally in the kidney: and that without this more complete survey, renal pathology may be expected to remain defective and unprogressive. The truth of this statement will be more evident, though at the same time the prejudice against accepting it will be stronger, in proportion to the limitation of our views to the final results of disease on the kidneys themselves. For however the lesion may have begun, and from whatever cause it may have sprung, its results are destructive; and in the process of destruction they must approximate towards each other: and therefore contraction, granulation and atrophy, may occur in any nephritis; and the exclusively morbid anatomist will readily find on the post mortem table a strong confirmation, that there is but one nephritis, one Bright's disease; — whilst, in contrast with this barren conclusion, the pathologist, surveying the life-history of these cases, will probably, with more approximation to truth, find that the word Bright's disease, has no critical significance, and no value except for the satisfaction of slipshod and unprogressive therapeutics. It will seem to him probable that the kidney is not necessarily the centre from which all renal pathology can be studied. Without in the least minimising the importance of renal lesions in themselves, and their re-active effects on the organism, we believe it will become more and more evident that antecedent and coincident systemic changes must be more and more studied, before the pathology of nephritis is concluded. Any other exclusive line of enquiry lays us open to the objection that we are seeking the living among the dead«, and exposes us to Goethe's satire.

> Wer will was Lebendig's erkennen und beschreiben
> Sucht erst den Geist heraus zu treiben,
> Dann hat er die Theile in seiner Hand
> Fehlt leider! nur das geistige Band.

With these preliminary remarks, — which apply ‚mutatis mutandis‘ to all pathological terms which would convey the idea that destructive changes in the kidney have all a local origin and constitute the chief pathological entity; — I pass on to that which, as I have said, is the special subject of my communication, namely, Fibrosis, or Arterio-capillary-fibrosis of the kidney, as it occurs at, or after, the middle period of life.

And here I leave on one side those forms of nephritis which are variously termed parenchymatous nephritis, albuminous nephritis, tubular nephritis, amyloid change, surgical kidney, scrofulous kidney, nephritis of pregnancy, and such other forms as confessedly have a more limited and local pathology.

In the year 1872, my friend Dr. Sutton and myself — having clinically observed that cardiac hypertrophy of the left ventricle, without valvular disease, and of the same character as that which goes with the contracted kidney of Bright's disease, might occur without renal change, or might precede it, — set ourselves to enquire into the pathology of these cases, which had hitherto been unclassified. Up to that time, cardiac hypertrophy with renal fibrosis was explained on the theory that the blood, being imperfectly depurated by the kidney, caused a spasm, and subsequent hypertrophy of vessels, which prevented the flow of impure blood through the organs, and called for increased power on the part of the heart, to meet this difficulty.

The insufficiency of this theory became at once apparent, when it was seen that the same cardiac hypertrophy might precede any sign of renal change, and might occur before there was any evidence of defective renal excretion; and to be sure of this, we were not satisfied with the ordinary examination of the urine, but we obtained through a high authority [1] a complete analysis of such urine for twenty-four hours, which showed that there was no noticeable defect in composition. This therefore as it may be called »glaring instance« of the fallacy of the old theory, suggested another source of cardiac hypertrophy, outside the kidney; and this was found in the condition of the systemic arterioles and capillaries. These were found in such cases to have undergone various changes. The intima was thickened, the adventitia thickened, and often not to be distinguished from the surrounding connective tissue, the smaller vessels being matted into the connective tissue by a fibroid felt-like hyaline substance; the muscular coat was also variously altered. Even where apparently normal, the nuclei of the muscle-cells did not absorb coloring matter so readily as in healthy vessels. This layer often seemed relatively increased, and might in some cases have been actually hypertrophied.

But more often, even with the increased thickness, there was a morbid change in the muscle-cells; their nuclei were becoming spindle-shaped, or atrophied, or reduced to small globular bodies, having a high refraction like fat.

We summarised our investigations as follows: 1) Kidneys often much contracted, heart much hypertrophied, minute arteries and capillaries proportionately thickened by »hyalin-fibroid formation. 2) Kidneys little contracted, but heart much hypertrophied, minute arteries and capillaries much thickened by »hyalin-fibroid« substance. 3) Kidneys healthy, whilst heart much hypertrophied, and minute arteries and capillaries much thickened by »hyalin-fibroid substance.

[1] Dr. Stevenson.

It is admitted that about the middle period of life, vascular changes in the brain may be fatal from hæmorrhage and the like, with extreme hypertrophy of the left ventricle of the heart; and on the post mortem table, the kidneys may show but little change; often no more than early granulation with adherent capsule. Yet hitherto no one has referred the cardiac hypertrophy in these cases to defective renal function. In fact, generally the post mortem record has run thus: Left ventricle much thickened; kidneys but little affected.

Two fallacies have hitherto beset an open enquiry into this form of renal pathology. The one, that where the renal changes are marked all the attendant systemic changes have been, without reserve or limit, vaguely referred to the kidney as their source. The other, that though in a given case the systemic changes may have been of a similar character to those in the former case, yet if the kidney changes were not marked, no relation was suspected between the two sets of conditions. The assumption that the fibroid change in the kidney, of the form of which I am now speaking, has a local ori in, appears to us to have prevented an impartial study of all the circumstances of its origin and course and complications. It is still widely assumed that this renal change has a more or less acute beginning in inflammation.

Now although obviously the kidney at any period of life, and more commonly if the health be weakened, may become the seat of inflammation, — the fibroid change in question is not inflammatory. There is no acute stage, no acute hyperæmia, there is no diapedesis of leucocytes and blood-cells characterizing ordinary inflammation; no local or general symptoms indicating nephritis, as a necessary part of the process.

The first abnormal departure from health as regards the kidney being no more than a diuresis, the urine at that time presenting no morbid characters, except a somewhat lower Sp. Gr., there are no deposits of any inflammatory echdysis, no caots, no leucocytes, no epithelium. But coincidently with this early stage, and often even preceding it, there may be for months or years marked systemic changes throughout the body: loss of weight; loss of color, the complexion becoming greyish; symptoms of failing nutrition in different organs, varying in different individuals; skin less elastic: changes in brain-power or spinal power; dyspepsia; shortness of breath; signs of cardiac hypertrophy.

This train of events may go on in a vague way from month to month, without any recognised pathological basis, until albumen is found in the urine; and then, according to current view, the case is called ›Bright's disease«, and no further investigation seems required. Yet at this very stage where all investigation has hitherto stopped, we believe that Lucina should rather have been invoked than Atropos, and that instead of cutting short the enquiry, a more lucid pathology would have combined the whole facts into one state, affecting the organism throughout, at least in the vascular area, and that instead of combining the thickened heart and the contracted kidney together directly, the whole man should be placed between the two, and is their proper nexus. That this renal change is not inflammatory, is generally admitted by English pathologists. Dr. Greenfield, Professor of Pathology at Edinburgh,

---

[1] ›Discussion on Albuminuria«. Glasgow Pathological and Clinical Society. P. 71.

thinks it an atrophic process. [1]   »The primary or earliest change«, he says »is a fibroid change in the arterial walls, which especially affects the afferent arterioles« (of the Malpighian tufts). »Further«, he adds, »if we carefully enquire into the history and the renal changes, we find that at least two forms of disease are grouped under this common name of Renal Cirrhosis, the one essentially of a chronic inflammatory nature, the other due to an atrophic process, dependent on a primary arterial degeneration. It is true that we find these two forms intermingled in some cases, but in others they appear absolutely distinct.

In the chronic atrophic form, the primary change is a chronic peri- and endo-arterial fibrous thickening. Strictly speaking, this is not an interstitial nephritis at all,« though some intercurrent inflammation may occur.«

Although these quotations set forth the most recent views of one of our best pathologists, in respect of the local changes in the fibroid kidney, I have no authority for adducing them as evidence on his part of their relation to similar systemic vascular changes in other organs: although, from our point of view, they have the most direct relation.

Another of our recent writers, and one who contends for the unity of renal diseases, seems to imply from his writing that this fibroid change is the result of nuclear proliferation: a process which extends through the whole structures of the kidney, and into the tubules; an »inflammatory process, of prolonged duration, but of minimum intensity.« Describing the changes in the vessels, he writes: »The internal elastic lamina is swollen, its layers are separated, and interspersed with nuclei; within is the much thickened endothelial layer converted into a delicate fibrous tissue; outside the elastic lamina is the muscularis, showing widely separated spindle-shaped nuclei, and looking as if it were œdematous. Outside this again is a cellular connective tissue, in which no adventitial coat can be distinguished from the surrounding connective tissue«. Speaking of the connective tissue, he says:

»The changes in the capsule of the Malpighian bodies, the adventitial tunics of the vessels, and the basement membranes of the tubes, consist mainly in swelling and hyaline transformation.«

He regards the process as of an essentially chronic nature, the changes which take place partaking more of the character of growth than inflammation.

It may be of interest to remark that the descriptions here given by independent observers of the changes of the renal textures in renal fibrosis, are precisely of the same character, and are expressed in almost identical words, with those employed by ourselves in describing associated changes in other organs.

In describing for instance a section of the cord from the lumbar region of a man aged forty-seven, with granular contracted kidney and cardiac hypertrophy, (a plate of which is added), the terms used are »vessels thickened by hyaline layer«; »Thickened connective tissue, nuclei multiplied«; »Arterioles much thickened, nuclei of their intima multiplied« (nuclear proliferation); »Kidney slightly granular, lungs emphysematous, heart healthy, vessels thickened by fibroid material«. Indeed throughout the paper in which we have described fibroid changes in the vessels of the cord and their surroundings, we have been able to demonstrate vascular changes of precisely the same character as those that occur in the fibroid kidney.

In the spinal cord, as in the kidney, the fibroid change is most marked where the connective tissue is most abundant; extending in cord and in kidney from the adventitia of the arterioles and capillaries into the surrounding connective tissue.

The fibroid material in the cord, as in the kidney, contracts and compresses surrounding tubules, atrophying or destroying them; but leaving many adjacent tubules comparatively normal. In the cord, as in the kidney, it would seem that acute change commonly supervenes on the chronic.

Seeing that so many tubules remain comparatively normal, we are enabled to understand how it is that both cord and kidney may retain much of their functional activity even when they are the seat of very extensive fibroid change. Of the five cases which formed the subject of this communication respecting arterio-capillary fibroid changes in the spinal cord, in two the kidneys were granular and contracted, left ventricle of the heart hypertrophied, no valvular disease; — in one, kidney slightly granular, heart not hypertrophied, — in two, kidneys not contracted nor granular; — in one of these the lungs were the seat of extensive fibroid induration; in the other, brain atrophied, great cardiac hypertrophy.

These particulars show that fibrosis in the cord may occur coincidently with fibrosis of the kidney: — or may be in advance of the fibroid change in the kidney: — or may occur independently of renal disease.

It may assist us towards a better criticism of our present position, if we for a moment recall the steps which have led to it.

In Bright's time, the morbid changes in the kidney, whatever their nature, so long as they were characterized by the presence of albumen during life, occupied the whole field of clinical thought. The hypertrophied heart and thickened blood-vessels were supposed to be conservative; the one for forcing the impure blood through the tissues, and the other for preventing it. The mere statement now looks almost absurd. It soon became obvious that in a very large class of renal diseases, there are no such changes in the heart and blood-vessels; but on the contrary death occurs from an enfeebled circulation, anæmic, œdematous textures, uræmia and exhaustion. And further, that in what was called by the older physicians the climacteric period of life, from the sixth to the ninth septennial. — the heart, the brain, the cord, the lungs, the skin, the kidneys, and other organs, become liable to degenerative changes in the lines of their arterioles and capillaries, and in the interstitial circulation of the plasma from them, without acute beginnings in any organ, but often with acute intercurrent inflammation.

The heart, despite its liability to these degenerative changes, still exhibits a residual force of nutrition, in the multiplication of its contractile elements (hypertrophy) as might have been anticipated from its earliest relation to the organism.

These degenerative changes falling upon the vascular area in all parts, would, no doubt, if life could be continued, extinguish the heart itself; but in the earlier stages there is hypertrophy to meet the systemic difficulty; not, we believe, to meet the defect of the renal function pure and simple — to push on, as it is said, the impure blood —, but to meet the loss of arterio-capillary elasticity, and the hindrance to the flow of plasma through the tissues.

Whilst we can no longer, in one large class of cases, refer the arterio-capillary changes in the various organs, including the kidney itself, to the kidney as the primary seat of disease, and to the consequent uræmia; it is still a question how far a local fibroid change beginning in the kidney, and having its origin there, may lead to systemic arterio-capillary changes of the same character as those which come on idiopathically in later life.

For the present I am content to leave this matter for future enquiry.

It is admitted that granular contracted kidney is rare in the early periods of life. It is also admitted that the kidney may be extremely atrophied by fibroid changes in it of a local kind, in young subjects, and be fatal by unexpected urœmia without cardio-vascular change.

La néphrite chronique, spécialement la relation entre les altéra-tions du tissu conjonctif du parenchyme, des vaisseaux sanguins, et du cœur dans cette maladie.

Chronic Nephritis, viz. the Relation between the changes of Connective Tissue, Parenchyme, Blood vessels and Heart in this disease.

Die chronische Nephritis, besonders das Verhältniss zwischen den Veränderungen des Bindegewebes, des Parenchyms, der Gefässe und des Herzens in derselben.

Prof. **Cornil**, de Paris.

1°. Définition et classification des néphrites chroniques.

Nous croyons qu'il est nécessaire d'énoncer tout d'abord ce que nous entendons par néphrites subaiguës et chroniques et de donner la classification des néphrites qui nous semble la meilleure, car on est loin de s'entendre à ce sujet.

Les néphrites aiguës, qu'on observe dans certaines intoxications (empoisonnement pas la cantharidine) et dans les fièvres infectieuses (érysipèle, pneumonie, fièvre typhoïde, diphthérie, variole, scarlatine etc.), sont des néphrites diffuses. L'inflammation, étendue à tout le rein, spécialement localisée dans la substance corticale et dans le labyrinthe, détermine en effet à la fois des lésions des glomérules, des cellules épithéliales des tubes contournés, la formation d'exsudats pathologiques dans l'intérieur des tubes et une migration de cellules lymphatiques dans le tissu conjonctif autour des glomérules et des tubes. Qu'il s'agisse d'une néphrite cantharidienne développée en quelques heures ou entretenue pendant plusieurs jours, d'une néphrite causée par un érysipèle, une diphthérie, une pyémie, ou de toute autre maladie générale d'origine bactéridienne les éléments du rein sont tous touchés à un degré variable; on trouve dans les glomérules une exsudation de liquide épanché dans la capsule avec des globules blancs ou des globules rouges, une tuméfaction trouble ou une mortification des cellules épithéliales des tubes contournés, des vacuoles creusées dans ces cellules, une exsudation réticulée ou colloïde dans la lumière des tubes et en même temps, en certains points du tissu conjonctif un œdème inflammatoire avec épanchement de cellules lymphatiques. Ce sont là les caractères d'une inflammation aiguë qui s'étend à tous les tissus constituants du rein, d'une néphrite diffuse aiguë variable dans ses causes aussi bien que dans son mode d'évolution et de terminaison. Elle peut en effet se borner à des phénomènes de congestion inflammatoire très passagers, tandis que si elle est plus intense, elle s'accompagnera d'une diapédèse abondante de cellules migratrices, et si elle dure un certain temps on observera des lésions dégénératives des cellules, une dégénérescence granulo-graisseuse de l'épithélium des tubuli.

Il est difficile de separer les néphrites subaiguës des néphrites chroniques car elles reconnaissent les mêmes causes, l'action du froid, l'alcoolisme, la scrofule etc. Il est toutefois une autre série de causes qui ne donnent lieu qu'aux néphrites chroniques; ce sont l'artério-sclérose, la goutte et le saturnisme. Ces dernières doivent être rangées à part en raison de la systématisation des lésions qu'elles déterminent dans le rein.

Il y a quelques années, la classification des néphrites subaiguës et chroniques paraissait définitivement arrêtée. Avec Traube et MM. Johnson, Grainger Stewart, Goodfellow, Lancereaux, Rosenstein, Lecorché, Kelsch, Charcot, Bartels etc., on s'accordait à séparer les néphrites chroniques en deux catégories, la néphrite parenchymateuse déterminant des lésions des cellules épithéliales et la néphrite interstitielle. On donnait en même temps les signes cliniques spéciaux à chacun de ces deux variétés.

Mais le contrôle anatomique nous a montré [1]), de même qu'à Weigert et à Ernst Wagner, que les choses n'étaient pas en réalité aussi simples.

Dans les gros reins blancs à surface lisse qui présentent à l'œil nu le type de la néphrite parenchymateuse, on trouve constamment, en effet, des lésions des glomérules, une glomérulite plus ou moins intense, un certain nombre de glomérules atteints d'atrophie fibreuse, entourés d'une capsule épaissie, un épaississement fibreux par places, des épaississements de la membrane propre des tubuli qu'il est naturel de rapporter à un certain degré de néphrite interstitielle compliquant la néphrite parenchymateuse qui est, il est vrai, dominante. Mais ces lésions fibreuses atrophiques des glomérules, et la formation nouvelle de tissu conjonctif s'accentuent dans les fosses du rein blanc devenu granuleux, ou l'on trouve des granulations opaques constituées par une agglomération de cellules graisseuses dans des tubes sinueux dilatés ou de volume normal, entourées par des tubes rétractés et atrophiés. Là, bien qu'il s'agisse de néphrites parenchymateuses, l'inflammation chronique du tissu conjonctif est tout près de devenir prédominante. A plus forte raison lorsqu'on a affaire aux petits reins blancs granuleux.

D'un autre côté, il est rare de ne pas observer des troubles pathologiques très accentués, portant sur l'épithélium des canaux urinifères dans toute espèce de néphrite interstitielle.

Aussi ne peut on plus conserver aujourd'hui d'une façon absolue] la

---

[1]) Manuel d'histologie path. de Cornil et Ranvier, 1ère édition, et Leçons sur les maladies du rein 1883. Journal des connaissances médicales.

dichotomie de la néphrite chronique en néphrite parenchymateuse ou épithéliale et néphrite interstitielle. C'est pourquoi, dans notre dernière publication faite en commun avec M. le dr. Brault[1]) nous avons préféré nous servir de l'ancienne dénomination de néphrite diffuse subaiguë ou chronique au lieu du terme de néphrite parenchymateuse. Le mot de néphrite diffuse indique que tous les tissus du rein peuvent être altérés, à des degrés différents il est vrai. Dans ces faits très variables de néphrites chroniques diffuses (parenchymateuses) nous avons admis trois variétés

a) la néphrite diffuse avec prédominance des lésions des glomérules,

b) la néphrite diffuse avec prédominance des lésions de l'épithélium,

c) la néphrite diffuse avec prédominance des lésions du tissu conjonctif.

Nous reviendrons bientôt sur les caractères anatomiques essentiels de ces trois variétés de la néphrite diffuse.

La néphrite diffuse chronique est caractérisée surtout par ce fait que les lésions du parenchyme épithélial et des glomérules sont étendues inégalement, il est vrai, à toute la substance corticale du rein et qu'on y trouve habituellement aussi des lésions du tissu conjonctif moins accusées, disséminées sans ordre apparent dans tout l'organe.

Par contre, dans les autres catégories de la néphrite chronique décrites dans ces dernières années sous le nom de néphrites interstitielles, les altérations sont limitées, au début, sur un seul des éléments du rein. A ces lésions, limitées d'abord soit à un seul groupe de tubes urinifères par exemple, soit aux vaisseaux artériels et au tissu conjonctif qui les entoure, succèdent des altérations du tissu conjonctif qui restent toujours systématiquement et régulièrement distribuées; d'où le nom de néphrites systématiques que nous proposons pour remplacer le mot de néphrites interstitielles.

Le meilleur exemple que nous puissions choisir pour préciser notre pensée est celui de la néphrite saturnine obtenue expérimentalement par MM. Charcot et Gombault. Sous l'influence de l'empoisonnement chronique des cobayes par le plomb, il se produit des infarctus calcaires dans les branches grêles de Henlé. Les branches larges de ces anses et les tubes contournés sont dilatés et leur épithélium revient à l'état embryonnaire. La paroi amorphe de ces tubes s'épaissit et le tissu conjonctif périphérique entre en prolifération. Il en résulte une sclérose qui s'étend en suivant les tubes jusqu'au pourtour des glomérules. Plus tard la sclérose s'accentue, les tubes primitivement atteints s'atrophient, tandisque les autres restés à peu près sains s'isolent sous forme de granulations saillantes à la surface du rein. Le rein présente l'aspect du petit rein rouge granuleux. Les vaisseaux sanguins tout à fait normaux au début, peuvent devenir scléreux, par places, lorsqu'ils siègent au milieu des zônes scléreuses. C'est là le type de la cirrhose d'origine épithéliale sur laquelle M. Charcot a justement insisté.

Ces faits expérimentaux nous serviront de type pour admettre une néphrite systématique ou cirrhose d'origine glandulaire, dans laquelle nous ferons rentrer les faits assez nombreux de néphrite chronique saturnine, et certaines néphrites goutteuses.

---

[1]) Études sur la pathologie du rein in 8° avec 16 planches hors texte 1884.

Enfin des néphrites interstitielles présentent une assez grande quantité de tissu conjonctif nouveau autour de toutes les branches artérielles du rein. Ce sont les néphrites systématiques ou cirrhoses d'origine vasculaire. Les lésions des cellules épithéliales consistant dans un retour à l'état embryonnaire et dans une atrophie très marquée, au lieu d'être primitives, comme dans la variété précédente, sont consécutives à la sclérose qui accompagne les vaisseaux.

Nous résumons cette classification des néphrites albumineuses dans le tableau ci-dessous.

Néphrites diffuses aiguës	avec prédominance des phénomènes congestifs et inflammatoires avec prédominance des phénomènes de diapédèse avec prédominance des lésions dégénératives.
Néphrites diffuses subaiguës et chroniques [1])	a — avec prédominance des lésions des glomérules b — avec prédominance des lésions de l'épithélium c — avec prédominance des lésions du tissu conjonctif.
Néphrites systématiques (interstitielles) ou cirrhoses	cirrhoses d'origine glandulaire (saturnisme, goutte) cirrhoses d'origine vasculaire — néphrite interstitielle proprement dite.

2. *Caractères anatomiques des néphrites chroniques.*

Nous allons maintenant examiner rapidement et résumer autant que possible les lésions anatomiques des néphrites chroniques.

Néphrites diffuses chroniques. Malgré les variations anatomiques souvent inattendues que présentent les reins dans les albuminuries chroniques, variations qui sont en rapport avec les causes de l'albuminurie et avec les antecédents pathologiques des malades, on peut les ranger sans trop d'artifice sous l'un des trois chefs suivants:

a) néphrite diffuse avec prédominance des lésions des glomérules. La maladie s'est terminée assez rapidement, après une durée de quelques semaines à un ou deux mois, car les lésions intenses des glomérules s'opposant à la secrétion normale de l'urine, diminuant la quantité de ce liquide et déterminant rapidement des symptomes urémiques, sont incompatibles avec la vie. A l'autopsie les reins sont congestionnés, de volumen normal ou à peine hypertrophiés; quelquefois leur surface est marbrée de rouge et de blanc, ou bien la substance corticale offre une couleur jaune rougeâtre. Parfois, on reconnaît à l'œil nu que les glomérules sont plus gros, plus brillants qu'à l'état normal; mais, dans bien des cas, on ne peut affirmer l'existence de lésions du rein qu'après en avoir pratiqué l'examen histologique. Sur les coupes, on reconnaît les lésions de la glomérulite portant sur l'épithélium et la membrane de la capsule ou sur le revêtement épithélial des anses glomérulaires ou sur ces deux parties à la fois. A la place de l'épithélium plat de la capsule,

---

[1]) Nous laissons tout à fait de côté, dans ces généralités sur les néphrites chroniques, les dégénérescences amyloïdes et graisseuses du rein que nous séparons complètement des néphrites. La dégénérescence amyloïde, en effet, qui s'accompagne souvent de néphrite diffuse, peut être limitée aux vaisseaux de l'extremité des pyramides et ne donne lieu à aucun symptome de néphrite tant qu'elle n'a pas envahi les vaisseaux glomérulaires. La dégénérescence graisseuse, dont l'empoisonnement par le phosphore nous offre le type, ne peut pas d'avantage rentrer dans le cadre des néphrites.

on trouve une ou plusieurs couches de cellules polyédriques ou sphéroïdes saillantes, détachées ou adhérentes à la capsule par une de leurs extrémités, souvent irrégulières, polyédriques par pression réciproque, formant un amas au niveau de l'embouchure du tube urinifère dans la capsule. Les lamelles nucléées qui tapissent les anses glomérulaires présentent des modifications remarquables très bien décrites par Langhans. Leurs noyaux se gonflent, le protoplasma présente la forme de croissant, de calotte, de cellules à pied, en fronde, en massue, en battant de cloches adhérentes par une extrémité à l'anse vasculaire. Ces cellules se détachent à un moment donné et tombent dans la cavité du glomérule ou elles s'accumulent.

Une prolifération analogue a lieu entre les anses qui constituent le bouquet vasculaire. Les vaisseaux deviennent peu perméables, ce qui diminue d'autant la sécrétion urinaire.

La capsule s'épaissit. A la place de la mince membrane qui la constitue à l'état normal, on trouve une série de couches lamellaires, quelquefois même une quantité de lames et de fibres de tissu conjonctif formant une sorte de tissu réticulé dont les mailles sont remplies de cellules libres ou agglomérées, rondes ou aplaties et fusiformes, adhérents par places aux faisceaux fibreux.

Ces lésions se propagent plus ou moins au tissu conjonctif qui accompagne les vaisseaux du hile du glomérule et à celui qui avoisine la capsule.

Les lésions des cellules des tubes contournés sont rélativement moins manifestes que celles qui précèdent. Cependant on trouve un exsudat intratubulaire, un état granuleux des cellules dans quelques tubes, des cylindres, etc.

Les urines très peu abondantes généralement, sont foncées en couleur, brunâtres ou presque noires, hématuriques lorsqu'il se fait une poussée inflammatoire. La quantité de l'albumine peut atteindre 6, 8, 10 et 12 grammes par litre. Elles contiennent beaucoup de cylindres hyalins, cireux ou colloïdes, des globules rouges et des globules blancs. La quantité de ces éléments varie d'un jour à l'autre, mais ils ne manquent jamais.

L'œdème est précoce dans la néphrite glomérulaire; la mort est généralement précédée d'attaques eclamptiques et de coma coïncidant avec la diminution ou la suppression presque complète des urines.

b) Néphrite diffuse chronique avec prédominance des lésions de l'épithélium. Le rein est généralement hypertrophié; la substance corticale est quelquefois rouge ou marbrée de taches blanches, mais le plus souvent elle est blanche ou blanc-jaunâtre et opaque. La surface du rein, sans la capsule, qui se détache facilement, est lisse. Quelquefois le rein est très volumineux (gros rein blanc à surface lisse). L'épaississement de la substance corticale constitue à lui seul l'augmentation du volume de l'organe.

A l'examen microscopique on reconnaît que les cellules des tubes contournés sont altérées au plus haut degré et d'une façon prédominante. Quelquefois on trouve répandue presque partout, la lésion que j'ai décrite sous le nom d'état vésiculeux des cellules[1]). Sur la section transversale des tubes du rein traités par l'acide osmique, on voit les cellules, en

---

[1]) Nouvelles observations sur l'état des cellules du rein dans l'albuminurie. Journal de l'anatomie, 1879, pl XXIX et XXX.

place, présenter, de distance en distance, des ventres saillants, hydropiques, constitués par une vésicule pleine de liquide granuleux ou clair. Le protoplasma de la cellule est creusé de ces vacuoles et les noyaux sont rapprochés de la membrane propre.   La cavité distendue des tubes contient des boules hyalines, claires ou granuleuses, quelques globules rouges ou globules blancs venus du sang, et un exsudat réticulé ou homogène plus ou moins teinté par l'acide osmique.   Dans d'autres faits, les cellules des tubes contournés sont granuleuses, coiffées à leur extrémité libre par un exsudat hyalin.   Souvent ces cellules sont diminuées de hauteur, abrasées pour ainsi dire, finement granuleuses, confondues par leurs bords si bien qu'elles forment le long de la membrane hyaline des tubes une couche mince de protoplasma homogène, non segmenté, granuleux, parsemée de noyaux ovoïdes à grand axe parallèle à la circonférence du tube.   Ce protoplasma présente souvent des granulations graisseuses disposées en une ou deux rangées très voisines de la membrane hyaline des tubes.

Le plus souvent, lorsqu'on examine des reins bien conservés, ce protoplasma cellulaire et ces noyaux sont en place et forment une bordure non interrompue sur les coups des tubes.   Il est rare qu'on aperçoive des cellules détachées justifiant le dénomination de néphrite desquamative.

Les exsudats d'origine sanguine ou cellulaire, les boules hyalines et les fragments du protoplasma cellulaire détachés à la surface libre des cellules, qui remplissent la lumière des tubes se mèlent et s'étirent à la filière pour former les cylindres dans les anses de Henle.   Ils en sortent en offrant assez souvent la forme en tire-bouchons si facile à constater dans le sédiment urinaire traité par l'acide osmique.

Dans le gros rein blanc à surface lisse, la dégénérescence graisseuse des cellules est prédominante.   Elle s'accuse à son degré le plus avancé par l'hypertrophie des cellules qui sont remplies de granulations graisseuses et de gouttelettes hyalines et qui, dans ce cas, se détachent souvent de la paroi des tubes.

Avec les différentes altérations de l'épithélium on trouve constamment des lésions des glomérules plus ou moins avancées et disséminées, les différentes formes de la glomérulite aboutissant à une atrophie fibreuse de quelques uns d'entre eux, des épaississements de la membrane hyaline des tubes et même, en certains points, un degré plus ou moins prononcé d'épaississement inflammatoire du tissu conjonctif.

La dégénérescence graisseuse est probablement consécutive pour une certaine part à la glomérulite, mais ces deux lésions sont souvent indépendantes, et nous avons vu des glomérulites très intenses sans qu'il y ait de dégénérescence graisseuse.   Inversement, dans la dégénérescence graisseuse du rein que nous séparons complètement des néphrites, dans la dégénérescence de l'empoissonnement par le phosphore, en particulier, les cellules sont complètement dégénérées bien que les glomérules ne soient pas notablement atteints.

La dégénérescence graisseuse débute dans les tubes contournés et s'y localise presque uniquement; cependant elle envahit parfois un certain nombre de tubes droits mais elle y est moins prononcée.

Les cellules de la capsule et des anses des glomérules sont quelquefois en dégénérescence graisseuse et le tissu conjonctif du rein peut aussi présenter des granulations graisseuses entre les fibrilles, le long des capillaires et dans les cellules du tissu conjonctif.

La symptomatologie de cette variété de néphrite diffuse présente le type classique de la maladie de Bright avec l'anasarque généralisé, une quantité généralement faible d'urine, mais sujette à variations. Les urines habituellement pales deviennent, lorsqu'il se fait une poussée congestive, foncées ou sombres. Elles présentent constamment des cylindres hyalins, colloïdes, et durs; mais les dépots urinaires sont loin d'être les mêmes chaque jour. En examinant journellement ces dépots, on ne trouve par moments que des cellules lymphatiques et quelques rares cylindres tandisque d'autres fois on assiste à une veritable débacle de cylindres en quantité considérable, de couleur foncée, avec des globules rouges et des déchets cellulaires granulo-graisseux. Les cylindres hyalins sont couverts de cellules lymphatiques granuleuses ou même de granulations graisseuses qui leur constituent comme une écorce.

Cette variété de néphrite évolue d'habitude assez lentement; elle peut persister avec des alternatives d'amélioration et d'aggravation pendant une ou plusieurs années, jusqu'à huit et dix ans. Sa rapidité et la terminaison funeste paraissent être en rapport avec le degré des lésions glomérulaires.

c. **Néphrite diffuse chronique avec prédominance des lésions du tissu conjonctif.** Dans cette variété, le rein est granuleux et adhérent à la capsule fibreuse. Il est tantôt volumineux, tantôt atrophié. Les granulations saillantes à sa surface sont de couleur jaune et opaques (rein avec granulation de Bright). Ces granulations plus ou moins volumineuses, sont bordées par une zone de congestion; les veines stellaires sont distendues. Sur une coup verticale de la substance corticale les granulations se voient soit sous forme d'ilots soit sous forme de stries ou de petites pyramides (pyramides de Ferrein).

Sur les coupes parallèles à la surface, les granulations sont formées de tubes dilatés, possédant des cellules en dégénérescence graisseuse, entourées d'une zone formée par des tubes atrophiés et des glomérules généralement aussi en voie d'atrophie. Dans cette zone périphérique, le tissu conjonctif est plus épais qu'à l'état normal. Les coupes verticales présentent la même répartition.

D'une façon générale, la couleur blanche, opaque ou jaunâtre des granulations et des stries constatée à l'œil nu, la dégénérescence graisseuse de l'épithélium revélée par l'examen histologique, assimilent cette variété de néphrite à la nephrite diffuse ou parenchymateuse. Les segments des tubes urinifères contournés qui font suite aux capsules de glomérules ont été altérés les premiers. Leur lésion portant d'abord sur l'épithélium s'est terminée au bout d'un temps assez long par une atrophie des cellules et des tubes eux-mêmes. Le tissu cellulaire qui les entourait s'est épaissi et infiltré de petites cellules, en même temps que d'autres tubes altérés ensuite sont restés de volume normal ou dilatés, avec un contenu formé d'épithélium granulo-graisseux. La sclérose irrégulière entoure les granulations opaques saillantes et peut être regardée comme secondaire à la néphrite épithéliale (Grainger Stewart, Bartels, Senator). Le développement de ce tissu conjonctif, dans les néphrites diffuses, se fait sans ordre; il est proportionnel à la destruction des cellules épithéliales et à l'affaissement des tubes urinifères. La production de ce tissu conjonctif ne modifie pas notablement la symptomatologie de la néphrite diffuse, et ne peut en aucune façon l'assimiler au type clinique de la cirrhose rénale d'origine vasculaire tel qu'il à été tracé par les auteurs anglais (S. Wilks,

G. Stewart, Dickinson) et par MM. Lecorché, Lancereaux et Charcot en France. [1])

3.⁰ Néphrites systématiques (néphrites interstitielles ou cirrhoses du rein).

A. Néphrite systématique d'origine glandulaire. **Nous** avons donné précédemment, comme type de la néphrite systématique d'origine glandulaire, les lésions produites artificiellement, chez les animaux, par l'intoxication saturnine, (Charcot et Gombault). Le type du rein des cobayes intoxiqués chroniquement, est celui du petit rein rouge granuleux. Les granulations présentent une régularité parfaite. Sur les coupes transversales des pyramides de Ferrein, on voit au centre une zone fibreuse avec des tubes atrophiés, à la périphérie une zone formée par les glomérules entourés de tissu conjonctif et une zone inter-médiaire montrant des travées fibreuses. Pendant que certains des tubes contenus dans le tissu fibreux s'atrophient, d'autres subsistent à peu près sains *et* constituent les granulations saillantes à la surface du rein.

Nous avons dit que l'élimination des sels plombiques, et que les infarctus calcaires qui en résultent étaient la cause de l'inflammation chronique terminé par l'atrophie des cellules épithéliales. Ces cellules qui deviennent petites, pavimenteuses, cubiques ou aplaties, qui perdent leur protoplasma granuleux ou leur aspect strié pour devenir claires, dont le noyau arrondi se colore très fortement par le picrocarmin, qui n'ont plus aucun des caractères de l'épithélium rénal se rencontrent dans tous les tubes atrophiés. Lorsqu'on examine les reins d'un saturnin mort acci-dentellement au début de la néphrite saturnine, on trouve exactement les mêmes lésions que dans l'empoisonnement expérimental. Les tubuli con-torti ne sont en voie d'atrophie que par places; dans d'autres points ils sont assez bien conservés. La lésion se poursuit suivant le trajet d'un certain nombre d'entre eux jusqu'au glomérule; dans les tubes atrophiés, l'épithélium, petit et cubique, se colore fortement en rouge par le picro-carminate, tandisque dans les tubes normaux l'épithélium volumineux et granuleux se colore en jaune brun. Le tissu conjonctif forme autour des premiers des bandes fibrillaires contenant des cellules rondes ou ovoïdes. Les capsules de Bowmann entourées du tissu conjonctif s'appliquent aux glomérules plus ou moins atrophiés.

Les vaisseaux sanguins sont normaux au début, même lorsque la sclé-rose rénale est déjà très accusée; plus tard ils peuvent devenir malades et leurs parois s'épaississent alors progressivement. Chez les cobayes la néphrite saturnine ne donne pas lieu à de l'albuminurie. Chez l'homme au début de la même lésion et bien que le rein soit déjà très altéré, l'albuminurie peut manquer ou être très peu marquée. Mais dans la néphrite saturnine chronique de l'homme on voit survenir, avec l'albumin-

---

[1]) Nous ne pouvons approuver la dénomination de néphrite mixte appliquée à ces néphrites diffuses chroniques terminées par un état granuleux et un épaississement inflammatoire chronique du tissu conjonctif. Il ne s'agit pas en effet d'un mélange de la néphrite épithéliale et de la néphrite interstitielle, mais d'une variété de la première. Ni l'évolution, ni l'anatomie pathologique, ni la symptomatologie ne justifient la conception d'une néphrite mixte.

urie, des lésions portant sur les cellules et analogues à celles de la néphrite diffuse ; les cellules abrasées contiennent des granulations graisseuses, des exsudats intratubulaires, des boules hyalines et des cylindres hyalins.

Par places il se développe des kystes aux depens des tubes dilatés. Les vaisseaux qui passent au milieu des .parties sclérosées offrent un épaississement scléreux de leur tunique adventice ; mais les artères plus volumineuses sont généralement indemnes.

Comme coïncidence pathologique de cette néphrite saturnine chronique on a souvent noté l'hypertrophie du cœur gauche et des dépôts d'urate de soude incrustés dans les cartilages articulaires, surtout dans les articulations métatarso-phalangiennes des gros orteils. Ces concrétions tophacées sont absolument semblables à celles de la goutte articulaire. Quelquefois le rein présente lui-même des dépots d'urate de soude sous forme de stries blanches, opaques, comme dans la goutte.

A côté de la néphrite saturnine, il est tout naturel de placer la néphrite goutteuse qui paraît être en relation avec l'élimination par le rein d'acide urique. Les lésions rénales sont très variables ; le rein est tantôt de volume normal ou un peu hypertrophié, avec des granulations de Bright, tantôt il est petit, granuleux ou lisse ; la seule lésion caractéristique consiste dans les dépots tophacés bien connus, linéaires, blancs, opaques et brillants dont le siège de prédilection est dans les pyramides. Toutes les lésions de la néphrite diffuse et de la néphrite interstitielle peuvent se rencontrer dans le rein des goutteux albuminuriques.

B. Néphrite systématique ou cirrhose d'origine vasculaire. (Néphrite interstitielle proprement dite.) Tandisque dans les néphrites précédentes, l'inflammation du tissu conjonctif était consécutive à la dégénérescence granulo-graisseuse et à l'atrophie de l'épithélium des tubes contournés, les lésions des cellules succèdent, dans la variété que nous avons en vue maintenant, aux altérations des vaisseaux et du tissu conjonctif.

Le rein, adhérant fortement à la capsule, rougeâtre ou gris rosé, généralement très atrophié, est chagriné à sa surface et présente en même temps des granulations plus volumineuses, aplaties ou arrondies et saillantes. Les granulations sont en général grises semi-transparentes, parfois entourées de petites ecchymoses ou hémorrhagies interstitielles qui se continuent dans le parenchyme rénal.

Sur une coupe passant par le grand axe du rein, la substance corticale paraît plus atrophiée que la substance médullaire. Néanmoins les pyramides sont atteintes et leur volume total est diminué. Le tissu du rein est devenu fibroïde, plus résistant à la pression qu'à l'état normal. On trouve souvent les artères de la substance intermédiaire béantes et rigides.

Assez fréquemment aussi il existe des kystes plus ou moins nombreux, contenant un liquide séreux, de la grosseur d'une lentille à un pois, ou beaucoup plus gros, parfois si nombreux qu'ils donnent à l'organe l'apparence d'une grappe de raisin.

Sur les coupes de la substance corticale les glomérules sont tous plus ou moins atteints ; leurs anses capillaires sont épaissies, parfois hyalines (Thoma) ; la lumière des capillaires est rétrécie, oblitérée ; tout le glomérule se transforme finalement en un petit nodule de faisceaux hyalins separés par des cellules plus ou moins nombreuses de tissu conjonctif comprimées ;

la capsule appliquée contre le glomérule est épaissie, hyaliné, fibreuse; on trouve souvent une infiltration calcaire des diverses parties de l'appareil glomérulaire. Certains tubuli contorti plus ou moins rétrécis sont entourés de bandes de tissu fibreux et présentent dans leur intérieur des petites cellules cubiques, tandisque d'autres, situés dans la partie saillante des granulations sont de volume normal ou dilatés et possèdent un revêtement de cellules abrasées ou vésiculeuses par places, souvent granulo-graisseuses. La lumière de ces tubes dilatés renferme des boules hyalines; ce sont ces tubes qui deviennent le point de départ des kystes. Lorsque la lésion des tubes est plus avancée, la plupart entre eux sont atrophiés, renferment des cylindres ou des coagulations hyalines; leur revêtement épithélial devient cubique. Quelquefois toute la substance corticale est transformée en une quantité de petits kystes contenant des coagulations colloïdes. Nous n'entrons pas dans le détail de ces lésions qui sont bien décrites par tous les auteurs. Ce qui caractérise surtout cette variété de néphrite chronique, c'est la sclérose des artérioles et des veinules qui servent de point de départ et de direction à l'inflammation du tissu conjonctif.

Les grosses artères sont atteintes d'endartérite et même, dans les cas avancés, d'athérome avec dégénérescence granulo-graisseuse et calcaire de la tunique interne. Les autres tuniques sont également sclérosées; la tunique moyenne apparaît sur les coupes avec une réfringence telle qu'on pourrait supposer au premier abord qu'elle est atteinte de dégénérescence amyloïde. Quelquefois cette tunique présente à sa partie externe une coloration foncée qui est due à la grande abondance des fibres élastiques. La périartérite est inégalement distribuée. Si l'artériole traverse une portion du parenchyme peu altérée, sa tunique externe est presque normale; si au contraire elle avoisine ou traverse une plaque de sclérose, les faisceaux du tissu conjonctif prennent appui sur elle.

L'endartérite chronique est quelquefois portée au point de déterminer l'oblitération du vaisseau.

La phlébite chronique des veines rénales se caractérise par un épaississement de toutes leurs membranes et l'endophlébite peut aller jusqu'à oblitérer leur calibre.

L'exposé rapide des faits qui précèdent suffisent pour établir l'existence d'une cirrhose rénale particulière liée aux lésions primitives des vaisseaux. Les relations de la néphrite chronique avec les altérations des artères ont été signalées depuis longtemps déjà par M. Johnson et plus récemment par MM. Gull et Sutton qui ont fait jouer à l'artério-capillary-fibrosis un rôle prédominant. Si l'on n'envisage que les néphrites chroniques arrivées à leur dernier terme, on est porté à exagérér l'importance de ces lésions des vaisseaux car on les y observe très souvent, à un degré plus ou moins marqué. Mais si l'on tient surtout compte du mode d'évolution on doit en restreindre la portée et ne leur attribuer un rôle essentiel que dans la catégorie des faits d'ailleurs assez nombreux que nous rangeons dans la néphrite systématique d'origine vasculaire. MM. Bartels, Debove et Letulle ont réduit la coïncidence de l'artérite chronique et de la cirrhose rénale à une juste appréciation.

Dans toutes les néphrites chroniques on peut voir survenir des lésions du cœur. Avec les néphrites diffuses glomérulaires ou épithéliales, coexistent souvent des hypertrophies parfois considérables du cœur gauche avec ou sans lésions d'orifice, des myocardites interstitielles.

Ces lésions nous paraissent dues, suivant l'opinion de Traube, à un surcroît d'activité du cœur nécessité par l'obstacle opposé au sang dans l'appareil glomérulaire.   Les lésions cardiaques s'observent à plus forte raison, avec une constance plus grande dans les néphrites diffuses avec prédominance des lésions du tissu conjonctif.

Pour ce qu'est des néphrites systématiques et en particulier de la néphrite interstitielle d'origine vasculaire elle est encore plus intimement liée aux altérations du cœur et des artères.   Elle fait partie d'un maladie complexe qui porte sur tout le système cardio-vasculaire.

La première période habituellement très longue de la néphrite interstitielle d'origine vasculaire est le plus souvent latente; plus tard apparaissent la polyurie nocturne et diurne et les troubles fonctionnels du cœur; l'albuminurie et l'œdème manquent d'habitude; exceptionnellement ils apparaissent de bonne heure; ils sont toujours alors en rapport avec l'asystolie cardiaque.   Dans la dernière période de ces néphrites lorsque l'action du cœur s'affaiblit et que les urines deviennent moins abondantes, elles se foncent en couleur et contiennent de l'albumine; l'œdème des extrémités, les phénomènes urémiques apparaissent; mais se sont les troubles fonctionnels du cœur qui dominent la scène pathologique.   A l'autopsie on trouve de l'hypertrophie cardiaque, de la myocardite, le plus souvent des lésions des orifices, de l'athérome artériel, une congestion ou une apoplexie pulmonaire et un foie muscade.

DISCUSSION.

Prof. HELLER, de Kiel: Im allgemeinen bin ich mit Herrn. Cornil einverstanden.   Ich möchte nur bemerken, dass ich auf eine chron. interstitielle Nefritis auf syphilitischem Grundlage aufmerksam geworden bin, welche ich der interstitiellen syphilitischen Hepatitis gleichstellen möchte. Was die Ausführungen von Mr. Gull betrifft, so habe ich wie wohl alle Pathologen die erste Mittheilung von Mr. Gull und Sutton mit Freude begrüsst, wenn auch mit der beigegebenen Zeichnung für uns pathologische Histologen nichts anzufangen war.   Die Ansicht von Mr. Gull schien Aufklärung über die schwierigen Fragen, besonders über den Zusammenhang zwischen chron. Nephritis und Herzhypertrophis zu bringen.   Aber leider konnte ich mich an dem grossen mir zur Verfügung stehenden Materiale, welches ich aufs gewissenhafteste darauf hin prüfte, vom Vorkommen einer Arteriocapillaro - Fibrosis nicht überzeugen: ich konnte nur eine Form abhängig von der uns geläufigen Endarteritis nachweisen, eine Form, über welche ja auch Professor Weigert zuerst Mittheilung gemacht hat.   Die Hoffnung war also hinfällig.   Ich will dahingestellt sein lassen, ob an anderem Orte eine solche Arteriocapillarofibrosis vorkommt, ob durch Zufall in dem grossen Materiale von weit über 100 Fälle gerade diese Veränderung sich nicht gefunden hat.

Prof. PRÉVOST, de Génève, rappelle qu'il a publié en 1883 [1]) le résultat de recherches relatives à l'intoxication par le mercure.   Saikowsky a déjà signalé anciennement que cette intoxication produit l'incrustation des

---

[1]) J. L. Prévost: Etude expérimentale relative à l'intoxication mercurielle. Son action sur l'intestin.   Calcification des reins parallèle à la décalcification des os.   Revue Méd. de la Suisse Romande Génève 1883.

reins par des sels calcaires; or, M. Prévost reprenant ces expériences à l'occasion d'un cas d'intoxication par le nitrate de mercure observé chez l'homme a montré que l'incrustation du rein par des sels calcaires coïncide avec une diminution proportionelle des sels minéraux des os. L'incrustation calcaire des canalicules est due surtout à des carbonates qui se dissolvent avec effervescence par l'addition d'acide sulfurique donnant lieu à la formation de cristaux de sulfate de chaux.

Quelques expériences, non achevées, faites par M. Prévost relativement aux intoxications saturnines, lui ont montré, comme M. Grancher l'a signalé, que le rein saturnin offre l'accumulation de petites granulations calcaires disséminées sous forme de petites grappes dans le parenchyme du rein. La nature de ces granulations n'est pas la même que celle des incrustations calcaires dues au mercure; car ces granulations qui ne sont pas colorées par l'acide sulphydrique ou le sulhydrate d'ammoniaque se dissolvent mal et sans éffervescence avec l'acide sulfurique et se dissolvent au contraire bien dans l'acide chlorhydrique. Tout porte à penser qu'elles sont composées de phosphates et non de carbonates, comme dans l'intoxication mercurielle.

De nouvelles expériences seraient nécessaires pour déterminer la relation de ces incrustations avec la constitution des os. Ces expériences n'étant pas achevées M. Prévost se contente de signaler le fait et pense qu'à côté de la néphrite saturnine citée par M. Cornil, il serait bien de placer une néphrite hydrargyrique.

M. Prévost dépose sur le bureau le mémoire auquel il a fait allusion ci-dessus.

Sur l'Ixodes, parasite peu connu de l'homme.

On the ixodes, a parasite but little known in the human body.

Ueber einen wenig bekannten Parasiten des Menschen (Ixodes).

Prof. **Raymondaud**, Limoges.

Plusieurs espèces d'Ixodes attaquent, en parasites, l'homme et certains animaux.

Les Ixodes étant en général peu connus, il convient de débuter dans ce travail, destiné à signaler les effets morbides de leurs atteintes, par leur détermination zoologique et par les renseignements qui peuvent servir à vulgariser leur signalement.

Détermination zoologique du genre Ixode.

Les Ixodes sont des articulés octopodes, dépourvus d'antennes, dont la tête et le corselet sont réunis en une seule pièce, caractères qui les distinguent des insectes, des myriapodes et les rangent dans la classe des arachnides. Ils respirent par des trachées, condition qui les rattache à l'ordre des arachnides trachéennes. L'absence de séparation entre le céphalo-thorax et l'abdomen les fait rentrer dans la famille des Holêtres. Par la disposition de leur appareil buccal, qui est conformé en suçoir, ils appartiennent à la deuxième tribu de cette famille, celle des Acariens. Le genre Ixode, l'un de ceux dont se compose cette tribu, se distingue par les pulpes qui engaînent le suçoir et forment avec lui une espèce de rostre, court et tronqué.

A ces indications générales, suffisantes pour déterminer la place du genre Ixode dans la série zoologique, il est utile, en égard à la spécialité et au caractère pratique de ce travail, d'ajouter les détails complémentaires suivantes que j'emprunte à l'ouvrage en cours de publication d'un naturaliste autorisé, m. Megnin. [1]

Ixodidés:

Acariens à rostre sans lèvre mobile, composé: 1^0 de deux maxilles soudés dans toute la longueur à une languette et à une lèvre formant un tout indivis, un dard rigide, lancéolé et spatuliforme, portant inférieurement et quelque fois sur les bords des rangées de dents à pointes rétrogrades en nombre variable suivant les espèces; 2^0 de deux palpes maxillaires quadriarticulées, cylindriques ou aplaties, ou croisées en gouttière à leur face interne, de manière à former par leur rapprochement une gaîne en deux parties ou valves, enveloppant le dard dans le repos; 3^0 de deux mandibules terminées en harpon à triples ou quadruples crochets inégaux, articulé sur une longue tige glissant sur la face supérieure du dard barbelé et enveloppé ou non d'une gaîne membraneuse chagrinée. Ce rostre est inféré ou marginal; dans le premier cas, il s'insère directement au tégument, dans le second cas, il s'articule à un écusson céphalo-thoracique polygonal, d'étendue, de forme, de couleur et d'ornementation variant selon les espèces, petit chez la femelle et ne dépassant pas le thorax, grand chez le mâle dont il couvre toute la face supérieure du corps, et portant près des bords latéraux, à la hauteur de la deuxième paire de pattes, chez les mâles et les femelles, une paire d'yeux simples, quand ils existent.

Pattes à six articles, dont les hanches immobiles sont fixées directement sur le tégument, terminées par un ambulacre constitué par une paire de crochets et une caroncule entière se plissant en éventail.

Système respiratoire: trachées aboutissant à une paire de stigm... situés en arrière de la dernière paire de pattes et protégés par un péritrème discoïdal percé en écumoire, absent chez les larves.

Appareil digestif sacciforme, lobé, à lobes symétriques rayonnants et digetés.

Organe sexuel mâle émergeant, comme chez les gamases, d'une ouverture circulaire situé entre les hanches des premières paires de pattes près et en arrière du bec.

Oviducte sous forme d'une ouverture transversale plissée, situé au même endroit chez la femelle.

Acariens ovipares, pondant un très-grand nombre d'œufs.

Genre Ixode:

»Corps aplati, ovulaire on trapézoïdal, allongé ou élargi; souvent fes tonné au bord postérieur et à angles arrondis chez les mâles qui ont, en plus, la face supérieure entièrement coriace; rectangulaire à angles arrondis, à petit écusson céphalo-thoracique polygonal chez les femelles. Rostre terminal, c'est-à-dire dont la base est insérée dans une fossette de la face antérieure du céphalo-thorax articulée supérieurement avec

---

[1] Mégnin, les Parasites et les maladie parasitaires chez l'homme, les animaux domestiques et les animaux avec lesquels ils peuvent être en contact. (1880.)

l'écusson; à dard maxillo-labial couvert en dessous de 4 à 10 rangées d'épines à pointes rétrogrades; palpes maxillaires épais on aplatis en forme de lames de rasoir, quadri-articulés plus ou moins distinctement, généralement creusés à leur bord interne en gouttière valvaire. Mandibules en baguettes allongées, terminées par un harpon articulé. Yeux simples sur le plastron, près du bord interne, à la hauteur de la deuxième paires de pattes, ou nuls. Tarses simples, ou toujours mous ou bidentés inférieurement près de la pointe chez les mâles et quelquefois chez les femelles, terminés par un ambulacre à deux crochets et à caroncule plissée en éventail.

Le nom d'Ixode (de ἰξώδης, visqueux) a été créé par Latreille. Il ne convient aux animaux qu'il désigne, que pour rappeler l'état dans lequel ils se trouvent pendant une certaine phase de leur existence, probablement celle qui correspond à l'une de leurs transformations. Ils sont alors enveloppés d'une substance muqueuse et gluante, ressemblant à du miel, qui parait destinée à leur servir de moyen de protection et les rend méconnaissables.

Le genre Ixode renferme un très-grand nombre d'espèces, trente-deux d'après Koch. On en désigne quelques-unes, les espèces indigènes surtout, par les noms vulgaires de Tiques et de Ricins.

Le premier de ces noms est bon à conserver: il dispense, provisoirement, d'une précision impossible à obtenir entre plusieurs espèces encore mal définies, imperfection peu regrettable d'ailleurs, au point de vue sous lequel la question se présente ici, toutes ces espèces ayant le même instinct parasitique, toutes, par conséquent, devant être traitées par l'homme en ennemies des animaux et de lui-même.

La deuxième désignation est on ne peut plus mauvaise. Il y aurait un avantage incontestable à l'abandonner.

Le nom de Ricin prête en effet, à une confusion qui n'est que trop facile à commettre et qui a été commise par des observateurs d'ailleurs fort instruits, par des naturalistes même.

En 1867, une tique importée du Mexique, dans le conduit auditif d'un soldat qui avait fait partie de l'expédition, fut présentée à la société de chirurgie de Paris. Dans la discussion à laquelle cette présentation donna lieu, presque tous les orateurs qui prirent la parole, appelaient la tique, un insecte.

La même erreur s'est glissée dans le dictionnaire d'histoire naturelle de Ch. d'Orbigny. On y lit, à l'art. Ixode: »C'est au moyen de ces dents que l'insecte s'attache fortement à la peau des animaux qu'il suce.

La raison de cette confusion, c'est que le nom de Ricin, qui s'emploie banalement comme synonyme de Tique, appartient en propre à un genre d'insectes, dont quelques espèces ont, avec les ixodes, une assez grande ressemblance, au moins d'habitudes: ainsi, les insectes du genre Ricin sont Ectozoaires et faux parasites, comme les ixodes; mais ils diffèrent de ces derniers, sous le rapport dont il s'agit ici, par le peu de gravité de leurs piqûres.

Ils en diffèrent surtout, considérablement, par leur organisation, les Ricins et les Ixodes appartenant à des classes différentes d'articulés; si bien qu'on peut dire qu'il y a, zoologiquement, autant de différence entre une tique et un ricin, qu'il en existe entre un oiseau et un poisson.

Il y a donc tant avantage à retrancher de la synonymiede l'animalcule dont il est ici question, le nom de ricin.

Il reste encore, pour le désigner, des noms en nombre surabondant. Ainsi, outre le terme scientifique d'Ixode, qui s'applique au genre, et qui devra être complété par des déterminatifs spécifiques, lorsque la science sera plus avancée, outre celui de Tique qui comprend toutes les espèces indigènes, nous trouvons la série des désignations locales, presque aussi nombreuses que celle des provinces dans lesquelles l'animal se rencontre.

On l'appelle pou des bois, puce maligne, aux environs de Paris (Dr. Maurezin);

La passe dans l'Anjou et le Poitou;

Pou de bruyères, Loubasse, Pédaud, Pédarse, dans le Limousin.

Les désignations patoises sont encore plus multipliées et varient, non seulement d'une province à l'autre de la France, mais quelquefois d'un arrondissement à l'arrondissement voisin du même département.   Ainsi on dit:

Ligasta, dans le bas Languedoc (Moquin-Tardon),

Langasta, dans la langue provençale (Mistral),

Ligasto, en Périgord,

Lonbacho, dans la Creuse (Dr. H. Demartial),

Lebacho, Lambacho, à Oradour sur Glane (Ste. Vienne),

Lebrecho, Lembando, à St. Germain-les-Belles (Ste. Vienne).

Outre ces noms vulgaires, l'animal a ses noms cynégétiques: C'est la louvette ou louette des Piqueurs et des Chasseurs.

Le savant Calépinus nous fait connaître quelques uns de ceux sous lesquels il était désigné dans l'antiquité: »hoc græci *Κρότωνα* vocant, latini redivium vernaculi nostri recas appellant.«

Aristote lui donnait le nom expressif de *κυνοραίστησ*, (qui tourmente les chiens).   Hermann a latinisé le mot grec, pour en faire le nom générique des Cynoriettes.

J'ai reçu des tiques de Corse, sous la dénomination de Ceché.

On les appelle en Allemand, Zechen.

Si, par le vice de la nomenclature, on peut être conduit à la confusion que je relevais tout à l'heure, une certaine similitude d'aspect peut aussi faire confondre les Tiques avec des insectes autres que ceux qui appartiennent au genre Ricin.   Cette observation s'applique surtout au Mélophage ou Mallophage du mouton, diptère dégénérée qui foisonne dans les toisons des individus de la race ovine, dont il est le parasite spécial.   On rencontre aussi exceptionellement, sur les mêmes animaux, diverses espèces d'ixodes.

Un coup d'œil jeté sur le mélophage du mouton, et sur la tique commune du chien, fera comprendre que ces animaux peuvent aisément être pris l'un pour l'autre par un observateur peu au courant du sujet. Mais un examen attentif ne tardera pas à faire saisir les différences. Contrairement à ce qui ressort de la déscription du genre ixode, le mélophage (en Limousin, Bargeau), à les trois parties du corps bien distinctes. La tête trigone porte un ocelle à chacun de ses angles latéraux.   De l'angle terminal, antérieur, émerge le suçoir qui quelquefois prolonge l'axe de l'animal, mais le plus ordinairement s'incline à droite ou à gauche; ou bien se dirige verticalement en bas.   Le thorax, qui ne dépasse pas le volume de la tête, est formé de trois anneaux écailleux.   Il porte six pattes disposées en trois paires.   Ces pattes sont composées de quatre articles.   L'article terminal est pourvu d'un crochet.   L'abdomen, la partie la plus volumineuse de l'animal, est un peu plus long que large, déprimé à son bord postérieur en forme de calebasse.   Il est susceptible de se gonfler et de prendre une coloration rouge plus foncée qu'à l'ordinaire, quand l'animal est repu, mais sans jamais acquérir le volume énorme que prend, dans les mêmes circonstances, l'abdomen de la tique. Cette partie, d'un brun rougeâtre, est parsemée de taches plus foncées, disposées en lignes courbes transversales.   A l'extrémité de la face ventrale, on aperçoit une petite dépression au fond de laquelle est l'orifice anal.

Ces insectes sont agiles et chéminent rapidement sur un plan uni. Le crochet qui termine leurs pattes leur permet de se prendre à tous les objets qu'ils rencontrent, mais nuit à leur progression à travers les toisons dont les fils embarrassent leurs pattes.   Ils sont voraces.   Quand ils sont séparés de l'animal sur lequel ils vivent en parasites, ils s'attaquent les uns les autres et se font de mortelles blessures.   On en trouve souvent deux, étroitement unis par le suçoir de l'un implanté dans l'abdomen de l'autre.   Quand on les sépare, on aperçoit distinctement la plaie résultant de la pénétration du suçoir.

Le mélophage du mouton attaque-t-il l'homme?   Les bergères en trouvent souvent sur elles-mêmes, surtout à l'époque de la tonte; j'en ai recueilli un, dans mon cabinet, sur les vêtements d'un paysan qui venait de conduire des moutons à la foire.   Ces insectes sont toujours errants, jamais on ne les trouve fixés par leur suçoir.   Ils ont dont peu de propension à élire domicile hors de leur habitat ordinaire.   Leurs atteintes sont inoffensives pour l'espèce humaine.   Les gens de la campagne n'en ont nul souci.

La digression à laquelle je viens de me livrer au sujet du mélophage, n'est point un hors d'œuvre, puisqu'elle permet de résoudre un point délicat de diagnostic étiologique.

Cette étude me ramène à celle des mœurs de l'ixode, sujet essentiel de ce travail.

Les anciens, amis du merveilleux, ont surchargé de détails de pure fantaisie, l'histoire naturelle de ces animaux, si intéressante dans sa simple réalité.

»Vermiculus seu bestiola quædam quæ infixo semper sanguini capite vivit, cui uni ex omnibus animalibus, cibi exitus non est, sed usque adeo intumescit satietate, ut ipso alimento moriatur.« (Ambrosii Calepini Dictionnarium 1581.)

De nos jours, quelques erreurs, quelques incertitudes qui subsistaient encore, ont été rectifiées, éclaircies par les observations de M. Lucas et plus récemment par celles de M. Mégnin.

Voici ce que la science actuelle nous enseigne sur le compte des Ixodes.   Comme tous les faux parasites les animaux ont deux modes distincts d'existence, la vie individuelle et libre, la vie parasitique.

Les œufs déposés à terre, par les femelles, éclosent au bout de huit à quinze jours.   Les larves qui en naissent sont hexapodes, petites, de couleur claire.   Elles se répandent immédiatement aux environs du nid, cherchent à s'élever sur les herbes, sur les roseaux, sur les feuilles des fougères, sur les branches des genets, des bruyères, sur les buissons, sur les broussailles, et déjà se manifeste en elles l'instinct qui les porte à chercher une proie. Pour la saisir au moment opportun, elles se tiennent suspendues verticalement par deux de leurs pattes, à la faveur du crochet dont ces membres sont pourvus, et quand un animal vient à passer à proximité, elles s'accrochent à lui par les pattes qui restent libres et quittent facilement la branche ou la feuille à laquelle elles étaient suspendues. A ce moment commence la vie parasitique. Elle est alors peu active, l'appétit des larves n'étant pas développé.

On les trouve sur des animaux sauvages, lièvres, lapins, campagnols, fouines, putois, furets, taupes, hérissons, errantes et conservant leur teinte claire. Elles empruntent peu de nourriture à l'animal sur lequel elles s'établissent.

La première métamorphose des Ixodes consiste dans la transformation des larves en nymphes. Celles-ci ont huit pattes au lieu de six, des stigmates respiratoires et sont un peu plus grandes que les larves.

A cet état, les Ixodes commencent à faire des blessures aux animaux sur lesquels elles se fixent.

Elles enfoncent leur rostre dans la peau de ces animaux et vivent de la suppuration que provoque la présence de ce corps étranger. Dans ces conditions, elles augmentent peu de volume, mais leur coloration devient plus foncée. Au dire de M. Mégnin, certaines nymphes d'Ixodes, celles de l'Ixode Reduve notamment, pénètreraient sous la peau des grands animaux et donneraient lieu à une affection furonculeuse toute particulière.

Ce qui manque aux nymphes des Ixodes pour être des Ixodes parfaits, ce sont les organes sexuels.

L'addition de ces organes caractérise la deuxième métamorphose.

A l'état d'Ixodes parfaits, les mâles se distinguent des femelles par un caractère commun facile à constater: ils sont, à quelques exceptions près, plus petits que celles-ci. D'ailleurs les deux sexes diffèrent sensiblement l'un de l'autre, quant à l'aspect général, circonstance qui n'a pas peu contribué à maintenir une regrettable incertitude dans la détermination des espèces.

Cette incertitude est telle qu'un spécialiste, M. Mégnin, n'a pas crû pouvoir en 1880, dresser encore le tableau des espèces du genre Ixode.

Pour aider à cette détermination, tout détail peut avoir son importance: parmi les individus qui m'ont été expédiés de Corse, j'ai noté des différences frappantes.

La plupart sont de forme ovale, de cinq à six millimètres de longueur, de couleur brun rouge, à écusson plus foncé, inscrit en avant de l'abdomen, à bord postérieur festonné par dix hâchures.

L'un eux, de même forme et un peu plus grand que les précédents, mais de couleur olivâtre, présente sur sa face dorsale de petites éminences gaufrées, plus foncées que le fond, au nombre de neuf, huit sur l'abdomen, une sur l'écusson qui est comparativement très-petit.

Ces caractères lui donnent la plus grande ressemblance avec une graine de Ricin; de toutes les espèces ou variétés que je connais, c'est celui auquel s'appliquerait le plus justement la désignation d'Ixodes ricinus.

D'autres individus, que je dois à l'obligeance de M. le Dr. Desourteaux, d'Oradour-sur-Glane, sont parsémés, sur tout le corps, de paillettes d'un blanc d'argent.

Cette particularité, que je n'ai trouvée mentionnée nulle part, mérite de l'être, par ce qu'elle frappe vivement l'attention, même du vulgaire. C'est le caractère sur lequel insistait le plus Joseph Zambelli, le sujet de ma deuxième observation, pour signaler l'animal qui l'avait piqué; »C'est, disait-il, une petite tête argentée.«

Cet Ixode de cinq millimètres de longueur a l'abdomen ovale, non festonné, de couleur cendrée. L'écusson, petit, tranche par sa couleur marron, sur la teinte claire de l'abdomen.

Quand vient l'époque du rapprochement des sexes, les mâles se mettent en quête des femelles et pour suppléer à l'insuffisance de leurs moyens de locomotion, ils ont recours à différents animaux dont ils se servent alors comme de véhicules. C'est ainsi, dit M. Mégnin, que la tortue mauritanique sert de moyen de transport au mâle de l'Ixode Egyptien, dont la femelle recherche les bœufs d'Algérie.

Le même auteur a décrit avec précision le mode de copulation des Ixodes, longtemps inconnu.

Les organes sexuels étant très-rapprochés du rostre, le rostre du mâle sert de guide à l'organe copulateur, en même temps qu'il maintient, pendant le temps nécessaire, l'adhérence intime du mâle et de la femelle.

La femelle fécondée acquiert un appétit vorace pour satisfaire au besoin de développement des œufs nombreux dont son appareil gestateur est rempli, elle suce avec avidité le sang des animaux sur lesquels elle s'est fixée.

Elle arrive ainsi à décupler son volume primitif. C'est pendant cette période, que son action parasitique est le plus nuisible aux animaux. »On assure que la multiplication de ces parasites, dit M. Milne Edwards, est quelquefois si considérable qu'ils font périr d'épuisement les bœufs et les chevaux sur lesquels ils se sont fixés« (Élements de Zoologie, p. 985). — Le fait a été constaté, au dire de M. Lucas, pour les bœufs d'Algérie, envahis par les grandes espèces d'Ixodes africains. On comprend sans peine ce résultat, quand on sait que chaque femelle repue de l'Ixode Egyptien contient quatre grammes de sang; qu'on trouve de ces parasites, par centaines, sur le même animal; qu'aux femelles repues qui se détachent, succèdent d'autres femelles à jeun, et que cette succession se continue pendant toute la belle saison. Les espèces indigènes, de moindre volume, causent sans doute moins de dommage, mais ne laissent pas d'en causer de même nature. Elles sont suspectes d'en produire d'un ordre différent, beaucoup plus grave, en servant de moyens de transport à certaines affections contagieuses, d'un animal à d'autres. Enfin elles sont accusées de déterminer éventuellement, certains accidents sur l'origine desquels il serait bon que se portât la surveillance des administrations municipales:

Les tiques affectent de préférence, pour se fixer, la face interne des cuisses et les environs des organes génitaux des bœufs, des vaches et des taureaux. Dans ces régions, elles ont moins de peine à perforer la peau fine et souple qui les recouvre et elles trouvent un sûr abri contre l'action de la langue et de la queue. Cette prédilection des tiques pour les régions que je signale, avait été remarquée par un des plus anciens auteurs de la science agricole; ventre quoque, et sub femina manum subjicere convenit . . . ut redivii (qui plerunque feminibus inhœrent), eximantur.« (Columella — De bobus domandis.)

L'irritation que provoque dans les animaux de la race bovine, la piqûre des tiques sur des points extrêmement sensibles où ne peut s'exercer l'action de leur moyens naturels de défense, peut déterminer dans l'un d'eux un accès de fureur qui, propagé par l'imitation, cause ces singulières paniques que l'on observe quelquefois dans les foires ou sur les marchés de bestiaux.

Il faut savoir d'ailleurs que, bien que certaines espèces d'Ixodes soient propres à certains pays, il y a des espèces cosmopolites et que, à défaut de la proie qu'elle préfère, une espèce d'Ixode peut se fixer sur n'importe quel animal qui se trouve à sa portée.

L'Ixode Égyptien, par exemple, la plus grande espèce connue, est devenu indigène dans le midi de la France, par suite des transports réguliers qui s'y font du bétail d'Algérie et du séjour momentané de ce bétail aux environs de Marseille. M. Mégnin à même recueilli un grand nombre d'individus de cette espèce à l'abattoir de Vincennes. Les bœufs de la métropole, si l'on n'y prend garde, ne sont donc plus à l'abri des atteintes du redoutable parasite qui ravage les troupeaux de la colonie Algérienne.

A mesure que la femelle fécondée absorbe les sucs de l'animal sur lequel elle s'est fixée, elle change de couleur, de volume et d'aspect. Généralement sa coloration se fonce. De comprimée qu'elle était, comme une graine de lin, elle devient ampullaire, par le développement de son abdomen qui égale rapidement le volume d'un pois ou d'une graine de Ricin. — Dans les grandes espèces il peut aisément atteindre celui d'une olive et même d'une muscade.

Quand elle est repue, elle retire son rostre, se laisse tomber à terre et y pond ses œufs. M. Mégnin évalue de 12,000, le nombre de ceux d'une seule ponte.

Ces œufs forment donc un amas assez considérable et comme l'oviducte est très rapproché du rostre, le rostre disparait au milieu de cette masse, circonstance qui a fait croire pendant longtemps que ces animaux pondaient par l'orifice buccal. M. Lucas a rectifié cette erreur dans les annales de la société entomologique de France, en 1876.

La ponte dure de quinze à vingt-cinq jours; quand elle est terminée, la mère se trouve revenue à peu près au volume qu'elle avait avant d'être fécondée. Son abdomen présente l'aspect d'un sac vide. L'animal languit et meurt.

Pour compléter la liste des animaux sur lesquels des Ixodes ont été rencontrés par divers observateurs, il faut ajouter à ceux qui ont été précédemment énumérés — parmi les animaux sauvages, le cerf, le chevreuil, la marte, l'unan, le tapir, l'écreuil, le muscardin, la chauve-souris — le verdier, le goéland. — différentes espèces de tortues et de lézards; — parmi les animaux domestiques, les différents individus des races bovine, ovine, canine, équine, la chèvre? et le chat? — Enfin, c'est le point capital, déjà énoncé au commencement de ce travail et qu'il me reste à développer: les Ixodes attaquent également l'espèce humaine.

Ce fait vaguement indiqué par Amoreux (Des insectes réputés vénimeux . . . 1789), complètement négligé par les auteurs classiques de Pathologie et d'anatomie pathologique, a été mentionné, mais d'une manière trop sommaire pour être utile, par quelques naturalistes, vétérinaires et médecins.

Ces arachnides attaquent l'homme, dit Ch. d'Orbigny, et fréquemment elles se fixent sur les voyageurs et les chaussures.«

»Ces animaux paraissent assez indifférents sur le choix des individus ou même des espèces — auxquels ils s'attachent.

Lorsque un homme, un chien on un autre mammifère passe à leur proximité, . . . ils s'y accrochent et se fixent.« (Hurtrel d'Arboval — Dictionnaire de médecine vétérinaire — édition Zundel.)

»On a parfois signalé des tiques chez l'homme et sur diverses parties du corps.« (J, Chatin — nouveau Dictionnaire de méd. et de chirur. pratiq. 1878.)

Mais les observations particulières sont rares. Moquin-Tandon en a rassemblé quatre, les premières peut être qui aient été publiées:

La première appartient à Raspail qui rapporte avoir trouvé plusieurs fois des tiques sur la tête de sa fille, alors agée de trois à quatre ans. L'auteur qualifie d'a t r o c e s les démangeaisons éprouvées par l'enfant:

2ᵉ Observation: — Un jeune homme revenant de chasser dans les environs de Melun, présenta sous le bras une petite saillie livide, du volume d'une grosse lentille, accompagnée d'une douleur assez vive: c'était une tique énorme qu'il avait prise dans un bois.

3ᵉ Observation: — Dans son avant dernier voyage en Algérie (1856), le Dr. Ernest Cosson se trouvant dans l'oasis d'Asla (province d'Oran), fut obligé de dresser sa tente près d'un village, sur un emplacement qui sert habituellement de marché aux moutons. Le lendemain matin, son domestique se réveilla portant, sur le mamelon droit, trois tiques rapprochées, de la grosseur d'un pois. La présence de ces parasites lui causait beaucoup de mal.

L'auteur ne fait que mentionner le quatrième cas: »On a vu, dit il, une tique pénétrer dans une petite tumeur du ventre d'une femme.«

On trouve, à la page 127 des leçons théoriques et cliniques sur les affections cutanées artificielles de M. Bazin (1862), une note communiquée à l'auteur par M. Mauvezin, interne des hôpitaux, qui résume un nombre assez considérable de faits observés par MM. Mauvezin, père et fils, dans le Departement de Seine et Marne.

»La tique, dit l'auteur de la note, est très-commune aux environs de Paris, du mois de juin au mois d'octobre. Elle ressemble assez bien à une graine de ricin aplatie. Lorsqu'elle a sucé le sang des animaux sur lesquels elle s'est fixée, elle change complètement de forme, sa tête est enfoncée dans les tissus, et, son abdomen gonflé et sphérique de la grosseur d'un petit pois, devient de couleur grise ou d'un gris rougeâtre; lorsqu'on essaie d'arracher la tique, sa tête reste dans les tissus.«

Suis l'indication des accidents que détermine la piqûre de la tique sur les mammifères et, en particulier, sur l'homme. Cet exposé est jusqu'à présent, le rudiment le plus étendu de la symptomatologie des blessures de tique. A ce titre, je crois devoir le reproduire en entier:

Les chiens et surtout les moutons sont les animaux sur lesquels elle se fixe de préférence: il n'est pas rare de trouver quinze à vingt tiques à la partie supérieure du cou des moutons qui, le plus souvent, ne paraissent pas en éprouver grand malaise; parfois pourtant, chaque petite plaie devient le point de départ d'une inflammation qui n'est point sans gravité.

»Chez l'homme, la tique détermine assez souvent des accidents qui ont pu en imposer pour une affection beaucoup plus grave, la pustule maligne: il importe donc de bien différencer ces deux maladies.

»Accidents locaux. — Au moment de la piqûre, le malade éprouve une démangeaison, bientôt suivie de cuissons plus on moins vives. La peau rougit, et cette rougeur s'étend un peu les jours suivants. — Le plus souvent la tique tombe de très-bonne heure, et si l'on n'a pas constaté sa présence, on se trouve fort embarrassé pour porter un diagnostic précis. Au bout d'un jour on deux on voit apparaître, au centre de la rougeur, une petite eschare noirâtre, analogue à celle de la pustule maligne. Cette analogie est d'autant plus grande qu'il y a en outre, au pourtour de l'eschare, un soulèvement épidermique et quelquefois même un cercle de petites phlyctènes.

»De plus, il s'y joint souvent un œdème considérable, présentant, comme celui qui accompagne la pustule maligne, une certaine élasticité; quelquefois aussi on observe un engorgement des ganglions où se rendent les lymphatiques de la partie lésée; mais jamais on ne trouve, à la base de l'eschare, ce noyau dur qui caractérise si bien la pustule maligne. Au bout de huit á dix jours, l'eschare est éliminée, laissant à découvert une petite surface qui ne tarde pas à se cicatriser.

»Accidents généraux. — Ce sont des accidents inflammatoires et nullement des accidents d'intoxication. Ils peuvent manquer; mais lorsqu'ils existent, ils surviennent rapidement, du deuxième au troisième jour. Ils consistent en malaises, frissons, fièvre plus ou moins intense; signes d'embarras gastrique, etc; mais cela ne va jamais jusqu'à causer des syncopes ou d'autres accidents graves.«

Quand au pronostic; M. Mauvezin ajoute: »nous n'avons jamais vu mourir personne à la suite d'une piqûre de tique.«

Cette phrase qui résume l'expérience personnelle de M. Mauvezin, ne saurait être donnée comme la formule générale du pronostic des piqûres de tiques.

Si l'on se rappelle les cas de mort par épuisement, observés chez les grands pachydermes et ruminants, à la suite de piqûres d'Ixodes, si l'on compare les ulcères gangréneux signalés par M. Mauvezin, comme phénomènes consécutifs des piqûres de tique, chez les moutons, avec les ulcères gangréneux que j'ai observés sur le cadavre qui fait le sujet de ma première observation (voir plus bas); si l'on songe que les différentes espèces d'Ixodes, sans posséder en elles-mêmes la propriété de faire naître la pustule maligne, comme le croyait Maret, de Dijon, d'un insecte inconnu auquel il fait allusion, ces ixodes sont cependant très-capables de transporter sur l'homme le principe charbonneux pris sur des animaux de l'espèce bovine, on comprendra que la léthalité des piqûres d'Ixodes ne doit pas être considérée comme impossible; qu'elle est probable et que, dans tous les cas, la question doit être reservée, jusqu'à plus amples informations.

Tel était à peu près l'effectif des observations publiées sur ce sujet; lorsque je lus, dans la séance du 29 decembre 1866, des assises scientifiques du centre, séant à Limoges, un travail, sous ce titre:

De la tique considérée comme parasite de l'espèce humaine.

Il était basé sur l'observation suivante que j'emprunte au bulletin de la société de médecine et de pharmacie de la Haute - Vienne, année 1868.

Observation.

Le 13 septembre 1862, le corps d'un homme récemment mort, fut trouvé dans la bergerie de la ferme des Belles, commune d'Isle, à cinq kilomètres de Limoges. Son identité fut constatée. C'était un étranger qui, depuis quelque temps, vivait en état de vagabondage dans le pays. On savait que, tous les soirs, il s'introduisait clandestinement dans la bergerie pour y passer la nuit. — L'autopsie n'ayant pas été demandée par l'autorité qui me chargea de faire un rapport sur cet événement, il ne fut pas possible de préciser la cause de la mort; mais tout porte à croire qu'elle fut le résultat combiné des souffrances et des privations de toute espèce auxquelles expose la vie presque sauvage à laquelle ce malheureux s'était abandonné et des lésions particulières que je trouvai sur diverses parties de son corps. Ces lésions vont être l'objet d'un examen détaillé:

Le cadavre ne présentait aucune trace de violence. Il était couvert de haillons, d'une maigreur extrême et d'une hideuse malpropreté. — **La** peau écailleuse, rouge et luisante par places, était parsemée d'ecchymoses, d'excoriations, de pustules livides, d'ulcères gangréneux. Les deux plus profonds occupaient, l'un, le bord cubital de l'avant-bras gauche, près du poignet, l'autre le voisinage des dernières vertèbres lombaires.

La particularité fondamentale de mon observation est celle qu'il me reste à signaler:

A la partie supérieure et interne du bras gauche, existait une petite éminence globuleuse d'un gris cendré, du volume d'un pois, solidement adhérente à la peau, dans laquelle elle paraissait implantée.

Elle pouvait être prise, à première vue, pour une de ces excroissances polypiformes que l'on rencontre sur la peau d'un grand nombre de personnes. Un examen plus attentif me fit reconnaître que cette petite tumeur n'était autre chose qu'un animal vivant, fixé, par son appareil buccal, dans le derme du cadavre.

J'essayai de le détacher; mais les tentatives que je fis, me prouvèrent que l'animal se romprait plutôt que de lâcher prise, et j'enlevai d'un coup de ciseaux la partie de la peau sur laquelle il était fixé.

Il offrait alors l'aspect d'une vésicule distendue par un liquide. Sur le fond grisâtre de cette vésicule, représentant l'abdomen, deux lignes violacées, divergentes, s'étendaient longitudinalement. En avant de la face dorsale, une pièce écailleuse, taillée en écusson, tranchait par sa couleur brun marron sur la teinte claire de l'abdomen. La tête, petite, était presque toute entière perdue dans l'épaisseur du derme. L'animal avait quatre paires de pattes, composées de plusieurs pièces articulées.

Je le conservai six mois dans l'eau alcoolisée, avec le lambeau de peau auquel il tenait. Au bout de ce temps, la petite masse étant desséchée, tomba sur le parquet, et dans cette chûte, se fit la séparation des deux parties qui la composaient.

La dessication avait fait perdre à l'animal sa forme globuleuse. La face inférieure de l'abdomen s'était rapprochée de la supérieure qui était restée convexe. En cet état, ce petit corps avait l'aspect d'un cotylédon sec de lentille.

Trois ans avant la session, à Limoges, des assises scientifiques du centre, j'avais communiqué l'observation qui précède, à la société de médecine de la Haute-Vienne, le 14 mai 1863. Dans cette séance, M. le Dr. Albert, médecin militaire, dit qu'il avait connu en Afrique un officier attaché à un bureau arabe qui, pendant plusieurs jours, avait porté une tique implantée dans la peau du cou.   Il prenait cette petite tumeur pour une verrue; il en fut débarrassé par son père qui excisa la partie saillante de l'animal.

En 1867, plusieurs communications furent faites sur ce sujet, à la société de chirurgie de Paris, sous le titre de: Ixodes hominis.

Il convient de remarquer d'abord que cette désignation n'est nullement motivée, si l'on y attache l'idée d'une variété zoologique particulière: il n'existe pas d'Ixode propre à l'espèce humaine. — Ce titre ne peut donc être accepté que comme une simple désignation clinique.

Dans le compte rendu de la séance du 27 novembre de la savante société, on trouve la mention suivante:

»Mr. Alph. Guérin présente, au nom de M. le Dr. Mauricet, de Vannes, un insecte désigné en entomologie sous le nom d'Ixodes hominis.   Cet insecte, très commun au Mexique, s'était logé dans l'oreille d'un soldat de l'armée française d'occupation; il n'en est sorti qu'au bout de six mois; pendant tout ce temps, il a provoqué des douleurs assez vives, qui ont été prises pour des phénomènes de névralgie, et traitées en conséquence.   La sortie de l'insecte a été suivie de la cessation des douleurs d'oreille et de la guérison complète du malade.

M. Després, dans une communication faite à la même société, le 11 décembre 1867, nous apprend que cet insecte se rencontre ailleurs qu'au Mexique: On le retrouve en France, non seulement dans les campagnes, mais encore dans les villes, puisqu'il vient, pour sa part, d'en observer un, à Paris, chez un vieillard de soixante-neuf ans, habitant les environs de l'hôpital de Lourcine.

Cet homme a constaté, il y a six semaines environ, l'apparition sur son abdomen, d'un petit bouton qui a grossi de manière à atteindre le volume du pouce.   Cette petite tumeur a fini par s'ouvrir et par donner issue à un insecte que M. Després a vu et qu'il dit être analogue au parasite du chien.   Il était facile de voir, ajoute M. Després, sur la peau de l'abdomen du sujet, à l'endroit ou existait la tumeur, un petit point noir ayant les dimensions de la bouche de l'insecte, et indiquant sans doute le lieu d'implantation de l'animal.   C'est la première fois, au dire de M. Després, que la présence d'un pareil insecte est signalée chez un habitant des villes.

Certains détails de l'observation qui précède, s'éloignent sensiblement des conditions dans lesquelles se produisent les cas ordinaires.   Celle-ci semble se rapporter à ces éruptions furonculeuses ou pustuleuses que signale M. Mégnin, comme ayant été observées sur quelques uns des grands animaux envahis par les Ixodes.

Dans la séance dont je poursuis le compte rendu, »M. Liegeois dit qu'il est fréquent d'observer des faits de ce genre chez les chasseurs . . . si on arrache violemment l'animal des tissus où il était implanté, l'arrachement laisse après lui un sentiment de vive douleur qui persiste pendant un temps plus ou moins long, et qui est provoqué, sans doute, par la présence des petits crochets restés dans la plaie de la morsure.

»M. Desormeaux a eu l'occasion d'enlever plusieurs de ces ixodes à un enfant, sur la peau duquel ils s'étaient implantés et dont ils troublaient le sommeil par les vives douleurs qu'ils occasionnaient.   Cette extraction n'a pas été le moins du monde douloureuse pour le petit sujet: au contraire, les souffrances qu'il éprouvait ont paru cesser complétement après l'arrachement, au lieu de persister. comme chez les chasseurs observés par M. Liegeois.«

»M. Boinet a vu très-souvent ces insectes sur des filles de la campagne occupées à garder les troupeaux de vaches ou de moutons. Ils s'attachent à toutes les parties du corps, quelles qu'elles soient, et on ne les en arrache pas sans douleur.«

Observation Zambelli (inédite).

Le 25 mars 1882, se présentait à la consultation de l'hôpital de Limoges, Joseph Zambelli, ajusteur, âgé de 35 ans, de Cologno (Italie). Cet homme présentait, à la partie inférieure et sur la face externe du bras droit, une lésion dont la description suit: au centre existait une eschare brune, marginée de jaune, d'un centimètre de diamètre. Elle était bornée par un sillon d'élimination circulaire, large de deux millimètres, rempli d'une humeur jaunâtre. Tout autour, s'étendait, dans un espace de deux à trois centimètres, une ulcération d'un rouge de carmin; en dehors de cette ulcération, une zone recouverte de squammes épidermiques, débris de vésicules desséchées et rompues, éparses autour des lésions centrales. Le bras et la partie supérieure de l'avant-bras avaient été rouges, nous dit le malade, mais ces parties avaient déjà repris à peu près la coloration générale des téguments. Il y restait encore un certain degré de tuméfaction. Le palper faisait reconnaître, dans l'aisselle droite, une masse indurée, résultant du gonflement symptomatique des ganglions.

L'aspect de cette lésion me frappa. et me rappela celles que j'avais observées, vingt ans auparavant, sur le cadavre des Belles. — Quel est votre métier? dis-je, à mon consultant. — Ajusteur, mécanicien, outilleur, me répondit-il. — Ou travaillez-vous? — A la campagne — avez-vous, depuis peu, couché dans une étable? — J'y couche presque toutes les nuits. — Alors il nous raconta, dans un français assez facile à suivre, malgré quelques lacunes et les difficultés tenant à la prononciation italienne, qu'il gagnait sa vie à parcourir les campagnes, pour réparer les instruments agricoles, et que les bénéfices de ce métier étant fort restreints, il passait habituellement les nuits dans les étables des fermes où il était occupé; quinze jours auparavant, il avait couché dans une bergerie aux environs de la Châtre (Indre). Le surlendemain, il sentit une légère douleur au bras droit; il trouva. à l'endroit douloureux, une espèce de bouton qu'il reconnut être une petite tête. Il chercha à l'arracher, mais elle tenait ferme et il dût s'y reprendre à trois fois avant de parvenir à l'extraire. Enfin, elle céda et Zambelli la jeta à terre et l'écrasa. Elle avait le volume d'une grosse punaise. Elle était plate et comme argentée. A la suite de cette piqûre, le bras devint gonflé et rouge et la fièvre se déclara. Jusqu'au 24 mars, le blessé n'avait pas cessé absolument de travailler: mais il avait éprouvé le besoin de diminuer graduellement la durée de son travail journalier.

Enfin, il sentit qu'il ne pouvait plus continuer et demanda d'être reçu à l'hôpital de Limoges.

Je le fis admettre dans mon service, salle St. Vincent, no. 15. Il y fut, pendant quelques jours, la curiosité de la clinique. Les élèves suivaient attentivement. jour par jour, l'évolution du mal. Plusieurs confrères vinrent examiner l'homme à la piqûre de tique.

Je reçus, à telle occasion, de divers côtés, des communications intéressantes que je relaterai plus loin.

L'un de mes collègues à l'hôpital, M. le Dr. P. Lemaistre, ayant raconté au Dr. Desourteaux, d'Oradour-sur-Glane, que je m'occupais des piqûres de tiques et que j'en avais actuellement un cas dans mon service, M. Desourteaux s'empressa de m'adresser obligeamment, deux de ces animaux qu'il avait recueillis sur un chien avec un certain nombre de mélophages, pris sur des moutons. Les deux tiques présentaient cette particularité que j'ai déjà eu soin de noter, que toute la surface de leur corps était parsemée de ponctuations brillantes, ce qui leur donnait un aspect argenté. Je fis passer successivement ces deux espèces d'animaux, sous les yeux de Zambelli. Il ne fit aucune reflexion au sujet des mélophages, mais à peine eut-il aperçu les tiques qu'il s'écria: »Voici la petite bête qui m'a piqué!«

Dés le lendemain de l'entrée du malade à l'hôpital, je fis un dessin colorié de l'état du bras, alors au 16e jour de la blessure. C'est celui qui porte le no. 1.

Le 28, l'eschare tomba et 'au dessous apparut une surface rouge, granulée, de bon aspect.

Pendant les six jours qui suivirent, les bourgeons de la membrane granuleuse se développèrent et ramenèrent le fond de l'ulcère au niveau des bords, mais sans diminuer sensiblement de son étendue superficielle.

L'ulcère avait encore, le 3 avril, près d'un centimètre et demi de diamètre. Une coloration rose assez étendue régnait autour de la perte de substance. Sur cette zone, on remarquait un plexus de stries rouges, vestiges d'une circulation exagérée et quelques franges squameuses.

C'est l'état représenté dans la figure no. 2. Il correspond au vingt-deuxième jour de la maladie.

Le traitement local consistait en des applications de compresses de gaze imbibées d'une solution aqueuse d'acide phénique, à 2 %. Le malade était l'objet de soins particuliers: Alimentation restauratrice, préparations toniques, séjour dans la salle réduit au strict nécessaire, promenades en plein air, quand le temps le permettait. — Cependant, malgré le bien-être relatif dont il jouissait, Zambelli dépérissait visiblement. — L'exploration attentive et réitérée des divers organes, l'examen des urines, nous convainquirent qu'il était exempt de toute affection viscérale, de tout principe cachectique appréciable aux moyens ordinaires d'investigation. Le malade continuait à maigrir; son visage se décolorait; il perdait ses forces; il se décourageait; l'ulcère se cicatrisait avec une extrême lenteur. L'adénite axillaire, au contraire, augmentait de volume, devenait douloureuse et résistait aux divers résolutifs mis en œuvre pour en arrêter les progrès. — Le 20 avril, Zambelli demanda à sortir. Cet homme, de haute taille et de forte constitution, encore vigoureux au moment de son entrée à l'hôpital, malgré quinze jours de maladie, était devenu méconnaissable.

Je lui représentai qu'il n'était pas guéri, que, dans l'état de faiblesse où il se trouvait, il ne pourrait pas supporter le plus petit voyage et je cherchai à le retenir quelques jours encore. Mais le lendemain, il me déclara péremptoirement qu'il voulait sortir et comme je le vis décidé à ne tenir aucun compte des formalités, je signai son exeat et lui recommandai de me donner de ses nouvelles.

Il sortit donc le 21 avril. Le 28, il m'écrivit de Masseret: »Je ne peux plus me tenir; je me traîne péniblement jusqu'à Urjerche ou je désirerais entrer à l'hôpital.« D'Urjerche, il se rendit à Brives ou il resta encore 15 jours dans le service de M. le Dr. Lafargue.

Le chef de service lui ouvrit un vaste abcès de l'aisselle, consécutif à son adénite.

Depuis cette époque, j'ai revu deux fois Zambelli. Il porte au bras droit, comme stigmate de sa piqûre d'ixode, une cicatrice indélébile.

Voilà donc une lésion des plus simples en apparence, qui a produit chez un homme robuste et dans la force de l'âge, des accidents assez graves pour mettre sa vie en danger et dont les effets n'ont pas duré moins de cinquante jours.

La constatation positive des dangers courus par Zambelli, justifie la présomption que j'ai admise, dans une observation précédente, que des piqûres de tiques, l'une, prise sur le fait, les autres signalées à l'état d'ulcéres consécutifs, sur le cadavre de la ferme des Belles, pouvaient être comptées pour une large part, au nombre des causes de la mort de ce sujet.

A elles deux, ces observations suffiraient pour prouver la gravité éventuelle de ces blessures. Mais la démonstration ne se borne pas à ces faits.

Mr. R. Allen écrivait de Natal (the Lancet, le 27 août 1881):

»Le 27 juin, j'ai été piqué par l'un de ces animaux à l'aisselle droite. Quand je l'attrapai, il avait déjà pénétré assez profondément sous la peau et je dus l'extraire de force. Le lendemain, et pendant quatre jours consécutifs, je me sentais mal à mon aise, j'avais de la céphalalgie frontale intense qui dura trois jours, de l'abattement, de l'inappétence, de la soif, de la raideur, du gonflement et de la douleur dans les muscles du bras droit et dans l'aisselle. Les ganglions axilaires étaient durs, tuméfiés, douloureux, mais ne suppurèrent pas. Les piqûres faites par l'animal devinrent des pustules entourées d'une auréole inflammatoire, noirâtre, qui se fendilla puis se dessécha. La fièvre était forte et j'éprouvai des nausées, de l'insomnie, et, vers la fin, de la diarrhée.« (Encyclopédie internationale de chirurgie, fasc. 5.)

Quand à la fréquence des piqûres d'Ixodes, il me sera facile d'établir qu'elles sont infiniment plus communes qu'on ne serait tenté de le supposer, d'après le silence des auteurs qui se sont occupés de l'étude des maladies parasitaires.

Ce qui prouve combien, sur cette question, la matière est abondante, c'est qu'il m'est arrivé bien rarement d'énoncer le sujet du présent travail sans qu'aussitôt mon interlocuteur ne se mît à me raconter un ou plusieurs faits qui s'y rapportaient. C'est ainsi que mon collegue, M. le professeur Lemaistre, à propos de l'observation de Zambelli, m'a dit avoir extrait deux tiques de la tête d'un enfant.

Des communications analogues m'ont été faites par divers confrères: M. le Dr. Sensand, de St. Germain, connait deux individus chez lesquels des tiques ont été extraites, chez l'un, du pied, chez l'autre, du scrotum. Il en a extrait lui-même une, implantée sur la nuque, à son père.

M. le Dr. Demartial, de la Souterraine, m'a cité trois personnes chez lesquelles la même opération a du être pratiquée.

M. le Dr. Desourteaux à Oradour-sur-Glane, M. le Dr. Laborderie, à Bersac, ont vu des tiques sur l'homme, dans les pays où ils pratiquent.

Voici une observation toute personelle à l'auteur, qu'à bien voulu me communiquer un confrère de l'armée. M. le Dr. L. étant, avec son régiment, au camp de Meucon, près de Vannes, a été piqué par une tique. Comme il cherchait à l'arracher, l'animal s'est rompu, la tête est restée dans les tissus et a donné lieu à un abcès qui a mis quinze jours à guérir.

Le fait des blessures de tiques sur l'espèce humaine est même connu de bien des personnes étrangères à la médecine.

Me trouvant en Périgord, au mois de Septembre 1864, je cherchais à me procurer des tiques qui sont très communes dans le pays. Une fille de service qui m'entendait en parler, me dit que sa mère ayant été piquée par l'une d'elles, il en était résulté un ulcère large et profond, capable de contenir une noix et qui donna lieu à de longues et vives douleurs.

Mme F., du Dorat, m'a assuré avoir vu plusieurs fois des tiques blesser des personnes de l'un et l'autre sexe. Sa sœur en avait eu une, implantée dans la tête et l'on eut de la peine à l'extraire. (1. Avril 1883).

M. D., de Châteauponsac, un ardent chasseur, a rencontré dans son pays, des tiques sur les fougères; il en trouve fréquemment sur ses chiens; il en a vu sur des hommes; il en a recueilli sur lui-même. (5. Juillet 1884.)

Des observations, des considérations qui précèdent, il résulte que par leur gravité propre, par celle qu'elles peuvent contracter de l'addition d'un virus étranger, par leur fréquence, les piqûres d'Ixodes méritent d'être prises en sérieuse considération.

On trouve mentionnées dans les traités d'anatomie pathologique et de pathologie, bien des causes morbides, bien des lésions, qui ne sont ni plus fréquentes, ni plus graves que celles dont il s'agit ici. Les piqûres de l'abeille, de la guêpe, du frelon, sont moins dangereuses; les dégats causés par la mouche carnassière, bien plus rares. Quant à l'histoire pathologique de la tarentule, de l'œstre, du dragonneau etc. etc. elle est moins intéressante, ces animaux étant spéciaux à certains pays. A tous les titres, il convient donc de placer les blessures des Ixodes à côté de celles que je viens de rappeler et cette addition dans les traités généraux, comblerait certainement une lacune.

Cette vue parait avoir été adoptée dans l'encyclopédie internationale de Chirurgie, dont la publication a commencé en 1883 et qui se continue. Le rédacteur de l'article Plaies empoisonnées, John Packard, fait figurer les Ixodes parmi les animaux dont l'homme a à redouter les atteintes. Mais les quelques lignes qu'il consacre à ces parasites, ne sont nullement en rapport avec l'importance du sujet.

»Certains Ixodes ou tiques, dit-il, sont très irritants; dans les bois de New-Jersey, dont le sol est sec et sablonneux, et peut-être ailleurs on en trouve une petite variété qui s'insinue sous la peau. J'ai connu plusieurs enfants qui en étaient couverts, surtout dans les jambes et au scrotum; la démangeaison était intolérable, surtout la nuit et rendait tout sommeil impossible. Cependant dans les climats tropicaux, on en trouve des espèces plus grosses. En 1881, j'ai vu un monsieur qui, depuis plusieurs années, portait ensevelie dans son thorax, la tête calleuse d'un gros ixode, ce qui lui causait une grande gêne.«

Quelque idée que l'on se fasse de l'utilité qu'il peut y avoir à s'occuper des lésions en elles-mêmes que les Ixodes peuvent produire, cette étude a une importance relative qu'il est impossible de méconnaître. Les tiques sont communes dans certaines contrées ou sévissent les maladies charbonneuses. Or, il existe entre la piqûre de la tique et le début de la pustule maligne, une ressemblance symptomatique telle qu'un même nom, celui de puce maligne, a, dans certaines contrées, été imposé à ces deux lésions. Mais si la première est comparativement peu grave, l'autre présente un danger extrême; les secours sont urgents et la thérapeutique doit être énergique. Il est donc incontestablement utile de signaler les différences qui permettront de distinguer ces deux affections l'une de l'autre. C'est ce qu'a fait, avec beaucoup de soin, M. Mauvezin, dans le passage auquel je renvoie.

Ainsi, indépendamment de tout autre intérêt, l'histoire pathologique des Ixodes offre un avantage spécial, celui de compléter le diagnostic différentiel de la pustule maligne.

Pour forcer l'Ixode du chien, du mouton, du bœuf, du cheval, à lâcher sa proie, les vétérinaires conseillent d'oindre l'animal avec de l'huile ou de toucher le parasite avec un peu de benzine ou d'essence. Ainsi traitées, beaucoup de tiques tombent ou sèchent sur place. Mais ce moyen ne réussit pas toujours. Il reste alors la ressource de les couper avec des ciseaux ou de les arracher une à une.

Quand il s'agit de l'espèce humaine, les indications du traitement se réduisent à deux : extraire le parasite, soigner les lésions qui résultent de sa blessure.

Pour extraire l'Ixode, plusieurs moyens se présentent. Le meilleur consiste à débrider, par une ou plusieurs petites incisions, autour de la tête de l'animal conservé entier, et à se servir de l'ampoule abdominale pour exercer des tractions que le débridement préalable aura rendues plus efficaces.

Si l'on est pressé de se débarrasser du parasite, on peut, d'un coup de ciseaux, en exciser la partie saillante. Dans ce cas, et dans celui ou, par une fausse manœuvre, on aurait rompu l'animal, on peut abandonner le suçoir à l'élimination spontanée qui aura lieu par voie de sphacèle; ou bien, ce qui vaut mieux, extraire la partie incluse, à la faveur d'un petit débridement.

Les pustules, les abcès, les ulcères consécutifs, réclament, suivant les cas, l'application de topiques émollients, calmants, détersifs, antiseptiques.

En esquissant cette monographie du genre Ixode, considéré dans ses différences avec la pathologie, j'ai eu pour but:

1^0 de provoquer de nouvelles recherches sur ce sujet, encore peu étudié;

2^0 d'appeler, sur les dangers qui peuvent résulter des blessures faites par les Ixodes, la vigilante attention des personnes préposés au soin ou à l'élevage des animaux, de celles qui ont pour mission de veiller à la sécurité publique, et de celles qui sont vouées à la protection de la santé de l'homme.

3^0 de démontrer que les affections qui peuvent être la conséquence de ces blessures, avec leur étiologie précise, leur symptomatologie et leur diagnostic déjà avancés, leur pronostie éventuellement grave, leur prophylaxie certaine, leur traitement rationnel, méritent d'occuper une place dans le groupe des affections parasitaires.

Die Coagulationsnecrose.

La nécrose par coagulation.

The necrosis by coagulation.

Prof. **C. Weigert,** de Leipzig.

Der Vortragende hat vom Organisationscomite den ehrenvollen Auftrag erhalten einige Worte über Coagulationsnecrose in der Section für Pathologie zu sprechen. Dieselben sollen nur zur Einleitung einer Discussion dienen, und keine wesentlich neuen Thatsachen vorbringen.

Unter »Coagulationsnecrose«, Gerinnungstod, versteht man die Umwandlung von Gewebselementen in eine abgestorbene, geronnene, Eiweisssubstanzen ähnliche Masse. Die hier in Betracht kommenden Processe waren grösstentheils früher schon bekannt, ja sogar mit Namen belegt worden, die die Ähnlichkeit gerade mit geronnenen Eiweisskörpern deutlich genug markieren: man verglich sie mit Fibrin« (die weissen Niereninfarkte z. B.) oder Käse«. Nichtsdestoweniger deutete man die Veränderungen unrichtig, man supponirte echtes Blutfibrin, wo es nicht da war, oder ignorirte die Ähnlichkeit mit geronnenem Gewebe und sprach von einfachen Necrosen, oder dachte (namentlich bei Verkäsungen) irrthümlicher Weise an Eintrocknungen, Eindickungen der abgestorbenen Massen.

Diejenigen Processe die man als coagulationsnecrotische bezeichnen soll, müssen einmal abgestorben sein, dann aber auch die Zeichen der »Coagulation« an sich tragen. Diese letzteren sind meist microskopisch so deutlich, dass sie den in dieser Beziehung ganz unbefangenen älteren Forscheren ja ebenfalls aufgefallen sind. Unsicherer sind die rein microskopischen Zeichen der Gerinnung resp. Verdickung (hyaline glänzende Massen). Mit Sicherheit kann man von Coagulationsnecrose nur dann sprechen, wenn eben wircklich Zeichen der Gerinnung namentlich microskopisch vorliegen. Die Zugehörigkeit dieser Processe zur den spontanen Gerinnungen des Blutes und seiner Derivata geht abgesehen von der frappanten Ähnlichkeit vieler der Heerde mit den (mannigfachen) Formen des Fibrins« auch daraus hervor, dass die Entstehung eine ganz analoge ist, wie sie Alexander Schmith und seine Schule für das Fibrin angeben, dass aus denselben Elementen die zur Coagulationsnecrose Veranlassung geben unter Umständen echtes Fibrin« entstehen kann (Rauschenbach) dass die weiteren Veränderungen, die »Fibrin« und coagulationsnecrotische Substanzen betreffen, ganz analoge sind und dass zwischen beide Übergänge sich finden. Eine microskopisch bemerkenswerthe Eigenthümlichkeit der coagulationsnecrotischen Substanzen ist ihre Kernlosigkeit; doch ist dieselbe nicht absolut pathognomonisch sondern sie findet sich auch bei anderen Processen, die mit Coagulationsnecrose nichts zu thun haben namentlich bei der Fäulniss (feuchte Gangrän) Die Kernlosigkeit die bei Coagulationsnecrose fehlen kann [in der ersten Zeit nach dem Absterben, beim Absterben nur eines den Kern nicht enthaltenden Theiles der Zelle oder ihrer Derivate, zum B. quergestreifte Muskelfasern, scheinbar dann wenn neue Zellen aus der lebenden Nachbarschaft hineingerathen] ist demnach ohne andere Zeichen der Gerinnung nur zur Wahrscheinlichkeitsdiagnose auf Coagulationsnecrose verwerthbar.

Zur Entstehung der Coagulationsnecrose sind vier Bedingungen nöthig :

1. Die Organe müssen Stoffe enthalten, die einer spontanen Gerinnung fähig sind. Solche finden sich wohl in allen Protoplasmen. Sie treten aber quantitativ den unter denselben Umständen aufquellenden und erweichenden gegenüber sehr zurück im Centralnervensystem, (daher statt fibrinähnlicher Infarkte Erweichung als Folge der Embolie).

2. Die Theile müssen abgestorben sein. Die spontane Gerinnung ist demnach Folge des Todes, nicht Ursache, wie es vom Vortragenden oft genug hervorgehoben wurde aber allerlei falschen Auffassungen gegenüber noch einmal besonders betont wurde. Der Tod selbst kann durch sehr verschiedene Momente erfolgen (Ischämie, Traumen, chemische Stoffe, Microorganismen). Es können ferner ganze Organismen (Extrauterinschwangerschaft) betroffen werden, oder Organstücke (Infarkte, echte Diphteritis, Atherose der Arterien, verkäsende Theile bei Tuberkulose, Typhus abdominalis, in Geschwülsten etc. etc.) bestimmte Zellen oder Zelltheile (Necrose der Nierenepithelien bei zeitweiser Unterbindung der Arterie oder gewissen Vergiftungen, wachsige Degeneration der Muskeln, wohl auch Langerhans'sche Riesenzellen oder endlich Leucocythen). Letztere zeigen dabei oft sehr deutliche Übergänge zur eigentlichen Fibrinbildung«.

3. Die abgestorbenen gerinnungsfähigen Theile müssen mit plasmatischen Flüssigkeiten in innige Verbindung treten. Dies kan einmal dadurch erfolgen, dass die Zellen sich auflösen oder moleculär zerfallen in einem Überschuss der Flüssigkeit (eigentliche Fibrinbildung der Leucocythen) oder so dass die Zellen als Ganzes zunächst erhalten bleiben oder durch grössere Mengen von jener durchgespült werden. Damit letzteres möglich ist, müssen die Theile entweder im Innern der Organe liegen und mit den Plasma führenden Kanälen der lebenden Umgebung innig zusammenhängen, oder sie müssen noch lebende Gefässe in dem sonst todten Gewebe enthalten (Heubner bei Diphteritis) oder an der Oberfläche ganz dünne Schichten betreffen. Tritt Durchspülung nicht ein, so kommt es nicht zur Gerinnung, sondern zur Mumification, Gangrän oder zur Schorfbildung. Eine blosse Durchtränkung also nicht Durchspülung mit lymphoide Flüssigkeit ruft nur vorübergehende Gerinnung, die sich wieder löst, hervor (Todtenstarre der Muskeln).

Die Durchspülung mit plasmatischen Flüssigkeit scheint auch den Kernschwund zu veranlassen, der vielleicht nur ein Coeffect mit der Gerinnung ist. (Gegensatz zu einem blossem Aufenthalt der Zellen in indifferenten Körperflüssigkeiten ohne Durchspülung mit Plasma, wobei die Kerne gerade erhalten bleiben).

4. Es dürfen keine gerinnungshemmenden oder lösenden Agentien da sein: chemische Stoffe, biologische (Fäulnissgift, die verschiedenen Eitergifte) gewisse lebende Zellen (Endothelien, Epithelien), die die Gerinnung hindern.

Wenn alle diese Bedingungen erfüllt sind, so tritt bald Coagulationsnecrose ein, doch kann die Art der dabei entstehenden Produkte noch durch andere Momente beeinflusst werden; so kann eine vorhergehende Verfettung die Form der geronnenenProdukte änderen, die dadurch bröcklicher oder schmieriger werden, die gerinnenden Zellen können von Vacuolen durchsetzt sein etc. Die auffallendste Differenz wird freilich dann hervorgerufen wenn die gerinnungsfähigen Substanzen nicht i n d e n Z e l l e n selbst, mit Beibehaltung der Form der Zellen absterben, sondern wenn die Zellen zerfallen oder sich in der umgebenden plasmatischen Flüssigkeit auflösen. Im ersteren Falle kann der zur Herstellung der Gerinnung nöthige reichliche Zutritt von Flüssigkeit nur dadurch zugeführt werden, dass diese letztere die todten Gewebe umspült, was nur dann möglich ist wenn die abgestorbenen Theile sich in l e b e n d e r Umgebung befinden, im anderen Falle kann die nöthige Masse fibrinogenhaltiger Flüssigkeit auch ausserhalb des Gesammtorganismus mit den abgestorbenen Z e l l b e s t a n d t h e i l e n in Verbindung treten. Diese Auflösung der gerinnungsfähigen Bestandtheile in dem Plasma findet gerade bei der gewöhnlichen Blutgerinnung und deren Analogis statt. Das Product derselben ist f a d i g e s oder k ö r n i g e s Fibrin; die Zellen sind nicht als solche mit Erhaltung der Form geronnen. Der Gerinnungstod mit (anfänglicher) Erhaltung der Zellform ist der gewöhnliche Vorgang der G e w e b s gerinnung im Gegensatz zur eigentlichen Fibrinbildung. Trotz des anscheinend so bedeutenden Gegensatzes dieser beiden Arten der Gerinnung, lässt sich aber eine p r i n c i p i e l l e Übereinstimmung auch abgesehen von der Schmidt'schen Gerinnungstheorie noch dadurch nachweisen, dass einmal auch Gewebszellen unter Umständen a u s s e r h a l b d e s K ö r p e r s gewöhnliches »Fibrin« liefern können, (Rauschenbach) und dass andererseits Leucocythen ganz wie Gewebszellen mit anfänglicher Erhaltung der Form gerinnen können (Entzündung seröser Häute, Croup, weisse Thromben, Verkäsungen). Ja zwischen Coagulationsnecrose der Leucocythen mit Erhaltung der Zellform und der Bildung fädigen Fibrins aus ihnen finden Übergänge statt, indem ein und derselbe Process beide Formen der Gerinnung liefert (Rachencroup, Trachealcroup, Entzündung seröser Häute etc.) und auch zwischen der Auflösung resp. dem Zerfall der Zellen und der Erhaltung des Zellleibes Übergänge existiren, wobei statt der Fäden dickere Balken und rosenkranzähnliche Gebilde entstehen, die aus zusammengesinterten resp. auseinandergezerrten Zellleibern hervorgehen. Es muss auch hervorgehoben werden, dass alle Gewebsgerinnungen selbst wenn anfangs die Form der Zellen noch so deutlich ist, schliesslich in eine amorphe, nicht nach Zellleibern differenzirte körnige Masse übergeführt werden k ö n n e n, die sich nicht von der bei weissen Thromben z. B. unterscheidet.

Die Form der geronnenen Massen wird aber auch abgesehen von der u r s p r ü n g l i c h e n Verschiedenheit noch durch die w e i t e r e n Schicksale derselben variirt. A u c h h i e r f i n d e n w i r d i e s e l b e n Pro- c e s s e s o w o h l b e i d e m g e w ö h n l i c h e n F i b r i n a l s b e i d e n »C o a- g u l a t i o n s n e c r o s e n« d e r G e w e b e vertreten u. zw.

1. E r w e i c h u n g. Unter noch unbekannten Verhältnissen erweichen geronnene Massen, d. h. die bröcklichen, geronnenen Partikel werden durch eine nicht geronnene Flüssigkeit a u f g e s c h w e m m t. (Beim Fibrin weisser Thromben namentlich des Herzen, bei Gewebsgerinnung besonders die Verkäsungen).

2. V e r k a l k u n g. Echte Fibrine und Gewebsgerinnungen zeigen ferner oft die Neigung zu verkalken. Auch hier sind die Bedingungen für den Eintritt der Verkalkung oder das Ausbleiben derselben noch nicht bekannt. Nur soviel scheint fest zu stehen, dass bei gewissen Thieren eine solche leichter eintritt wie bei andern (Verkalkungen bei Rindertuberculose d. h. bei Perlsucht). Umgekehrt glaubt Redner den

Satz aufstellen zu können, dass allen pathologischen Verkalkungen eine Coagulationsnecrose vorangegangen sein muss. Er hat noch keine gegentheilige Erfahrung gemacht.

3. Bildung stark lichtbrechender hyaliner Massen. Wenn geronnene nicht bröcklich zerfallene Substanzen, seien es nun Fibrin oder Gewebsgerinnungen, sehr gründlich von plasmatischer Flüssigkeit durchströmt werden, so verwandelt sich die trübe körnige oder fadige Substanz in eine durchscheinend glänzende Masse. Dieses besonders gründliche Durchströmen ist einmal möglich, wenn bei Erhaltensein des gefässführenden Bindgewebes nur Parenchymtheile absterben (wachsige Degeneration der Muskeln, Coagulationsnecrose von Epithelien z. B. der Nieren), wenn an einer Oberfläche eine besonders reichliche Ausströmung von lymphoider Flüssigkeit erfolgt (Rachenkrup) oder endlich dann wenn die geronnenen Massen von neuen Gefässen durchsetzt und lange von Plasma durchströmt werden (canalisirtes Fibrin, hyaliner Tuberkel). Man hat diese hyaline Massen in neuerer Zeit als einen besonderen Stoff »Hyalin« bezeichnet, doch möchte Redner für die aus coagulationsnecrotischen Materiel resp. Fibrin hervorgegangenen gegen diese Absonderung protestiren. Ob sonst noch die Nothwendigkeit vorliegt von einer eigenen Substanz »Hyalin« zu sprechen, lässt er dahin gestellt.

Die hyalinen Massen zeigen manchmal Gestalten, die man geradezu als Umprägungen des geronnenen Materials bezeichnen kann. Es entstehen dann Gebilde die an bleibende Gewebselemente erinnern (im Herzen z. B. sehnenartige Stränge, bei Coagulationsnecrosen der Uterusmyome bindgewebsähnliche Stellen, ebenso bei organisirten Thromben. In wie weit solche Umprägungen auch in dem physiologischen Aufbau der Gewebe eine Rolle spielen, wäre interessant zu untersuchen.

DISCUSSION.

Prof. VIRCHOW, Berlin, bemerkt, dass der Begriff der Coagulationsnecrose in sich unklar sei, da derselbe die Meinung hervorrufen müsse, als werde die Necrose durch Coagulation hervorgebracht, während vielmehr das Umgekehrte der Fall sei. Man solle dahei lieber sagen: Mortificationscoagulation. Etwas derartiges möge vorkommen, sei aber nicht das gewöhnliche. Er hat dieselbe Vorgänge in einem Vortrage über die Veränderungen todter Theile erörtert, der in den Verhandlungen der Berliner medicin. Ges. publicirt ist. Ausgehend von der Geschichte todter Entozoen und Embryonen im menschlichen Körper und von dem Verhalten todter und sterbender pflanzlicher und thierischer Organismen hat er damals den Versuch gemacht ein allgemeines Gesetz zu formulieren dahingehend, dass die Retention des Wassers und der darin gelösten Stoffe eine Bedingung der Selbsterhaltung und Kriterium des Lebens der Gewebe sei, und dass diese Fähigkeit mit dem Leben verloren gebe. Sehr geschwächte Theile verlieren leicht einen Theil ihres Parenchymwassers; todte Theile unterliegen einen Vorgang, den er mit dem alten Namen der Inspissation (Eindickung) bezeichnet habe. Bei der Inspissation trete keine neue Substanz in die Theile ein, vielmehr sei es die organisirte also relativ feste Gewebssubstanz z. B. das sogenannte körnige Protoplasma, dessen einzelne Partikeln näher an einander rücken, gleich wie bei fortschreitender Inspissation selbst die benachbarten Zellen derart agglutinirt werden, dass man sie nicht mehr trennen aber auch ihre Grenzen nicht mehr wahrnehmen kann, irgend etwas Fibrinöses sei dabei nicht zu bemerken. Selbst in grossen Muskelhämatomen könne es vorkommen, dass die ganze Substanz derselben aus einfach inspissirten noch gefärbten Blutkörperchen besteht. Auch die käsigen Substanzen enthielten kein Fibrin. Jedes inspissirte Gewebe enthält aber seine eigenen Elemente mit ihren ganz verschiedenen Eigenschaften. Freilich werde die sich eindickende Substanz auch verändert, namentlich werde sie mehr und mehr unlöslich, aber das sei keine Coagulation so wenig als das Unlöslichwerden des geronnenen Caseins. Ein solches Unlöslichwerden und eine damit parallel gehende Homogenitet könne man auch am gewöhnlichen Alkali-Albuminat durch Mittelsalze herbei führen. Jedenfalls beginne der in Frage stehende Vorgang nicht mit dem Unlöslichwerden früher löslichen Substanzen sondern mit dem Wasserverlust. Das Verschwinden der Kerne geht in vielen Fällen der Inspissation voraus z. B. bei den Arten von Exsudatzellen, welche Lebert »Globules pyoïdes« genannt hat; es sei ein Zeichen der Atrophie. Bei schneller oder geradezu plötzlicher Mortification erhalten sich die Zellen am vollständigsten in ihren Organisationsverhältnissen und verfallen ohne die Kerne zu verlieren der Eindickung. Von einer Coagulation könne man, ausser bei der wirklichen Hämorrhagie und dem hämorrhagischen Infarkt, in diesem Zusammenhange gar nicht sprechen. An einem Coagulum könne ebenfalls eine fortschreitende Inspissation mit hornartiger Beschaffenheit (Verhornung) eintreten. Dabei werde das Wasser in dem Coagulum immer spärlicher, das Ganze trocknet, es entfärbt sich, agglutinirt den Gefässwandungen und an einigen Stellen nimmt es ein durchscheinend grau oder gelblich oder bräunlich mitunter hyalines Aussehen an; solche Thromben sind namentlich an den Aneurysmen häufig genug, sie sind seit Decennien nicht mehr Gegenstand neuer Untersuchung geworden, aber es ist uns lange bekannt, dass sie ein wahrhaft bindegewebiges Aussehen erlangen. Von einer Necrose ist dabei nicht die Rede und die Coagulation ist lange vor der Verhornung eingetreten. Im Ganzen wird darauf wenig ankommen welchen Namen man vorzieht; trotz dem dürfe der neue Name nur dann allgemeine Bürgerrecht beanspruchen dürfen, wenn dargethan werde, dass damit ein Fortschritt in der Erkenntniss der Vorgänge bezeichnet würde. Dieses aber bezweifelt der Redner und daher glaubt er vorläufig auf seinem alten Standpunkte stehen bleiben zu müssen.

Prof. WEIGERT, de Leipzig: Für die Auffassung, dass bei der Coagulationsnecrose der Gewebstod erst durch die Gerinnung erfolgt, ist Redner nicht verantwortlich. Ob dieser Irrthum durch den Namen unterstützt werde, kann derselbe, als nicht genug philologisch gebildet, nicht entscheiden. Der Name ist von Prof. Cohnheim geschaffen und von Redner acceptirt worden, und da letzterer schon vorher und später noch häufig das Verhältniss der Gerinnung zum Absterben auseinandergesetzt hat, so hatte er eine falsche Auffassung des Namens nicht befürchtet.

Die von dem Herrn Vorredner schon vor längerer Zeit ausgesprochene Meinung, dass die von Redner als geronnene ausgesprochene Necrosen inspissirte Substanzen wären, kann er nicht billigen. Zunächst bemerkt er, dass die Aufsaugung von ungeronnenen Flüssigkeiten z. B. pleuritischen Exsudaten oder gar den eiweissfreien Inhaltsmassen der Echinococcen nichts mit der Gerinnung zu thun hat.

Wenn die Wandung eines Echinococcus durchbrochen und so die Flüssig-keit mit den resorbirenden Gefässen in Beziehung tritt, so kann die Flüssigkeit (wie die bei den subcutanen Injectionen von Wasser) natür-lich resorbirt werden. Auch die anderen für die Inspissation angeführten Gründe kann er nicht für stichhaltig anerkennen.

Die gewissermassen aprioristische Annahme dass abgestorbene Gewebs-theile kein Wasser in sich gebunden halten können, trifft für den mensch-lichen Körper nicht zu. Bei Necrosen im Hirn z. B. bei Embolie einer Arterie, tritt nicht nur keine »Eindickung« sondern sogar eine Erweichung, eine Wasseraufnahme ein. Hr Virchow hatte in seinem Falle von Extra-uterinschwangerschaft die Erscheinung dass gerade das Hirn erweicht und nicht verkäst war, so erklärt, dass hier wegen der allseitig geschlosse-nen Schädelkapsel die das Wasser resorbirenden Gefässe nicht mit dem Hirn in Berührung treten könnten. Diese Erklärung stimmt aber nicht bei theilweiser Erweichung des Hirns, wo ja für eine Resorption geeignete Gefässe noch reichlich innerhalb der Schädelhöhle vorhanden sind. Dass unter Umständen auch andere abgestorbene Gewebe feuchter als normal bleiben können, zeigen ja auch die intrauterin abgestorbene »todfaulen« Früchte.

Ebensowenig spricht etwa ein trockenes Aussehen für Inspissation; ein gekochtes Ei sieht trocken aus ohne Wasser verloren zu haben. Ganz besonders aber schien älteren Forschern für die Eindickungstheorie der Umstand zu sprechen, dass gewöhnlicher Eiter »käsig« werden konnte. Diese Annahme ist aber überhaupt nicht genügend erhärtet. Es handelt sich bei den angeführten Beweisen stets um puriforme Massen, die von tuberkulösen Processen stammen namentlich Caries etc. (»Senkungs-abscesse«). Solche tuberkulöse Eiterungen sind aber kein gewöhnlicher Eiter, sondern enthalten aufgeschwemmte geronnene käsige Partikeln schon von vorn herein in sich. Wird die Flüssigkeit zwischen diesen Massen resorbirt, so bleibt in der That das käsige Material zurück. Gewöhnlicher Eiter nimmt bei Eindickung das Aussehen condensirter Milch an. Dickt man gewöhnlicher Eiter über Schwefelsäure im Vacuum ein, so werden die oberen Schichten schorf- oder hornartig ohne Ähn-lichkeit mit Käse, die tieferen gleichen auch condensirter Milch. Auch »Käse« ist ja keine eingedickte Milch.

Wenn demnach diese Dinge nicht für die Eindickungstheorie sprechen, so giebt es einige Momente, die entschieden gegen dieselbe angeführt werden können. Wenn ein Wasserverlust supponirt werden sollte, so müssten die von Redner als geronnene von Vorredner als inspissirte angesehene Stellen eine Raumverminderung erfahren, wie sie vom Vorredner ja auch angenommen wird. Dies ist aber nur erst in den späteren Stadien der Fall; anfangs ist von einer solche Verkleinerung geronnener Theile absolut nichts zu bemerken, was doch der Fall sein müsste wenn wirklich Gerinnung als solche durch Eindickung bedingt wäre. Ein Niereninfarkt, ein verkästes Lungenstück ist nicht eingesunken eher sogar voluminöser im Anfange. Auch verkäste Lympfdrüsen erscheinen nicht kleiner als vor der Verkäsung im Leben zu constatiren. Ganz besonders aber kann man sich bei mikroskopischer Untersuchung davon überzeugen, dass bei den geronnenen Partien die Zellen im Anfang, wo ihre Umgrenzung noch deutlich ist, gar nicht an Volumen abgenom-men haben. Am schönsten sieht man das in verkästen Geschwülsttheilen weil sie in Zellen sehr markirt sind. Ebenso sieht man in verkäserten

Pneumonien so lange man noch die Umgrenzung der Alveolen erkennen kann, dass letztere durchaus nicht kleiner sind, als die in den benachbarten nicht nur nicht verkästen sondern sogar sehr feuchten Lungentheilen.

Stellen mit wirklicher Wasserverlust erscheinen kleiner als die geronnenen (Schorfbildung, Mumification) ebenso atrophische die ja auch Kerne enthalten.

Sur la structure du crâne humain dans l'Anencéphalie, la Cyclopie et la Synotie et sur les rapports de ces monstruosités avec le cartilage primordial du crâne.

On the structure of the human scull in the Anencephalia, the Cyclopia and the Synotia and on the relations of these monstruosities to the Primordial Cartilage.

Von der Struktur des menschlichen Kraniums in der Anencephalie, der Cyklopie und der Synotie, und von dem Verhältniss dieser Monstrositäten zum Primordial-Knorpel.

Prof. **M. Adolphe Hannover**[1]), de Copenhague.
Correspondant de l'Institut de France.

L'Anencéphalie.

On a jusqu'ici divisé les monstres anencéphaliens en un grand nombre de genres, dont les caractères ne sont pas nettement limités parcequ'on peut constater partout des transitions entre eux. Ces monstres ont cela de commun que le cerveau ou quelques-unes de ses parties sont rejetées hors de leur place normale ou ont disparu, et que les os qui ont ou devraient avoir entouré le cerveau sont plus ou moins derangés. Les fœtus anencéphaliens (non compris l'encéphalocèle partielle) sont hors d'état de prolonger leur existence, mais meurent aussitôt après la naissance ou ne vivent tout au plus que quelques heures ou quelques jours.

L'anencéphalie est très rare chez les animaux, et elle n'est pas commune non plus chez l'homme (parmi 10.683 enfants qui, dans le cours de 10 années, sont nés à la Maternité de Copenhague, il n'y a eu que 9 cas d'anencéphale), mais elle est deux fois plus fréquente chez les fœtus femelles que chez les mâles. Si l'on veut chercher les causes de cette monstruosité, il faut se rappeler qu'il peut sans aucun doute prendre naissance à des époques très différentes de la vie fœtale. C'est seulement lorsqu'elle commence à se produire de très bonne heure et qu'elle est compliquée d'une fissure spinale, qu'il peut être question de la regarder comme un arrêt de développement du crâne (Dareste). Survient elle, au contraire, à une époque plus tardive de la vie fœtale, ce qui, d'après mes recherches, est le cas le plus fréquent, la cause en est pathologique et doit être cherchée dans l'hydropisie qui s'est formée de plus ou moins bonne heure dans les cavités du cerveau ou de la moëlle épinière, et

---

[1]) Extrait de trois mémoires danois de l'auteur dans les Actes de la Société Royale Danoise des Sciences, 6ième serie, vol. 1, 8—10, 1882—84, avec six planches gravées.

qui, agissant de dedans en dehors comme une force mécanique, détermine une rupture et une destruction du cerveau et de la formation osseuse. Par suite de cette rupture, la galea aponeurotica et la dure-mère se détachent des plaques osseuses déjà formées, et il en résulte non seulement que les os se voient privés de la base nécessaire pour leur croissance future, mais aussi que la masse osseuse déjà formée périt faute de nourriture. C'est pourquoi les os de la voûte du crâne sont absorbés, mais ceux de la base du crâne restent.

L'anencéphale, en considérant seulement l'homme, ne commence pas au moment où l'hydrocéphale survient, mais se produit en même temps que la rupture a lieu. On doit tenir compte de l'époque de l'ossification, telle que je l'ai marquée dans mon mémoire sur le cartilage primordial, en se rappelant que, sauf le lacrymal et la lame papyracée, les autres os formés entre des membranes s'ossifient chez les fœtus de $3\frac{1}{2}$ mois. Si l'on y rattache les observations sur le développement des os pendant la croissance du fœtus, la rupture doit en général se produire un mois ou au plus deux mois avant le milieu de la grossesse, à une époque où l'ossification est bien assez avancée, mais où les os et leurs connexions sont si mous et si flexibles qu'une pression mécanique peut les déloger de leur place normale et en modifier la forme. Ce qui semble pourtant indiquer que l'anencéphalie survient à une époque plus tardive de la grossesse, c'est l'âge des monstres à leur naissance. Parmi le grand nombre des cas que j'ai en partie observés moi-même, en partie trouvés décrits par d'autres auteurs, il n'y a que peu de fœtus de 5 et de 6 mois; ceux de 7 mois y figurent pour un plus d'un quart et ceux de 8 mois, pour un plus d'un sixième, mais presque la moitié sont des fœtus venus à terme, et l'on croit même en avoir observé qui étaient âgés de plus de 9 mois. En réalité, le nombre des fœtus venus à terme doit être encore plus grand, si l'on se rappelle qu'ils sont plus difficiles et plus coûteux à conserver dans les musées que les fœtus moins avancés, et que, pour ce motif, on ne les trouve pas toujours dans les collections. Les fœtus anencéphaliens de 1—2 mois sont extrêmement rares.

L'anencéphalie, sous sa forme la plus simple, n'attaque que les os qui se forment entre des membranes, à savoir la partie verticale du frontal, les pariétaux, l'écaille du temporal et la partie supérieure de l'écaille de l'occipital; mais elle s'étend aussi à d'autres os du crâne lorsque le cartilage primordial de l'épine présente en même temps un vice de conformation, c'est à dire une fissure spinale.

Anencéphalie simple.

La rupture du cerveau et de ses membranes se fait en général à travers la fontanelle postérieure, et n'a lieu sur d'autres points que dans quelques cas rares de l'encéphalocèle partielle. Parmi les crânes que j'ai examinés, je n'en ai trouvé qu'un seul (Musée Dupuytren à Paris) où la rupture s'est, je crois, produite à travers la fontanelle antérieure. Aussi longtemps que l'ouverture ne s'est pas agrandie, le crâne peut conserver sa forme voûtée surtout dans sa partie antérieure, mais la partie verticale du frontal prend une position de plus en plus oblique, de sorte que le bord sourcilier est ramené en arrière et l'orbite se tourne davantage vers le haut. L'ouverture de la fontanelle postérieure devient en suite plus grande, et les os environnants sont absorbés. L'absorption se fait suivant une règle fixe et progresse d'arrière en avant et sur les côtés, mais à l'origine pas en arrière. La partie verticale du frontal est peu à peu absorbée à ce point qu'il ne reste que le bord sourcilier, tandis que la partie horizontale se maintient. L'absorption du pariétal devient de même si complète qu'il n'en reste plus qu'une mince esquille le long du bord supérieur de l'écaille du temporal. Celle-ci est bien arrêtée dans son développement et un peu plus basse qu'à l'ordinaire, mais son bord supérieur n'est guère en train d'être absorbé que lorsque le pariétal l'est tout entier. Par contre, la partie supérieure de l'écaille de l'occipital se maintient, son bord supérieur s'épaissit et devient comme recourbé, et elle peut même rester dans cet état après que l'absorption des pariétaux et du frontal a atteint son maximum; mais elle finit aussi par être absorbée et il ne reste de cette écaille que la partie inférieure, qui ne s'ossifie pas entre des membranes, mais dans ce que j'ai appelé la partie occipito-mastoïdienne du cartilage primordial du crâne. La membrane occipito-spinale demeure également intacte. Lorsque l'absorption a atteint sa limite extrême, on voit une ouverture triangulaire au fond de laquelle les os de la base du crâne sont à nu: ces os ne sont pas absorbés, mais, ne rencontrant plus de résistance, se sont déplacés vers le haut. Ces petites ailes sont saillantes de même que le corps du sphénoïde; elles forment deux anses au-dessous desquelles on voit le trou optique rétréci pour le nerf optique atrophié. A un plus haut degré de l'anencéphalie, le rocher se couche un peu en travers, tous les changements qui surviennent dans cet os et dans l'occipital sont plus fortement marqués dans la forme suivante.

Anencéphalie avec fissure spinale.

Cette forme est à peine moitié aussi fréquente que l'anencéphalie simple. Tandis que celle-ci est en général déterminée par un état pathologique, la forme qui nous occupe est due en même temps à une autre cause, à savoir un arrêt de développement dans l'arc postérieur des vertèbres cervicales. Il est difficile de décider si ce vice de conformation provient d'un manque de cartilage, à l'origine, dans le squelette primordial de l'épine dorsale, ou si, comme dans le cerveau, il doit être attribué à une hydropisie qui a empêché l'arc des vertèbres de se fermer en arrière. Il y a des cas où la sérosité s'étend sans interruption depuis le cerveau jusque dans la moëlle épinière, la partie inférieure de l'écaille de l'occipital, qui forme un arc de vertèbre, faisant défaut conjointement avec les arcs des vertèbres cervicales. Mais il y en a d'autres où cette partie de l'occipital s'est conservée et forme comme un mur de séparation entre l'état pathologique du crâne et l'arrêt de développement de l'épine dorsale. Cette circonstance semble indiquer, dans quelques cas, une certaine indépendance dans l'affection dont les dits organes sont atteints; mais il est plus vraisemblable que la formation incomplète du cartilage et l'hydrorachis surviennent en général, en même temps, et que le point de départ de la sérosité est dans le cerveau.

En examinant l'état des os qui s'ossifient entre des membranes, on trouve que cette forme de l'anencéphalie y atteint presque toujours son plus haut dégré de développement, et que l'absorption des os est très grande. Toute la partie verticale du frontal peut manquer ou n'être représentée que par les arcades sourcilières, et la partie horizontale de cet os est plus étroite d'arrière en avant qu'à l'ordinaire. Le pariétal est réduit à une mince esquille qui, par son extrémité postérieure, est soudée avec la portion ossifiée de la partie occipito-mastoïdienne du cartilage primordial. L'écaille du temporal est basse et comprimée, et peut être abaissée de manière à tourner sa face externe vers le bas; la membrane du tympan peut devenir presque horizontale et être rejectée vers la ligne médiane du corps. La rotation du rocher tout entier, que j'ai signalée dans mon mémoire sur le cartilage primordial, ne semble pas avoir lieu dans l'anencéphalie.

Les os qui s'ossifient dans le cartilage primordial subissent au contraire de grands changements tant dans leur forme que dans leur position. Tandis que la partie supérieure de l'écaille de l'occipital, qui s'ossifie entre des membranes, manque toujours, on peut trouver des restes de la partie inférieure, qui s'ossifie dans la partie occipito-mastoïdienne du cartilage primordial; lorsque la fissure spinale est plus prononcée, il y a aussi fissure de l'écaille et les deux portions de son ossification sont poussées en dehors et se placent obliquement par rapport à l'axe longitudinal du corps. La soudure de l'écaille avec l'esquille à laquelle le pariétal est réduit, se maintient sans changement lorsque la position de l'écaille d'oblique devient successivement horizontale, de sorte que la face tournée auparavant vers le cerveau se tourne droit vers le haut, et la face postérieure, droit vers le bas. La fissure spinale est-elle encore plus étendue, les deux portions de l'écaille finissent par prendre une position tout à fait verticale, de sorte que la face primitivement antérieure et cérébrale est maintenant tournée en dehors, et la face primitivement tournée en arrière est maintenant tournée vers la ligne médiane du corps. Ce changement caractéristique par suite duquel les deux portions de l'écaille sont complètement renversées, est dû surtout à la contraction des muscles de la nuque et du cou fixés à la face externe de l'os, et qui, en l'absence de la voûte du cerveau, n'ont aucune résistance à vaincre. De là provient l'aspect singulier des fœtus anencéphaliens: on dirait qu'ils n'ont pas de cou et que leur tête est descendue sur le dos, ce qui, en réalité, est aussi en partie le cas, l'oreille externe souvent déformée touchant l'épaule. L'esquille du pariétal a aussi été rejetée sur le côté du cou, où l'on ne devrait pas s'attendre à trouver cet os. Entre l'extrémité postérieure de la partie occipito-mastoïdienne (partie inférieure de l'écaille de l'occipital) et l'extrémité libre de l'arc postérieur ouvert de l'atlas, il peut se former une connexion cartilagineuse, qu'il ne faut pas confondre avec une autre connexion qui, dans l'état normal se trouve quelquefois entre l'apophyse jugulaire et l'apophyse transverse de l'atlas (Cruveilhier).

La partie condyloïdienne de l'occipital est tirée de plus en plus en dehors et en bas par la partie occipito-mastoïdienne, devient plus longue et plus étroite et prend une position d'abord oblique, puis presque transversale. L'ossification semi-lunaire, derrière la partie condyloïdienne, se porte en avant, et il est de même de la partie pierreuse, qui se place tout à fait en travers en poussant devant elle la grande aile. Le trou acoustique interne est tourné presque droit en haut et la fossa subarcuata déformée, en dehors. Le tubercule osseux que forment les canaux demi-circulaires inférieur et externe après s'être fait jour à travers le cartilage primordial est également poussé en dehors et en avant; les canaux se déforment et l'ouïe est détruite ainsi que la vue. Le corps du sphénoïde est comprimé, la lame verticale de la selle turque se couche à plat en avant, les petites ailes forment deux anses et le trou optique est déprimé. Comme je l'ai déjà exposé dans mon mémoire sur le cartilage primordial, l'hypothèse que la partie basilaire de l'occipital est le corps double d'une vertèbre à deux arcs, analogue à l'atlas avec l'axis et son corps double, semble confirmée surtout chez les fœtus anencéphaliens avec fissure spinale.

La cyclopie.

La cyclopie est une monstruosité qui ne porte pas ce nom à juste titre. Cette dénomination suppose en effet l'existence d'un œil unique, tandis qu'il y a des cas de cyclopie avec deux globes oculaires complets, chacun dans son orbite; d'ailleurs, la monstruosité dont il s'agit n'affecte pas exclusivement l'œil, mais embrasse en même temps la partie ethmoïdale et une portion de la partie sphénoïdale du cartilage primordial du crâne, ainsi que les os formés dans ces parties cartilagineuses, et s'étend en outre au cerveau, y compris les altérations du nerf optique et du nerf olfactif, et à la partie supérieure du pharynx. De ces quatre monstruosités, les deux premières, celles de l'œil et du cartilage primordial, sont dues à un arrêt de formation, mais les deux dernières, celles du cerveau et du pharynx, doivent être considérées comme provenant d'un arrêt de développement. De même que dans mes mémoires antérieurs sur le cartilage primordial et sur l'anencéphalie, je ne m'occuperai ici de la cyclopie que chez l'homme.

Comme la formation de l'œil est double dès l'origine et qu'il y a des cas de cyclopie avec deux yeux complets, elle ne peut être due à un arrêt de développement, mais doit provenir d'un manque de matériaux de formation dans les parties de l'œil qui sont tournées l'une vers l'autre. Le cartilage primordial présente un manque du même genre. Dans la partie sphénoïdale, on remarque l'absence de la paroi antérieure du corps et du bec du sphénoïde, et le planum entre les petites ailes est en outre défectueux. Dans la partie ethmoïdale, il manque la partie perpendiculaire, la partie papyracée et tous les cornets, y compris aussi les inférieurs dont il ne reste au plus que de très faibles rudiments; la partie nasale du cartilage primordial n'existe que lorsqu'il y a une trompe, et la partie criblée fait complètement défaut ou est très rudimentaire. Comme on le voit, c'est la partie préchordale du cartilage primordial, à travers laquelle la notochorde ne passe pas, qui est absente ou incomplète, parce que, dès l'origine, il y a eu manque de matériaux de formation.

De même que dans la portion centrale de la partie préchordale du cartilage primordial, il y a eu aussi manque de matériaux de formation dans celle qui est comprise entre les deux orbites, et qui se compose d'os se formant entre des membranes sans formation préalable de cartilage. Les défectuosités que présentent ces os peuvent être considérées comme secondaires ou comme produites par les parties manquantes du cartilage primordial, qui auraient dû fournir un point d'appui ou servir de moule aux os formés entre des membranes, ainsi que je l'ai montré dans mon mémoire sur le cartilage primordial et son ossification dans le crâne humain avant la naissance. Nous trouvons ainsi que la cloison entre les deux orbites et les deux lames papyracées manquent en général complètement surtout en arrière, même lorsqu'il y a deux yeux bien conformés, chacun dans son orbite, tandis que les os lacrymaux peuvent être présents, mais sont rudimentaires ou rejetés hors de leur place normale.

Les autres os qui contribuent à la formation des orbites sont également défectueux dans la partie la plus voisine de la ligne médiane du corps, tant en haut (os frontal) qu'en bas (os maxillaires supérieurs).

Que le cerveau, chez les fœtus affectés de cyclopie, se présente avec des signes d'arrêt de développement qui ne dépendent d'aucune fusion des deux yeux, cela ne sera pas difficile à démontrer. Les cavités du grand cerveau ne sont représentées à l'origine que par le troisième ventricule, et c'est cette particularité qui se maintient dans le cerveau de ces fœtus tout développés, parce qu'on y constate un manque plus ou moins grand de séparation entre les ventricules latéraux des deux côtés, la grande scissure médiane et la faux du cerveau pouvant faire complètement défaut, et la partie antérieure du grand cerveau ne formant qu'un seul lobe, dont les circonvolutions peuvent être entièrement effacées. Les bulbes olfactifs, le corps calleux et la voûte manquent, et les corps striés peuvent aussi manquer.

L'arrêt de développement dans le pharynx se reconnaît à ce que le pharynx, chez les fœtus affectés de cyclopie, se termine constamment en haut en forme de dôme et en cul-de-sac dans la région au-dessous de la future selle turque et de la glande pituitaire qui y est logée. L'extrémité en forme de dôme est due à la circonstance que le canal intestinal, à l'origine, est fermé en haut, comme c'est seulement plus tard qu'il entre en communication avec les fosses nasales et la bouche. Mais, chez les fœtus dont il s'agit, l'extrémité du canal de la trompe est fermée, et, en l'absence de tout conduit nasal, il n'y a jamais eu non plus de communication entre ce conduit et la bouche ou le pharynx. Les orifices des fosses nasales tant antérieurs que postérieurs manquent.

Il y a deux formations qui doivent être mises en connexion avec l'extrémité en forme de dôme du pharynx et l'absence des orifices des fosses nasales. L'une d'elles consiste en ceci que, de la partie horizontale de l'os palatin, chez les fœtus qui nous occupent, s'élève constamment, verticalement ou un peu obliquement, une plaque osseuse qui aboutit à la face inférieure du corps du sphénoïde, et ferme en apparence les orifices postérieurs des fosses nasales, mais qui n'existent pas. — L'autre formation est un reste de l'époque où il y avait une communication entre le cerveau et la cavité buccale. Rathke a le premier montré que de cette cavité part une prolongation qui passe sous la partie inférieure de l'infundibulum et s'élève un peu en arrière, en formant chez la couleuvre, le lézard et la poule un conduit court sans issue avec un orifice relativement assez large. Comme reste distinct de ce conduit, que j'appellerai canal de Rathke, j'ai trouvé au fond de la selle turque, chez les fœtus affectés de cyclopie, une ouverture ronde sans issue ayant l'aspect d'un grand conduit nourricier; cette ouverture est située au milieu du fond de la selle turque ou, le plus souvent, juste devant sa lame quadrilatère, et je l'ai rencontrée presque constamment chez tous les fœtus de ce genre que j'ai examinés. Nulle part pourtant, je n'ai vu le reste du canal plus distinctement que chez le fœtus double représenté Pl. 1, fig. 3 et 4. Les deux têtes étaient réunies par les selles turques soudées ensemble en formant une plaque osseuse rectangulaire plane et épaisse, avec une ouverture au centre à travers laquelle on pouvait voir le jour et passer une aiguille de moyenne grosseur. Sur 30 fœtus normaux, je n'ai trouvé qu'une fois un rudiment du canal de Rathke. Si maintenaint nous reconnaissons un arrêt de développement dans l'extrémité fermée et en forme de dôme du pharynx, nous croyons aussi être fondés à regarder l'ouverture dans la selle turque comme une formation de la même nature, et à admettre que les formations qui se trouvent dans une seule et même région doivent avoir la même origine.

Comme le cartilage primordial du crâne joue sans nul doute un rôle plus important que l'œil dans le développement du crâne, et qu'il y a des cas de cyclopie avec deux globes oculaires complets, tandis que l'imperfection de la partie antérieure du cartilage primordial du crâne est constante, il semble qu'il y a tout lieu de chercher la véritable origine de la cyclopie dans une formation incomplète de la partie antérieure du cartilage primordial du crâne, et non dans un arrêt de développement.

Pour pouvoir juger de la fréquence de la cyclopie chez l'homme et chez les animaux, j'ai dressé le tableau ci-dessous, en partie d'après les renseignemens puisés dans d'autres auteurs, en partie d'après mes propres observations dans les musées de Copenhague et ailleurs. Une comparaison du nombre des cas chez l'homme et chez les animaux n'a aucun intérêt réel, parce que, suivant toute probabilité, les fœtus humains anormaux ont été conservés et décrits bien plus souvent que ceux des animaux. Mais une comparaison entre les animaux eux-mêmes présente plus d'intérêt.

N o m b r e d e s f œ t u s a f f e c t é s d e c y p l o p i e.

L'homme 103

Bœuf......................... 30
Mouton 51
Chèvre 9
Cerf......................... 1
Cochon 130
Cheval....................... 10
Chien 22
Chat 12
Lapin 3

On voit par ce tableau que la cyclopie, parmi les mammifères, se rencontre presque exclusivement chez les animaux domestiques, et, parmi ceux-ci, que le cochon est sans conteste celui chez qui elle est la plus fréquente, même si l'on tient compte du nombre absolu des animaux domestiques vivants, et de la circonstance que la truie met bas dans une portée plus de petits que la plupart des autres animaux de cette catégorie. On cite chez l'homme quelques cas très rares de jumeaux présentant cette anomalie. Chez les oiseaux, la cyclopie est fort rare, et on n'en connaît que quelques cas isolés chez la poule, le pigeon, le dindon, le canard et l'oie. Elle est inconnue chez les reptiles et les poissons.

La cyclopie est beaucoup plus fréquente chez les filles que chez les garçons. Dans un recueil que j'ai fait de 71 cas pour lesquels le sexe était indiqué, il y avait 55 filles contre 16 garçons.

Les fœtus humains affectés de cyclopie sont généralement moins bien nourris et développés que les anencéphales. Ces deux espèces de monstres atteignent à peu près le même âge. La moitié des fœtus cyclopiens vient à terme, le autres sont âgés de 6 à 8 mois. Il y a très peu d'exemples de fœtus âgés seulement de quelques mois. Ils ne sont pas viables, qu'il faille en chercher la cause dans les défectuosités de leur cerveau ou dans la circonstance qu'ils ne peuvent respirer que par la bouche, et meurent en général au bout de quelques heures.

La cyclopie, chez l'homme, coexiste souvent avec l'hydrocéphalie, mais rarement avec l'anencéphalie. Je parlerai dans un prochain mémoire de la coexistence avec la synotie. En fait d'autres monstruosités qui peuvent accompagner la cyclopie, nous mentionnerons la déformation d'une des oreilles ou de toutes les deux, l'accroissement du nombre des doigts et des orteils, le renversement en dedans des mains et des pieds, le raccourcissement ou la fusion des membres (sympodie), le développement incomplet des organes génitaux (absence des testicules dans le scrotum), l'occlusion de l'anus, le bec de lièvre, etc. A l'exception des deux premières monstruosités, les suivantes ne sont guère plus fréquentes chez les fœtus cyclopiens que chez d'autres. Parmi les monstruosités intérieures, nous citerons les défectuosités que présente souvent le système circulatoire. Les cas de cyclopie avec une trompe sont beaucoup plus nombreux chez l'homme que ceux sans trompe. Le recourbement de la mâchoire inférieure vers le haut, qui est fréquent chez les animaux, n'a pas lieu chez l'homme; dans quelques cas rares, la mâchoire inférieure peut saillir d'une quantité insignifiante sur la mâchoire supérieure.

Dans le chapitre II du mémoire danois, j'ai indiqué l'anatomie de 18 fœtus cyclopiens, et décrit, à 2 près, les 13 qui se trouvent dans les musées de Copenhague. Je communiquerai dans ce qui suit quelques-uns des principaux résultats concernant cette monstruosité et ses différentes parties.

La forme du crâne chez les fœtus humains affectés de cyclopie est en général brachycéphale; la partie inférieure de l'occiput est plane et le front étroit. Comme la partie perpendiculaire du frontal fait avec la partie horizontale un angle très obtus, il en résulte que les lobes antérieurs du cerveau viennent à reposer sur un plan oblique, tandis que normalement ils reposent sur un plan horizontal. Les os du crâne sont en général fortement ossifiés et les sutures se soudent de bonne heure; les fontanelles sont petites et presque nulles.

Les cas de cyclopie avec deux yeux sont rares chez l'homme; ceux-ci ont alors leur place habituelle à côté l'un de l'autre, mais l'espace qui les sépare est plus petit que de coutume et la cloison intermédiaire manque toujours, au moins en arrière. Lorsqu'il n'y a qu'un seul œil, il est placé au milieu du visage ou même plus bas, par suite de la circonstance que l'os frontal est devenu plus haut, en même temps que les os maxillaires supérieurs ont été comprimés de haut en bas. La grandeur et la forme de l'œil unique diffèrent suivant le degré de la cyclopie. Les paupières ne peuvent en général pas le recouvrir. Lorsque les yeux sont fusionnés, les tarses des deux paupières se réunissent aussi, les supérieurs de meilleure heure que les inférieurs, dont la fusion, à l'origine, est retardée par la caroncule lacrymale; en dehors, les deux paupières se réunissent de chaque côté dans le canthus externe.

Dans les cas de cyclopie avec deux yeux distincts, il ne saurait être question d'une trompe, si l'on entend par là un organe qui, comme la trompe de l'éléphant, pend librement et est muni de narines à son extrémité. Le nez conserve en effet, avec quelque changement de forme et d'aspect, sa place entre les yeux, et l'orifice des fosses nasales est limité, comme à l'ordinaire, par les bords internes des apophyses frontales de l'os maxillaire supérieur, lesquels prennent la forme d'une trompette fermée en arrière.

Par contre, lorsqu'il n'y a qu'un œil, quel que soit le degré de fusion des deux yeux, on rencontre, dans environ les trois quarts des cas, une trompe qui est située immédiatement au-dessus de la paupière supérieure ou dans l'angle que font les paupières, et forme un corps revêtu de la peau du visage, dont la longueur est de $13-20^{mm}$ et le diamètre, de $8-15^{mm}$. Elle pend ordinairement sur l'œil ou se tient toute droite; ce n'est qu'exceptionnellement chez l'homme qu'elle se recourbe un peu vers le haut, position qui est très commune parmi les animaux. A l'extrémité libre de la trompe se trouve une ouverture simple, chez les animaux quelquefois double, qui conduit dans un canal que, chez l'homme, j'ai toujours trouvé être unique. La longueur en est très variable; il est parfois aussi long que la trompe tout entière, mais ne mesure souvent que $3-5^{mm}$. Ce canal, qui est entouré du cartilage nasal, se termine toujours en cul-de-sac et est revêtu d'un epithelium cylindrique ou vibratoire. La trompe et le nez extérieur difforme qui, dès l'origine, se présente comme un sac où pénètre du dehors un conduit simple ou double sans issue; ce sac a été arrêté dans son développement et n'a jamais communiqué avec la cavité buccale. Ce qui caractérise la trompe comme nez, c'est le cartilage qu'elle contient, et qui constitue une portion de la partie ethmoïdale du cartilage primordial.

La véritable raison pour laquelle le nez difforme des fœtus cyclopiens avec un œil unique est situé au-dessus de l'œil doit être cherchée dans le cartilage primordial, sur lequel le cerveau repose directement. Dans les conditions normales, la première vésicule cérébrale s'avance entre les vésicules des yeux, et le cartilage primordial doit nécessairement l'accompagner puisqu'il constitue la base de la vésicule cérébrale; mais lorsqu'il s'est formé un œil unique dans la ligne médiane du corps et que la place est pour ainsi dire prise, le cartilage primordial est forcé d'en prendre une qui sera toujours au-dessus de l'œil. — Au milieu environ de l'intervalle entre l'œil et la bouche, on observe en général dans la peau un faible sillon convexe. La grandeur réduite de l'ouverture de la bouche provient en partie de l'absence des os intermaxillaires. Ce qui contribue à pousser la mâchoire inférieure en avant, c'est la circonstance que la fosse temporale et le muscle temporal, qui normalement se trouvent sur le côté de la tête, sont, chez les cyclopiens, tournés en avant et en dedans.

Nous passerons maintenant à la description des différents os dans le crâne des cyclopiens, en laissant de côté l'occipital, les pariétaux et la mâchoire inférieure, qui ne présentent aucune particularité essentielle.

Os frontal. On voit distinctement que cet os, chez les fœtus normaux, est composé à l'origine de deux moitiés dont la soudure commence par le bas. Il n'existe en général, chez les cyclopiens, qu'une seule bosse avec un rayonnement partant, à l'origine, d'un point unique d'ossification au milieu du front; mais il y a des exceptions et on a observé des cas, avec une cyclopie très développée, où les deux moitiés de l'os n'étaient pas réunies et ou il avait deux bosses, chacune avec son rayonnement. La fusion des lobes antérieurs du cerveau en un seul n'a donc pas nécessairement pour conséquence qu'il n'y ait qu'une bosse.

La partie horizontale fait toujours un angle très obtus avec la partie perpendiculaire; c'est surtout frappant sur la face postérieure de l'os, où il semble même que les deux parties n'en font qu'une sans limite visible, de sorte qu'elles forment une paroi presque verticale contre laquelle s'appuie le cerveau. Les apophyses orbitaires internes des deux côtés étant fusionnées ou déplacées, l'échancrure ethmoïdale se ferme complètement ou n'est indiquée que par une suture ou une fente lisse, fine, étroite et courte, qui est triangulaire ou pointue en avant et remplie de restes cartilagineux de la partie criblée du cartilage primordial, ou seulement de membranes du cerveau.

Os temporaux. Lorsque la cyclopie prend un grand développement, la partie écailleuse est rejetée en avant, et il en résulte que la fosse temporale et, avec elle, le muscle temporal se trouvent placés sur la face antérieure du crâne. Le tubercule osseux provenant des canaux demi-circulaires inférieur et externe, qui se font jour à travers la partie occipito-mastoïdienne du cartilage primordial, varie comme dans des crânes normaux. Lorsque la cyclopie atteint un très haut degré et que la largeur du corps du sphénoïde est réduite, la partie pierreuse se met d'avantage en travers et les extrémités internes des deux côtés en viennent presque à se toucher.

Os zygomatiques. Leur situation est changée par suite de l'absence des os intermaxillaires et de la largeur moins grande des os maxillaires supérieurs, car il en résulte que leurs surfaces externes sont rejetées plus en avant, et que les extrémités internes de leurs apophyses maxillaires sont plus rapprochées l'une de l'autre qu'à l'état normal.

Os maxillaires supérieurs. L'antre d'Highmorus manque toujours même s'il y a deux orbites distincts, et l'on dirait que les parois supérieures et inférieures du corps sont pressées les unes contre les autres. Les corps des deux côtés, avec leurs surfaces supérieures, forment pour l'œil, qu'il soit unique ou qu'il y en ait deux, un lit de forme triangulaire, faiblement excavé, obliquant en bas et en arrière, et sont réunis au milieu par une suture lisse ou une fine crête qui se bifurque ordinairement en avant, et entre les branches de laquelle on trouve les os lacrymaux ou une trace de fosse lacrymale.

Lorsqu'il y a deux orbites complets, l'apophyse frontale a sa face externe tournée en avant, et elle est réunie des deux côtés à l'apophyse orbitaire interne par une suture lisse, qui est interrompue par un intervalle où la trompe a son origine et se présente comme une ouverture ronde ou ovale, ou recourbée en forme de trompette. Mais si les yeux sont fusionnés, l'apophyse frontale disparaît en entier ou n'est remplacée que par une épine nasale ou un petit bouton. Chez l'homme, il ne reste pas la moindre trace d'os intermaxillaires distincts.

En fait de dents, on trouve en général en tout 2 incisives, qui peuvent être plus larges qu'à l'ordinaire, et rarement 3. En dehors des deux incisives, il y a de chaque côté une canine. Les molaires ne donnent lieu à aucune remarque.

Os lacrymaux. Lorsqu'il y a deux orbites, ces os, qui ne s'ossifient pas dans le cartilage primordial mais entre des membranes, peuvent être bien développés et même fortement ossifiés; ils sont placés verticalement dans la partie antérieure de la cloison incomplète entre les yeux, et, bien que la crête manque, il y a cependant une fosse lacrymale distincte, mais sans issue. Dans le cas d'un seule orbite, ils sont couchés horizontalement derrière l'épine nasale de l'os maxillaire supérieur.

Lorsque la cyclopie est plus fortement développée, ils sont petits et plus difformes, et occupent l'espace rhomboïdal ou triangulaire formé par la bifurcation de la crête sur la face supérieure du corps de l'os maxillaire supérieur.

Os nasaux. On peut rencontrer ces os chez les fœtus cyclopiens qui ont deux yeux, mais ils n'ont qu'une étendue de quelques millimètres carrés. Par contre, ils manquaient complètement dans tous les crânes avec un seul orbite que j'ai eu l'occasion d'examiner.

Os palatins. Outre la portion normale de la partie horizontale, on trouve une masse osseuse de formation nouvelle qui, sans nul doute, est en étroite connexion avec la manière dont le pharynx se termine en haut, à savoir en forme de dôme et en cul-de-sac. Du bord postérieur de la partie horizontale s'élève transversalement une plaque osseuse trapézoïdale, linguiforme ou cordiforme, qui ferme les fosses nasales, mais seulement en apparence, car elles n'existent pas. Elle part de la partie horizontale sous un angle droit ou peut-être plus souvent un peu obtus — il est toujours plus obtus sur la face antérieure de la plaque — et monte ensuite en s'appuyant par son bord interne contre la face ou le bord interne de l'aile ptérygoïdienne interne, et en remplissant l'espace entre les ailes des deux côtés sans se souder avec elles; la plaque aboutit en haut à la face inférieure du corps du sphénoïde, un peu au-dessus ou en avant de la synchondrose sphéno-occipitale, également sans se souder avec cet os, auquel elle est seulement fixée par un fort tissu tendineux.

Les difformités des os que nous venons d'examiner doivent être considérées comme secondaires, parce qu'elles sont la conséquence des défectuosités que présente la partie préchordiale du cartilage primordial du crâne; l'ossification incomplète qui a lieu dans cette partie du cartilage primordial influe sur la forme de ces os, et ils doivent en quelque sorte s'arranger d'après cela. Les os que nous allons considérer par rapport au cartilage primordial sont le sphénoïde et l'ethmoïde.

Os sphénoïde. Le corps du sphénoïde a sa largeur normale chez les fœtus avec deux orbites, mais devient comprimé lorsque la cyclopie prend un plus grand développement. La partie inférieure de sa face antérieure se déprime ensuite et se creuse peu à peu plus fortement, en représentant un rudiment des sinus sphénoïdaux, mais sans cornets de Bertini. Le corps continuant à se creuser, l'excavation s'étend jusqu'au fond de la selle turcique: celle-ci demeure cependant tout entière et l'ossification transversale qui s'y trouve est distincte. La lame quadrilatère de la selle turcique se maintient aussi en bon état, même après la disparition de toute la partie inférieure du corps. Au fond de la selle turcique, on observe presque toujours en arrière un trou sans issue, de grandeur et de profondeur variables, ayant quelquefois la forme d'un entonnoir et revêtu de la dure-mère. J'ai donné à cette formation le nom de Canal de Rathke, et relevé déjà plus haut son importance comme reste de la communication de la cavité buccale avec le cerveau (Infundibulum). Chez les animaux, je n'en ai rencontré que de très faibles traces. - Grandes ailes. Elles sont d'abord normales, mais, la cyclopie se développant, elles augmentent de grandeur, deviennent plus arquées, sont rejetées peu à peu en dedans et en avant et retournées de telle façon que leur face externe finit par être tournée droit en avant. Il en résulte, dans toute la forme et la position de la fosse temporale et du muscle temporal, un changement qui, suivant toute vraisemblance, doit avoir une influence sur la mâchoire inférieure. La fente orbitaire supérieure a un bord aigu, et les fentes des deux côtés limitent un espace en forme de lyre, quelquefois un peu asymétrique, où sont logées les petites ailes; elles deviennent peu à peu parallèles et se rapprochent de plus en plus l'une de l'autre à mesure que le corps du sphénoïde diminue, et lorsqu'il est très réduit, les deux fentes se confondent en une seule, dans la ligne médiane du corps. — Petites ailes. Le planum interposé entre elles, qui, en dehors sur les côtés, forme la racine supérieure et antérieure du trou optique, et, en avant, se continue dans la lame criblée, manque complètement ou en majeure partie, et est remplacé par les membranes du cerveau, qui sont tendues entre les bords internes des petites ailes ou entre leur partie antérieure; cependant la membrane tendue entre elles n'est pas toujours exempte d'une couche de cartilage sur la face inférieure, mais cette couche peut être si mince qu'il faut recourir au microscope pour en constater la présence. L'intervalle entre les petites ailes peut être plus ou moins grand; elles peuvent se rapprocher au point de se toucher, ou de manière que leurs bords internes, par suite de l'absence du planum, se soudent entièrement ou en partie, surtout en avant. En arrière les petites ailes se terminent en une pointe arrondie et, un peu en avant de celle-ci, sur leur face inférieure, la racine inférieure postérieure du trou optique forme un cylindre rond de longueur variable qui s'appuie soit contre l'apophyse clinoïde médiane, à laquelle il est cependant ordinairement soudé, soit contre la lame quadrilatère de la selle turcique. Le cylindre est bien en général ossifié, mais il peut aussi être cartilagineux. Les ailes elles-mêmes deviennent pyriformes, épaisses et difformes, n'ont qu'une communication très limitée avec l'os frontal et peuvent manquer complètement. — Les ailes ptérygoïdiennes sont en général fortement développées et placées en travers, surtout l'aile ptérygoïdienne externe, et ne contribuent que faiblement à fermer en haut le pharynx. On a aussi l'occasion de voir chez les fœtus cyclopiens que l'aile ptérygoïdienne externe est une apophyse des grandes ailes et non une apophyse du corps du sphénoïde, ainsi que je l'ai indiqué dans mon mémoire sur le cartilage primordial du crâne.

Os ethmoïde. Qu'il y ait deux orbites ou un seul, il manque la partie criblée du cartilage primordial, laquelle, chez les fœtus humains normaux, a même une plus grande étendue que lorsqu'elle est ossifiée. Le manque est complet ou presque complet, et, au cas que cette partie soit représentée, elle ne l'est que par la masse remplissant la fente étroite qui se trouve dans la partie horizontale de l'os frontal, et qui est un reste de l'échancrure de cet os. En avant, le cartilage primordial passe sous l'épine nasale de l'os frontal dans la partie nasale, qui s'étend dans la trompe. Le bulbe et le nerf olfactifs manquent chez les cyclopiens; j'ai trouvé sur un crâne une petite plaque cartilagineuse ovale qui représentait la partie criblée du cartilage primordial, et dans laquelle j'ai observé un trou sans issue ressemblant à ceux dont est munie, dans les cas normaux, la lame criblée pour le passage du nerf olfactif.

Par contre, le cartilage primordial se comporte différemment vis-à-vis des cornets, de la partie papyracée et de la partie perpendiculaire suivant qu'il y a deux orbites ou un seul. Dans le premier cas, on trouve ordinairement une cloison qui n'est jamais complète, mais présente une lacune plus ou moins grande, en bas vers le corps de l'os maxillaire supérieur et, en arrière, vers l'os sphénoïde. Extérieurement, la cloison est formé de l'os lacrymal et de la lame papyracée, et lorsque les orbites ne sont séparés que par un étroit intervalle, ces deux os se fusionnent en un seul en formant une cloison mince. Mais si l'intervalle entre les orbites est plus large, il y a entre eux plus ou moins de place pour des portions de la partie ethmoïdale du cartilage primordial, à savoir le cartilage des cornets, de la partie papyracée et peut-être même de la partie perpendiculaire, sans parler du cartilage de la partie nasale dont la présence dans la trompe est certaine. Les restes de la partie ethmoïdale du cartilage primordial sont en général rejetés en avant, si l'on y comprend le contenu de l'ouverture en forme de trompette. A cela il faut ajouter la remarque générale que la lame papyracée, d'après mes recherches, ne s'ossifie pas dans le cartilage primordial, mais entre des membranes, et qu'il en est de même d'une partie et peut-être même de la plus grande partie des parois des cellules du labyrinthe. Les lacunes que présente la partie ethmoïdale du cartilage primordial sont donc plus grandes qu'on n'aurait pu le supposer au premier abord.

Mais lorsqu'il n'y a qu'un orbite avec une trompe, on trouve pour ainsi dire toujours une ossification à l'endroit où la partie criblée rudimentaire passe dans la partie nasale, par conséquent à la base de la trompe, et on peut déjà la sentir à travers la peau. Cette ossification forme un demi-anneau de $2-9^{mm}$ de haut sur $2-6^{mm}$ de large et tourne sa convexité en arrière; au milieu de sa face antérieure, elle porte une crête cartilagineuse ou ossifiée parallèle au bord libre et infléchi en avant du demi-anneau, de sorte qu'il y a comme trois crêtes. Le demi-anneau doit être considéré comme une ossification défectueuse d'une partie perpendiculaire rudimentaire, avec indication d'un double cartilage nasal et d'un conduit nasal de chaque côté de la crête. Le canal de la trompe s'arrête toujours avant d'atteindre l'ossification.

Comme on sait, la partie nasale du cartilage primordial ne s'ossifie pas et a, chez les fœtus humains, une étendue plus grande que chez les adultes. Le cartilage s'étend dans la trompe et est relativement bien développé dans ce rudiment de nez: il forme un cylindre creux revêtu d'une muqueuse qui va environ jusqu'au milieu de la trompe, est arrondi vers le bas et se termine par deux ailes. On observe ordinairement un faible sillon longitudinal le long de sa face dorsale.

N e r f o p t i q u e. Le chiasme manque complètement ou est très incomplet, même lorsqu'il y a deux yeux. Le nerf optique passe en avant à travers une ouverture de la partie antérieure de la membrane tendue entre les petites ailes, ou à travers les ailes mêmes lorsqu'elles sont soudées. Dans le cas contraire, le nerf passe devant la racine postérieure inférieure du trou optique, comme la racine antérieure supérieure manque. Lorsqu'il y a deux yeux, mais avec un seul trou optique, le nerf, après l'avoir traversé, se divise entouré de ses membranes. La section en est ronde ou ovale, quelquefois réniforme avec le hile tourné en haut. Le contenu en est mou comme la masse cérébrale, quelquefois atrophié, et le névrilème peut être entièrement vide, solide et épaissi. Si les petites ailes font complètement défaut, le nerf manque aussi.

La synotie.

La synotie ne se montre que rarement chez l'homme: cependant j'ai pu recueillir une liste de 34 cas (outre quelques cas douteux), que j'ai

6*

ou observés moi-même ou trouvés décrits chez d'autres auteurs. De même que la cyclopie, elle est plus fréquente chez les filles que chez les garçons, mais la différence est loin d'être aussi grande; sur 25 cas de synotie simple et de synotie compliquée de cyclopie avec indication du sexe, il y a 9 garçons et 16 filles. La moitié environ des fœtus est venue à terme, les autres sont âgés de 7 à 8 mois, et seulement quelques-uns de 5 à 6 mois. Parmi les animaux, elle apparaît bien plus rarement que la cyclopie mais est de beaucoup plus fréquente chez le mouton tandis que la cyclopie l'est surtout chez le cochon. Nous donnons ci-dessous un tableau de la fréquence de cette monstruosité en indiquant en regard celle de la cyclopie.

	Cyclopie.	Synotie.	Synotie avec Cyclopie.
L'homme	103 [4]	16 [1]	18 [2]
Bœuf	29	6	»
Mouton	48 [2]	104 [2]	44
Chèvre	9	»	»
Cerf	1	»	»
Cochon	127 [3]	12	29 [2]
Cheval	10	»	»
Chien	21	4	27
Chat	11 [2]	1	12
Lièvre	»	6 [3]	1
Lapin	3	»	1

La synostie se présente ou sans complication comme synotie simple, ou accompagnée de cyclopie.

Synotie simple.

Dans le mémoire danois, j'ai donné une description anatomique d'un fœtus du sexe masculin âgé de 8 mois, conservé depuis plusieurs années dans l'esprit de vin dans le musée d'anatomie pathologique de l'Université de Copenhague, et je présenterai à ce sujet quelques remarques sur la synotie en général.

Tandis que, dans la cyclopie, la partie préchordiale du cartilage primordial est attaquée en tout ou en partie, il n'y a de défectueux, dans la synotie, que les osselets de l'ouïe et la partie antérieure du corps du sphénoïde. Les autres os défectueux se forment entre des membranes; mais en tenant compte du rôle que joue le cartilage primordial par rapport à l'époque de son apparition (non de son ossification), qui précède la formation des os entre des membranes, nous sommes conduit à chercher la véritable source de la synotie dans le cartilage primordial des parties ci-dessus mentionnées.

Il n'est pas douteux que la difformité des osselets de l'ouïe (Fig. 6 et 7) ne se manifeste dès l'origine lors de leur apparition dans le premier arc branchial. D'après mes recherches antérieures sur le cartilage primor-

---

[1] Un fœtus double.
[2] Deux fœtus doubles.
[3] Trois fœtus doubles.
[4] Cinq fœtus doubles.

dial, les trois osselets de l'ouïe se forment comme une masse cohérente, et de même que, chez l'homme, il n'y a, à l'origine, aucune séparation entre l'étrier et la paroi interne de la caisse du tympan, de même on n'en trouve pas non plus entre l'enclume et le marteau et le cartilage de Meckel. L'étrier ne semble jouer aucun rôle dans la synotie. En considérant l'enclume telle qu'elle est représentée Fig. 6 et 7, et en la comparant avec les dessins de mon mémoire sur le cartilage primordial, Pl. I, Fig. 6 et 7 et en partie aussi Fig. 8, on constate une ressemblance frappante dans la forme. Au lieu que la branche inférieure devrait se diriger à peu près verticalement vers le bas et la branche supérieure à peu près horizontalement en arrière, les deux branches sont comme serrées l'une contre l'autre et descendent presque parallèlement. Bien que la forme qu'on observe dans la synotie résulte peut-être d'un manque de place, ce qu'indique aussi la position oblique de l'os entier, on ne peut, d'un autre côté, se défendre contre l'idée que l'enclume a subi un arrêt de développement. Mais cet arrêt ne peut avoir produit la synotie, et il faut donc en chercher la cause dans le marteau. Celui-ci est extrêmement défectueux et, dans le cas que nous considérons, n'est représenté que par la tête, qui est soudée avec l'enclume; mais il nous manque la preuve principale que la synotie provient précisément de cette défectuosité, car nous ne savons pas comment le cartilage de Meckel s'est comporté. En effet, le marteau n'existe pas en réalité chez les fœtus au-dessous de deux mois, et n'est représenté que par une éminence hémisphérique qui termine en arrière le cartilage de Meckel, s'appuie contre l'enclume et devient finalement la tête du marteau. Le cartilage de Meckel commence déjà à disparaître chez les fœtus humains de 3 1/2 mois; le crochet dont j'ai constaté l'existence et par lequel il se termine en avant est disparu chez les fœtus de 4 mois. Pour pouvoir se rendre compte du rôle que joue ce cartilage, il faudrait qu'on eût à sa disposition des recherches faites sur des fœtus synotiques très jeunes, mais il n'en a jamais été examiné qui fussent âgés de moins de 3 1/2 mois.

De quelque manière qu'on veuille concevoir le rapport existant entre l'os maxillaire inférieur et le cartilage de Meckel, qu'on le considère comme un »Deckknochen« de ce cartilage, ou, comme j'ai représenté ce rapport, qu'on regarde seulement le cartilage de Meckel comme le moule de l'os maxillaire inférieur, il est cependant certain que cet os se forme aussi dans le premier arc branchial, et il est par conséquent vraisemblable qu'une seule et même cause a présidé aux deux formations.

L'autre partie du cartilage primordial du crâne qui présentait un développement incomplet était le cartilage de l'os sphénoïde. Le corps en était déprimé dans sa partie antérieure, et le bec n'était représenté que par un petit bouton arrondi. Cette défectuosité avait réagi, dans la partie voisine du labyrinthe, sur l'os ethmoïde et les os aboutissant au sphénoïde, à savoir les palatins et le vomer, qui étaient si fortement déprimés que les fosses nasales n'avaient qu'un diamètre de 1ᵐᵐ. J'y ai aussi trouvé un canal de Rathke ouvert comme chez les fœtus cyclopiens. Le reste du cartilage primordial du crâne était en général normal; j'ai seulement constaté une ossification excessive de l'apophyse ptérygoïdienne.

Nous allons maintenant examiner l'influence qu'ont sur la synotie les os qui ne se forment pas dans le cartilage primordial, mais entre des membranes, et nous nous occuperons d'abord de l'os maxillaire inférieur (fig. 4. a: fig. 8. grandeur double). Cet os, dans le cas décrit par moi, était difforme et asymétrique et tellement rudimentaire qu'on peut bien le considérer comme manquant complètement, ce qui est peut-être aussi le cas le plus ordinaire. Son action sur la synotie doit donc, en quelque sorte, être d'une nature négative. Il est à supposer que, pendant sa croissance et son développement, cet os contribue à maintenir en place les os de la face inférieure du crâne. de manière qu'ils ne prennent pas, vers la ligne médiane du corps, cette direction convergente qui est caractéristique de la synotie. Ne rencontrant plus la résistance d'un os maxillaire inférieur, la partie écailleuse du temporal était rejetée vers le bas, et le cercle du tympan était en même temps tourné de façon que sa partie supérieure, où le cercle n'est pas complet, et qui autrement est tournée en haut (en dehors), l'était maintenant en dedans et en avant. Il en résultait que l'enclume, dont la place est d'ailleurs derrière le marteau, se trouvait en apparence devant ce dernier, et était placé avec sa branche inférieure contre et sous le bord, en apparence antérieur, mais en réalité postérieur du cercle du tympan. L'arcade zygomatique avait un bord intérieur et extérieur, et l'os zygomatique complètement retourné se montrait sur la face inférieure du crâne. La pression de cet os avait à son tour réagi sur l'os maxillaire supérieur, dont la face dentaire s'était rétrécie; les incisives et les canines n'y avaient pu trouver place qu'en se rangeant un peu derrière les unes les autres, d'où un allongement et un déplacement en avant de la face dentaire de l'os et un rétrécissement du palais. Enfin, les os palatins avaient une largeur et une hauteur moindres, et les petites fosses nasales reposaient sur un plan plus oblique que de coutume. La cause principale du déplacement' et de la rotation des os ci-dessus mentionnés doit dont être cherchée dans le manque de l'os maxillaire inférieur.

La force qui a retourné les os sur la face inférieure du crâne était si grande qu'elle a aussi agi sur les os de la voûte du crâne. Les pariétaux et le frontal étaient très grands et bombés; les apophyses nasales de l'os maxillaire supérieur et les os nasaux avaient augmenté de largeur. Par suite, il y avait entre les yeux un intervalle plus grand que d'habitude, et les yeux étaient un peu saillants Chez les animaux, cet intervalle peut devenir si grand que les yeux se trouvent placés sur les côtés de la tête.

Il n'est pas rare que la synotie prenne un plus grand développement chez les animaux. La fente transversale des ouvertures auriculaires réunies sur le cou peut devenir si large qu'elle a été confondue avec une ouverture buccale; elle est souvent enfoncée dans un profond sillon transversal. Les os palatins peuvent être complètement rejetés hors de leur place et les fosses nasales être seulement formées de la muqueuse; elles disparaissent aussi et la cavité nasale est entièrement isolée de la bouche. Les dimensions des grandes ailes peuvent être notablement réduites, et les ailes ptérygoïdiennes déprimées complètement disparaître. Enfin, les dents peuvent être si fortement rejetées vers la ligne médiane du corps et renversées en dedans, qu'elles se heurtent des deux côtés avec leurs surfaces triturantes. Cela n'arrive guère chez l'homme, mais la cause de ce phénomène, qui a pour résultat final la complète disparition des dents, n'est pas tout à fait claire. L'os intermaxillaire est distinct chez les animaux. mais je ne l'ai pas observé chez l'homme.

Synotie avec cyclopie.

Les cas de synotie compliquée de cyclopie, ordinairement sans trompe, sont à peu près aussi fréquents chez l'homme que ceux de synotie simple. La cyclopie et la synotie ont chacune leur domaine distinct, qui, chez l'homme, peut être très nettement limité. Dans la partie antérieure du crâne, on rencontre par suite, comme signes de cyclopie, une simplification dans la composition de différentes parties du cerveau, des circonvolutions cérébrales effacées, l'absence des nerfs olfactifs et des corps striés; il peut y avoir un ou deux yeux avec un nerf optique ou un chiasme unique, ces deux parties avec des degrés intermédiaires; on ne trouve que des traces de l'os ethmoïde lorsqu'il y a deux yeux, chacun dans son orbite; les petites ailes et les racines du trou optique sont réduites et les fosses nasales, en apparence fermées par une plaque osseuse de l'os palatin; les os nasaux et intermaxillaires manquent, mais l'os maxillaire supérieur présente cette particularité, que sa face supérieure offre des signes de cyclopie, le fond de l'orbite formant un plan unique, tandis que sa face inférieure montre des signes de synotie par suite de son étroitesse et de la disposition des dents. Comme signes de synotie, on rencontre le manque de mâchoire inférieure et des anomalies dans le cercle du tympan et les osselets de l'ouïe; l'os temporal est renversé sur la face inférieure du crâne, et la distance entre les deux côtés est diminuée; le tubercule articulaire et la cavité glénoïde manquent; les grandes ailes et l'apophyse ptérygoïdienne sont réduites. Que la cavité buccale et le pharynx se terminent en cul-de-sac, c'est là une anomalie qui, avec certaines modifications, est commune à la cyclopie et à la synotie, comme aussi le canal ouvert de Rathke.

Il est très rare, en ce qui concerne l'homme, que la synotie atteigne un plus haut degré que celui qui vient d'être décrit; cependant on a des cas où tous les os de la face ont disparu, en même temps que l'œil, le nez et la cavité buccale, et où le crâne n'est formé que des pariétaux, des temporaux avec la partie pierreuse et l'occipital, tandis que les oreilles externes sont présentes et disposées horizontalement. Chez les animaux, surtout le mouton et le cochon, la synotie prend assez souvent un très grand développement. On rencontre quelquefois dans les musées de vieilles pièces en forme de capsules ossifiées ovales et allongées ou oviformes, et ce sont seulement les condyles de l'occipital et une portion de la partie pierreuse qui indiquent qu'on a devant soi un crâne; elles proviennent précisément de pareils cas fortement caractérisés de synotie compliquée de cyclopie. C'est ce que Geoffrey St. Hilaire appelait Hypognathe coffre ou H. capsula; mais ces cas ne forment pas un genre particulier.

Quelques remarques sur le Cysticercus cellulosæ dans le cerveau de l'homme.

Some remarks on Cysticercus cellulosæ in the brain of man.

Einige Bemerkungen über Cysticercus cellulosæ im menschlichen Gehirn.

M. Adolphe Hannover, de Copenhague.

On sait que les œufs d'une grande partie des cestoïdes ne sont pas développés chez le même individu ou chez des individus de la même espèce mais chez des individus d'une autre espèce chez lesquels l'œuf donne naissance à un cysticerque. Afin que son développement devienne parfait, il faut que le cysticerque soit admis dans l'intestin d'un animal de la même espèce que celui qui en a fourni l'œuf. De cette manière, le Cysticercus tenuicollis du boeuf est développé des œufs du Tænia marginata du chien, et seulement, quand ce cysticerque est avalé par un chien, il s'y développe un Tænia marginata. Le Tænia coenurus est développé du Cysticercus coenurus du mouton, le Tænia serrata est développé du Cysticercus pisiformis du lièvre, le Tænia crassicollis du chat est développé du Cysticercus fasciolaris de la souris, le Tænia saginata (mediocannelata) de l'homme est développé du Cysticercus du boeuf, et le Tænia solium de l'homme est développé du Cysticercus cellulosæ du cochon. On ne rencontre peut être qu'une exception dans ces séries non interrompues, le Cysticercus cellulosæ se trouvant non seulement chez le cochon mais aussi chez l'homme, et un Tænia solium parfait pouvant de même être logé chez l'homme en même temps qu'un Cysticercus cellulosæ. Dans des rapports cannibales, un homme pourrait donc infecter un autre homme d'un Tænia solium si le Cysticercus cellulosæ de l'un fut avalé par l'autre, mais, dans des rapports ordinaires, on ne pouvait expliquer cette exception frappante qu'en supposant que les œufs du Tænia solium pouvaient être développés chez le même homme ou chez un autre homme sans aucun développement intermédiaire chez le cochon. Dans les cas où le cysticerque a paru séparément, par exemple dans l'intérieur de l'œil, sa présence a été expliquée par l'admission accidentelle d'un œuf, de même que la déglutition de proglottides entières a dû devancer la présence des grandes masses de cysticerques, par exemple chez des enfants, des aliénés ou des coprophages etc. Pour l'explication des grandes masses de cysticerques, on a aussi supposé une infection de soi-même, de manière qu'un homme souffrant d'un Tænia s'infectait soi-même de quelque part en ramassant ses propres proglottides dans son estomac; car sans la coopération du suc gastrique la solution et la digestion des proglottides n'aurait pas lieu. Mais dans ce cas, la simultanéité d'un Tænia et d'un cysticerque chez le même individu serait plus fréquente que l'expérience ne nous le montre.

Il y a encore un expédient par lequel on pourrait expliquer cette exception extraordinaire. Il était possible que le cysticerque qui se trouve chez l'homme ne fût pas le Cysticercus cellulosæ, mais une toute autre espèce dont le Tænia y appartenant fût encore inconnu, comme on ignore encore le Tænia du Cysticercus acanthotrias, caractérisé par trois séries de crochets, qui se trouve chez l'homme.

A cet égard, il faut d'abord considérer l'endroit où les cysticerques séjournent par préférence. Chez le cochon, où le Cysticercus cellulosæ se trouve le plus fréquemment, tandis qu'il est rare chez le singe (Rudolphi, Treutler), le chien (Leisering, Reimann), l'ours, le rat, le cerf (Krabbe), et douteux chez le mouton (Cobbold) et l'alpaca, on observe les cysticerques surtout dans les muscles, puis dans la peau, le cerveau et les yeux, et exceptionnellement dans les intestins; mais le cysticerque que l'on trouve chez l'homme, a son siège le plus fréquent dans le cerveau et dans les yeux et principalement pas simultanément dans d'autres parties, tandis qu'il est rare dans la peau et dans les muscles. Enfin, le cysticerque de l'homme prend des formes insolites qui manquent ailleurs, donnant ainsi lieu aux variétés trouvées chez l'homme que l'on a nommées Cysticercus racemosus (Zencker), dicystis (Laennec), albo-punctatus (Treutler), Trachelocampylus (Frédault), turbinatus et melanocephalus (Koeberlé). On pourrait joindre aux formes insolites la grandeur extraordinaire que le cysticerque de l'homme peut atteindre chez celui-ci, ce qui n'est pas le cas chez les animaux; cependant il est possible que cette grandeur soit due à l'organe (le cerveau) où sont logés les cysticerques.

Dans ces circonstances, il ne m'a pas paru superflu (ce sont des recherches qui datent de plus de 30 ans) de faire l'anatomie exacte des cysticerques de l'homme aussi bien que du cochon, et d'en comparer les résultats, bien que Leuckart affirme leur identité complète, en ajoutant cependant (Parasiten des Menschen, I, 2, Pag. 644): Damit soll aber nicht gesagt sein, dass es immer und überall nur der Cysticercus cellulosæ sei, der den Menschen heimsucht. J'aurai en même temps l'occasion de communiquer quelques observations sur l'anatomie du cysticerque adulte moins connues ou n'étant pas d'accord avec celles d'autres observateurs.

Le principal objet de mes recherches fut le cerveau d'un homme infecté largement et partout de cysticerques; c'est sans aucun doute le même cas qui est mentionné par M. Eschricht dans son mémoire sur la maladie hydatidique endémique en Islande (Bibliothek for Læger, Januar 1854) sans qu'il s'occupe des rapports anatomiques. Les cysticerques du cochon, maladie à présent très rare en Danemark, je les dois à l'obligeance de M. Krabbe. Où il n'y est pas fait d'autre restriction, la description s'accommode en même temps au cysticerque de l'homme et à celui du cochon.

Le cysticerque, quand il est parfaitement développé, nage librement dans le fluide d'une capsule, produit d'une irritation des parties dans lesquelles l'animal s'est logé. La capsule est dépourvue d'un épithélium de sa face interne et externe. Lorsque la capsule chez le cochon est placée entre les fibres musculaires, elle est bien en connexion intime avec eux, mais s'en laisse détacher. Dans le cerveau de l'homme, elle est serrée par la masse cérébrale qu'on peut en racler, mais elle est complètement unie avec le plexus chorioïdien et la pie-mère. Les parois de la capsule, dont la forme varie selon les parties qui l'entourent, sont tantôt très minces tantôt épaisses ou d'une épaisseur inégale. Leur membrane ferme et élastique se compose de fibres ordinaires lisses du système conjonctif placées dans une ou plusieurs couches et pourvues de vaisseaux sanguins en dehors.

Le fluide contenu dans la capsule, dépose chez le cochon un sédiment délié et sans structure; chez l'homme, je l'ai trouvé trouble et mêlé d'un grand nombre de cellules purulentes, de globules adipeux et granuleux, de cristaux de cholestérine et quelquefois de globules de sang et de cristaux de margarine. Les résultats de l'inflammation produite par l'immission d'un corps étranger sont donc plus manifestes chez l'homme que chez le cochon.

La capsule renferme le cysticerque, qui est composé d'un sac et d'un corps solide.

Le sac (receptaculum) est formé par une membrane claire et ferme sans structure et couverte à l'intérieur de molécules. L'extérieur est garni de cellules épithéliales grandes, rondes, à gros grains; on les observe facilement en pliant une partie de la membrane; elles ont la double grandeur des corpuscules calcaires dont il sera question plus tard. On trouve en outre chez le cochon des noyaux ronds ou anguleux qui deviennent plus visibles à l'aide de l'acide acétique. Le sac lui-même est rond ou oval, de différente grandeur, et il contient un fluide assez limpide et un sédiment blanchâtre sans structure; on y voit aussi des gouttes adipeuses et des cristaux de cholestérine. Je n'ai pas observé des vaisseaux.

Le corps, qui est plus gros chez l'homme que chez le cochon, se divise en une tête et une partie cylindrique, mais ces parties sont unies, sans aucune interruption.

La tête (trompe) est hémisphérique chez le cochon, plus pointue chez l'homme. Elle est garnie d'une double couronne de crochets alternativement plus longs et plus courts et rangés de manière que toutes les pointes des crochets touchent le même cercle; c'est la raison pourquoi l'extrémité intérieure des crochets courts ne porte pas si loin en dedans que celle des crochets longs. Quand l'animal a tourné la tête, les pointes des crochets s'élèvent et leurs bords convexes se regardent. Ils sont courbés en forme de sabre, et on y distingue trois parties: une lame, un manche et un talon unique ou bifurqué, placé un peu au delà du milieu du crochet et implanté dans la peau de l'animal. Ces diverses parties des crochets forment cinq cercles concentriques, soit, en comptant de dehors en dedans: les pointes de tous les crochets tournés en dehors, les talons bifurqués des crochets courts, les talons uniques des crochets longs, l'extrémité intérieure des manches des crochets courts et l'extrémité intérieure des manches des crochets longs. Le nombre des crochets varie; chez le cochon, j'en ai trouvé 24 six fois, 16 deux fois, en d'autres cas, 26, 20 et 18; chez l'homme, j'en ai trouvé 24—28, quelquefois moins, même 14. Les nombres les plus élevés doivent naturellement être considérés comme les plus sûrs.

La substance des crochets est uniforme, vitrée et luisante, ce qu'on observe le mieux sur les cassures. Leur aspect change à cause de leur transparence selon la distance focale du microscope, et la réfraction de la lumière devient plus grande à cause de la forme sphérique des talons. Les crochets ne sont pas altérés par l'acide acétique; ils l'acide nitrique les pâlit, mais il n'y a ni dissolution ni effervescence.

Les crochets longs ont la lame légèrement courbée; le dos convexe de cette lame est d'une épaisseur assez uniforme, le tranchant est concave et plus grêle. Les côtés de la lame sont âpres et rayés et forment une figure triangulaire avec une limite oblique et un peu dentelée vers le manche; cette limite est formée par le bord d'un fourreau dans lequel le talon et le manche sont enfermés. L'âpreté ne se trouve que sur la surface de la lame.

Le manche est cylindrique, quelquefois un peu courbé, surtout l'extrémité; il est un peu plus large immédiatement au-dessous du talon. Le talon est unique et hémisphérique, mais paraît souvent sous des formes différentes et surtout plus pointues. La raison en est que le manche et le talon sont entourés d'un fourreau membraneux et sans structure qui accompagne le crochet lorsqu'il est detaché de sa place. Ne les entourant que lâchement, le fourreau saillit quelquefois hors des parties enveloppées et en change la forme; il adhère cependant plus fortement au manche qu'au talon où on le trouve en général dégagé ou flottant. Il semble que le fourreau contient un fluide, mais je n'ai pas réussi à l'isoler parfaitement.

Les crochets courts sont courbés comme les crochets longs, et ils ont le même dessin sur les côtés de la lame, mais outre la différence de leur longueur, ils s'écartent des crochets longs par la bifurcation du talon autrement rond. L'extrémité du manche est plus pointue que celle des crochets longs, mais elle est du reste conique, ce qui fait que le manche et le talon deviennent plus épais et plus gros que ceux des crochets longs. Un fourreau enveloppe le manche et le double talon et forme la limite oblique sur les côtés de la lame comme celui des crochets longs; la forme change selon la largeur du fourreau.

J'ai mesuré avec soin les crochets et leurs parties différentes chez l'homme et le cochon, et j'ai pris le nombre moyen de 12—14 mesures de crochets pris au hasard. Le crochet est mesuré dès la pointe jusqu'à l'extrémité du manche; par contre, la lame seule est mesurée le long de son dos; par cette raison, la longueur totale de la lame et du manche ne répond pas à la longueur de tout le crochet. La mesure est en millimètres.

		Cysticercus cellulosæ			
		Hominis.		Suis scrophæ.	
		Grandeur moyenne.	Maximum. Minimum.	Grandeur moyenne.	Maximum. Minimum.
Crochets longs	Longueur totale	0,159	0,175 0,145	0,164	0,170 0,155
	Longueur de la lame	0,094	0,100 0,085	0,096	0,100 0,090
	Longueur du manche	0,069	0,080 0,057	0,075	0,080 0,065
	Largeur latérale du talon	0,049	0,055 0,045	0,050	0,053 0,045
	Largeur de la lame au-dessus du talon	0,018		0,016	
Crochets courts	Longueur totale	0,120	0,132 0,120	0,123	0,137 0,115
	Longueur de la lame	0,076	0,087 0,070	0,073	0,080 0,060
	Longueur du manche	0,053	0,057 0,050	0,052	0,060 0,045
	Largeur latérale du talon	0,046	0,052 0,045	0,047	0,057 0,040
	Largeur de la lame au-dessus du talon	0,015		0,016	
	Largeur à travers le talon	0,036		0,038	

Les différences entre les crochets du cysticerque chez l'homme et chez le cochon ne sont pas très prononcées. En général, les crochets longs du cochon et leurs parties sont plus longs que ceux de l'homme, tandis que les crochets courts ont une longueur un peu plus grande chez l'homme. Les lames des crochets courts de l'homme sont plus courbées

Cysticercus cellulosæ cerebri hominis.

Crochets longs.   Crochets courts.

Fig. 1.

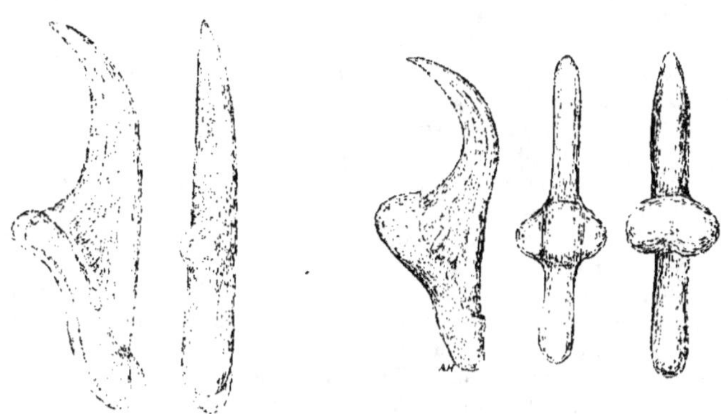

Cysticercus cellulosæ suis scrophæ.

Crochets longs.   Crochets courts.

Fig. 2.

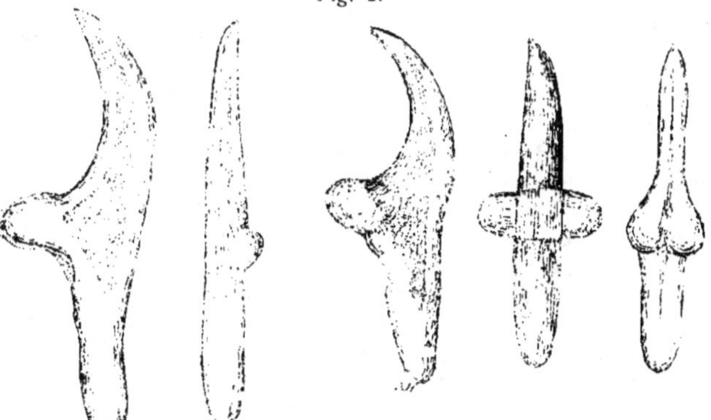

que celles du cochon, leur largeur est un peu moindre. Il y a aussi des différences dans la forme du talon, surtout dans celle des crochets courts; mais je renvoie le lecteur, à l'égard de ces différences, aux dessins ci-joints (grossissement de 340 fois) que j'ai gravés moi-même, et qui font voir ces différences, pas très grandes il est vrai, plus aisément qu'on ne peut les exprimer par une description détaillée. En attendant, il faut se bien rappeler que la grandeur et la forme des crochets et de leur parties peuvent varier même chez le même individu; j'ai donc cru devoir supprimer dans le dessin, des crochets dont la grandeur et la forme déviaient sensiblement de la grandeur et de la forme ordinaire.

En bas des pointes des couronnes formées par les crochets, à une distance moyenne de $0,06^{mm}$ chez le cochon et de $0,15^{mm}$ chez l'homme, se trouvent quatre ventouses qui semblent être un peu plus grandes chez l'homme; la distance différente est cependant seulement causée par la contraction différente du rostre. La tête, dont la forme paraît quadrangulaire vue d'en haut, est chez l'homme un peu plus grosse que la partie suivante du corps, différence qui n'est pas si visible chez le cochon. Les ventouses sont d'une grandeur variable chez les individus différents et contiennent des fibres radiaires et concentriques pour la contraction et la dilatation des ventouses.

Le corps est enseveli dans le sac qui l'entoure de tous les côtés; on distingue déjà à l'extérieur du sac un petit point blanchâtre indiquant la place d'où l'animal a commencé à se développer en retournant la tête. Ce point forme la place de transition entre le corps et le sac; il est pourvu d'une ouverture par laquelle on peut faire sortir par compression un fluide laiteux avec des masses grumeleuses; ce fluide doit son origine à la substance liquide contenue dans la capsule dans laquelle l'animal nage. L'ouverture peut être si large qu'on peut introduire un crin dans le corps retourné à une profondeur d'un millimètre; elle est toujours située vers le côté convexe formé par le corps. Ordinairement tout le corps est retourné dans le sac en formant un angle aigu avec celui-ci, et on peut l'en faire sortir à l'aide d'une compression, mais quelquefois, le corps et la tête flottent librement dans le fluide du sac. J'ai observé de tels rapports chez le cochon, tandis que chez l'homme, le corps reste en général retourné dans le sac. Une fois seulement, j'ai trouvé chez l'homme un arrangement particulier. Le corps de l'animal était éloigné de son sac. La capsule située vers la surface du cerveau y était mince, mais le reste était ferme, épais et enfoncé dans la masse cérébrale. L'animal avait poussé la tête et le corps en dehors sur une longueur de trois millimètres, et cette partie flottait librement dans le fluide de la capsule. La tête était quadrangulaire, le col beaucoup plus grêle que la tête, tous les crochets étaient retournés et leurs pointes saillantes.

Chez le cochon, je n'ai pas observé un épithelium particulier à la surface externe du corps; chez l'homme au contraire, j'ai trouvé le corps parfaitement couvert d'une enveloppe gélatineuse qu'on ne pouvait pourtant représenter séparément ni retirer comme une membrane propre. Le plus souvent, elle s'était rétrécie de différentes manières autour des parties les plus grêles du corps, ou elle s'était ramassée dans quelques endroits plus que dans d'autres. Cette enveloppe gélatineuse était composée de fibres conjonctives épaisses et molles, et sa surface était couverte d'un sédiment moléculaire du fluide du sac, peut-être mêlé avec quelques noyaux très longs et fins. Sur des coupes, l'enveloppe paraissait comme une lisière transparente autour de tout l'animal.

Le corps a dans sa totalité une forme ronde ou cylindrique: la forme en alambic est très fréquente chez l'homme. La tête est invaginée dans la partie grosse de l'alambic, enroulée en spirale avec un ou deux tours pour occuper moins de place. Chez le cochon, je n'ai pas trouvé des spirales. Le tiers supérieur avec la tête est beaucoup plus grêle que le reste, et la transition entre ces deux parties se fait assez subitement. Cette partie supérieure est fournie extérieurement de plis transversaux très fins qui deviennent successivement plus gros en bas et alors plus visibles; ils se perdent quand les parois du corps deviennent minces vers leur transition dans le sac; le corps devient en même temps plus large. Dans le cas mentionné ci-dessus où le tiers supérieur flottait librement dans la capsule sur une longueur de trois millimètres, il n'y avait pas de plis transversaux, tandis qu'on en reconnaissait dans le reste du corps qui était entouré d'une enveloppe gélatineuse.

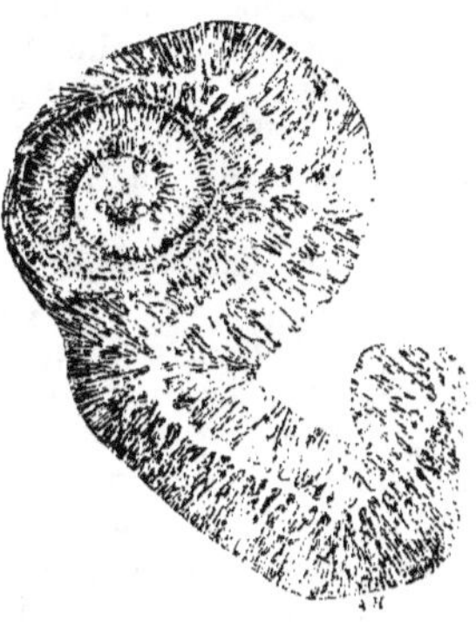

Cysticercus cellulosæ cerebri hominis.
Grossissement de 7 fois.

Les parois du corps sont formées d'une couche, en général unique, de fibres transversales et longitudinales qui se croisent sous un angle droit. Ces deux sortes de fibres sont assez deliées, elle ont un contour simple qui se montre quelquefois comme une ligne grenue plus large, mais d'ailleurs, elles sont lisses et sans contenu. Leur parcours est parallèle ou un peu tortillé, et elles sont placées dans un tissu ferme et uniforme, souvent ramassé en forme de ceintures indiquant les plis transversaux de l'animal et correspondant en nombre avec eux. Les ceintures sont de différente largeur et composées de fascicules de fibres; une ceinture peut se fendre en deux, mais les fibres transversales fines ne se divisent guère. Les fibres longitudinales sont les moins nombreuses, et la même fibre ne semble pas parcourir toute la longueur de l'animal, mais elle paraît être interrompue tandis que de nouvelles fibres prennent naissance. Tout le corps est creux depuis la tête jusqu'à la limite accentuée de la transition du corps dans le sac. L'intérieur du canal du corps est partagé dans toute sa longueur par des plis transversaux annullaires et assez épais qui prennent naissance sur la surface interne du canal et peuvent à leur tour porter des plis plus petits. Vers la tête, les plis sont plus minces, plus serrés et plus uniformes, mais néanmoins bien manifestes, même au commencement du canal au-dessous de la tête. En haut, les plis sont proportionellement plus larges et les compartiments formés par eux plus profonds que ceux des plis les plus épais. Par l'extension du corps les plis deviennent plus plats. Leur bord libre arrondi porte une lisière claire; une telle substance couvre donc toute la surface intérieure du canal. En outre, il y a ordinairement chez l'homme un ou deux groupes de plis plus larges, concentrés dans un corps solide qui saillit à peu près au milieu du canal; sur des coupes, ce corps ressemble à des feuilles pliées et attachées à la paroi interne du canal. Quand l'animal est transparent, tous ces plis sont déjà visibles du dehors, mais l'enveloppe gélatineuse n'y prend aucune part.

Chez l'homme, je n'ai pas trouvé de corpuscules calcaires; chez le cochon, au contraire, toute la surface interne du canal depuis la tête jusqu'au sac est couverte largement de ces corpuscules qu'on a nommés calcaires, peut-être pas à juste titre. Ils n'adhèrent que légèrement

à la surface interne et sont ovales et plats, moins souvent ronds ou anguleux.   Leur diamètre le plus grand est de 0,02^{mm}, beaucoup sont
plus petits ou n'ont que la moitié de grandeur.   Ils sont composés d'une
coque et d'un contenu.   La coque a un double contour; tantôt le contour
externe, tantôt l'interne peut être clair ou obscur selon la distance focale
du microscope; le double contour est surtout manifeste sur des fragments
où la coque est brisée ou détachée du contenu, lorsque celui-ci fait parfaitement défaut.   Les corpuscules les plus gros ont la coque la plus
épaisse.   L'aspect du contenu est bien variable, en partie par suite de la
distance focale; le plus souvent, il est uniforme et demi-transparent avec
un centre obscur ou nébuleux, quelquefois deux ou trois ovales concentriques sont formés avec des nuances d'ombre et avec un centre clair.
Quelqu'uns ont la périphérie obscure, le contenu clair mais avec un centre
obscur.   Très souvent, le contenu peut se fendre en deux ou plusieurs
fragments réguliers, ou plus souvent irréguliers et pas dissemblables aux
divisions dans les corpuscules du sang chez la grenouille.   En quelques
cas, le corpuscule a une structure rayonnante, ou il a pris l'aspect d'un glo-
bule du sang d'une grenouille sur le point de desséchement, ou les formes
sont tout-à-fait irrégulieres.   Il semble que le contenu peut être fluide,
car il s'amasse quelquefois en grands grains ronds.   En tout cas, la
formation des corpuscules n'est donc pas un depôt concentrique de couches
calcaires, mais une pénétration de chaux dans une substance organique.
Lorsqu'on y ajoute un acide plus fort e. g. l'acide nitrique (l'acide acétique est sans effet), tout le corpuscule pâlit subitement et se dissout, et
il reste un contour faible mais bien visible.   Quand les corpuscules sont
desséchés et ont été traités avec de l'huile de térébenthine, ils pâlissent de
même et s'aplanissent, mais une coque semble rester et leur forme est
conservée; ils contiennent donc vraisemblablement une matière grasse
qui se dissout.

Au lieu de ces corpuscules calcaires, on trouve chez l'homme dans
toute la longueur du canal des masses rondes ovales ou anguleuses, d'une
structure incertaine à gros grains, dans lesquelles il n'y a ni des compartiments dans leur intérieur ni aucune indication d'une coque.   Par l'acide
nitrique la masse se contracte et pâlit un peu, mais aucun autre changement ni aucune effervescence n'a lieu.   Des cristaux de cholestérine sont
intermixtes.   Dans un cas j'ai trouvé dans l'intérieur de l'animal des fragments manifestes de fibres cérébrales.

En périssant l'animal s'endurcit chez l'homme et se transforme en une
masse difforme composée de couches concentriques pétrifiées et sans structure manifeste.   La capsule, qui est le produit d'une irritation de la
substance cérébrale peut rester et se remplir d'une masse caséeuse dans
laquelle l'animal est immergé. Quelquefois, le sac très mince de l'animal
est conservé et s'agrandit jusqu'à la grandeur d'une noix ou de plus; la
partie de l'animal qui se trouve dans le sac est bien conservée tandis
que la partie hors du sac est caséeuse.   Les crochets restent inaltérés
dans ces sac caséeux.   On peut trouver des masses de pigment aux grains
noirs dans la peau de l'animal.

Quoique Leuckart, comme je l'ai dit plus haut, affirme qu'il est prouvé
suffisamment que le cysticerque du cochon est identique avec celui de
l'homme et que la preuve bien déterminée en est donnée par Redon, qui
avalait quatre cysticerques d'un homme avec débit de proglottides du
Tænia solium, il me semble pourtant qu'il y a des circonstances qui

élèvent en tous cas quelque doute sur ce témoignage. Il y a d'abord, comme je l'ai mentionné au commencement de ce mémoire, l'apparition simultanée d'un Cysticercus cellulosæ et d'un Tænia solium chez le même homme ou chez un autre homme, apparition qui devait être beaucoup plus fréquente vu la fréquence du Tænia solium chez l'homme; c'est une exception si importante d'une loi générale qu'elle seule doit nous inspirer des soupçon à l'égard de la justesse de son opinion. Puis il y a les différentes localités favorisées par le cysticerque de l'homme et par celui du cochon, ensuite les formes et la grandeur extraordinaires du cysticerque de l'homme. Enfin, on rencontre des différences anatomiques qui ne sont en vérité pas très notables prises isolément, mais qui obtiennent en tout cas quelque valeur par leur coïncidence.

On a spongy formation between the sclerotic and chorioid coat in newborn children.

Sur une formation spongieuse entre la sclerotique et la choroïde chez les nouveau-nés.

Ueber eine spongiöse Bildung zwischen Sclerotica und Chorioidea bei Neugeborenen.

Adolph Hannover, M. D., de Copenhague.

Amongst the great number of eyes of newborn children, which I have examined. I have four times found a formation between the sclerotic and chorioid, which as far as I know has not been noticed hitherto.

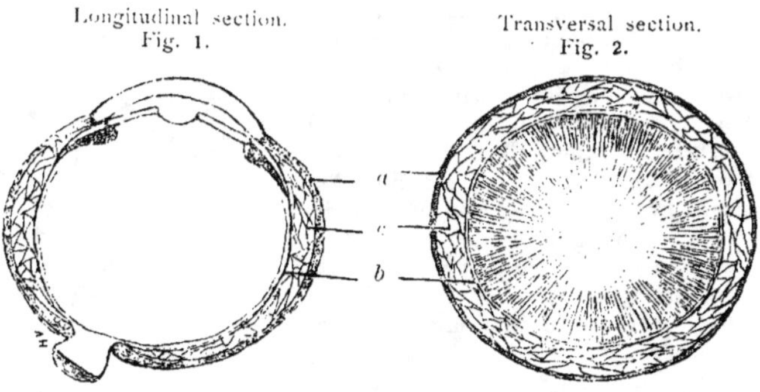

a Sclerotic. b Chorioid. c Spongy substance between these two coats. Double size.

I consider this formation to be spongy on account of the structure it offered when the eyes were hardened in diluted chromic acid. It consisted then of small areolæ, which were elongated, flat, parallel in general to the concavity of the eye or irregular and angular like those of the spongy substance of the penis. In different subjects this layer between the sclerotic and chorioid varied from 0,5^{mm} to 1,5^{mm}; it was thickest in the equator of the eye and became thinner in the backpart of the eye near the entrance of the optic nerve and likewise in the fore-part outside the corpus ciliare.

The membranes which formed the framework were semitransparent and firmly adherent to the sclerotic and chorioid, so that they could not be removed without injury. Under the microscope they appeared as membranes of uniform transparent structure or covered with molecules; the lines on them were caused by folds. There was besides a great number of round or oval clear cells with sharp linear contours but not with any contents; even the presence of a nucleus was doubtful, although there were many bodies of their appearance on the membranes, and some of them may have had their place in the interior of the cells. There was no connective tissue; the cells may possibly have belonged to the lamina suprachorioidea.

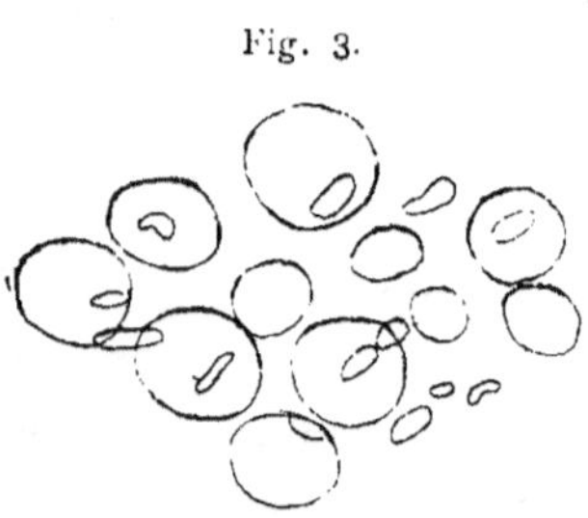

Fig. 3.

The circumstance that the formation always was found to have the same shape and extension in both eyes of the same child, made it soon very probable that one and the same reason had prevailed in producing the formation in both eyes. As such a one we may most likely presume an increased secretion of the serous or rather half gelatinous substance, which under ordinary circumstances always exists between the sclerotic and the chorioid of the newborn child.

The adhesion of this half gelatinous substance, wherein the ciliary nerves and vessels rest, is stronger with the sclerotic than with the chorioid; it is stronger in the posterior part than in the anterior and stronger in the inner than on the outer halfpart of the eye [1]). When examined with the microscope this substance is seen to be composed of a uniform basis without any structure, intermixed with a great number of oval, angular or pointed nuclei of different size, from which also fibres may depart. There seems besides to be a faint indication of connective tissue in bundles which cross each other, and of some elastic fibres, but these may belong to the lamina suprachorioidea. When an eye of a newborn child is kept in diluted chromic acid for some days, the half gelatinous substance becomes more like a fine membrane, but the microscopical relations remain the same as in the fresh state of the eyes.

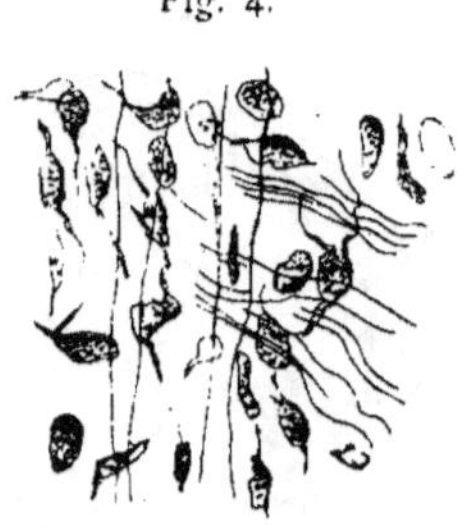

Fig. 4.

[1]) I have found exactly the same relation in the connective tissue between the sclerotic and chorioid in the ox.

This spongy substance which I have mentioned has nothing to do with the lamina fusca on the inside of the sclerotica. The lamina fusca does not form a complete membrane but only consists of bundles of connective tissue interwoven with irregular pigmentary cells and connected with the lamina suprachorioidea by strings.

It is most convenient for the examination of the relations between the sclerotic and the chorioid to wash of all the pigment from the inside of the chorioid, so that this coat appears almost white and without colour except in the neighbourhood of the entrance of the optic nerve, where a light red brown colour remains especially extending outwards (Tapetum?) caused by a brown sprinkling but not by regular pigmentary cells. The posterior part of the chorioid is not yet provided with pigment but has only a light brown colour, from whence the reddish colour of the pupil in the newborn child. A transverse oval is formed with an excentric white spot for the entrance of the optic nerve. On the contrary, the place of the foramen coecum is black but not so dark as the rest of the chorioid. The pigmentation proceeds both from the foramen coecum and from the periphery of the oval, beginning in the foremost part of the eye and extending backwards.

The first eyes in which I discovered this formation were from a child of 1—2 years age. Each eye offered the following dimensions: vertical diameter 19 ^{mm}, transverse diameter 20 ^{mm}, antero-posterior diameter 18,5 ^{mm} (the eyes were compressed from before backwards), diameter of the base of the cornea 10 and 11,5 ^{mm}. All other parts of all the eyes were perfectly normal, the radial structure of the vitreous body like the structure of an orange very distinct. Nothing is known about the power of sight of the eyes.

When I had communicated the results of my observations, Dr. Paul Haensell, Paris, later suggested the opinion that the spongy layer between the sclerotic and the chorioid might be due to an arrest of development. This hint may lead to further investigations of the eyes of human fœtus at different ages before birth, kept for some time in diluted chromic acid in order to preserve the shape of the eyes and the possibly existing space between the sclerotic and the chorioid.

Nouveaux faits de succession des tissus pathologiques.

Some new facts on the succession of pathological tissues.

Ueber die Succession pathologischer Gewebe.

Prof. **Sangalli,** de Pavia.

Messieurs!

Le projet de dissertation que je vais avoir l'honneur de vous soumettre ne saurait être celui de rechercher les raisons intimes du procédé par lequel les éléments encore mal définis des tissus morbides se transforment graduellement: l'heure n'est pas encore venue pour cette recherche.

Je préfère me borner à quelques remarques sur le sujet, après quoi je donnerai une brière relation de plusieurs faits que je crois importants pour résoudre la question dont il s'agit.

Comme beaucoup d'anatomistes maintenaient la spécificité de certains éléments tels que, les corpuscules tuberculeux, la cellule cancéreuse, etc., j'ai fait connaître des observations contraires à cette doctrine qui à présent n'a plus aucune valeur scientifique. [1] Car les faits confirmant la doctrine presque contraire se sont multipliés. Cette nouvelle doctrine est d'autant plus importante pour la pathologie qu'elle est plus vraie; je veux parler de la succession des tissus morbides dans l'organisme humain par suite des modifications de forme que subissent leurs éléments constituants. Cette modification ou transformation successive des éléments amène des tumeurs bénignes dans le sens pathologique à devenir malignes; c'est-à-dire qu'une tumeur du tissu cellulaire peut se transformer en sarcome; telle autre tumeur du tissu épithélial simple peut passer à l'état de carcinome. C'est ainsi que les études de l'histiologie moderne viennent confirmer le fait de la dégénérescence des tumeurs reconnue par les anciens médecins.

Dans mon ouvrage déja ancien, intitulé histoire clinique et anatomique des tumeurs (Storia clinica ed anatomica dei tumori, Pavia 1861), j'ai insisté sur ce passage graduel des tissus morbides, expliquant comment et quand il a lieu; j'en ai extrait quelques faits qui, je le crois, m'ont permis d'établir la continuité des tissus morbides. Dans son précieux ouvrage sur les tumeurs morbides, M. Virchow a parlé de la dégénérescence des tumeurs et de leurs formes de transition, et de même, M. Lücke, dans son traité de chirurgie générale [2], a rappelé la dégénérescence admise par les anciens.

Voici mon opinion sur la question présente.

Toutes les cellules, normales et morbides, quelle que soit leur origine, sont, à l'instant de leur formation, petites et rondes, et leur destination n'est point définie. Par la suite elles affectent des tendances diverses, suivant la constitution et les conditions vitales des tissus où elles se développent et selon la disposition de l'organisme. C'est ici qu'apparaît d'autant plus clairement l'influence que subit l'organisme par la transformation morbide des tissus et organes.

Certains éléments morbides ont une constitution définie; telles, les cellules adipeuses, les cartilagineuses et les osseuses. Je crois fort que ces éléments sont incapables de modification: ils peuvent bien être détruits par atrophie et devenir le siège d'une inflammation; mais, tant que les cellules du tissu connectif et de l'épithélium conservent leur princip. vital dans l'organisme, elles peuvent s'agrandir et se modifier de telle façon qu'il en résulte des éléments bien différents. Les corpuscules du tissu connectif ne sont pas simplement l'origine des cellules adipeuses, osseuses et cartilagineuses: ils sont aussi le principe des cellules de toute espèce de sarcome, de même que les cellules des tissus épithéliaux simples sont les rudiments de tous les carcinomes épithéliaux. Dans l'ouvrage précité j'ai soutenu autrefois qu'une tumeur non inflammatoire du tissu connectif est d'autant plus disposée à devenir un sarcome médullaire métastatique,

[1] Giornale del R. Istituto Lomb. Tomo VI, fasc. 33. 1854. Dei segni distintivi del cancro.
[2] Voir Handbuch der allgemeinen & speciellen Chirurgie von Billroth & Pitha.

7*

qu'elle abonde en cellules (même petites) et qu'elle est molle; j'ai également constaté qu'il y avait cancer épithélial lors même qu'on voulait former une classe à part pour des tumeurs composées de cellules épithéliales. Les progrès de la science ont justifié mon opinion fondée sur les faits que j'ai observés.

Les savants qui s'occupent de l'organisation intime des tissus morbides sont d'opinions divergentes sur l'origine des cellules épithéliales des tumeurs. Quelques observateurs veulent y voir une dérivation tant des cellules du tissu épithélial que de celles du tissu connectif. Or, à ce que je crois, la raison de cette divergence d'idées se trouve dans le fait également reconnu par d'autres anatomistes, que les petites cellules primordiales du tissu connectif, soumises à l'influence des conditions morbides de la partie affectée, peuvent se modifier de manière à devenir épithéliales. J'ai plusieurs fois constaté ce fait dans des tumeurs épithéliales cancéreuses.

Çà et là sur divers points de la tumeur je voyais des cellules à toutes les phases de développement et de forme, jusque et y compris la dimension et l'aspect des cellules épithéliales du carcinome. J'ai constaté cette succession même dans les cellules hépatiques quand un carcinome se développe dans l'organe. Cela peut résulter des modifications graduelles de leur forme et de leur composition chimique, contribuant ainsi plus d'une fois à l'accroissement des nodosités cancéreuses. Il m'est arrivé de voir la même succession dans la modification des éléments du foie entraîner le début d'une production de tumeur cancéreuse épithéliale. Toutefois, il arrive d'observer des tumeurs composées de différents tissus; celles là sont les tumeurs mixtes également bien reconnues par M. Virchow et s'expliquant aisément par les diverses successions d'éléments dans le tissu connectif primordial et sur divers points d'une tumeur. En pareils cas, les cellules primordiales affectent des types différents d'organisation définitive. Tandis que la majeure partie se développe dans les éléments d'un tissu sarcomateux, par exemple, quelle qu'en soit l'espèce, il y a au contraire certains points où ils subissent les modifications propres au tissu adipeux ou au cartilagineux ou à l'osseux. Dans quelques cas on peut voir réunies dans une même tumeur toutes ces modifications à la fois. Un néoplasme dont la majeure partie est un sarcome magno- ou parvocellulaire ou encore fuso-cellulaire, etc., peut donc dans d'autres petites portions de son tissu présenter la structure de l'ostéome, du chondrome et du lipome. J'ai relaté dans mon ouvrage un cas de sarcome gélatineux d'un rein et de sarcome médullaire et gélatineux de quelques os du même malade. J'y ai ajouté la relation d'un fait observé par moi: un sarcome testiculaire mêlé de parties osseuses et cartilagineuses [1]). Dans un prépuce humain, j'ai de plus observé une tumeur en partie composée de tissu sarcomateux aréolaire, avec une partie de tissu chondro-sarcomateux. J'exposerai par la suite d'autres faits plus remarquables.

La dénomination moderne de carcinome glandulaire de l'estomac est bien à coup sûr la preuve la plus évidente du fait que je viens d'énoncer. Il commence par l'hypertrophie des glandes pepsiques, affection dans laquelle les éléments conservent leur état normal.

Cette hypertrophie limitée à quelques glandes donne naissance à de

---

[1]) Voir: Storia clinica ed anatomica dei tumori, tome II, p. 499.

petites tumeurs dont les cellules commencent à révéler une déviation de la constitution normale; elles sont plus grandes et d'une forme moins nettement pavimenteuse, c'est une tumeur adénomateuse; ensuite, elles augmentent beaucoup en nombre et dimensions; la tumeur gagne; survient l'ulcération de son tissu qui est très-mou et injecté d'un suc laiteux: le cancer est alors formé, et toutes ses conséquences sont prêtes. Dans ce procédé, le tissu normal s'est donc dénaturé, il s'en est formé un autre qui ne lui ressemble que de loin.

Le carcinome de la glande mammaire ne se forme pas autrement. Hypertrophie au debut, puis adénome, enfin cancer épithélial. Déjà en 1861, dans l'ouvrage précité, j'avais signalé cette succession. J'y ai également rapporté un cas remarquable de cancer épithélial qui s'était développé dans le tissu de la cicatrice d'un cautère longtemps entretenu[1]). J'ai encore donné la relation d'une crypte athéromateuse du cuir chevelu à la surface intérieure de laquelle s'était développée, après l'ulcération, une tumeur du tissu épithélial, qui avait causé des douleurs très vives avec lancées[2]). Un cas très important de phases successives dans le tissu sarcomateux metastatique, a été fourni à mes observations par une plaie qui venait de se former après l'ablation d'une verrue molle du front, verrue qui depuis vingt ans existait sans causer la moindre gêne[3]).

Depuis ce temps, mon expérience en anatomo-pathologie m'a fourni d'autres preuves palpables de cette succession d'éléments dans les tissus morbides et je vais vous les communiquer.

1⁰. J'ai vu dans plusieurs cas le tissu sarcomateux présenter de petites cellules et de grandes, se développant dans les granulations charnues de l'inflammation. Dans mon ouvrage d'anatomie pathologique tout récemment paru[4]) j'ai décrit un cas d'ictère par hépatite où le foie augmenta de volume. Je le trouvai parsemé de nodosités, les unes superficielles, les autres profondes, d'un gris jaunâtre et d'une apparence fibreuse. Les parois des vaisseaux biliaires étaient tuméfiées; leur intérieur rempli d'une substance gélatineuse jaunâtre. La même hyperplasie du tissu connectif avait tuméfié les parois de la vésicule du foie et des vaisseaux lymphatiques superficiels. Sur la muqueuse du col de ladite vésicule s'était développée une excroissance molle, rougeâtre, d'apparence gélatineuse en quelques endroits et qui obstruait l'extrémité du canal cystique. Le tissu morbide était composé de petites cellules rondes parsemées dans un stroma fibrillaire. Le sarcome fibrillaire était en voie de développement.

Ce développement du tissu sarcomateux par formations successives de produits inflammatoires se manifeste encore plus clairement dans le cas suivant, une métrite chronique par laquelle avait débuté l'altération. On voyait le museau de tanche gros, arrondi, dur, d'une surface irrégulière, béant; la muqueuse, rouge par hyperémie, parsemée de plusieurs petits cystes colloïdes et de papilles de diverse grosseur et longueur, formées de tissu connectif, et dont la surface était tapissée d'epithélium pavimenteux;

---

[1]) Velpeau lui même avait reconnu ce développement par dégénération, comme il disait, des plaies laissées par les cautères et les vésicatoires. Maladies du sein, p. 350.
[2]) Voir tome II, p. 355.
[3]) Ibid. p. 390.
[4]) La scienza e la pratica dell' anatomia patologica. Libro quarto inflammazione. § X⁰ avec planches.

l'intérieur était traversé par un ou plusieurs vaisseaux capillaires dont l'extrémité libre semblait bouchée par le tissu de la papille. Le tissu du museau, d'un blanc rougeâtre, injecté d'humeur blanche, paraît composé de fibrilles ou de matière granuleuse: entre ces fibrilles et dans cette matière, il y avait beaucoup de cellules ovales ou de grandes nodosités ovales. Dans quelques endroits, les longues fibrocellules prédominaient; sur d'autres points, on voyait surtout de grandes cellules épithéliales pavimenteuses.

2°. Sarcome médullaire à grandes cellules, développé dans la membrane muqueuse de l'estomac d'un homme mort à 50 ans, après des symptomes de catarrhe gastrique de vieille date. Derniers mois marqués par de vives douleurs à l'épigastre, vomissements, dépérissement. Mort causée directement par la pneumonie catarrhale aiguë.

L'autopsie montra l'estomac très dilaté: la moitié droite de la membrane musculaire était tuméfiée d'un centimètre au pylore; vers le cardia, moins. La muqueuse de la région pylorique était tuméfiée, mamelonnée, rougeâtre ou rouge foncé, tapissée de mucus gluant; elle se détachait aisément de la musculaire. Les mamelons de cette partie de la muqueuse étaient mous, blancs ou rougeâtres par hyperémie, injectés d'humeur laiteuse; tel était ulcéré. Dans le voisinage, la muqueuse était blanchâtre, tuméfiée par un tissu comme celui des mamelons, plus boursouflée sur certains points qu'en d'autres. Ganglions lymphatiques autour de l'estomac et pancréas, très tuméfiés, d'un blanc rougeâtre, injectés d'humeur laiteuse.

Dans le tissu morbide de la moitié droite, le microscope révéla un stroma fibrillaire parsemé de grandes cellules polymorphes de nature connective présentant de fortes nodosités; les unes même contenaient plusieurs noyaux et jusqu'à de petites cellules. J'ai retrouvé cette composition dans des ganglions tuméfiés.

3°. Sarcome gélatineux de la muqueuse stomacale, développé chez une femme âgée de 31 ans, morte après des symptômes de gastrite chronique et subséquemment ceux du cancer, parmi lesquels on remarquait la douleur violente à la région épigastrique, le vomissement au sortir de table, la tumeur quelquefois notée à la même région.

A l'autopsie de son cadavre on a trouvé l'estomac fortement contracté, sa cavité de beaucoup rétrécie, la membrane musculaire hypertrophiée ainsi que le tissu cellulaire sousmuqueux. On trouve la muqueuse tuméfiée, d'apparence gélatineuse, ici d'un gris jaunâtre, là rougeâtre en raison du grand développement des vaisseaux sanguins très déliés; partout enduite de mucosité visqueuse, gélatineuse. L'orifice pylorique de l'organe était tellement rétréci qu'on ne pouvait pas seulement y faire entrer le bout du petit doigt. Les divers autres organes ne présentaient aucune altération de ce genre.

Le microscope permit de reconnaître que le tissu de la muqueuse stomacale se composait essentiellement d'un stroma fibrillaire très mince, entièrement parsemé de petits noyaux ovales et de petites cellules rondes où se trouvaient de petites nodosités semblables à celles qui les environnaient. Parmi les cellules on voyait en outre dans certains endroits de petites vésicules rondes juxtaposées et se formant par le gonflement des petites cellules mentionnées: je veux dire qu'elles se remplissaient de matière colloïde et reproduisaient à leur intérieur les mêmes noyaux, les mêmes cellules qu'on voyait au dehors. Les vésicules ainsi produites, allaient en se gonflant et présentaient par cela même l'apparence alvéolaire

du stroma du tissu morbide de la muqueuse. L'extension de l'altération
à toute la muqueuse et la formation des alvéoles par prolification des
éléments sont des conditions qui prouvent que le tissu morbide avait déjà
dépassé les limites d'une production simplement inflammatoire; c'est-à-
dire connectivale. Il y avait bien plus que cela, quoique jusqu'alors l'action
fut tout à fait locale.

Dans le cas présent, le médecin avait reconnu des symptômes de
tuberculose pulmonaire durant la vie. A défaut de cela, j'ai trouvé une
bronchectasie diffuse avec bronchite chronique. L'altération de l'estomac
a été représentée dans une planche coloriée (en lithographie polychrôme).

4°. Sarcome médullaire de la glande pituitaire à la suite de son
hypertrophie, avec métastase dans le poumon droit.

J'ai observé ce fait dans le cadavre d'une femme qui précédemment
avait présenté des symptômes de catarrhe gastrique et ensuite une légère
paraplégie, sans que la vue ou d'autres sens aient jamais présenté des
phénomènes de lésion. A l'hôpital de Pavie où elle faisait sa convalescence, je constatai seulement sa lenteur à répondre aux questions qu'on
lui adressait. La malade mourut subitement durant un repas. Son
autopsie révéla une anémie de la substance cérébrale et de plus une
tumeur arrondie de la grosseur d'une mandarine, molle et fluctuante dans
sa partie supérieure et placée en avant du corps calleux. Elle s'était
fixée sur la selle turcique où il n'y avait pas trace de glande pituitaire.
C'est évidemment là qu'avait débuté la tumeur, substance d'un blanc
rougeâtre, injectée d'humeur blanche laiteuse, comme le sont les tumeurs
sarcomateuses. La partie fluctuante de la tumeur contenait une humeur
colloïde et du sang coagulé tout récemment extravasé. La rapidité du
décès fut la conséquence de cette hémorrhagie dans la tumeur ainsi que
de la distension de son tissu et de la compression des lobes cérébraux
antérieurs.

Le lobe inférieur du poumon droit était presque totalement transformé en un tissu blanc rougeâtre, à tous égards semblable à celui de la
glande pituitaire; çà et là dans ce même poumon et dans la plèvre, on
voyait de petits noyaux du même tissu sarcomateux.

La tumeur du cerveau consistait en un stroma de fibres très minces
et de fibrocellules de fortes dimensions dans une portion de la tumeur.
Ce stroma contenait beaucoup de petites cellules arrondies, à noyau, et
d'autres cellules beaucoup plus grandes conservant le caractère épithélial.
Dans la tumeur du poumon, j'ai observé la même structure microscopique.

On a représenté dans une planche coloriée la tumeur qui s'était
élevée sur la base du crâne.

Dans d'autres cas, j'ai remarqué un haut degré d'hypertrophie de
cette même glande pituitaire, mais dans celui que je viens de relater,
l'hypertrophie avait progressé vers l'hétéroplasie: il y a eu véritable méta-
plasie, comme dit M. Virchow: le tissu hypertrophié de la glande a perdu
son type normal; les cellules se sont agrandies: il s'est formé un sarcome
qui s'est reproduit dans le poumon avec le même type d'organisation
hétéroplastique.

5°. Transformation d'un adénome de la thyroïde en sarcome
médullaire, observée sur le cadavre d'un homme mort à 44 ans. Depuis
24 ans cette tumeur affectait la forme d'un goitre commun et ne gênait
point. Tout à coup, des phénomènes inflammatoires se manifestèrent

dans la tumeur, enflure, douleur, et comme conséquence, dyspnée, expectoration sanguine, tabescence très notable, puis la mort.

L'autopsie montre la thyroïde très amplifiée, lobulée à la surface, incrustée de nœuds de diverses grosseurs; tel d'entre eux présentait l'aspect et la contexture des adénomes ordinaires, d'autres, rappelant les nodosités du tissu sarcomateux médullaire, étaient injectés de suc laiteux. L'ulcération de quelques anneaux de la trachée avait permis à l'un de ces nœuds de pénétrer dans ce canal. Les ganglions cervicaux étaient tuméfiés et d'un gris rougeâtre. A la surface des poumons et dans leur intérieur il y avait de petits nœuds de sarcome médullaire, semblables à ceux de la thyroïde, consistant en grandes cellules ovales ou en noyaux ovales.

En examinant au microscope, on constata la présence de nœuds adénomateux et sarcomateux dans la thyroïde. Les vésicules de l'organe s'étaient agrandies et remplies de noyaux et de cellules nucléifères plus grandes qu'à l'état normal. Même les corpuscules du connectif s'étaient accrûs en volume et en longueur et proliféraient. Les nœuds des poumons se composaient de grandes cellules nucléifères ovales et de petits noyaux.

J'ai été témoin d'autres faits de même nature que les précités.

6°. Cyste de l'ovaire droit chez une impubère de 16 ans, qui depuis une année se plaignait de vives douleurs dans la région abdominale inférieure du côté droit. Cette fille était ascitique.

L'autopsie a extrait l'ovaire droit sous la forme d'une tumeur deux fois plus grosse que la tête d'un homme et composée de nœuds dont la grosseur était variable, la couleur, ou blanchâtre ou rougeâtre, l'aspect général, gélatineux: ils étaient tous injectés d'humeur visqueuse et trouble. La teinte rougeâtre était due à l'abondance des vaisseaux sanguins.

Le milieu de la tumeur était occupé par un cyste rempli d'un liquide albumineux jaunâtre. Le péritoine et le péricarde présentaient sur leur surface plusieurs tubercules blanchâtres semblables à la substance morbide des nœuds de l'ovaire. Le tissu de ces nœuds était composé d'un stroma fibrillaire parsemé de cellules rondes ou ovales, quelques unes cylindriques contenant un fort noyau. On constata la même composition dans les tubercules du péricarde et du péritoine.

On ne saurait douter que dans ce cas le cystoma était le principe de l'altération de l'ovaire et qu'ensuite l'excessive prolifération de l'epithélium à la paroi interne du cyste a transformé ce cyste en épithéliome métastatique. La forme pavimenteuse des cellules n'était pas bien nettement définie, la pression mutuelle requise pour cela ayant fait défaut.

Un autre cas analogue se trouve relaté dans mon ouvrage sur les tumeurs. Là, c'était une altération plus avancée, affectant même les deux organes [1]).

7°. Sarcome médullaire dans des foies cirrhotiques.

J'ai plusieurs fois observé les phases du sarcome dans les foies affectés de cirrhose arrivée à son plus haut période. Le point de départ de la transformation est dans cette masse de tissu connectif qui se forme probablement par l'évolution morbide de la cirrhose. Les cellules

---

[1]) Voir tome II. p. 474.

connectivales produites par le processus inflammatoire chronique s'agrandissent peu à peu et prennent les formes et dimensions de celles du sarcome, soit magnocellulaire, soit fusocellulaire. Par cette modification des éléments, les masses fibreuses, dures et à peine humectées de sérum, deviennent molles, d'un blanc rougeâtre, passant parfois au rouge à cause des vaisseaux sanguins qui y abondent; elles sont injectées d'humeur laiteuse. Quelquefois il arrive que plus tard ces masses sarcomateuses se reproduisent dans les organes internes.

Premier cas.

Ce fut en 1863 que je commençai à observer cette transition, sur le cadavre d'un homme mort à 60 ans des suites de la cirrhose. Le lobe droit du foie avait une teinte rougeâtre; il était parsemé de nodosités molles, les unes blanches, d'autres jaunâtres, ici isolées, là réunies en grappes, surtout vers le centre du lobe. La cirrhose était bien développée dans le lobe gauche. Malgré l'atrophie de cette partie, l'organe pesait 2500 grammes. Une petite tumeur de même aspect que celles du foie s'était également développée dans le poumon gauche.

Toutes les nodosités blanches ou jaunâtres du foie étaient formées de grandes cellules, arrondies ou ovales, ayant un fort noyau. Dégénérescence adipeuse des cellules dans les parties jaunâtres des tumeurs. Même composition de la nodosité du poumon.

Second cas.

Femme morte à 45 ans d'une cirrhose hépatique avec ascite. Outre la cirrhose on observait que le tissu du foie était parsemé de nodosités d'un aspect sarcomateux. Un de ces nœuds occupait la surface; il abondait plus que les autres en vaisseaux sanguins et se déchira; il en résulta une hémorrhagie lente épanchant du sang dans la cavité péritonéale; ce sang n'était qu'en petite quantité et se mêlant aussitôt avec le sérum de l'ascite n'a pas entraîné d'autre conséquence que l'épuisement plus rapide de la malade.

Aucune reproduction de tissu sarcomateux dans les autres organes. Même composition microscopique que dans les nœuds du cas précédent.

Troisième cas.

Pêcheur âgé de 56 ans, sujet aux fièvres miasmatiques; hydropique; ictérique, présentant les symptômes du catarrhe gastrique. Mort à la fin de cette série d'accidents.

Autopsie: Cirrhose bien développée dans la moitié gauche du foie ainsi que dans l'autre; mais dans la moitié droite, l'altération est moins manifeste, étant masquée par de nombreuses nodosités sarcomateuses qui s'y étaient développées. Durant les derniers jours du malade, un gros nœud se déchira; le sang s'épancha dans le tissu morbide aussi bien que dans la cavité péritonéale, colorant ainsi d'une teinte rougeâtre le sérum de l'ascite. L'altération fut rendue palpable à l'aide d'une planche colorée. Le fait de l'épanchement sanguin fut constaté dans quelques nodosités blanches, médullaires qui entouraient la masse sarcomateuse injectée de sang et par cela même teintée de rouge brun.

Je ne m'arrêterai pas à vous rapporter la composition microscopique de la partie sarcomateuse du foie. Je me bornerai à vous faire remarquer qu'elle contenait des fragments de tissu cirrhotique. Entre les fibres du tissu morbide, il y avait une forte prolifération de petits noyaux et de cellules arrondies très variables de dimensions. Aucune métastase ne s'est produite dans les organes internes.

Quatrième cas.

Le fait que voici ressemble aux précédents, hormis l'hémorrhagie, mais il est important de savoir que le stroma des nodosités sarcomateuses était aréolaire et que les aréoles étaient le siège d'une prolifération de cellules affectant des formes différentes et des dimensions considérables. De plus il y avait plusieurs nœuds de teinte jaunâtre par l'influence de l'ictère.

8⁰. Sarcome médullaire métastatique du renflement cervical de la moelle épinière; résultat de la transformation d'un sarcome de l'utérus en sarcome médullaire.

Femme morte à 41 ans à l'hôpital de Pavie en 1875; menstruée la première fois à 11 ans; menstruation présentant des irrégularités après l'âge de 33 ans. Elle se sentit alors plusieurs fois incommodée dans le bas ventre.

Ou en trouva la cause dans une tumeur de l'utérus: Cette tumeur, un an avant la mort, produisait une grosseur comparable à l'état de grossesse au dernier mois. Je ne vous donnerai point ici la relation de tous les symptômes observés dans la malade, mais je dois mentionner que durant les deux derniers mois de sa vie, la malade,. quoique maintenue sous un traitement résolutif, fut prise de douleurs presque continuelles à l'épaule gauche et s'étendant plus tard jusqu'au carpe correspondant; survint finalement la paralysie de la jambe gauche avec taches livides à la peau des extrémités inférieures: au bout de quelques jours, la mort.

Entr'autres altérations, l'autopsie du cadavre révéla les suivantes qui importent davantage dans le cas présent. Dans le côté droit de l'utérus s'était développé une tumeur globuleuse égalant en grosseur un utérus au dernier mois de la gestation; au dehors, cette tumeur avait tous les caractères d'un gros fibrome et pesait 3 kilogrammes, mais en la disséquant par le milieu, on reconnut au microscope que la majeure partie avait la texture caractéristique du fibrome, tandisque le reste était d'un gris jaunâtre et paraissait un peu ramolli.

Le microscope m'a permis de constater dans la première portion un caractère analogue à celui du fibrome: dans la seconde au contraire, celui d'un sarcome médullaire à grandes cellules, les unes rondes, les autres fusiformes, dont plusieurs gigantesques. Le stroma de cette partie de la tumeur était fibrillaire et portait des restes de fibres de muscles lisses.

La production sarcomateuse n'en est pas restée là. Un petit nœud sarcomateux, présentant les mêmes caractères macroscopiques et microscopiques que ladite portion du fibrome utérin, fut trouvé dans la substance grise de la partie postérieure de l'hémisphère cérébral droit au niveau du centre oval de Vie. Un nœud encore plus gros fut découvert dans le renflement cervical; il avait les mêmes caractères microscopiques, mais ici, les cellules géantes étaient moins nombreuses; dans le mélange de cellules, les rondes l'emportaient de beaucoup sur les autres. On y voyait encore des cellules épithéliales résultant, peut être, d'une hyperplasie de celles qui tapissent le canal central de la moelle épinière.

D'autres noyaux sarcomateux s'étaient développés dans le poumon gauche et sur la face interne des trois premières côtes. Enfin, dans le canal de l'aorte, des artères iliaque et fémorales, on a vu de petites masses de sang coagulé où se trouvaient des points grisâtres, presque tous composés de cellules géantes.

Le sarcome de la moelle épinière fut mis en évidence à l'aide d'une planche coloriée.

9⁰. Passage successif d'un sarcome médullaire au chondrome de la région parotidienne avec métastase dans d'autres organes.

Cordonnier entré à 55 ans à l'hôpital de Pavie: affecté d'une grosse tumeur ulcérée à la joue gauche, comme le représente le dessin. Cette tumeur existait depuis 16 ans sans incommoder ni même causer de la douleur: elle s'accrût lentement jusqu'à ce que, deux années avant la mort, elle devint le siège de douleurs très vives, et l'on vit s'ulcérer tel lobule de la surface; mort peu de temps après dans l'état de marasme.

La tumeur s'étendait de la partie inférieure de l'oreille jusqu'à la clavicule. Je vais me limiter ici aux points importants les plus en saillie.

La masse de la tumeur se composait de trois corps, savoir:

1⁰. des nodosités du tissu cartilagineux qui occupaient le plus grand volume;

2⁰. les lobules à contours mal arrêtés, formés d'un tissu jaunâtre où j'ai reconnu un tissu connectif avec de petits lobules du tissu adipeux,

enfin 3⁰. des nodosités d'une substance molle, rougeâtre abondantes en vaisseaux sanguins, formées d'un tissu de fibrilles très fines dans lequel étaient répandues nombre de grandes cellules à formes très variées portant un fort noyau: il y avait aussi d'autres cellules plus petites.

Chose plus remarquable encore, ce tissu sarcomateux médullaire avait envahi presque tout le foie, les ganglions lymphatiques voisins, les plèvres et poumons, sous forme de petites plaques.

Si le premier mode de perversion locale de la nutrition dans la tumeur se fût continué, on n'aurait pas pu observer de changement dans le type de l'organisation morbide; mais tel ne fut pas le cas, et alors les cellules primitives du conjonctif s'agrandirent tout en conservant leur type d'organisation: c'est là l'origine du sarcome avec metastase.

La tumeur de la région parotidienne est représentée en vraie grandeur avec ses couleurs naturelles dans le dessin ci-joint.

Voilà, Messieurs, ce que j'ai observé sur ce fait important de la transformation des tissus morbides. Quelques chirurgiens très distingués ont dit que durant ces derniers temps l'anatomie pathologique n'a fait aucun progrès. Cela n'est pas tout à fait exact; elle a reconnu la continuité des tissus morbides. Il est bien clair qu'après les modifications de structure, on doit vérifier également le changement des caractères physio-pathologiques.

DISCUSSION.

Prof. Virchow, de Berlin. est heureux d'avoir entendu M. Sangalli se prononcer sur cette question grave et difficile de la succession des tissus pathologiques où il doit avoir une grande expérience. L'orateur est de la même opinion que M. Sangalli, mais il croit que cette théorie doit être corroborée par des communications ultérieures et plus détaillées.

Die congenitale Lungensyphilis.

Sur la syphilis congénitale des poumons.

On congenital Syphilis of the lungs.

Prof. Dr. **Heller**, de Kiel.

Bekanntlich ist die congenitale Syfilis die häufigste Ursache für das Absterben des Fötus während der Schwangerschaft und für den Tod des Neugebornen. Unter den mancherlei Veränderungen, welche bei solchen syfilitischen Kindern gefunden werden, sind die der Lungen in der Form von Gummata und der weissen Pneumonie lange schon bekannt. Besonders Virchow, Weber, Hecker haben letztere genauer beschrieben und als eine Veränderung dargestellt, welche der Pneumonie Erwachsener in späteren Stadien gliche. Daneben ist interstitieller Gewebsveränderungen bereits Erwähnung getan.

Während die meisten syfilitischen Kinder vor oder zur Zeit der Geburt sterben, bleibt ein gewisser Teil derselben am Leben und geht erst später meist im ersten Lebensjahre zu Grunde. Man findet nur bei solchen Kindern mehr oder weniger ausgeprägte Veränderungen der Lunge, welche als die eigentliche Todesursache anzusehen sind.

Es sind vor allem Verdickungen des interstitiellen Bindegewebes in weiterer oder geringerer Ausbreitung; die Alveolen sind dabei zwar noch lufthaltig, doch sehr eingeengt. In dem verdickten Bindegewebe findet sich eine ganz ausserordentliche Entwicklung der Kapillaren, sodass solche Lungen incidirt ganz an das Bild der Herzkrankenlungen erinnern. Über einen ähnlichen Befund liegt, soviel ich sehe, nur eine Angabe von Virchow vor, welcher bei zwei erwachsenen Mädchen ohne Herzfehler diesen Zustand sah und mit Syfilis in Verbindung zu bringen geneigt war. Das Herz findet sich meist etwas, bisweilen stark besonders rechts hypertrophisch. Die Bindegewebswucherung umfasst bisweilen besonders stark die grösseren Gefässe, manchmal auch die Bronchien.

Mikroskopische Präparate solcher Fälle erlaube ich mir vorzulegen.

Makroskopisch zeigen sich die Lungen gross, entweder dunkelgraurot mit vermindertem aber allenthalben deutlich vorhandenem Luftgehalte, oder unregelmässig bald heller bald dunkler graurot fleckig, dichter anzufühlen.

Solche Kinder sind meist mager, schlecht entwickelt, nicht selten jedoch auch gut genährt.

Was die Erscheinungen bei Lebzeiten betrifft, so ist vor allem hervorzuheben, dass solche Kinder häufig anscheinend in voller Gesundheit plötzlich sterben: die Angehörigen geben nur an, dass das Kind stiller geworden sei; bisweilen gehen dem Tode kurze Krämpfe vorher; in anderen Fällen war nur etwas Husten vorhanden, wieder in anderen Fällen waren deutliche, wenn auch unbestimmte Erscheinungen von Seite der Atmungsorgane die Ursache, dass ärztliche Hilfe gesucht wurde. Es ergibt sich als letzte Todesursache meist Bronchitis capillaris, seltner geringe hinzutretende Katarrhalpneumonie. Er genügt auch eine geringe Schwellung der Bronchialschleimhaut um bei der grossen Einengung der Alveolen eine tötliche Atmungs-Insufficienz hervorzurufen, die Kinder sterben also an Kohlensäurevergiftung.

Ich habe nun zu rechtfertigen, weshalb ich diese interstitiellen

Lungenveränderungen der Syfilis zurechne. Es hat Virchow bereits solcher erwähnt, dabei aber hervorgehoben, dass sie nicht genügend Charakteristisches hätten, um mit einigem Rechte auf Syfilis bezogen werden zu können. Ich möchte jedoch daran erinnern, wie dies für andere Prozesse ebenfalls gilt, welche doch als der Syfilis zugehörig anerkannt sind. Es ist ja überhaupt erst ganz allmählich Schritt für Schritt das Gebiet erobert worden, welches gegenwärtig unumstritten ihr zuerkannt wird, indem man gewisse Veränderungen nur bei zweifellos Syfilitischen, nie bei Anderen fand.

So glaube ich muss als neue Erwerbung zu diesem Besitze der Syfilis diese interstitielle Bindegewebsvermehrung hinzugefügt werden.

Ich habe vor allem diese Veränderung nie bei zweifellos nicht syfilitischen Kindern gefunden; dann findet sie sich zugleich bald mit einer bald mit mehreren der bekannten syfilitischen Veränderungen besonders mit syfilitischen Haut- und Knochenprozessen, und ganz besonders häufig mit interstitieller Hepatitis. Daneben finden sich bisweilen auch Gummata in Lunge und Leber. Verhältnissmässig selten finden sich die Veränderungen der Lunge allein; dann aber sind es meist Kinder aus Familien gewesen, in welchen schon mehrere Kinder teils vor der Geburt teils während oder nach der Geburt an Syfilis zu Grunde gegangen waren.

Was nun die Anamnese betrifft, so ist in vielen Fällen die Syfilis bei den Eltern nachgewiesen; in anderen Fällen wird von den Eltern jede Infektion abgeleugnet, aber das Überstehen einer Schmierkur vom Vater zugegeben; in den meisten Fällen jedoch ist, wie vorauszusehen, eine Erforschung dieser Frage unmöglich, weil besonders der Vater überhaupt nicht zu erfahren ist, oder wo er bekannt, oft vielleicht auf fernen Meeren schwimmt. Der Vater ist aber gerade als besonders verdächtig anzusehen.

In manchen Fällen sind es, wie schon erwähnt, mehrere Kinder derselben Familie, von welchen die einen diese Lungenveränderungen, andere bereits anerkannte syfilitische Prozesse auffinden liessen.

Ich glaube somit, dass diese interstitielle Gewebswucherung der Lungen, von der ich bereits mehr als hundert Fälle gesehen, für die congenitale Syfilis in Anspruch genommen werden muss. Die meisten der syfilitischen am Leben bleibenden Kinder sterben im Laufe des ersten, seltener des zweiten Lebensjahres oder noch später an dieser Lungenaffektion bei geringen anderen Erkrankungen, wie besonders Bronchitis.

Ich möchte zum Schlusse noch auf die grosse Bedeutung dieser Affektion für die gerichtliche Medicin hinweisen.

Da es sich vorwiegend um uneheliche Kinder handelt, so entsteht bei solchen anscheinend in voller Gesundheit gestorbenen Kindern der Verdacht einer absichtlichen oder fahrlässigen Tötung; widerholt sind mir gerade solche Fälle in die Hand gekommen und gerade ein sehr ausgesprochener Fall hatte zur gerichtlichen Sektion geführt. Es sollte in diesem letzteren die Mutter im Schlafe auf das Kind zu liegen gekommen sein und es erstickt haben. Es liegt klar, wie die Unkenntniss dieser nicht sehr ins Auge springenden Veränderungen den Gerichtsarzt zu falschem Schlusse verleiten und dadurch die Verurteilung Unschuldiger zur Folge haben kann.

DISCUSSION.

Prof. Virchow, de Berlin, bemerkt, dass er mehrmals Gelegenheit
gehabt habe, bei Erwachsenen einen das alveoläre Gewebe betreffenden,
zu einer Carnification des Parenchyms führenden Prozess in den Lungen
zu beobachten, dessen Zusammenhang mit congenitaler Syphilis er für
durchaus wahrscheinlich hält. Danach dürfte es wahrscheinlich sein, dass
sich beide Prozesse auch in's spätere Leben fortsetzen und weiter entwickeln können.

Ueber Hepatitis.

Sur l'hépatite.

On hepatitis.

Prof. **Rud. Virchow,** de Berlin.

Die Discussionen in den letzten Sitzungen, denen ich leider nur zum
Theil beiwohnen konnte, haben die Erscheinungen der chronischen Entzündung in solchen Organen betroffen, welche, wie die Nieren, ungewöhnlich
reich mit Arterien ausgestattet sind. Der Gedanke, die Entzündung selbst
im Sinne der alten Schule wesentlich an die Arterien zu knüpfen, tritt
unter solchen Verhältnissen stärker hervor, als es für eine allgemeine Deutung der entzündlichen Vorgänge gerechtfertigt sein dürfte. Kein Organ
ist wohl mehr dazu angethan, als ein moderirendes Beispiel zu dienen,
als die Leber. Die Arteria hepatica ist so klein und unbedeutend, dass
es von vorneherein unmöglich ist, die Vorgänge der Hepatitis, namentlich
der intraacinösen, auf irgend eine Art von isolirbaren arteriellen Gefässen
zu beziehen. Aber auch in der Capsula communis Glissonii ist es sehr viel
leichter, Beziehungen der p o r t a l e n H e p a t i t i s zu der Vena portarum
und den Gallengängen nachzuweisen, als Beziehungen zu der Arteria
hepatica. Um diese Formen etwas genauer zu unterscheiden, will ich sie
als p e r i p h l e b i t i s c h e, p e r i p o r i t i s c h e und p e r i a r t e r i i t i s c h e unterscheiden.

Von der letzteren weiss ich im Grunde gar nichts. Was dagegen
die erstere betrifft, so ist sie besonders häufig beim Fötus und beim
Neugeborenen, wo sie sich vom Nabel her mit der Vena umbilicalis fortsetzt, und zwar sowohl bei Thrombophlebitis umbilicalis, als auch bei
Phlegmone umbilicalis. In dem einen Falle geht der Entzündungsreiz von
dem Inhalte der Vena umbilicalis aus, in dem anderen dient die Scheide
der Vene mit den in ihr enthaltenen Lymphgefässen nur als Leitungs-
gewebe für einen infectiösen Process. — Bei älteren Individuen finden
wir dieselben Unterschiede. Wie das Ligamentum teres beim Fötus und
Neugebornen, so leitet später das Ligamentum hepatico-duodenale, und
zwar sowohl in seiner Eigenschaft als Venenscheide bei Thrombophlebitis
portalis (Pylephlebitis), als auch als Lymphgefässe führender Bindegewebs-
strang bei gewissen Formen von Peritonitis. Die Entzündung folgt den
Verästelungen der Capsula Glissonii in das Innere des Organs und erzeugt
je nach der Acuität des Processes Abscesse oder neues Bindegewebe.

Im letzteren Falle gleichen die Veränderungen in hohem Maasse denen, welche die präsumirte Arteriofibrosis in anderen Organen darbietet. Sie knüpfen sich hier an das Bindegewebe um die Vena portarum, während die Umgebung der Vena hepatica nur selten und in sehr geringem Grade Aehnliches erkennen lässt, denn selbst in den höheren Stadien der Cyanose (Muskatnussleber) ist die Atrophie der Leberzellen bei weitem das überwiegende Phänomen; indess will ich doch besonders hervorheben, was ich schon vor vielen Jahren nachgewiesen habe, dass bei sehr lange dauernder Cyanose auch eine wirkliche Hepatophlebitis fibrosa mit starker Verdickung der Gefässwand vorkommt. Was die Vena portarum angeht, so ist sie gleichfalls einer chronischen fibrösen Entzündung ihrer Wand ausgesetzt; die extremsten Zustände dieser Art sind freilich sehr selten, aber man beobachtet zuweilen colossale Varicosität mit Verkalkung (Ossification) der Wand, wie bei Aneurysma serpentinum.

Zum mindesten wird man wohl anerkennen müssen, dass weder eine Arterie, noch arterielles Blut dazu nöthig ist, derartige fibröse (interstitielle) Entzündungen zu erzeugen. Freilich ist die Pfortader eine Vena afferens und insofern ein Analogon einer Arterie, aber für die Aufstellung einer Entzündungstheorie wird man nicht vergessen dürfen, dass sie auch eine Vene ist und ausgezeichnet venöses Blut führt.

Dieselbe Capsula Glissonii, welche die Scheide der Pfortader bildet, umschliesst auch die Gallengänge, und die Entzündungen dieser Gänge erzeugen eben so starke Entzündungen des portalen Bindegewebes und zwar in ganz analoger Verbreitung. Als bestes Beispiel dafür können die entozoischen Formen dienen, insbesondere diejenigen, welche durch Distomen oder durch Pentastomen hervorgerufen werden. Die chronische Hepatitis, welche durch Distomen bei Kindern, Ziegen und anderen Wiederkäuern bedingt wird, ist nicht bloss ausgezeichnet durch extreme fibröse Sclerose des portalen Bindegewebes, sondern auch durch ausgedehnte Verdickung und Verkalkung der erweiterten Gallengänge; da in späterer Zeit die Distomen auswandern oder absterben, so bleibt am Ende nichts übrig als das Bild einer chronischen Choleporitis mit fibröser Periporitis.

Den entozoischen Formen am nächsten stehen die calculösen, sei es dass es sich um wirkliche Gallensteine in den Gallengängen, sei es dass es sich, wie zuweilen bei Abdominaltyphus, nur um ausgedehnte weiche Concretionen handelt. Auch hier entstehen je nach der Grösse der Reizung apostematöse oder einfach fibröse Entzündungen der Umgebung.

Als drittes Beispiel erwähne ich die catarrhalische Choleporitis, deren Bedeutung bei tropischen Darmcatarrhen und Dysenterien am auffälligsten hervortritt, die aber auch bei uns zuweilen bedeutende Veränderungen nach sich zieht. Wie oft sie als Ausgangspunkt leichterer chronischer Entzündungen anzuschuldigen ist, wird erst durch genauere Untersuchungen festzustellen sein. Vorläufig scheinen alle genaueren Criterien diese Form von denen zu unterscheiden, welche sich von chronischer Peritonitis oder von chronischen Entzündungen des retroperitonealen Fettgewebes aus entwickeln. Dahin gehört z. B. eine Art der syphilitischen Hepatitis.

Alle die genannten Formen der portalen Entzündungen können einen chronischen Verlauf nehmen und indurative Bindegewebsbildung hervorbringen, ohne die eigentliche Cirrhosis zu erzeugen. Die Cirrhosis hat an sich mit dem portalen Bindegewebe nichts zu thun. Sie kann sich in Verbindung mit portaler Hepatitis entwickeln, aber sie hat einen ganz anderen Sitz: ihre Ausbildung erfolgt innerhalb der Acini und auf Kosten von Leberparenchym. Weder Arterien noch Venen lassen irgend eine nähere Beziehung zu dieser eigentlichen interstitiellen Hepatitis erkennen. Dagegen giebt es zweifellos Uebergänge von der cirrhotischen Hepatitis zu der diffusen einerseits, zu der heerdweisen andererseits. Am deutlichsten sieht man das bei constitutioneller Syphilis, wo allerdings die heerdweise Entwickelung (Narben) am häufigsten ist, wo aber auch die eigentliche Granularatrophie und gelegentlich eine diffuse Induration vorkommt.

In der That unterscheidet sich die Cirrhose von der narbenbildenden Hepatitis nur durch die grössere Zahl und die geringere Ausdehnung der Heerde. Jede Vertiefung der Oberfläche oder Schnittfläche entspricht auch bei ihr einer minimalen Narbe. Indem sich diese vielen Narben durch Zwischenzüge in Verbindung setzen, erzeugen sie das granulirte Aussehen, gerade so wie die grossen Narben, wenn sie sich durch Zwischenzüge vereinigen, das gelappte Aussehen (Hepar lobatum) bedingen. In der Regel geht dann die Cirrhose mit einer progressiven Atrophie des eigentlichen Leberparenchyms einher.

Davon giebt es zwei Ausnahmen. Einmal geschieht es, dass sich mit der Granularatrophie eine Vergrösserung des restirenden Leberparenchyms verbindet, bald durch Fettinfiltration, bald durch Hyperplasie, was natürlich eine sehr verschiedene Bedeutung hat. Zum anderen giebt es eine Cirrhose, bei welcher die Atrophie geringer ist als die Zunahme des Volumens durch die Wucherung des interstitiellen Gewebes.

Dabei ist eine Besonderheit zu erwähnen, welche leicht zu Irrthümern Veranlassung giebt, zumal da sie meines Wissens nirgend erwähnt ist. Es giebt nämlich eine Vergrösserung der Leber mit Verkleinerung der Acini. Natürlich ist hier die Zahl der Acini beträchtlich grösser, als gewöhnlich. Meiner Meinung nach handelt es sich dabei um eine congenitale Hyperplasie, wobei jedoch die in vermehrter Zahl vorhandenen Zellen in kleineren Acini angeordnet sind. Genau genommen, sind aber die Acini nicht (nachträglich) verkleinert, sondern per primam formationem zu klein angelegt. Wird eine solche Leber durch interstitielle Hepatitis indurirt, so erscheint sie stets beträchtlich vergrössert.

Derartige Zustände finden sich nicht selten bei Säufern, wo zugleich die Fettinfiltration einen so hohen Grad erreicht. Ganz besonders ausgezeichnet sind sie aber bei Malaria-Infection, wo sie die berühmten Fieberkuchen (Placenta der älteren Autoren), wie an der Milz, so auch an der Leber erzeugen. Dabei zeigt sich zugleich nicht selten eine schieferige Färbung (Melasma), die meines Wissens bei keiner anderen Affection an der Leber nachgewiesen ist. Dieselbe ist nicht, wie man einmal angenommen hat, durch melanotische Embolie bedingt, sondern durch eine selbständige Entwickelung von Pigment in den Zellen des Bindegewebes. Die Präparate des Hrn. Marchiafava, welche Hr. Tommasi heute demonstrirt hat, zeigten dasselbe an farblosen Blutkörperchen, was bei der melasmatischen Hepatitis an den Bindegewebszellen der Leber geschieht.

Die Hepatitis chronica fibrosa interstitialis bietet noch ein besonderes Interesse in ätiologischer Beziehung dar, indem ganz verschiedene Ursachen dieselben Veränderungen hervorbringen. Ich will nun kurz einige Hauptformen hervorheben:

   1) die alcoholische,
   2) die syphilitische,
   3) die Malariaform.

Diese drei habe ich schon kurz besprochen. Dazu kommen zwei Formen,
die in meinem Institut artificiell bei Thieren erzeugt sind:

   4) die phosphorische, welche Hr. Georg Wegner durch pro-
      longirte Darreichung minimaler Dosen von Phosphor in Substanz
      hervorgebracht hat,
   5) die bakterische, welche Hr. Max Wolff durch wiederholte
      kleine Injectionen bakterienhaltiger Flüssigkeit erzeugte.

Seit längerer Zeit habe ich noch eine weitere Form aufgefunden, welche
neuerlich auch durch Hrn. Wagner besprochen ist, nämlich:

   6) die mit chronischer, namentlich tuberculöser Peritonitis
      verbundene.

Ich beschränke mich darauf, diese ätiologisch ganz verschiedenen,
anatomisch häufig gar nicht zu trennenden Formen kurz aufgeführt zu
haben. Eine solche Betrachtung genügt, um gegenüber den Ausführungen
des Hrn. Verneuil in der allgemeinen Sitzung zu zeigen, dass es nicht
ausreicht für die Betrachtung der pathologischen Processe, nur ein einziges
Princip, das ätiologische, ins Auge zu fassen. Bei einer anderen Gelegenheit habe ich ausführlich den Unterschied erörtert, der zwischen Ursache
und Wesen der Krankheitsprocesse besteht. Je nachdem man die Pro-
phylaxe oder die Behandlung der Krankheiten anstrebt, wird bald der
eine, bald der andere dieser Gesichtspunkte in den Vordergrund treten.
Die Wissenschaft muss beide auseinanderhalten, wenn nicht sehr bald
völlige Verwirrung eintreten soll. Denn bald bedingt dieselbe Ursache
verschiedene Processe, bald erzeugen verschiedene Ursachen denselben
Process.

In dieser Beziehung will ich noch einmal auf den Phosphor verweisen.
Bei prolongirtem Gebrauch minimaler Dosen macht er Cirrhose, d. h.
chronische interstitielle Hepatitis; bei einmaliger Aufnahme grösserer
Dosen erzeugt er gelbe Atrophie, d. h. acute parenchymatöse Hepatitis. Die Erkenntniss der letzteren hat mancherlei Hindernisse gefunden,
namentlich den Gedanken, dass der Icterus die Atrophie mache, indem
die Leberzellen durch den Gallenfarbstoff aufgelöst würden. Gewiss ist
die Infiltration des Gallenfarbstoffs in den Leberzellen ein ungünstiges
Ereigniss in Bezug auf ihre Ernährung, und es ist nicht zu bezweifeln,
dass eine zum Zerfall geneigte Zelle schneller zerfällt, wenn sie auch noch
icterisch wird. Aber sowohl bei der Cirrhose als bei der acuten parenchymatösen Hepatitis geschieht der Zerfall der Zellen auch ohne jeden
Icterus.

Bei der Cirrhose fehlt der Icterus häufiger als er vorhanden ist, und
doch erfolgt die Atrophie regelmässig. Bei der acuten parenchymatösen
Hepatitis ist der Icterus häufig, namentlich nach acuter Phosphorvergiftung,
aber er ist verhältnissmässig selten bei der puerperalen Form. Statt der
sogenannten gelben Erweichung kommt dann eine acute rothe Atrophie zu Stande, welche von denselben Tyrosinbildungen begleitet ist, wie
die gelbe.

Vergleicht man diese Vorgänge mit denjenigen, welche bei calculösem
Icterus eintreten, so ergiebt sich alsbald, dass die Infiltration des Gallenfarbstoff nur eine Verstärkung der schon ohnehin bestehenden Ernährungs-
störungen darstellt. Es giebt Personen mit Gallensteinen, welche Monate,

ja Jahre lang an Icterus leiden, ohne dass sich jemals acute gelbe Erweichung der Leberzellen entwickelt. Sobald aber eine faulige oder eine derselben nahestehende bakterische Infection eintritt, kann sich in grösster Schnelligkeit eine zur Necrobiose der Zellen führende parenchymatöse Hepatitis ausbilden. Diese steht dann parallel der meist gleichzeitigen parenchymatösen Nephritis, Myositis u. s. w. Die besondere Art der Gefässvertheilung in dem betreffenden Organ hat meines Wissens keinen Einfluss auf den Gang des Processes. Die Leberzellen verhalten sich ganz ebenso, wie die Nierenzellen oder die Zellen der Labdrüseu, obwohl die Vertheilung der Gefässe und das in Wirksamkeit gelangende Blut in der Leber ganz verschieden ist von denen in der Niere und im Magen. Meiner Meinung nach handelt es sich hier um specifische Affinitäten der Gewebselemente zu schädlichen Blutbestandtheilen, nicht um blosse Besonderheiten der Blutgefässe oder der Blutströmung.

DISCUSSION.

Prof. ROSENSTEIN, de Leyde : Bezüglich der hypertrophischen Cirrhose Charcots bemerke ich, dass die Franzosen selbst seine dogmatische Schilderung verwerfen und nur von einer „Cirrhose mixte« sprechen. In der That waren in allen Fällen, die ich in nicht geringer Zahl gesehen habe, die histologischen Veränderungen die gleichen, wie in der Laennec'schen Cirrhose, wenn auch in ganz anderer Ausbreitung. Klinisch aber muss ich, wie Hr. Charcot, eine besondere Form anerkennen, welche trotz jahrelangen Verlaufes, ohne Ascites, mit Icterus verläuft und nicht schrumpft. Die Schrumpfung bleibt schliesslich aber doch nur Frage der Zeit. — Wenn die Kranken länger als 5—6 Jahre leben, sieht man noch Schrumfung zu Stande kommen; oft sieht man sogar — einen Lappen schon geschrumpft, den anderen noch sehr vergrössert. Dieselbe hypertrophische Form kommt nun auch ohne Icterus, unabhängig von chronischem Alcoholismus und Malaria vor. — Die Zeit ist zu kurz, um auf letztere hier noch einzugehen.

Cultures of the Micrococcus of Diphtheria.

Culture du micrococcus de la dihpthérite.

Züchtung des Diphtherie-Micrococcus.

Dr. **Samuel N. Nelson,** de Boston, U. S. A.

Mr. President and Gentlemen!

During the past two years I have performed many experiments in cultivating microbes of different kinds and in testing the action of various chemical reagents or antiseptics upon them. I will confine my remarks to a brief sketch of my cultures of the Micrococcus of Diphtheria.

Last November I assisted in performing tracheotomy in a child three years old. He was in extremis as the time of the operation, the breathing being very short and difficult. Membrane covered both tonsils, the operation was successfully performed and a tube inserted when the breathing become perfectly free. Previous to the introduction of the tube, a complete membranous cast of the trachea was removed through the opening. The subsequent history was unfavorable; for the child died of blood poisoning about 36 hours later.

Soon after the operation I inoculated one of my culture bulbs with a small piece of the membrane removed from the trachea. These bulbs are made after those of Sternberg of the U. S. army, and I prefer them to the dry method of culture. They are made from ordinary glass-tubing about three—tenths of an inch in diameter. In one end, a bulb is blown and the other extremity is drawn to a fine capillary point. These I make myself in quite large quantities at a time. They are filled two thirds full with a sterilized beefbouillon, and in this condition they will keep indefinitely if successfully made.

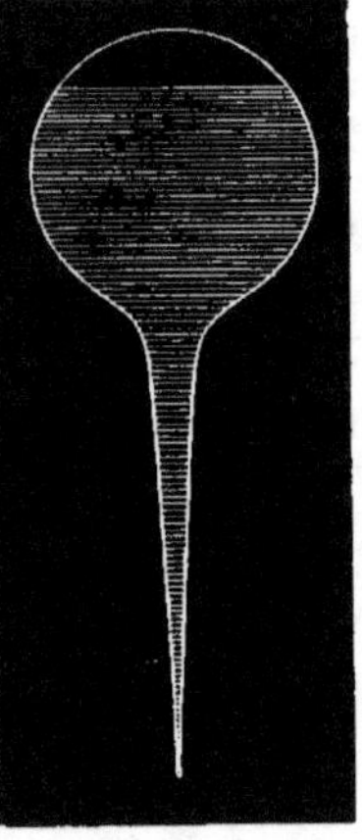

For cultures it is best to use bulbs which have stood the test of remaining at temperature of 70^0 to 100^0 F. for several weeks: for if they remain clear and pellucid at the end of this time, we know that any subsequent changes that may occur are due to the substances introduced.

Four days after the introduction of the diphtheritic membrane as seed the liquid in the culture bulb kept at temperature of 70^0 became cloudy or turbid and when examined with the microscope at 1000 diameters, there was found immense quantities of a micrococcus, identical with those seen in the fresh membrane. This micrococcus has about the diameter of the M. of pus and was very slightly elongated. They were also irregularly grouped in a peculiar way.

A second culture bulb was inoculated with a fraction of a drop of the liquid in the first, and three days later the same cloudy appearance was noticed, and examination showed identical micrococci.

In this way the cultures were carried through ten generations, in each case several bulbs being inoculated at a time, and each one breeding true in three days. In all about 50 bulbs were used.

Four guinea pigs were inoculated in the cornea of the eye with liquid from the tenth series. One of these animals died 36 hours later of blood poisoning. The others became very ill, loosing their appetite and the eyelids becoming much swollen and œdematous, with profuse discharge which contained micrococci. The cornea became cloudy and covered with a membrane. Two of these animals were killed on the 3th day after inoculation, this being the period at which the micrococci developed, and one was allowed to get well; but his eyeball was completely destroyed.

In the aqueous humor of the eyes dissected out there was found a few minute shining particles of uniform size and highly refractive, and similar particles, presumably micrococci were found in sections of the cornea of the eyes which had been placed in alcohol immediately after removal and when hardened were cut with a microtome.

These experiments are limited in number and I know need further confirmation; but as far as they go, they seem to show, that there is a micrococcus of Diphtheria which can be cultivated and when inoculated in the guinea pig produces Diphtheria.

Moreover I have further proof; for on the third day after killing the animals, and after no other exposure I myself became ill, developing a severe attack of tonsillar Diphtheria, which appeared first on one tonsil and the uvula and then on the other, being accompanied with severe constitutional symptoms and followed by a slow and tedious recovery. This has proved to my satisfaction as least the correctness of these views.

Ueber die Färbung der Schizomyceten in Schnittpräparaten.

Sur la coloration des microbes dans des sections microscopiques.

On staining of bacteria in sections.

Dr. **Chr. Gram,** de Copenhague.

Die Färbung der Schizomyceten in Schnitten bietet ja für die überwiegende Zahl der Schizomycetformen keine Schwierigkeiten. Doch findet man einige Fälle, wo es fast ganz unmöglich ist eine befriedigende Färbung zu erlangen. Besonders habe ich solche Schwierigkeiten gefunden bei Schnittpräparaten mit Kapselpneumoniekokken, wo es in einzelnen Fällen bisher unmöglich war gute Präparate zu verfertigen. Ebenso bieten die Schnittpräparate mit Typhusbacillen grosse technische Schwierigkeiten, indem die Bacillen sich sehr leicht wieder entfärben. Man kann zwar durch Wärme die Typhusbacillen recht intensiv färben aber dann leidet die Structur der Gewebe oft.

Ich habe daher verschiedene Modificationen der Technik versucht und schliesslich zeigte es sich, dass man oft (Pneumonie und Typhus) gute Resultate erlangen konnte, indem man nach der gewöhnlichen kurzdauernden Färbung in einer concentrirten Lösung von Gentianaviolet (Ehrlich) die Schnitte für 1—2 Minuten in einer 1 % wässerigen Lösuug von Sublimat abspülte. Hierdurch wird die Färbung der Schizomyceten fixirt, und besonders die Präparate von Typhusbacillen werden sehr gut.

Bei den obengenannten Fällen von croupöser Pneumonie (sowohl bei Menschen als bei Thieren (experimentelle Pneumonie) findet man einige ganz merkwürdige Verhältnisse, die bisher nicht genügend hervorgehoben worden sind.

Diese Fälle sind z. B. mehrere der zur Impfung benutzten Fälle (Friedlaender). Hier geben wohl die Trockenpräparate sehr schöne Bilder von Kapselkokken, während die Schnittpräparate entweder keine oder sehr schlecht gefärbte Kokken ohne Kapseln zeigen. Die Kokken liegen nämlich hier nicht wie gewöhnlich bei den Pneumonien in den Exsudatzellen, sondern frei in den Alveolen und bilden die Hauptmasse des Exsudats, indem sie grosse schleimige Ballen (Zoogloeahaufen) bilden. — Die Zeit will vielleicht zeigen, ob hier nur verschiedene Stadien derselben Krankheitsspecies oder ganz verschiedene Infectionen vorliegen. Auch in diesen Fällen habe ich durch die Sublimatbehandlung brauchbare Präparate hergestellt, aber sie sind lange nicht »ideal«.

Meinem Freunde Dr. Friedlaender ist es aber jetzt gelungen durch folgende Methode schöne Schnittpräparate mit Kapselkokken zu erlangen. Man färbt die Schnitte 24 Stunden in folgender Lösung:

> Fuchsin 1,0.
> Aqv. destill. 100,0.
> Alcohol 5,0.
> Acid. acet. glac. 2,0.

Dann werden die Präparate erst in Alcohol und dann für 2 Min. in einer Lösung von Acid. acet. (2 %) in Wasser abgespült und nachher wie gewöhnlich in Alcohol und Nelkenöl aufgehellt.

Note sur la structure des tumeurs dites tubercules souscutanés douloureux.

On the structure of painful subcutaneous tubercle.

Der Bau der sogenannten tubercula dolorosa.

Prof. **A. Malherbe,** de Nantes.

Nous nous proposons de montrer dans ce travail que les tumeurs appelées tubercules souscutanés douleureux constituent une espèce clinique du genre myôme à fibres lisses; que, s'il est possible de trouver d'autres tumeurs souscutanées qui soient douloureuses, les myômes douloureux du tissu conjonctif souscutané doivent être distingués avec soin parce qu'ils ont une structure absolument identique, une marche et des symptômes toujours les mêmes.

Avant d'exposer les faits qui nous ont amenés à ces conclusions, nous allons dire un mot des opinions émises par les auteurs classiques sur le sujet qui nous occupe:

Les mots de névrôme, névromatie (Craigie, Virchow), fibrôme douloureux (Lebert, Follin, Broca, Verneuil), indiquent les deux opinions les plus répandues sur la nature du tubercule souscutané douleureux.

MM. Cornil et Ranvier ne paraissent pas avoir étudié par eux-mêmes ces curieuses tumeurs; ils les citent à l'article névrôme et les considèrent comme probablement formées de tissu conjonctif nouveau englobant des nerfs.

Cependant Billroth aurait rencontré la structure du myôme dans un cas de tubercule souscutané douloureux.

Le tubercule souscutané douloureux est une production assez rare; nous n'en observons pas un par an, en moyenne, sur une centaine de tumeurs qui arrivent à notre laboratoire. En effet, depuis 1874, époque à laquelle nous reconnûmes la véritable structure de ces tumeurs, jusqu'au moment ou nous écrivons, c'est-à-dire depuis plus de neuf ans, nous n'en avons observé que cinq.

En 1881, étant à la tête de trois tumeurs de structure identique, nous proposâmes à l'un de nos élèves, M. le Dr. Harel de prendre pour sujet de thèse le tubercule souscutané douloureux, et nous lui confiâmes nos tumeurs pour en reprendre l'étude [1]).

Ces trois tumeurs étaient, nous l'avons dit, trois myômes. Cependant M. Harel n'osa pas adopter notre opinion qu'il trouva probablement trop exclusive, et, prenant pour exactes les recherches des auteurs qui nous ont précédé, il conclut que le tubercule souscutané douloureux est une tumeur à structure variable.

Nous ne voulons pas nier qu'une tumeur souscutanée quelconque puisse être douloureuse dans certains cas; ce que nous voulons dire, c'est que le véritable tubercule souscutané douloureux, tumeur irritable, étant toujours le siège de névralgies, marchant très lentement, n'étant jamais maligne, s'est trouvé être un myôme dans tous les cas que nous avons pu examiner. S'il n'y a là qu'une coïncidence, qu'une série comme on en observe quelquefois, il faut convenir que c'est là un hasard bien étrange.

Nous allons donner le résumé de nos observations en insistant surtout sur l'anatomie pathologique, et en nous bornant à énumérer les symptômes toujours identiques, et actuellement très bien connus du tubercule souscutané douloureux.

Premier fait[2]). Homme de 30 ans, couvreur opéré par M. Heurtaux. La tumeur, située au côté interne du genou, est survenue sans cause appréciable; il y a près de quinze ans que le malade en a constaté l'existence: il n'y a guère que deux ans qu'elle est devenue le siège de douleurs, d'abord picotements légers occasionnés seulement par un choc ou un froissement, puis bientôt douleurs spontanées exaspérées par la fatigue, les moindres chocs, le frôlement du pantalon, et s'irradiant vers la cuisse et vers la jambe.

L'opération est faite au mois de février, 1874; elle ne présente rien de particulier.

La tumeur, du volume d'un gros haricot, assez régulièrement ellipsoïde, est très dure, presque cartilaginiforme. Nous en étudions un grand nombre de coupes sans pouvoir nous faire une idée bien nette de sa structure, et ce n'est qu'après avoir abandonné et repris plusieurs fois son étude que nous pensons au tissu musculaire lisse. Dès lors, la vérification fondée tant sur la dissociation après l'action de l'acide azotique à $^1/_5$, que par la mise en évidence des noyaux au moyen du picro-carmin et de l'acide acétique, devenait des plus faciles. Cette vérification, nous l'avons faite mainte et mainte fois, et nous conservons la tumeur elle-même ainsi que les préparations qui en ont été faites, dans notre collection.

Second fait[3]). En 1880, au mois d'octobre, entra dans un cabinet des dames pensionnaires, à l'Hôtel-Dieu de Nantes, service de M. Gruget, M⁰ Lir..., âgée de 50 ans. Elle avait reçu, vers l'âge de 24 ans, un violent coup de sabot au-dessus de la malléole externe de la jambe gauche. Elle ressentit une douleur assez vive, puis elle vit apparaître au niveau du point blessé une tumeur qui resta très petite jusque vers 1872 (huit ans avant l'opération). Les douleurs apparurent alors, et la tumeur ne cessa de grossir. Les souffrances de la malade étaient devenues intolérables et rendaient la marche presque impossible.

---

[1]) Depuis lors a paru l'important travail de Chaudelux sur lequel nous reviendrons.
[2]) Année 1874. — Piece no. 12 de notre collection.
[3]) Année 1880. — Piece no. 105.

L'opération, dans laquelle nous assistâmes le Dr. Gruget, fut très simple. On ne découvrit aucune connexion de la tumeur avec les nerfs; on n'aperçut même aucun filet nerveux pendant l'opération.   La tumeur, très facile à énucléer, adhérait lâchement au tissu connectif souscutané. Elle était très dure.   En voulant la couper, nous fûmes arrêtés net par une production ossiforme qui faisait le noyau central de la masse morbide.

Avant d'entrer dans la description de la tumeur, ajoutons que les douleurs cessèrent immédiatement après l'opération, et que la malade guérit sans accident notable.

Examen à l'œil nu.   La tumeur a le volume du bout du pouce; elle est bien plus considérable que les autres tumeurs de même espèce que nous avons eu l'occasion d'observer: son tissu est dur, fibroïde, blanc, presque nacré sur une coupe nette.   La tumeur n'est unie au tissu conjonctif lâche que par des tractus modérément épais.   Une lamelle du tissu ossiforme très dur qui constitue la partie centrale de la tumeur est amincie et polie sur la pierre.   A l'œil nu, elle présente l'aspect de l'os. A part cette calcification, la tumeur est homogène dans tout le reste de son étendue.

Examen microscopique.   Sur les coupes on voit de nombreux faisceaux de fibrilles entrecroisés dans tous les sens, et en conséquence, on les voit soit disposés en long, soit coupés en travers. L'acide acétique ajouté après coloration au picro-carmin, y fait apparaître un noyau et bâtonnet, l'éosine hématoxylique fait voir encore bien mieux ce noyau. L'acide azotique à $^1/_5$ permet de dissocier les fibres lisses, mais assez difficilement.   Le tissu conjonctif qui forme l'enveloppe de la tumeur se différencie d'une manière frappante du tissu pathologique: il devient rouge par le picro-carmin, tandis que les fibres lisses restent jaunâtres; il s'éclaircit complètement et montre un réseau cellulaire étoilé sous l'influence de l'acide acétique, tandis que les fibres lisses s'éclaircissent peu et laissent seulement voir leur noyau.   Nul doute par conséquent sur la nature musculaire de la tumeur.   Nous y avons vainement cherché des nerfs à l'acide du chlorure d'or.

L'examen des parties calcifiées est fait soit sur une lamelle usée, selon la méthode classique pour préparer l'os sec, soit sur des coupes pratiquées après décalcification par l'acide picrique.   On constate qu'il n'y a point là d'ossification vraie, mais seulement une calcification pure et simple des éléments musculaires dont les rapports réciproques ne sont pas modifiés.

Troisième fait[1]).   La troisième tumeur que nous avons étudiée a été envoyée à notre laboratoire par M. le Dr. Chenantais.   Voici un résumé de l'histoire clinique de cette tumeur qui est rapportée dans la thèse du Dr. Harel.   Femme Penot, 30 ans, bonne santé habituelle mais très nerveuse.   Il y a deux ans, écorchure un peu en arrière de la malléole externe du côté gauche.   Quand l'écorchure est guérie, apparition d'une petite tumeur extrêmement irritable; cette tumeur est le siège d'élancements, de brûlures, et enfin de douleurs névralgiques atroces réveillées par le simple contact des draps; la douleur s'étend sous forme d'une ligne ponctuée depuis le genou jusqu'au petit orteil, en passant par la tumeur au niveau de laquelle la souffrance atteint son maximum. M. Chenantais enlève la tumeur; la malade guérit.

[1]) Année 1880. — Pièce no. 21.

Examen anatomique. La tumeur est de très petit volume. Elle a à peu près le diamètre d'un pois vert; mais elle est un peu aplatie. Son tissu, à la coupe, est blanc, fibroïde. Voici ce que révèle l'examen microscopique: La tumeur est enveloppée d'une gaîne connective assez épaisse. Dans cette gaîne se trouvent contenus d'innombrables faisceaux de fibres musculaires lisses dirigés dans tous les sens, de sorte que sur la même coupe on les voit tantôt en long, tantôt en travers, tantôt coupés obliquement. Les fibres lisses sont séparées les unes des autres par une faible quantité de tissu conjonctif. D'assez rares vaisseaux parcourent ce tissu; ceux qui atteignent un certain volume sont remarquables par l'extrême épaisseur de leur paroi. Leur lumière est au contraire très petite, et la tunique interne du vaisseau paraît contribuer au moins pour une moitié à l'épaississement de la paroi. On ne distingue pas nettement les fibres circulaires de la tunique moyenne, aussi ne peut on décider, si ces vaisseaux sont veineux ou artériels. Nulle part on ne distingue de nerfs.

Quatrième fait [1]). Les trois observations que nous venons de reproduire avaient été communiquées par nous au Dr. Harel. Depuis lors, nous avons pu examiner deux nouvelles tumeurs ayant la même structure.

La première, dont nous allons donner la description, fut enlevée, le 16 janvier, 1883, par M. Heurtaux, à une femme de 55 ans. Elle avait débuté quinze ans auparavant. Elle occupait la partie interne de la jambe droite. Elle était le siège de violentes douleurs. L'ablation fut très simple et suivie de guérison rapide.

Examen de la tumeur. Le tissu de la tumeur est blanchâtre, fibroïde; les coupes sont faites après durcissement dans l'alcool et coloration au picro-carmin. En les examinant, on voit que le néoplasme est entouré d'une enveloppe connective dont l'aspect et les réactions sont parfaitement caractéristiques. Les faisceaux connectifs de cette enveloppe se colorent fortement par le carmin et s'éclaircissent par l'acide acétique en laissant voir un réseau cellulaire étoilé. Les fibres musculaires de la tumeur s'éclaircissent peu, au contraire, même par l'action énergique de l'acide. On voit que ces faisceaux, qui composent toute la tumeur, sont entrecroisés dans tous les sens. L'aspect de la coupe rappelle tout à fait celui de la coupe d'un petit myôme utérin. Les faisceaux musculaires sont séparés les uns des autres par un peu de tissu conjonctif qui contient quelques fibres élastiques très fines. Malgré un examen attentif, nous n'avons pu découvrir aucune trace de tubes nerveux dans nos coupes. Cette tumeur est donc un myôme développé probablement dans les fibres musculaires lisses du derme.

Cinquième fait [2]). Au mois d'avril, 1883, M. le Dr. Franco de Machecoul nous fit remettre une petite tumeur un peu aplatie et grosse à peine comme un petit pois vert. La pièce n'était accompagnée d'aucun renseignement clinique. D'après l'examen histologique fait à notre laboratoire, il fut évident pour nous qu'il s'agissait d'un tubercule souscutané douloureux. En effet, la tumeur enveloppée d'une couche connective peu épaisse est constituée dans toute son étendue par des fibres musculaires lisses entrecroisées dans tous les sens. Ces fibres musculaires forment des faisceaux épais, séparés les uns des autres par une très faible quantité

[1]) Année 1883. — Pièce no. 6 de notre collection.
[2]) Année 1883. — Pièce no. 60 de notre collection.

de tissu conjonctif.   Au milieu du tissu, on voit un certain nombre de vaisseaux à paroi extrêmement épaisse.

En présence de cette structure, nous n'hésitâmes pas, même avant l'arrivée des renseignements cliniques, à classer cette petite tumeur parmi les myômes souscutanés douloureux.

Quelques mois plus tard, nous apprîmes de la bouche du Dr. Franco lui-même, que cette petite tumeur était le siège de douleurs atroces et que c'étaient ces douleurs qui avaient déterminé le malade à se faire opérer.

Description des tubercules souscutanés douloureux.

A.   Examen anatomique.

Les tubercules souscutanés douloureux sont des tumeurs qui siègent dans le tissu conjonctif souscutané dans lequel elles sont généralement mobiles; cependant elles peuvent adhérer assez fortement à la peau.

Volume et forme.   Ces tumeurs, généralement petites, varient depuis la grosseur d'un petit pois vert jusqu'à celle du bout du pouce (obs. 2).   Il est probable que ce volume est rarement atteint ou dépassé. La forme est arrondie ou ellipsoïde, parfois un peu aplatie.   La surface est en général assez unie.

Aspect.   A l'extérieur, le néoplasme est enveloppé d'une couche de tissu conjonctif assez lâche qui l'unit plus ou moins intimement aux parties voisines.   Sur la coupe, il est facile de voir que le tissu de la tumeur est fibrillaire.   On voit des faisceaux entre-croisés dans tous les sens.   Dans un cas, nous avons trouvé au milieu de la petite masse pathologique une cavité arrondie pouvant loger une tête d'épingle.

Couleur.   La couleur est blanche ou blanc jaunâtre.

Consistance.   Elle est très ferme, comme celle du fibrôme adulte ou du myôme utérin.   On peut trouver au milieu de la tumeur un noyau calcifié et présentant une dureté osseuse.

Examen histologique.   Lorsque après durcissement par l'alcool et coloration par le carmin on examine des coupes minces de la tumeur, on lui trouve un tissu très opaque constitué par des bandes de fibres entrecroisées en tous sens.   Si l'on fait agir l'acide acétique fortement, on voit que ces bandes de fibres se séparent en faisceaux entre lesquels se trouvent interposés des faisceaux connectifs que s'éclaircissent par l'action de l'acide.   Dans les points favorables des coupes, en voit apparaître dans les fibres rougeâtres des noyaux en bâtonnet.   Sur les bords de la tumeur, on rencontre une couche de tissu fibreux qui se délimite parfaitement et qui diffère complètement par sa coloration et par son aspect des parties centrales de la tumeur.   Dans cette couche, on voit des faisceaux connectifs qui deviennent pâles et transparents par l'acide acétique, et laissent voir un riche réseau étoilé formé par les cellules fixes du tissu.   Enfin, dans toute l'étendue des coupes, on aperçoit un plus ou moins grand nombre de vaisseaux à parois extrêmement épaisses, tandis que leur lumière est très étroite ou presque complètement oblitérée.

Revenons sur l'aspect des fibres lisses qui constituent la presque totalité du néoplasme: ces fibres se présentent soit en long, soit coupées transversalement, soit obliques. Il en résulte une foule d'apparences diverses et parfois l'aspect d'un réseau qui pourrait faire penser au tissu fibreux, si l'on n'avait sur les bords mêmes de la préparation un terme de comparaison montrant la différence d'aspect entre le tissu musculaire et le tissu fibreux. Lorsque les fibres se présentent coupées transversalement, on voit au milieu de leur coupe un petit point foncé qui n'est autre chose que leur noyau; lorsqu'elles sont allongées dans le sens de leur préparation, on aperçoit par places leurs noyaux en bâtonnets. Pour établir nettement que ces faisceaux fibroïdes étaient des fibres musculaires lisses, nous avons employé la méthode indiquée par Virchow, qui consiste à dissocier les fibres cellules après les avoir fait macérer dans l'acide azotique à $\frac{1}{5}$. Par cette méthode, on arrive à isoler suffisamment les fibres pour qu'il ne subsiste aucun doute sur la nature du tissu.

La comparaison des préparations de nos tumeurs avec les coupes de peau de mamelon est aussi très instructive.

Ajoutons que, sauf la proportion de tissu conjonctif interposé qui varie un peu, les préparations de nos diverses tumeurs ont un aspect identique.

Après avoir constaté la nature du tissu, nous devions chercher avec soin s'il n'existait pas entre les faisceaux musculaires des nerfs à myéline, ou des fibres de Remak, ou enfin des terminaisons nerveuses quelconques. Malgré des recherches multipliées faites à l'aide de l'acide osmique ou du chlorure d'or, nous n'avons abouti à aucun résultat, mais cette technique est fort délicate, et un résultat négatif ne prouve pas absolument que les nerfs ne pénètrent pas dans la tumeur. Il peut s'en trouver que nous n'avons pas su découvrir.

Les vaisseaux présentent dans nos tumeurs des caractères assez particuliers : ils ressemblent sur les coupes en travers à des vaisseaux arrivés au dernier degré de la sclérose et presque oblitérés. Cependant, cette oblitération paraît plutôt due à une épaisseur excessive de la paroi qu'à un état inflammatoire bien net. Dans quelques points nous avons trouvé des masses formées de couches concentriques et creusées d'une petite lumière au centre ; ces masses, qui ne sont probablement que la coupe oblique d'un vaisseau, nous ont fait penser aux corpuscules de Pacini, dans d'autres points, nous avons cru voir des parties ressemblant aux corpuscules du tact; mais un examen plus attentif nous a conduit à admettre qu'il s'agissait de fibres lisses disposées en tourbillon.

Bref, des fibres lisses en énorme quantité, un peu de tissu fibreux et élastique, quelques vaisseaux sclérosés, le tout contenu dans une mince coque conjonctive, voilà tout ce que nous avons pu reconnaître avec certitude, et cela dans tous nos tubercules souscutanés douloureux.

Nous avons signalé la calcification du centre d'une de nos tumeurs. L'examen des parties calcifiées fait soit sur des lamelles polies à la pierre, soit sur des coupes après décalcification par l'acide picrique, montre qu'il s'agit d'une calcification pure et simple et qu'il n'y a pas trace d'ossification.

B. Description clinique.

Les myômes souscutanés douloureux peuvent probablement siéger sur presque toute la surface du corps; mais ils occupent principalement la peau des bras et des jambes. C'est aux membres inférieurs qu'ils paraissent les plus communs.

Ils débutent, parfois à la suite d'un traumatisme, sous forme d'une petite tumeur qui marche avec une lenteur extrême et peut mettre dix ou quinze ans pour atteindre le volume d'un pois ou d'un haricot. Cette tumeur, généralement assez mobile, est d'abord indolente, ou bien n'est sensible qu'à la pression. A un certain moment, parfois plusieurs années après que le malade s'est aperçu de l'existence de sa tumeur, cette production devient le siège de douleurs qui ne se montrent tout d'abord que sous l'influence de chocs, de pressions ou de frottements.   Tantôt ces douleurs restent intermittentes, tantôt elles deviennent presque continues et apparaissent sans cause appréciable, ou sous l'influence du moindre attouchement, du frottement de la chemise ou des draps, etc.   Elles ont le caractère franchement névralgique, s'irradient au loin et acquièrent parfois une intensité excessive qui fait de la vie du malade un véritable supplice.

L'examen de la tumeur, pratiqué par le chirurgien, est presque toujours suivi d'une crise douloureuse.

Ces tumeurs sont absolument bénignes, et les douleurs seules déterminent les malades à s'en faire débarrasser.

Leur diagnostic est des plus simples, et leur ablation également très simple supprime à l'instant tout symptôme douloureux.   Jamais, ou presque jamais, pendant l'opération, on n'a pu établir de relation entre le siège de ces tumeurs et le parcours d'un filet nerveux gros ou petit.   Les rapports du myôme souscutané douloureux avec le système nerveux ne peuvent donc être que soupçonnés et ne sont point établis par des observations positives.   C'est ce que nous allons voir en discutant la pathogénie du myôme souscutané douloureux.

Pathogénie du tubercule souscutané douloureux.

Avant de donner notre opinion sur le mode de développement des tubercules souscutanés douloureux et d'indiquer, comment nous pensons qu'on peut expliquer leurs symptômes, jetons un coup d'œil sur les diverses théories émises sur la nature de ces singulières productions.

Nous emprunterons principalement à M. Chaudelux (Archives de Physiol., année 1882, p. 639 et suiv.) les renseignements que l'on va lire, et nous discuterons l'opinion émise par cet auteur dans son intéressant mémoire.

William Wood, le premier, en 1812, aurait employé le mot de tubercules souscutanés douloureux, mot d'autant mieux choisi qu'il ne préjugeait point la nature intime de la tumeur.   Jusque là, ces tumeurs auraient été appelées névrômes ou ganglions nerveux.   Dupuytren les désigna sous le nom de tumeurs fibro-celluleuses enkystées.   Velpeau les décrivit sous le nom de névrômes et son opinion fut adoptée par Houël.   Ils pensèrent que si l'on ne trouvait pas de filets nerveux, c'est que ces filets étaient trop petits, mais qu'ils n'en existaient pas moins. Nélaton crut voir dans ces tumeurs une variété de squirrhe.   Il fut probablement trompé par ces nodosités que détermine le cancer de la peau et qui peuvent donner lieu à quelques douleurs.   Virchow trouva qu'un tubercule douloureux était constitué par des fibres de Remak.   Billroth rencontra des fibres lisses.   Broca admit qu'on pouvait trouver du tissu fibroïde ou fibro-plastique, du tissu adipeux et même du cartilage dans les tumeurs douloureuses.   Follin n'y vit que du tissu fibreux.   Il est bon de rappeler ici que Follin considérait les myômes utérins comme des fibrômes, ce qui tient évidemment à ce que du temps de cet éminent chirurgien, la technique microscopique était dépourvue de méthodes convenables pour bien reconnaître le tissu musculaire lisse.

MM. Labbé et Legros, ayant employé le chlorure d'or et l'acide osmique, auraient pu distinguer avec une grande facilité une quantité considérable de tubes nerveux dans trois tubercules souscutanés douloureux. Ils auraient vu des tubes à myéline et des fibres de Remak. M. Trélat et M. Monod auraient vu quatre cas de tumeurs souscutanés douloureuses ayant la structure d'angiômes caverneux. Dans le cas de M. Monod, la présence des nerfs aurait été constaté dans l'enveloppe de la tumeur.

Enfin, M. Chaudelux, à qui nous empruntons ces détails, pense avoir démontré, par la méthode du jus de citron et du chlorure d'or, imaginée par M. Ranvier, la présence des nerfs dans les tubercules souscutanés douloureux. Il croit aussi pouvoir affirmer que ces tumeurs sont de nature variable. Examinons les faits de M. Chaudelux.

Dans les deux premiers, il s'agit de tumeurs développées au niveau d'une glande sudoripare. La première serait un fibrôme papillaire contenant des tubes nerveux, et la seconde un épithéliôme tubulé contenant également des tubes nerveux. La troisième serait une tumeur développée sous un ongle, et la quatrième un fibromyxôme développé sur un nerf collatéral de l'annulaire droit. Toutes ces tumeurs proviennent du bras ou de la main; deux sont compliquées par la présence d'une glande sudoripare; la troisième paraît bien être un névrôme sous-unguéal contenant un corpuscule de Pacini, et la quatrième est manifestement une tumeur d'un nerf.

Dans les figures que donne M. Chaudelux et qui sont relatives à son premier fait, il nous est bien difficile de reconnaître des tubes nerveux, tandis que nous voyons des noyaux allongés et des amas de cellules rondes qui pourraient se rapporter parfaitement à des fibres musculaires lisses. N'oublions pas que l'enveloppe des glandes sudoripares contient de ces fibres lisses, et qu'il n'y aurait rien d'étonnant à ce qu'elle pussent, là comme auprès des follicules pileux, devenir le point de départ d'une tumeur.

M. Chaudelux se fondant sur ses observations admet que les tubercules souscutanés douloureux sont des tumeurs très différentes les unes des autres, et il pense que l'on commettrait une grave erreur en voulant affirmer que dans tous les cas, ces tumeurs sont soit des fibrômes (Follin), soit des névrômes (Velpeau, Houël, Virchow, Labbé et Legros, etc.).

En résumé, pour M. Chaudelux, les tubercules souscutanés douloureux sont des tumeurs quelconques qui contiennent des nerfs, et la compression des nerfs engendre la douleur que nous avons signalée.

Si les tubercules souscutanés douloureux sont des tumeurs quelconques, comment se fait il qu'ils aient toujours la même marche clinique? C'est là un problème assez embarrassant à résoudre. Il nous semble que les faits que nous avons observés nous permettent une interprétation différente et que nous pouvons affirmer, l'ayant vu cinq fois sur cinq cas, que les tubercules souscutanés douloureux vrais, ayant la marche clinique type, sont toujours des tumeurs de même nature et toujours des myômes. Nous ne prétendrons pas certainement qu'une tumeur quelconque ne puisse devenir douloureuse quand elle enveloppe des nerfs. L'expérience journalière nous apprend combien les cancers peuvent devenir le point de départ de souffrances cruelles. Mais entre les tumeurs douloureuses vulgaires et le tubercule souscutané douloureux qui détermine une douleur spéciale, particulière, aussi originale dans ses manifestations que, par exemple, la névralgie de la fissure à l'anus ou du zona, il nous semble qu'il y a une différence trés grande, et cette différence sera très facile à expliquer, si l'on admet notre opinion sur la structure du tubercule sous-cutané, structure déjà observée par un chirurgien aussi éminent que Billroth.

Examinons maintenant les faits qui militent en faveur de notre manière de voir :

En 1874, nous examinons un premier tubercule souscutané doulou-reux. Nous restons plusieurs mois dans l'indécision sur sa nature, et, enfin, employant la méthode de dissociation par l'acide azotique, nous arrivons à reconnaître qu'il s'agit d'un myôme. Il est clair qu'une seule observation ne pouvait avoir qu'une faible valeur; aussi nous nous bornons à consigner le fait sans en tirer de conclusion.

Cinq ans se passent, et sur plus de quatre cents tumeurs qu'on envoie à notre laboratoire, nous ne trouvons pas un seul tubercule souscutané douloureux.

En 1880, nous recevons une seconde tumeur de ce genre, et c'est encore un myôme ayant une structure identique à celle du premier. Là, nous commencions à croire que cette structure musculaire était plus géné-rale que nous ne le supposions d'abord.

Au commencement de l'année 1881, troisième tubercule souscutané, troisième myôme identique aux précédents. Alors, notre conviction devint assez forte pour conseiller au Dr. Harel de décrire dans sa thèse inaugu-rale ces trois faits encore inédits et indiqués seulement dans les Bulletins de la société anatomique de Nantes.

Enfin, en 1883, nous recevons une quatrième tumeur douloureuse qui est encore un myôme, et une cinquième que nous diagnostiquons par l'examen microscopique avant de savoir quels avaient été les symptômes présentés par le malade.

On conviendra que le hasard est étrange s'il n'y a là qu'une série de faits exceptionnels; mais on conviendra aussi qu'il y a bien des chances pour qu'une structure trouvée identique cinq fois sur cinq tumeurs cliniquement semblables, soit la vraie structure des tumeurs de cette espèce.

Ceci posé, et la nature musculaire de nos tumeurs étant admise, comment expliquera-t-on les douleurs qu'elles déterminent?

N'ayant pu reconnaître dans nos préparations ni nerfs ni terminaisons nerveuses, nous sommes reduits à des hypothèses qui peuvent se ranger sous deux chefs :

1⁰ Il y a des nerfs dans la tumeur. En supposant qu'il y ait des nerfs soit au sein du tissu musculaire lisse, soit dans la paroi des vaisseaux, il est clair que la contraction, le spasme des faisceaux muscu-laires détermineront une douleur analogue à celle que causent les crampes ou les coliques, ou bien le pincement d'une artériole. A mesure que la tumeur se développe et devient plus contractile, ces douleurs augmentent: elles sont toujours plus ou moins intermittentes comme toute contraction musculaire, elles se réveillent sous l'influence de diverses excitations. Donc si l'on admet qu'il y ait des filets nerveux dans l'intérieur du tissu pathologique, rien n'est plus facile que d'expliquer les symptômes observés.

2⁰ Il n'y a pas de nerfs dans la tumeur. Si l'on suppose qu'il n'y a pas de nerfs dans la tumeur, pas même de nerfs le long des vaisseaux, on peut encore s'expliquer de la manière suivante les douleurs que ressent le malade. Quand la tumeur se contracte et devient ronde et dure, elle comprime comme le ferait un corps étranger les nerfs de la peau du voisinage. On sait quelle sensation particulière d'hyperesthésie donne à la peau la contraction des arrectores pilorum; si, comme il est probable, c'est aux dépens de ces petits muscles que se développe le myôme souscutané douloureux, on comprend qu'une sensation pathologique communiquée à cet appareil doué d'une sensibilité si exquise, puisse devenir une douleur intense, et le fait que cette douleur est occasionnée par une contraction musculaire explique ses intermittences et ses paroxysmes.

Conclusion. Sauf exceptions possibles, nous croyons que le tubercule souscutané douloureux peut être défini:

Une tumeur à évolution lente, restant toujours petite et bénigne, constituée presque en totalité par du tissu musculaire lisse, et s'accompagnant, une fois arrivée à un certain degré de développement, de douleurs névralgiques faibles d'abord et intermittentes, et tendant à revêtir peu à peu le caractère continu et paroxystique.

<hr>

Sur la virulence de l'infusion jéquiritique.

On the virulence of the infusion of Jequirity.

Die Virulenz der Jequirity-Infusion.

Dr. **C. J. Salomonsen** et Dr. **J. Christmas Dirckinck-Holmfeld,**
de Copenhague.

Messieurs!

Vous connaissez tous la théorie émise par M. Sattler il y a deux ans pour expliquer les phénomènes de l'ophthalmie jéquiritique. M. Sattler dit avoir observé qu'il se trouve répandu partout dans l'air un bacillus inoffensif qui, après être cultivé pendant quelques heures, ou même quelques minutes, dans une infusion de jéquirity, acquiert des qualités pathogènes, devient virulent et produit, après l'application à la membrane conjonctivale, l'ophthalmie jéquiritique, une »nouvelle maladie infectieuse«. Cette observation, si elle était juste, serait d'une grande importance pour la doctrine des maladies infectieuses. Nous l'avons donc soumise à une critique expérimentale, M. Christmas Dirckinck-Holmfeld et moi, mais nous n'avons pu constater son exactitude   Au contraire, dans un mémoire antérieur nous avons démontré:

1^0 que l'ophthalmie jéquiritique n'est pas une maladie bactérienne;

2^0 qu'elle est provoquée par une substance toxique qui peut être précipitée de la macération jéquiritique à l'aide de l'alcool, et qui appartient vraisemblablement au groupe des ferments solubles.

Tandis que, vers la même époque à peu près, MM. Bordet, Widmarck, Neisser et Klein ont constaté la nature non bactérienne de l'inflammation, MM. Bruylants et Venneman ont réussi, indépendamment de nous, à isoler la substance toxique, et ils lui ont donné le nom de Jéquiritine, que nous acceptons et dont nous nous servirons dans la suite.

Après tant de résultats concordants, la théorie de M. Sattler ne put être soutenue, et M. Sattler lui-même vient de l'abandonner dans un mémoire qu'il à récemment publié. Mais la doctrine de la virulence acquise par les bacillus jéquiritiques a trouvé un nouvel appui dans les recherches de M. Cornil. Notre savant collègue de Paris et son collaborateur, M. Berlioz, ont étudié, en acceptant la théorie de M. Sattler, le mode d'action de ces bacillus lorsqu'ils ont pénétré dans l'organisme par la voie lymphatique, ou directement par le sang. Leurs expériences ont porté sur le cobaye, le lapin et la grenouille. Ici, nous nous occuperons seulement des expériences sur les grenouilles, dont voici les résultats:

Les bacilles du jéquirity — disent MM. Cornil et Berlioz — ayant pénétré dans l'organisme des grenouilles, se reproduisent dans le sang et déterminent des phénomènes généraux suivis de la mort; à l'autopsie, on trouve un œdème souscutané, des mucosités mêlées à du sang dans le canal digestif, dont la muqueuse offre de petites ecchymoses, parfois une quantité de sérosité sanguinolente dans le péritoine. Le sang d'une grenouille, intoxiquée de la sorte, est devenu lui même septique; l'inoculation souscutanée d'une parcelle de ce sang détermine une affection septicémique spéciale avec œdème sous-cutané, ecchymoses, etc., suivie de la mort, qui survient après quelques jours; la lymphe et le sang sont remplis de bacillus presque aussi nombreux que dans la macération de jéquirity.

Les recherches que j'aurai l'honneur de vous communiquer nous ont conduit à des opinions tout à fait différentes.

L'expérience fondamentale de MM. Cornil et Berlioz est facile à répéter. Lorsqu'on injecte dans le sac dorsal d'une grenouille de taille moyenne une quantité très petite d'une macération de jéquirity ordinaire, p. ex. deux gouttes d'une macération de $\frac{1}{2}$ % ou une gouttelette extrêmement petite d'une infusion d. 4 % — lorsqu'on injecte, dis-je, ces quantités, l'animal mourra, après quelques jours, le sang plein de bactéries. Les autres altérations anatomiques et physiologiques de ces grenouilles jéquiritiques ne sont pas tout à fait constantes, mais la faiblesse musculaire, les œdèmes souscutanés, les ecchymoses des muqueuses gastro-intestinales, ne permettent pas de douter que la maladie ne soit la nouvelle affection infectieuse, décrite par MM. Cornil et Berlioz. Dans le sang des différents individus on trouve une quantité très variable de bactéries; chez les uns, le nombre des bactéries n'est pas très grand, chez les autres, le sang en fourmille. Vis à vis de telles observations microscopiques, il est presque impossible de se défendre contre l'opinion que l'on a à faire à des bactéries pathogènes qui, en pullulant dans l'organisme de la grenouille, finissent par la tuer; néanmoins, nos recherches ont démontré le contraire. Certainement, nous ne pensons pas qu'un tel envahissement du sang par des bactéries soit sans signification pour le développement des altérations morbides chez les grenouilles jéquiritiques, mais ces microbes ne sont pas virulents dans le même sens que la bactéridie, le bacillus de la tuberculose, etc. etc. Chez les grenouilles, nous n'avons à faire qu'a une pseudo-infection — ainsi que nous le prouverons dans la suite.

En examinant attentivement, à l'aide du microscope, le sang d'une grande quantité de grenouilles jéquiritiques, on est frappé, non seulement de la quantité très variable de microbes mentionnée ci-dessus, mais aussi des différences qualitatives entre les végétations des différentes épreuves du sang. Presque toujours, les bacillus du jéquirity, que nous connaissons de la description de M. Sattler et de M. Cornil, dominent la végétation du sang, quelquefois on n'y trouve que cette forme seule, mais très souvent elles sont accompagnées de micrococci dont le nombre peut même dépasser celui des bâtonnets.

Pour rendre encore plus évident le mélange de formes que peut contenir le sang des grenouilles, il faut ajouter à l'examination microscopique l'analyse par ensemencement; en employant le milieu de culture recommandé par M. Koch — la gélatine — on se convaincra facilement de l'impureté des cultures de bacillus, qui se trouvent le plus souvent dans le sang des grenouilles jéquiritiques; il n'est pas nécessaire de décrire exactement les caractères microscopiques et macroscopiques des différentes formes que nous y avons rencontrées; les faits principals sont, l'inconstance de la végétation du sang chez les différents individus tués par le jequirity, et la coexistence de différentes espèces de microbes dans le sang du même animal.

Ces faits eveillent tout de suite des doutes contre la doctrine d'un bacillus spécifique comme étant la cause de l'affection jéquiritique, et en poursuivant nos recherches, nous nous sommes convaincus que l'on peut introduire dans le sac dorsal d'une grenouille saine, sans lui causer le moindre mal, de grandes quantités de cultures du bacillus du jéquirity provenant du sang des grenouilles. Mais la virulence des bacillus pouvant être affaiblie ou détruite pendant leur pullulation dans la gélatine hors de l'organisme, la preuve définitive et incontestable de la non-virulence des bacillus de jéquirity c'est qu'une goutte de sang prise dans le coeur d'une telle grenouille jéquiritique injectée dans le sac dorsal d'une grenouille saine, ne produit aucun effet sensible, bien qu'elle soit farcie de bactéries. Ce résultat semble absolument contradictoire à celui de MM. Cornil et Berlioz, mais la contradiction des faits n'est qu'apparente, nous en donnerons plus tard l'explication.

Nous citerons encore deux faits qui renforcent considérablement l'opinion que l'affection jéquiritique n'est pas due aux bacillus du jéquirity. D'abord, une infusion préparée avec toutes les précautions possibles et absolument dépourvue de germes, détermine la mort des grenouilles aussi sûrement que le ferait une infusion ordinaire de la même concentration, et puis, le temps qui s'écoule avant la mort est en rapport directe avec la concentration de l'infusion, si toutes les autres conditions sont égales.

Ainsi, il paraît évident que les bacillus du jéquirity ne constituent pas la substance pathogène, leur présence dans le sang doit être considérée comme un phénomène consécutif; les grenouilles meurent simplement d'une intoxication de jéquirity, et c'est la substance toxique qui provoque la conjonctivite jéquiritique; à présent que nous pouvons isoler la jéquiritine, l'identité est facile à prouver — d'ailleurs nous avons observé maintes fois le parallélisme parfait entre l'efficacité de différentes infusions sur la membrane conjonctivale du lapin et l'organisme de la grenouille.

Sans pouvoir encore préciser, dans quelle mesure les bacillus contribuent de leur part au développement des alterations morbides chez les grenouilles jéquiritiques, nous avons constaté que les grenouilles tuées par l'injection d'une infusion jéquiritique ordinaire meurent d'une intoxication de jéquiritine, suivie d'un envahissement du sang par des bactéries non virulentes. Après ees observations, on se demande naturellement, d'où viennent, d'où dérivent ces innombrables bactéries du sang. Puisque les macérations jéquiritiques ordinaires, préparées sans précautions quelconques, sont toujours chargées de germes de bacillus, l'explication la plus naturelle est que ces germes, après leur introduction dans la grenouille, y pullulent et finissent par remplir la lymphe et le sang. On croirait qu'il est facile de prouver l'exactitude de cette supposition en faisant des injections de macérations stériles. Après une injection stérile, le sang des grenouilles intoxiquées devrait être dépourvu de microbes. Cependant, ces expériences ont donné des résultats non-décisifs: Malgré la stérilité parfaite des macérations injectées, nous n'avons que très rarement réussi à faire mourir les grenouilles absolument dépourvues de bactéries du sang; c'est vrai, dans plusieurs cas, la quantité de bactéries était si minime que le microscope ne les décélait pas, il fallait pour démontrer leur présence, recourir à l'analyse par ensemencement, mais dans d'autres individus, les microbes étaient aussi nombreux que dans les grenouilles tuées par le jéquirity ordinaire.

Il paraît évident que les microbes trouvées dans cette série d'expériences doivent dériver, soit de germes préexistants dans les tissus, spécialement dans le sang, soit des germes introduits de dehors. Même en admettant que l'absence absolue et constante de germes soit démontrée pour ce qui concerne le sang et les tissus des mammifères, il faut avouer que la question n'est pas resolue quant aux animaux à sang froid. Donc, nous étions obligés de nous occuper de cette question, et nos expériences nous semblent prouver qu'il n'y a pas de bactéries dans le sang normal des grenouilles. S'il n'est pas permis de recourir aux germes préexistants dans le sang normal pour expliquer la présence des microbes dans les grenouilles tuées par une macération stérile, nous sommes presque forcés à croire que les germes sont introduits de dehors — pas avec le liquide injecté — mais plus tard, par la plaie d'injection, et il faut se rappeler que chez les grenouilles, les conditions sont extrêmement favorables à une contamination de la lymphe et du sang: Si vous introduisez à travers la peau d'un mammifère une aiguille ou une canule de séringue de Pravaz, et si vous nettoyez bien votre instrument et la peau de l'animal, il n'est pas trop difficile d'éviter l'introduction des germes de l'air ambiant. Tout autrement chez les grenouilles. En faisant des injections dans le sac dorsal, vous établissez une communication entre la grande cavité lymphatique dont la paroi est formée de la peau — et l'air ou l'eau ambiante, toujours rempli de bactéries. Le mélange de mucus et d'eau qui couvre la surface de l'animal et qui inonde toujours la plaie d'injection, contient des milliers de germes qui peuvent, même pendant la cicatrisation de la plaie, facilement entrer dans la lymphe.

Il était donc nécessaire d'éviter toute sorte de vulnération pendant l'application de la substance toxique. Pour y parvenir, nous l'avons introduite dans l'estomac et dans les poumons par les voies naturelles. Mais malheureusement, les muqueuses intéstinales ne permettent pas à la substance toxique d'entrer dans le sang. La jéquiritine passe au contraire facilement des poumons dans le sang; on peut tuer les grenouilles aussi sûrement en injectant l'infusion jéquiritique dans la trachée que dans le sac dorsal. Mais les microbes ne passent pas moins facilement à travers les parois des alvéoles pulmonaires, ainsi, cette technique opératoire n'écarte pas les difficultés.

Pathologie.

Néanmoins, nous avons réussi deux fois à provoquer une intoxication jéquiritique sans développement simultané dans le sang.

Mais il faut avouer que toute cette série d'expériences n'a pas donné un résultat bien précis.

Il fallait donc aborder la question par une voie indirecte afin de la trancher définitivement.   Pour y réussir, nous avons injecté, non pas des infusions stériles, ni des infusions ordinaires, mais des infusions contenant une culture pure d'une forme de bactérie facile à retrouver plus tard dans le sang.   Nous avons préparé une quantité d'infusions stériles du jéquirity selon la méthode que nous avons décrite dans notre publication antérieure, seulement, ces dernières infusions étaient un peu plus fortes, à savoir trois centimètres cubes pour une graine. Plusieurs de ces macérations ont été ensémencées avec des espèces de bactéries plus ou moins charactéristiques et faciles à reconnaître, telles que:

1^0 le bacillus du jéquirity;

2^0 un petit micrococcus incolore provenant du sang d'une grenouille jéquiritique;

3^0 le »micrococcus prodigiosus«;

4^0 le bacillus du lait bleu.

Les infusions stériles se troublent bientôt, et dès que l'on s'est convaincu de la pureté des cultures, quelques gouttes de chacune des cultures sont injectées dans le sac dorsal d'une grenouille.

Les grenouilles meurent après quelques jours; le temps peut différer considérablement (de quatre à vingt jours) selon la quantité et la force du liquide injecté, la taille des animaux, l'âge de la culture etc.   Que l'on attende la mort spontanée des grenouilles avant de faire l'examen microscopique de leur sang -·· ou qu'on les tue pendant la période de faiblesse musculaire extrême qui devance presque toujours la mort, on trouvera toujours le sang rempli d'une grande quantité de bactéries, et de plus on ne trouvera dans le sang que la forme charactéristique que l'on avait introduite dans le sac dorsal.

En semant une quantité minime du sang dans un milieu approprié, il est facile de se procurer des cultures absolument pures, respectivement du micrococcus prodigiosus,. du bacillus du lait bleu etc.

En employant pour les cultures la superbe méthode recommandée par M. Koch pour l'analyse bactériologique des liquides, à savoir, l'introduction d'une goutte du liquide en question dans une »gélatine de nourriture« liquide fondue qu'on laisse plus tard coaguler après l'avoir étendue en couche mince — en employant cette méthode de culture et en opérant avec des espèces de bactéries qui ne font pas fondre la gélatine en y pullulant (p. ex. le bacillus du lait bleu), on se formera facilement une idée de la quantité énorme de microbes contenus dans le sang de ces grenouilles et de leur pureté parfaite ou presque parfaite: La quantité insignifiante de sang qui reste sur l'aiguille de platine suffit pour provoquer dans un vase de culture le développement de milliers de colonies, toutes de la même espèce.   Il faut ajouter que ces bactéries ne sont pas plus virulentes que les »bacilles du jéquirity« des infusions ordinaires.

Et c'est bien la jéquiritine qui fait de la grenouille un si bon milieu de culture, ou, pour parler la langue de la clinique qui prédispose la grenouille à une telle invasion de microbes.   Le sang d'une grenouille normale ne se laisse pas envahir à un tel point par les bactéries, pas même après l'introduction d'une quantité énorme dans le sac dorsal. Cela résulte d'une série d'expériences que nous avons faites, presque parallèle à celle que nous venons de décrire. Nous avons employé des grenouilles de la même grandeur que dans la série d'expériences antérieure, nous avons choisi le même temps et le même lieu d'injection, les mêmes espèces de bactéries — bref toutes les conditions étaient égales excepté une seule: Les infusions stériles jéquiritiques ont été portées avant l'introduction des bactéries à 100 degrès de chaleur pendant quelques minutes, c'est-à-dire le ferment soluble toxique a été détruit dans les infusions, on les a privées de leur qualités toxiques, toutes ces cultures se sont montrées absolument inoffensives bien qu'elles contiennent des bactéries correspondantes en espèce et en quantité à celles des macérations non portées à 100 °; les grenouilles ne meurent pas après l'injection, et il est impossible aux bactéries de pulluler dans leur sang; au contraire, leur nombre va toujours diminuant. Il est vrai que l'on peut trouver, même après plusieurs semaines, quelques individus des bactéries injectées, mais ce ne sont que les derniers restes, elles finissent par être exterminées toutes. Pour résumer enfin: Vous pourrez faire fonctionner comme »microbe de jéquirity« les espèces de bactéries les plus différentes; ce qui pullule dans l'infusion jéquiritique au moment de son injection, vous le retrouverez plus tard dans le sang comme microbe de jéquirity, et puisque MM. Cornil et Berlioz se servent toujours d'infusions préparées sans précautions spéciales, ils trouvent toujours dans leurs grenouilles des »bacilles de jéquirity« c'est-à-dire les bacillus de putréfaction communs qui dominent toujours la végétation des infusions végétales. Et si, après l'injection d'une infusion stérile, vous trouvez néanmoins le sang chargé de bacilles, ces derniers dérivent vraisemblablement de germes provenant de l'eau ambiante qui entre toujours facilement dans la grenouille par la plaie d'injection.

Mais une question importante reste encore à résoudre: MM. Cornil et Berlioz ont trouvé virulent le sang des grenouilles jéquiritiques, tandisque dans nos recherches le sang des grenouilles s'est montré non-virulent. Comment concilier des résultats si contradictoires? Selon notre opinion, c'est la concentration différente des macérations employées dans le laboratoire de M. Cornil et dans le mien qui aura causé cette incongruence apparemment essentielle. Pour le démontrer nous avons fait les expériences suivantes:

Nous avons injecté dans le sac dorsal de quatre grenouilles de taille moyenne quelques gouttes d'une infusion jéquiritique assez forte, de 20 °/₀ par exemple; à quatre grenouilles semblables nous avons injecté deux gouttes d'une infusion très faible, à savoir de 2 °/₀. Pour faciliter la description nous appellerons la première série, la série forte, la deuxième, la série faible.

Ces huit grenouilles ont succombé, le sang plein de bactéries. A l'aide d'une pipette Pasteur stérilisée, nous avons recueilli de chacune de ces huit grenouilles plusieurs gouttes de sang et nous les avons injectées dans le sac dorsal de deux autres grenouilles. Ainsi huit grenouilles ont reçu le sang de la série forte, elles ont succombé toutes; huit ont reçu le sang de la série faible. elles ont survécu toutes. Ce résultat est très net et très facile à expliquer. Les bactéries qui se trouvaient en abondance dans les huit épreuves de sang sont absolument sans aucune signification pour l'issue de l'expérience, mais de la grande quantité de iéquiritine injectée aux animaux de la série forte, une partie considérable a passé dans le sang, qui a acquis ainsi des qualités toxiques; de l'autre côté, la petite quantité de jéquiritine qu'ont reçue les grenouilles de la série faible n'a pas suffi pour rendre toxique leur sang.

Pour démontrer la présence de la jéquiritine dans le sang de la série forte et son absence dans le sang de la série faible, il faut recourir au seul réactif de la jéquiritine que nous possédons jusqu'à présent, c'est-à-dire à la membrane conjonctivale. Sans rien préjudicier, quant à la nature de l'affection jéquiritique des grenouilles, nous avons le droit de dire que d'après nos recherches chimiques sur la macération du jéquirity, et d'après celles des autres expérimentateurs nommés, il est démontré que l'ophthalmie jéquiritique est causée par la jéquiritine et qu'elle peut en servir de réactif. Nous avons donc instillé dans les yeux de quatre lapins six gouttes de sang de la série forte; une ophthalmie jéquiritique en est devenue la conséquence chez tous les quatre animaux; quatre autres lapins ont reçu la même quantité de sang provenant de la série faible; leurs yeux restaient parfaitement intacts, c'est-à-dire, l'injection du sang d'une grenouille jéquiritique entraîne la mort, si le sang contient une assez grande quantité de jéquiritine, elle reste inoffensive, si le sang n'en contient rien ou presque rien, la présence des bactéries est sans importance pour le résultat de l'injection.

Messieurs, la série d'observations que je viens de vous communiqner, me semble avoir une certaine importance pour la pathologie générale sous un double point de vue.

D'abord, le bacillus du jéquirity est jusqu'à présent le seul exemple qu'on ait pu trouver d'un microbe inoffensif transformé pour ainsi dire instantanément dans une forme pathogène à l'aide d'une seule culture; cette hypothèse s'est montrée fausse pour ce qui concerne l'ophthalmie jéquiritique, maintenant elle est définitivement réfutée sur son nouveau terrain, l'affection jéquiritique des grenouilles.

Mais ce n'est pas là sa seule importance pour la pathologie générale! Dans une de ses intéressantes chroniques du »recuil de médecine vétérinaire« M. Bouley a écrit en finissant son exposé des travaux de M. Sattler et de M. Cornil sur la macération du jéquirity: »Voilà donc une nouvelle preuve qui peut être invoquée à l'appui de la vérité de la formule qui s'applique à toutes les maladies contagieuses dans les deux règnes organiques: La contagion est fonction d'un élément vivant«.

Tout au contraire, Messieurs, la nouvelle maladie ne pourra jamais être invoquée à l'appui de cette verité incontestable, mais un intérêt plus grand s'attache à l'affection jéquiritique des grenouilles: Il nous fournit l'exemple d'une pseudo-infection qui est bien facile à confondre avec une infection vraie. Nous trouvons le sang des grenouilles tout plein de microbes; dans les cobayes charbonneux, par exemple, vous ne trouverez pas le sang plus rempli de bactéridies; mais tandisque la pullulation de la bactéridie est bien la cause de l'affection charbonneuse, la pullulation des bacillus du jéquirity n'est que la suite de l'affection jéquiritique. En injectant dans le sac dorsal la substance toxique du jéquirity, nous créons dans les grenouilles une prédisposition morbide qui permet aux bactéries non virulentes de l'emporter sur les éléments normaux du sang.

N'ayant pas encore eu le temps d'aborder une question qui ne peut être résolue qu'à l'aide d'expériences comparatives faites avec des substances toxiques de différents ordres, nous ne saurions décider dans ce moment, si cette prédisposition est provoquée par l'altération chimique du sang, ou si elle résulte seulement des disturbations circulatoires et de la faiblesse universelle; mais qu'elle que soit la réponse à cette question, il est toujours permis de regarder l'affection jéquiritique des grenouilles comme une intoxication qui permet aux bactéries non virulentes de pulluler dans le sang des animaux.

Nous n'avons trouvé dans la littérature aucun exemple d'une telle prédisposition artificielle; seulement une observation analogue a été publiée par M. Rossbach de Jena, qui a trouvé plein de bactéries le sang des lapins tués par l'application d'une solution de papaïne sterilisée. Il pense que ces bactéries dérivent de germes préexistants dans le sang normal, mais les renseignements qu'il donne sur ses expériences sont très peu explicites; il est donc difficile de juger de l'exactitude de son explication.

Permettez, Messieurs, que je finisse en résumant les résultats de nos expériences sur les animaux à sang chaud; je n'entrerai pas dans des détails, je dirai seulement que là aussi M. Cornil et nous différons d'opinion; nous avons trouvé:

1^0 qu'aussi bien que les macérations ordinaires, les macérations stériles de jéquirity provoquent chez les lapins, les souris et les poules des processus inflammatoires du tissu souscutané et des membranes séreuses, et même la mort;

enfin

2^0 que, ni le sang, ni les produits inflammatoires des animaux empoisonnés ont des qualités infectieuses,

mais nous ne faisons qu'indiquer légèrement ces résultats, préferant de nous borner pour aujourd'hui à la communication détaillée de nos expériences sur les grenouilles.

DISCUSSION.

Prof. CORNIL, de Paris: Les expériences de MM. Salomonsen et Christmas Dirckinck-Holmfeld, de M. Neisser et de M. Klein, ont donné des résultats contraires aux premières expériences que nous avions faites, M. Berlioz et moi, en injectant du jéquirity sous la peau des animaux et dans le péritoine.

La communication très intéressante de M. Salomonsen me semble cependant présenter plusieurs points faibles. La substance isolée par M. Bruylants n'est pas bien définie chimiquement. Elle possède un nom, mais on ne la connaît guère, et son seul caractère est qu'elle produit l'ophthalmie jéquiritique.

Je dois dire d'abord, que la conjonctive oculaire de l'homme et des animaux n'est pas un lieu bien choisi pour apprécier le mode d'action de l'infusion de jéquirity et pour résoudre la question de savoir si les bacilles en sont la cause.

Le liquide placé dans la conjonctive peut en effet s'écouler ou se charger de bactéries provenant de l'air. Le tissu cellulaire souscutané et les séreuses qui sont très sensibles à l'action de l'infusion jéquiritique conviennent beaucoup mieux à l'expérimentation. Certaines de nos cultures qui produisaient des fausses membranes dans le péritoine étaient sans action sur la conjonctive.

Si l'on injecte dans le tissu cellulaire des cobayes, des lapins ou des poules quelques gouttes d'une infusion de jéquirity, on produit toujours un œdème du tissu conjonctif qui est rempli de bacilles. Vingt quatre heures ou trente six heures après, cet œdème a acqueri son maximum. Les animaux succombent avec des infarctus du foie, un gonflement des plaques de Peyer, de la congestion des muqueuses et du poumon et souvent avec un épanchement péritonéal.

Nous avons répété, M. Berlioz et moi, l'expérience que nous avions faite d'abord de filtrer sous le vide une infusion de jéquirity a travers un tube de faïence ou de porcelaine dégourdie suivant le procédé de M. Gautier. L'appareil stérilisé au préalable ne contient que du verre, de la faïence et de l'amianthe. Nous avons recueilli ainsi 40 gr. d'un liquide jaune verdâtre, clair, sans bactéries:

1⁰ Ce liquide qui ne contenait pas de bactéries a été injecté à la dose de 2 cc., sous la peau de 2 cobayes et à la dose de 1 cc. ¹/₂ à une grenouille qui n'en ont éprouvé aucun accident.

Le liquide qui avait servi à ces trois injections était resté pendant dix minutes à l'air libre pendant l'opération. Ce qui en restait (2 cc.) a été injecté à un cobaye. Ce dernier est mort trois jours après avec un épanchement fibrineux de la plèvre et du péritoine, des fausses membranes de ces séreuses et une quantité considérable de spores et de bâtonnets. Nous en concluons que le liquide filtré contenant tous les principes solubles de l'infusion est inactif s'il n'a pas de bacilles.

2⁰ Nous avons gratté à la surface du philtre une parcelle de la substance semi-solide, presque uniquement composée de bactéries, qui y était restée attachée. Nous avons ensemencé avec elle des tubes contenant de la gélatine-peptone. Les parcelles ainsi obtenues inoculées aux animaux précédents et les premières cultures donnent la mort avec un généralisation de bacilles, des fausses membranes etc. Les liquides de culture à la seconde, troisième et quatrième culture produisent le même effet. Je dois dire néanmoins que le résultat n'est pas absolument constant.

3⁰ L'infusion de jéquirity dans la glycérine paraît au premier abord ne pas contenir de bactéries. Cependant on y voit au microscope des grains. L'index de réfraction de la glycérine me paraît être la seule cause du résultat negatif de l'examen. En effet lorsqu'on injecte quelques gouttes de l'infusion glycérinée sous la peau ou dans le péritoine des animaux, ceux ci montrent, 24 ou 36 heures après, un œdème, ou de la péritonite fibrineuse avec des quantités colossales de bâtonnets et de spores mobiles. Une particule de l'infusion glycérinée cultivée sur la gélatine peptone démontre aussi la présence des microbes.

L'infusion glycérinée contient donc des bactéries du jéquirity.

4⁰ Les bacilles ni le principe actif du jéquirity ne préexistent pas dans les graines. En effet, si l'on chauffe à 150⁰ les graines finement pulverisées, en les mettant dans l'étuve sèche, la poudre qui a subi cet échauffement donne des infusions aussi actives qu'avec les graines non chauffées.

5⁰ Cependant l'infusion aqueuse et l'infusion glycérinée de jéquirity chauffées pendant une heure dans l'autoclave à 110⁰ deviennent absolument inactives. Elles ne produisent aucun effet lorsqu'on les injecte sous la peau ou dans le péritoine des animaux.

Si les bactéries existaient dans la graine, l'échauffement des graines pulverisées les tuerait.   Les bacilles et le principe toxique se développent pendant la préparation de l'infusion, mais ils ne résistent pas à une température élevée.

Si l'on expose à l'air cette infusion rendue inactive par l'échauffement, ou qu'on l'ensemence avec une goutte d'infusion ou de culture active, elle se trouble, se remplit de microorganismes, et injectée aux animaux elle détermine des fausses membranes et de l'œdème avec des bactéries.

6⁰ Il est très difficile de préparer une infusion de jequirity sans qu'il s'y développe des bacilles pendant l'opération. Nous avons construit dans ce but un appareil, où nous faisions arriver de la vapeur d'eau sous le vide dans un vase contenant de la graine pulvérisée et entouré de glace.   Nous avons pu obtenir ainsi une fois une infusion inactive; mais l'air entrait à un moment donné pendant la duré assez longue de la déstillation, et nous n'avons pas eu de résultat constant.

7⁰ Enfin M. Salomonsen a trouvé presque constamment des bactéries dans le sang des grenouilles qu'il avait injectées avec une infusion stérile.

En résumé, l'intoxication jéquiritique nous a toujours paru accompagnée d'une multiplication de bacilles spéciaux dans le lieu de l'injection et de leur transport par le sang dans divers organes.

Si les phénomènes d'intoxication ne sont pas toujours proportionnels à la multiplication des bacilles, cela ne doit pas non plus étonner, car dans la plupart des maladies infectieuses, la multiplication des bactéries se lie à la production de principes chimiques toxiques, dont l'action nocive se continue alors même, que les bactéries n'existent plus chez l'individu intoxiqué.

Dr. C. J. Salomonsen, de Copenhague: Mon honoré confrère, M. Cornil, prétend, que les résultats de ses expériences ne concordent pas avec ceux qui ont été communiqués par moi et M. Christmas Dirckinck-Holmfeld, ainsi que par M. Neisser et d'autres. Je crois qu'il a tort à cet égard; les expériences ne sont pas contradictoires, mais il me semble que les expériences de M. Cornil ne justifient pas les conclusions qu'il en déduit.

Si l'on veut prouver, que les bacilles du jéquirity constituent l'élément virulent dans les infusions de jequirity, il faut que trois conditions soient satisfaites; il faut démontrer:

1⁰ que l'infusion stérile de jéquirity n'est pas capable de provoquer les symptômes inflammatoires de l'affection jéquiritique;

2⁰ que »les bacilles du jéquirity peuvent provoquer les symptômes de l'affection jéquiritique, même si l'on les cultive dans leur état de pureté en dehors de l'infusion jéquiritique;

3⁰ que les bacilles ont effectivement acquis ces propriétés pendant leur séjour dans l'infusion de jéquirity, c. a. d. qu'ils étaient réellement non-pathogènes avant d'y être cultivés.

Quant à la stérilité des infusions, d'abord MM. Cornil et Berlioz l'obtiennent d'une manière différente de la nôtre. Nous avons opéré avec des liquides primitivement stériles; nous avons préparé nos infusions en infusant de la graine stérile dans de l'eau stérile, et nous sommes donc sûrs d'y avoir obtenu toutes les matières solubles dans l'eau. M. Cornil opère avec des infusions stérilisées, et il les stérilise en les faisant traverser un filtre de porcelaine; mais de la sorte, non seulement les bactéries, mais aussi les enzymes peuvent être retenues. Il ne peut pas savoir, si les infusions filtrées contiennent tous les éléments solubles de l'infusion primitive.

L'assertion de M. Cornil, qu'il serait difficile de préparer des infusions primitivement stériles, nos expériences ne la justifient pas; il est difficile — excessivement difficile — de les préparer avec de la graine réduite en poudre; mais c'est très facile en suivant le procédé que nous avons décrit, à l'aide d'une infusion de feuilles séminales entières. Selon nous, la difficulté ne gît pas dans la préparation des infusions, mais dans la conservation de leur stérilité pendant et en partie après l'injection. Nous avons cependant provoqué avec de telles infusions des inflammations pleurétiques très répandues et mortelles chez des lapins, et nous nous sommes assurés de la stérilité de l'infusion et des produits de l'inflammation, non pas en les examinant au microscope — ce qui nous paraît absolument insuffisant — mais en les soumettant à une analyse de culture bactériologique dans la gélatine peptone.

Les expériences de chauffage de M. Cornil ne me paraissent pas concluantes non plus. En effet, la jéquiritine n'est sans doute pas préformée dans les graines, elle ne s'y forme probablement qu'au contact avec l'eau, et les expériences de M. Cornil prouvent donc seulement que les substances chimiques qui donnent naissance à la jéquiritine lorsqu'on les mêle avec de l'eau, sont en état de résister à un chauffage considérable.

Nous croyons aussi devoir donner une explication différente de celle de MM. Cornil et Berlioz pour les résultats des inoculations qui ont été faites avec des bacilles mis hors de contact avec l'infusion. Ils ont produit — mais non pas constamment — une infection bacillaire chez des cochons d'Inde à l'aide de bacilles pris sur le filtre et cultivés dans la gélatine. Mais d'où savent-ils, que ces bacilles ont acquis leur virulence dans l'infusion de jéquirity? peut-être était-ce un des nombreux microbes pathogènes qui peuvent se trouver dans les liquides putrides; aussi, l'inconstance des résultats s'explique-t-elle le mieux de cette manière.

Cette remarque se rapporte aussi aux expériences d'infection mentionnées sous no. 6.

M. Cornil prétend, que c'est un point faible dans nos expériences, que la substance que nous avons extraite des graines de jéquirity soit si incomplètement caractérisée au point de vue chimique: »Elle possède un nom, mais on ne la connaît guère«. Malheureusement, la même remarque peut s'appliquer à plusieurs des enzymes; nous n'en connaissons guère plus que le nom et certaine action chimique particulière; mais nous connaissons une propriété négative chez la jéquiritine — c'est que son action est indépendante de la présence des bacilles. C'est ce que même M. Sattler vient d'admettre pour ce qui regarde l'ophthalmie, et c'est ce que nous croyons avoir ultérieurement démontré à l'aide de nos dernières expériences.

Nous croyons donc que nos expériences sur des animaux à sang chaud et à sang froid nous imposent l'admission d'une substance chimique phlogogène dans l'infusion de jéquirity comme cause des inflammations jéquiritiques, et que les résultats des expériences de MM. Cornil et Berlioz se laissent facilement expliquer d'une manière naturelle en les basant sur cette supposition.

M. le Président:

Messieurs!

La section de pathologie a fini ses travaux.   Nous avons consommé notre programme et nous avons en outre eu l'avantage d'entendre la remarquable relation de M. le professeur Virchow sur les hépatites et d'autres intéressantes communications.

Nous avons eu comme présidents les pathologistes les plus célèbres, les professeurs Virchow, Pasteur, Cornil, Heller, Heiberg et plusieurs autres. La section a travaillé avec zèle et empressement, et les séances ont été très fréquentées.

Il ne me reste que de remercier — au nom de la section — nos présidents et les autres illustres savants qui ont bien voulu nous faire des communications et qui ont pris part à la discussion, — tous ces messieurs qui nous ont prouvé l'excellent résultat de nos séances.   *(Applaudissements unanimes.)*

Messieurs! J'ai l'honneur à mon tour de vous remercier tous de votre bienveillance et de l'assistance que j'ai trouvée de tous côtés et sans laquelle votre bureau n'aurait pu remplir sa mission.

(M. le professeur Virchow et M. le professeur Hannover ont ensuite remercié le président de la section au nom de celle-ci.

www.ingramcontent.com/pod-product-compliance
Lightning Source LLC
LaVergne TN
LVHW020939050726
842519LV00001B/83